鼻内镜外科学

NASAL ENDOSCOPIC SURGERY

第2版

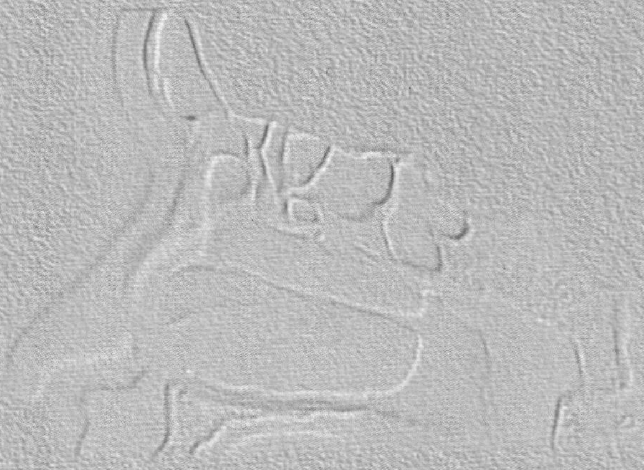

鼻内镜外科学

第 2 版

NASAL ENDOSCOPIC SURGERY

主　编　韩德民　副主编　周　兵

编　者（以姓氏笔画为序）

丁　斌　于振坤　王　彤　王明婕　王家和
王振常　王景礼　刘　争　刘　莎　刘　铭
刘华超　陈晓红　杨本涛　何利平　张　伟
张　罗　范雪梅　周　兵　钟　琦　诸小侬
黄　谦　葛文彤　韩德民　臧洪瑞　鲜军舫
魏永祥

摄　影　周　兵　贺书君
绘　图　周　兵

人民卫生出版社

图书在版编目（CIP）数据

鼻内镜外科学/韩德民主编. —2版. —北京：人民卫生出版社，2012. 4

ISBN 978-7-117-15146-7

Ⅰ. ①鼻… Ⅱ. ①韩… Ⅲ. ①鼻疾病－内窥镜检－外科学 Ⅳ. ①R765.9

中国版本图书馆CIP数据核字（2011）第237454号

鼻内镜外科学
第2版

主　　编：韩德民
出版发行：人民卫生出版社（中继线 010－59780011）
地　　址：北京市朝阳区潘家园南里19号
邮　　编：100021
E－mail：pmph @ pmph.com
购书热线：010－67605754 010－65264830
010－59787586 010－59787592
印　　刷：北京铭成印刷有限公司
经　　销：新华书店
开　　本：889×1194 1/16 **印张**：26
字　　数：833 千字
版　　次：2001 年 6 月第 1 版 2020 年 3 月第 2 版第 9 次印刷
标准书号：ISBN 978－7－117－15146－7/R・15147
定　　价：165.00 元

主编简介

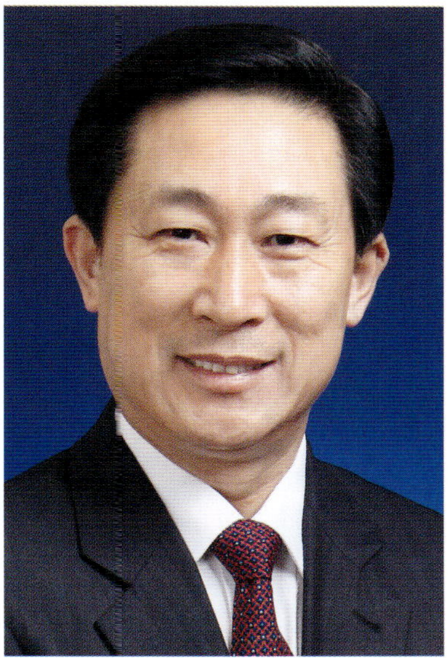

韩德民　医学博士、医学哲学博士，教授、主任医师，博士研究生导师。现任首都医科大学附属北京同仁医院院长、北京市耳鼻咽喉科研究所所长、世界卫生组织防聋合作中心主任、首都医科大学耳鼻喉科学院院长、中华医学会耳鼻咽喉头颈外科学分会主任委员、世界华人耳鼻咽喉头颈外科协会理事会会长、中国医师协会耳鼻咽喉科医师分会会长、《中华耳鼻咽喉头颈外科杂志》总编辑、《中国耳鼻咽喉头颈外科》总编辑、《Journal of ORL and its related specialties》编委、《Acta Oto –Laryngologica》编委。

于1992年起享受国务院政府特殊津贴，曾荣获国家人事部及北京市突出贡献专家、中国医师奖、优秀归国人员、中国优秀博士后、中国医学基金会医德风范奖、王忠诚优秀人才奖、华夏医魂十大杰出院长、北京市留学归国人员创业奖等十余项殊荣。

在耳鼻咽喉头颈科学基础研究和临床实践领域中，侧重鼻内镜外科技术、阻塞性睡眠呼吸暂停低通气综合征诊治、人工听觉技术、喉癌外科及微创技术研究等。率领团队先后承担科技部973项目、863项目、“十五”科技攻关项目、“十一五”科技支撑项目、国家自然科学基金重点项目、面上项目及省部级各类课题共计38项。1993年以来培养博士后14人、博士36人、硕士39人。

作为第一完成人获国家和省部级科技成果17项，国家专利15项；主编专著27部、教材3部、科普4部。作为第一或通讯作者发表论文271篇，其中中文论文177篇、SCI论文89篇、日文论文5篇。论文专著他引次数5376。

主持的“慢性鼻窦炎鼻息肉诊治研究”、“人工耳蜗植入的基础和临床研究”和“阻塞性睡眠呼吸暂停低通气综合征研究与诊治”分别于2001年、2006年、2009年，三次获得“国家科学技术进步二等奖”。2007年获“何梁何利科学与技术奖”。

修订版前言

距离本书第一次和读者见面，已经过去10个年头了。

鼻内镜外科技术作为当代鼻科学领域具有代表性的专项技术，在众多的关注和关爱中，从引进、吸收，不断提高，到全国范围推广普及，在相关基础学科以及交叉研究日益深入的带动下，应用范围迅速拓展到耳鼻咽喉头颈外科各个领域。促进鼻腔鼻窦慢性炎性疾病、颅底肿瘤、鼻眼相关疾病以及睡眠阻塞性疾病的临床治疗水平有了显著提高，推动了学科整体性进步。

对于一项广泛应用的专项技术而言，10年的发展历程不足谓之长。信息时代的今天，手术技术培训、智能器械设备开发、应用解剖、病理生理、医学影像、生物医药等多方面的快速发展对丰富现代鼻内镜外科技术内涵产生了巨大影响，使之更加趋向成熟，应用范围不断有新的拓展。

鼻腔扩容技术是通过深入理解睡眠呼吸障碍疾病发病机制，源于鼻内镜外科技术的不断成熟发展起来的。通过矫正鼻腔异常阻塞部位、扩大有效通气空间，恢复双侧鼻腔对称通气，达到缓解上气道阻塞的目的，纠正了鼻腔阻塞影响整个呼吸道正常生理功能的源头性致病因素。鼻腔扩容术拓宽了鼻内镜外科技术的应用范围，降低了OSAHS治疗中经咽腔软腭手术实施率，联合Han-UPPP手术，有效提高了上气道阻塞外科治疗效果，代表了一个新的发展方向。

基于大量丰富的临床实践经验，结合不断深入的应用基础研究，对于掌握鼻内镜外科技术的适应证，认识会更为客观、准确。2008年，中华耳鼻咽喉头颈外科杂志会同中华耳鼻咽喉头颈外科鼻科学组，分析了目前国内外研究进展，制定了《慢性鼻-鼻窦炎诊断和治疗指南》，推进了鼻内镜外科技术进入了更加成熟的发展阶段。

我国开展鼻内镜外科技术已经20余年，由于技术本身的优越性，加之耳鼻咽喉头颈外科医生们的不懈努力，已在全国各地包括乡镇级医院开展起来。2001年本书第1版问世后不久，以《慢性鼻窦炎、鼻息肉诊治研究》为核心的“鼻内镜外科技术基础与临床应用研究”获得了国家科技进步二等奖，就学科发展而言，这是一个代表本学科进步并被业界认可的标志。累计至今，北京同仁医院耳鼻咽喉头颈外科已开展鼻内镜外科手术逾2万例，同北京市耳鼻咽喉科研究所共举办了40余期各种类型技术培训班以及专项技术推广会，学员来自海内外，人数逾3000人。

伴随我国鼻科学事业的进步，本书出版发行10年来得到了国内外同道们的厚爱，不少业界同仁陆续提出了许多中肯的建议或意见。积淀至今，回顾总结我们共同的历程，鼻内镜外科技术进步的厚重感油然而生，这是我国鼻科学领域成长进步的共同财富。

此次修订再版，内容有了大幅度增加，主要集中在以下领域：鼻窦炎鼻息肉发病机制研究新的认识、鼻内镜手术适应证和技术方法演变、额窦手术技术、真菌性鼻窦、鼻内镜技术拓展应用以及睡眠阻塞疾病治疗等，其中，真菌性鼻窦炎、鼻窦恶性肿瘤以及鼻内镜颅底外科等分别以独立章节出现。再版中也增添了大量新图片，补充了不少新鲜病例和为数不少的示意图。其中，我20年前回国后带的第一个徒弟周兵教授，如今是鼻科的首席专家，熬费了远远多于我的，不少的心血。

10年回顾提笔再版，落笔的难度大了许多。不少领域，如：慢性鼻窦炎鼻息肉发病机制、手术方法、围手术期药物治疗等，虽然我们明显感觉到有了很大进步，归纳“新的认识”似乎又回到了原点。当然并也不是简单地回归，纵向看，这个“原点”较以往认识有了新的提高，但根本问题尚未得到彻底解决，或者说，我们碰到了更多热点、难点，想的也更加深入，于是“难治性鼻鼻窦炎”的概念呼之即出，这预示着鼻科学，尤其是鼻内镜外科相关的基础与临床研究，路漫漫其修远兮，任重而道远！

同所有精美的医学出版物一样，技术与艺术融合一体，文字和插图完美合一，质量是共同追求的目标。《鼻内镜外科学》修订再版，力图不留下遗憾，事实上难得尽善尽美，未及与未尽之处定会为今后新的再版留下空间，恳请广大读者品头论足，雅俗共赏，在今后更多的关注中审识指正，谋求共同的进步。

韩德民

2011年岁末

前 言

鼻内镜外科是鼻科学领域划时代的变革，随着基础和临床研究的不断深入和日益成熟，其应用范围已拓宽到耳鼻咽喉–头颈外科整个领域，推动了学科整体的进一步发展。

内镜的使用始于19世纪。1879年，德国Nitze首先使用具有前端照明装置的膀胱镜，开创了医学史中使用光学内镜的先例。1901年，Hirshman首次用改良的膀胱镜对鼻腔、鼻窦行内镜检查。以后，随着电子和光学技术的发展，出现了性能优良的硬性鼻内镜。进入20世纪70年代，欧洲、日本等耳鼻咽喉科学界纷纷强调使用内镜的必要性。80年代初，奥地利学者Messerklinger创立了内镜鼻窦手术技术，并指出慢性鼻窦炎的发生与窦口鼻道复合体的病变阻塞鼻窦引流有关，消除该区域病变的影响，开放被阻塞的窦口，恢复鼻腔鼻窦的通气引流功能，炎性病变黏膜可发生良性逆转，从而使纤毛清除和腺体的正常功能得以恢复，达到治愈的目的。上述基本认识奠定了功能性内镜鼻窦外科（functional endoscopic sinus surgery，FESS）的理论基础。Kennedy、Stammberger等完善和发展了功能性鼻窦手术技术，为其在世界范围内推广作出了突出贡献。我国的鼻内镜外科创立于80年代，初期主要应用于鼻部疾病的诊断工作。90年代以来，许庚和韩德民先后开展鼻内镜手术，并向全国推广，使其很快在各地蓬勃发展起来。

鼻内镜外科发展到今天，其内涵日益丰富，应用领域也不断扩展。“功能性内镜鼻窦外科”的概念已不能准确表达其含义。现代鼻内镜外科的内涵应该是：在鼻内镜直视下，清除病灶，改善和重建鼻腔、鼻窦通气引流功能，并尽可能保留鼻腔、鼻窦正常解剖结构和功能，从而达到治愈鼻窦炎目的的鼻外科技术。

随着鼻内镜外科技术的日臻成熟，相关领域的技术亦不断发展，它们相辅相成，互相促进。手术器械方面出现了全自动鼻窦镜电动手术器械HUMMER®及新一代产品——TPS、XPS和全能手术动力系统，使鼻内镜手术器械实现了划时代的变革。它们改变了“抓”和“撕”的手术方法，更好地保留黏膜组织，减少了创伤，简化了器械，减少了器械“进”、“出”动作。连续吸引装置克服了出血多时术野不清的问题。影像学检查手段的升级，如螺旋CT广泛应用，其特点是容积扫描，扫描速度快，可进行三维重建，便于术前模拟立体定位。Mosges（1993）和Anon（1994）报告了计算机辅助的鼻内镜手术，实现了精确的手术导航定位。以上技术的广泛应用，使手术更加准确和安全，为探索更高难度手术提供了客观保障。鼻内镜外科手术的应用范围不断扩大，已延伸到耳鼻咽喉－头颈外科的诸多领域。自1991年以来，北京同仁医院耳鼻咽喉科共开展各类鼻内镜手术8000余例，范围涉及鼻普通疾病（包括鼻窦炎、鼻息肉、鼻中隔偏曲、鼻窦霉菌、鼻窦囊肿等）、鼻良性肿瘤（包括内翻性乳头状瘤、骨瘤、骨化纤维瘤、血管内皮瘤、鼻咽血管纤维瘤等）、鼻神经外科（包括垂体瘤、脑脊液鼻漏等）、鼻眼相关外科（泪囊鼻腔造孔术、视神经管减压术、眶尖综合征、眶内异物等）、外伤、头颈肿瘤外科、鼻窦异物、先天性疾病（如鼻咽及后鼻孔闭锁）。随着临床应用研究的不断深入，鼻内镜外科技术凭借自身的优势已展现出更旺盛的生命活力。

像其他手术一样，鼻内镜技术不是适用于所有疾病的万能疗法，医生们应掌握好手术的适应证，注重疾病的综合治疗，手术只是其中的一环，围术期及术后相当长时间的随访综合治疗占有同等重要的地位。只有掌握好这个原则，才能达到预期的治疗目的。

鼻内镜外科技术在我国开展仅10余年，由于技术本身的优越性，加之耳鼻咽喉科医生们的不懈努力，已在全国范围开花结果。1992—1999年，北京同仁医院耳鼻咽喉科和北京市耳鼻咽喉科研究所开展鼻内镜外科技术及相关研究的同时，成功举办了近20期全国性鼻内镜外科技术学习班和短期专项进修学习班及技术推广会，学员人数达1500余人，遍及全国。尽管如此，推广和普及的水平还是有限的。

根据临床流行病学统计资料分析，全国患有慢性鼻窦炎、鼻息肉的患者约有千万人，目前的技术力量和医生人数还远远不能满足患者的要求，应大力推广普及鼻内镜外科技术，不断提高诊治水平，尽可能多地解决患者的疾苦。源于上述良好初衷，我们总结近10年的临床和相关研究工作，编写了《鼻内镜外科学》，供同道们参考。拘于时间仓促、篇幅和水平的限制，本书未必全面细致地反映该技术的全貌，未及之处请审识指正。

韩德民

2000年岁末

目　录

第一篇　鼻内镜外科应用基础理论

第三篇 鼻内镜外科技术

第一篇

鼻内镜外科应用基础理论

第一章
鼻腔、鼻窦解剖学

鼻（nose）：包括外鼻、鼻腔和鼻窦，是气体出入的腔道，也是嗅觉感受器。

第一节　外　　鼻

外鼻（external nose）位于面部中央，呈锥形。由鼻根至唇上游离，依次为鼻根、鼻尖、鼻底。外鼻皮肤，鼻根和鼻背部皮肤薄而松弛，可移动；鼻尖和鼻翼部较厚，皮下纤维组织及软骨膜粘连紧密，富于大量皮脂腺和汗腺；鼻底由双侧鼻翼的鼻缘与鼻小柱围成，分成左右前鼻孔。

一、骨　　部

鼻骨与额骨的鼻部相接于鼻额缝（nasofrontal suture）。鼻骨的后部与筛正中板的前端相接。鼻骨外侧与上颌骨额突的内侧缘相接形成鼻颌缝（nasomaxillary suture）。鼻骨下缘及上颌骨的鼻切迹构成梨状孔（piriform aperture）（图1-1-1）。

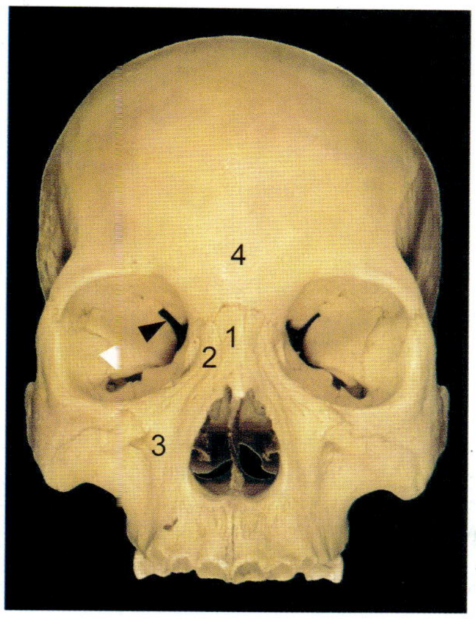

图1-1-1　颅骨标本正面观。1：鼻骨；2：上颌骨额突；3：眶下神经孔；4：额骨；△：眶下裂；▲：眶上裂

二、软 骨 部

为透明软骨，有隔背软骨的鼻背板、大翼软骨、小翼软骨等。

三、外鼻主要血供

（一）动脉

1. 鼻背动脉　来自颈内动脉的眼动脉，经内眦韧带出眶，与内眦动脉吻合，分布于鼻背。

2. 筛前动脉鼻外支　为眼动脉的分支，沿鼻骨背面下行，经鼻骨与侧鼻软骨交界处穿出，分布到鼻尖。

3. 额动脉　为眼动脉的终支，经眼眶内上角出眶，供应鼻根及鼻背。

4. 内眦动脉　为面动脉的终支，分布到鼻翼及鼻背。

5. 上唇动脉　起自面动脉，在上唇的黏膜层与口轮匝肌之间和对侧吻合，营养上唇、外鼻下段、鼻前庭和鼻中隔前段。

6. 面动脉的鼻翼支　分布到鼻翼、鼻窦。

7. 眶下动脉的外鼻支　分布到面颊及外鼻。

（二）静脉

与动脉大致伴行。外鼻的静脉分别经内眦静脉、筛静脉、蝶腭静脉、面静脉而汇入颈内静脉和颈外静脉。由于鼻面部的静脉可经内眦静脉和眼上、眼下静脉与海绵窦相通，且静脉管内又无瓣膜，故当鼻面部感染时，若治疗不当或用力挤压，则可引起严重的颅内并发症。

四、神　　经

鼻部肌肉运动主要为面神经颊支支配。感觉神经来自三叉神经第一支（眼神经）和第二支（上颌神经），以后者为主。主要分支为筛前神经、滑车上神经、滑车下神经和眶下神经。

1. 筛前神经　为眼神经的分支，其鼻外支与筛前动脉的鼻外支伴行，经鼻骨孔分布于鼻背前下部及鼻尖。
2. 滑车上神经　为眼神经的额神经之分支，分布于鼻根。
3. 滑车下神经　为眼神经的鼻睫神经之分支，分布于鼻根。
4. 眶下神经为上颌神经的分支，与眶下动脉伴行，经眶下孔至面部接受鼻翼及鼻前庭的感觉。

五、淋　　巴

主要汇入下颌下淋巴结和腮腺淋巴结。

第二节　鼻　　腔

鼻腔（nasal cavity）被鼻中隔所分，左右各一。每侧鼻腔分为鼻前庭（nasal vestibule）和固有鼻腔（nasal proper cavity）。两者间以鼻阈（nasal limen）为界。每侧鼻腔的外部（前端）开口称为鼻前孔，内部（后端）开口称为鼻后孔（choanae），与鼻咽部相通。

一、鼻　前　庭

鼻前庭为介于鼻前孔和固有鼻腔之间的一空腔，位于鼻腔最前段，起于鼻缘，止于内孔区。鼻前庭的外侧为鼻翼包围，内侧为鼻小柱，前端为可活动的膜性鼻中隔，表面由皮肤覆盖。在鼻前庭的皮肤与固有鼻腔之间黏膜交界处的外侧部分，相当于下侧鼻软骨外侧脚的上缘处，有一弧形隆起，称鼻阈，是鼻前庭与固有鼻腔的分界标志；鼻中隔和鼻腔底部在鼻阈相对应处呈皱襞样隆起，与鼻阈共同围成鼻内孔，即内孔区。内孔区较前鼻孔为小，为鼻腔最狭窄处。鼻前庭的前部鼻尖内角处，有一向前外方膨出的隐窝，称鼻前庭隐窝，为疖肿、痤疮及皲裂好发之处。皮肤覆盖鼻前庭，含有毛囊和皮脂腺，有鼻毛生长（图1-1-2）。

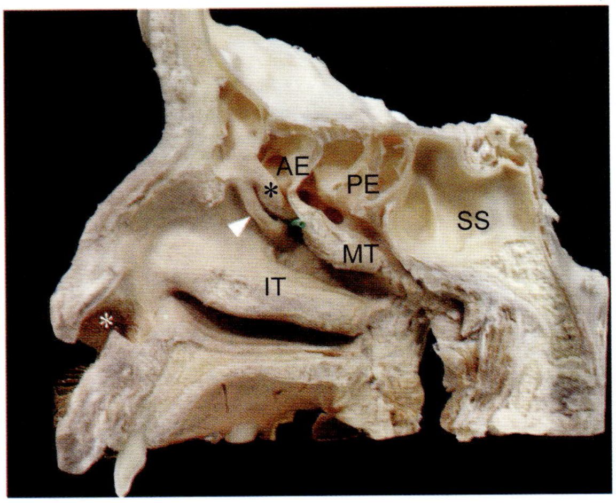

图1-1-2　鼻腔外侧壁侧面观。白色*：鼻前庭；黑色*：筛泡；△：钩突；AE：前筛；PE：后筛；SS：蝶窦；IT：下鼻甲；MT：中鼻甲

二、固有鼻腔

简称鼻腔，前起自鼻阈，后止于后鼻孔。鼻腔冠状位呈上窄下宽，分内、外、上、下四个壁。

1. 总鼻道（common meatus）　各鼻甲与鼻中隔之间的空隙。
2. 嗅沟（olfactory groove）　中鼻甲游离缘以上平面的总鼻道。黏膜内有嗅细胞、嗅神经组成的嗅器，收集鼻腔内的嗅物质。
3. 鼻后孔　为骨性结构，椭圆形，左右各一，成人约高2.5cm，宽1.25cm，鼻腔与鼻咽部借此相通。先天性后鼻孔闭锁的发病率约六万分之一，单侧闭锁多于双侧。闭锁组织为膜性、骨性、混合性三种和完全、不完全两类。多数伴有全身其他部位的畸形。闭锁部位多位于后鼻孔边缘的软腭和硬腭交界处，与腭骨底相接，向上、向后与蝶骨体相接，并与翼内板的外侧、腭骨垂直板和犁骨的内侧相接。

（一）鼻腔内侧壁

即鼻中隔（nasal septum），由骨部和软骨部组成，骨部由筛骨正中板（垂直板）、犁骨、上颌骨和腭骨的鼻嵴、蝶骨的蝶嵴和蝶嘴、额骨鼻棘及鼻骨嵴等构成。犁骨（vomer）如犁状薄骨板，由前向后依次衔接鼻隔板（鼻中隔软骨）、筛骨正中板的下缘，并与上颌骨和腭骨的鼻嵴相接；上缘向两侧伸展为犁骨翼，翼间深沟中嵌入蝶嘴、蝶嵴；后缘向后游离，为后鼻孔之内缘；犁骨后上至前下斜沟内，容纳鼻腭神经、血管，名鼻腭沟（图1-1-3）。软骨部由隔背软骨的鼻隔板和大翼软骨内侧脚构成。鼻中隔常有鼻中隔偏曲的解剖变异，影响鼻腔通气。鼻中隔偏曲（deflection of nasal septum）指鼻中隔形态上的变化。可发生在骨部、软骨部，也可呈混合型。常见C形、S形、棘突状、嵴突状。如果偏曲部位较突出，可阻塞上、中鼻道，压迫中鼻甲，引起鼻窦炎。

（二）鼻腔外侧壁

主要骨性支架从前到后为：鼻骨、额骨、上颌骨额突、泪骨、下鼻甲骨、上颌窦的内侧壁、筛骨的内壁、腭骨垂直板和蝶骨翼突的内侧板。其表面不平，3个骨质鼻甲由上到下排列依次增大约1/3，分别称为上、中、下鼻甲。据统计60%的人有最上鼻甲（highest turbinate），也为筛甲的第五基板，筛甲在胚胎发育9～10周时，为鼻外侧壁6个嵴之一，位于上鼻甲的后上方，其下方的空隙为最上鼻道（highest meatus）。各鼻甲的内侧边缘游离于鼻腔，各鼻甲之间空隙分别称为上、中、下鼻道（图1-1-4）。

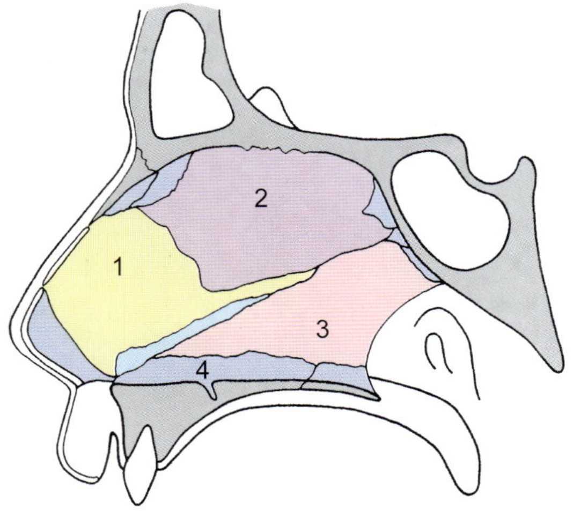

图1-1-3　鼻中隔结构模式图。有多个结构参与鼻中隔骨性支架的组成。主要由方形软骨（1）、筛骨垂直板（2）、犁骨（3）及腭骨鼻嵴（4）组成

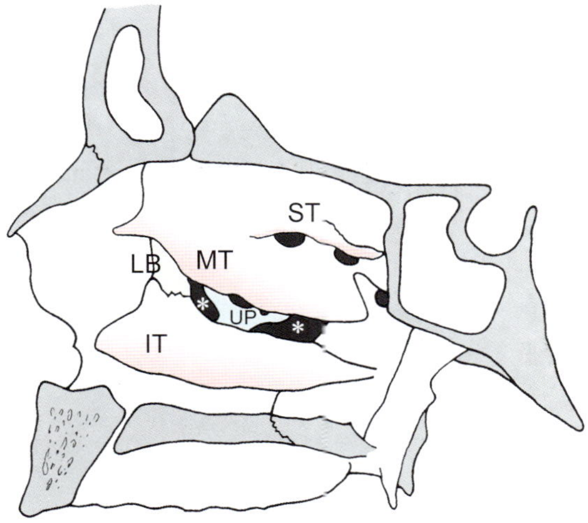

图1-1-4　骨性鼻腔外侧壁模式图。IT：下鼻甲骨；MT：中鼻甲骨；ST：上鼻甲骨；UP：钩突；LB：泪骨；*：上颌窦骨性裂孔

1. 上鼻甲（superior turbinate）与上鼻道（superior meatus）　临床为筛甲的第四基板，属于筛骨的一部分，在鼻甲中最小、最高位。上鼻甲的后上方有一凹陷，为蝶筛隐窝，位于筛骨和蝶窦前壁所形成的角内，蝶窦开口于此。如有最上鼻甲，蝶窦开口常位于最上鼻道处。蝶窦开口的上缘与蝶窦顶壁前部几乎等高时，常与蝶上筛房存在有关，其发生率约占25%～30%。上鼻道是上鼻甲下方的空隙，较狭小，约占鼻腔外侧面后1/3部，仅为中鼻甲长度的一半，外侧骨壁上有后组筛窦的开口，数目为2～3个不等。

2. 中鼻甲（middle turbinate）与中鼻道（middle meatus）　为上鼻甲下方的骨板，属于筛骨的一部分。起自筛迷路内侧面，长3.5～4.5cm，宽1.0～1.3cm，前端位置高于后端，最前上部与上颌骨额突的筛嵴相附着，后端附着于腭骨垂直板的筛嵴。前端附着点至蝶窦口的距离基本表示筛窦的前后长度，约为5.8cm。其形态可分为垂直和水平两部，前1/3骨板呈矢状位的前后垂直状，前与上颌骨额突的筛嵴相连，上与筛板的外侧缘与颅底相连；中1/3几乎呈额状位，向外横过颅底的筛窦顶与纸样板相连，此板亦称筛甲的第三基板、中鼻甲基板或底板，分隔前后筛房；后1/3再转向下方，渐略水平向后走行，因此称水平部。水平板呈矢状位走向，附着于上颌窦内壁、腭骨垂直板的筛嵴，形成中鼻道后1/3的顶部。中鼻甲前下端游离形似球形，与后面游离缘延续。中鼻甲骨内面的垂直小沟为嗅神经纤维走行，穿筛板至嗅球，嗅神经的管壁有脑膜包绕下降。中鼻甲基板为术中的重要解剖标志，它为前、后组筛房的分界，在筛凹、筛板的连接部，提示筛板的位置。中鼻甲后部附着处为筛板后缘，可引导蝶窦口，此处内侧黏膜内有嗅束，

损伤后易产生脑脊液鼻漏（图1-1-5）。

中鼻甲骨质内有气腔形成时称中鼻甲气化或泡状鼻甲（pneumatization of middle turbinate），出现率为8%～20%。气化通常来自额隐窝或鼻丘，常开口在鼻甲前上方。因气化而膨大的鼻甲可阻塞中鼻道的通气，使黏液纤毛不能正常传输，致病灶发生。过度气化的中鼻甲，可向前下压迫钩突，阻塞半月裂孔和筛漏斗，引起上颌窦和前组筛窦的炎症；如气化向前上压迫，可阻塞前筛窦和额窦开口，引起以上部位的炎症。中鼻甲气化分为三型：板状型即气腔位于中鼻甲垂直板内；球状型即中鼻甲下部骨板气化；广泛型即中鼻甲骨板均有气腔形成（图1-1-6）。如气化的开口堵塞，可在中鼻甲内形成囊肿。正常中鼻甲的曲线凹形向外，如果中鼻甲呈凸形向外，称中甲曲线反常（paradoxical curve of middle turbinate）（图1-1-7），阻塞了中鼻道的入口，可引起鼻窦感染，发生率在15%左右。

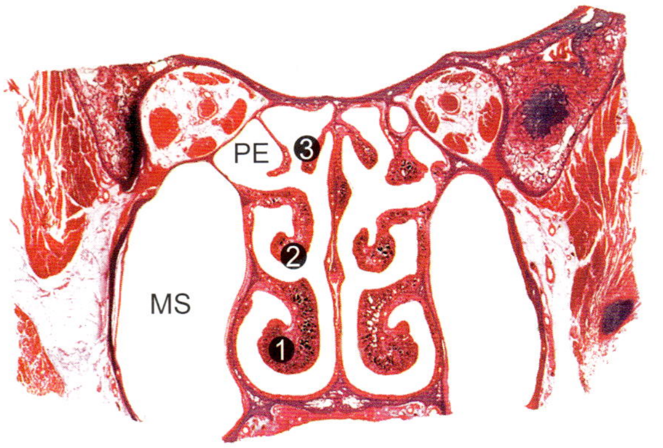

图1-1-5 冠状切片显示鼻甲排列。HE染色。1：下鼻甲；2：中鼻甲；3：上鼻甲；MS：上颌窦；PE：后筛窦

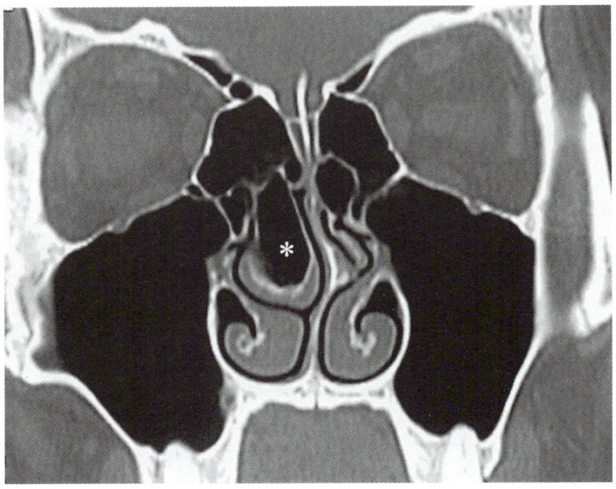

图1-1-6 气化中鼻甲冠状位鼻窦CT扫描。*：右侧气化中鼻甲

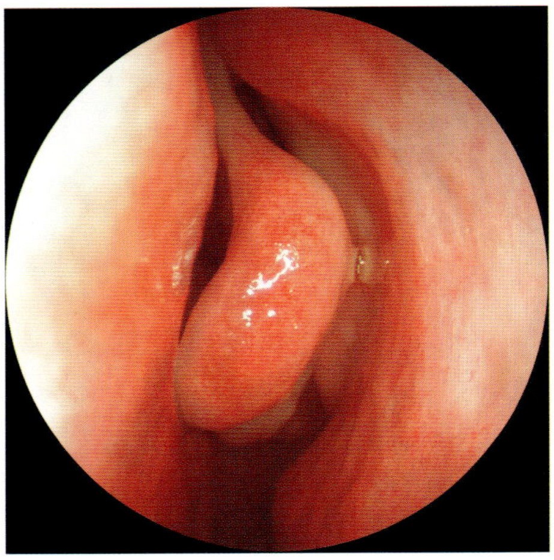
图1-1-7 鼻内镜下所见反张曲线中鼻甲

中鼻道较上鼻道长且宽，约占鼻腔外侧面后2/3，外侧壁结构复杂。额窦、前筛房和上颌窦分别开口于中鼻道的前部、中前部和中后部。中鼻道外侧壁上有2个隆起，属筛骨结构。前下者呈弧形嵴状隆起为钩突，后上者内含气房膨隆的为筛泡。钩突与筛泡之间的裂隙为半月裂孔或称半月裂、下半月裂，经下半月裂向外进入筛漏斗。中鼻道前上端的穹隆状的空间为额隐窝。中鼻甲、中鼻道及前组筛窦因解剖位置，最先受到外界气体的接触，最易被各种病菌侵犯，引起此处通气、引流障碍，继发感染，毗邻结构（如前方的额窦、外侧的上颌窦和后方的后组筛窦）也可相继受累，因此，被认为是各鼻窦发病的源点。此处也是上颌窦开放术的重要手术点(图1-1-8)。

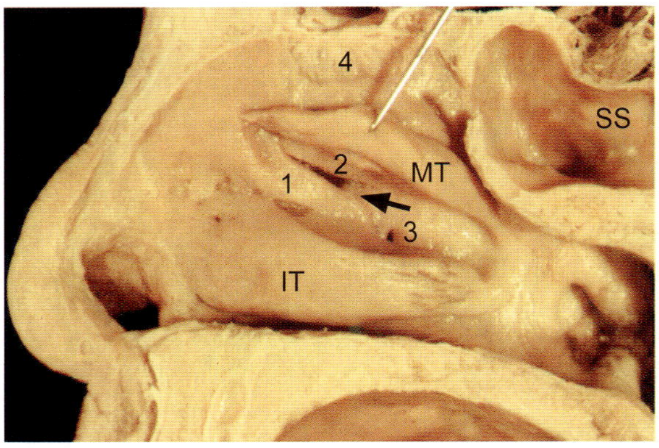

图1-1-8 鼻腔外侧壁标本，将中鼻甲（MT）掀起，暴露中鼻道内部结构。1：钩突；2：筛泡；3：上颌窦副孔；IT：下鼻甲；SS：蝶窦

（1）额隐窝（frontal recess）：中鼻道最前上方的凹陷，此隐窝的外界为纸样板，顶为筛板和筛顶，前上为额窦底，后界隔薄骨板与筛前动脉相邻，内壁是中鼻甲的最前上部。如筛泡的基板达颅底时，可成为

其后界，将额隐窝及泡上隐窝分开。额隐窝的底部变化很大，无一定界限。文献报道55% ~ 80%的额窦开口于此（图1-1-9）。

（2）鼻丘（agger nasi）：筛甲的第一基板，此为前筛房的前界标志。鼻丘位于中鼻甲前上方和钩突前方的鼻腔外侧壁上，呈一丘状隆起，几乎全部（98.5%）鼻丘均含有气房，在冠状位CT扫描中显而易见，鼻丘气房只在气房体积大小上有所变化。鼻丘气房的毗邻：前方为上颌骨额突；上方为额隐窝和额窦；下方和内侧为钩突；后方为筛漏斗；外侧为前外侧的泪囊（泪骨）、最前筛房的眶纸样板。气化良好的鼻丘气房其顶端可向上延伸进额窦后部和额隐窝，致使额窦引流受阻，而且在施行额筛区手术时可能会把发育良好的鼻丘气房顶的穹隆部误认为额隐窝。此外，气化良好的鼻丘气房还可向后至筛泡上方，挤压筛泡阻塞筛漏斗，继发筛窦、上颌窦或额窦炎症。鼻丘气房还可气化泪骨或上颌骨额突，这些膨大的气房都可阻塞额隐窝，并增加了手术损伤鼻泪管的机会（图1-1-10）。

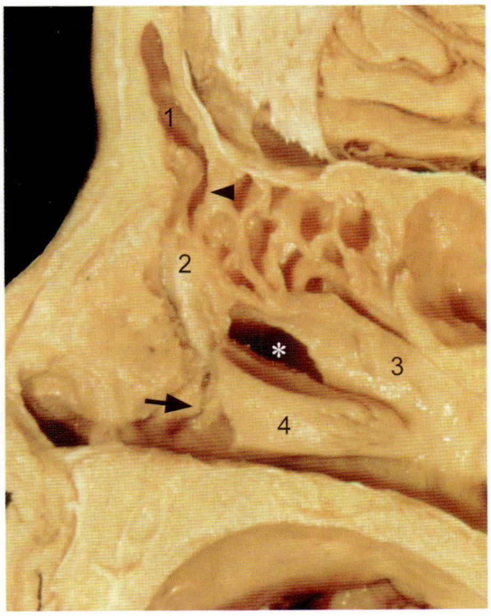

图1-1-9　鼻腔外侧壁标本，切除部分中鼻甲，解剖出筛窦、上颌窦及鼻泪管，观察额隐窝毗邻关系。1：额窦；2：泪囊；3：中鼻甲；4：下鼻甲；▲：额隐窝（筛漏斗上部）；→：鼻泪管鼻腔开口，注意其在下鼻道的解剖结构关系；*：上颌窦裂孔

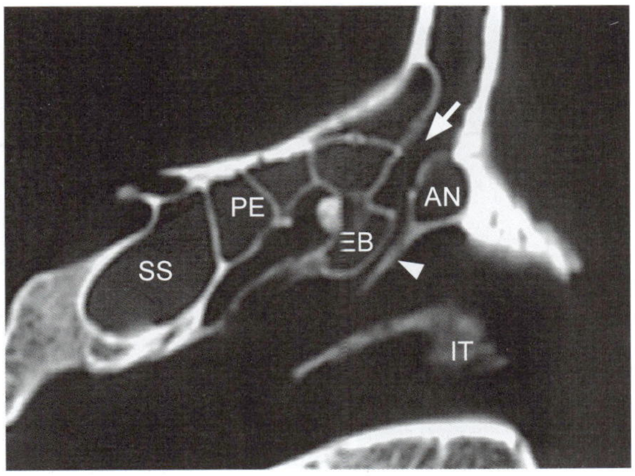

图1-1-10　矢状位颅骨CT扫描，骨窗，层厚1mm。→：额窦引流通道（额隐窝）；AN：鼻丘气房；EB：筛泡；PE：后筛窦；SS：蝶窦；IT：下鼻甲；▷：钩突

（3）筛泡（ethmoid bulla）：筛甲的第二基板，为气化的薄骨板。位于中鼻甲之外下的鼻外侧壁上，突向中鼻道。为筛窦的大气房。筛泡可开口于筛漏斗或其内壁处，前组筛窦可开口于筛泡壁上。如筛泡发育达筛顶，可形成额隐窝的后壁。如未达颅底，可形成泡板和颅底间的间隙——泡上隐窝（间隙）。有人称未气化的第二基板为筛隆突。如筛泡发育较大，骨壁则较薄。反之骨壁较厚。术中开放困难（图1-1-11）。

（4）眶下气房：又称Haller气房（Haller cell，简称HC）。指筛泡外下、眶下壁、纸样板和筛漏斗外侧壁的气房。出现率为5.3% ~ 45.1%，双侧出现率为26% ~ 50%。眶下气房的存在常使邻近上颌窦自然开口狭窄和引流不畅，是导致鼻窦炎的重要解剖因素之一。

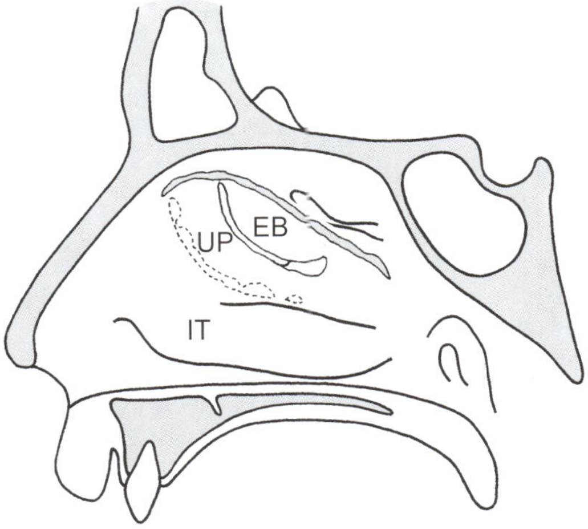

图1-1-11　鼻腔外侧壁模式图。中鼻甲切除，暴露中鼻道结构，虚线显示钩突（UP）在中鼻道的投影。EB：筛泡；IT：下鼻甲

（5）钩突（uncinate process）：来自筛甲的第一基板，呈钩状骨片，是筛骨前部结构，由前上向后下呈矢状位走行，长约1cm。钩突从泪骨后部突起向后下延伸形成半月裂的下界、筛漏斗的前界和内界。钩突前端呈垂直状向外附着纸样板、向上抵达颅底中央处或向内达中鼻甲，后端转向后下形成短的水平位，呈十字形，向后与腭骨的垂直突相连，向下与下鼻甲的筛突相连，参与上颌窦自然开口和鼻囟门的构成。钩突尾端的十字形将鼻囟门分成前上、前下、后上和后下等4个区域，上颌窦自然开口通常位于前上囟门区，其他区域出现的开口为上颌窦副口。钩突偏曲（deflection of uncinate process）出现率为16%（图1-1-12、1-1-13）。如向内偏曲，可与中鼻甲相接或阻塞中鼻道的前部；向外偏曲，可致下半月裂和筛漏斗狭窄；如钩突骨质增生或过度气化，也可阻塞中鼻道的入口，致鼻窦炎易发生；钩突可有发育不良，伴有同侧上颌窦发育不良。钩突前端的发育和附着走向也决定额窦开口的位置和引流方式（图1-1-14、1-1-15）。

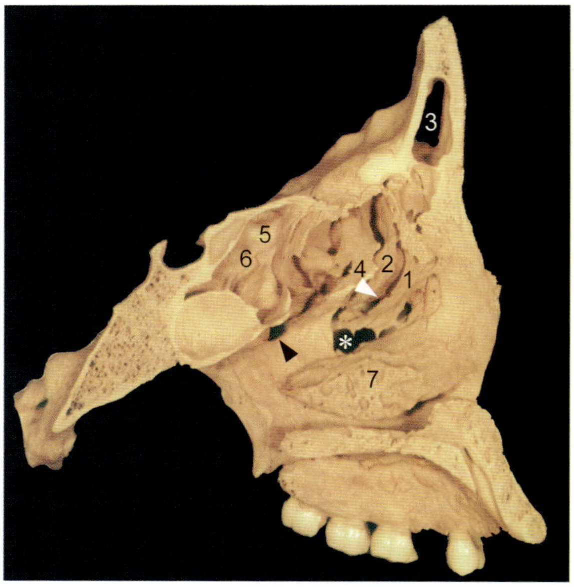

图1-1-12 鼻腔外侧壁（内面观）。1：钩突；2：筛泡；3：额窦；4：中鼻甲基板；5：视神经管隆起；6：颈内动脉管隆起；7：下鼻甲；*：上颌窦裂孔；△：半月裂；▲：蝶额（腭）孔

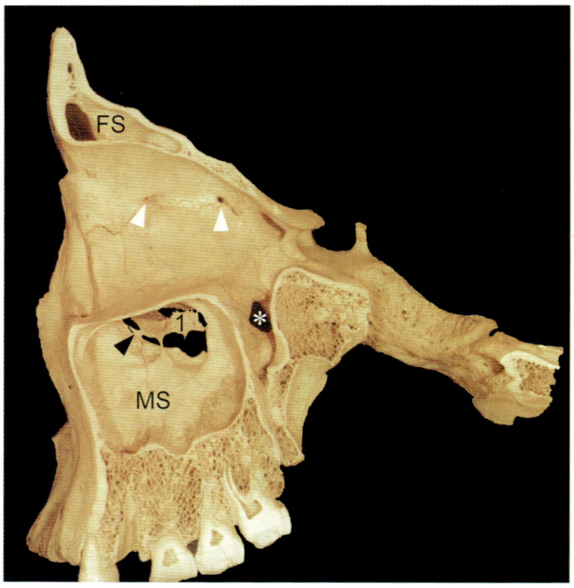

图1-1-13 鼻腔外侧壁（外面观）。1：钩突；*：蝶腭孔；△：分别示筛前孔和筛后孔；FS：额窦；MS：上颌窦

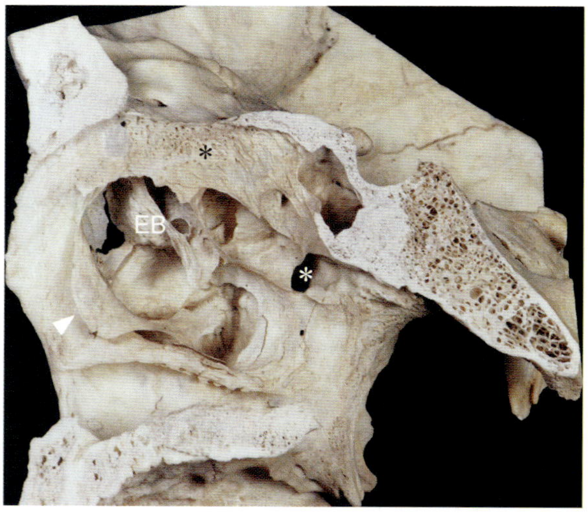

图1-1-14 骨性鼻腔外侧壁（内面观）。△：示变异钩突，向鼻腔卷曲；EB：筛泡；白*：蝶腭孔；黑*：嗅区

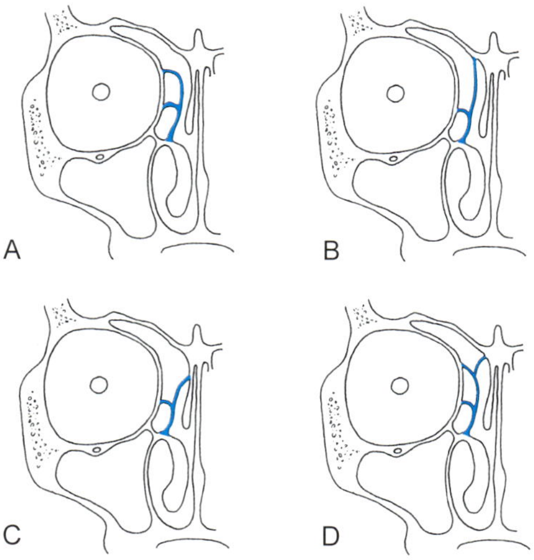

图1-1-15A～D 显示钩突附着方式与额窦引流方式的关系。A. 钩突上部附着于眶纸板，额窦直接引流到中鼻道；B～D. 则显示钩突上部分别附着于颅中鼻甲根部及钩突上端分叉，额窦引流到筛漏斗

(6) 下半月裂 (inferior semilunar hiatus)：也称半月裂。为筛泡和钩突间半月状裂隙，约2 ~ 3mm长。由此向上外可达筛漏斗。裂隙后部有上颌窦自然开口。

(7) 上半月裂 (superior semilunar hiatus)：此裂位于下半月裂之上，是位于筛泡和中鼻甲之间的月牙状空间。泡上、泡后隐窝可经此处向内、向下进入中鼻道。

(8) 筛漏斗 (ethmoidal infundibulum)：指经下半月裂向外延伸的一个三维腔隙。前上部可呈锐角形盲端，为额隐窝和中鼻道相对应的空隙，后上界为筛泡；前下界为钩突；外界为纸样板和前、后囟；内界为相对应的中鼻道。可有前组筛窦开口于筛漏斗前端。上颌窦的开口于筛漏斗的中后1/3的底部。筛漏斗的深度取决于钩突的高度，筛漏斗部深约0.5 ~ 10mm不等，宽约2 ~ 5mm。其为额窦、前筛窦和上颌窦的分流汇合处，临床常因此解剖变异或病理改变，导致鼻窦炎发生。筛漏斗的变异多发生在其前上部，20%的额隐窝处为盲端，当额筛隐窝为盲端时，筛漏斗的前上部为额窦的开口处。少数可与额窦或鼻丘气房相通。因筛漏斗处为额窦、前组筛窦和上颌窦自然开口的引流处，此处变异可致相应的鼻窦易感炎症（图1-1-16）。

(9) 上颌窦裂口 (hiatus maxillaris)：位于中鼻道的后端，实为上颌窦内侧壁的骨性窦口，骨性窦口开口较大，由腭骨的鼻突、下鼻甲的上颌突、筛突和泪突、筛骨的钩突及泪骨下端加入其周围，缩小了骨性窦口范围，形成不完全封闭的上颌窦内壁的一部分（图1-1-17）。

(10) 鼻囟 (nasal fontanel)：位于上颌窦裂口区域的骨质缺如处。此处仅靠鼻腔与上颌窦腔的黏膜借骨膜纤维层相隔，因此称之囟门。囟门处又因下鼻甲的筛突和钩突分隔成前上、前下囟门和后上、后下囟门。前囟位于钩突骨板的前上方，后囟位于钩突骨板的后下方，时有上颌窦副口，临床常扩大此处利于引流（图1-1-17）。

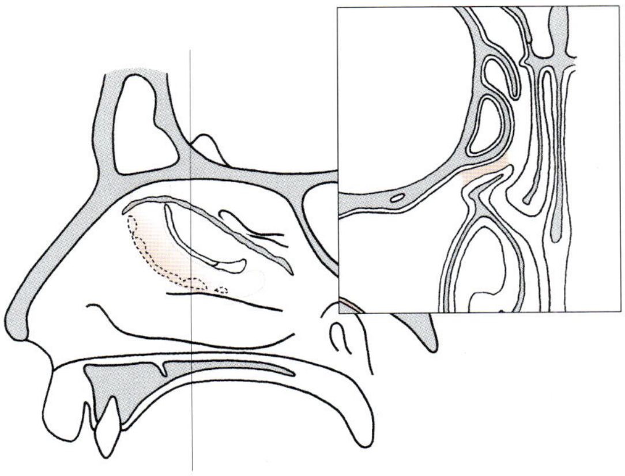

图1-1-16 鼻腔外侧壁模式图。粉红色示筛漏斗。经上颌窦自然孔切面，提示筛漏斗空间形态及与上颌窦自然孔的关系

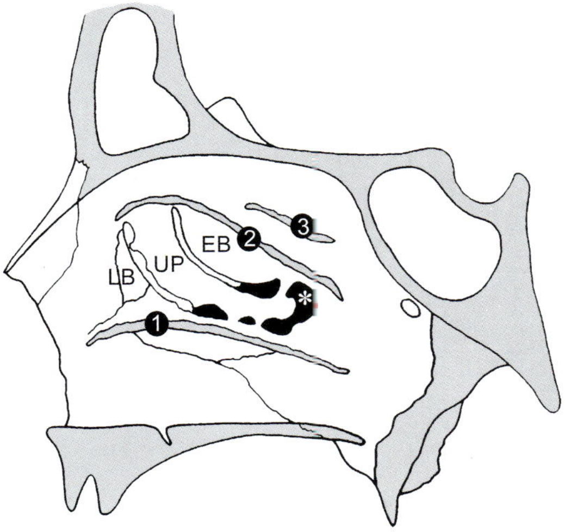

图1-1-17 鼻腔外侧壁模式图，鼻甲结构切除后，1、2、3：分别为下鼻甲、中鼻甲和上鼻甲根。*：上颌窦裂孔；LB：泪骨；UP：钩突；EB：筛泡

(11) 上颌窦自然开口 (ostium maxillary sinus)：多为椭圆形、圆形或裂隙状，直径约3mm，位于前囟的上部，上颌窦腔内侧壁的中点最高处，紧贴眶内壁与眶下壁交角之下。此开口向上延伸至颅底，恰为筛前动脉穿眶处。也为手术中标志。

(12) 窦口鼻道复合体 (ostiomeatal complex，简称OMC)：以中鼻甲为中心的邻近区域结构（如钩突、筛泡与上颌窦自然开口等）被称为窦口鼻道复合体。这一解剖部位包括筛漏斗、中鼻甲、钩突、上下半月裂、前筛房、筛泡、额隐窝、上颌窦自然开口和鼻囟区。有人称中筛区，指额窦、前筛窦和上颌窦通气、引流的共同通道。因其解剖部位的特性，极易受到鼻、鼻道疾病的侵犯，造成此区的通气、引流障碍，导致周围解剖结构受累而引起感染性疾病的发生。临床为前筛窦复合体的一个功能实体（图1-1-18）。

3. 下鼻甲 (inferior turbinate) 与下鼻道 (inferior meatus) 为一来自上颌甲的独立疏松骨片，内侧面有纵行细沟为血管穿行，边缘借不规则突起与鼻腔外侧壁各骨板相连。由前向后依次为：上颌骨额突的鼻甲嵴、泪骨的降突、筛骨钩突和腭骨的鼻甲嵴。下鼻甲与鼻腔外侧壁的附着处呈线形，从前向后弧状隆起，约前、中1/3交界处为最高点，此处骨质最薄。下鼻甲前端距前鼻孔约2cm，后端距咽鼓管咽口1cm（图1-1-19）。下鼻道为下鼻甲与鼻底间的空隙，长约3 ~ 3.5cm，其前端侧壁有鼻泪管的黏膜呈皱襞样开口，称泪襞。向上通鼻泪管达泪囊。下鼻甲附着处距前端0.5 ~ 1cm处骨质较薄，临床常于此行上颌窦穿刺等手术。

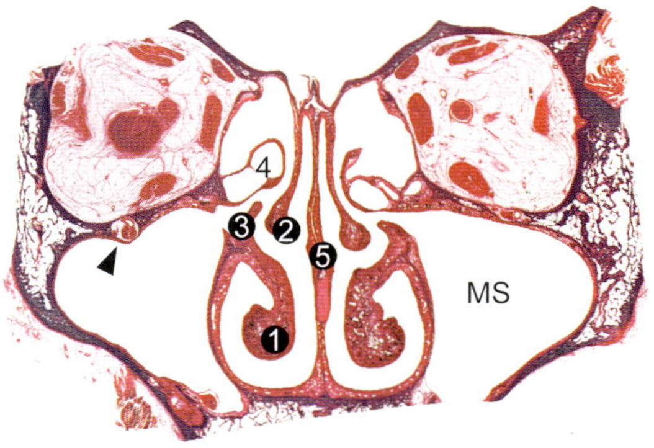

图1-1-18 经上颌窦自然孔冠状切片，显示窦口鼻道复合体结构。1：下鼻甲；2：中鼻甲；3：钩突；4：筛泡；5：鼻中隔；MS：上颌窦；▲：眶下神经管

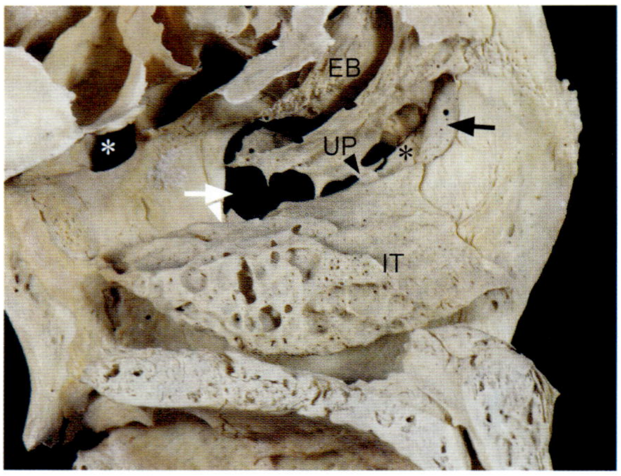

图1-1-19 骨性鼻腔外侧壁（内面观）。IT：下鼻甲；黑*：泪突；▲：上颌突；△：腭突；UP：钩突；EB：筛泡；黑色→：泪骨；白色→：上颌窦裂孔；白*：蝶腭孔

（三）鼻腔顶壁

由前向后呈穹隆状，长约1.6 ~ 2.7cm，依次由额骨鼻突、鼻骨、筛骨、蝶骨体和腭骨的蝶突等构成。

1. 前段 倾斜上升，由额骨鼻突和鼻骨构成。

2. 中段 水平状，为分隔颅前窝的筛骨水平板，即筛板（cribriform plate）。为鼻顶的主要部分。骨质菲薄，骨质厚1 ~ 2mm，有多个小孔称筛孔（ethmoidal foramina），有嗅球的嗅丝穿颅底至鼻顶。筛板外侧缘与额筛缝相连处可有70%的4 ~ 7mm的高度差即筛板外侧板，为骨质最薄处。Keros根据颅底的最薄处的筛板外侧板的高度，将筛板外侧板分为三型：Ⅰ型，嗅凹深1 ~ 3mm，筛板外侧板很短，筛顶和筛板几乎在同一水平面上；Ⅱ型，嗅凹深4 ~ 7mm，筛板外侧板稍长；Ⅲ型，嗅凹深8 ~ 16mm，筛顶明显位于筛板以上，临床也常见上述分型的混合型（图1-1-20）。筛顶与筛板之间的高度差导致两者的连接处骨质菲薄，易引起术中脑脊液漏的发生。筛顶（roof of ethmoid）为筛窦的顶壁，由额骨筛小凹或筛凹（foveolar ethmoideas）形成。

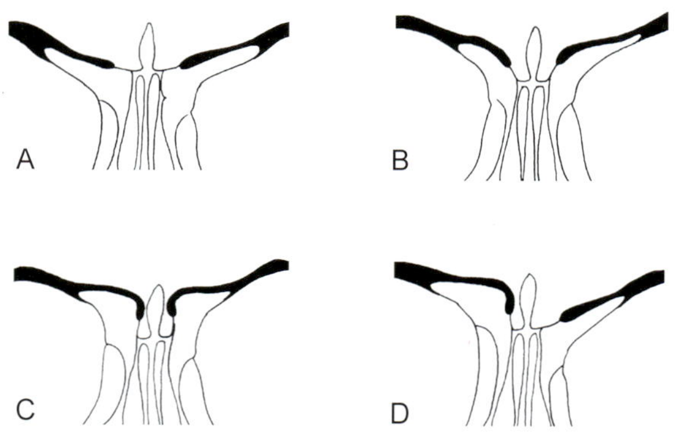

图1-1-20 筛板分为Ⅰ型（A），嗅凹深1 ~ 3mm，筛板外侧板很短，筛顶和筛板几乎在同一水平面上；Ⅱ型（B），嗅凹深4 ~ 7mm，筛板外侧板稍长；Ⅲ型（C），嗅凹深8 ~ 16mm，筛顶明显位于筛板以上，临床也常见上述分型的混合型（D）分类

3. 后段 鼻顶向后渐向下呈30°弧状弯曲，此处骨壁略向前隆凸，即蝶窦前壁。蝶窦口（aperture of sphenoidal sinus）常于此壁的上1/3处。骨性窦口直径约10mm，覆以黏膜窦口直径约2 ~ 3mm（图1-1-21）。蝶筛隐窝（spheno-ethmoidal recess）位于上鼻甲后方凹陷处，其外侧为上鼻甲和最上鼻甲，上部为鼻腔顶（嗅沟），内侧为鼻中隔的空间，后界为蝶骨前壁，内侧无明显的下界，外侧下界为上鼻甲的下缘，向前进入中鼻道（图1-1-22）。

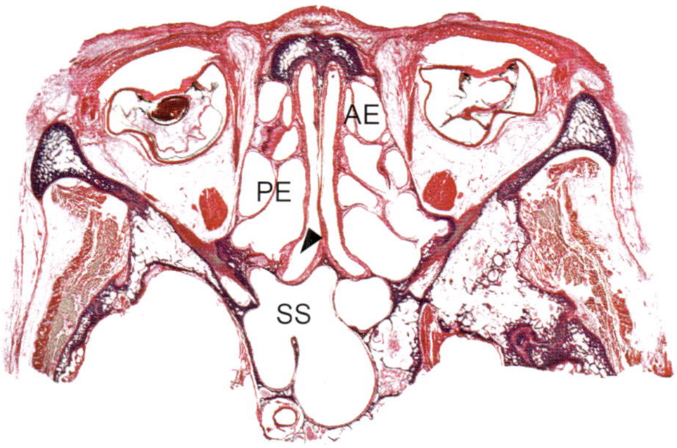

图1-1-21 水平切片，显示前后筛窦和蝶筛关系。AE：前筛；PE：后筛；SS：蝶窦；▲：蝶筛隐窝

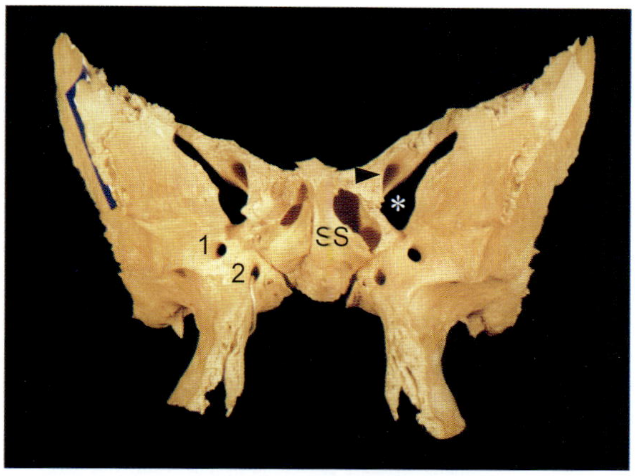

图1-1-22 蝶骨标本。SS：蝶窦前壁；1：圆孔；2：翼管；*：眶上裂；▲：视神经管

（四）鼻腔底壁

骨质坚硬，前2/3为上颌骨的腭突，后1/3为腭骨水平部，前端的内侧各有一切牙管，与口腔相通，内走腭大动脉、静脉和腭前神经等。

（五）鼻腔血管

1. 动脉 主要来源于颈外动脉的上颌动脉和颈内动脉的眼动脉。

（1）上颌动脉在翼腭窝处分出蝶腭动脉、眶下动脉和腭大动脉三支动脉。蝶腭动脉穿蝶腭孔入鼻腔，分出鼻后外侧动脉和鼻中隔后动脉，分别供应鼻腔外侧壁的后部、下部、鼻腔底和鼻中隔的后部和下部。眶下动脉出眶下孔，供应鼻腔外侧壁的前部。腭大动脉出腭大孔后前行于切牙管进鼻腔，供应鼻中隔前下部。

（2）眼动脉在眶内分出筛前动脉（anterior ethmoidal artery）和筛后动脉（posterior ethmoidal artery）两支。筛前动脉经筛前孔入颅腔有分支达前筛窦和鼻腔。筛后动脉经筛后孔达筛窦。筛前、后动脉的鼻中隔支与上唇动脉、腭大动脉、鼻腭动脉吻合，构成鼻中隔前部的动脉丛，极易出血，称李特区（Little's area）（图1-1-23 ~ 1-1-26）。

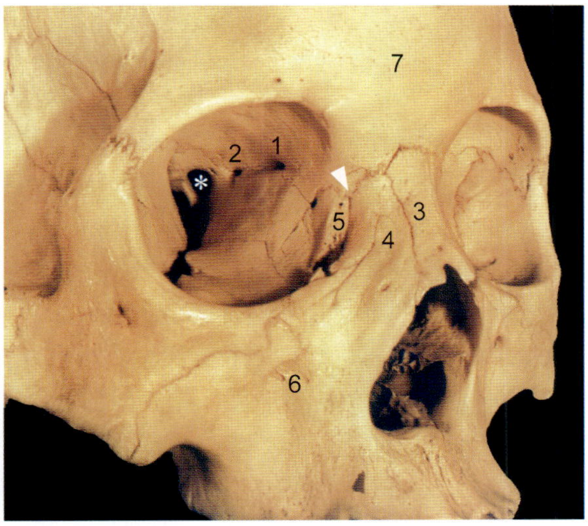

图1-1-23 颅骨标本斜面观。1：筛前孔；2：筛后孔；3：鼻骨；4：上颌骨额突；5：泪骨；6：眶下神经管；7：额骨；*：视神经孔；△：Dacryon点

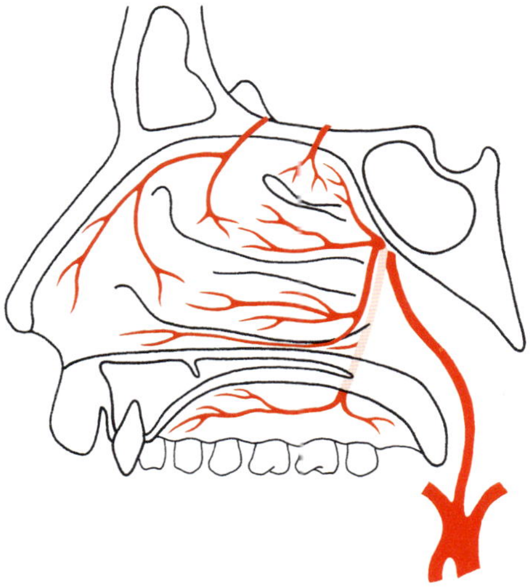

图1-1-24 鼻腔血供动脉主要来源于颈外动脉的上颌动脉和颈内动脉的眼动脉。前者续分为蝶腭动脉（分出鼻后外侧动脉和鼻中隔后动脉）、腭大动脉和眶下动脉。后者分为筛前动脉和筛后动脉

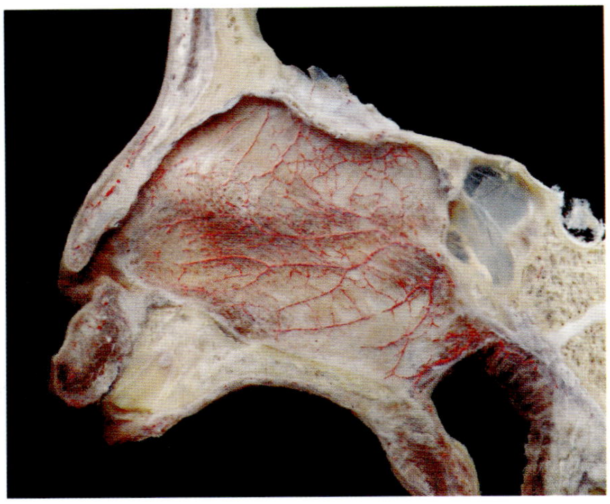

图1-1-25 鼻中隔血供示意图。动脉灌注后显示鼻中隔血供丰富

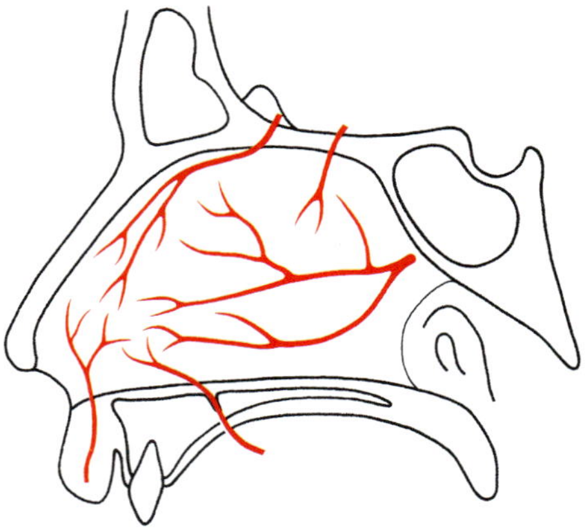

图1-1-26 鼻中隔血供示意图

2. 静脉 大致与动脉伴行，鼻前部分流至面前静脉，后部分流到蝶腭静脉，上部引流至筛静脉，并与颅内静脉关系密切。

（六）鼻腔神经

鼻腔的神经包括嗅觉神经、一般感觉神经和自主神经。一般感觉神经来自三叉神经的眼神经和上颌神经。眼神经分出筛前、后神经至鼻腔前部；上颌神经分出鼻后上、后下神经的外侧支分别至中、下鼻甲，上牙槽的前、中、后支至上颌窦，司鼻外感觉。分出的眶下神经的鼻内、外支到鼻外和鼻前庭。鼻腔黏膜血管的收缩、舒张及腺体分泌，由交感、副交感神经支配。其中，交感纤维来自颈内动脉交感神经丛组成的岩深神经至鼻腔鼻窦，副交感纤维来自面神经分出的岩浅大神经（图1-1-27）。

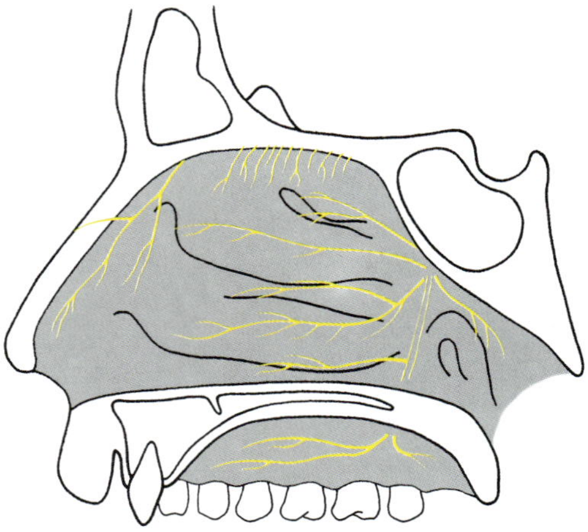

图1-1-27 鼻腔的神经分布

蝶腭神经节（Meckel节）呈小三角形，位于蝶腭孔内的上颌神经下方，其后方为蝶窦前壁的外下，前上为后筛房的后下。属于头面部的副交感神经节。主要接受副交感神经的节前纤维，也接受来自颈上神经节细胞体的交感神经的节后纤维。两神经保持平衡状态，呈相互拮抗作用。

（七）鼻腔淋巴

鼻前庭组位于鼻腔前部，与鼻外淋巴管相同。淋巴管穿鼻部各软骨间，汇入颌下淋巴结，少数淋巴管向后汇入其他组的淋巴管。嗅区黏膜组位于鼻腔上部，向后引流到咽鼓管背部的淋巴结。呼吸黏膜组位于鼻腔的后部，为鼻中隔、下鼻甲、下鼻道及中鼻道黏膜中的淋巴网，向后汇至咽鼓管腹部，再汇入颈部淋巴结和咽后壁淋巴结。鼻窦黏膜的淋巴管较少，经其开口处向鼻腔外侧壁回流至咽后壁淋巴结。

（八）鼻腔黏膜

分为嗅部和呼吸部。

1. 嗅区黏膜（嗅部） 为成人上鼻甲和相对应鼻中隔以上黏膜区，此处黏膜下含有嗅腺，可溶解含气味的物质，以刺激嗅毛传递到嗅细胞（双极神经细胞）汇入嗅丝到嗅球。

2. 呼吸区黏膜（呼吸部） 为假复层柱状纤毛上皮，平均厚0.5～4mm。以外侧壁最薄，不及1mm。黏膜下有丰富的静脉构成的海绵状组织或海绵体，内有丰富的含血腔隙。如有病理改变时，黏膜可较正常增厚4～6倍。许庚报道鼻腔黏膜中的杯状细胞分泌黏液形成的黏液毯对鼻腔的生理功能起重要作用，黏膜下的浆液腺和黏液腺主要分布于中鼻道，为鼻腔抗体SIgA的主要来源。

第三节 鼻 窦

鼻窦（sinus）为颅骨内的空腔，共4对，分别为额窦、上颌窦、筛窦和蝶窦，均开口于鼻腔。

一、额 窦

额窦（frontal sinus）2岁开始发育，约20岁发育完毕，位于额骨中，左右各一。双侧发育极不对称，容量1 ~ 44ml不等。

1. 前壁 为额骨鳞部外侧板，骨质坚厚，内含骨髓。

2. 后壁 为额骨鳞部内侧板，较薄，与颅前窝相邻，有导血管穿此壁通入硬脑膜。

3. 底壁 为额骨水平板即眶上壁，如有骨壁缺损易与眼眶相通，术中的损伤可致眶内血肿，眼压升高，视力下降，发生率是0.2% ~ 0.7%。底壁的内侧为筛顶，骨质菲薄，又紧邻前颅底，为额窦和筛窦手术时易造成前颅底损伤之处。

4. 额窦中隔（septum of frontal sinus） 常于双侧额窦中间，可向一侧偏斜。各额窦腔内可有额窦骨隔（bone septum of frontal sinus），窦壁内呈骨嵴样突起，形成不规则的窝或龛。如窦内骨隔完整使窦腔分为2个或多个腔，致引流不利。

5. 额窦开口（ostium of frontal sinus） 亦称额窦口，位于额窦底，呈漏斗状引流到额隐窝等处，因此窦的引流系统呈沙漏状，又称额漏斗（图1-1-28、1-1-29）。额漏斗最窄处称额鼻峡部，此部位的后骨壁处因隆起称额突，多有筛前动脉走行，距离为0.3 ~ 3mm的占78%。额窦引流通道所处的区域或空间为额隐窝。额窦引流方式分为直接引流至中鼻道的额隐窝或经筛漏斗引流至中鼻道两种类型，以前者引流方式为主（约占80%）。其引流方式可以根据钩突上部的附着位置判断额窦开口或引流的位置和方向（图1-1-15）。当钩突上端附着在颅底或中鼻甲根部时，额窦经筛漏斗引流到中鼻道；当钩突上端附着在眶纸板时，额窦直接引流到中鼻道的额隐窝。

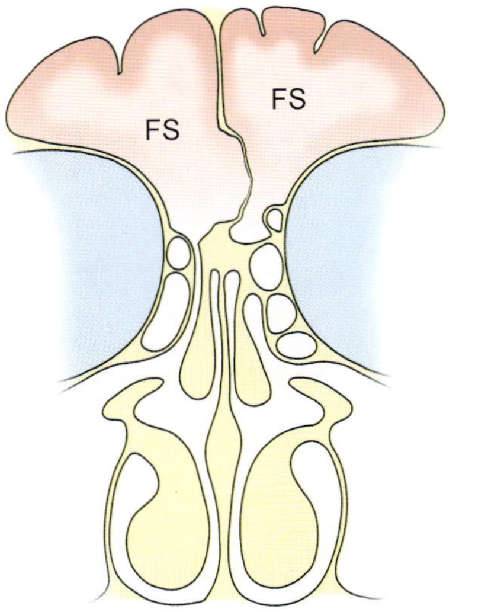

图1-1-28 额窦冠状位示意图。FS：额窦

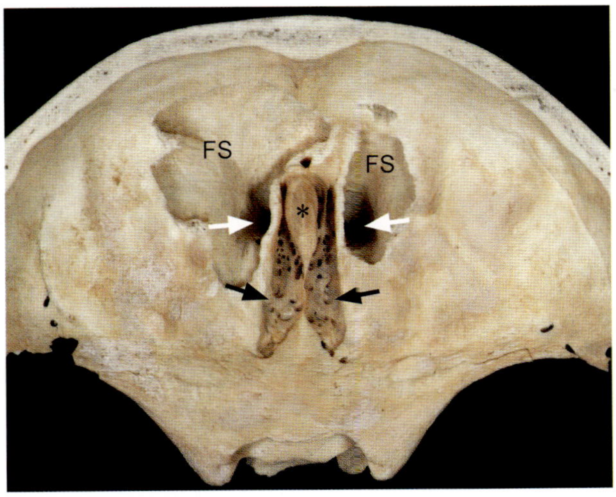

图1-1-29 额窦与筛窦颅面观。额窦（FS）引流口呈漏斗状（白色→）；黑色→示筛骨水平板；*：鸡冠

额窦可有一侧或双侧均不发育者，约占3% ~ 5%。按发育情况，气房位于额骨内侧、外侧板之间的垂直部，或气房位于眶板内的水平部。额窦发育过度时，窦腔可扩大到蝶骨大翼、小翼、鸡冠、上颌骨额突、鼻骨及颞骨等部位。以扩展到鳞部和眶上部较多见，致使窦腔各壁的骨质菲薄或缺如，窦内的黏膜直接与脑膜或眶内组织相接，易于感染扩散。

额窦缺失较多见，约1%。单侧多见炎症后或外伤，双侧多见先天性畸形。

二、上 颌 窦

上颌窦（maxillary sinus）位于上颌骨体内的气腔。为鼻窦最大一组，出生后即有窦腔存在，随年龄扩大，15 ~ 18岁基本发育完毕，平均容积15ml，窦腔位于上颌骨体内，形似横置的三面锥体。基底为鼻腔外侧壁，顶向颧突，5个壁厚薄不一（图1-1-30、1-1-31）。

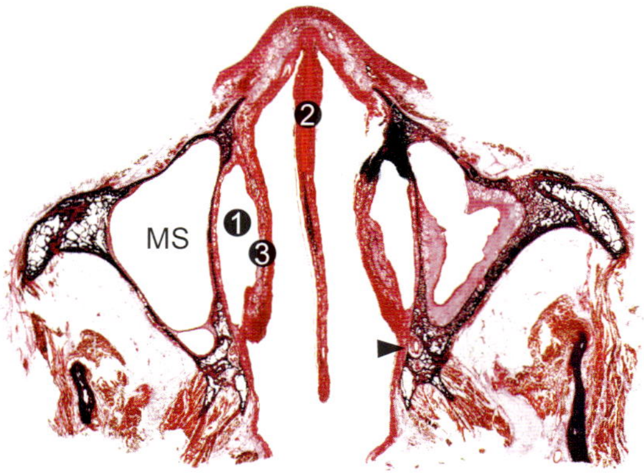

图1-1-30 水平切片，HE染色。1：下鼻道；2：鼻中隔；3：下鼻甲；MS：上颌窦；▲：腭大孔

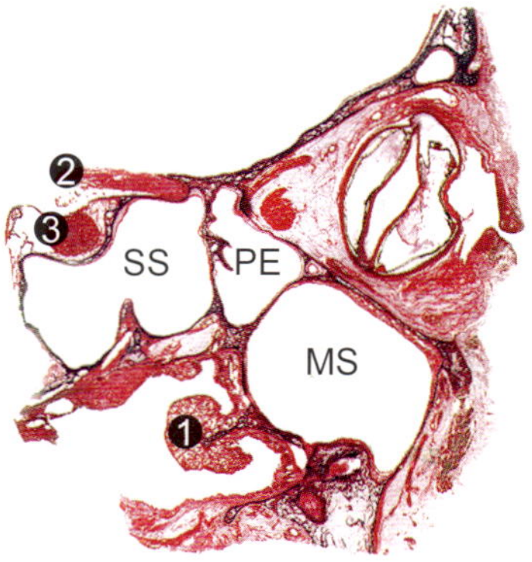

图 1-1-31 颅骨标本斜矢状位切片。1：下鼻甲；2：视神经；3：垂体。MS：上颌窦；PE：后筛窦；SS：蝶窦

1. 前壁 较光滑，中部有一前窝——尖牙窝，此处骨壁较薄，为鼻外手术入窦腔的进路。眶下孔（infraorbital foramen）在尖牙窝的上方，与眶下管相连。孔径大小，男性5.7mm × 3.7mm，女性6.1mm × 3.8mm。孔距眶下缘，男性8.9mm，女性8.4mm。

2. 后外壁 此壁由后向前斜行，与前壁相连，中后1/3骨质有时极薄如纸，此壁构成翼腭窝和颞下窝的前壁。骨壁中部有小孔数个，为牙槽孔，内有牙槽上神经走行。

3. 内壁 为鼻腔外侧壁的一部分，后上方有上颌窦自然开口通入中鼻道，开口高不利于引流。在鼻内镜术中，可依据鼻后囟特点行上颌窦的自然口扩大和开窗术，改善窦内的通气、引流。

4. 上壁 上颌窦顶形成眶的下壁，骨壁薄，骨壁内有从后向前走行的眶下管和眶下沟，内有眶下神经及伴行的血管由此出眶下孔至尖牙窝，有时可有先天性裂隙，神经血管直接走行于上颌窦黏膜下，无骨壁保护，手术时易损伤。

5. 下壁 为上颌骨的牙槽突。如发育良好，双尖牙及磨牙根均位于此壁内，牙槽与上颌窦之间仅一薄骨壁相隔。如有骨质缺如（约4.15% ~ 20%出现率），牙根可直接与上颌窦黏膜相处，极易引起相互感染。

6. 上颌窦自然开口（maxillary natural ostium，MNO） 为上颌窦的黏膜部开口，位于中鼻道，呈椭圆形或圆形。直径约3mm，多数位于筛漏斗的中部或后部。上颌窦常有1 ~ 3个不等的上颌窦副口（accessory ostium，AO），副口多位于筛漏斗后方的后囟处，出现率25% ~ 43%不等。临床手术常于此处行上颌窦开窗术，在生理功能上优于下鼻道上颌窦开窗术（图1-1-8）。

7. 上颌窦骨隔（bone septum of maxillary sinus） 上颌窦腔内可有骨性薄板，将窦腔分隔成2个或多个小腔。出现率0.2% ~ 2.6%。窦内可有各种方位的完全或不完全形骨隔，如分成前后两腔，可使前室开口于中鼻道，此类型出现率约1.6%。临床导致引流不畅、漏诊或手术不完全。有文献报道，双侧上颌窦腔于牙槽骨处可有沟通。

上颌窦过度发育，窦腔内气房从各骨壁向外扩展，相互之间形成隐窝，造成术中观察困难。窦腔不发育者少见，同时可伴有鼻及颜面畸形。窦腔发育不完全者，多因窦内松质骨吸收不良，窦腔周围骨壁增厚或骨壁突入腔内，如牙槽骨过厚、尖牙窝下陷、鼻腔外侧壁向窦内膨入。窦腔发育较差者，可使腔底高于鼻腔底达6 ~ 9mm，术中易导致误入鼻腔。

三、筛 窦

筛窦（ethmoid sinus）又称筛迷路、筛骨复合体，位于筛骨内，呈蜂房状。结构复杂，变异很大。左右各一组，出生后已具雏形，青春期发育成熟。筛窦气房平均3 ~ 18个，筛窦大致为前窄、后宽、上窄、下宽的长方体，成人筛窦前后径4 ~ 5cm，上下径2.5 ~ 3.0cm，前部宽＜1cm，后部宽约2cm。容积约8 ~ 10ml。筛房内有黏膜附着，前后筛房之间有中鼻甲基板相隔，使前、后筛房互不相通。前筛气房较后筛气房数量多但较小。筛气房因开口不同，分为开口于中鼻道的前组筛房和开口于上鼻道的后组筛房（图1-1-32、1-1-33）。依据后组筛房的结构特点，可分为扁平型和椎体型两种类型。扁平型后筛气房的外侧壁即纸样板，从前筛窦向后筛窦直行向后走向眶尖；椎体型后筛气房的外侧壁明显地位于前筛窦外侧或蝶窦外侧，然后向内弯曲走向视神经管内壁，此种由外向内弯曲的外侧壁，在后筛手术中易造成视神经的损伤。

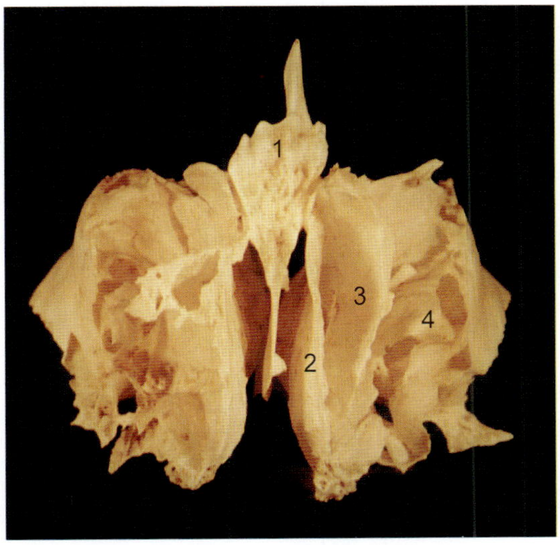

图 1-1-32 筛骨前面观。1：鸡冠；2：中鼻甲；3：钩突；4：筛房

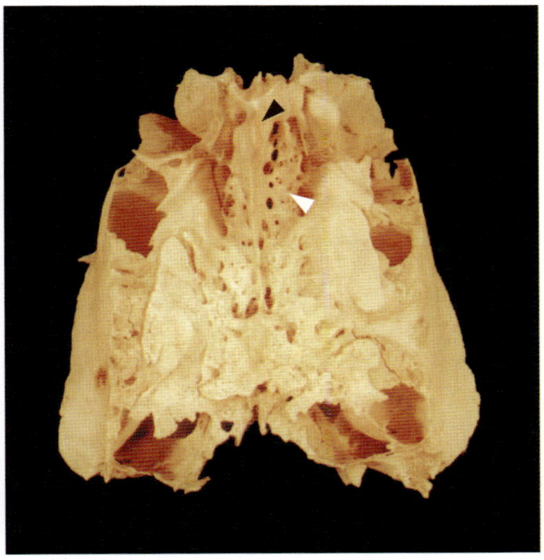

图 1-1-33 筛骨上面观。呈前窄后宽状态。▲：鸡冠；△：筛板

1. 前壁 由额骨的筛切迹前缘、鼻骨嵴和上颌窦的额突构成。筛窦气房发育过度，如气房向前发育，可使额骨的眶板气化形成额窦筛气房，当炎症发生时，与额窦炎不易区分；气房突入额窦底部，构成上颌窦的顶部，形成眶下筛房，根据气房起源分为前、后筛窦眶下气房。如气房出现在额窦口周围，导致狭窄，额窦引流不畅；气房向上颌骨及眶下板发展，形成筛上颌气房，使上颌窦缩小；还可使泪骨气化为筛泪气房；气房可使鸡冠气化为筛鸡冠气房，致筛板的前后、高低不一，术中易损伤颅底。

2. 后壁 与蝶窦的前壁相邻。如后组筛窦过度发育，可使气房向蝶骨大小翼、蝶窦前方或前上方扩展，形成蝶筛气房（sphenoethmoid cell或Onodi气房），使蝶窦挤压缩小，此时后组筛窦的外侧壁为视神经的内侧壁一部分，也可能邻近颈内动脉，手术中应十分小心避免意外。

3. 内壁 鼻腔外侧壁的上部，组成上、中鼻甲以及最上鼻甲、鼻丘和钩突等结构。筛气房也可发展入鼻丘、鼻甲、钩突等结构内，形成筛甲等气房。

4. 外壁 借眶板（纸样板）与眼眶相隔，壁薄如纸，构成眶内壁的主要骨板。可有部分不全者，易引起相互感染和术中入眶损伤眶内容物。纸样板呈长方形，前接泪骨，后接蝶骨，上接额骨眶板，下接上颌骨眶壁。纸样板与额眶板接缝处有筛前孔和筛后孔。内有同名血管通过。筛前孔距眶内侧缘1.98cm，筛后孔距筛前孔1.3cm，筛后孔动脉距视神经0.9cm。筛前动脉较筛后动脉粗，之间有1 ~ 2支副筛动脉（占38%），距筛前动脉0.55cm。由于动脉在眶内壁位置特殊，术中不慎离断，两断端可分别向骨质内和眶内退缩，造成止血困难。

5. 上壁（筛顶） 为额骨眶板内侧部，即额骨的筛小凹，是颅前窝底的一部分。在筛板的外侧部，筛板常较筛窦上壁略低，所以筛窦内侧壁顶部一部分的薄骨板直接毗邻颅前窝。筛板与筛顶两骨交角处骨质薄弱，易遭损伤，引起脑脊液鼻漏。筛板损伤常因手术推力过猛或牵拉扭转过度而引起，由于手术不易直接达到该区，故直接损伤少见。

6. 下壁　常为筛泡的下壁。筛窦可使中鼻甲前端的鼻丘、钩突等均气化，构成泡形鼻甲，致相应的鼻腔引流不畅。此出现率为12%。

筛窦发育不全的极其少见。有2%的后组筛窦因蝶窦气化良好向前伸展与前组筛窦相接，使后组筛窦发育受阻而缺如。

四、蝶　　窦

蝶窦（sphenoid sinus）位于蝶骨体内，由蝶骨中隔分为大小不等的左右两腔。出生后蝶窦仅为鼻软骨囊后下的囊性腔，3 ～ 4岁渐向蝶骨前壁后下扩展，14岁可达成人状，随颅骨发育而增大。成人蝶窦容量0.05 ～ 30ml，平均7.5ml，高20mm，宽18mm，前后径12mm（图1-1-34、1-1-35）。蝶窦气房主要位于蝶骨体，但常可延伸至蝶骨大翼、小翼和翼突。较大的蝶窦腔常将窦腔周围神经、血管、垂体包被在窦内，气房甚至可延伸入枕骨基底部，如神经管和视神经、颈内动脉管和颈内动脉、圆孔管和上颌神经、翼管和翼管神经、垂体甚至基底动脉等结构都可突入窦腔内。蝶骨是复合骨。蝶骨小翼和前床突在蝶板前相连，前床突构成视神经管的上、外、下边界以及眶上裂的内上缘。蝶骨大翼位于前床突的外下方，形成眶上裂的外下缘和眶壁的部分，蝶骨大翼前缘是颅中窝的前内界。蝶骨翼突形成翼腭窝的后内边界。蝶窦前上与颅前窝的视神经、视交叉相毗邻；蝶窦顶和外侧与颅中窝的垂体、海绵窦中的颈内动脉、眼神经、动眼神经、滑车神经、展神经相毗邻；外下与上颌神经、翼管神经相毗邻。

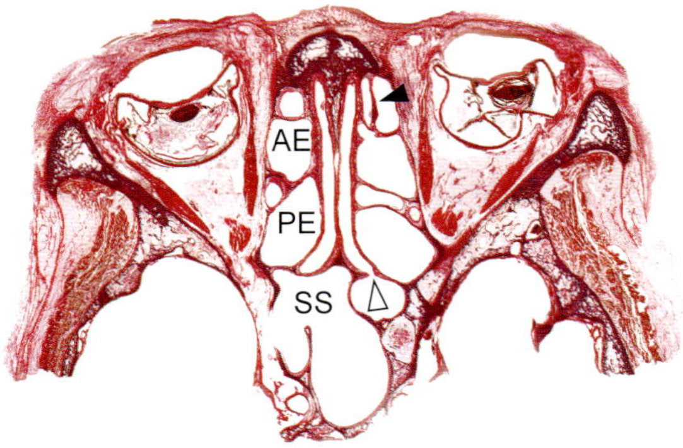

图 1-1-34　颅骨标本水平位切片，HE染色。AE：前筛窦；PE：后筛窦；SS：蝶窦。▲：钩突（基板）上部；△：蝶窦自然口

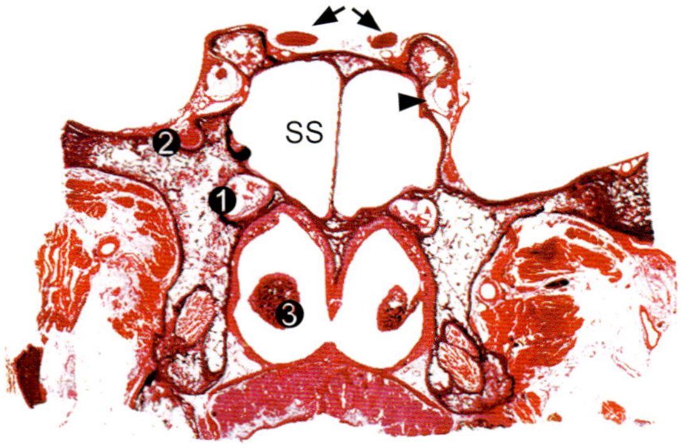

图 1-1-35　经蝶窦冠状位切片，HE染色。1：翼管神经；2：圆孔，走行三叉神经第二支；3：下鼻甲。SS：蝶窦。▲：颈内动脉隆起；→：视神经

1. 蝶窦前壁　与筛窦后壁融合，也称蝶筛板，呈向前隆凸，为各壁最薄者。前壁上1/3处有蝶窦开口，窦口呈卵圆形。15岁以下儿童，呈裂隙状。前鼻棘至蝶窦前壁的距离平均5.20 ～ 5.58cm。手术开放窦口时应避免损伤蝶窦开口垂直线的外下方蝶腭孔处的蝶腭动脉。前壁下1/3处有蝶腭动脉的鼻后中隔动脉，经此到达鼻中隔。前壁与外侧壁交接处有颈外动脉的咽升动脉和腭升动脉等动脉支通过，手术应避免损伤。

2. 后壁　隔骨板与颅后窝的脑桥和基底动脉相邻。此骨壁的薄厚程度与蝶窦的发育有关，如蝶窦过度气化，此壁可菲薄。

3. 外壁　隔骨板与颅中窝相邻，此骨壁可有缺如。Fujii等（1979）报道骨板先天性缺如的占4%。其外侧即海绵窦，窦内有颈内动脉和外展神经纵行穿过海绵窦的底，海绵窦的外侧与硬脑膜间有动眼神经、滑车神经和眼神经穿过。骨壁上有多个小静脉小孔，借此蝶窦与海绵窦相通。蝶窦发育较好，此壁向外凸出，可使双侧视神经管和颈内动脉突入窦腔，甚至管壁可缺损，由颈内动脉及海绵窦构成蝶窦的外壁。术中易引起颈内动脉损伤、视神经损伤等意外发生，导致严重后果（图1-1-36）。

4. 内壁　为蝶窦中隔，将两侧蝶窦分开，此隔菲薄，常有偏曲。有报道，偏离中线者占28%，无间隔

者达47% ~ 55%。如右蝶窦发育较好，可包绕左蝶窦。每侧蝶窦内可有骨隔，将每侧窦腔分为2个或以上。水平状间隔较多见，分隔成的上端窦腔，有开口于上、中鼻道；下端窦腔的开口仍在蝶筛隐窝处。

5. 上壁（鞍底） 其骨壁的薄厚与蝶窦的发育有关。呈前高后低状，前部与视神经交叉相邻，后部与垂体窝相邻，临床根据此壁的发育情况，决定垂体部的手术径路（图1-1-37）。

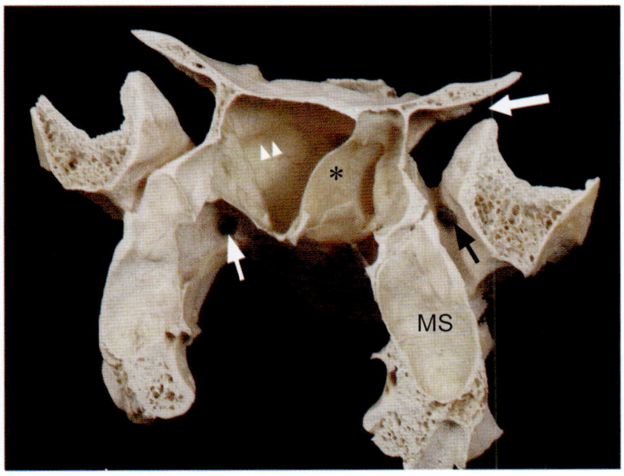

图1-1-36 蝶窦与上颌骨斜面观。白色→：蝶腭孔；白色➡：眶上裂；黑→：圆孔；△△示颈内动脉-视神经隐窝，上方为视神经管隆突，下方为颈内动脉隆起

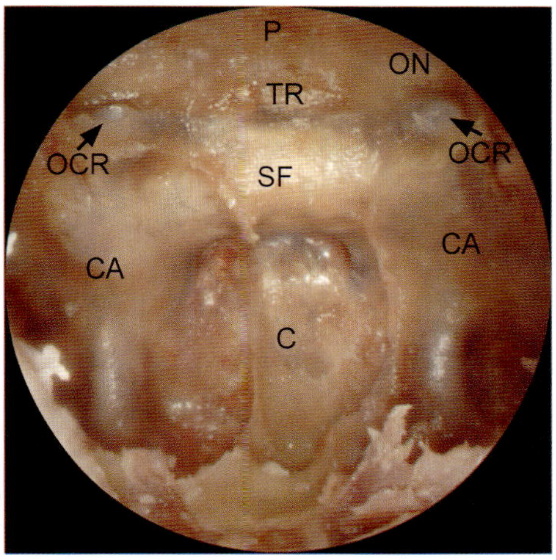

图1-1-37 鼻内镜下蝶鞍解剖。打开蝶窦后，可见鞍底（SF）、视神经管隆突（ON）、颈内动脉-视神经隐窝（OCR）、颈内动脉隆突（CA）、鞍结节（TR）、蝶骨平台（P）和斜坡（C）

6. 下壁 骨质较厚，为鼻咽顶部，此壁外侧有翼管纵行，翼管神经行于其内。如蝶窦向下过度发育，翼管也可突入蝶窦的下壁（图1-1-38），有骨质缺损时，管内神经暴露于窦内，炎症可通过翼管或气化的大翼前方扩散到翼腭窝处的蝶腭神经节，引起蝶腭神经节综合征。蝶窦气化扩散到后下的枕骨基部，可与脑桥、延髓、基底动脉、侧窦和岩下窦相接近。

7. 视神经管隆突（optic canal eminence） 如蝶窦腔发育过大，视神经管向蝶窦窦腔突入，甚至此隆起可突入后筛内、后筛与蝶窦交界处或蝶窦外侧壁呈现骨性隆突（图1-1-39）。突于蝶窦内较明显的约占40%，紧邻的占80%，蝶窦内穿过的占1%。隆突骨板厚约0 ~ 3.0mm，厚度少于0.5mm的占78%，大于0.5mm的占88%。

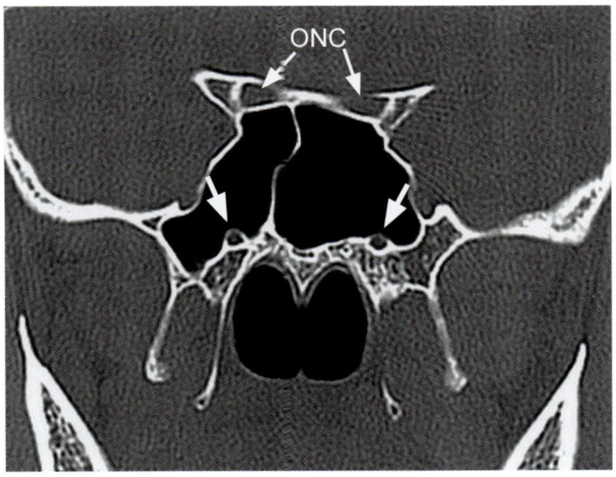

图1-1-38 冠状位CT示蝶窦周围结构关系。ONC：视神经管；白色→：翼管

8. 颈内动脉隆突（internal carotid artery eminence） 位于蝶窦外侧的前上部、中部、后部，出现率为53%，骨板厚约0 ~ 1.5mm。术中的不慎可导致大出血，后果严重（图1-1-38）。

9. 蝶窦分型 蝶窦根据气化程度分型，国内卜国铉（1965）分为：未发育、甲介、鞍前、半鞍、全鞍、枕鞍；国外Hammer（1969）分为：甲壳型、鞍前型、鞍型。

（1）甲壳型（硬化型）：蝶窦未发育或较小，其后壁距蝶鞍骨质超过10mm，约占3%。

（2）鞍前型：蝶窦部分发育，后壁位于蝶鞍前方，约占11% ~ 24%。

（3）鞍型：蝶窦发育充分，包绕蝶鞍的前、下及后部，约占75% ~ 86%，此型适合蝶鞍手术。

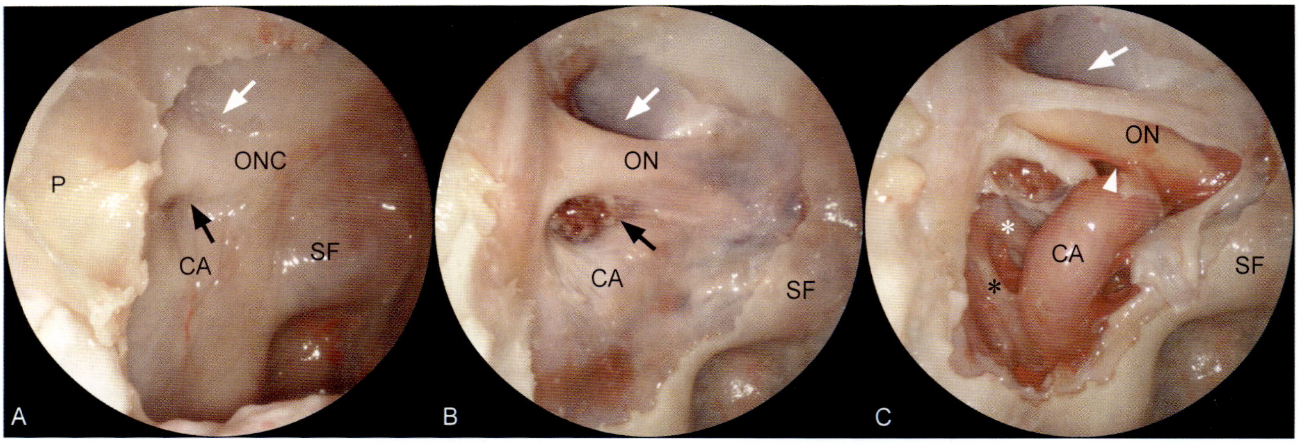

图1-1-39 鼻内镜下蝶鞍区解剖。A. 右侧筛窦和蝶窦开放后，可见蝶窦外侧壁标志：ONC 视神经管，颈内动脉-视神经隐窝（黑→），视上隐窝（白色→），颈内动脉（CA）和鞍底（SF）。P 眶纸板；B. 去除蝶窦外侧壁骨壁后可见视神经（ON），颈内动脉-视神经隐窝（黑→），视上隐窝（白色→）及颈内动脉（ICA）清晰。SF 鞍底；C. 切除硬膜后，可见颈内动脉（CA），视神经（ON），动眼神经（白*）和外展神经（黑*）。白色→：视上隐窝；△：由颈内动脉发出的眼动脉。SF：鞍底

五、鼻窦黏膜

鼻窦黏膜与鼻腔黏膜相连续并类似，但较薄，血管也较少，无海绵状血管窦。杯状细胞也较少，集中在自然开口附近，借开口与鼻腔黏膜相通。

六、鼻窦血管、神经及淋巴

（一）动脉

1. 额窦的动脉主要来自鼻黏膜动脉和眼动脉的分支。
2. 上颌窦的动脉主要来自颈外动脉的鼻后动脉分支、眶下动脉和上牙槽后动脉的分支。
3. 筛窦的动脉主要来自筛骨各鼻甲动脉的分支以及前、后筛动脉和泪囊周围的小动脉丛。
4. 蝶窦的动脉主要来自鼻黏膜动脉支和硬脑膜小动脉。

（二）静脉

窦内黏膜毛细血管回流入静脉丛，经窦腔开口处汇入鼻腔各静脉。另外，额窦和筛窦常有静脉穿骨壁与窦外骨膜的静脉相连。蝶窦内静脉与脑静脉沟通，如有感染可相互扩散。

（三）鼻窦淋巴

鼻窦黏膜的淋巴管较少，经其开口处向鼻腔外侧壁回流至咽后壁淋巴结。

（四）鼻窦神经

主要来自三叉神经的眼支和上颌支，为感觉神经支。

1. 眼支的筛前神经分支到额窦及前筛房。
2. 眼支的筛后神经分布到蝶窦和后筛房。
3. 上颌神经的牙槽后神经分布到上颌窦黏膜。

第四节 鼻腔鼻窦与颅底眼眶毗邻关系

一、鼻腔鼻窦与颅底关系

颅底是人体解剖结构最为复杂的区域之一，在外科领域视其为“手术危险区”。由于现代耳鼻咽喉头颈外科、神经外科以及影像学的迅速发展，推动了颅底外科的深入。认识和熟悉此区域的应用解剖，了

解各结构相互的密切关系以及常见形态和位置的变异，对于颅底区疾病的诊断和手术治疗有着重要的指导意义。

（一）颅底区的解剖划分

由于颅底内外分布着不同的重要器官，颅内为中枢神经系统，颅外为感觉器官和呼吸消化器官的起始部，颅内外之间由走行复杂的神经血管和孔裂来沟通，因此颅底区的解剖划分各学科之间各有特点。从颅底的骨性构成常有两种划分。

1. 颅底内面的分区

（1）颅前窝（floor of anterior cranial fossa）：由额骨眶部、筛骨筛板、蝶骨小翼和蝶骨体构成。颅前窝前壁和前外侧壁是额骨的额鳞。额鳞正中下端的额嵴为大脑镰附着处；颅前窝的后缘以蝶骨小翼后缘、前床突后缘、视神经管颅口及交叉沟前缘与颅中窝为界；颅前窝底的两侧为额骨的眶部，构成眶顶；颅前窝底的正中部分为嗅窝（olfactory fossa）。其前后缘覆以硬脑膜构成的镰状皱襞为嗅幕，形成嗅窝的顶；两侧嗅窝容纳嗅球，嗅球为卵圆形灰质块，平均长10.0mm，宽4.5mm，厚2.1 ~ 2.3mm。左右侧距离约10.0mm。约15 ~ 20根嗅丝组成的嗅神经由鼻顶穿筛板的筛孔入颅至嗅球，传递嗅区感觉。

（2）颅中窝（floor of middle cranial fossa）：颅中窝由蝶骨体的上面和侧面、蝶骨大翼的脑面、颞骨岩部的前面及颞骨鳞部构成。颅中窝较颅前窝深。中央部为马蹄形凹陷，称蝶鞍。鞍区包括：前方的鞍结节、中床突和前床突；中央的垂体窝和垂体；后方的鞍背和后床突；上方为覆盖蝶鞍的硬脑膜形成的鞍隔。两侧深窝的前界为蝶骨小翼后缘；后界为颞骨岩部的上缘；底为蝶骨大翼、颞骨岩部前面及颞骨鳞部。

（3）颅后窝（posterior cranial fossa）：颅后窝由蝶鞍的鞍背、蝶骨体、枕骨基底部、颞骨岩部后面、颞骨乳突以及枕鳞构成。前界为蝶鞍的鞍背和其外上端的后床突，有小脑幕前端附着；前外侧界为颞骨岩部的上缘，小脑幕的前外侧缘附着于此；后外侧界为横窦沟，小脑幕的后外侧缘附着于此。

2. 颅底外面的分区

（1）将颅底分为前中后三区：颅底外面的骨性结构高低不平，结构复杂，可用前后两条横线将颅底分成前、中、后三区（图1-1-40）。前横线连接两侧的下颌窝的前界，此线经过卵圆孔前界、翼突外侧板后缘、破裂孔前界和蝶枕结合处；后横线连接两侧的乳突的前缘，此线经过茎乳孔、颈静脉孔的后缘和舌下神经管。

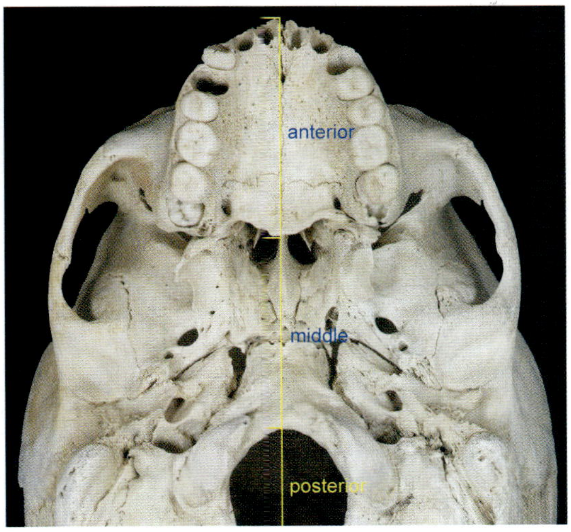

图1-1-40 颅底分区底面（外侧面）观。大致分为：前颅窝，范围自上切牙质（至）硬腭后缘处；中颅窝，从卵圆孔前缘处水平画线，与后颅窝分开；后颅窝和枕部

（2）将颅底分为中间区和两个侧区：临床上，为准确描述颅底肿瘤侵犯的范围以及肿瘤的分期，Kumar等将颅底分为3个区。沿蝶骨两侧翼突内侧板向后至枕骨大孔两外侧缘的两条连线，把颅底分为两线之间的中间区和两线之外的2个侧区。中间区前至鼻根，后达枕骨前缘，包括鼻顶筛迷路、蝶窦、蝶骨底和枕骨底。侧区可以再从翼突内侧板向外至下颌窝连一条线，将侧区分为前方的颞下区和后方的岩颞区。

（3）将侧颅底分为6个小区：①鼻咽区：包括蝶骨体底部和枕骨基底，由鼻咽顶占据。②鼓管区：包括破裂孔和颞骨岩尖部，由咽鼓管软骨部占据。③颞下区：为颞下窝区，由咀嚼肌和上颌动脉及神经占据。④颞颌关节区：为颞骨的下颌窝、下颌小头、关节囊和周围肌肉。⑤外中耳区：由颞骨的鼓部构成。⑥神经血管区：指枕骨大孔前外侧至乳突尖内侧区，包括颈动脉管外口、颈静脉窝、颈静脉孔和茎乳孔以及神经血管肌肉。

侧颅底常指以鼻咽顶壁为中心，向前外经翼腭窝达眶下裂前端，向后外经颈静脉窝到乳突后缘两条假想线之间的三角区。该区包括颈动脉管外口、颈静脉孔（窝）、卵圆孔、棘孔、茎乳孔和各孔穿行的脑神经和血管。

（二）垂体区

垂体区的前界为前床突外侧缘与交叉沟的前缘，后界为后床突与鞍背，两侧界为颈动脉沟。垂体区的结构主要包括垂体、容纳垂体的蝶鞍、垂体前外侧和前上方的视神经、视交叉和视束、垂体侧方的海绵窦及其内容物、蝶鞍上血管以及下丘脑和第三脑室等。

1. 蝶鞍与蝶窦　蝶鞍位于蝶骨体的上面、颅中窝的正中部。前方两侧为向上突起的前床突，中部为鞍结节，其两侧常有小骨突，称中床突，鞍结节前方有介于两侧视神经管颅口之间的交叉沟。后方为鞍背，鞍背两侧突起为后床突。蝶鞍底稍凹陷为垂体窝，两侧为颈动脉沟（图1-1-41）。鞍底的形状不一，有明显垂体窝者占51%。蝶鞍的大小：前后径为11 ~ 12mm；深度为6 ~ 9mm；鞍底横径为14 ~ 15mm。X线下成人蝶鞍平均面积为92（56 ~ 140）mm^2，130mm^2者占大多数，如 > 140mm^2可确定为蝶鞍扩大。

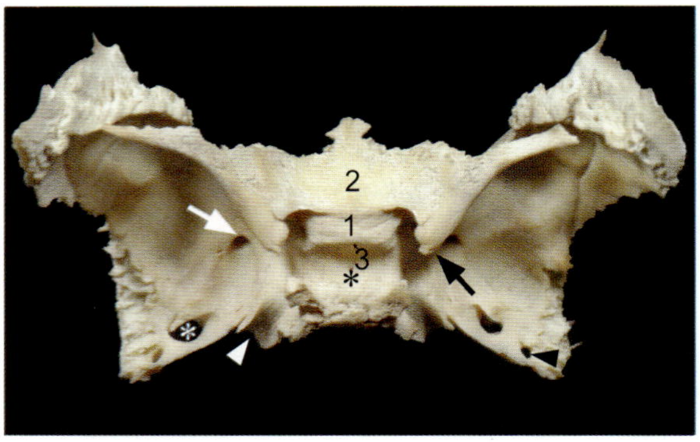

图1-1-41　蝶骨体后面观。1：鞍结节；2：视交叉前沟；3：蝶骨平台；黑*：垂体窝；白*：卵圆孔；白→：圆孔；黑→：前床突；白△：破裂孔；▲：棘孔

蝶鞍下方为蝶窦。蝶骨体气化为蝶窦。蝶窦的形态和大小变化很大，新生儿仅为一小腔，其发育主要在青春期后，先向鞍前、继向鞍后下直至发育完全。随着年龄的增长，骨壁吸收，窦腔可继续增大，当窦腔扩大时，向上邻接蝶平面、蝶骨小翼根、视神经管和鞍底，有时伸入鞍背和斜坡。前壁有时很薄，特别是在视神经管邻近部。外侧壁由蝶骨体构成。下壁根据硬腭长度不同可形成鼻腔上壁的一部分，也可位于其后方，此壁的厚度仅次于后壁。后壁通常垂直。

甲壳型蝶窦在蝶鞍的下面为实质骨，基本无气腔，窦腔不发育或较小，其后壁与鞍前壁间骨质厚度超过10mm，约占3%，此型不适合经蝶垂体手术；甲壳型在12岁以前儿童较多见。鞍前型者占11% ~ 24%，窦腔不超过鞍型的垂直面，鞍前型手术有一定困难；鞍型最常见，占75% ~ 86%，窦腔位于蝶鞍下面的蝶骨体内，可扩展至斜坡，鞍型蝶窦十分适合经蝶垂体手术。

鞍型蝶窦的鞍前壁厚度为0.1 ~ 0.7mm，平均0.4mm；鞍前型0.3 ~ 1.5mm，平均0.7mm。蝶窦周围骨质的厚度最厚处为斜坡和鞍结节，分别平均为2.7mm和1mm，最薄处为鞍前壁。Sprinzl GM利用测定骨密度的方法分析蝶窦骨壁的密度特点，确定鼻内镜手术中危险性最小和危险性最大处。确定蝶窦外侧壁骨密度最低（3.31 ± 0.99）mm Aluminum；蝶窦顶骨密度最大为（12.91 ± 1.75）mm Aluminum。女性比男性低0.41mm Aluminum。

在蝶窦的外侧壁分别有颈内动脉、视神经及三叉神经突入，可形成骨性隆起（壁凸）。颈内动脉在蝶鞍前突入者占98%，鞍下突入者占80%，鞍后突入者占78%。视神经管明显突入蝶窦者占40%。这些隆起通常有薄层骨质覆盖，78%的视神经管隆起和66%的颈内动脉隆起的骨质厚度小于1mm。有4%的视神经管隆起和颈内动脉隆起无骨质覆盖，与蝶窦腔仅为一层黏膜之隔，在经蝶窦鼻内镜手术时，切除骨片和黏膜时应特别小心，避免损伤视神经和颈内动脉。

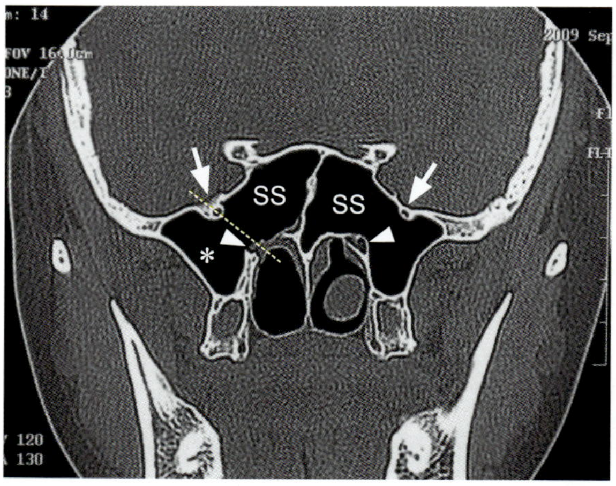

图1-1-42　冠状位CT扫描示蝶窦外侧隐窝（*）。经蝶窦（SS）外侧壁圆孔（→）和翼管（△）间做连线，其外侧部分为蝶窦外侧隐窝

蝶窦从蝶骨体向外突出形成黏膜囊，称蝶窦隐窝。外侧隐窝占1/4，它从蝶骨体突入大翼，少数可达翼突外侧根（图1-1-42）；前隐窝占5%，它在视神经管和筛窦后气房的下方向前外伸展，与腭骨眶突的窦腔有接触，但并不交通；后隐窝可伸入斜坡；有时，蝶窦的黏膜形成小的囊芽状气房伸入小翼和前床突，形成视上隐窝（图1-1-38）。在眶上裂内侧缘也可有骨性气化（约占86%），

上缘骨气化者占10%，下缘骨气化者占0.8%。前床突气化者占4%，视神经管壁气化者占8%，翼管壁气化者占7%。蝶窦发育有很大的正常扩增范围，尤其是侧突发育上，但对于正常的不对称发育，要根据影像学特征与蝶窦腔病理性扩增或突出加以区别。

利用鼻内镜进入蝶窦，Cheung将其概括成3种途径：经筛窦入蝶窦、经鼻腔入蝶窦和经鼻中隔入蝶窦。

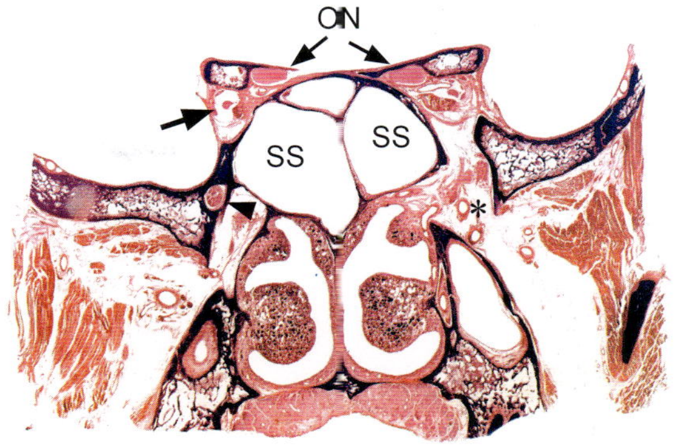

图1-1-43 经蝶窦冠状位切片。SS：蝶窦；ON：视神经；→：颈内动脉；▲：上颌神经；*：翼腭窝区

根据内镜入点，将蝶窦前壁分为3个区（图1-1-43）。第一区位于最外侧，与后筛窦和翼腭窝有关。此处的骨壁把后筛窦与蝶窦隔开，其上3/4为最常选择的入路区域，下1/4是翼腭窝的后壁。此骨壁约高20mm，宽7mm，厚0.5mm。应注意此壁上方穿过的筛后动脉和外上方的视神经。第二区位于内侧，与鼻腔和蝶筛隐窝有关。暴露在鼻腔内的蝶窦前壁，为经鼻腔入蝶窦的常规进路。蝶窦口常位于此壁的上1/3处，窦口周围骨壁较薄，行造口开放术的位置在中鼻甲附着后部的上1.0mm、内侧0.5mm处。此区下1/3骨壁为海绵状，由于蝶窦下部含气腔较少，可见一密质骨构成的翼管，其下1/4处有经蝶窦前壁进入鼻腔的蝶腭动脉，手术进路较低时易伤及此动脉。第三区位于中线，前与鼻中隔相连，较少毗邻重要结构，是内镜垂体手术较安全的进路。上2/3与蝶骨前壁相连的筛骨较薄，向上延至筛板，此区蝶骨前壁之后为窦内间隔，间隔起始部位为中线，然后可偏左或右。

蝶筛窦位置上解剖变异增加了鼻内镜手术对视神经损伤的机会，这种解剖变异可表现为两方面的不恒定：一为视神经与后筛窦气化之间的解剖关系不恒定；二为筛窦纸样板厚度的不恒定，在不同个体或同一个体筛窦的不同部位，筛窦纸样板厚度有很大差异。因此，鼻内镜筛窦手术对视神经损伤的危险性与后筛的类型、Onodi气房是否存在以及筛窦纸样板的骨板厚度密切相关。

2. 鞍膈 硬脑膜在鞍结节、前床突、后床突及后床突后外侧的骨性三角形区域之间以水平板样硬膜覆盖，中部横跨蝶鞍称为鞍膈（图1-1-44）。鞍膈的前方附着在前床突和鞍结节上缘；后方附着在后床突和鞍背的上缘；覆盖于垂体上方的部分成为蝶鞍的顶，起着蝶鞍与颅腔之间的屏障作用。鞍膈中央有一小孔为膈孔，周围较薄，鞍膈开口有2～3mm，有的大至5mm，垂体柄通过其中。

蛛网膜和软脑膜环绕垂体柄通常不进入蝶鞍内，与视交叉之间形成视交叉池。但仍有10%～50%蛛网膜可随膈孔伸入鞍膈下方，进入蝶鞍内，铺展于垂体前叶上面，形成一个充满液体的间隙，称垂体池。垂体池成为经蝶垂体手术发生脑脊液漏的潜在性因素。

3. 垂体（hypophysis） 正常垂体位于蝶鞍内（图1-1-45），呈卵圆形或圆形，约1.2cm×1.0cm×0.5cm大小，垂体可分为前叶（腺垂体）和后叶（神经垂体）。垂体前部与视交叉相距8mm。垂体下面与鞍底一致，上面和外侧面因接触的结构不同而形状不一，如膈孔过大，上面围绕垂体柄的区域凹陷；其外侧面可受蝶鞍的大小、海绵窦的宽度和颈内动脉行程弯曲的嵌入而变形。鞍膈的厚度和膈孔的大小可影响垂体肿瘤的扩展方向。

4. 视神经管（optic canal）、视神经（optic nerve）、视交叉及视束 视神经管有颅口、眶口及上、下、内、外四个壁。颅口平均宽为6.9（4.5～9.0）mm，高4.1（2.2～6.5）mm，眶口平均宽5.6（4.5～7.0）mm，高6.6（5.5～8.0）mm。视神经管四个壁的长度不一，视神经管的长度一般是指上壁的长度，平均为8.5（4.0～13.0）mm。视神经管的最窄部相当于管的中部，其平均宽4.6（4.0～5.1）mm，高5.1（4.1～6.2）mm。视神经管骨壁最厚处在视神经孔为0.62mm，最薄处在蝶窦外侧壁为0.2mm。视神经管在蝶窦上外壁形成骨性隆起或在蝶筛房处形成骨性隆起（图1-1-38）。

据统计96%的视神经管全部突入蝶窦外上壁。而Maniscaico发现25%的视神经管完全被后筛窦包绕，使管壁均匀变薄。国内统计为29%突出后筛窦，并且多为后筛窦或蝶窦气化较好的情况。视神经管的构成并不全部由蝶骨小翼组成，视神经管的各壁，即蝶骨小翼上根构成上壁，下根构成外下壁，蝶窦或后筛窦两者之间的窦壁构成内壁，其内壁较长，但它仅占视神经管周的1/3。故在视神经减压术时仅去除薄弱的内壁是不够的。

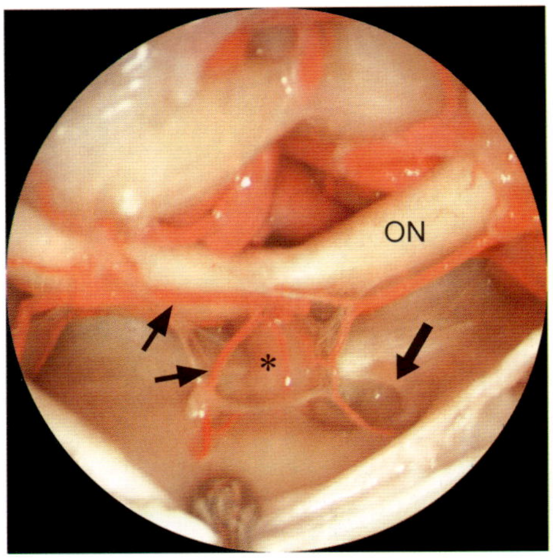

图1-1-44 蝶鞍区内镜下解剖。打开蝶骨平台及硬膜后，将垂体下压，可见：ON：视神经；细→：垂体上动脉；➡：鞍膈孔；*：垂体柄

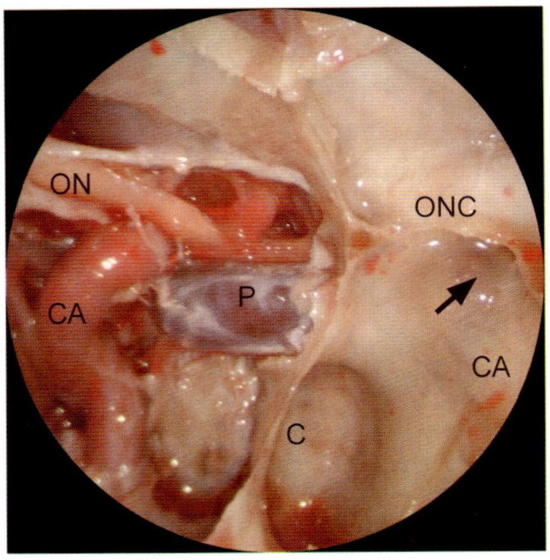

图1-1-45 蝶鞍区内镜下解剖。打开右侧蝶鞍区骨质，可见：ON：视神经；CA：颈内动脉；P：垂体。→：颈内动脉-视神经隐窝；C：斜坡；ONC：视神经管

视神经在眶内与眼球相连，向后内方入视神经管的眶口，经视神经管颅口进入颅腔，左右两侧连接成视交叉，而后形成视束，向后外侧至丘脑的外侧膝状体。在视神经和颈内动脉之间可有视神经下隐窝(infraoptic recess)，或称颈动脉-视神经隐窝（图1-1-37、1-1-38），前床突气化愈好，这种隐窝就愈深。由于视神经行走在视神经管内，狭窄的骨管使神经活动受限，视神经管轻微骨折、变形都容易损伤到视神经。视神经行于蝶骨小翼的视神经管中，包有三层脑膜，但未垫眶脂肪，在视神经管中的长度为5.5 ~ 11.5mm。眼动脉在视神经管中行于视神经的外下方。视神经颅内段（颅口至视交叉前缘）的长度为11.5mm，与颅口处两侧视神经内侧缘间距离为13.7（6.8 ~ 17.2）mm。视交叉长约8mm，宽10mm，厚3 ~ 5mm，位于蝶鞍上方的脚间池内（图1-1-46）。

5. 海绵窦（cavernous sinus） 海绵窦位于蝶鞍两旁，呈前后狭长的不规则形，前方达眶上裂的内侧部，后方至颞骨岩尖部，上内侧低于蝶鞍中床突与后床突的连线，下外侧距圆孔与卵圆孔的连线3 ~ 4mm。海绵窦是硬脑膜两层间的不规则腔隙，内有许多纤维小梁，把窦腔分割成许多小腔，呈海绵状。海绵窦的外侧壁内有动眼神经、滑车神经、三叉神经的眼神经和上颌神经通过，腔内有颈内动脉和外展神经通过（图1-1-47）。

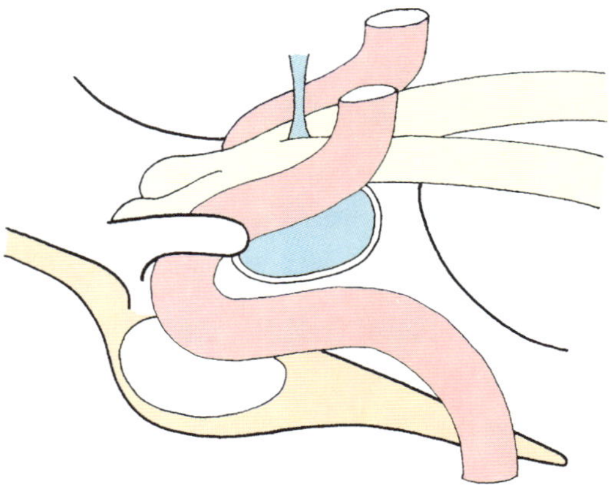

图1-1-46 鞍区背面观模式图。显示视交叉（黄色）、颈内动脉（粉红色）和垂体（淡兰色）间的解剖结构关系

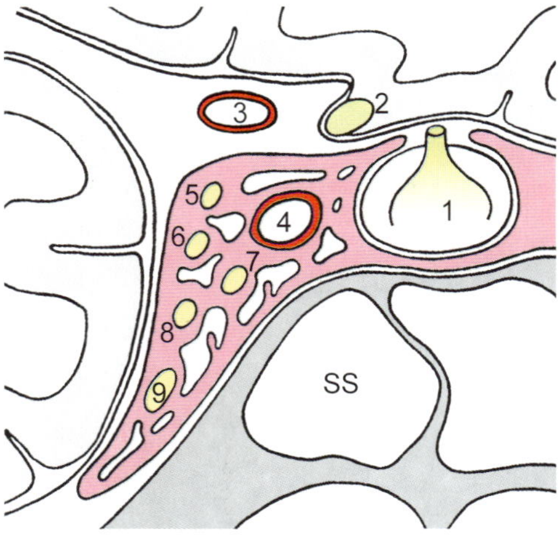

图1-1-47 经蝶窦冠状位切面模式图，显示鞍区周围解剖结构关系。SS：蝶窦。1：垂体；2：视神经；3、4：颈内动脉；5：动眼神经；6：滑车神经；7：外展神经；8：眼神经；9：上颌神经。粉红色结构为海绵窦

（1）硬膜结构：海绵窦位于蝶窦和蝶鞍两侧，前达眶上裂，后达颞骨岩尖，呈不规则的五面体形。其5个壁中，下壁及内壁下份为硬膜外层（如颅底骨膜），上壁、后壁、内壁上份和外壁的外层均由硬膜内层构成。颈内动脉海绵窦段及其分支、展神经、包绕颈内动脉周围的交感神经丛行于海绵窦内。动眼神经、滑车神经、三叉神经眼支及上颌支行于海绵窦侧壁中。海绵窦外壁位于眶上裂与岩尖之间，平直或稍凹陷。外壁硬膜分为两层：外层厚，完整而坚韧；内层呈筛孔样，薄而脆弱，形态结构不规则，变异大，构成Ⅲ、Ⅳ、Ⅴ神经鞘外层，其间有松散的网状结构相连。内、外层间松散连接，容易分离。Parkinson三角为位于外壁上动眼神经和滑车神经下方，眼神经和外展神经上方与鞍背和斜坡之间硬膜的三角区，其外层较薄，深层不完整或缺如，手术时可经此达颈内动脉及其在海绵窦内的分支。

（2）神经关系：动眼神经于后床突侧方入海绵窦后，在海绵窦侧壁上端走行，于前床突下缘出海绵窦入眶上裂，此可作为打开海绵窦侧壁的标志，但切除前床突时易受损伤。滑车神经于小脑幕游离缘内下方，动眼神经后外侧入海绵窦。三叉神经眼支入海绵窦侧壁下部，再斜向上方进眶上裂。展神经则经斜坡的Dorello管入海绵窦，走行于三叉神经与颈内动脉间，并可分为若干小支，有报道这种分支可多达5根。

（3）动脉关系：颈内动脉位于海绵窦的最内侧蝶骨体侧面的颈动脉沟中，形成颈动脉的海绵窦段。当蝶窦窦腔继续扩展，骨壁吸收，颈动脉沟遂突入蝶窦窦腔内面形成隆起，窦腔气化越好，突起越明显（图1-1-48）。颈动脉突起可分为鞍后、鞍下和鞍前三段。鞍后段位于蝶窦的侧后部，即岩尖部颈内动脉从颈动脉管中入窦腔处，此种类型仅见于气化良好的鞍型蝶窦，蝶窦在鞍背下面往两侧扩展；鞍下段局限于蝶窦下壁外侧处；鞍前段限于蝶窦前外壁的近旁。鞍前段突起者占98%，鞍下段突起者占80%，鞍后段突起者占78%。若三段均突起并互相连续，则形成颈内动脉海绵窦段的全程波状蛇形突起。突起的颈内动脉与蝶窦之间的骨板前部较后部为薄，最薄弱点在颈内动脉走行于鞍结节的下面，8%骨板可缺如，有时双侧骨板均缺如。66%骨板厚度在1mm以下。Toshiaki I将颈内动脉在颅内的行程分为5种弯曲来说明颈内动脉与蝶窦外侧壁的关系：第一弯曲为颈内动脉出颈动脉管内口处，在破裂孔之上的岩尖处；第二弯曲为颈内动脉在破裂孔向上弯曲爬入海绵窦段；第三弯曲为颈内动脉在海绵窦后部进入海绵窦的弯曲；第四弯曲为颈内动脉在海绵窦由后向前行的水平向前弯曲；第五弯曲为颈内动脉在海绵窦前部出海绵窦垂直向上的弯曲，位于前床突内侧段。颈内动脉各弯曲向蝶窦内突起情况：第2弯曲处占30.4%；第2、3弯曲间部占39.8%；第3弯曲处占34.3%；第3、4弯曲间部占22.3%；第4、5弯曲间部占11.2%。第2弯曲处的突起最明显，出现率也最高，蝶窦腔气化也明显增大。

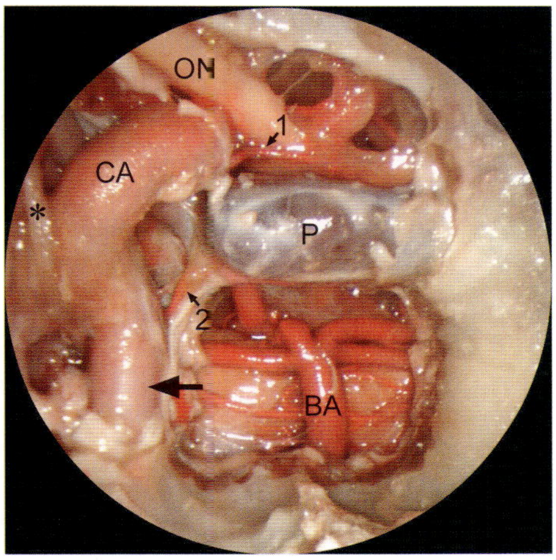

图1-1-48 蝶鞍区内镜下解剖。去除大部分蝶窦骨壁，可见：CA：颈内动脉；P：垂体；→：颈内动脉岩骨段（破裂孔段）；BA：椎基底动脉；*：外展神经；1和2分别示垂体上下动脉；ON：视神经

Fujii K分别在两侧的鞍结节、鞍前壁、鞍下壁、鞍背、斜坡处测量颈内动脉突起的间距。其最短距离是在两侧的鞍结节处，平均12.3mm。最大的距离为两侧的鞍前壁，平均16.7mm。在垂体手术中，颈内动脉与中线的距离非常重要。

（4）骨性关系：海绵窦位于蝶鞍与蝶骨体两侧，蝶骨大翼在海绵窦前下方向侧方伸展，蝶骨小翼则位于海绵窦顶壁的前外侧缘。前床突位于海绵窦顶部的前份，后床突位于海绵窦顶部的后份。颈内动脉沟位于蝶骨体侧面、卵圆孔、圆孔及眶上裂之内侧。圆孔位于蝶骨体与蝶骨大翼相交处，卵圆孔与棘孔则沿蝶骨大翼后缘排列。颈内动脉所经过的破裂孔则位于颈内动脉沟与岩尖相交处。前床突位于蝶骨小翼内侧端，构成视神经孔内壁；中床突位于鞍结节外侧、颈内动脉沟内侧；后床突位于鞍背外上缘。

前床突与中床突或后床突可有纤维性或骨性连接，其中前、后床突间骨性连接者占4%～8.68%，前床突与中床突间骨性连接可使颈内动脉沟末端形成骨孔，Keyes将这种骨孔分为三型：完全型，呈骨管状或孔状；接触型，前中床突尖端相连接但有缝；不完全型，前中突均有骨针样突起，但并未接触，其间存在缺口。完全型占7.08%，接触型占1.23%，不完全型占19.15%。切除前床突是暴露海绵窦上部的重要步骤，可在颈内动脉外侧形成一小空间，称床突空间，向内侧可看到颈内动脉海绵窦段上部侧面，与前床突间仅有一层薄硬脑膜相隔，手术应特别注意避免损伤。

二、鼻腔鼻窦与眼眶关系

眼眶（orbita）为骨性结构。眶口：高约34.9 ~ 36.7mm；宽约38.5 ~ 39.5mm；深约46.9 ~ 47.9mm。眼眶由7块颅骨组成，包括额骨、筛骨、泪骨、上颌骨、蝶骨、颚骨和颧骨。眶内容积平均27.4 ~ 29.3ml。眼眶的上壁由额骨的眶板构成，前上为额窦，有薄骨板相隔；眼眶的下壁由上颌窦顶构成，窦壁骨板厚约0.5 ~ 1.0mm；眼眶的内壁大部分由筛窦的纸样板构成，纸样板（即眶板）厚约0.2 ~ 0.4mm，眼眶的内后壁由蝶骨小翼构成，视神经管由此穿入，其内侧为蝶窦。因此，鼻腔鼻窦的感染或手术极易波及眼眶和眶内结构。据以上特点，也可行筛上颌窦进路的眶减压术治疗眶内压增高症。

1. 泪骨 泪骨(lacrimal bone)位于眼内眦深部。前泪嵴、泪囊窝和后泪嵴组成。前泪嵴由上颌骨额突组成；泪囊窝容纳膜性泪囊；后泪嵴为泪骨组成(图1-1-23)。泪骨与前筛房和鼻丘相邻。

2. 泪囊与鼻泪管 泪囊（lacrimal sac）和鼻泪管（nasolacrimal canal）是泪腺产生的泪液的引流通路。泪囊位于内眦外下方的泪囊窝的膜性囊，泪囊窝前界为上颌骨额突的前泪嵴，后界为泪骨的后泪嵴。泪囊下半部延续为鼻泪管。鼻泪管有两部分：上端的骨性部分和下端的膜性部分。鼻泪管向下、向后和略向外走行，终端开口于下鼻道。鼻泪管于泪囊下直通下鼻道的外侧壁。总长15 ~ 20mm；直径3 ~ 7mm。骨性部：长约12.4mm；鼻道部：位于下鼻道外侧壁的黏膜内，下鼻甲附着缘前端处开口，距前鼻孔的外侧缘约30 ~ 40mm（图1-1-49）。

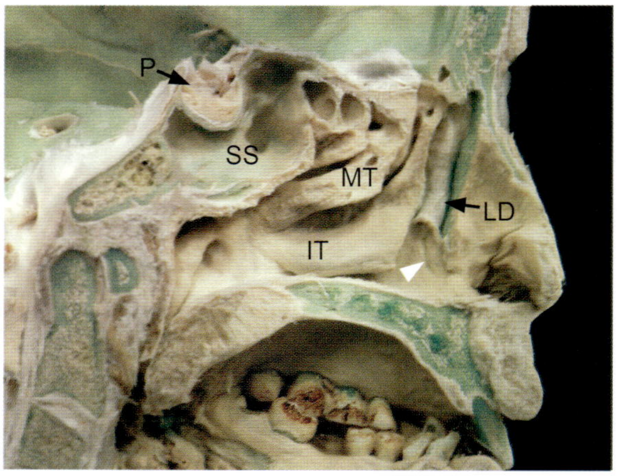

图1-1-49 鼻腔外侧壁内面观。IT：下鼻甲；MT：中鼻甲；SS：蝶窦；P：垂体。鼻泪管（LD）位于中鼻甲前端；△：鼻泪管鼻腔开口，位于下鼻道前端

3. 眶下管 眶下管（infraorbital canal）为眶下孔后方的纵深走行骨管（图1-1-18）。穿上颌窦前、上骨壁入眶底。内有行于此管的眶下神经和上颌神经的分支——上牙槽前支。

4. 筛前孔、筛后孔 筛前孔、筛后孔（ant. ethmoidal foramen，post. ethmoidal foramen）位于眶内侧壁，额筛缝附近，可有1 ~ 2个副孔（图1-1-50、1-1-51）。Dacryon点距离筛前孔：12.2 ~ 24.3mm，平均

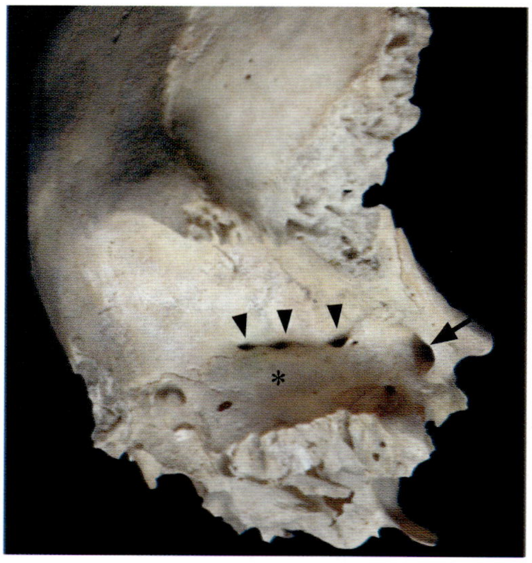

图1-1-50 颅骨眼眶外侧面观。▲：由前向后分别示筛前孔、筛中孔以及筛后孔。*:眶纸板；→：视神经眶口

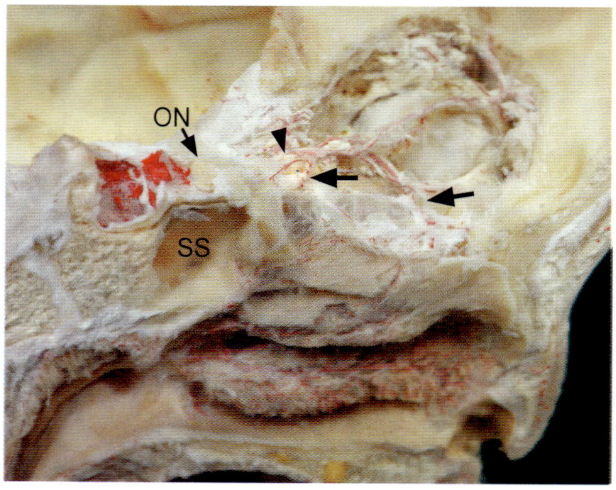

图1-1-51 鼻腔外侧壁眼动脉分布示意图。▲：眼动脉；→：分别示筛前动脉和筛后动脉。ON：视神经；SS：蝶窦

19.3mm±2.4mm；筛前孔距筛后孔：9.7～18.4mm，平均14.4mm±2.6mm；筛后孔距视神经孔：5.1～11.6mm，平均0.9mm±2.2mm；筛前动脉直径0.9mm±0.2mm，筛后动脉直径0.6mm±0.2mm。

5. 筛前、后动脉管（眶颅管、眶筛管） 筛前、筛后动脉入筛前、后孔后走行的骨管，沿颅底跨筛顶而行。也可呈半管状或管状行于筛窦内，术中易造成动脉的损伤，导致大出血，受损的血管可退缩入骨管，造成止血困难。筛前动脉出骨管后有分支到硬脑膜、额窦、鼻腔前1/3部和鼻梁部皮肤。筛后动脉出骨管后入颅再穿筛板入鼻腔，分布于后筛房、中鼻甲后上部和鼻腔外侧面。

三、鼻腔鼻窦与翼腭窝的关系

翼腭窝（pterygopalatine fossa）位于上颌窦后壁的后内方，前壁为上颌窦后外侧壁，内壁为腭骨垂直板，后壁为蝶骨翼突，翼腭窝与眼眶、鼻咽、鼻窦、颞下窝和颅中窝相通（图1-1-52）。向后经圆孔与颅中窝相通，圆孔内通过三叉神经上颌支；向后下与翼管相通，内有翼管神经及血管通过。翼腭窝经大、小腭管与口腔相通，外侧经翼上颌裂与颞下窝相通。内侧经蝶腭孔与蝶筛隐窝和鼻腔相通。向前上经眶下裂与眼眶相通。窝内有蝶腭神经节，由上颌神经（来自三叉神经）、岩浅大神经（来自面神经）和岩深神经（来自颈上神经节的颈内动脉丛的交感支）组成。分支有眶支、鼻后神经支、腭支（大、中、小神经）和咽支。上颌动脉终末支及其伴行的小静脉。所有内容物为疏松的结缔组织和脂肪包绕。

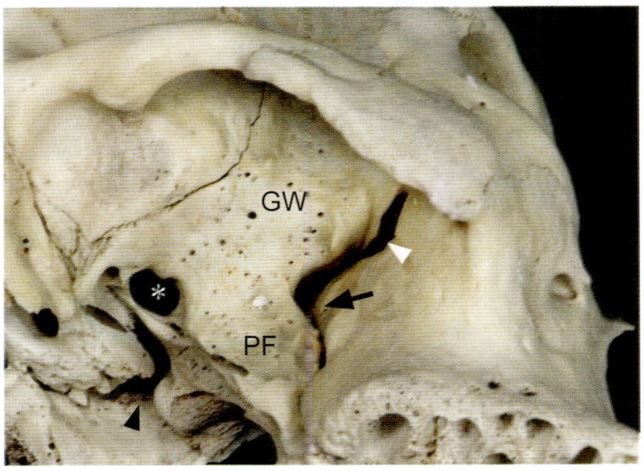

图1-1-52 颅骨底面斜侧面观。→：翼腭窝；△：眶下裂；▲：破裂孔；GW：蝶骨大翼；PF：翼突；*：卵圆孔

1. 蝶腭孔（sphenopalatine foramen） 为一骨性孔，由蝶骨体及腭骨垂直板的眶突和蝶突围成，向外通翼腭窝（见图1-1-14、1-1-19）。于翼腭沟的上方，与翼腭管相通。此孔72%位于中鼻甲水平部尾端的后上，此孔距鼻前棘约51.58mm，距鼻后孔约13.98mm。蝶腭神经节位于此窝内，蝶腭神经和血管发出的鼻后支，穿此孔入鼻腔，分布于鼻腔及鼻中隔的后部、后筛房和鼻咽的前、侧部。翼管的前口距此孔的前缘约7.22mm。

2. 翼腭沟 在上颌窦裂口的后方，为一斜向前下的浅沟，走行腭降动脉和腭神经。

四、鼻 咽 部

鼻咽部(nasopharyngeal meatus)位于鼻后孔的后部，颅中窝底和软腭之间。前壁是鼻中隔和两侧鼻后孔，上下径25mm，横径12.5mm。顶后壁呈穹隆状，主要是蝶骨体和枕骨底。侧壁为咽鼓管前区，即咽鼓管前缘至鼻后孔之间。咽鼓管区为咽鼓管与隆突之间。咽鼓管后区即咽鼓管隆突后的咽隐窝处。

参考文献

1. 耳鼻咽喉科学编写组. 耳鼻咽喉科学——鼻科学. 上海：上海人民出版社，1977：24-48

2. 李勇，陆忠琪. 筛动脉的临床应用研究. 中国临床解剖学杂志，1991，2：93

3. 刘莎，何利平，韩德民. 针对内内窥镜鼻窦手术的应用解剖. 中华耳鼻咽喉科杂志，1995，30：65

4. 王荣光，姜泗长，顾瑞. 中鼻道解剖. 国外医学. 耳鼻咽喉科学分册，1994，18：68

5. 许庚，李源. 内窥镜鼻窦外科学. 广州：暨南大学出版社，1994：17-58

6. 大西俊郎，小泽仁，笠原行喜，他. 内镜的副鼻腔手术. 第2版. 日本：株式会社メメヅカルビユ一社，1996：36-45

7. Blaaylack WK，Moore CA，Linberg JV. Anterior ethmoid anatomy facitates dacryocy storhinostomy. Arch Ophthalmol，1990，12：1774

8. ELwany S，Yacout YM，Talaat M，et al. Surgical anatomy of the sphenoid sinus. J Laryngo &Otol，1983，3：227

9. Kennedy DW. Medical Management of sinusitis：Educational Goals and Management Guidelines. Ann Otol Rhinol Laryngol，1995，(suppl 167)：22

10. Lawson W. The intranasal ethmoidectomy：evolution and an assessment of the procedure. Laryngoscope，1994，(suppl 64)：1

11. Lund VJ，Kennedy DW. Quantification for staging sinusitis. Ann Otol Rhinol Laryngol，1995，(suppl 167)：17

12. Stammberger HR，Kennedy DW. Paranasal sinuses：anatomic terminology and nomenclature. Ann Otol Rhinol Laryngol，1995，(suppl 167)：7

13. Unlü HH，Akyar S，Caylan R，et al. Concha bullosa. J Otolaryngol，1994，23：23

14. Wanamaker HH. Role of haller's cell in headache and sinus disease：acase report. Otolaryngol Head Neck Surg，1996，2：324

第二章
鼻腔、鼻窦生理学

第一节　鼻腔、鼻窦生理功能

一、鼻腔、鼻窦生理功能解剖基础

（一）黏液分泌与纤毛传动

鼻黏膜腺体的分泌受自主神经支配，副交感神经兴奋致浆液性分泌增加，交感神经兴奋则致黏液性分泌增加。由鼻黏液腺、浆液腺和上皮内杯状细胞持续分泌的黏液等构成的黏液毯被覆鼻黏膜表面，起着保护和防御的作用。黏液毯分为内外二层，内层为浆液层，也称溶胶相，纤毛摆动其中，外层含有黏蛋白，性质黏稠，为凝胶层，也称凝胶相。溶胶相与凝胶相的平衡对于维持正常的黏膜纤毛廓清作用十分重要。纤毛摆动推动黏液毯移动，纤毛功能的正常同时又有赖于黏液毯质、量的正常，二者的协同作用维系了黏液纤毛传动系统（mucociliary transport，MCT）的正常生理功能。健康人的黏液毯更新周期平均约为20 ～ 30分钟。

（二）鼻窦换气与引流

鼻窦窦腔内覆盖一层相对菲薄脆弱的黏膜，与鼻腔黏膜同样均为假复层纤毛柱状上皮，纤毛运动方向均朝向窦口，窦口附近黏液腺和海绵体丰富。各种原因导致的窦口区域阻塞均将导致窦腔引流和换气功能的障碍，继而引发窦内感染。这里，窦口鼻道复合体（ostiomeatal complex，OMC）因其常为鼻窦疾病发生的起始点而备受重视。

（三）鼻部血流与营养供应

鼻黏膜血供丰富，其血运来自颈内、颈外动脉系统，上颌动脉的蝶腭动脉以及眼动脉分支筛前、筛后动脉为主要的血供来源。

鼻部血管受自主神经支配，由颈交感上神经节及蝶腭神经节的副交感神经纤维主司。交感兴奋引致血管收缩，副交感兴奋致血管舒张。此外，鼻部血流还受以下一系列因素的调节，如温湿度、外伤、感染以及扩血管或缩血管药物的应用等。激素水平也影响鼻部血流，如甲状腺素、雌激素水平变化均会影响鼻局部血流。体位改变亦是暂时性鼻黏膜充血肿胀的原因之一。

（四）鼻阻力与鼻周期

鼻气道阻力简称为鼻阻力（nasal airway resistance，NAR），约占整个呼吸道阻力的一半。鼻阻力产生的关键部位在软骨性鼻前庭与骨性鼻腔的交界处，以通过鼻腔的气体流速和压力比值表示。鼻阻力值随生理状态的改变和病理状态的发生而变化，并因年龄、人种而异。

正常人两侧下鼻甲黏膜内的血管呈交替性收缩或扩张，表现为双侧鼻气道开闭的周期性交替变化，称为“鼻周期”（nasal cycle，NC）。鼻周期受左右交感神经交替性兴奋和抑制影响，正常情况下不易察觉。鼻周期个体差异较大，健康人约为2 ～ 6小时，鼻周期对单侧瞬时鼻阻力有影响，但不影响鼻气道总阻力。新近研究显示，鼻周期随年龄的变化可能成为评价中枢神经系统功能状态的重要指标之一。

二、鼻腔生理功能

（一）呼吸功能

鼻腔最主要的功能为呼吸功能。鼻阻力有助于胸腔内负压的形成，便于气流在肺泡内充分停留，因而对于维持正常的气体交换起着重要作用。如肺功能会因病理性鼻腔阻力减低（如萎缩性鼻炎、下甲切除过多）而下降；反之，如果鼻阻力过大，势必会造成通气不足，影响呼吸和循环功能。

作为呼吸通道，鼻腔丰富的血供及腺体分泌使其对吸入气体有较好的加温、加湿的作用，鼻毛、喷嚏、黏液纤毛传动系统功能的正常发挥是清洁吸入气体、清除有害物质的重要机制。

（二）嗅觉功能

嗅觉是一种比较原始的感觉，动物的嗅觉与觅食、求偶、领域等行为密切相关。对于人类而言，嗅觉发生了一定程度的退化，然而仍有影响食欲、情绪及警示危险信号等作用。有研究指出，嗅觉障碍患者发生意外的几率是嗅觉正常者的2倍！因此，嗅觉障碍会严重影响人的生活质量。嗅觉系统具有敏锐的识别能力，气味受体能感觉空气中浓度为百万分之一的气味分子。根据文献报道，正常人能识别2000 ～ 100 000种气味。

在人类，嗅黏膜的面积约为200 ～ 400mm^2，主要分布于嗅区。人类的嗅区为上鼻甲内侧面和与其相对应的鼻中隔部分，小部分可延伸至中鼻甲内侧面和与其相对应的鼻中隔部分。上、中鼻甲与鼻中隔之间的腔隙称嗅裂或嗅沟（olfactory sulcus）。在平静呼吸时，估计只有10%的吸入气体能够到达该区域。显然，改变鼻腔气流动力学的疾病会对嗅觉造成影响。

嗅觉受体神经元是外周嗅觉感受器，人类每平方厘米嗅黏膜中平均有3 000 000个嗅觉受体神经元。其树突伸向嗅上皮表面，每个树突小结上有10 ～ 30根嗅纤毛。嗅纤毛上分布有气味受体，是识别和转换气味信号的场所。嗅素随空气进入鼻腔接触嗅区黏膜后，首先溶解于嗅腺分泌液中，继而刺激部分嗅毛，通过第二信使信号转导途径将化学信号转化为电信号，产生冲动，经嗅神经、嗅球传至大脑嗅觉中枢而产生嗅觉。嗅觉的产生有赖于嗅觉刺激物的属性、嗅觉感受器以及传导通路的完整性和可靠性。

除了上述主嗅觉系统（main olfactory system）外，还有一条副嗅觉通路，称为犁鼻系统（vomeronasal system），与啮齿类动物的求偶、交配、哺乳、领域等行为有关。目前认为，在人体内也存在梨鼻系统。数个行为学研究证实，人类的一些内分泌相关行为（如月经）也受信息素的调节，例如同居一室的女生经常发生月经周期同步化。犁鼻系统的研究是目前的热点之一。

嗅觉障碍是临床上常见的症状，按其严重程度可分为嗅觉减退和失嗅；按其病因可分为呼吸性和感觉性两大类。呼吸性嗅功能障碍又有阻塞性和非阻塞性之分（表1-2-1）。

表1-2-1 嗅觉功能障碍分类

嗅功能障碍类型	呼吸性		感觉性		
	阻塞性	非阻塞性			
发生机制	携带嗅素气流受阻，嗅黏膜的有效刺激量减低	呼吸气流方向改变使嗅黏膜的有效刺激量减低	嗅觉感受器及神经传导通路障碍		
			嗅黏膜病变	嗅神经病变	颅脑病变
代表性病变	鼻甲肥大、鼻孔闭锁、鼻息肉、鼻肿瘤	鼻中隔穿孔、气管切开术后	萎缩性鼻炎	中毒性嗅神经炎、嗅神经老年性退行性变	颅骨骨折、脑脓肿

嗅觉障碍常见病因的比率为：①上呼吸道感染（URI）：19% ～ 36%，多表现为突然发生的；②鼻-鼻窦疾病：21% ～ 23%，发病是渐进性的，可呈波动性；③特发性原因：18%，突然的或渐进的发生；④创伤：15% ～ 17%，多有明确的创伤史；⑤先天性失嗅：3%，从未有过嗅觉；⑥其他原因（放射、脑梗死、帕金森病等）：3%。

（三）免疫防御功能

鼻腔局部抗感染能力的高低依赖于免疫活性细胞或分子的活性水平。SIgA在鼻腔局部抗感染免疫中的作用不容忽视，它既可抑制细菌在黏膜表面的附着与生长，又可抑制病毒在呼吸道中的定居及其在黏膜内的复制，防止病毒感染的扩散，还能增加吞噬细胞对细菌的吞噬作用。此外，鼻分泌物中所包含的溶菌酶等，尚有抑菌和溶菌的作用。

近来发现，健康人鼻窦黏膜上皮中存在大量的NO，NO在宿主鼻黏膜防御功能中具有抗菌、抗病毒作用，且可能有上调纤毛功能的作用。NO主要产自鼻窦，经由窦口进入鼻腔，为经鼻呼出气体中NO的重要来源。鼻黏膜仅释放极少量的NO。因此，通过非介入性地分析鼻呼出气体中的NO含量可获知鼻窦产NO量。在儿童由原发性纤毛不动综合征或CF引发的慢性鼻窦炎患者中，NO含量明显低于同龄健康儿童。该简单易行的实验对于慢性呼吸道障碍患者的早期诊断具有一定意义。慢性鼻窦炎患者上呼吸道NO生成量的显著降低也预示着NO在鼻窦炎病理过程中发挥着重要作用。更为有趣的是，研究发现，在正常呼吸时，来自鼻窦的NO还兼具清洗下气道和肺的作用。如此看来，NO也许称得上是“气体信使”，产生于上呼吸道的鼻窦，而由气流传至肺末梢发挥作用。

正常状态下的鼻黏膜上皮细胞可产生一系列的细胞因子，如IL-8、IL-6、IL-11、RANTES、MCP-1、GM-CSF等。这些细胞因子的变化可影响炎性细胞的聚集及活性水平，如IL-8的产生能使中性粒细胞和某些类型的淋巴细胞聚集至鼻窦黏膜，RANTES则为嗜酸性粒细胞的趋化因子等。

慢性鼻窦炎是一种复杂的炎性过程。慢性鼻窦炎无论伴还是不伴鼻息肉，均以鼻黏膜的炎性增厚和息肉样改变为特点，因组织中常见嗜酸性粒细胞增多，故通常认为是IgE介导的变态反应的结果。近年来，随着分子生物学技术的发展，人们采用细胞因子mRNA探针对鼻息肉活检组织进行原位杂交，结果发现，组织内表达GM-CSF、IL-3以及TNF-α的mRNA的炎性细胞数增加，且这些因子均可通过上调内皮细胞黏附分子来促进嗜酸性粒细胞的积累和活化，提示组织微环境可能是鼻息肉的诱发空间，免疫效应因子在其中发挥着重要作用。自体分泌学说则认为GM-CSF与嗜酸性粒细胞同处一个体系当中，并提出了嗜酸性粒细胞产生的GM-CSF可延长嗜酸性粒细胞寿命的确凿证据。按照这种观点，慢性鼻窦炎、鼻息肉应是一种鼻黏膜的慢性的自体支持性的嗜酸性粒细胞性炎症。

（四）发音与共鸣

鼻腔和鼻窦功能的正常对于特定音节的发音以及声音的共鸣起着重要作用。正常语音的辅音m、n、ng需经鼻腔发出。鼻腔阻塞性疾病时，声音的性质发生改变，发出“闭塞性鼻音”（rhinolalia clausa）；软腭麻痹或腭裂等致鼻咽腔不能闭合时，呈现“开放性鼻音”（rhinolalia aperta）。手术前后鼻音性质的变化亦可作为鼻窦手术效果的评价指标之一。

（五）反射功能

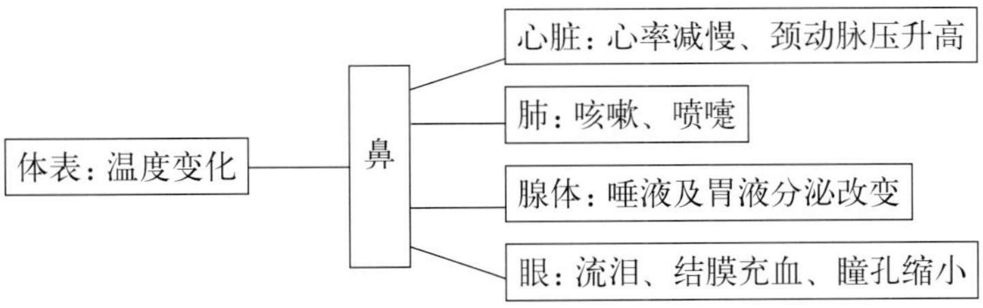

鼻黏膜受到刺激后，可通过一系列的反射弧与邻近或远离器官发生密切关系。主要包括：鼻肺反射、鼻心反射、鼻睫反射以及嗅觉反射；体表温度的升高或降低，也会导致鼻黏膜的充血肿胀或血管收缩。

（六）吸收功能

鼻黏膜内丰富的血液微循环是其吸收功能的重要解剖学基础。初步研究显示，鼻内给药安全、起效快，将不失为一种新型有效的给药方式，可望应用于多种疾病（特别是呼吸道疾病）的治疗。

（七）排泪功能

鼻泪管是常规状态下泪液引流排泄的途径，开口于下鼻道。各种鼻部疾患所造成的鼻泪管引流不畅，都会引起溢泪或泪囊炎等疾患。

（八）其他

鼻窦尚有增加呼吸区黏膜面积、共鸣以及保护脑、眼等重要器官的作用。

第二节 鼻腔、鼻窦主要生理功能检测

一、鼻阻力测定

鼻阻力检查法是测量鼻腔对吸入气体阻力的客观检测方法，应用历史已有百年以上。虽然既往曾有多种测量方法如手试法和冷平板法等，仅到了现代，计算机技术与压力计结合，才使得测定瞬时鼻气道阻力、综合评定鼻通气功能变化更加精确和量化，能够感知鼻腔阻力的微小变化。

鼻阻力测量的主要方法有3种：前鼻测压法、后鼻测压法和受迫震荡法。前鼻测压法又分为前鼻主动测压法和前鼻被动测压法，主动测压法是指受试者正常呼吸时测得压差和流速；被动测压法是指在测量过程中将恒定气流吹入受试者鼻腔测得的压差和流速。前鼻主动测压法被鼻阻力测量标准化委员会确定为国际通用的鼻阻力测量方法，即经对侧前鼻孔测得经鼻压力差，将压力传感器塞入非测量侧前鼻孔，测量该侧鼻腔鼻咽部的压力，进而得到测量侧（对侧）的经鼻压差，计算绘出压力-流速曲线（图1-2-1、1-2-2）。前鼻测压法得出的是单侧鼻腔的阻力，双侧总阻力可通过公式推导：$Rt=R_1 \times R_2/(R_1+R_2)$（Rt为总阻力，$R_1$和$R_2$分别为单侧鼻腔鼻阻力）。在压力-流速曲线上分析鼻阻力的方法有3种：①一定压差下的鼻阻力：读取一定压差下的流速值，进而计算二者的比值（图1-2-3中的b点），通常以压差为150Pa时对应流速计算鼻阻力，该种方法最为常用；②设定半径下的鼻阻力：在压力-流速曲线上按设定的半径画圆，计算与曲线交点处的压力流速比值（图1-2-3中的a点）；③一定流速下的鼻阻力：读取一定流速下的压差值，进而计算二者的比值（图1-2-3中的c点）。近来，四相鼻阻力得到了广泛的应用，四相鼻阻力测量法将呼吸全过程依照经鼻压差的变化分为4个时相：①吸气上升阶段：指吸气过程的前半部分，经鼻压差从0升至最大值，由于负压的作用，鼻前庭的外侧壁轻度塌陷，导致鼻腔的截面积轻度减小，鼻腔阻力轻度升高；②吸气下降阶段：指吸气过程的后半部分，经鼻压差从最大值降至零，鼻前庭的外侧壁恢复至静息状态，鼻腔截面积较上一阶段增大，阻力减小；③呼气上升阶段：呼气过程的前半部分，经鼻压差从0到最大负值（绝对值），鼻前庭外侧壁轻度扩张，鼻腔截面积轻度扩张，鼻腔阻力相应下降；④呼气下降阶段：呼气过程的后半部分，经鼻压差从最大的负值（绝对值）到0，鼻前庭的外侧壁恢复至静息状态，鼻腔截面积较上一阶段减小，鼻阻力较上一阶段增大。相关研究认为四相鼻阻力测量法所得的曲线能更好地反映呼吸全过程中鼻压差的变化情况（图1-2-4）。

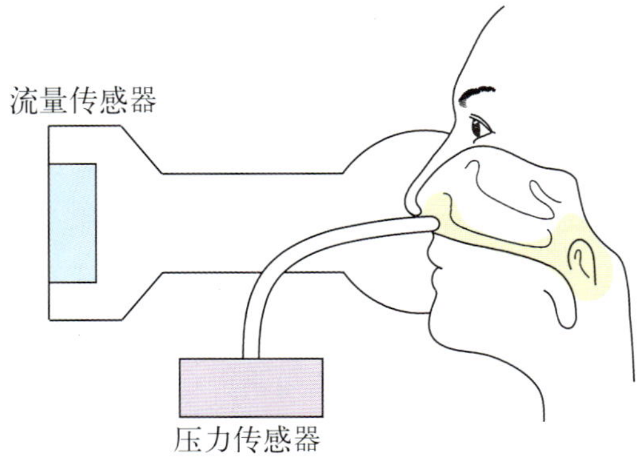

图1-2-1 前鼻主动测压法

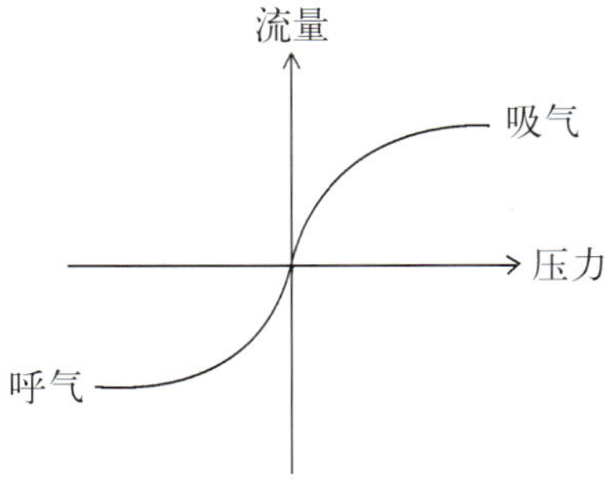

图1-2-2 鼻阻力压力-流速曲线

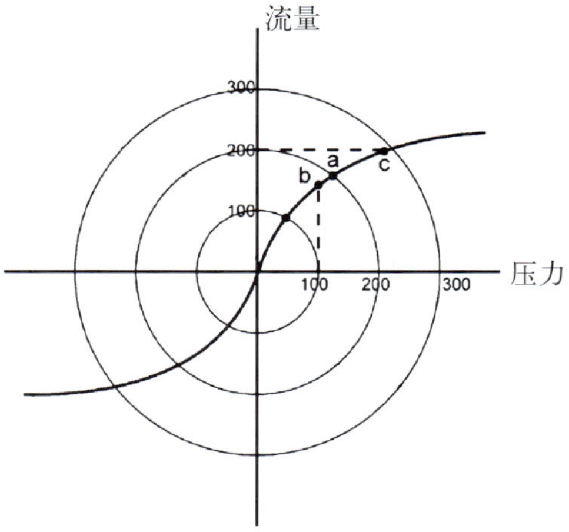

图1-2-3　鼻阻力测量时三种测量方法

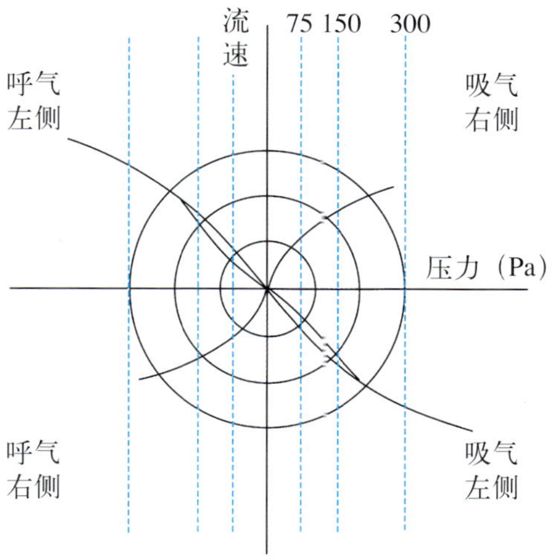

图1-2-4　四相鼻阻力测量图示结果

用于测量鼻腔阻力的常用鼻阻力计包括以下几个主要部分：压力传感器以及与之相连的鼻塞、呼吸流量传感器，还有面罩或通气管、放大器、模拟数字转换计算机的辅助设备。具体方法是：压力管和流量管分别置于双侧鼻孔，密闭，平静呼吸，计算机屏幕上显示压力-流量曲线，并自动计算单侧鼻阻力和总阻力值；根据患者鼻腔阻力情况，曲线可表现为高压型、平坦型、不规则型等多种表现；且测量结果可受运动、情绪、温度等多种因素影响，需尽量避免。采用鼻通气阻力计客观测定鼻通气阻力时，需要患者配合，受试者可有轻微不适感；对于儿童等无配合能力的人不适用，特别是后鼻测压法，测试前需先进行训练，但仍有一少部分人因无法学会如何将软腭抬起而不能完成测试。

既往研究发现，鼻阻力主要由鼻瓣区等区域的最小横截面积决定，而鼻塞的感觉可能与上呼吸道其他部位黏膜的充血肿胀有关，且受黏膜的感觉、心理因素等多种因素影响；因此，客观测量结果与患者主观症状之间的相关性值得商榷。研究发现，一些鼻用药物虽然可使受试者通气程度增加，但实际鼻腔阻力并没有明显的下降。必须明确，鼻阻力测量是依靠鼻腔气流来进行测量的，因此不适用于鼻腔气流高度异常的患者，如鼻中隔穿孔和鼻腔完全堵塞的患者。此时，可应用后鼻测压法可以直接测量鼻咽部的阻抗：阻抗越大，阻力越小；阻抗越小，阻力越大；当鼻腔完全堵塞时，阻抗等于零。由于鼻阻力变化与主观症状变化之间缺乏必要的相关性，但是作为评价鼻腔通气功能的客观指标之一，鼻阻力仍然是常用的工具之一。

二、鼻声反射

相对于鼻阻力测量，鼻声反射（acoustic rhinometry）评估法是晚近才出现的评估鼻腔几何形状和黏膜充血状态的方法；由荷兰学者Hilberg于1989年首先提出，其利用声波反射原理，测量鼻腔截面积（cross-sectional area of the nose）和距鼻孔一定距离的鼻腔容积（volume of the nasal cavity），操作简便易行，且准确性和可重复性较好。

正常人鼻声反射测量的面积-距离函数曲线上会出现两个明显向下凹陷的切迹，一般认为：第一切迹形成的最小截面积（minimum transversal section area，MTSA）显示的是鼻瓣区的横截面积；第二切迹代表下鼻甲头端的截面积（图1-2-5）。根据面积-距离曲线，可得到距前鼻孔任意距离的截面积、鼻腔最小截面积及任意一段鼻腔的容积。其中，鼻腔最小截面积是广为接受的代表鼻腔通畅程度的指标，表示鼻腔横截面积最狭窄的部位，是产

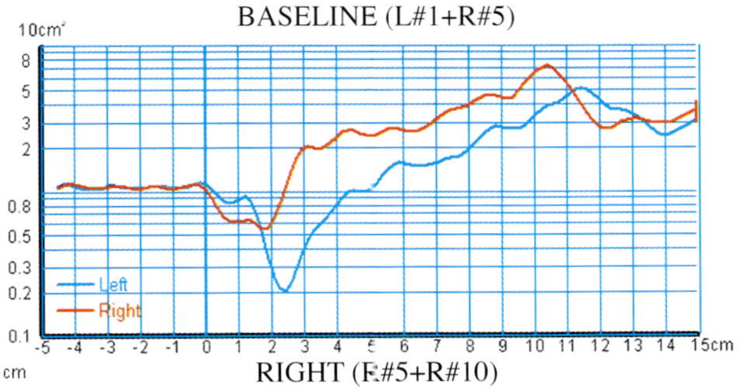

图1-2-5　鼻声反射面积-距离曲线

生鼻阻力的关键部位，起节制气流的作用，亦称流量节制段，是判断鼻腔开放程度的一个有价值的客观指标；研究也认为，鼻腔容积及鼻腔最小横截面积到前鼻孔的距离均有助于判断鼻腔疾病性质、黏膜或结构异常，其与前鼻镜检查结果相比，具有更高的精度。因此，鼻声反射不仅可以通过测定鼻腔最小横截面积的大小来判断鼻腔通气功能，而且可以精确确定鼻腔最小横截面积的位置，为术前检查鼻腔通气功能的判断及术后随访、疗效评价提供参考。

鼻声反射的基本结构主要包括3个部分：①由双电极组成的声音发生器，可产生脉冲声波；②传波管；③配带有计数装置的计算机，对收集的声波资料进行收集和运行。其工作原理为：声音发生器放电产生脉冲声波，通过传波管经鼻管进入鼻腔。声波在传导过程中随鼻腔内形态及横截面积的不同而导致声波反射的差异，其反射部分声波被设置在传波管的电压麦克风接收，模拟信号经放大后输入计算机，以时间为函数进行运算，最后转换成面积-距离的表达，其横坐标表示距离前鼻孔的距离，纵坐标代表该距离处对应的横截面积，同时可计算出相应的鼻腔体积。

既往研究认为，鼻声反射是一种利用声波反射信号来描述鼻腔几何形态、提供鼻腔二维信息的方法，可直接评估鼻腔大小，客观记载鼻部某处黏膜和骨质变化的资料。测量时不依赖气流通过鼻腔，对受检者配合要求不高，操作简便，检查迅速，灵敏度高，可重复性好。近年来，鼻声反射在临床应用和研究上有了进一步扩展，包括鼻中隔偏曲、鼻息肉、腺样体肥大、变应性鼻炎、血管运动性鼻炎、鼻甲肥大、鼻内镜手术、面部整形手术（鼻阈成形、鼻整形、截骨术）、唇腭裂、鼻裂、后鼻孔闭锁、上颌骨肥大、睡眠呼吸暂停低通气综合征、颌面部骨折等。鼻声反射对确定鼻腔内不同程度狭窄的准确部位和大小及其对鼻阻力的影响程度、对鼻腔手术方式的选择及术后疗效评价、对鼻腔及鼻咽部疾病的诊断、对鼻腔生理和病理生理的研究等方面具有重要的实用价值。然而，需要注意的是，鼻通气功能检查具有明显的局限性，主要表现如下：①鼻通气功能如鼻阻力、鼻声反射检查等目前尚缺乏标准值；②鼻阻力、鼻声反射不能提供直观的解剖学依据，至少其表现不如鼻窦CT等直观；③鼻通气功能检查与鼻黏膜炎症的关系尚不明确；④鼻通气功能目前尚未受到足够的重视，治疗的观念似乎更注重于解决解剖学异常而往往忽视鼻通气功能的异常。因此，临床正确解释鼻通气功能检查时，需紧密结合临床，相关研究尚需深入。

三、嗅觉功能检测

嗅觉功能的检查和判定需借助主观嗅觉测定和客观嗅觉测定等诸多手段。

1. 嗅觉测试的基本概念

（1）嗅阈：单位时间内一定数量的某种气味分子随气流到达嗅区，刚能引起嗅细胞兴奋的最小刺激，使大多数正常人产生嗅觉反应，该气体分子的量称为该嗅素的嗅阈。

（2）嗅适应：持续较长时间受某种嗅素刺激后，其传入通路的兴奋明显下降，感觉相应减弱甚至消失，谓之嗅适应。

（3）最小察觉阈：刚能察觉到某气味嗅素的最低浓度，但还不能准确说出闻到的气味的名称，如果降低一档浓度，就闻不出气味，该浓度的刺激强度谓之最小察觉阈。

（4）最小识别阈：能确切地说出所闻到的某种嗅素名称的最低浓度。

（5）阈上嗅觉：从最小识别阈的嗅素浓度开始，逐级增加浓度梯度，依次让被检者判断该溶液的性质强度，直至饱和浓度。

（6）嗅素：嗅质或嗅物。用于嗅觉检测的嗅素种类繁多，不同的方法所选用的嗅素也不尽相同，花香、果香、焦味、腐败臭等为目前国际上通用的标准嗅素组配成分，所用载体可以是密封的容器，也可是微胶囊。

2. 主观测试法　又称心理物理测试法。

主观嗅觉测试法用含不同种类和不同浓度嗅素的载体请患者鉴别，根据所能嗅到的气味的稀释度指数作为评分标准，综合多种嗅素的测试结果进行评判。主要有T&T标准试嗅法、UPSIT检测法（宾夕法尼亚大学嗅觉识别试验，又称标准微胶囊嗅功能检查法）、CCCRC嗅觉检查法（康涅狄格化学感觉临床研究中心检测法）、新维生素B_1静脉嗅觉检查法、PM-甲醇嗅觉检查法以及嗅棒嗅觉筛查法等。

主观嗅觉测试法的结果个体差异大，可受空气温湿度、接触嗅素时间长短、性别、年龄等的影响，并与受试者的心理、精神、文化、阅历等诸多因素关系密切。主观测试方法大多具有简便、快捷的优点，可以部分判断嗅觉障碍的性质和大致程度，比患者的主诉能够更为作可靠和科学地嗅觉功能。但不能客观定性和准确定量，也不能确定病变的部位，实际应用中灵敏度较差。

3. 客观测试法 嗅素刺激下行功能磁共振（fMRI）、正电子发射体层摄影（PET）和嗅觉诱发电位（olfactory evoked potentials，OEPs）的检测均能客观反映受试者的嗅功能状况。此外，嗅黏膜活组织检查等方法对嗅觉障碍的诊断也有一定意义。其中OEPs检测具有较好的应用前景。

OEPs系由嗅素刺激嗅黏膜，应用计算机迭加技术，在头皮特定部位记录到的特异性脑电位。1966年，Finkenzeller等用气味剂香草醛（vanillin）刺激人类嗅黏膜，在头皮特定部位记录到了OEPs。这是人类第1次在人类自身记录到OEPs。迄今为止，OEPs的研究还处于探索阶段，主要是在实验研究过程中，尚未普遍用于临床。主要局限在于各个波的中枢来源尚未确定，气味剂对三叉神经系统的兴奋未能完全排除。

在神经性嗅觉障碍患者，嗅黏膜的组织病理学检查可有嗅上皮变薄、嗅觉受体神经元减少、凋亡增多等发现。嗅觉标记蛋白（olfactory marker protein，OMP）是嗅觉系统的唯一标记性蛋白，存在于人类嗅黏膜上皮及嗅神经传导通路上。通过组织病理学检查以及OMP、NSE（神经元特异性烯醇化酶）、Tau蛋白（牛黄酸蛋白）等特异性免疫组化检查，对于嗅觉障碍的诊断和预后评估也具有一定意义。但是，由于取材以及检验手段的繁复，使其难以在临床推广应用。

与主观测试法相比，客观测试法能比较客观和精确地提供定量资料，对嗅觉障碍的定性也会有帮助，有助于病变部位的确定。这是一个难度大但很有应用前景的工作。

四、纤毛功能检测

黏膜纤毛系统是呼吸道重要的防御机制，黏膜纤毛摆动频率的检测对于正确评价该系统的功能状态起着重要作用。近几十年，纤毛传输功能的检测手段不断改进和更新，但在众多的方法（糖精试验、放射活性物质示踪以及激光散射监视等）中，糖精试验仍是常用的检测手段之一，它通过记录糖精由鼻甲或鼻部其他部位到达咽部并获得感知的时间以间接了解纤毛功能水平。其优势在于方法的简便易行。近年来，随着纤毛摆动频率检测仪的出现，使得研究瞬时黏膜纤毛运动情况成为可能，该法更具精确性和可靠性。

参考文献

1. Canbay EI，Bhatia SN. A comparison of nasal resistance in white Caucasians and blacks. Am J Rhinol，1997，11：73-75

2. Coromina J，Sauret J. Nasal mucociliary clearance in patients with nasal polyposis. ORL，1990，52：311-315

3. Denburg JA，Gauldie J，Dolovich J，et al. Sructural cell-derived cytokines in allergic inflammation. Int Arch Allergy App Immunol，1991，94：127-132

4. Frostell C，Fratacci MD，Wain JC，et al. Inhaled nitric oxide：a selective pulmonary vasodilator reversing hypoxic pulmonary vasoconstriction. Circulation 1991，83：2038-2047

5. Groves RW，Allen MH，Ross EL，et al. Tumor necrosis factor alpha is pro-inflammatory in normal human skin and modulates cutaneous adhesion molecule expression. Br J Dermatol，1995，132：345-352

6. Hamilos DL，Leung DYM，Wood R，et al. Evidence for distinct cytokine expression in allergic versus nonallergic chronic sinusitis. J Allergy Clin Immunol，1995，96：537-544

7. Jain B，Rubenstein I，Robbins RA，et al. Modulation of airway epithelial cell ciliary beat frequency by nitric oxide. Biochem Biophys Res Commun，1993，191：83-88

8. Lundberg JO，Weitzberg E，Nordvall SL，et al. Primarily nasal origin of exhaled nitric oxide and absence in Kartagener's syndrome. Eur Respir J，1994，7：1501-1504

9. Lundberg JO，Farkas-Szallasi T，Weitzberg E，et al. High nitric oxide in human paranasal sinuses. Nat Med，1995，1（1）：370-373

10. Mirza N，Kroger H，Doty RL. Influence of age on the 'nasal cycle'. Laryngoscope，1997，107：62-66

11. Patieli Y，Fradis M，Ben-David J，et al. In vivo measurement of human nasal mucociliary motility using a laser light

scattering instrument. Ann Otol Rhinol Laryngol，1997，106：8598-8562

12. Wada M. Chemosensory event related potentials to olfactory stimulations. Eur Arch Otorhinolaryngol，Suppl，1997，1：79-81

13. Michael A. Kaliner，J. David Osguthorpe，Philip Fireman，et al. Sinusitis：Bench to bedside. Current findings，future directions. Otolaryngol Head Neck Surg，1997，116：1-20

14. Firestein S. How the olfactory system makes sense of scents. Nature，2001，413：211-218

15. LinksBrennan PA，Zufall F. Pheromonal communication in vertebrates. Nature，2006，16：308-315

16. 王鸿，张伟，韩德民，等. 1035例慢性鼻窦炎鼻息肉患者嗅觉功能测试结果的分析. 耳鼻咽喉-头颈外科，2002，9：272-274

17. 倪道凤. 嗅觉障碍和嗅觉功能检查. 临床耳鼻咽喉科杂志，2003，17：571-575

18. Zald DH，Pardo JV. Functional neuroimaging of the olfactory system in humans. Int J Psychophysiol，2000，36：165-181

第三章
鼻腔、鼻窦免疫学

耳鼻咽喉器官位于上呼吸道和上消化道，经常与外界各种抗原直接接触，抗体在与抗原接触的过程中，除激活全身免疫系统外，还不断发展和完善局部免疫系统。耳鼻咽喉器官具有广泛的黏膜保护组织，在这些黏膜组织内均有免疫功能的淋巴组织，发挥局部免疫作用。鼻窦也不例外，多数学者认为慢性鼻窦炎、鼻息肉主要是鼻腔变应性炎症反复继发感染的结果，是影响鼻内镜鼻窦手术治愈率的一个十分重要的因素。了解鼻、鼻窦的免疫状况，进行手术辅助性治疗是提高临床疗效的重要内容。

第一节　呼吸道黏膜非特异性免疫

呼吸道黏膜不仅是一个机械性屏障，而且具有防御功能。在非特异性免疫中，鼻部黏液纤毛传输系统（MCT）有重要作用。纤毛运动具有一定规律，如上颌窦的纤毛运动方向是从窦底部开始，呈放射状，由各方向逐渐集中向窦口方向运动，以促使窦腔分泌物排出。额窦纤毛运动方向不是直接向出口而是以螺旋形式向窦口运动。鼻窦黏膜受到损伤，纤毛运动清除功能即可停止，致窦腔分泌物潴留。故鼻窦黏膜纤毛输送功能良好及窦口通畅是保证鼻窦分泌物引流的两个重要因素。其他非特异性免疫因素尚有溶菌酶、分泌性蛋白酶抑制因子、糖分解酶、补体等。此外，β-防御素和NO在鼻鼻窦非特异性免疫中的作用也越来越引起重视。

1. 溶菌酶　亦称球蛋白G1，存在于呼吸道的分泌物中，是呼吸道防御的一种重要因子。它可使细菌细胞壁中的不溶性多糖类转变为可溶性多糖类而发挥抑菌作用，其抗病毒感染的作用类似干扰素。它能增加纤毛的活性，1%浓度的溶菌酶对纤毛的刺激作用明显强于0.5%者。

2. 分泌性蛋白酶抑制因子　其本身也是蛋白质，可通过与各种蛋白水解酶形成复合物来调节酶的活性。在机体免疫反应时，伴蛋白质分解酶的释放和激活，如这种被释放的蛋白质分解酶无限制地起作用，则机体可能受损，而抑制因子则可防止这种情况出现。

3. 防御素　α-防御素在中性粒细胞分化成熟前即已合成，并储存于胞质颗粒中。当机体遇到病原微生物感染时，即释放出来杀灭病原微生物。越来越多的研究表明，在那些罹患呼吸道感染性疾病的患者中，血浆中α-防御素的含量也会增高。此外，α-防御素亦具有化学趋化作用。它可以刺激肺泡巨噬细胞产生白细胞趋化因子白三烯B4和IL-8。体外研究也显示其对单核细胞和T细胞(而不是中性粒细胞)具有趋化活性。

鼻黏膜直接与外界相通，对病原菌的攻击首当其冲。鼻黏膜上皮细胞及其表面分泌的β-防御素（BD）、溶菌酶、乳铁蛋白和磷酸酯酶A2组成了先天防御机制的第一道防线。鼻黏膜上皮细胞可分泌多种细胞因子。绝大多数研究表明，hBD-1的表达是恒定的。无论正常还是感染状态下，其表达水平无明显差异。因此，hBD-1被认为是机体正常状态下呼吸道黏膜的主要抗菌分子。而hBD-2在正常状态下甚少表达，只有当感染和炎症状态下才大量表达。体外细胞培养实验也显示，hBD-2的表达可被众多物质上调，如IL-1α、IL-1β、TNF-α、细菌、酵母及脂多糖等。显然，当固有呼吸道黏膜防御被破坏而导致炎症的发生时，hBD-2的表达更有意义。

4. 一氧化氮（NO）　健康人鼻窦黏膜上皮中存在大量的一氧化氮（NO），NO在宿主鼻黏膜防御功能中具有抗菌、抗病毒作用，且可能有上调纤毛功能的作用。NO主要产自鼻窦，经由窦口进入鼻腔，为经鼻呼出气体中NO的重要来源。鼻黏膜仅释放极少量的NO。因此，通过非介入性地分析鼻呼出气体中的NO含量可获知鼻窦产NO量。在儿童由原发性纤毛不动综合征或CF引发的慢性鼻窦炎患者中，NO含量明显低于同龄健康儿童。研究发现，正常呼吸时，来自鼻窦的NO还兼具清洗下气道和肺的功能。如此看来，NO也许称得上是"气体信使"，产生于上呼吸道的鼻窦，而由气流传至肺末梢发挥作用。

第二节 鼻腔、鼻窦特异性免疫

黏膜免疫系统按功能不同可分为两个部位：诱导部位和效应部位。前者主要指黏膜相关淋巴组织(mucous associated lymphoid tissue，MALT)，后者主要包括固有层、上皮内淋巴细胞和相关的外分泌腺（如泪腺、唾液腺和乳腺等）。在诱导部位，幼稚B细胞和T细胞进行克隆选择并与摄入的抗原接触后增殖。B细胞和T细胞在经过诱导部位抗原预处理后活化，重新分布在效应部位发挥功能。在诱导部位和效应部位之间，主要通过淋巴细胞归巢发生联系。多数免疫细胞（80%）归巢到抗原致敏部位（即诱导部位的黏膜固有层或上皮内）发挥效应功能，由此使黏膜免疫相对独立于免疫系统，表现为局限性。另外，约20%的免疫细胞进入其他的黏膜部位发挥效应功能，使不同黏膜部位的免疫反应相联系。因此，有人把从黏膜诱导部位归巢到效应部位这一功能上相联系的系统统称为共同黏膜免疫系统（common mucosal immune system，CMIS）鼻黏膜的局部和系统免疫应答。

鼻部特异性免疫机制主要依赖于体液免疫，体液免疫中的免疫球蛋白可以从外周血液循环漏出至鼻分泌物中，而更重要的是经抗原刺激在局部产生。

免疫应答的第一步是诱导部位黏膜组织对抗原的吸收。咽淋巴环（Waldeyer环）中的鼻咽淋巴滤泡内的M细胞实际上是黏膜免疫诱导的抗原摄取部位。包括咽淋巴环在内的鼻黏膜相关淋巴组织（nasal-associated lymphoid tissue，NALT）主要由腭扁桃体、鼻咽扁桃体（腺样体）和舌扁桃体组成，还包括咽鼓管扁桃体和咽侧索，是抵御外来侵略的第一道防线。NALT不仅对鼻内摄入抗原产生局部免疫，还能诱导远处黏膜产生免疫反应，如肠道、生殖道、呼吸道等，特别是唾液腺。经鼻免疫后能诱导抗原特异性Th1和Th2细胞调节的IgA免疫应答，从而抑制细菌黏附到上皮细胞和随之产生的炎症性细胞因子。

鼻黏膜上皮细胞之间有散在淋巴细胞，约占5% ～ 15%。鼻内免疫后，所有同种型的抗原特异性抗体分泌细胞均出现在NALT中，但IgA细胞升高尤为明显。IgA主要是由抗原刺激在局部产生的SIgA（分泌型免疫球蛋白A），这种分泌型IgA在化学组成和抗原上均不同于血清IgA，由分泌片和J链构成。其分泌片有抵抗蛋白溶解酶的能力。SIgA在鼻腔局部抗感染免疫中的作用不可忽视，它既可抑制细菌在黏膜表面的附着与生长，又可抑制病毒在呼吸道中的定居及其在黏膜内的复制，防止病毒感染的扩散，还能增加吞噬细胞对细菌的吞噬作用。在体内初次免疫6个月后，NALT淋巴细胞能对抗原刺激产生增生反应，说明NALT能保留长期记忆细胞。

虽然各种已知免疫球蛋白都可见于鼻分泌物中，但其分布比例与血清中明显不同。IgG及其亚型（IgG1、IgG2、IgG3、IgG4）在非炎症情况下，通过漏出从循环进到分泌物中。在炎症情况下，由于血管通透性增高，其在黏膜和鼻黏膜内产生IgG的浆细胞大量增加。鼻部变态反应时，IgG4常增加。

IgM可在黏膜产生。其中鼻分泌物中的含量极少，只在不能产生IgA的鼻黏膜来源的鼻分泌物中，IgM才能取代IgA的位置。

在正常情况下，IgE可在黏膜浆细胞内形成，量较少。鼻窦炎有变态反应参与时，局部可见IgE明显增加。在特异性免疫反应中，除体液免疫外，作为细胞免疫基础的T细胞也可经常穿出黏膜，在抗原刺激下，使T细胞致敏，产生淋巴因子，还可变成Th、Ts和Tc细胞，发挥细胞免疫作用。

鼻腔黏膜具有T细胞和B细胞，以T细胞为主，T与B细胞比率是3∶1，这一比率远低于末梢血中T与B的比率8.5∶1。鼻局部Th较Ts明显增多，Th/Ts为2.5∶1，在腺体这一比率为1∶1，因而提示这一区域T细胞可能发挥更重要的作用，或许能控制SIgA的合成。慢性鼻窦炎中往往Ts细胞增多，甚至Th/Ts倒置。

Th1细胞主要分泌IFN-r、IL-2和TNF-B（Th1细胞因子），而Th2细胞分泌IL-4、IL-5、IL-6、IL-10及IL-13等因子（Th2细胞因子）。前者主要介导细胞免疫反应；后者主要介导体液免疫反应。

正常状态下的鼻黏膜上皮细胞还可产生一系列的细胞因子，如IL-8、IL-6、IL-11、RANTES、MCP-1、GM-CSF等。这些细胞因子的变化可影响炎性细胞的聚集及活性水平，如IL-8的产生能使中性粒细胞和某些类型的淋巴细胞聚集至鼻窦黏膜，RANTES则为嗜酸性粒细胞的趋化因子等。

慢性鼻窦炎是一种复杂的炎性过程，无论伴还是不伴鼻息肉，均以鼻黏膜的炎性增厚和息肉样改变为特点，因组织中常见嗜酸性粒细胞增多，故通常认为是IgE介导的变态反应的结果。近年来，随着分子生物学技术的发展，人们采用细胞因子mRNA探针对鼻息肉活检组织进行原位杂交，发现组织内表达GM-CSF、IL-3以及TNF-a的mRNA的炎性细胞数增加，且这些因子均可通过上调内皮细胞黏附分子来促进嗜酸性粒细胞的积累和活化，提示组织微环境可能是鼻息肉的诱发空间，免疫效应分子在其中发挥着重要作用。自体分泌学说则认为GM-CSF与嗜酸性粒细胞同处一个体系当中，并提出了嗜酸性粒细胞产生的GM-CSF与可延长嗜酸性粒细胞寿命的确凿证据。按照这种观点，慢性鼻窦炎、鼻息肉应是一种鼻黏膜的慢性的自体支持性的嗜酸性粒细胞性炎症。

鼻窦免疫系统与鼻腔黏膜比较，鼻黏膜下含有10万个腺体，而每个鼻窦仅有50 ~ 100个腺体，这些腺体战略性地分布于鼻腔相通的窦口周围。因为SIgA主要来源于黏膜下腺体，鼻窦腺体数量不多，说明鼻窦不是SIgA的主要来源。鼻窦血液循环丰富，循环中的抗体在鼻窦免疫中可能更为重要。

系统摄入疫苗通常不能诱导黏膜免疫，而黏膜免疫的一个重要优点是既能诱导局部免疫，又能诱导系统免疫。黏膜免疫是大多数病原进入部位诱导局部长期免疫记忆的最有效方法。黏膜免疫在安全性和有效性上具有明显的优越性。在黏膜免疫的几种途径中，经鼻途径最具吸引力。经鼻免疫很容易摄入疫苗，而且通常需要较少剂量的抗原，这主要是因为抗原不被暴露在低pH和含有大量分泌的降解酶的环境下，对于那些通常价格昂贵的重组抗原来说具有重要的意义。鼻内免疫的另一个尤其引人注意的特点是，它不仅可以诱导鼻腔局部免疫，还能诱导远程黏膜部位的免疫反应，如肠道、生殖道、呼吸道等，特别是唾液腺。鼻内注射含细菌纤毛蛋白和佐剂霍乱毒素（CT）的疫苗较经口免疫更易产生抗原特异性IgA反应，而且证明经鼻免疫后能诱导抗原特异性的Th1和Th2细胞调节的IgA免疫应答，从而抑制细菌黏附到上皮细胞和随之产生的炎症性细胞因子。

第三节　免疫功能异常与慢性鼻窦炎

慢性鼻窦炎反复手术而疗效不佳，免疫功能缺陷是其中重要的潜在影响因素。

在体液免疫中，针对抗原而首先出现的抗体是IgM，继而是IgG和IgA。抗体缺乏可以是原发的，也可继发于恶性肿瘤、营养不良等各种状态，后者更为常见。抗体缺乏既可以是某一类免疫球蛋白的缺乏，也可以是IgG某一亚类的缺乏。

慢性鼻窦炎患者中存在的免疫功能异常主要有：

（一）选择性IgA缺乏症

IgA占血清免疫球蛋白总量的15%，是呼吸道黏膜表面主要的免疫球蛋白，本病发病率达1/800 ~ 1/600，患者血清IgA < 0.05g/L，抗体反应和细胞免疫正常。而其中只有一半人有症状。IgG和IgM正常，有时可伴发IgG亚类的缺乏或其他免疫异常。

（二）IgG亚类选择性缺乏症

IgG是血清中的主要抗体，占血清免疫球蛋白总量的70% ~ 80%，由IgG1、IgG2、IgG3、IgG4四个亚类组成，各亚类所占比例分别大致为60% ~ 66%、23% ~ 30%、5% ~ 7%、3% ~ 4%。

1. IgG1单独缺乏症　IgG1是针对蛋白抗原的免疫反应所产生的抗体，若抗原反复出现，则产生IgG3和IgG4。本病单独出现少见，已发现IgG1合并其他亚类的缺乏与复发性鼻窦肺感染有关。

2. IgG2缺乏症　IgG2是针对多糖抗原的免疫反应所产生的抗体，它的缺乏将导致对流感嗜血杆菌和肺炎球菌等多糖荚膜包裹的呼吸道常见致病菌的免疫反应缺陷。

3. IgG3缺乏症。

4. IgG4单独缺乏症 常见于复发性鼻窦肺感染。应注意的是，IgG2和IgG4在15岁以前含量不够稳定，且25%的正常人测不出IgG4。

（三）常见多变型免疫缺陷病（CVID）

常见多变型免疫缺陷病（CVID）是一组以多种丙种球蛋白缺乏和复发性感染为特征的免疫疾病。诊断时，除了注意免疫球蛋白的水平，更应注意对多糖抗原的反应，因为本组患者的IgG水平可能正常。

（四）低丙种球蛋白血症

患者的抗体反应可能正常，但有可能继续发展为CVID。因此，定期检测抗体水平对疫苗的反应有助于正确诊断。

人类IgG亚类缺乏可能由缺乏亚类特异性辅助/诱导T细胞或亚类特异性抑制T细胞所致。由于IgM重链恒定区基因靠近14号染色体重链位点的5’端，IgD、IgG3、IgG1、IgG2、IgG4、IgE和IgA2顺列其后，因此，14号染色体免疫球蛋白重链基因的广泛缺失，或下游IgG2、IgG4、IgE和IgA2恒定区基因转换位点的基因转换规律的异常，可导致IgG2缺乏，伴发IgG4、IgE、IgA缺乏。

尽管大多数鼻窦疾病患者无免疫缺乏症，但对出现下列情况的患者应考虑检测免疫功能：

1. 鼻窦炎经常发作（多于每年3次）。

2. 适当的药物治疗无效 如停药一个月内复发。

3. 手术后复发。

免疫功能检测的项目应包括：血清IgG、IgM、IgA、IgE和IgG亚类；补体C3、C4和CH50；对2岁以上的患儿，还应测定针对肺炎链球菌和B型流感嗜血杆菌的多糖抗原的抗体水平。

第四节 变应性因素与慢性鼻窦炎

大量资料分析表明，变应性因素与慢性鼻窦炎的发生和复发密切相关。同仁医院通过对近2000例鼻窦炎手术患者的临床资料分析发现，有60.4%的患者有不同程度的变态反应症状和体征；25.3%的患者合并变应性鼻炎；2.1%的患者合并支气管哮喘；合并变应性鼻炎者占有前期手术史者病例数的38.3%，占合并变应性鼻炎患者的58.7%。推测变应性因素一方面可延迟窦腔黏膜的愈合，同时窦口的变应性水肿亦是造成鼻窦炎迁延不愈或复发的重要因素。因此，围术期的抗变态反应治疗非常必要。

美国威斯康星大学Tisler教授和他的同事在一项评估哮喘的研究中发现，1岁时食物和空气中致敏原是儿童3岁时发生哮喘的强预测因素，但3岁时再次评估致敏的变应原类型，仅空气中致敏原而非食物与持续哮喘有关。实验中使用的变应原有尘螨、支链孢属、猫狗皮屑、牛奶、鸡蛋、花生和大豆。结论：变应性致敏原是哮喘的预测因子。

变应性鼻炎、哮喘同属气道炎症性疾病，同一气道同一疾病的学说已经得到广泛认同。由于大部分抗原沉积于鼻黏膜上，因此整个呼吸道炎症反应在很大程度上起源于鼻黏膜。花粉颗粒较大（大于50μm），主要在鼻黏膜被截留，如果变应原数量较少或敏感性不强时，常引起变应性鼻炎。屋内尘土颗粒较小（小于5μm），容易到达支气管，空气中变应原浓度较高或患者敏感性较强时，常引起支气管哮喘。

第五节 哮喘与鼻窦炎

早在公元2世纪，著名学者Galen就已注意到上下呼吸道的相关性，提出鼻部结构异常可以直接引发肺部疾病。1919年，Sluder提出著名的鼻肺反射假说，影响深远。1929年Rackenan和Tobey、稍后的1933年Weille报道了外科技术对哮喘和鼻窦炎的改善，是文献中最早的记载。我国最早的相关报告出现在20世纪50年代。目前，绝大多数学者认为哮喘与鼻-鼻窦疾病密切相关，鼻内镜术对慢性鼻窦炎合并哮喘患者的影响是积极的。2001年，WHO召集了全世界30多位耳鼻咽喉、变态反应、哮喘等方面的专家，总结并出版了《变应性鼻炎对哮喘的影响》一书，对临床工作具有重要的指导意义。

医学文献中注意到哮喘和鼻窦炎并存至少超过70年，鼻窦炎可引发哮喘症状加重。有研究提示，严重哮喘者鼻窦炎发生率可高达100%，53% ～ 75%的儿童哮喘存在异常的鼻窦CT表现，急性鼻窦炎可加重哮喘症状。

很大一部分的上气道疾病的患者是哮喘和鼻窦炎相伴发生的。88%的哮喘患者有鼻炎症状。一半的鼻炎患者有哮喘，而鼻炎与鼻窦炎又是密切相关的。

随着CT影像学和鼻内镜技术等的发展，使人们对两者关系的研究更加细致、深入。Kountakis等对80例鼻内镜术前的患者CT，用Lund-Mackay评分系统评估，其中哮喘患者20例平均为18.6分，变应性鼻炎平均为11.7分，合并哮喘组患者鼻窦受累范围大于变应性鼻炎组患者。Ramadan等双盲对42例慢性鼻窦炎患者进行鼻窦CT的Lund-Mackay评分，结果变应性鼻炎患者（平均为12分）较无变应性鼻炎患者（平均为6分）得分更高（*P*=0.03），并推测变应性鼻炎是鼻窦炎发生发展的重要因素；Yariktas等对73例变应性鼻炎中52例（71.2%）合并鼻窦病变患者的研究，认为常年性和季节性变应性鼻炎的鼻窦炎患病率没有明显不同，但Lund-Mackay评分鼻窦受累范围前者重于后者，提示早期治疗变应性疾病可防止或降低鼻窦疾病的发生，认为尽管目前没有一个公认的理论，但变应性因素仍在鼻窦炎的发生中扮演重要角色。Bresciana等观察病情轻重不同的哮喘患者认为，中重度哮喘患者鼻-鼻窦疾病的比例相近（70% ～ 74%），但重度哮喘患者鼻-鼻窦受累情况用临床和CT评分明显重于轻中度哮喘患者，提示哮喘病情轻重与鼻-鼻窦疾病密切相关。

虽然鼻窦炎影响哮喘的机制不是很清楚，但已经观察到的几种现象值得关注：①慢性增生性鼻窦炎在成人哮喘患者中常见，外科手术对哮喘的治疗是有帮助的；②急性病毒感染被认为是引起小儿哮喘急性发作的一个主要原因，它也同时可以引起一个短暂的成人鼻窦异常；③多年来，哮喘与鼻窦病理的关系文献就已报道。迟发性（late-onset）或内源性哮喘与鼻息肉之间的相关联系及鼻窦感染触发或加剧哮喘的作用已经明确。最近研究慢性炎症鼻窦病理（如鼻息肉与哮喘的关系）证实，控制鼻息肉对稳定和改善哮喘疾病具有重要的价值。

慢性鼻-鼻窦炎与呼吸道变态反应同时存在，可能是免疫介导炎症涉及上下呼吸道所致。反复的上下呼吸道慢性炎症及变态反应、嗜酸性粒细胞和炎症介质对上皮的损害等对哮喘也有一定影响。有证据表明，鼻窦炎和哮喘可以经系统的炎症介质而相互影响及加重。在这些病变过程中，骨髓亦受到影响。白介素5（IL-5）可能是调节系统反应的关键因子。鼻窦炎和哮喘不是简单的局限性疾病，而是影响呼吸道的系统性炎症疾病的一部分。目前认为鼻窦炎与哮喘明显相关的可能机制：鼻窦脓性分泌物中的细菌下行导致支气管肺炎，进而诱发哮喘；炎症介质直接刺激迷走神经直接导致支气管痉挛，炎症细胞因子和细菌毒素导致支气管痉挛。慢性鼻窦炎不仅可诱发哮喘，而且可能是某些难治性哮喘的重要致病根源。临床观察表明，当慢性鼻窦炎获得满意疗效后，患者的哮喘症状有所减少。当对伴有哮喘的慢性鼻窦炎患者进行鼻内镜手术后，可降低哮喘的发作频率和对类固醇激素的依赖。其可能的机制是手术改善鼻腔通气和引流，去除感染灶，降低了鼻阻力，降低了鼻腔副交感神经的末梢反应性，使得支气管收缩和痉挛可以缓解。

第六节　阿司匹林耐受不良

阿司匹林（乙酰水杨酸）用于临床不久，即发现少数患者服药后数分钟至数小时（一般为0.5 ～ 2小时）出现一些不良反应，表现为急性血管性水肿、荨麻疹、鼻炎、鼻窦炎和支气管哮喘等。这些不良反应既往均称为阿司匹林变态反应。后来的研究证实，其发病机制不属于变态反应，而是由于药物耐受不良引起，故称为阿司匹林特异反应性（aspirin idiosyn-crasy）或阿司匹林耐受不良（aspirin intolerance）。1922年，Widal首先报道了阿司匹林三联症，即阿司匹林特异反应性、支气管哮喘和鼻息肉；1967年，Samter提出阿司匹林三联症是呼吸道炎症性疾病，因此，又称为Samter三联症。由于其临床表现很像鼻变态反应和支气管变态反应，加之部分阿司匹林耐受不良性鼻炎、鼻窦炎、鼻息肉和支气管哮喘患者，同时伴有特应性IgE介导的变应性鼻炎和支气管哮喘，阿司匹林耐受不良的表现易被遮盖和忽略，从而导致诊疗上的延误。

阿司匹林耐受不良首先出现的临床表现可能为鼻炎，表现为多量浆液性鼻分泌物，类似于血管运动性鼻炎。症状出现于服用阿司匹林数小时后，第一次发病后常有一段间歇期，当再次口服同一药物出现症状后则呈常年性发病。除上述症状外，常表现为双侧、持续性鼻塞，应用减充血剂和抗组胺药无效，而停用阿司匹林和应用类固醇药物可能有效，并有嗅觉减退和失嗅。鼻腔检查可见增殖性鼻炎和鼻窦炎，大约在鼻炎发病5 ~ 10年后出现鼻息肉和支气管哮喘。鼻息肉为双侧、多发，哮喘属内因性，发作一般较重。当鼻息肉形成和（或）支气管哮喘发作后，停用阿司匹林对症状的改善常无明显效果。根据患者鼻部症状和支气管哮喘出现的先后以及原先有无支气管哮喘，将阿司匹林耐受不良分为三型：①鼻炎基础型：先有鼻部表现，数年后出现支气管哮喘；②哮喘启动型：既往无支气管哮喘史，第一次哮喘发作由阿司匹林或非类固醇抗炎药物诱发，以后每次应用此类药物时均可引起哮喘严重发作；③哮喘基础型：原来就患有支气管哮喘,以后又发生了阿司匹林耐受不良,哮喘的发作可由于阿司匹林等药物引起,也可由其他因素引起。

阿司匹林哮喘患者的症状往往较变应性哮喘更为严重，曾有即刻引起呼吸困难而致死亡的报道；荨麻疹、血管性水肿、低血压和晕厥等可同时发生。这种情况变应性哮喘是较少见的，如哮喘患者伴有晕厥时应考虑到阿司匹林哮喘的可能性。哮喘启动型与哮喘基础型患者也有鼻炎、鼻窦炎和鼻息肉等临床表现，但由于支气管哮喘是主要症状，鼻部症状的重要性就居第二位了。

阿司匹林鼻炎、鼻窦炎、鼻息肉和支气管哮喘有以下特点：

1. 属于非特异性变应性，为类固醇依赖性。

2. 鼻炎为慢性增殖性；鼻窦炎为多发性或全组鼻窦炎，亦属于增殖性；鼻息肉为双侧、多发性，属鼻息肉病（nasal polyposis）。

3. 多见于中年人，发病多在30 ~ 40岁，女性稍多于男性（约为3 : 2）。如无正规治疗，病情可进行性加重。

4. 随病程延长，鼻息肉和支气管哮喘发生率增加，鼻息肉虽经手术治疗也常有复发趋势。

5. 乙酰甲胆碱和组胺激发试验常显示较一般支气管哮喘更高的气道敏感性。

6. 鼻分泌物涂片和痰涂片可见嗜酸性粒细胞增多，末梢血中嗜酸性粒细胞也增多。

7. 血清中查不到阿司匹林特异性IgE抗体，阿司匹林皮肤试验也呈阴性反应。

8. 部分患者并发特异性IgE介导的变应性鼻炎和（或）支气管哮喘，这些患者对某些吸入物或食入物致敏原表现为阳性皮肤试验反应，鼻分泌物和血清中也可能查到特异性IgE抗体。

9. 极少数患者可能有家族阿司匹林耐受不良史。

10. 国外报道约6% ~ 25%患者（白种人）合并囊性纤维病。

鼻息肉患者中约有20%对阿司匹林不耐受，鼻息肉鼻窦炎伴有哮喘的患者中，阿司匹林不耐受者占30% ~ 40%。哮喘属内源性，发作一般较严重；鼻息肉为双侧、多发性，属息肉病，鼻息肉术后的高度复发率是其主要特点。Jantti-Alanko等对85例鼻息肉患者术后随访4年，并将其分成阿司匹林不耐受组（ASA）、变应性组（A）和感染性组（I），结果发现：ASA组有59%需要再次手术，其中有23%曾做3次以上鼻息肉手术，而A组只有22%、I组8%需再次手术。

阿司匹林三联症的病理改变主要为呼吸道黏膜慢性Eos增多性炎性反应。其发生机制目前认为是前列腺素合成障碍和花生四烯酸代谢偏移学说，认为阿司匹林、吲哚美辛（消炎痛）等非甾体抗炎药物通过抑制环氧合酶活性和兴奋脂氧合酶，导致前列腺素合成障碍，并使花生四烯酸代谢偏移，导致白三烯（LTs）生成过多，而白三烯是较强的炎症介质，可引起Eos在呼吸道黏膜中堆积而致病。也有研究证实了阿司匹林鼻息肉中的白三烯含量（尤其是LTC4）显著高于感染性鼻息肉和变应性鼻息肉的白三烯含量，而前列腺素则显著减少。因此，LTs可作为预测鼻息肉是否易复发的重要指标之一。

赖氨酸-阿司匹林鼻黏膜激发试验是近年来应用于临床的一种辅助诊断方法，特别适用于阿司匹林耐受不良仅有上呼吸道症状的患者。阳性结果表现为水样鼻分泌物增多和鼻塞，前鼻测压吸入气流量至少一侧鼻腔下降超过40%；如结果为阴性时，应进一步作口服激发试验或支气管激发试验。

阿司匹林三联症的治疗主要采用鼻内镜手术和术前术后全身及鼻腔局部用糖反质激素治疗相结合的方法，可明显降低术后复发率。目前，新型药物白三烯手提拮抗剂（如扎鲁司特、孟鲁司特）可以同时缓解上下呼吸道炎症反应，对本病有较好的预防和治疗效果，其临床应用前景极为广阔。

参考文献

1. Vajdy M, O'HaganD T. Microparticles for intranasal immunization. Adv Drug Deliv Rev, 2001, 51 (1-3): 127-141

2. Yanagita M, Hiroi T, Kitagaki N. Nasopharyngeal-associated lymphoreticular tissue (NALT) immunity: fimbriae-specific Th1 and Th2 cell-regulated IgA responses for the inhibition of bacteria attachment to epithelial cells and subsequent inflammatory cytokine production. J Immunol, 1999, 162 (6): 3559-3565

3. Bousquet J, Van Cauwenberge P, Khaltaev N, et al. Allergy rhinitis and its impact on asthma. J Allergy Clin Immunol, 2001, 108: s147-s334

4. Muller BA. Sinusitis and its relationship to asthma. Can treating one airway disease ameliorate another? Postgrad Med, 2000, 108 (5): 55-61

5. Meltzer EO, Szwarcberg J, Pill MW. Allergic rhinitis, asthma, and rhinosinusitis: diseases of the integrated airway. J Manag Care Pharm, 2004, 10 (4): 310-317

6. Casale TB, Dykewicz MS. Clinical implications of the allergic rhinitis-asthma link. Am J Med Sci, 2004, 327 (3): 127-138

7. Kountakis SE, Bradley DT. Effect of asthma on sinus computed tomography grade and symptom scores in patients undergoing revision functional endoscopic sinus surgery. Am J Rhinol, 2003, 17: 215-219

8. Ramadan HH, Fornelli R, Ortiz AO, et al. Correlation of allergy and severity of sinus disease. Am J Rhinol, 1999, 13: 345-347

9. Yariktas M, Doner F, Demirci M. Rhinosinusitis among the patients with perennial or seasonal allergic rhinitis. Asian Pac J Allergy Immunol, 2003, 21: 75-78

10. Peters E, Crater S, Phillips CD, et al. Sinusitis and Acute Asthma in Adults. Int. Arch. Allergy Immunol, 1999, 118 (2-4): 372-374

11. Klossek LM, Dufour X, Desmonts C, et al. Asthma and polyposis. Allerg Immunol (Paris), 1998, 30 (3): 69-72

12. Jani AL, Hamilos DL. Current thinking on the relationship between rhinosinusitis and asthma. J Asthma, 2005, 42 (1): 1-7

13. Palmer JN, Conley DB, Dong RG, et al. Efficacy of endoscopic sinus surgery in the management of patients with asthma and chronic sinusitis. Am J Rhinol, 2001, 15 (1): 49-53

14. Senior BA, Kennedy DW, Tanabodee J, et al. Long-term impact of functional endoscopic sinus surgery on asthma. Otolaryngol Head Neck Surg, 1999, 121 (1): 66-68

15. 顾之燕. 阿司匹林耐受不良——鼻炎、鼻窦炎、鼻息肉和支气管哮喘。临床耳鼻咽喉科杂志，2000，14：381-383

16. Klapan I, Lulo F, Culig J, et al. A rachidonic acid metabolites and sinonasal polyposis. I. Possible prognostic value. Am J Otolaryngol, 1995, 16: 396-402

17. Cook PR, Nishioka GJ. Allergic Rhinosinusitis in the pediatric population. Otolaryngol Clin North AM, 1996, 29: 39-56

18. Jones E, Frenkiel S, Small P, et al. Immunopathological characteristics of nasal polyps. J Otolaryngol, 1987, 16: 19-22

19. Liu CM, Shun CT, Song HC, et al. Investigation intoallergic response in patients with chronic sinusitis. J Formos Med Assoc, 1992, 91: 252-257.

20. Liu CM, Shun CT, Hsu MM, et al. Lymphocytes subsets and antigen-specific IgE antibody in nasal polyps. Ann Allergy, 1994, 72: 19-24

21. Mabry RL. Allergic and infective rhinosinusitis: differential diagnosis and interrelationship. Otolaryngol Head Neck Surg, 1994, 111: 335-339

22. Mogi G, Watanabe N, Maeda S, et al. Laryngeal Secretions. An immunochemical and immunohistological study. Acta Otolaryngol, 1979, 87: 129-141

23. Stoop AE, Van der Heijden HA, Biewenga J, et al. Lymphocytes and nonlymphoid cells in human nasal polyps. J Allergic Clin Immunol, 1991, 87: 470-475

24. Jäntti-Alanko S, Holopainen E, Malmberg H. Recurrence of nasal polyps after surgical treatment. Rhinol Suppl, 1989, 8: 59-64

第四章
慢性鼻-鼻窦炎研究进展

慢性鼻-鼻窦炎（chronic rhinosinusitis，CRS）是鼻内镜外科的基本疾病和多发病，随着对其鼻内镜手术疗效认识的深入，慢性鼻-鼻窦炎发病机制和治疗策略的研究也进入了一个相对活跃的时期，成为目前研究的热点。近几年，美国、欧洲及我国的多个专业学会先后出台了各自的慢性鼻-鼻窦炎指导性文件，但目前大多数高质量的慢性鼻-鼻窦炎研究结果多由欧美学者报道，源于对白种人的研究，我们还非常缺乏对国人自身特点的全面、系统和深入的研究，这值得国内学者重视。

第一节　慢性鼻-鼻窦炎定义和分类

慢性鼻-鼻窦炎的发病机制复杂而不明确。现阶段，慢性鼻-鼻窦炎被定义为“鼻腔和鼻窦黏膜的慢性炎症，鼻部症状持续超过12周”；但有研究显示，在鼻-鼻窦黏膜慢性炎症过程中，实际还存在鼻窦骨质的炎性改变。目前，慢性鼻-鼻窦炎的诊断主要依据症状学，同时结合体征改变。因此，凡是可以引起鼻塞、黏液性或脓性鼻涕、中鼻道和嗅裂出现黏脓性分泌物以及黏膜肿胀、充血或息肉的炎症性疾病，均可称为慢性鼻-鼻窦炎。可见，慢性鼻-鼻窦炎并不是一个单一的疾病概念，它所表述的是具有相近特点的一系列综合征；慢性鼻-鼻窦炎具有多种表型，而这种表型的多样性正是慢性鼻-鼻窦炎研究的主要制约点。依据上述定义，单纯性慢性鼻-鼻窦炎（不伴鼻息肉）和鼻息肉均被纳入慢性鼻-鼻窦炎的范畴之内。尽管越来越多的证据显示单纯性慢性鼻-鼻窦炎和鼻息肉在病因学、病理学、临床表现、治疗和预后方面存在诸多差异（表1-4-1），但由于两者的发病机制尚未阐明，现阶段鼻息肉仍被认为是慢性鼻-鼻窦炎的一种类型。临床上，根据中鼻道是否有息肉，慢性鼻-鼻窦炎被分为不伴鼻息肉（CRSsNP）和伴有鼻息肉的慢性鼻-鼻窦炎（CRSwNP）。需要指出的是，真菌性鼻-鼻窦炎由于其相对独立的临床特征，并不包括在我们通常所说的慢性鼻-鼻窦炎概念中。另外，1997年美国鼻-鼻窦炎联合研究组分类中的复发性鼻-鼻窦炎和慢性鼻-鼻窦炎急性发作，由于其特点不明，临床上也不易区分，目前并不作严格分类。还有一类慢性鼻-鼻窦炎，

表1-4-1　伴和不伴鼻息肉慢性鼻-鼻窦炎的差异

	不伴鼻息肉慢性鼻-鼻窦炎	伴鼻息肉慢性鼻-鼻窦炎
症状	面部胀满感和不适更为常见	嗅觉障碍更为常见
合并哮喘	10%	20% ～ 30%
合并阿司匹林耐受不良	不常见	更为常见
金黄色葡萄球菌超抗原免疫反应	不常见	存在于约30%（国人）～ 50%（白种人）患者
基本病理特征	组织形态以腺体型为主，大部分患者表现为非嗜酸性粒细胞性炎症	组织形态以水肿型为主，50%（国人）～ 90%（白种人）患者表现为嗜酸性粒细胞性炎症
T辅助细胞反应	Th1主导	50%（国人）～ 90%（白种人）患者以Th2主导，T调节细胞功能障碍
IL-5和VACM-1	无高表达	高表达
组织重塑分子	TGF-β和TIMP高表达	MMP-7高表达，TIMP低表达
治疗预后	相对复发少	更易复发

患者对手术和药物治疗的效果均不理想，称为难治性慢性鼻-鼻窦炎（refractory CRS），有关这一类慢性鼻-鼻窦炎的研究还十分匮乏，而这也是今后的研究重点之一。

第二节　不伴鼻息肉慢性鼻-鼻窦炎研究进展

鼻内镜技术的发展促进了慢性鼻-鼻窦炎的基础和临床研究，而循证医学概念的引入更将鼻和鼻窦疾病的诊治水平提升到一个新高度。近10年，大量的研究对慢性鼻-鼻窦炎黏膜局部的炎症和免疫学特点进行了细致的描述，无论伴和不伴鼻息肉的慢性鼻-鼻窦炎，其黏膜局部均表现出过度的、持续的和失衡的免疫反应。但迄今，这些炎症改变的起始因素仍是一个谜。慢性鼻-鼻窦炎很可能是多种因素作用的结果，而不同个体可能具有不同的诱发因素。

一、发病相关因素

（一）微生物

1. 细菌及相关因素

（1）细菌感染：传统意义上的细菌感染在不伴鼻息肉的慢性鼻-鼻窦炎中的作用正受到越来越多的质疑，主要有以下几个原因：①常规抗生素治疗效果不佳；②难以区分细菌感染和单纯的定植；③病变鼻窦和正常鼻窦间的细菌谱并没有显著差异。采用不同的研究方法从不同病变部位分离的细菌谱存在一定的差异。但总体而言，不伴鼻息肉的慢性鼻-鼻窦炎中常见的需氧菌有：凝固酶阴性的葡萄球菌、金黄色葡萄球菌、链球菌、革兰阴性肠球菌等。厌氧菌可以从12% ~ 93%的患者中分离出，常见的厌氧菌有：革兰阳性消化球菌属和丙酸杆菌属，革兰阴性拟杆菌属和梭杆菌属。在儿童慢性鼻-鼻窦炎患者中，常见的细菌为流感嗜血杆菌、肺炎链球菌、卡他莫拉菌、凝固酶阴性的葡萄球菌、金黄色葡萄球菌和链球菌等。在合并囊性纤维化的患者中，常见的细菌是铜绿假单胞菌、流感嗜血杆菌和α-溶血性链球菌等。随着β-内酰胺类抗生素的广泛使用，产β-内酰胺酶细菌的分离率逐渐增高，常见的产β-内酰胺酶细菌主要有金黄色葡萄球菌、流感嗜血杆菌和拟杆菌属等。

（2）细菌生物膜（bacterial biofilms）：虽然单纯的细菌感染可能不是慢性鼻-鼻窦炎的主要和直接原因，但细菌可能通过其他途径激发鼻-鼻窦黏膜的炎症反应。细菌生物膜是细菌自身产生的多聚基质包裹着细菌的三维结构群体（图1-4-1）。细菌生物膜形成后会对抗生素产生抗药性，成为体内“细菌孵化所”，导致疾病的复发。同时，生物膜的形成还会影响局部免疫应答，抑制先天性免疫和修饰获得性免疫。研究表明生物膜的形成与鼻-鼻窦黏膜纤毛损伤、乳铁蛋白表达抑制以及Th1反应增强有关。文献报道30% ~ 82%的慢性鼻-鼻窦炎有生物膜的形成，但正常鼻窦也发现有生物膜存在。生物膜的形成是慢性鼻-鼻窦炎内镜手术后预后不良的一个重要原因。在慢性鼻-鼻窦炎中，形成生物膜的常见细菌包括金黄色葡萄球菌、肺炎链球菌、流感嗜血杆菌和铜绿假单胞菌等。

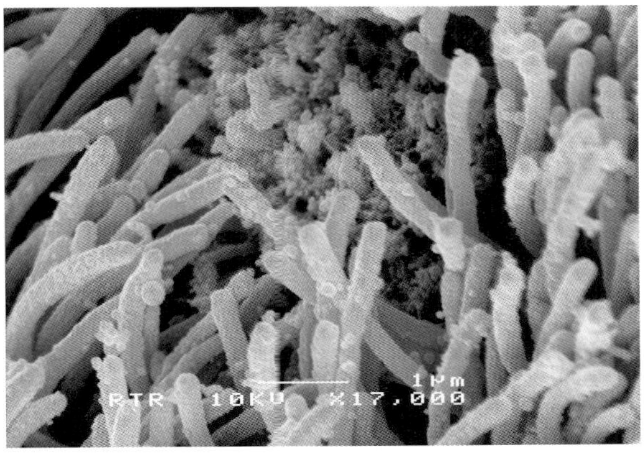

图1-4-1　慢性复发性鼻窦炎黏膜扫描电镜。纤毛中可见呈簇状细菌生物膜形成。×17 000

（3）骨炎：不少慢性鼻-鼻窦炎患者的CT上可以见到明显的骨质增生，而这种改变通常被认为是鼻-鼻窦炎慢性过程的一个重要表征。病理研究发现，这些鼻窦骨质发生类似于慢性骨髓炎的病理改变，如纤维化、骨重塑和编织骨形成等（图1-4-2、1-4-3）。虽然目前还未能从这些骨性结构中分离出细菌，但这很可能是由于检测技术的局限所造成；或者，我们还未清楚细菌导致骨炎的确切机制，至少许多可以观察到骨重塑的鼻窦炎动物模型是由细菌接种后制作的。骨炎的形成可能是某些难治性慢性鼻-鼻窦炎的成因。

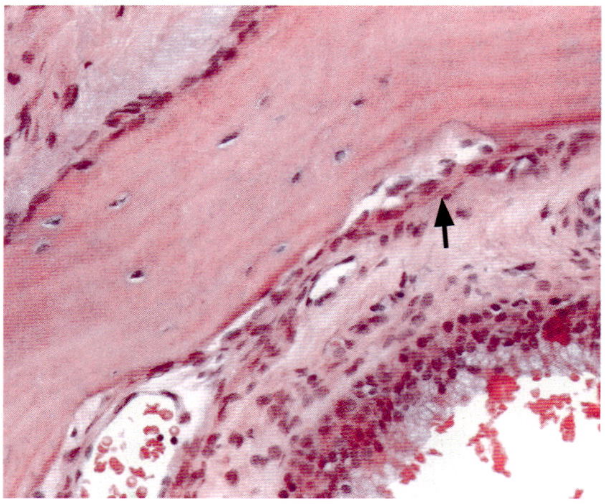

图1-4-2 慢性鼻窦炎筛窦组织病理。黑色箭头所示部位有明显的骨形成和骨吸收现象，骨周伴有明显的纤维化。HE染色，×100

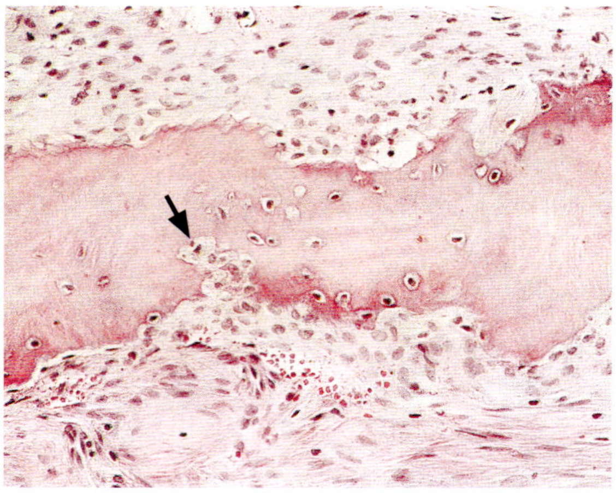

图1-4-3 慢性鼻窦炎筛窦组织病理。黑色箭头所示筛骨骨小梁明显的骨破坏现象，骨周有明显纤维增生反应，出现了明显的新生编织骨结构。HE染色，×100

2. 真菌 真菌在慢性鼻-鼻窦炎中的作用曾被认为是近几年最令人振奋的一个发现。Ponikau（1999）发现96%的慢性鼻-鼻窦炎患者（非真菌性鼻-鼻窦炎）的鼻窦中可以分离出真菌，正常对照也有相近的分离率。随后他们发现，相对于正常对照，慢性鼻-鼻窦炎患者外周血T细胞对真菌抗原有更强烈的Th1/Th2反应，这似乎可以解释同样有真菌定植，但为什么只有某些个体发病？接着，链格孢属真菌的一个60kDa的成分被发现可以诱导嗜酸性粒细胞脱颗粒。Ponikau认为机体对真菌的免疫是造成鼻窦黏膜大量嗜酸性粒细胞浸润的原因，这种改变与针对真菌的IgE介导的变态反应无关。但Ponikau的理论正受到强烈质疑，主要有以下几个原因：①尚没有解释为何慢性鼻-鼻窦炎患者会对真菌有过强的免疫反应；②真菌导致嗜酸性粒细胞炎症的机制不清楚，没有发现特异性的针对真菌抗原的T细胞受体反应；③绝大多数慢性鼻-鼻窦炎患者病变鼻窦可以分离出真菌，但相当一部分患者没有显著的嗜酸性粒细胞炎症；④最为关键的是多个前瞻、随机和双盲实验均未能证实抗真菌药物对慢性鼻-鼻窦炎的治疗效果。最近，有学者报道真菌在慢性鼻-鼻窦炎中亦可以形成生物膜。

3. 病毒 病毒在急性鼻-鼻窦炎中的作用较为确切，但有关病毒在慢性鼻-鼻窦炎中作用的研究还非常少。有一项研究发现鼻病毒在慢性鼻-鼻窦炎患者中的分离率要显著高于正常对照。

（二）变态反应

变应性鼻炎与鼻窦炎的合并发生率为25%～70%。鼻黏膜变应性炎症对鼻窦炎的影响主要有3个方面：①变应性水肿累及窦口黏膜，造成窦口的狭窄或阻塞；②变应性水肿累及鼻窦黏膜，同时鼻腔充血堵塞，迫使患者张口呼吸，引起窦内氧张力下降；③变应性炎症反复发作可提高呼吸道黏膜对变应性和非变应性刺激的反应性。多项研究显示变态反应和慢性鼻-鼻窦炎间存在关联。Benninger报道54%的门诊慢性鼻-鼻窦炎患者皮肤点刺实验阳性。对于拟行鼻内镜手术的不伴鼻息肉的慢性鼻-鼻窦炎患者，国内学者王鸿（2005）报道40%左右的患者皮肤点刺实验阳性；刘争（2007）报道62.5%的患者皮肤点刺实验阳性。然而，有研究显示花粉症患者罹患感染性鼻-鼻窦炎的几率在花粉期并没有明显增加，故变态反应和慢性鼻-鼻窦炎间是否有因果关系尚不能确定。但可以肯定的是，针对并发的变态反应进行有效治疗是确保慢性鼻-鼻窦炎患者手术疗效的重要手段。

（三）基因

基因和环境的相互作用被认为在诸多复杂性疾病的发病中起重要作用，如哮喘和过敏性鼻炎。基因和环境的相互作用可以解释为什么某些特定的个体才会发病。目前，有关慢性鼻-鼻窦炎基因异常的研究还非常少，而且存在以下问题：①样本数偏小，结果的可信度难以保证。②对慢性鼻-鼻窦炎不同表型的界定不严。由于慢性鼻-鼻窦炎涵盖不同的表型（如伴和不伴鼻息肉的慢性鼻-鼻窦炎、治疗反应好和难治性慢性鼻-鼻窦炎等），不同的表型可能具有不同的基因背景，如果不能将它们清楚地界定，就难以得出真正有意义的结论。③结果的可重复性差。④尚缺乏全基因组研究。⑤研究结果与种族有关。Pinto通过对具有独特生活方式和文化、生活在相对封闭环境中的北美哈特人中的慢性鼻-鼻窦炎患者基因组扫描发现，7q31.1 ~ 7q32.1区域和慢性鼻-鼻窦炎的易感性有关，这个区域存在囊性纤维化跨膜传导调节因子基因（CFTR），而Wang曾报道囊性纤维化跨膜传导调节因子基因的变异和慢性鼻-鼻窦炎的发病有关。另外，多个细胞因子及其信号传导相关基因的单核苷酸多态性（SNP）被提示可能和慢性鼻-鼻窦炎的发病有关，如：TNF-β、IL-1受体拮抗剂和慢性鼻-鼻窦炎；IL-22受体1、IL-1受体样蛋白1以及TNF-α诱导蛋白3和重度慢性鼻-鼻窦炎。环境因素可以通过表观遗传学机制，如DNA甲基化和组蛋白乙酰化来影响基因的表达，但目前关于这方面的研究还非常少。

（四）局部因素

1. 解剖畸形　常见的有鼻中隔偏曲、鼻丘过度气化、反常曲线中鼻甲、钩状突变异（如向内侧弯曲、骨质增生等）、中鼻甲气化、筛泡变异（过度气化或病变）、Haller气房（眶下气房）、腭裂（主要见于儿童患者）、后鼻孔狭窄或闭锁（亦主要见于儿童患者）。解剖结构异常导致的窦口鼻道复合体堵塞曾被认为是慢性鼻-鼻窦炎发病的关键，这也是Messerklinger和Stammberger功能性鼻内镜鼻窦手术治疗慢性鼻-鼻窦炎的理论基础。但是，不少学者发现解剖变异和鼻窦炎CT影像学改变以及患者的症状间没有关联，慢性鼻-鼻窦炎患者的解剖变异并不比正常对照常见。因此，窦口鼻道复合体的异常在慢性鼻-鼻窦炎发病中的作用可能被高估。但有意思的是，针对窦口鼻道复合体的手术对慢性鼻-鼻窦炎患者症状的缓解确实有效，其中的机制值得研究。

2. 局部病变的影响　①局部息肉、囊肿和异物；②过度使用局部缩血管剂；③由飞行、游泳和跳水等引起的气压伤；④齿列异常等口腔疾患；⑤腺样体肥大或腺样体炎：对儿童患者有重要影响。

（五）全身因素

1. 免疫缺陷　体液免疫缺陷被认为是慢性鼻-鼻窦炎的易感因素之一。刘争（2009）报道了国人不伴鼻息肉的慢性鼻-鼻窦炎中免疫球蛋白和补体缺陷的比例：IgA（2.78%）、IgM（1.39%）、IgG（0）、IgG1（2.78%）、IgG2（1.39%）、IgG3（1.39%）、IgG4（1.39%）、C3（0）、C4（4.17%）和甘露糖结合凝集素（15.28%）。可以看到国人中体液免疫缺陷并不常见。另外，与正常人群相比，其发生率也没有显著增加。但由于体液免疫缺陷毕竟在慢性鼻-鼻窦炎患者中仍存在一定比率，因此必要时需行相关检测。关于细胞免疫，有文献报道50%的慢性鼻-鼻窦炎患者有T细胞功能缺陷；34% HIV阳性患者有慢性鼻-鼻窦炎。

2. 先天性黏膜纤毛功能障碍　如原发性不动纤毛综合征，此病主要影响纤毛的结构和（或）功能，也可影响纤毛的摆动方向。其中包括Kartagener综合征，一种常染色体隐性遗传性疾病，由内脏转位、支气管扩张和鼻窦炎三联症组成。以往认为此病在国人中非常罕见，但近几年，国内学者周兵等对此有陆续报道，值得注意。

3. 囊性纤维化　是一种常染色体隐性遗传病，由囊性纤维化跨膜传导调节因子基因突变而引起，导致黏液弹性改变，使得全身黏液腺分泌异常稠厚的分泌液，阻塞窦口。另外，本病患者的黏膜组织厚韧，可致窦口阻塞。此病多见于白种人。

4. 哮喘　鼻-鼻窦炎与哮喘常有明确的联系，但是否为因果联系尚不明确。许多患者的慢性鼻-鼻窦炎加重后将使哮喘易发。90%以上的成年哮喘患者在哮喘发作前有鼻窦炎病史，且慢性鼻-鼻窦炎经适当的药物或手术治疗而好转后，哮喘也可随之好转。慢性鼻-鼻窦炎导致哮喘发作的能机制并不十分清楚，而哮喘是否会加重慢性鼻-鼻窦炎也不清楚。国内学者王鸿（2005）报道约3%左右的不伴鼻息肉的慢性鼻-鼻窦炎患者合并哮喘；刘争（2009）报道9.7%的不伴鼻息肉的慢性鼻-鼻窦炎患者合并哮喘。

5. 反流性食管炎　胃酸反流可能是某些难治性慢性鼻-鼻窦炎的原因，有研究报道难以控制的儿童慢性鼻-鼻窦炎患者存在反酸，给予抗酸治疗后症状得到缓解。

（六）其他因素

如烟雾、环境污染、医源性损伤和内分泌改变等。

二、病理及免疫学特征

（一）基本病理特征

通过对国人不伴鼻息肉的慢性鼻-鼻窦炎研究发现，48%患者病变黏膜固有层有显著的腺体增生（腺体型，图1-4-4），9%患者表现为固有层显著的纤维组织增生(纤维型，图1-4-5)，仅有4%患者表现为固有层显著的水肿（水肿型，图1-4-6），还有39%的患者其黏膜固有层的改变不太典型，可能同时有水肿、腺体增生和纤维化改变（不典型型，图1-4-7）。不伴鼻息肉的慢性鼻-鼻窦炎患者病变黏膜没有显著的嗜酸性粒细胞浸润，78%的患者嗜酸性粒细胞数小于总炎性细胞数的10%（非嗜酸性粒细胞型），而有相对较多的中性粒细胞。上皮细胞有显著的杯状细胞增生（图1-4-8）、基底膜增厚，部分出现鳞状上皮化生。

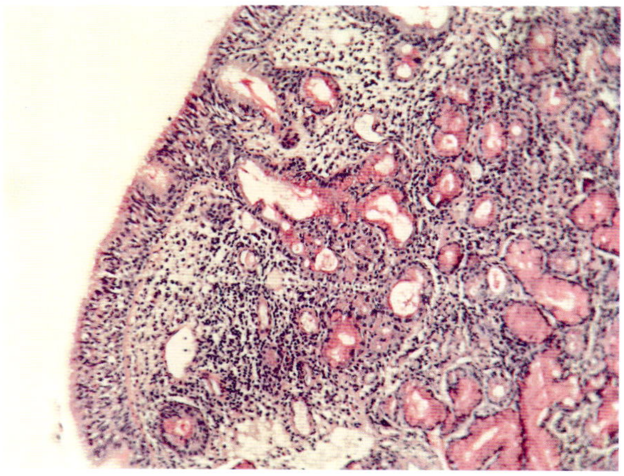

图1-4-4 不伴鼻息肉的慢性鼻-鼻窦炎组织病理特征。腺体型，PAS染色，×100

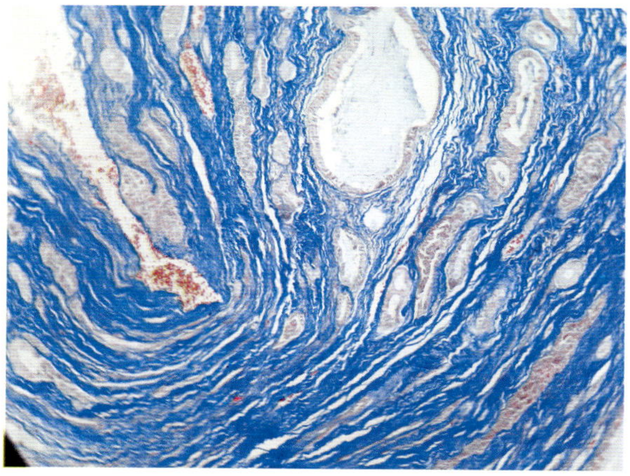

图1-4-5 不伴鼻息肉的慢性鼻-鼻窦炎组织病理特征。纤维型，Masson三色染色，×100

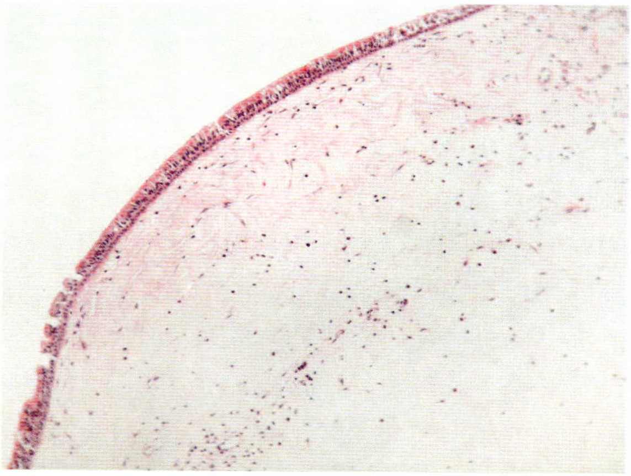

图1-4-6 不伴鼻息肉的慢性鼻-鼻窦炎组织病理特征。水肿型，HE染色，×100

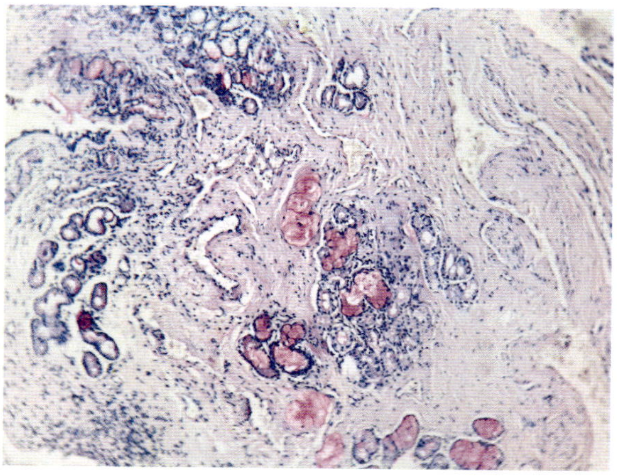

图1-4-7 不伴鼻息肉的慢性鼻-鼻窦炎组织病理特征。不典型型，PAS染色，×100

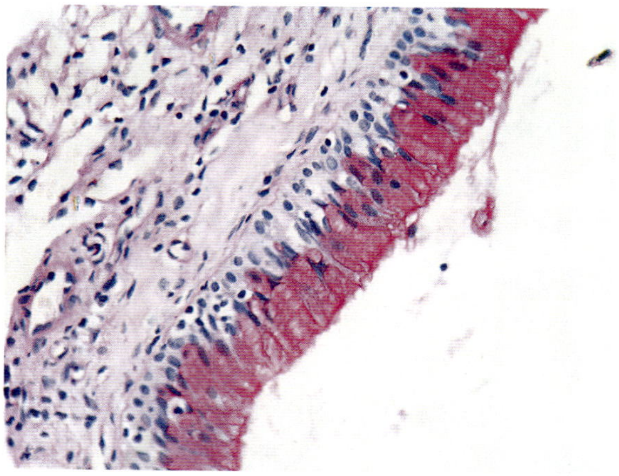

图1-4-8 不伴鼻息肉的慢性鼻-鼻窦炎组织病理特征。PAS染色，×400

（二）T细胞反应

在不伴鼻息肉的慢性鼻-鼻窦炎病变黏膜中存在大量的$CD4^+$及$CD8^+$的T细胞，$CD8^+$T细胞在数量上要多于$CD4^+$T细胞。另外，还存在一定数量的树突状细胞（dendritic cell，DC），表明T细胞介导的获得性免疫在慢性鼻-鼻窦炎中有重要作用。国人的不伴鼻息肉的慢性鼻-鼻窦炎表现为Th1/Th2/Th17混合反应，与伴鼻息肉的慢性鼻-鼻窦炎相比，Th1（INF-γ）反应明显增强；T调节细胞的作用还存在争议。DC在T细胞反应调节中可能起重要作用，髓样DC相对浆细胞样DC的优势可能促进了不伴鼻息肉的慢性鼻-鼻窦炎中T细胞反应向Th1方向偏移。

（三）先天性免疫和上皮细胞

先天性免疫是机体对外界刺激的第一道防线。鼻-鼻窦黏膜中，黏液纤毛系统、上皮细胞、中性粒细胞和巨噬细胞等是先天性免疫的重要组成部分。上皮细胞是鼻腔-鼻窦黏液纤毛系统的主要组成部分。除具有机械屏障的作用外，上皮细胞还是一道免疫屏障；上皮细胞表达多种进化保守性的模式识别受体（PRR）识别微生物的病原相关分子模式（PAMP），如Toll样受体（TLR）、黑色素瘤分化相关基因5（MDA5）、维A酸诱导基因Ⅰ（RIG-Ⅰ）和核苷酸结合的寡聚结合域（NOD）；上皮细胞还可以分泌多种抗微生物的肽和蛋白，如溶菌酶、乳铁蛋白、防御素、胶原凝素、正五聚蛋白型、Ⅰ和Ⅲ型干扰素等。在不伴鼻息肉的慢性鼻-鼻窦炎中，上皮细胞存在多种功能障碍：①黏液纤毛传输功能受阻；②机械屏障受累，与上皮防御和修复有关的S100基因表达明显减少；③模式识别受体功能异常，TLR2和4表达可能增加。巨噬细胞甘露醇受体有促进包噬和炎症反应的作用，其表达在不伴鼻息肉的慢性鼻-鼻窦炎中明显增强。

（四）免疫抑制机制障碍

T调节细胞功能是否在不伴鼻息肉的慢性鼻-鼻窦炎中存在缺陷，目前尚有争议。研究表明某些上皮来源的具有免疫抑制和抗炎作用的内源性调节分子在慢性鼻-鼻窦炎中表达缺失，如Clara细胞10kDa蛋白和糖皮质激素诱导的亮氨酸拉链，两者均为糖皮质激素诱导的蛋白，可以抑制核转录因子NF-κB的激活；Clara细胞10kDa蛋白还可以抑制炎性细胞的趋化和分化。

（五）其他免疫细胞和介质

肥大细胞和B细胞等以及IL-1、TNF-α、IL-6、IL-8、L选择素、环氧化物酶2、前列环素E2、NO、降钙素基因相关肽和血管活性肠肽等均可能参与了不伴鼻息肉的慢性鼻-鼻窦炎的病理过程。另外，转化生长因子β1和细胞外基质降解酶抑制剂基质金属蛋白酶抑制剂-1的高表达可能与其组织结构重塑有关。

三、治　疗

欧洲变态反应学和临床免疫学学会（EAACI）于2007年出版了其关于慢性鼻-鼻窦炎和鼻息肉的立场性文件（EPOS 2007），该文件以循证医学为指导，对慢性鼻-鼻窦炎治疗的证据进行了总结和分析，提出了慢性鼻-鼻窦炎的治疗策略，将慢性鼻-鼻窦炎的规范化治疗提升到了一个新的高度。

（一）不伴鼻息肉慢性鼻-鼻窦炎治疗策略

根据EPOS2007的建议，轻度不伴鼻息肉的慢性鼻-鼻窦炎［主观症状视觉模拟量表（VAS）评分≤3分］先行鼻用糖皮质激素+鼻腔冲洗治疗3个月，治疗若失败加用大环内酯类药物治疗3个月，治疗若失败行手术治疗；中重度患者（主观症状VAS评分>3分）直接行鼻用糖皮质激素+鼻腔冲洗+大环内酯类药物治疗3个月，治疗若失败行手术治疗；术后随访，并给予鼻用糖皮质激素+鼻腔冲洗，视情况加用大环内酯类药物。需要指出的是，上述每种单一药物的治疗效果虽然都有一定的研究数据支持，但对于多种药物的联合治疗和EPOS推荐的治疗流程还非常缺乏相应的临床研究数据支持，有待进一步研究证实。

（二）药物治疗和手术治疗

比较手术和药物疗效的高证据水平研究并不多。Ragab、Lund和Scadding（2004）报道了一项前瞻、随机、对照研究，比较了药物治疗和手术治疗对伴和不伴鼻息肉的慢性鼻-鼻窦炎治疗效果，患者先行6周的地塞米松-21-异烟酸酯喷鼻和碱性溶液鼻腔盥洗，治疗无效的患者纳入研究。对于不伴鼻息肉的慢性鼻-鼻窦炎患者，药物组给予12周的红霉素、糖皮质激素喷鼻和鼻腔盥洗；手术组患者给予鼻内镜鼻窦手术，术后给予2周红霉素、地塞米松-21-异烟酸酯喷鼻和碱性溶液鼻腔盥洗，接着再给予3个月糖皮质激素喷鼻和鼻腔盥洗。治疗后6个月和12个月，除鼻腔容积外，手术组和药物组在主观症状评分、生活质量、鼻内镜检查、NO水平和鼻纤毛传输功能方面无显著差异，提示适当的药物治疗和手术治疗效果相当。但Hamilos报道药物治疗对10%的患者效果不佳，35%患者在停药2个月内复发。因此，现阶段手术治疗仍是药物治疗失败后的选择。

1. 药物治疗

（1）常规抗生素：细菌感染在慢性鼻-鼻窦炎中的作用不明确；而且，对常规抗生素（如青霉素类、头孢类和喹诺酮类药物）的治疗效果，目前并没有设置安慰剂的对照研究。所以，除慢性鼻-鼻窦炎急性发作和鼻内镜术后感染外，不推荐使用抗生素；上述两种情况可使用常规抗生素，一般不超过2周。关于常规抗生素的作用，有待严格的前瞻、随机和双盲的对照研究。

（2）糖皮质激素：目前，尚缺乏全身糖皮质激素治疗不伴鼻息肉的慢性鼻-鼻窦炎的数据。

1）糖皮质激素的作用机制：①抑制炎性细胞的浸润和活化，包括嗜酸性粒细胞、T淋巴细胞和肥大细胞等。糖皮质激素可通过抑制趋化因子（Eotaxin和RANTES等）和黏附分子（ICAM-1和P选择素等）的表达减少炎性细胞向鼻-鼻窦黏膜的趋化，还可诱导炎性细胞凋亡，减少细胞数量，并抑制嗜酸性粒细胞脱颗粒；②抑制多种细胞因子表达，包括IL-5、GM-CSF、IL-1β、IL-6、IL-8、TNF-α、IL-4、IL-13等；③对鼻部血管的影响：糖皮质激素类药物并不诱导阻力和容量血管张力的改变，却可有效地抑制血管活性介质的释放，降低鼻黏膜血管的通透性，减轻组织水肿，降低鼻分泌物中蛋白的浓度；④影响糖皮质激素受体；⑤对先天性免疫的影响：Zhang（2007）报道糖皮质激素可以抑制Toll样受体配体和TNF-α诱导的呼吸道上皮细胞炎性介质的表达（如INF-β、GM-CSF、RANTES和IL-8等），但却可以保留或提高先天性免疫分子（如补体、凝集素和抗微生物蛋白）的表达，表明糖皮质激素在抑制炎性反应的同时并不抑制上皮细胞的免疫防御功能；⑥提高内源性免疫抑制机制：李华斌等（2008）发现鼻内糖皮质激素可以增加鼻息肉组织中T调节细胞的数量，另有研究显示鼻内糖皮质激素可以上调Clara细胞10kDa蛋白的表达；⑦调节组织结构重塑：王德云（2009）报道糖皮质激素可以通过上调AP-1基因通路增强鼻息肉组织上皮的修复。

2）鼻用糖皮质激素对不伴鼻息肉慢性鼻-鼻窦炎的治疗效果：有关鼻用糖皮质激素治疗效果的研究多集中于伴鼻息肉的慢性鼻-鼻窦炎，对不伴鼻息肉的慢性鼻-鼻窦炎的研究还较少，尚需进一步研究。但有报道显示，鼻用糖皮质激素治疗4～20周可以有效缓解不伴鼻息肉的慢性鼻-鼻窦炎患者症状，改善鼻气道阻力和影像学表现。还有研究表明，对于手术后仍有症状的患者，将鼻用糖皮质激素直接注入上颌窦腔可以显著改善症状。

3）常用鼻用糖皮质激素：目前，临床上常用的鼻用糖皮质激素有：曲安奈德、倍氯米松、布地奈德、丙酸氟替卡松、糠酸氟替卡松、糠酸莫米他松和环索奈德。它们的相对受体结合率分别为233、1345、855、1775、2989、2244和1212，生物利用度分别为48%、47%、35%、2%、0.1%、＜0.1%和＜0.1%。对于不伴鼻息肉的慢性鼻-鼻窦炎，鼻用糖皮质激素的治疗一般不少于12周；成人的常用剂量为曲安奈德（110μg/一侧鼻腔 qd）、二丙酸倍氯米松（42～84μg/一侧鼻腔 bid）、布地奈德（128μg/一侧鼻腔 qd）、丙酸氟替卡松（100μg/一侧鼻腔 qd）、糠酸氟替卡松（55μg/一侧鼻腔 qd）、糠酸莫米他松（100μg/一侧鼻腔 qd）和环索奈德（100μg/一侧鼻腔 qd），儿童剂量通常减半。鼻用糖皮质激素的使用一般是比较安全的，多数研究没有发现其对下丘脑-垂体-肾上腺素轴和身高的抑制；但有一项有关倍氯米松为期一年的研究发现其对身高有轻度抑制，另有一项研究发现高剂量的布地奈德使用6周可以减缓下肢的生长速率。因此，对于长期用药的儿童患者或合并使用其他激素的儿童患者（如下气道吸入性激素、皮肤外用激素等）需监测身高情况。局部糖皮质激素的使用可能会引起鼻干、局部灼烧感和鼻出血，但长期使用不会引起黏膜萎缩和组织化生。总体而言，各种激素的治疗效果差别并不大，但生物利用度低和受体结合率高的激素对于长期治疗更为理想。

（3）大环内酯类药物：多项体内和体外研究显示14-和15-元环大环内酯类药物对上、下呼吸道炎症有内在的抗炎作用。与糖皮质激素类似，大环内酯类药物主要通过其抗炎机制在慢性鼻-鼻窦炎的治疗中起作用。

1）作用机制：①抑制中性粒细胞：大环内酯类药物的作用主要通过影响中性粒细胞炎症。大环内酯类药物可以抑制中性粒细胞的迁徙和黏附，抑制中性粒细胞的呼吸暴发和氧自由基的产生以及脱颗粒，诱导中性粒细胞凋亡。②抑制炎性介质的产生：大环内酯类药物可以抑制NF-κB的活化，减少IL-1、IL-8、TGF-β和GM-CSF的表达；体外研究显示克拉霉素和泼尼松龙在相同剂量下可以等效地抑制慢性鼻-鼻窦炎患者鼻黏膜IL-8、IL-5和GM-CSF的表达。③减少基质金属蛋白酶的表达和黏蛋白聚糖1的脱落。④减少黏蛋白的分泌，刺激纤毛摆动和促进炎症黏膜的修复。⑤破坏和抑制生物膜的形成：研究表明，大环内酯类药物可以抑制生物膜初期形成所需要的藻酸盐，通过作用于细菌生物膜的Ⅰ基因区，导致细胞间沟通失败，降解已形成的生物膜。

2）对不伴鼻息肉慢性鼻-鼻窦炎的治疗作用：大环内酯类药物对慢性鼻-鼻窦炎的治疗作用最早见于日本文献，研究表明大环内酯类药物治疗2周～12个月可以改善鼻窦症状、鼻内镜和CT影像学改变；但这些研究多缺乏安慰剂对照。Wallwork（2006）报道了一项较为严格的随机、双盲、安慰剂对照的研究，发现150mg罗红霉素治疗2～3个月可以提高患者的生活质量、鼻腔气流、黏液纤毛传输速率和嗅觉功能，改善鼻内镜评分，同时抑制IL-8的表达。进一步研究发现，血清IgE小于200μg/ml的患者其症状改善更为显著，而且停药后效果基本可以持续12周。Suzuki研究也发现，IgE小于250μg/ml的患者其症状改善更为显著，而且症状的改善与外周血嗜酸性粒细胞计数呈反比，提示大环内酯类药物对嗜酸性粒细胞炎症效果可能不明显。Cervin对17例鼻内镜手术和全身糖皮质激素治疗后仍有持续症状的患者行罗红霉素或克拉霉素治疗。治疗3个月后，12名有效果的患者继续治疗9个月；治疗12个月后，鼻塞和鼻分泌物等主观症状明显改善，鼻内镜评分也显著改善。Hashiba和Baba的研究显示大环内酯类药物的治疗效果与治疗时间有关，治疗2周时症状改善5%，4周时为48%，12周时为71%。尽管大环内酯类药物是小剂量使用，但长期使用是否会产生耐药性仍不容忽视。多个小样本研究表明，小剂量长期使用不会导致耐药菌株的产生；但在大环内酯类药物被推广并广泛使用后，是否会在人群中导致耐药菌株的产生值得留心。总之，目前研究显示大环内酯类药物对不伴鼻息肉的慢性鼻-鼻窦炎有令人鼓舞的效果，但多数研究样本小、证据水平低，有待大样本、严格的对照实验进一步确认。

3）常见大环内酯类药物：大环内酯类抗生素根据大内环上碳原子数量来分类，一般常见的是14～16元环。14元环药物有红霉素、罗红霉素和克拉霉素；15元环药物有阿奇霉素；16元环药物有交沙霉素和麦迪霉素。15元环和16元环药物由于半衰期太长，容易引起体内蓄积，不宜长期使用。推荐使用的剂量为常规抗菌剂量的1/2，疗程不少于12周。通常，罗红霉素为150mg qd，克拉霉素为250mg qd。大环内酯类药物常见的副作用为恶心、腹泻、消化不良等消化道症状，一般发生率都很低。

（4）鼻腔冲洗：采用等渗和高渗盐水行鼻腔冲洗可以缓解症状、改善鼻内镜表现等。

（5）针对细菌生物膜的潜在治疗方法：表面活性物质或盐水机械冲洗。使用局部抗生素，新近有研究提示局部使用莫匹沙星可以清除金黄色葡萄球菌生物膜。这些治疗方法均有待进一步研究。

（6）其他治疗：鼻塞时可短期使用鼻减充血剂缓解症状，伴有变态反应患者可使用抗组胺类药物，可酌情使用黏液促排剂（如标准桃金娘油肠溶胶囊）和中药。多变型体液免疫缺陷患者（CVID）可采用免疫球蛋白替代治疗，多糖抗原和破伤风类毒素联合免疫可用于IgG2亚类缺乏患者。

2. 手术治疗

（1）扁桃体和（或）腺样体摘除术：扁桃体和（或）腺样体与儿童慢性鼻-鼻窦炎的发病有一定的关系，扁桃体和（或）腺样体摘除术可治愈部分慢性鼻-鼻窦炎患儿，其机制尚未阐明。对于药物治疗无效的儿童患者，可首先考虑扁桃体和（或）腺样体切除，一般不考虑鼻窦手术。对于充分药物治疗和扁桃体和（或）腺样体切除治疗后，仍不能缓解症状的重度患儿可考虑局限的鼻内镜鼻窦手术。

（2）鼻内镜手术：经药物治疗无效的慢性鼻-鼻窦炎患者或存在明显解剖异常影响通气引流的患者可行鼻内镜鼻窦手术。需要指出的是，手术的成功不仅需要熟练的手术技巧，还要有正确的术前和术后药物治疗相配合。

1）术前药物治疗：术前应用针对所感染细菌的抗生素。常规应用喷鼻激素，鼻分泌物稠厚时使用黏液促排剂，还可酌情使用减充血剂和（或）抗组胺药物。

2）术后药物治疗：原则同上述药物治疗。需定期清理术腔。

3.环境控制 尽量消除可能的诱因或易感因素，包括空气清洁过滤、避免主动和被动吸烟等。

第三节 伴鼻息肉慢性鼻-鼻窦炎研究进展

一、发病相关因素

（一）微生物

1. 细菌及相关因素

（1）细菌感染：有关伴鼻息肉的慢性鼻-鼻窦炎的细菌学研究要远少于不伴鼻息肉的慢性鼻-鼻窦炎。从伴鼻息肉的慢性鼻-鼻窦炎患者上颌窦和筛窦术腔中分离出的常见的需氧菌有：凝固酶阴性的葡萄球菌、金黄色葡萄球菌、链球菌和流感嗜血杆菌等。厌氧菌可以从8.6%～79%的患者中分离出，常见的厌氧菌有：革兰阳性消化球菌属和丙酸杆菌属，革兰阴性普雷沃杆菌属。Niederfuhr 和Wellinghusen（2009）报道伴和不伴鼻息肉的慢性鼻-鼻窦炎和正常对照间的细菌谱并没有显著差异，故认为细菌感染不是伴鼻息肉的慢性鼻-鼻窦炎的病因。

（2）对金黄色葡萄球菌超抗原的免疫反应：金黄色葡萄球菌超抗原是一组由金黄色葡萄球菌编码的蛋白分子，它不经抗原提呈细胞处理，而以完整的蛋白质分子直接结合到细胞表面主要组织相容性复合物Ⅱ类分子抗原结合槽外侧上，以非特异性方式激活大量带有特异性Vβ区的T细胞，这类T细胞约占T细胞库的5%～20%，远远超过普通抗原活化T细胞的数量。目前发现的与呼吸道炎症有关的细菌超抗原主要为金黄色葡萄球菌肠毒素（SEs），经血清学鉴别，有SEA、SEB、SEC、SED、SEE 和毒性休克综合征毒素（TSST）以及新近鉴别出的SEG、SEH、SEI。大约64%的伴鼻息肉的慢性鼻-鼻窦炎患者有金黄色葡萄球菌定植，而不伴鼻息肉的慢性鼻-鼻窦炎和正常对照中仅27%～33%左右有金黄色葡萄球菌定植。伴鼻息肉的慢性鼻-鼻窦炎中可检测到肠毒素，而不伴鼻息肉的慢性鼻-鼻窦炎和正常对照却检测不到。超抗原可以作用于B细胞促进局部免疫球蛋白的产生，50%伴鼻息肉的慢性鼻-鼻窦炎患者局部有针对葡萄球菌肠毒素的特异性IgE，而不伴鼻息肉的慢性鼻-鼻窦炎和正常对照却少有。超抗原特异性结合的T淋巴细胞受体β可变区出现在约50%伴鼻息肉的慢性鼻-鼻窦炎中。葡萄球菌超抗原可以促进鼻黏膜Th2细胞因子的释放，葡萄球菌蛋白A可以诱导肥大细胞脱颗粒。动物模型研究显示SAE可以诱导上、下呼吸道的嗜酸性粒细胞性炎症。据此，Bachert等认为鼻息肉组织中金黄色葡萄球菌的定植以及组织局部对金黄色葡萄球菌超抗原的免疫反应可能参与了鼻息肉的发病过程，而这种针对金黄色葡萄球菌超抗原的免疫反应在不伴鼻息肉的慢性鼻-鼻窦炎中却很少出现；因此，伴和不伴鼻息肉的慢性鼻-鼻窦炎在病因学上可能存在根本差异。Zhang（2006）对国人伴鼻息肉的慢性鼻-鼻窦炎研究发现，有1/3患者局部组织有针对葡萄球菌超抗原的IgE，而正常对照却没有。但关于葡萄球菌超抗原理论也存在以下疑问和争议：① Niederfuhr、Riechelmann和Wellinghusen（2008）采用细菌培养、PCR和荧光原位杂交等方法未能发现伴鼻息肉的慢性鼻-鼻窦炎比不伴鼻息肉的慢性鼻-鼻窦炎和正常对照有更高的金黄色葡萄球菌阳性率；金黄色葡萄球菌的存在和局部Th2细胞因子表达无关。国内学者樊韵平和许庚（2006）等通过检测组织中的SEA和SEB特异性IgE，也未能发现伴和不伴鼻息肉的慢性鼻-鼻窦炎以及正常对照间的差异。②还有约一半的伴鼻息肉的慢性鼻-鼻窦炎中未见到葡萄球菌超抗原反应。③囊性纤维化并鼻息肉患者也存在金黄色葡萄球菌定植，但在这部分患者却未见超抗原反应；而且，其鼻息肉表型也和通常的鼻息肉不同。

（3）细菌生物膜：伴鼻息肉的慢性鼻-鼻窦炎中生物膜形成的研究还较少。有研究显示在鼻息肉组织中亦存在较高比率的生物膜形成。金黄色葡萄球菌生物膜的形成，可能使得金黄色葡萄球菌能够持久地通过超抗原激发黏膜局部免疫和炎症反应，促进炎症的慢性化。

（4）骨炎：见第二节。

2. 真菌 Ponikau（1999）认为真菌在嗜酸性粒细胞性慢性鼻-鼻窦炎中起重要作用，而伴鼻息肉的慢性鼻-鼻窦炎是嗜酸性粒细胞性慢性鼻-鼻窦炎的一个主要类型。有关真菌的理论见第二节。

（二）变态反应

以皮肤点刺实验阳性为标志的系统性变态反应，可能在伴鼻息肉的慢性鼻-鼻窦炎发病中不占重要地位，国内学者王鸿（2005）报道40%左右患者皮肤点刺实验阳性，刘争（2007）报道65.5%的患者皮肤点刺实验阳性。Mygind（1979）指出鼻息肉患者对一系列变应原皮试阳性的比率与健康人大致相同。0.5%～4.5%变应性鼻炎患者合并鼻息肉，而这一比率也和普通人群相当。研究还发现鼻息肉组织中的IgE、ECP、IL-4和IL-5的含量在变应性和非变应性患者间没有区别。但近期有学者认为局部IgE反应可能在伴鼻息肉的慢性鼻-鼻窦炎中起作用，如针对葡萄球菌超抗原的IgE在鼻息肉组织中明显增高。

（三）基因

伴鼻息肉的慢性鼻-鼻窦炎中，遗传和基因研究也存在第二节中提及的问题。Rugina研究发现52%的患者有家族史，Gresiner发现14%患者有家族史。国内学者瞿申红（2007）对120例鼻息肉先证家系和160例对照家系的鼻息肉患病情况进行研究发现，先证者Ⅰ、Ⅱ级亲属鼻息肉的患病率分别为8.571%和3.086%，与对照组的1.376%和1.141%比较差异有统计学意义，鼻息肉符合多基因遗传特点。白细胞抗原（HLA）等位基因被发现与伴鼻息肉的慢性鼻-鼻窦炎有关，Luxenberger发现HLA-A74与鼻息肉相关；MolnarGabor发现HLA-DR7-DQA1*0201和HLA-DR7-DQB180202单体型个体鼻息肉的发病率是其他个体的2～3倍，HLA-DR7-DQA1*0201-DQB180201单体型个体鼻息肉的发病率是其他个体的5.53倍。另外，多个细胞因子及其信号传导相关基因被提示可能和伴鼻息肉的慢性鼻-鼻窦炎发病有关，如：IL-4 C-590T多态性与韩国人群中鼻息肉发病的保护有关；白三烯C4合成酶A-444C多态性和IL-1受体拮抗剂基因多态性与伴鼻息肉的慢性鼻-鼻窦炎有关，但IL-1受体拮抗剂基因与不伴鼻息肉的慢性鼻-鼻窦炎相关程度更高。Bernstein（2009）对常见的促炎因子、抗炎因子和趋化因子基因多态性和伴鼻息肉的慢性鼻-鼻窦炎的相关性进行了迄今最为全面的研究，包括IL-10（3个SNP）、IL-1α（2个SNP）、IL-1β（2个SNP）、CD14、TNF-α、IL-6、INF-γ、CCL2、CCL5和TGF-β1。他们发现仅TNF-α A-308G多态性与鼻息肉的发病有关，A等位基因的出现可以使罹患鼻息肉的几率增加2倍或2倍以上。

（四）局部因素

包括局部解剖异常等，可能在部分伴鼻息肉慢性鼻-鼻窦炎的发病中起作用。

（五）全身因素

1. 免疫缺陷　刘争（2009）报道了国人伴鼻息肉慢性鼻-鼻窦炎中免疫球蛋白和补体缺陷的比例：IgA（2.11%）、IgM（3.16%）、IgG（1.05%）、IgG1（3.16%）、IgG2（2.11%）、IgG3（2.11%）、IgG4（1.05%）、C3（0）、C4（5.26%）和甘露糖结合凝集素（12.65%），其发生率与正常人群和不伴鼻息肉的慢性鼻-鼻窦炎患者相比均无明显区别。可见体液免疫缺陷在伴鼻息肉的慢性鼻-鼻窦炎中亦不常见。

2. 先天性黏膜纤毛功能障碍　可合并鼻息肉。

3. 囊性纤维化　可合并鼻息肉。

4. 哮喘　不少研究证实了哮喘和伴鼻息肉慢性鼻-鼻窦炎间的关联。国外报道大约26%的鼻息肉患者合并哮喘，而对照仅有6%合并哮喘。国内学者王鸿（2005）报道约3%的鼻息肉患者合并哮喘，刘争（2009）报道20%的伴鼻息肉的慢性鼻-鼻窦炎患者合并哮喘。另一方面，7%的哮喘患者合并鼻息肉。有效治疗鼻息肉可以缓解哮喘的症状；而阿司匹林哮喘患者鼻息肉的生长速度是普通患者的4～6倍，提示两者在发病机制上有一定的内在联系。

5. 阿司匹林耐受不良　在国人中报道较少。阿司匹林耐受不良患者可以合并伴和不伴鼻息肉的慢性鼻-鼻窦炎，国外报道36%～96%阿司匹林耐受不良患者合并有鼻息肉。阿司匹林耐受不良患者若同时合并鼻窦炎鼻息肉和哮喘，则称为阿司匹林耐受不良三联症。阿司匹林耐受不良患者的鼻息肉累及鼻窦范围广，易复发。阿司匹林耐受不良患者鼻息肉的发生机制尚不完全清楚，但和阿司匹林及其他非甾体类抗炎药的使用无关。研究表明与花生四烯酸代谢有关的酶和代谢产物在阿司匹林耐受不良患者的鼻息肉组织中表达异常；与其他鼻息肉患者相比，COX-2 mRNA的表达以及具有抗炎作用的PGE2和脂氧素A4的含量在阿司匹林耐受不良患者中显著下降，而5-LOX、LTC4/D4/E4和LT受体的水平显著增高。

二、病理及免疫学特征

（一）基本病理特征

对白种人的研究显示，65% ~ 90%鼻息肉组织有显著的嗜酸性粒细胞浸润，嗜酸性粒细胞浸润被认为是鼻息肉的关键特征。Zhang报道国人鼻息肉组织中$EG2^+$嗜酸性粒细胞数量较白种人显著减少，ECP/MPO比值也显著降低，提示国人鼻息肉组织中的嗜酸性粒细胞浸润程度远不及白种人，而表现为中性粒细胞浸润占优势（表1-4-2）。曹平平和刘争等（2009）发现国人伴鼻息肉的慢性鼻-鼻窦炎患者中仅46.4%表现为嗜酸性粒细胞性炎症（图1-4-9、1-4-10）；大多数国人鼻息肉组织有显著的组织水肿（66%），另有7%患者表现为腺体型，4%患者表现为纤维型，23%患者表现为不典型的组织结构特点。比较嗜酸性粒细胞性和非嗜酸性粒细胞性鼻息肉，可以发现水肿型组织结构在嗜酸性粒细胞性息肉中更为常见（80%对比60%），而腺体增生在非嗜酸性粒细胞性鼻息肉中更显著；嗜酸性粒细胞性鼻息肉还表现出更强的炎性反应，有更多的总炎性细胞、单个核细胞和浆细胞浸润（表1-4-3）。嗜酸性粒细胞性和非嗜酸性粒细胞性鼻息肉均有显著的杯状细胞增生、基底膜增厚及部分鳞状上皮化生。囊性纤维化患者鼻息肉组织无显著的嗜酸性粒细胞浸润，但却有大量中性粒细胞浸润；而阿司匹林耐受不良患者的鼻息肉组织有更为显著的嗜酸性粒细胞浸润。

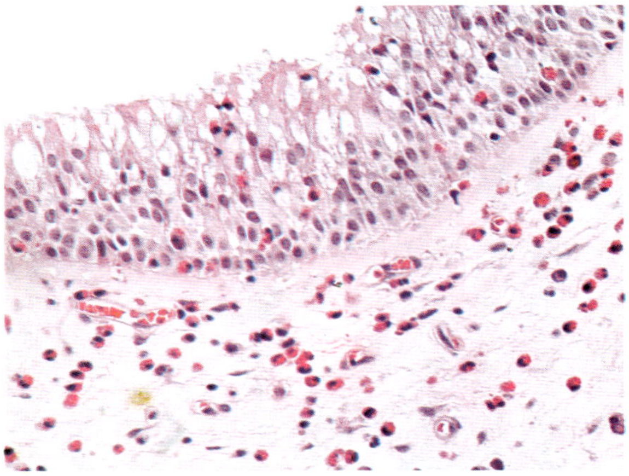

图1-4-9 嗜酸性粒细胞性息肉，HE染色，×400

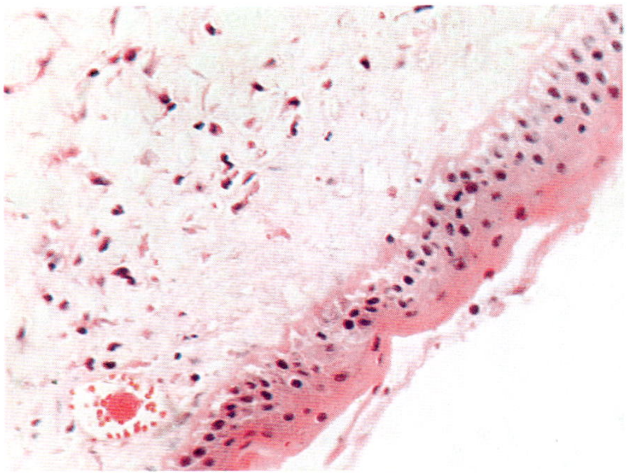

图1-4-10 非嗜酸性粒细胞性息肉，HE染色，×400

表1-4-2 国人和白种人伴鼻息肉慢性鼻-鼻窦炎的差异

	国人	白种人
金黄色葡萄球菌超抗原免疫反应	30%	~ 50%
基本病理特征	约50%为嗜酸性粒细胞性炎症，$EG2^+$细胞较白种人明显减少，中性粒细胞优势	65% ~ 90%为嗜酸性粒细胞性炎症，ECP/MPO比率高于国人
T辅助细胞反应	仅嗜酸性粒细胞性息肉表现为Th2反应增强；Th17反应增强	Th2反应增强；Th17反应缺失

表1-4-3 国人嗜酸性粒细胞性和非嗜酸性粒细胞性伴鼻息肉慢性鼻-鼻窦炎的差异

	嗜酸性	非嗜酸性
基本病理特征	80%为水肿型	60%为水肿型，腺体增生强于嗜酸性粒细胞性息肉，中性粒细胞优势
T辅助细胞反应	Th2和Th17反应增强 NKT细胞增多	Th细胞反应相对较弱

（二）T细胞反应

伴鼻息肉的慢性鼻-鼻窦炎病变黏膜中同样存在大量的$CD4^+$及$CD8^+$T细胞和一定数量的DC细胞。Zhang（2008）发现国人伴鼻息肉的慢性鼻-鼻窦炎表现为Th1 /Th17混合反应，而白种人则表现为Th2反应（表1-4-2）。曹平平和刘争等（2009）发现国人鼻息肉组织表现为Th1/Th2/Th17混合反应；嗜酸性粒细胞性息肉有较强的Th2反应，但非嗜酸性粒细胞性息肉却没有；嗜酸性粒细胞性息肉Th细胞反应较非嗜酸性粒细胞性息肉明显增强（表1-4-3）；T调节细胞在鼻息肉中可能存在缺陷。

（三）先天性免疫和上皮细胞

伴鼻息肉的慢性鼻-鼻窦炎中，上皮细胞多种TLR表达减少，特别是TLR9；鼻窦黏膜IL-22受体表达明显减弱，使得T细胞驱动的上皮细胞抗微生物分子表达受累；在Th2环境下，鼻窦黏膜TLR9、β防御素和表面活性蛋白A表达减少；上皮细胞可以分泌Eotaxin和RANTES促进嗜酸性粒细胞趋化；与抗寄生虫和真菌免疫有关的壳多糖酶和壳多糖酶样蛋白在鼻息肉上皮中表达明显增强，可能促进了嗜酸性粒细胞反应；与上皮屏障有关的抗蛋白酶SPINK5和与上皮防御和修复有关的S100基因表达在鼻息肉中明显减少。除和先天性免疫密切相关外，鼻息肉中上皮组织还通过增强获得性免疫而放大炎症反应。上皮细胞通过分泌TRAC和MDC促进Th2细胞趋化，分泌IP-10、I-TAC促进Th1细胞趋化；通过分泌BAFF活化B细胞，促进其增殖，产生IgA；通过分泌IL-6抑制先天性免疫，促进获得性免疫。

（四）免疫抑制机制障碍

T调节细胞功能可能在伴鼻息肉的慢性鼻-鼻窦炎中存在缺陷。研究表明Clara细胞10kDa蛋白和糖皮质激素诱导的亮氨酸拉链在伴鼻息肉的慢性鼻-鼻窦炎中表达明显减少，Th2细胞因子可以抑制上述两种蛋白在鼻黏膜的表达，而Th1细胞因子可以促进其表达。

（五）其他免疫细胞和介质

如肥大细胞和B细胞等以及IL-1、TNF-α、VCAM-1、ICAM-1、E选择素、P选择素、VPF/VEGF、NO、MCP-3、MCP-4、白三烯和前列环素等可能均参与了伴鼻息肉的慢性鼻-鼻窦炎病理过程。另外，细胞外基质降解酶7和9的高表达可能与鼻息肉组织水肿形成有关。

三、治　　疗

（一）伴鼻息肉慢性鼻-鼻窦炎的治疗策略

根据EPOS2007的建议，轻度和中度伴鼻息肉的慢性鼻-鼻窦炎（主观症状VAS评分≤7分）先行鼻用糖皮质激素治疗3个月，治疗有效则维持治疗，每6个月复诊；若失败则采用和重度伴鼻息肉的慢性鼻-鼻窦炎患者相同的治疗策略。重度患者（主观症状VAS评分＞7分）采用口服激素+鼻用糖皮质激素治疗1个月，治疗若有效则采用鼻用糖皮质激素维持，每6个月复诊；若失败行手术治疗，术后随访，并给予鼻用糖皮质激素+鼻腔冲洗，视情况加用口服激素、大环内酯类药物。

（二）药物治疗和手术治疗

在第二节不伴鼻息肉的慢性鼻-鼻窦炎治疗中提到的Ragab、Lund和Scadding（2004）研究中，作者采用相同的策略（但药物治疗组中伴鼻息肉患者鼻用糖皮质激素用量是不伴息肉患者的4倍，且采用滴剂），还比较了药物治疗和手术治疗对伴鼻息肉的慢性鼻-鼻窦炎的治疗效果，手术组和药物组无显著差异。Lildholdt等比较了肌内注射单剂二丙酸倍他米松（9mg）与手术切除对鼻息肉的疗效，二组均辅以布地奈德喷鼻治疗；一年后的疗效评估显示手术与药物治疗的疗效相近。Blomqvist（2001）报道将左右侧鼻息肉严重程度一致的患者左右鼻腔随机给予药物或手术治疗。分组前10天给予口服泼尼松龙，前4周给予布地奈德喷鼻治疗；分组后一侧鼻腔给予鼻内镜手术，术后给予布地奈德喷鼻治疗12个月，另一侧仅给予布地奈德喷鼻治疗12个月。研究发现，两侧鼻腔在鼻腔分泌物和嗅觉方面没有显著差异，但手术侧鼻通气情况要显著好于非手术侧。Alobid（2005）报道了另一项随机对照研究，药物组给予泼尼松口服2周+鼻用布地奈德12个月，手术组给予手术+鼻用布地奈德12个月，两组患者的症状均有明显改善，但手术组患者鼻通气改善更明显。提示适当的药物治疗对鼻息肉是有效的。

（三）药物治疗

1. 常规抗生素　用于慢性鼻-鼻窦炎急性发作和鼻内镜术后感染，一般不超过2周。关于常规抗生素的作用，有待严格的前瞻、随机和双盲对照研究。

2. 糖皮质激素

（1）全身糖皮质激素治疗伴鼻息肉的慢性鼻-鼻窦炎的治疗效果：多项研究显示全身使用糖皮质激素可以缩小息肉体积、改善患者主观症状和CT表现。短期口服激素和长期鼻喷激素可联合使用；由于可以引起失明等严重并发症，建议不要行鼻腔局部激素注射。尽管全身糖皮质激素类药物治疗有效，甚至可使息肉消失，但有研究显示5个月后，61.5%患者有息肉复发，表明单纯药物治疗的远期疗效仍不满意。目前，口服糖皮质激素治疗没有统一方案，其用量一般不超过等同于泼尼松1mg/kg的剂量，逐渐减量，疗程一般在1个月内。使用时应注意其副作用。

（2）鼻用糖皮质激素对伴鼻息肉的慢性鼻-鼻窦炎的治疗效果：较多的随机、双盲和安慰剂对照研究显示鼻用糖皮质激素治疗3～26周可以有效缓解患者症状，部分研究显示息肉体积明显缩小。鼻用糖皮质激素治疗鼻息肉亦无统一方案，剂量通常是治疗不伴鼻息肉的慢性鼻-鼻窦炎的1～4倍，时间不少于12周。

3. 大环内酯类药物　大环内酯类药物主要作用于中性粒细胞，其对嗜酸性粒细胞性炎症的作用并不明确。Ichimura研究发现罗红霉素 150mg/d 治疗8周可以使50%患者的息肉体积缩小，Yamada也发现克拉霉素400mg/d治疗8～12周可以使40%患者的息肉体积缩小。但这种作用可能仍与大环内酯类药物对中性粒细胞炎症的抑制有关，因为亚洲人鼻息肉中有相当一部分以中性粒细胞炎症占主导；Yamada也发现治疗效果好的患者术前鼻腔盥洗液中IL-8含量很高，治疗后下降超过5倍。Wallwork和Suzuki均发现大环内酯类药物对高血清IgE和高外周血嗜酸性粒细胞计数患者效果不佳。但有体外研究显示大环内酯类药物可以抑制IL-5、eotaxin、RANTES、ICAM-1和VCAM-1的表达。2项随机双盲研究显示大环内酯类药物治疗哮喘患者8周可以显著降低外周血和唾液嗜酸性粒细胞计数和ECP含量。另有2项研究显示大环内酯类药可以降低慢性鼻-鼻窦炎患者鼻腔盥洗液中ECP含量和上颌窦黏膜中$EG2^+$细胞数及水肿程度，但这2项研究都是小样本、开放性和无对照的研究。总体而言，大环内酯类药物对鼻窦嗜酸性粒细胞性炎症的作用还需更多严格的对照研究。

4. 其他治疗　鼻腔冲洗、抗组胺类药物、黏液促排剂和中药等。

（四）手术治疗

经药物治疗无效的患者或存在明显解剖异常影响通气引流的患者可行鼻内镜鼻窦手术。术后药物治疗原则同术前药物治疗，术后需定期清理术腔。

（五）环境控制

尽量消除可能的诱因、避免主动和被动吸烟等。

第四节　难治性慢性鼻-鼻窦炎

目前有研究显示，经过最大化保守治疗后，有10%患者症状无明显改善，有35%患者在停药2个月内复发，对这些患者可采用手术治疗，但术后仍有约10%患者复发。国内不少学者将这一小部分经过充分、规范和合适的保守及手术治疗后仍有持续症状的患者称为难治性慢性鼻-鼻窦炎（refractory CRS，recalcitrant CRS）患者。难治性慢性鼻-鼻窦炎正受到大家越来越多的重视，但目前对于难治性慢性鼻-鼻窦炎并没有一个统一的定义，也没有任何一个学科指导性文件涉及这一特殊的慢性鼻-鼻窦炎。有关难治性慢性鼻-鼻窦的研究还非常少，其临床表征、病理学和免疫学特点、发病原因和治疗策略都还非常不清楚。基于目前对难治性慢性鼻-鼻窦炎的认识，难治性慢性鼻-鼻窦炎被认为有以下特征：适当的药物疗效不佳且经过至少一次鼻内镜手术（合理切除病变结构）；术后给予“药物治疗”（口服或鼻用局部激素、全身长期低剂量抗生素和鼻腔冲洗等）至少3个月以及合理正规的鼻腔护理，但患者术后6个月仍有迁延不愈的症状和体征。难治性慢性鼻-鼻窦炎发生可能与不合理的手术和围术期的处理有关，可能与诱导持续性炎症的因素存在有关（如细菌生物膜和骨炎等），也可能与全身系统性疾病的共存有关（如免疫缺陷、阿司匹林耐受不良和胃食管反流性疾病等）。

难治性慢性鼻-鼻窦炎患者治疗前需进行全面的评估，如：是否有术后继发的粘连、瘢痕导致引流的不畅；是否有细菌生物膜的形成和免疫缺陷；是否有基因的异常，如TLR9；是否合并不动纤毛综合征、囊性纤维化、阿司匹林耐受不良和胃食管反流性疾病等；是否存在其他疾病影响对鼻-鼻窦症状的感知，如偏头痛和精神心理疾患等。在全面评估的基础上针对基础病给予相应的治疗，如免疫球蛋白替代治疗和抗酸治疗。Plamer 和Kennedy建议对于难治性慢性鼻-鼻窦炎患者可以先给予保守治疗，治疗原则基本同慢性鼻-鼻窦炎的药物治疗，但由于手术使得大部分鼻窦开放，因此采用局部治疗可能会得到更好的效果；保守治疗无效，可考虑再次鼻内镜鼻窦手术治疗清除瘢痕或息肉组织。对于多次鼻内镜鼻窦手术无效的患者，Fokkens建议可考虑根治性手术。这些建议都还需要进一步充分、细致的研究。

参考文献

1. 韩德民，周兵. 鼻内镜外科学. 北京：人民卫生出版社，2001

2. Fokkens W，Lund V，Mullol J，et al. European position paper on rhinosinusitis and nasal polyps 2007. Rhinol Suppl，2007，20：1-136

3. Meltzer EO，Hamilos DL，Hadley JA，et al. Rhinosinusitis：establishing definitions for clinical research and patient care. J Allergy Clin Immunol，2004，114：155-212

4. 中华耳鼻咽喉头颈外科杂志编委会，中华医学会耳鼻咽喉头颈外科学分会鼻科组. 慢性鼻-鼻窦炎诊断和治疗指南. 中华耳鼻咽喉头颈外科杂志，2009，44：6-7

5. 韩德民. 注重慢性鼻-鼻窦炎的规范化治疗. 中华耳鼻咽喉头颈外科杂志，2009，44：1-2

6. 王彤，韩德民，周兵，等. 慢性鼻窦炎患者筛窦骨质的病理学观察. 中华医学杂志，2006，86：1183-1186

7. Lanza DC，Kennedy DW. Adult rhinosinusitis defined. Otolaryngol Head Neck Surg，1997，117（3 pt 2）：S1-7

8. Desrosiers M. Refractory chronic rhinosinusitis：Pathophysiology and management of chronic rhinosinusitis persisting after endoscopic surgery. Curr Allergy Asthma Rep，2004，4：200-207

9. 刘争，高起学，崔永华，等. 成人慢性上颌窦炎的细菌学研究及药敏观察. 临床耳鼻咽喉科杂志，1998，12：545-548

10. 左可军，史剑波，樊韵平，等. 慢性鼻窦炎的细菌学研究. 2005，40：524-527

11. Bhattacharyya N. Bacterial infection in chronic rhinosinusitis：a controlled paired analysis. Am J Rhinol，2005，19：544-548

12. Niederfuhr A，Kirsche H，Riechelmann，et al. The Bacteriology of chronic rhinosinusitis with and without nasal polyps. Arch Otolaryngol Head and Neck Surg，2009，135：131-136

13. 于睿莉，董震. 细菌生物膜在慢性鼻-鼻窦炎发病机制的作用. 中华耳鼻咽喉头颈外科杂志，2006，41：228-231

14. Hekiert AM，Kofonow JM，Doghramji L，et al. Biofilms correlate with TH1 inflammation in the sinonasal tissue of patients with chronic rhinosinusitis. Otolaryngol Head Neck Surg，2009，141：448-453

15. Foreman A，Psaltis AJ，Tan LW，et al. Characterization of bacterial and fungal biofilms in chronic rhinosinusitis. Am J Rhinol Allergy，2009，23：556-561

16. Zhang Z，Han D，Zhang S，et al. Biofilms and mucosal healing in postsurgical patients with chronic rhinosinusitis. Am J Rhinol Allergy，2009，23：506-511

17. Psaltis AJ，Wormald PJ，Ha KR，et al. Reduced levels of lactoferrin in biofilm-associated chronic rhinosinusitis. Laryngoscope，2008，118：895-901

18. Ponikau JU，Sherris DA，Kern EB，et al. The diagnosis and incidence of allergic fungal sinusitis. Mayo Clinc Proc，1999，74：877-884

19. Shin SH，Ponikau JU，Sheri DA，et al. Chronic rhinosinusitis：An enhanced immune response to ubiquitous airborne fungi. J Allergy Clin Immunol，2004，114：1369-1375

20. Ebbens FA，Georgalas C，Rinia AB，et al. The fungal debate：where do we stand today? Rhinology，2007，45：178-189

21. 王鸿，张罗，周兵，等. 慢性鼻窦炎鼻息肉与变应性因素相关性的探讨. 中华耳鼻咽喉头颈外科杂志，2005，40：168-172

22. 刘争，陆翔，王恒，等. 伴和不伴鼻息肉的慢性鼻-鼻窦炎患者部分临床和病理学特征的对比研究. 临床耳鼻咽喉头颈外科杂志，2007，21：1064-1067

23. Pinto JM，Hayes G，Schneider D，et al. A Genomewide screen for chronic rhinosinusitis genes indetifies a locus on chromosome 7q. Laryngoscope，2008，118：2067-2072

24. Wang X，Moylan B，Leopold DA，et al. Mutation in the gene responsible for cystic fibrosis and predisposition to chronic rhinosinusitis in the general population. Jama，2000，284：1814-1819

25. 陶泽璋，张剑宁，杨强，等. 鼻中隔偏曲两侧窦口鼻道复合体解剖变异的差异. 中华耳鼻咽喉科杂志，2001，36：132-134

26. Cui YH，Zhang F，Xiong ZG，et al. Increased serum complement component 3 and mannose-binding lectin levels in adult Chinese patients with chronic rhinosinusitis. Rhinology，2009，47：187-191

27. Chee L，Graham SM，Carothers DG，et al. Immune dysfunction in refractory sinusitis in a tertiary care setting. Laryngoscope，2001，111：233-235

28. 周兵，官颖鹏，孙建军，等. Kartagener综合征鼻黏膜纤毛超微结构观察. 中华耳鼻咽喉头颈外科杂志，2001，36：323-325

29. Van Bruaene N，Perez-Novo CA，Basinski TM，et al. T-cell regulation in chronic paranasal sinus disease. J Allergy Clin Immunol，2008，121：1435-1441

30. Cao PP，Li HB，Wang BF，et al. Distinct immunopathologic characteristics of various types of chronic rhinosinusitis in adult Chinese. J Allergy Clin Immunol，2009，124：478-484

31. Schleimer RP，Kato A，Kern R，et al. Epithelium：at the interface of innate and adaptive immune responses. J Allergy Clin Immunol，2007，120：1279-1284

32. Lane AP. The role of innate immunity in the pathogenesis of chronic rhinosinusitis. Curr Allergy Asthma Rep，2009，9：205-212

33. Liu Z，Lu X，Zhang XH，et al. Clara cell 10-kDa protein expression in chronic rhinosinusitis and its cytokine-driven regulation in sinonasal mucosa. Allergy，2009，64：149-157

34. Zhang XH，Lu X，Long XB，et al. Chronic rhinosinusitis with and without nasal polyps is associated with decreased expression of glucocorticoid-induced leucine zipper. Clin Exp Allergy，2009，39：647-654

35. Ragab SM，Lund VJ，Scadding G. Evaluation of the medical and surgical treatment of chronic rhinosinusitis：a prospective，randomized，controlled trial. Laryngoscope，2004，114：923-930

36. Hessler JL，Piccirillo JF，Fang D，et al. Clinical outcomes of chronic rhinosinusitis in response to medical therapy；results of a prospective study. Am J Rhinol，2007，21：10-18

37. Zhang N，Truong_tran QA，Tancowny B，et al. Glucocorticoid enhance or spare innate immunity：effects in airway epithelium are mediated by CCAAT/enhancer binding proteins. J Immunol，2007，179：578-589

38. Li HB，Cai KM，Liu Z，et al. Foxp3+ T regulatory cells（Tregs）are increased in nasal polyps（NP）after treatment with intranasal steroid. Clin Immunol，2008，129：394-400

39. Li CW，Cheung W，Lin ZB，et al. Oral steroid enhance epithelial repair in nasal polyposis via up-regulation of AP-1 gene network. Thorax，2009，64：306-312

40. Derendorf H，Meltzer EO. Molecular and clinical pharmacology of intranasal corticosteroids：clinical and therapeutic implications. Allergy，2008，63：1292-1300

41. Wallwork B，Coman W，Mackay-Sim A，et al. A double-blind，randomized placebo-controlled trial of macrolide in the treatment of chronic rhinosinusitis. Laryngoscope，2006，116：189-193

42. Hashiba M，Baba S. Efficacy of long-term administration of clarithromycin in the treatment of intractable chronic sinusitis. Acta Otolaryngol，1996，525（suppl）：73-78

43. Suzuki H，Ikeda K，Honma R，et al. Prognosctic factors of chronic rhinosinusitis under long-term low-dose macrolide therapy. ORL J Otorhinolaryngol Relat Spec，2000，62：121-127

44. Cervin A，Kalm O，Sandkull P，et al. One-year low-dose erythromycin treatment of persistent chronic sinusitis after sinus surgery：clinical outcome and effects on mucociliary parameters and nasal nitric oxide. Otolaryngol Head Neck Surg，2002，126：481-489

45. Van Zele T，Gevaert P，Watelet JB，et al. Staphylococcus aureus colonization and IgE antibody formation to enterotoxin is increased in nasal polyposis. J Allergy Clin Immunol，2004，114：981-983

46. Patou J，Gevaert P，Van Zele T，et al. Staphylococcus aureus enterotoxin B，protein A，and lipoteichoic acid stimulations in nasal polyps. J Allergy Clin Immunol，2008，121：110-115

47. Niederfuhr A, Kirsche H, Deutschle T, et al. Staphylococcus aureus in nasal lavage and biopsy of patients with chronic rhinosinusitis. Allergy, 2008, 63: 1359-1367

48. 樊韵平，许庚，左可军，等. 鼻息肉组织中抗金黄色葡萄球菌肠毒素IgE的检测及超抗原学说分析. 中华耳鼻咽喉头颈外科杂志，2006，41：825-829

49. Zhang N, Holtappels G, Claeys C, et al. Pattern of inflammation and impact of staphylococcus aureus enterotoxins in nasal polyps from southern China. Am J Rhinol, 2006, 20: 445-450

50. Mladina R, Poje G, Vuković K, et al. Biofilm in nasal polyps. Rhinology, 2008, 46: 302-307

51. 瞿申红，李添应，李敏，等. 鼻息肉的遗传流行病学研究. 中华耳鼻咽喉头颈外科杂志，2009，42：608-611

52. Bernstein JM, Anon JB, Rontal M, et al. Genetic polymorphisms in chronic hyperplastic sinusitis with nasal polyposis. Laryngscope, 2009, 119: 1258-1264

53. Zhang N, Van Zele T, Perez-Novo C, et al. Different types of T-effector cells orchestrate mucosal inflammation in chronic sinus disease. J Allergy Clin Immunol, 2008, 122: 961-968

54. Blomqvist EH, Lundblad L, Anggard A, et al. A randomized controlled study evaluating medical treatment versus surgical treatment in addition to medical treatment of nasal polyposis. J Allergy Clin Immunol, 2001, 107: 224-228

55. Alobid I, Benitez P, Bernal-Sprekelsen M, et al. Nasal polyposis and its impact on quality of life: comparison between the effects of medical and surgical treatments. Allergy, 2005, 60: 452-458

56. Yamada T, Fujieda S, Mori S, et al. Macrolide treatment decreased the size of nasal polyps and IL-8 levels in nasal lavage. Am J Rhinol, 2000, 14: 143-148

57. Wallwork B, Coman W. Chronic rhinosinusitis and eosinophils: do macrolides have an effect? Curr Opin Otolaryngol Head Neck Surg, 2004, 12: 14-17

58. Palmer JN, Kennedy DW. Medical management in functional endoscopic sinus surgery failures. Curr Opin Otolaryngol head Neck Surgery, 2003, 116: 6-12

59. Videler WJM, van Drunen CM, van der Meulen FW, et al. Radical surgery: effect on quality of life and pain in chronic rhinosinusitis. Otolaryngol Head Neck Surg, 2007, 136: 261-267

第二篇

鼻腔、鼻窦影像学

第一章
鼻腔、鼻窦影像学检查方法

随着鼻内镜外科技术的发展和普及，常规X线平片检查已远不能满足临床的需要。

CT，即计算机体层摄影（computed tomography，简称CT），是电子计算机与传统X线体层摄影相结合的高科技产物，具有简便、迅速、安全和无痛苦的特点。CT图像是断层图像，密度分辨率高，解剖结构关系清楚，病变显示清晰，对病变的检出率和诊断准确率均较高，并且可以获得不同正常组织和病变组织的X线吸收系数，用以进行定量分析。因此，CT检查目前正成为鼻科（特别是鼻内镜鼻窦手术）术前必不可少的影像学检查方法。CT检查可以为鼻内镜手术提供有关解剖学的详细资料，提示病变的程度和范围，从而为提高鼻内镜手术的成功率提供重要依据和可靠保证，并有助于减少手术并发症。

第一节　计算机断层扫描技术

一、CT基本构成

（一）扫描机架系统

扫描机架包括框架及内部设备，如X线管、准直器、过滤器、探测器、数据采集系统、X线管旋转机械装置系统、框架前后倾斜装置及控制电路等。

（二）X线管

X线管是CT机发生扫描X线的主要部件。它与一般医用X线机的X线管相同，分为固定阳极X线管和旋转阳极X线管。固定阳极X线管：T/R扫描方式，焦点大，信息数据收集时间长，一般用于第一、二代CT装置。旋转阳极X线管：X线管工作容量大，焦点小，扫描速度快，信息数据收集时间短。

（三）准直器

位于X线管输出窗口处。应用于扫描X线宽度的调节（即扫描层厚的调节），一般扫描层厚调节有10mm、5mm、2mm和1mm等几种。

（四）过滤器

位于X线管前端。目的是过滤掉X线管输出的低能量X线。用于校正X线束强度，减少不同能量X线造成的误差。在扫描不同人体解剖部位或使用不同X线方式时，应当调整过滤器。

（五）探测器

将通过人体后带有X线信息的X线信号收集起来转变成电信号的器件。探测器有两种类型：固体探测器和气体探测器。固体探测器：采用固态晶体与光电倍增管组成。一般由碘化钠、碘化铯、锗酸铋等组成。这种固态探测器有较高的灵敏度和高度的信息转换效率及稳定性好等特点。气体探测器：采用高压惰性气体，一般是加注20个大气压的高压氙气体。当吸收X线后，即产生电离效应。通过积分电路将电离后的电流信号转变成相应的电压信号送入DSA系统。

（六）数据采集系统

由探测器、缓冲器、积分电路、放大电路和A/D转换电路组成。它是将线信号转换成电流信号，通过积分放大电路转变成模拟电压信号，通过模/数转换电路，将模拟电压转换成数字信号，送入硬盘，经A/D进入计算机中进行图像处理及图像重建。

（七）检查床

是一个可做上下、前后运动的高精度电控步进床。

（八）X线控制系统

X线控制系统有两种曝光控制方式：脉冲曝光方式和连续曝光方式。脉冲曝光方式：早期生产的CT产品为脉冲式，数据采样与X线脉冲同步进行。连续曝光方式：现代CT机取样时间频率加快，大大增加了取样与扫描时间的比值，提高了CT机的图像质量。

（九）计算机系统

CT机的计算机系统用于数据存储、检索和高速运算，图像重建及各部机械自动控制运行等功能都是通过计算机完成的。而计算机的内存容量、运算速度、并行处理能力、重建时间的快慢是CT机的重要参数。

（十）操作台与图像显示器

操作台：是工作人员与计算机之间人机对话的中间环节。输入患者参数、设定扫描条件、改变扫描模式、控制扫描、观察、分析及后处理图像等等工作全部是在操作台上进行的。操作台通过CT机的发展，操作程序得到了简化，加快了工作效率。

图像显示：是通过图像显示器单元将图像显示出来的，它是操作者直接观察诊断图像的窗口。

（十一）图像存储系统

是图像保存的方式。可将图像存储于CT机的硬盘中，也可以存储于软盘、光盘、磁盘、磁带，或通过照相机、激光照相机等将图像记录下来。

二、CT扫描原理

X线穿过人体后，X线强度的衰减程度与物体的组成成分及物体厚度呈现以下的关系。其衰减公式为：

$I = I_0 U$

式中：I_0是穿过人体前的X线强度；I是穿过人体后的X线强度；U是物质对X线的衰减系数，与X线能量和物体的原子序数有关。U的不同，造成射线的衰减不同。这样，通过探测系统，将X线信号转变成电信号后送入计算机系统进行运算得出的数字矩阵，经过计算机图像重建输出，由图像显示器将图像显示出来。

CT的扫描方式与X线源的运动方式、探测器的种类、探测器的数量和探测器排列形式有关，扫描方式的不同直接影响扫描速度与图像重建的质量。

1. 平行线束方式　由一个X线发生器和一个探测器组成。扫描运动有直线和旋转两种形式。两者作同步运动。这种方式速度慢、射线利用率低、扫描时间长，称之为第一代CT机。

2. 窄扇形束方式　由一个X线发生器和30个左右探测器组成，运动为直线和旋转方式。

X线束呈5°～10°窄扇形，同平行线束方式一样，速度慢、时间长，以上两种方式成像质量差，易产生错误，称为第二代CT机。

3. 扇形束方式　由一个X线发生器和200～500多个探测器组成。X线束宽为20°～40°扇形束，两者同步旋转运动，旋转角度为360°，这种方式速度快、射线利用率高，称为第三代CT机。

4. 倒相扇形束方式　由一个发生器和400～700多个探测器组成。X线管在探测器内或外旋转，旋转角和扫描时间与第三种相同。目前最为常用。

5. 图像重建　图像重建与数学计算方法有关。选用不同的计算方法影响图像重建速度、精度、噪声、像素大小、投影数及X线宽度等因素。计算法可分为两大类：直接法和间接法。直接法为直接算出吸收系数方程式的系数，包括反矩阵法、迭代法（逐步近似法）。间接法为先计算傅立叶变换，再计算吸收系数。有二维傅立叶重建法和褶积法（滤过反投影法）。

三、CT图像后处理

（一）CT值

当X线穿过人体的某一部位的物理过程中，此部位的物质密度是由该物质对于X线的衰减系数来表现的。某物质的CT值等于该物质的衰减系数与水的吸收系数之差，再与水的衰减系数相对比之后，乘以1000。CT值的单位名称为Hu。

（二）窗口技术

是根据人眼分辨灰阶的能力设定的。由于人眼对灰度分辨有限，而CT图像能达到分辨4000个灰阶（即从－1000 ～＋3000个CT值），因不同人体的不同组织的CT值范围不同，所以为了充分利用信息、增加对比度，选整个灰度级中的有限灰度值，扩大到整个屏幕来观察图像的技术。

1. 窗宽　是指CT图像上可包括16个灰阶的CT值的范围。

2. 窗位　不同组织的CT值不同。因此，欲观察某一组织结构的细节时，以该组织CT值为中心进行观察。

3. 双窗　可在同一CT图像上选两个不同窗宽和位，同时显示两种不同密度区域。

（三）像素与体素

1. 像素　CT图像组成的基本单元称为像素。

2. 体素　将成像的体层分成按矩阵排列的若干个小单元，而以一个CT值综合代表每个小单元的物质的密度，这些小单元称为体素。

（四）CT分辨率

空间分辨率和物质分辨率。

1. 空间分辨率（又称高对比分辨率）　指CT对物体空间大小的鉴别能力，它与被测物体的密度差有关，一般用每平方厘米的线对数表示，即调制传递函数MTF为0%时的空间分辨率为12LP/CM。

2. 密度分辨率（又称低密度分辨率）　是CT设备对于密度差别的分辨能力。

四、特殊扫描技术

1. 定位扫描　使CT机的X线管和探测器在患者所需要检查部位的位置上固定，利用检查床自动送入患者，做匀速运动的同时进行X线曝光，所得出的X线图像为定位扫描图像。在此定位像上，利用CT的软件功能将扫描角度、层厚、层间距及扫描范围确定下来的技术。

2. 目标扫描　在常规扫描，使用较大的层厚、层间距或间隔扫描之后，确定感兴趣区域，再使用较小的显示野，薄层扫描（又称靶扫描）。

3. 动态扫描　利用CT机的动态扫描软件功能，对某感兴趣层面，在注入造影剂的情况下，进行动态研究造影剂浓度随时间的变化而变化的过程为动态扫描。

4. 快速连续扫描　在设定了扫描范围、层厚、层间距及其他技术参数后，在CT机所容许的最短扫描时间内，注入造影剂后进行自动连续快速地完成所设定的扫描。

5. 放大扫描　利用感兴趣区域的设定，改变扫描场的大小或扫描野大小，对感兴趣区直接放大扫描，这可提高局部放大的空间分辨率。

（1）直接放大：在不改变空间分辨率和原有像素数目不变的情况下，将像素点作放大处理的单纯放大。

（2）靶重建放大：应用扫描的原始数据，按照要求的范围重建图像，以缩小像素的面积，提高空间分辨率的方法。

6. 高分辨率CT（HRCT）　在CT机固有空间分辨率的范围内，提高扫描条件如KV值、MA值，加大扫描时间，缩小扫描层厚，使用小于2mm的薄层扫描，使用大矩阵，采用高空间分辨率重建算法，可得到高分辨率图像。

7. 多层面组合重建　使用无间隔多层面连续薄层扫描后所得CT图像，利用这些图像的原始数据重新组建另外平面图像的技术。

8. 增强扫描 扫描过程中，将患者体内注入造影剂的方法来人工地增加组织间对X线的吸收差别，以提高CT图像对比度，这种CT扫描方法称增强扫描。

五、鼻腔鼻窦CT检查技术

由于鼻腔鼻窦解剖结构细小、复杂，又是颅面部许多重要神经、血管的通道，CT检查的方法与一般体部CT检查有一定的区别。

1. 扫描体位 鼻窦CT检查常规行横断（轴位）加冠状位扫描，才能准确显示鼻窦的解剖结构、解剖变异及病变程度和范围。横断位扫描自额窦至硬腭连续扫描，以听眶线为扫描基线（图2-1-1）。冠状位扫描则自鼻骨至蝶窦扫描，基线垂直于前颅底（图2-1-2）。必要时行矢状位重建。

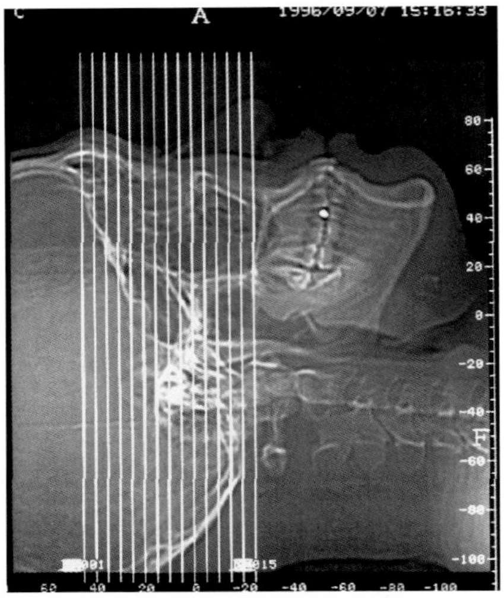

图2-1-1 轴位CT扫描定位。扫描基线为听-眶线或听-眦线。层厚2mm，层间距5mm

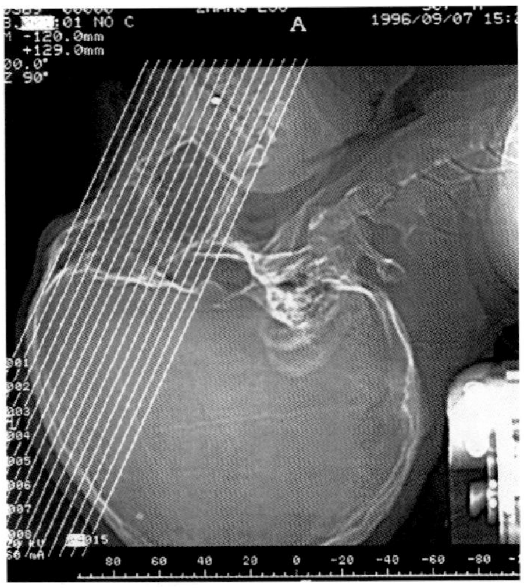

图2-1-2 冠状位CT扫描定位，仰卧头过伸或俯卧背曲。扫描基线与颅底垂直。层厚2mm，层间距5mm

2. 成像参数选择 根据临床疑诊不同，选择不同的参数进行检查。怀疑肿瘤时，一般选择层厚5mm，层间距5mm，窗宽400Hu，窗位40Hu，软组织算法成像。同时，可选择碘油造影剂增强检查，进一步判定病变性质。肿瘤侵及颅面骨质结构时，还应同时行骨重建，观察骨质改变。对一般外伤、炎症等，则选用层厚2mm，层间距2 ～ 5mm，窗宽1500 ～ 4000Hu，窗位150 ～ 300Hu，采用高空间分辨率算法成像。该技术称为HRCT，有利于显示鼻窦细小解剖结构及变异情况（图2-1-3、2-1-4）。

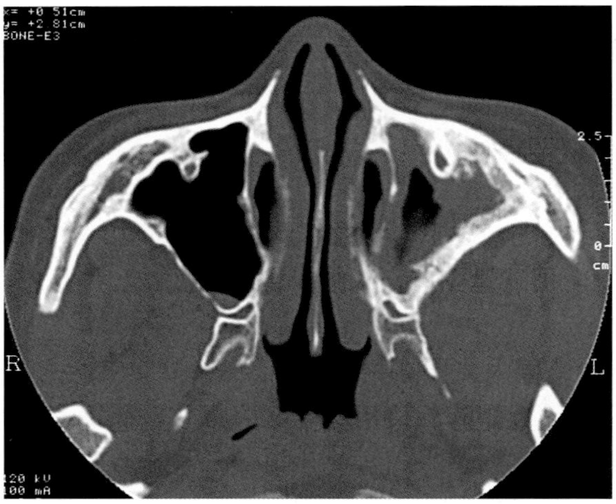

图2-1-3 横断位CT，层厚2mm，窗宽3000Hu，窗位320Hu。左侧上颌窦骨壁较对侧增厚，示骨小梁增生，上颌窦内黏膜肥厚

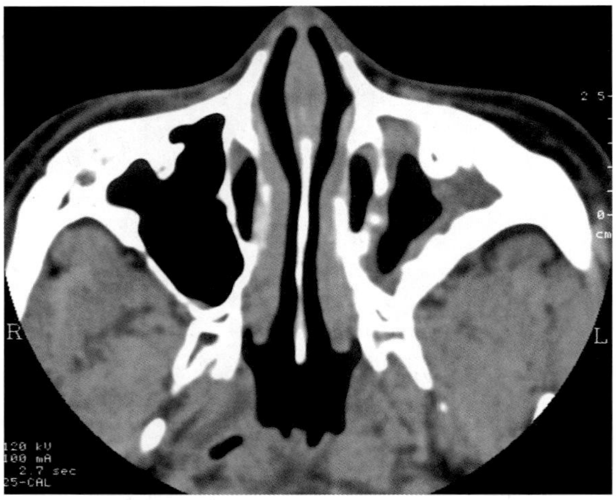

图2-1-4 横断位CT，同一层面。软组织窗。窗宽400Hu，窗位35Hu，右上颌窦壁骨质显示较厚，但软组织显示更佳

3. 靶扫描 对鼻窦感兴趣的区域进行设定，改变FOV大小（显示野大小），提高对所感兴趣的区域的分辨率。鼻窦CT检查均应行靶扫描检查。FOV一般所选用直径15 ～ 18cm较为合适。

总之，鼻窦CT检查虽然有一定特点，但在实际工作中应该针对每一个受检者的具体情况选择相应检查方法，以获得最佳影像学检查效果，提高诊断率。

第二节 磁共振成像原理及在鼻科应用

磁共振成像（MRI）其物理学基础是磁共振现象。1946年，美国的Purcell和Block各自独立地发现了磁共振现象，此后，这一物理现象广泛用于物理学、化学和医学领域。1973年，Lauterbur发表了两个充水试管的第一幅磁共振图像。1980年，商品MRI机出售并开始应用于临床。由于MRI所具备的突出的优点，这一新的医学影像诊断技术已迅速地在各个国家开展起来。目前，我国很多大医院已装备了MRI扫描仪，并发挥着越来越重要的作用。

一、基本物理原理

所有物质均具有不同程度的磁性，铁、镍、钴和钆都是磁性物质，有很强的磁效应，其特点为在其周围自发出现磁场，这些物质均为永磁体。环形线圈如有电流，则在线圈周围出现磁场，这是电磁。氢原子核中只有一个质子，质子有沿自身轴旋转（自转）的固有本性，质子距原子核中心有一定距离，因此，质子自旋就相当于正电荷在环形线圈中流动，在其周围也会出现一个磁场，称为核磁。中子的自旋也可产生磁场。凡含有奇数（不成对）的质子、中子或质子和中子者，其自旋可产生磁场，为磁性元素。生物组织中含有H、C、F、Na、P等元素，有磁性的元素约有百余种，但在现今MRI中研究和使用得最多的为H，因H只有一个质子，故H的MRI图像也称为质子像。

含有奇数质子或中子的原子核在其周围产生磁场，磁场用磁矩来表示，磁矩有其长度（或强度）、方位和方向。无外加磁场时，质子群中和各个质子以任意方向自旋，因而单位体积内生物组织宏观磁矩M=0，但如果有大的外加磁场时，则质子磁矩方向发生变化，较多的质子磁矩方向与主磁方向相同，而有较少的质子磁矩方向与主磁场方向相反，在磁场内顺主磁场方向的质子处于低能态，而逆主磁场方向者则处于高能态。在强磁场中，氢原子核不仅绕着自身轴旋转，而且还沿着主磁场方向作圆周运动，质子磁矩的这种运动称为进动或旋进，磁矩进动的频率为Larmor频率。在不同场强的主磁场中，氢原子核的旋进频率不同。在主磁场中，以Larmor频率施加射频脉冲，被激励质子从低能态跃迁到高能态，产生了磁共振，受射频脉冲激励的质子群发生磁共振时，质子群宏观磁矩不再与原来主磁场方向平行，宏观磁矩的方向和值离开原来的平衡状态而发生变化，其变化的程度取决于所施加射频脉冲的强度和时间，施加的射频脉冲越强，持续时间越长，在射频脉冲停止时，则宏观磁矩离开其平衡状态就越远。当施加射频脉冲时，宏观磁矩以螺旋运动的形式离开其原来的平衡状态；当射频脉冲停止时，宏观磁矩垂直于主磁场方向。

当所给予的射频脉冲符合Larmor频率时，则被激励的质子群发生共振，宏观磁矩离开其原来的平衡状态，脉冲停止后，宏观磁矩又自发地回复到平衡状态，这个过程被称为“核磁弛豫”。弛豫过程可用两个时间值描述，即纵向弛豫时间（T_1）和横向弛豫时间（T_2）。当给予90脉冲后，质子从射频波吸收能量，处于高能态的质子数目增多，但90脉冲停止后，高能态质子将吸收的能量扩散到周转环境（晶格），两种能态的质子逐渐恢复到平衡状态，称之为纵向弛豫（T_1）或称为自旋晶格弛豫。弛豫过程表现为一种指数曲线，因此把T_1值规定为纵向磁化矢量恢复到其最终平衡状态63%的时间（图2-1-5）。90脉冲停止后，由于组织中水分子的热运动持续产生磁场的小波动，周围磁环境的任何波动都可造成质子共振频率的改变，使质子振动稍快或稍慢，因此各个质子经受不同的磁场波动，其共振频率也不同 结果使相位丧失聚合，磁化矢量相互抵消，横向磁化矢量很快由大变小终于到零，横向磁化矢量衰减也表现为一种指数曲线。T_2值是指一种指数曲线，横向磁化矢量衰减到原来值37%的时间（图2-1-6），其弛豫过程称为横向弛豫。任何频率的磁环境波动都可使质子共振频率发生改变，使质子群由相位一致变为差异，即热运动的作用使

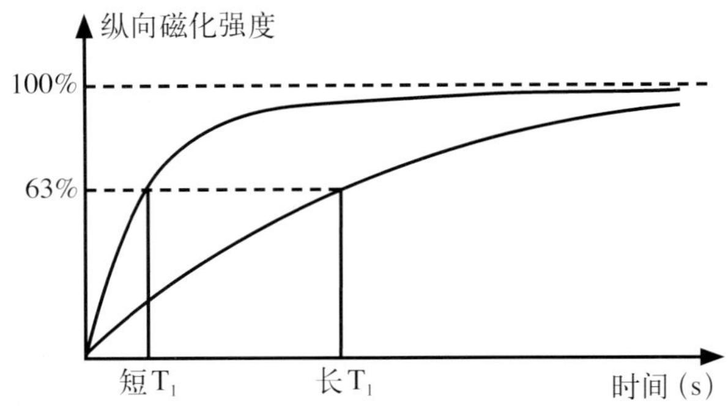

图2-1-5 示纵向弛豫时间。纵向弛豫时间（T_1）是指90°脉冲后，达到原纵向磁化矢量63%的时间

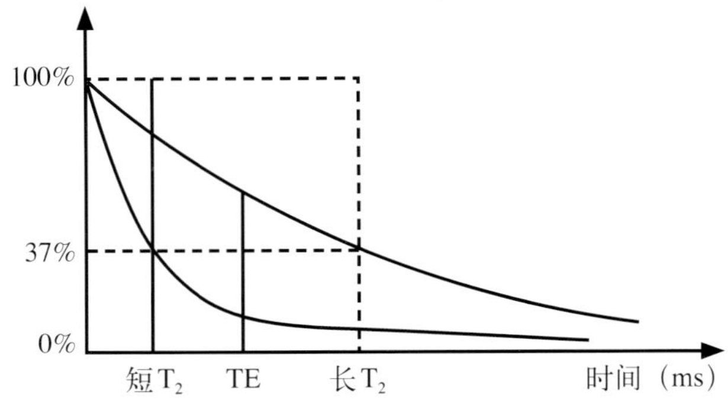

图2-1-6 示横向弛豫时间。横向弛豫时间是指90°脉冲后，原横向磁化矢量值衰减到37%的时间

质子间的旋进方位和频率互异，但无能量的释出，因此横向弛豫（T_2）也称为自旋-自旋弛豫。生物组织的T_1在200～2000ms之间，而T_2值在50～500ms之间，一般来讲，T_1值总大于相应的T_2值。在不同场强的磁场中，T_1值和T_2值均不同。

不同生物组织具有不同的T_1和T_2值，具体见表2-1-1和2-1-2。在这里有一种物质——黏液，由于所含蛋白质的浓度不同，其T_1值和T_2值不同，具体见图2-1-5和图2-1-6。当浓度较低时，T_1弛豫时间较长，随着蛋白质的浓度增高，T_1弛豫时间缩短，达到一定浓度时，T_1弛豫时间最短，如果蛋白质的浓度继续升高，则T_1弛豫时间又重新延长；而对于T_2弛豫时间，蛋白质的浓度较低时，T_2弛豫时间很长，几乎与纯水的T_2弛豫时间相等，随着蛋白质的浓度增高，T_2弛豫时间缩短，当蛋白质的浓度特别高时，T_1弛豫时间特别长而T_2弛豫时间则特别短，在MRI上表现为信号流空，即信号很低。由于黏液的信号变化很大，对于鼻窦的黏液囊肿诊断有时很困难，易误诊为肿瘤，因此应引起足够的重视。

表2-1-1 场强1.0不同生物组织T_1值

组织	T_1（ms）	组织	T_1（ms）
脂肪	180	肌肉	600
肝	270	肾髓质	680
肾皮质	360	血	800
脑髓质	390	脑脊液	2000
脾	480	水	2500
脑皮质	520		

表2-1-2 场强1.0不同生物组织T_2值

组织	T_1（ms）	组织	T_2（ms）
肌肉	40	脑皮质	100
肝	50	肾髓质	140
肾皮质	70	血	180
脾	80	脑脊液	300
脂肪	90	水	2500
脑髓质	90		

二、成像技术

MRI最独特的特点是通过不同信号采集技术来改变组织间对比度，以期获得更多信息。本文主要介绍目前临床上最常用的成像技术。

（一）自旋回波脉冲序列

自旋回波（SE）序列为现今MRI扫描最基本、最常用的脉冲序列，其过程为先发射一个90射频脉冲，间隔数至数十毫秒（ms）后再发射一个180射频脉冲，在其后10～100ms后，测量回波信号的强度，90脉冲至测量回波的时间称为回波时间（TE）；两个90脉冲之间的时间称为重复时间（TR）。

人体的不同组织，不论是正常的还是异常的，都有各自的T_1和T_2值，这是MRI区分正常与异常以及诊断疾病的基础。为了评价被检组织的各种参数，通过调节重复时间TR和回波时间TE以得到突出某个组织特征参数的图像，称之为加权像（weighted image，WI）。把分别主要反映组织T_1、T_2和质子密度特性图像相应称为T_1加权像、T_2加权像和质子密度加权像。长TR和长TE为T_2加权像，短TR和短TE为T_1加权像，长TR和短TE为T_1加权像，TR、TE与各种加权像的关系具体见表2-1-3。

表2-1-3 TR、TE与各种加权像的关系

TR	TE	加权像
长	短	N（H）WI
短	短	T_1WI
长	长	T_2WI

MRI的信号强度主要依赖于4个因素：质子密度、T_1和T_2以及液体流动。其中尤以T_1和T_2最为重要，短T_1为高信号，长T_1为低信号；短T_2为低信号，而长T_2为高信号。比如，气体、钙化、骨皮质和纤维为长T_1和短T_2，在T_1WI和T_2WI上都为低信号，在MRI片上为黑色；水（如脑脊液）为长T_1和长T_2，在T_1WI上为低信号（在MRI片上为黑色），在T_2WI上为高信号（在MRI片上为白色）；脂肪和正铁血红蛋白为短T_1和长T_2，在T_1WI和T_2WI上都为高信号（在MRI上为白色）；脑白质、脑灰质和肌肉等为中等T_1和T_2，在T_1WI和T_2WI上为中等信号（在MRI片上为灰色）；一般的肿瘤组织与正常的脑组织相比为长T_1和长T_2，因此其信号较正常组织的信号高。黏液的信号多种多样，随蛋白质的浓度不同而不同，具体见图2-1-5。

流动液体的MRI信号比较复杂，以血流为代表，影响流动液体信号的因素有流动液体的速度、方向和性质（如层流、湍流）以及重复时间TR、回波时间TE、层厚、切层位置与流动流体方向的关系，成像技术如脉冲序列单回波、偶回波等。在自旋回波序列时，由于“流空效应”，流动液体一般呈低信号。在下列情况下，流动的液体高信号：由于“流入性增强”效应，顺着血流方向连续多切成像时，上流血液侧第一个层面流动血液呈高信号；偶回波时，血流呈现高信号；梯度回波序列时，血流呈现高信号。

（二）梯度回波脉冲序列

梯度回波脉冲序列是近年发展较快的MRI技术，使用小于90度的射频脉冲激励，而且与传统的SE序列相比，重复时间TR可明显缩短，因此成像技术加快，单层成像时间仅为1～2秒，多层成像时间也在20秒。这种技术主要应用于快速动态增强。

（三）增强扫描技术

为了进一步提高MRI影像对比度，使一些较小的病变能够显示，提高病变定性的准确率，通过引入造影剂人为地改变病变组织的MR特征性参数。目前，采用的造影剂主要是缩短T_1与T_2弛豫时间，这种能引起质子弛豫时间缩短的离子或分子被称为“顺磁性物质”，用于MRI检查的顺磁性物质被称为顺磁性造影剂。目前，用于临床的顺磁性造影剂主要是二乙烯五胺乙酸（Gd-DTPA）。Gd-DTPA在MRI增强时的原理与含碘造影剂在CT增强时的原理不一样，前者是改变局部组织的磁环境而间接增强，后者则是直接增加X线的衰减而直接增强。目前，普遍采用的剂量为0.1mmol/kg。

三、鼻和鼻窦MRI扫描序列的选择

一般选择横断面、冠状面和矢状面，在横断面行T_1和T_2WI扫描，冠状面行T_2WI扫描，矢状面行T_1WI扫描。如果病变在冠状面或矢状面较横断面显示的好，则在病变显示最佳的断面行T_1WI和T_2WI扫描。如果需要更多的信息，可行增强扫描，注射造影剂后行横断面、冠状面和矢状面T_1WI扫描。

四、鼻和鼻窦MRI的适应证和禁忌证

（一）适应证

1. 鼻、鼻窦肿瘤和肿瘤样病变。
2. 累及周围结构（眼眶、颅脑、颞下窝等）的鼻和鼻窦病变。
3. 复合外伤（必须明确无金属异物）。

（二）禁忌证

1. 装有心脏起搏器的患者。
2. 动脉瘤手术后留有金属银夹者。
3. 眼眶内有金属异物者。
4. 幽闭恐怖症患者。

如果患者生命体征不稳定，原则上不能承受MRI检查。

五、MRI 优缺点

（一）优点

1. 软组织分辨率高。
2. 无骨伪影。
3. 任意方位断层。
4. 无损伤的安全检查。

（二）缺点

1. 定性诊断困难。
2. 成像速度慢。
3. 运动伪影。
4. 对骨皮质、钙化显示差。

六、MRI 发展前景

为了发挥MRI的优势，MRI硬件和软件发展很快，未来的一段时间，将会出现新进展：MRI分辨率不断提高，扫描速度加快，运动伪影减少，使MRI工作效率和图像质量上一个新台阶，逐步地克服MRI的缺点，而且MRI新技术将会不断出现和发展，特别是MR血管造影（MRA）技术将会越来越完善，不久的将来，MRA能很好地显示小血管，到那时，MRI不但能清楚地显示病变本身，而且还能显示病变的供血血管。功能MRI（FMRI）的发展将使嗅觉和嗅中枢的研究成为可能。MRI还将进一步向分子生物学和组织学方向发展，使影像诊断达到一个前所未有的高度。

第二章
鼻腔、鼻窦影像学检查

鼻内镜鼻窦外科学的兴起与发展推动了与鼻内镜手术相关的鼻及鼻窦的解剖学研究，尤其是近年来CT、MRI的应用，可在术前就能清楚而且直接地显示每个患者的细微解剖结构，是鼻内镜手术的“路径图”，目前已成为鼻内镜手术前首选和必备的影像学检查手段。

一、CT扫描方法

高分辨率CT扫描，骨算法重建，层厚2mm，层间距5mm，连续扫描，根据需要，或可采用2mm或3mm连续扫描，多取横断面和冠状面扫描。窗宽+1500 ~ 4000Hu，窗位+150 ~ 400Hu。采用骨算法重建的CT图像能清楚地显示骨质细微解剖结构、黏膜改变和鼻窦引流通道以及骨和软组织的关系。如果伴发颅内并发症或扩散到周围结构，则须加行软组织窗扫描，窗宽+300 ~ 400Hu，窗位+40 ~ 50Hu，必要时行增强扫描。扫描基线：横断面扫描采用听眶下线，冠状面扫描基线与听眶下线垂直。需要强调的是，直接CT冠状面扫描显示鼻窦及其引流通道较好，是鼻内镜手术术前不可缺少的检查方法。

肿瘤及肿瘤样病变一般采用软组织窗扫描，层厚5mm，层间距5mm，窗宽+300 ~ 400Hu，窗位+40 ~ 50Hu，一般均行增强扫描，如有骨质改变，则加行骨算法重建扫描。

随着多层螺旋CT的涌现，扫描速度明显加快，Z轴的分辨率也明显提高，像素的X、Y、Z三个方向的边长相等，也就是像素成为正立方体，实现了各向同性扫描。各向同性扫描的意义就在于所有方向的图像在空间分辨率上完全相等，即无论冠状面图像、矢状面图像，还是任意角度的图像，可通过MPR（多平面重建）重建得以完成，图像质量等同于直接重建的横断面图像。多层CT可仅行横断面扫描，根据需要进行多方位MPR重建，彻底改变了以往的CT检查在进行完横断面扫描后需要重新对患者摆位置再进行冠状面扫描的面貌，使扫描时间明显缩短，患者更加舒适，可任意多方位观察解剖结构，为临床提供更多、更可靠的信息。目前，不少大医院已安装了先进的64层CT，应充分发挥其强大的扫描和后处理功能，使鼻部的CT检查达到更高的层次。

二、MRI扫描方法

采用头部线圈，横断面、冠状面和矢状面扫描，T_1加权像：TR = 400 ~ 500毫秒，TE = 15 ~ 20毫秒；T_2加权像：TR = 3000 ~ 4000毫秒，TE = 100 ~ 120毫秒。NAQ = 2 ~ 4次。层厚为4mm，间隔为1mm。

MRI显示软组织较好，主要用于显示颅内并发症和肿瘤以及鼻窦病变扩散到周围结构，一般须行增强扫描，造影剂采用Gd-DTPA。

第一节　正常鼻腔、鼻窦CT和MRI解剖

鼻内镜鼻窦外科学的兴起与发展推动了与内镜手术相关的鼻和鼻窦的解剖学研究，尤其是近年来CT、MRI的应用，可在术前就能清楚而且直接地显示每个患者的细微解剖结构，是鼻内镜手术的“路径图”。

一、外　　鼻

是冠状面显示的最前面结构，如果额窦过度气化而突出，则可在外鼻的前面层显示。

二、额　　窦

是位于额骨两骨板之间的不对称的一对窦腔，额窦气房一般在同一层冠状面就能全部显示（图2-2-1 ~ 2-2-4），但是有时也可见一个气房位于其他气房之后。额窦的形状和大小极不恒定。额窦通过额隐窝引流到中鼻道（图2-2-5、2-2-6）。

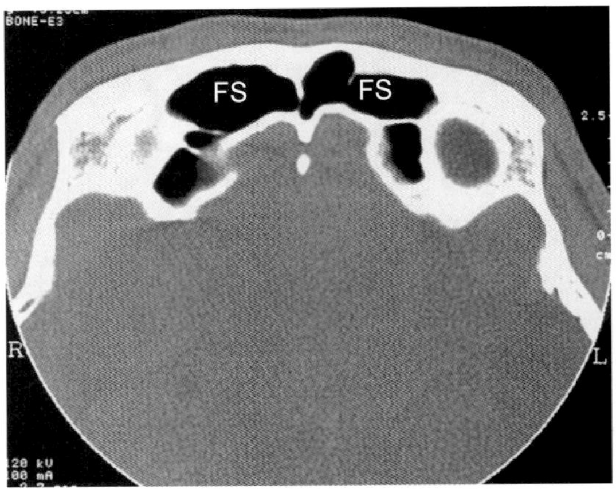

图2-2-1　额窦轴位CT，FS额窦

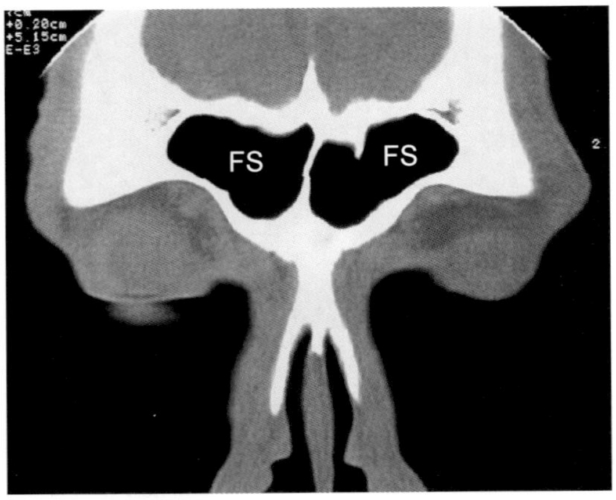

图2-2-2　额窦冠状位CT，FS额窦

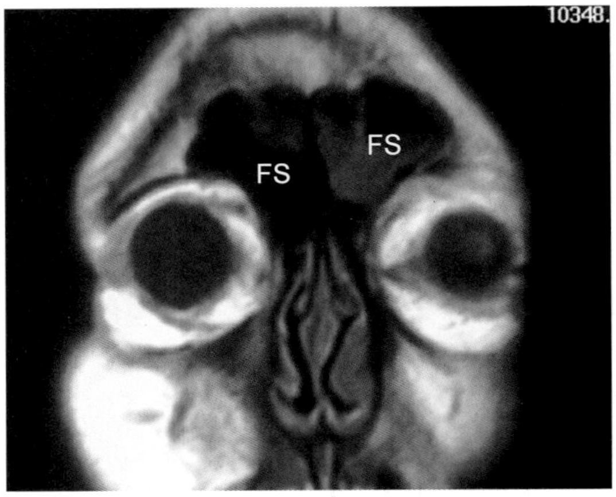

图2-2-3　冠状位MR T_1WI，显示双侧额窦（FS）

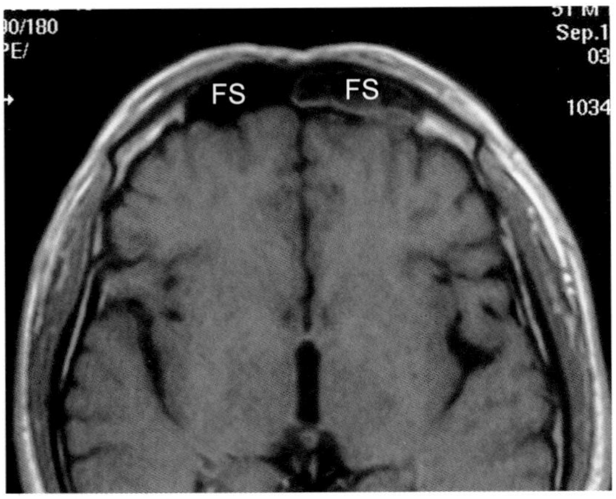

图2-2-4　轴位MR T_1WI，显示额窦（FS）形态。左侧额窦黏膜呈长T_1信号，提示额窦黏膜炎症

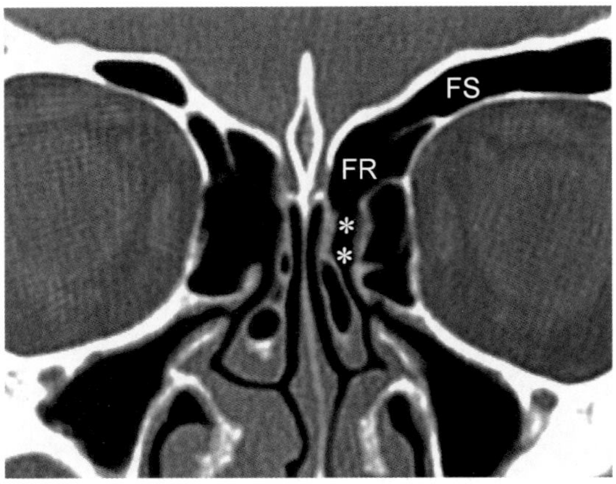

图2-2-5　冠状位CT，显示额隐窝FR，额窦FS。**：额窦引流通道，在中鼻甲和钩突之间引流向中鼻道

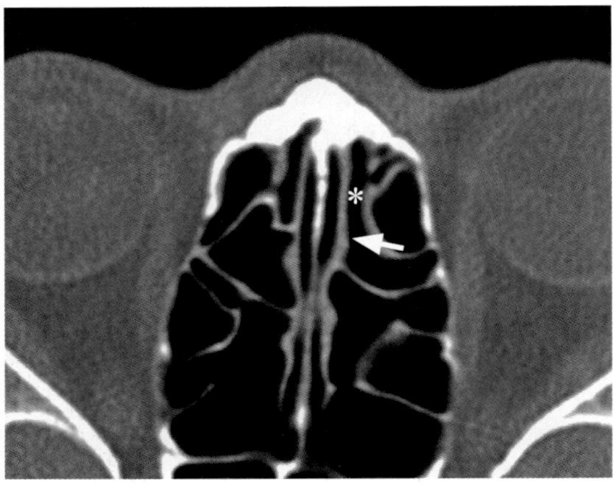

图2-2-6　轴位CT，*：额窦引流通道。←：中鼻甲

三、额隐窝

既往有称为鼻额管，但真性的额鼻管并不存在，严格地讲，额窦与鼻道的交通不是管，而是位于鼻窦和前中鼻道之间的沟。额窦分泌物通过额隐窝引流到窦口鼻道复合体。额隐窝开口有两种情况：①开口于半月孔前的沟槽；②开口于筛漏斗，在此种情况下，上颌窦的炎症可沿着筛漏斗累及额窦。在冠状CT上，短的、较宽的额隐窝容易显示（图2-2-7、2-2-8），但如果额隐窝较弯曲且窄时，额隐窝向下斜行，其远侧较近侧端靠后，在常规冠状CT扫描时显示不清，须采用与常规冠状扫描基线呈30° ~ 40°的扫描基线才能显示。目前，由于64排CT扫描日益普及，重建获得矢状位断层比较容易，在矢状位上可以清楚观察额隐窝周围气房及额窦引流通道（图2-2-9、2-2-10）。在CT或MRI上，可通过在能够显示额窦引流通道的断层上，根据钩突的上附着点来定位额隐窝开口，钩突的附着点不恒定，它决定额隐窝是开口于筛漏斗内还是开口于鼻道前沟槽内（图2-2-11 ~ 2-2-14）。

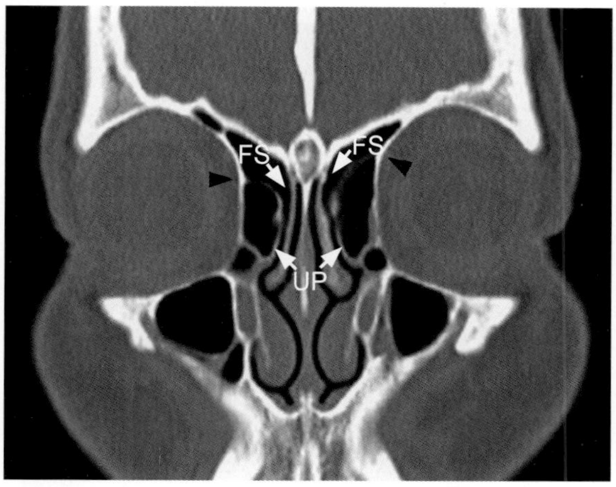

图2-2-7 冠状位CT；FS：额窦；UP：钩突；▲：钩突附着于眶纸板，额窦引流于钩突和中鼻甲之间（→）

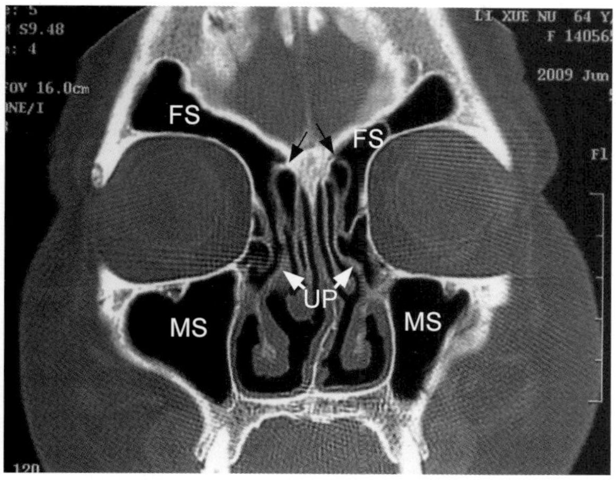

图2-2-8 冠状位CT，FS：额窦，钩突（UP）上端附着于颅底（黑→），额窦引流于钩突和眶纸板之间。MS：上颌窦

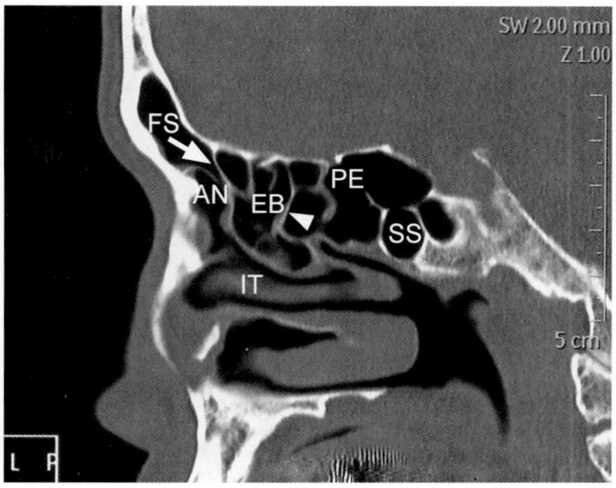

图2-2-9 矢状位CT，AN：鼻丘气房；EB：筛泡；→：额漏斗，额窦（FS）引流通道。PE：后筛；SS：蝶窦；△：中鼻甲基板；IT：下鼻甲

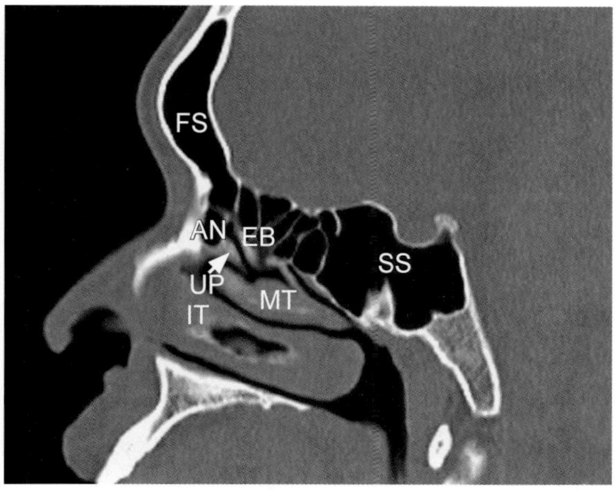

图2-2-10 矢状位CT，FS：额窦；AN：鼻丘气房；EB：筛泡；UP：钩突；SS：蝶窦；MT：中鼻甲；IT：下鼻甲

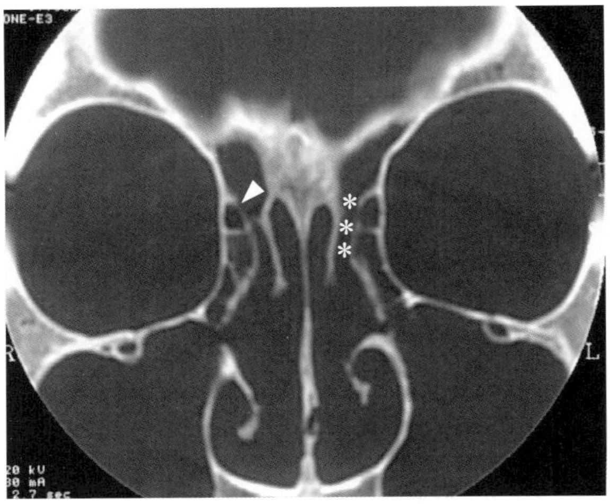

图2-2-11 颅骨标本冠状位CT，窗宽1500Hu，窗位150Hu。钩突附着在眶纸板（△），额窦于钩突和中鼻甲之间引流到中鼻道（***）

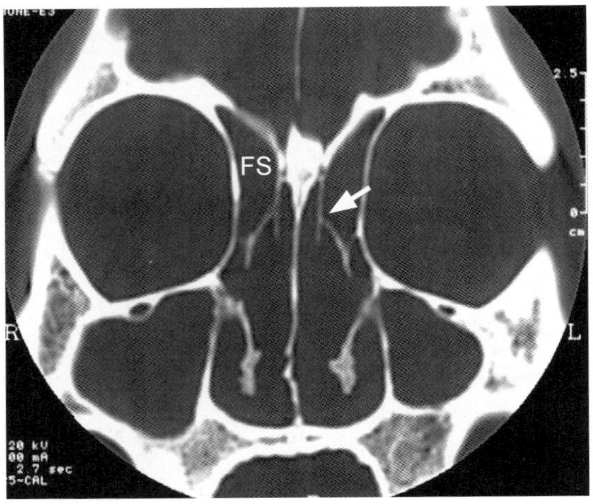

图2-2-12 颅骨标本冠状位CT，窗宽1500Hu，窗位150Hu。箭头示钩突附着在中鼻甲根部，额窦经筛漏斗引流到中鼻道。FS：额窦

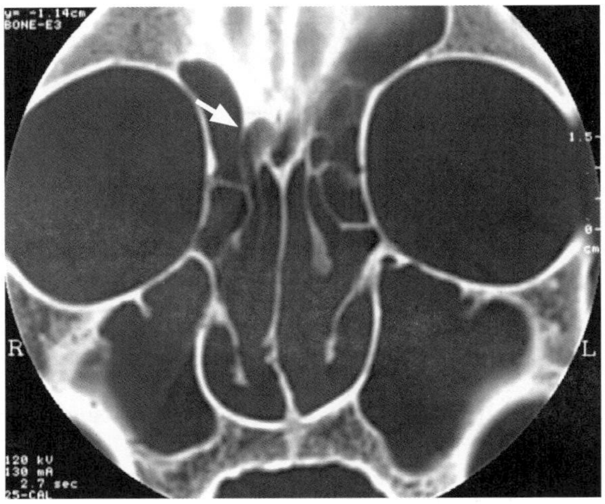

图2-2-13 颅骨标本冠状位CT，钩突附着在前颅底（箭头所示），额窦经筛漏斗引流到中鼻道

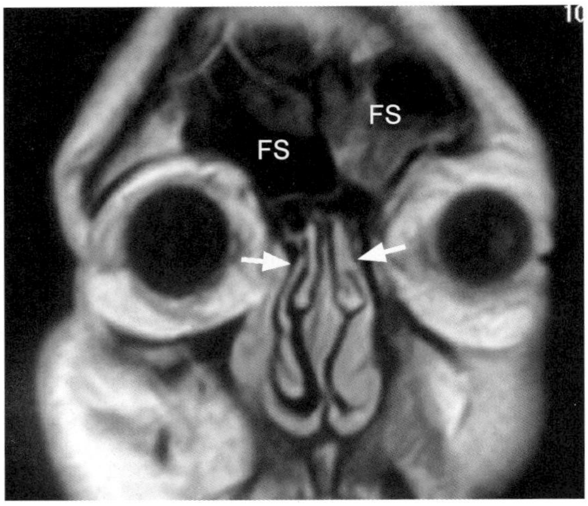

图2-2-14 额窦冠状位MR T_1WI，FS：额窦。箭头所示为双侧钩突附着点，即双钩突上部均附着在中鼻甲根部，提示额窦经筛漏斗引流至中鼻道

四、鼻 丘

鼻丘位于中鼻甲上方和钩突前方的鼻腔外侧壁上，上颌骨的额突的骨性突起气化，称为鼻丘气房，位于鼻外侧壁的鼻丘气房代表前组外筛气房的最前组筛气房，标志着前筛房的最前界。鼻丘气房常从额隐窝气化，引流到筛漏斗。鼻丘气房与鼻泪管紧邻，手术时增加了损伤鼻泪管的机会，容易引起鼻窦炎患者产生溢泪的临床表现（图2-2-15 ~ 2-2-18）。

五、鼻 中 隔

由筛骨垂直板、犁骨、腭骨和四边形软骨形成。鼻中隔完全位于正中的几乎没有。

六、筛 窦

筛骨位于两眶之间，由水平板、垂直板和两侧筛迷路组成，筛迷路与眶之间是一较薄的纸板。垂直板在水平的筛板上方继续延伸进入前颅窝，为鸡冠。水平筛板有来源于鼻腔顶部的嗅神经通过。筛板的

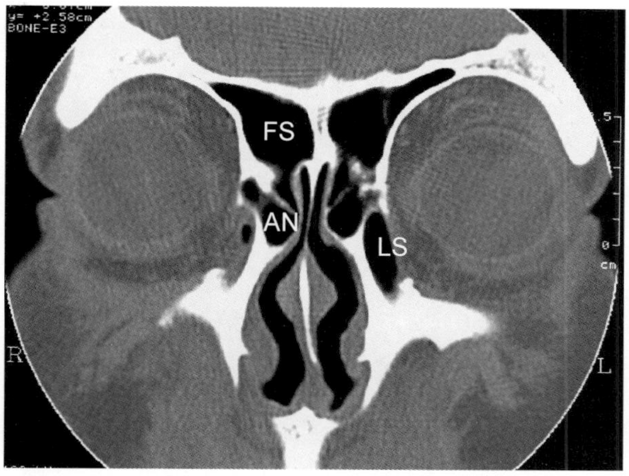

图2-2-15　冠状位CT，通常在中鼻甲前方层面观察到鼻丘气房。FS：额窦；AN：鼻丘气房；LS：泪囊

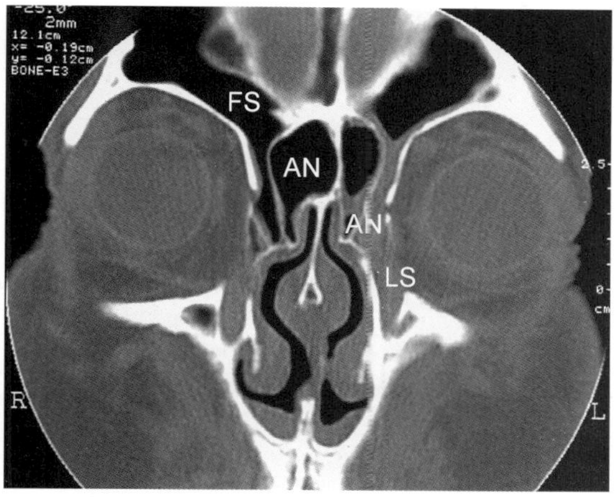

图2-2-16　冠状位CT，FS：额窦；AN：鼻丘气房，双侧鼻丘气房凸入额窦底，形成额泡；LS：泪囊

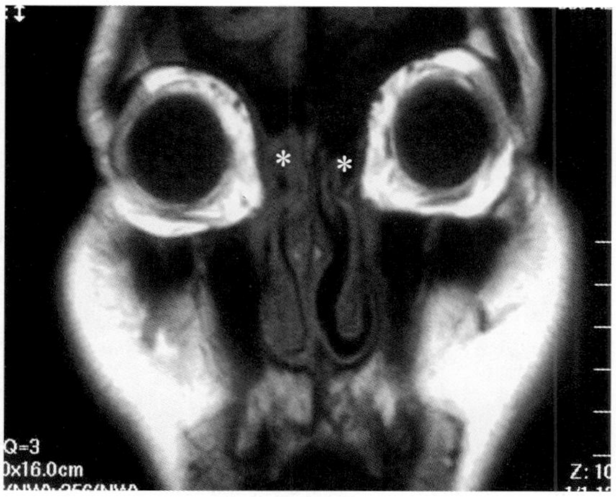

图2-2-17　鼻窦冠状位MR T_1WI，*：鼻丘气房

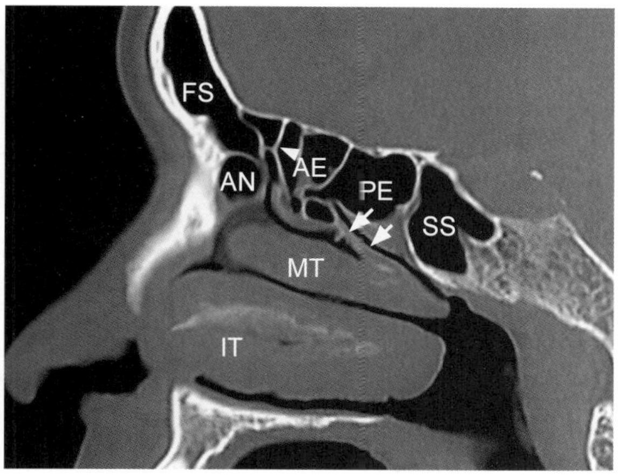

图2-2-18　矢状位CT，FS：额窦；AN：鼻丘气房；AE：前筛；PE：后筛；SS：蝶窦；△：筛泡基板（第二基板）；MT：中鼻甲；→：中鼻甲基板；IT：下鼻甲

高低不恒定，与筛凹有关，可位于筛顶下方，有些与筛凹位于同一水平。筛凹和筛板在冠状面CT上显示较好。筛迷路分为前、后筛房，中鼻甲的基板为二者的分界线。前筛气房较后筛气房数量多但较小。前筛窦窦房壁软、薄且易断裂。筛窦外侧壁的后下部有时可有侧窦，侧窦仅是一很小的裂隙，上部为筛顶，前部为筛泡，外侧为纸样板，后部为中鼻甲基板，直接开口于半月孔的后上部分。前筛窦引流入中鼻道，后筛窦引流入上鼻道。在CT上，后筛窦可分为两种类型：扁平型和椎体型。扁平型外侧壁有一从前筛窦向后筛窦直形走向的纸样板；椎体型外侧壁明显地位于前筛窦外侧或蝶窦外侧。后筛窦在横断面CT上显示较好（图2-2-19 ~ 2-2-21）。

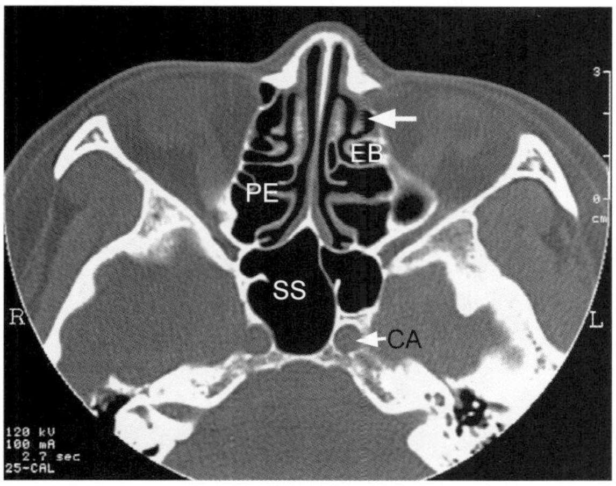

图2-2-19　轴位CT，↑：白色筛漏斗；EB：筛泡；PE：后筛窦；SS：蝶窦；CA：颈内动脉

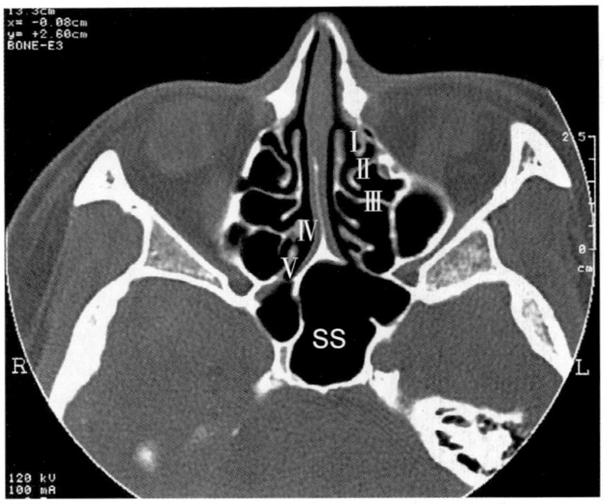

图2-2-20 轴位CT显示Ⅰ～Ⅴ基板。Ⅰ基板：钩突；Ⅱ基板：筛泡前壁；Ⅲ基板：中鼻甲基板；Ⅳ基板：上鼻甲；Ⅴ基板：最上鼻甲。SS：蝶窦

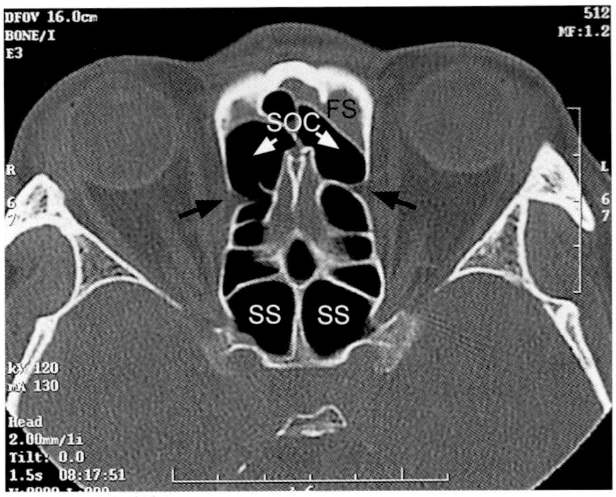

图2-2-21 轴位CT。→：筛前动脉；SOC：眶上气房；FS：额窦；SS：蝶窦

七、窦口鼻道复合体

基于对慢性鼻窦炎病理生理学的研究，发现前筛区诸解剖结构与鼻窦炎的发生有密切的关系，因而沿用1965年Naumann首先提出的一个解剖学概念来概括这些结构，即窦口鼻道复合体，包括中鼻甲、钩突、半月裂孔、筛漏斗及额窦、上颌窦和前筛窦的自然引流通道，上述认识成为鼻内镜手术的重要理论基础。随着鼻内镜手术的广泛开展，窦口鼻道复合体中诸结构及其关系成为影像学检查中观察内容的焦点。中鼻道是额窦、上颌窦和前筛窦的共同引流通道。解剖上，窦口鼻道复合体的外界为上颌窦内壁和眶纸板，前界和内界为钩突的外侧面，后界为筛泡的前壁。窦口鼻道复合体在冠状面CT显示很好（图2-2-22 ～ 2-2-24）。

钩突形成筛漏斗的前界和内界，其游离后缘形成半月孔的前界。钩突向下方扩展与下鼻甲和筛突融合，此融和一般位于鼻泪管远端的后方至少1cm，钩突前上常附着上颌骨额突和泪骨前部，钩突切开时有损伤鼻泪管的危险。轴位CT扫描可以根据上颌骨额突和泪骨判断钩突（图2-2-25）。

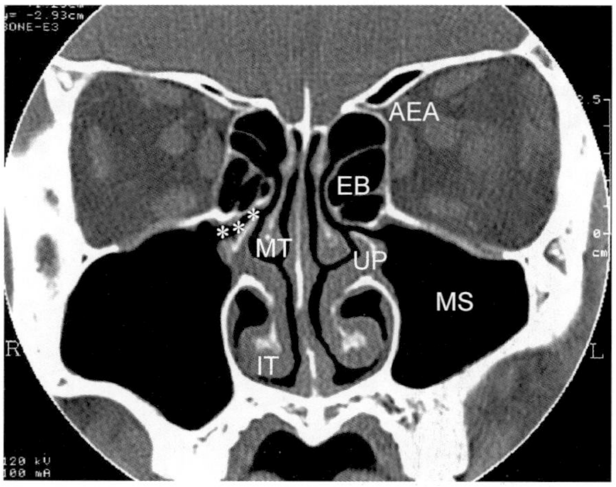

图2-2-22 冠状位CT，显示窦口鼻道复合体。MT：中鼻甲；EB：筛泡；UP：钩突；***：筛漏斗区；MS：上颌窦；IT：下鼻甲。AEA：筛前动脉管

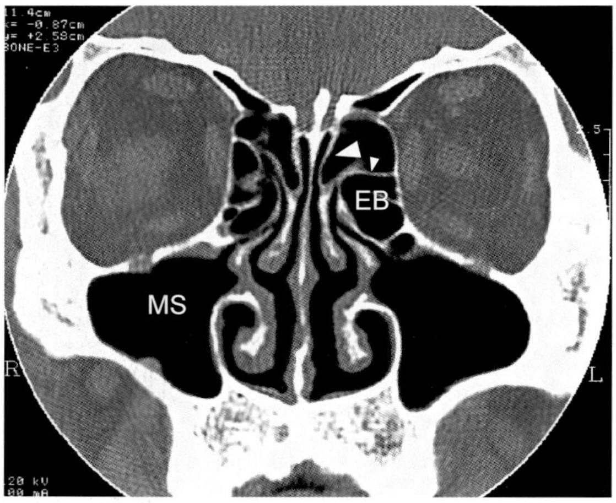

图2-2-23 冠状位CT，MS：上颌窦；EB：筛泡。大小△分别示中鼻甲内外板

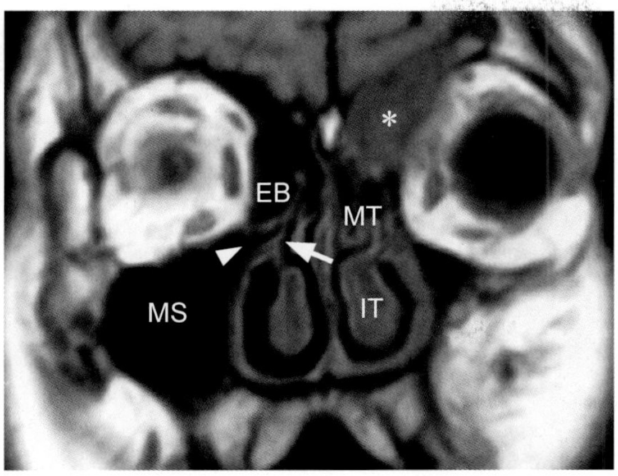

图2-2-24 冠状位MR T_1WI，显示窦口鼻道复合体。MS：上颌窦；EB：筛泡；MT：中鼻甲；IT：下鼻甲。△：上颌窦自然口；←：钩突。*：额-筛窦黏液囊肿

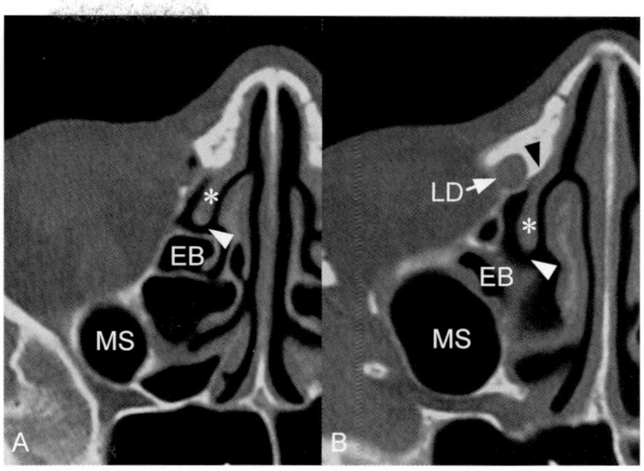

图2-2-25 轴位CT，LD：鼻泪管，钩突（*）附着上颌骨额突（▲），与筛泡（EB）围成筛漏斗，△：半月裂；MS：上颌窦

筛漏斗的前内界为钩突，后界为筛泡的前表面，外界为眶纸板和部分上颌窦内壁（图2-2-26）。

半月裂孔是外侧壁上的曲线状开口，位于钩突的上方和筛泡的下方，它把钩突和筛泡分隔开，是筛漏斗引流到中鼻道的开口（图2-2-25）。

中鼻道是位于中鼻甲外下方的腔，前筛窦、额窦和上颌窦最后引流到中鼻道。

上颌窦自然开口位于上颌窦内侧壁的上部分并引流到筛漏斗的后下面。冠状位CT可清晰显示上颌窦自然口及周围解剖结构（图2-2-22、2-2-23），可根据影像上眶内、下壁交界处与钩突和钩突附着点的解剖关系以及前者和后者的距离判断鼻内镜手术中经中鼻道开窗难易的程度（图2-2-27）。上颌窦自然开口是影像学检查和鼻内镜手术中一个极好的解剖定位标志。

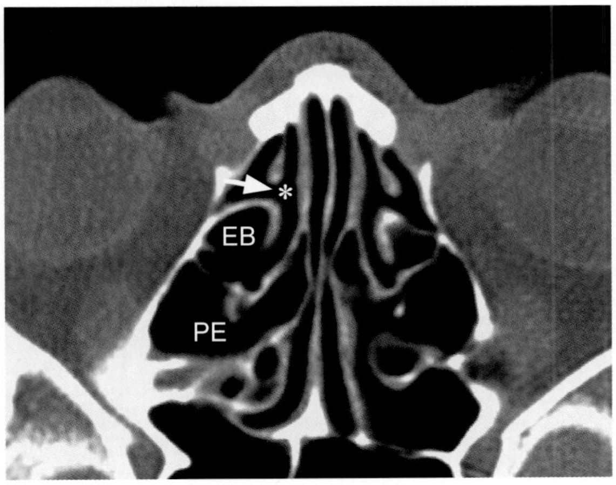

图2-2-26 轴位CT，显示额窦引流通道。EB：筛泡；PE：后筛窦。*：额隐窝下方，额窦引流通道，内侧为中鼻甲，外侧是钩突。→：半月裂

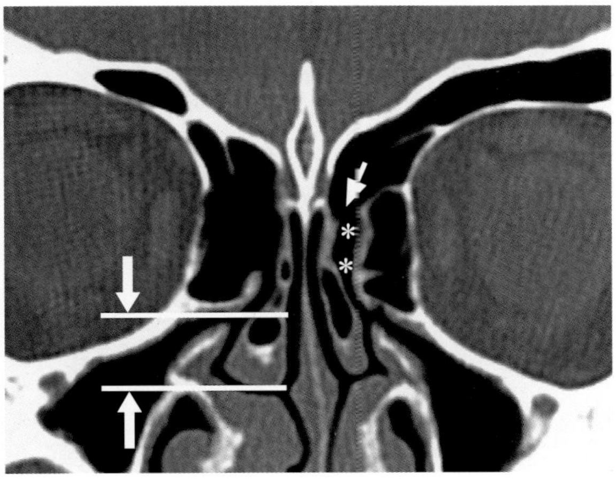

图2-2-27 冠状位CT，显示钩突附着方式与额隐窝（↑）和额窦引流通道形式。钩突附着在眶纸板，额窦在中鼻甲和钩突之间，直接引流到中鼻道（**）。可以根据眶内下壁交角与下鼻甲上缘之间的距离判断上颌窦开窗的难易度

八、中 鼻 甲

中鼻甲起源于筛迷路内侧面。在前面，中鼻甲前部为垂直板向上附着于筛顶，垂直板是鼻内镜手术时寻找筛板的重要解剖标志。中鼻甲头形似球形，后面与中鼻甲游离缘延续。几个不恒定的薄骨板可源于中鼻甲，在外侧附着于眶纸板，被称为基板，它把前后筛窦分开（图2-2-28 ~ 2-2-31）。

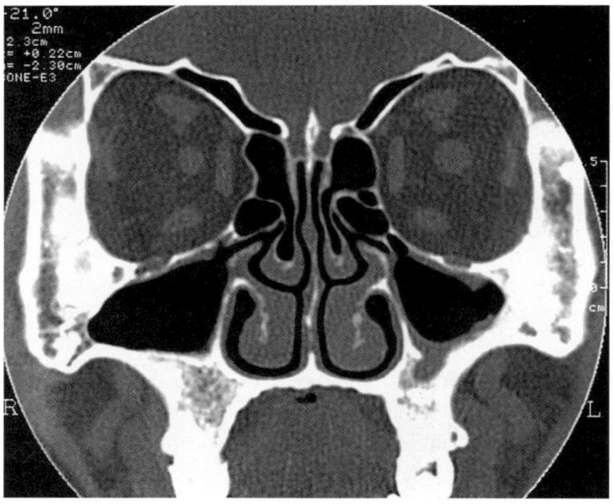

图2-2-28 冠状位CT，双侧中鼻甲气化。左上颌窦黏膜肥厚，1型1期

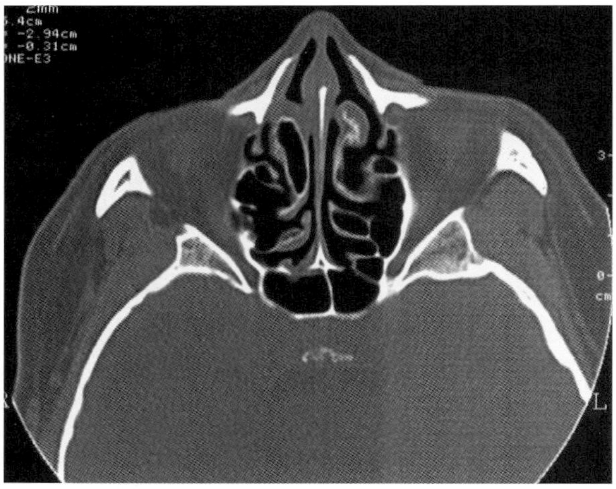

图2-2-29 轴位CT，双侧中鼻甲气化，头端黏膜肥厚

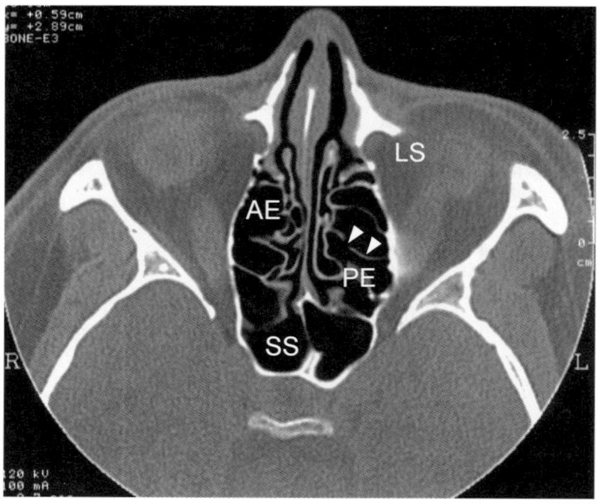

图2-2-30 轴位CT，显示前后筛窦和蝶筛的关系。AE：前筛；PE：后筛；SS：蝶窦；LS：泪囊。△：中鼻甲基板，前后筛分界

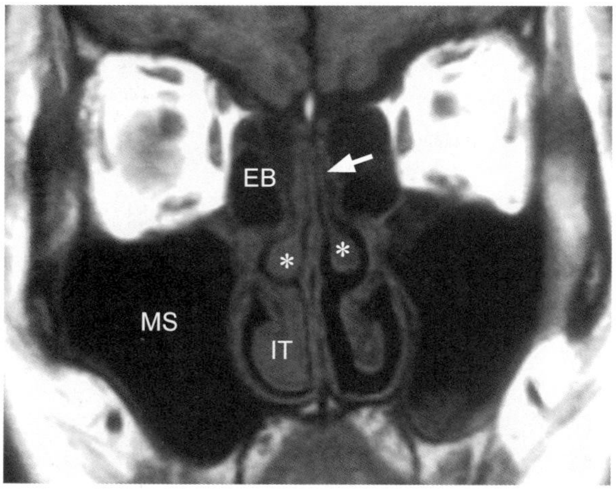

图2-2-31 冠状位MR T_1WI，显示中鼻甲（双侧*）。←：中鼻甲内板。IT：下鼻甲；MS：上颌窦；EB：筛泡

九、上 颌 窦

上颌窦是最大的鼻窦，呈锥形。尖指向颧弓，底为上颌窦内侧壁，多数上颌窦为对称性的，冠状CT显示较窄。上颌顶形成眶底，眶底的下面有一沟为眶下管，内有眶下神经及伴行的血管（图2-2-32），神经穿过眶下裂、眶下孔，从眶下孔出来。眶下孔位于眶下缘的下方，包绕眶下神经的骨质较薄。上颌窦后壁较窄，构成翼腭窝的前界，在横断面CT上显示较好。上颌窦内侧壁构成鼻腔的外侧壁，内侧壁的骨质常有较大范围的缺损，缺损被鼻腔和上颌窦黏膜封住，与窦口周围的黏膜连续构成一个纤维覆盖层，称为鼻囟区（图2-2-33 ~ 2-2-35），此区分为前鼻囟和后鼻囟，这些鼻囟不要误诊为病变引起的骨质缺损。上颌窦有3个隐窝：齿槽隐窝、外侧隐窝（颧隐窝）和泪前隐窝，最常见的隐窝为齿槽隐窝（图2-2-36）。泪前隐窝在轴位CT上显示较好（图2-2-37）。

十、蝶 窦

蝶骨是由几个骨突构成的复合骨。蝶骨小翼和前床突在蝶板前相连，前床突构成视神经管的边界，也是眶上裂的上缘。蝶骨大翼位于下方，形成眶壁的部分和眶上裂的下缘。翼突缘于蝶骨大翼，形成翼腭窝的边缘。蝶骨大翼也是中颅窝的前内界，圆孔和翼管穿过蝶骨体，位于蝶窦外侧（图2-2-38、2-2-39）。在

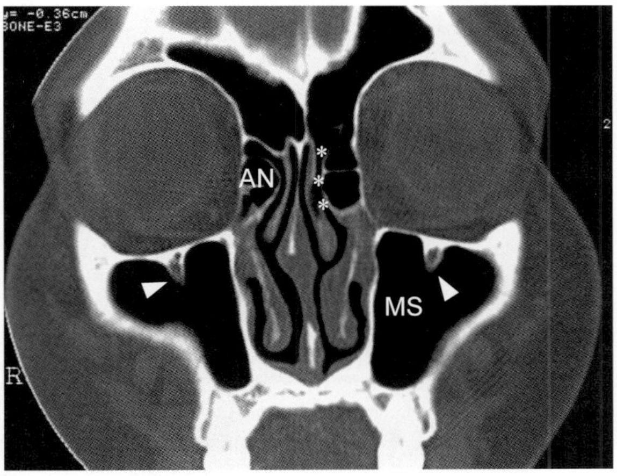

图2-2-32 冠状位CT，***：额窦引流通道，钩突附着于眶纸板。AN：鼻丘气房；MS：上颌窦。△：眶下管

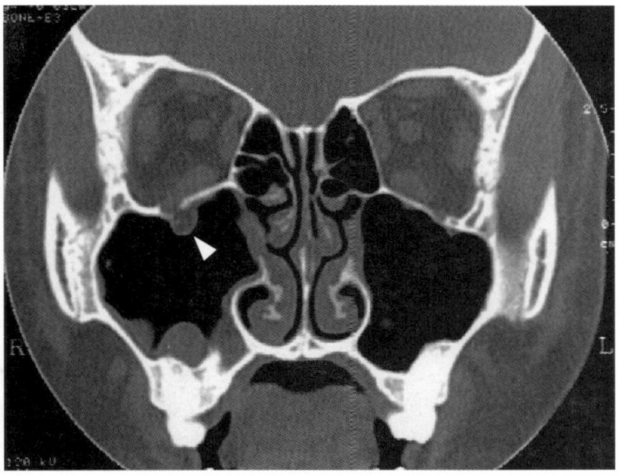

图2-2-33 眶下壁骨折。冠状位CT，△：眶内容物自眶下壁骨折处向上颌窦内疝出，形成典型泪滴状影像特征

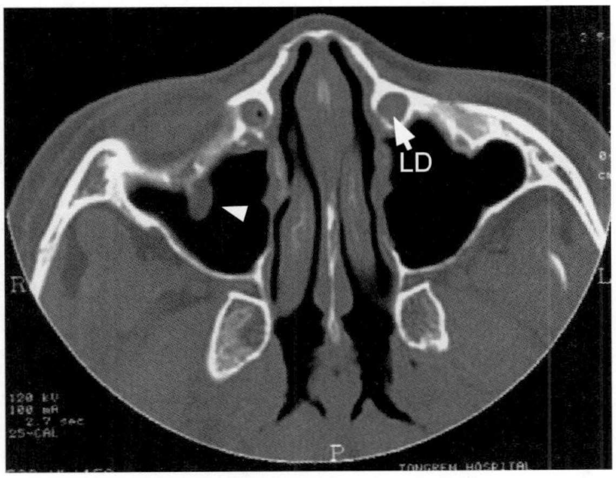

图2-2-34 眶下壁骨折。轴位CT，△：眶内容物自眶下壁骨折处向上颌窦内疝出。LD：鼻泪管

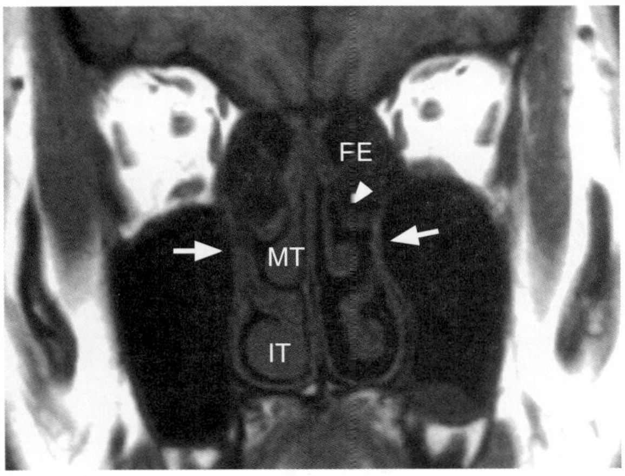

图2-2-35 冠状位MR T_1WI，显示鼻囟区（双侧箭头所示），均为软组织信号。MT：中鼻甲；IT：下鼻甲。△：示中鼻甲基板，其上方气房为后筛（PE）

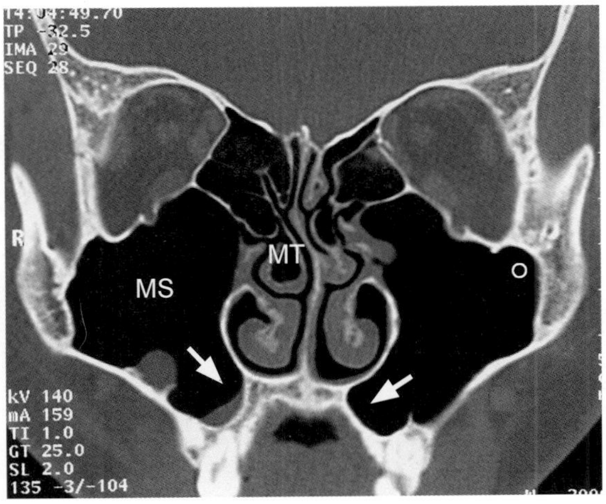

图2-2-36 冠状位CT，MT：中鼻甲；MS：上颌窦。→：前齿槽隐窝；○：颧隐窝

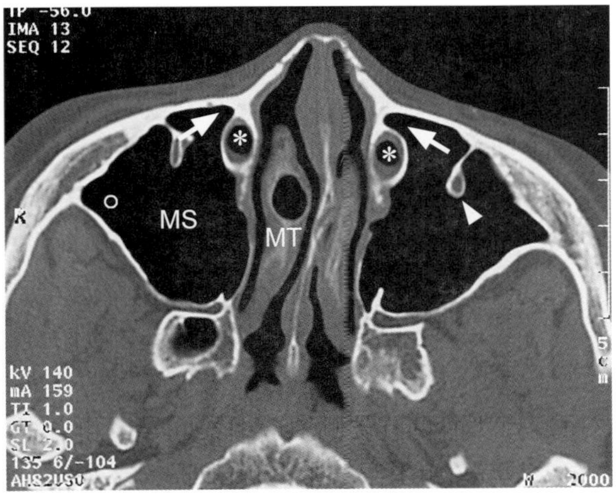

图2-2-37 轴位CT，MT：中鼻甲；MS：上颌窦。*：鼻泪管；→：泪前隐窝；○：颧隐窝；△：眶下管

后面，卵圆孔和棘孔穿过近岩尖的蝶骨大翼。蝶窦气房主要位于蝶骨体，还可延伸至蝶骨大翼、小翼和翼突。蝶窦气化程度有三种：未分化型、鞍前型和鞍型。蝶窦与视神经、颈内动脉的关系极为密切，

视神经管位于蝶窦前壁的上外侧，颈内动脉的海绵窦段沿蝶骨体的上方通过，位于前床突的内侧（图2-2-40 ～ 2-2-43）。

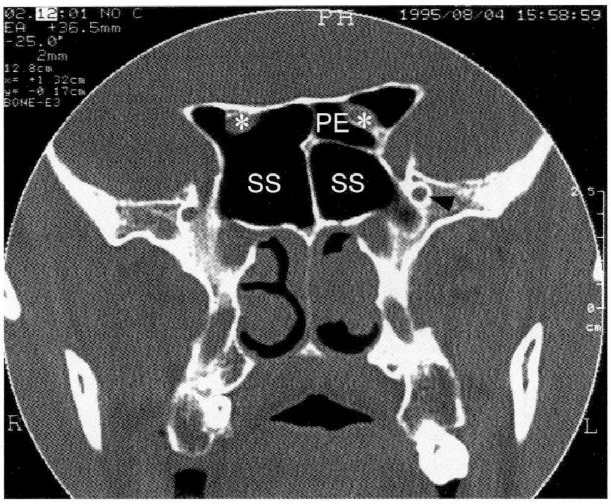

图2-2-38 经蝶窦冠状位CT，SS：蝶窦；PE：后筛，气化至左蝶窦上方，形成Onodi气房；视神经分别突入至右蝶窦和左侧Onodi气房中，形成视神经管隆突（*）

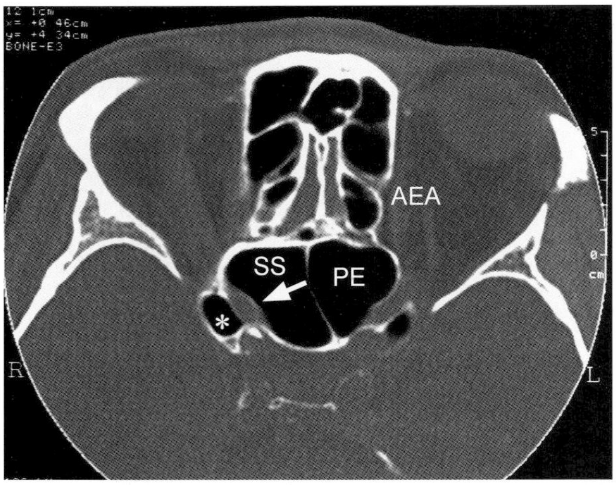

图2-2-39 轴位CT，SS：蝶窦；PE：后筛窦（Onodi气房）；*：前床突气化；→：视神经隆起；AEA：前筛动脉管

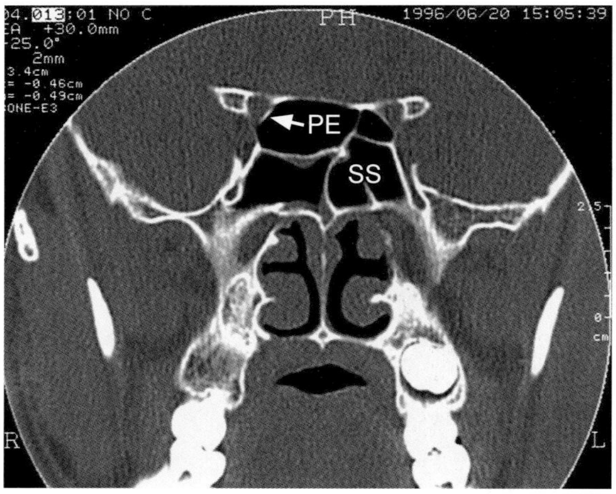

图2-2-40 冠状位CT，蝶骨内有4个气房，中间呈“十”字分隔。上方为蝶上筛房（后筛窦PE），即Onodi气房。下方为蝶窦（SS）

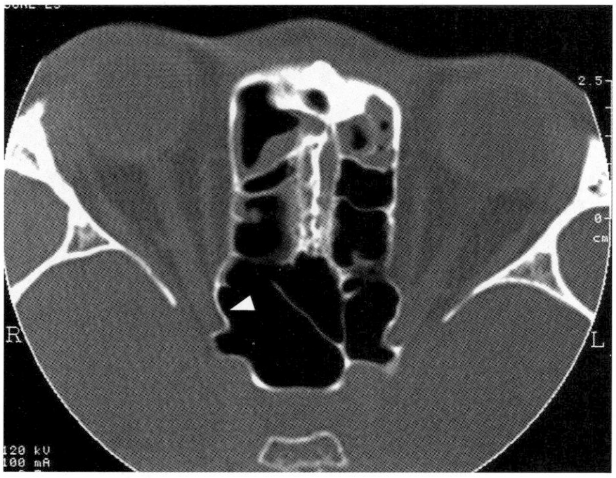

图2-2-41 轴位CT，箭头所示突入Onodi气房内的视神经

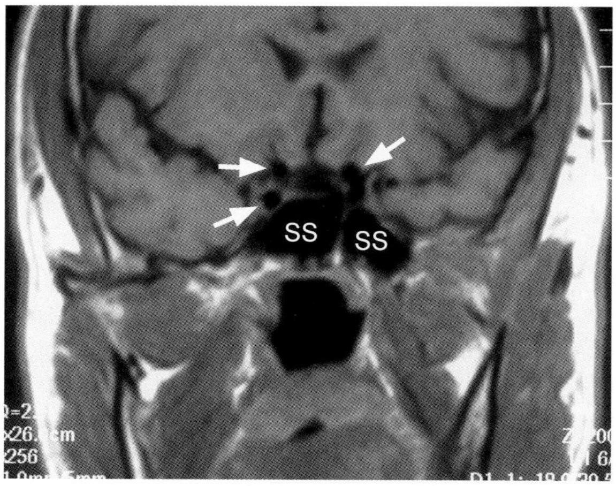

图2-2-42 冠状位MR T_1WI。显示蝶窦（SS），箭头所示为毗邻蝶窦外侧壁的颈内动脉

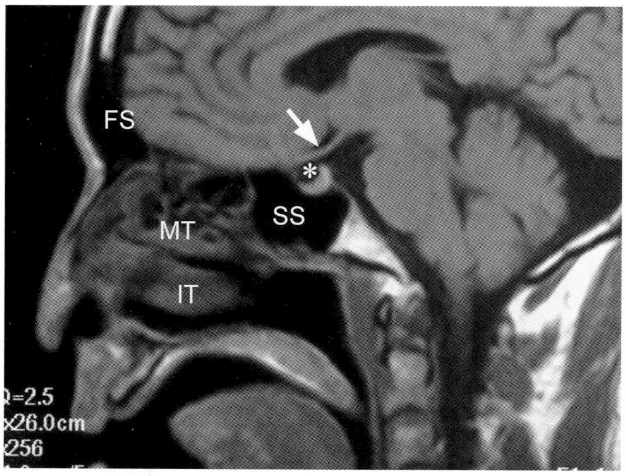

图2-2-43 矢状位MR T_1WI，显示蝶窦（SS）毗邻解剖结构关系。IT：下鼻甲；MT：中鼻甲；FS：额窦；蝶窦上方毗邻视神经（箭头）；*：垂体

十一、翼腭窝

前缘为上颌窦，内缘为腭骨，后缘为蝶骨翼突，翼腭窝与眼眶、鼻咽、鼻窦、颞下窝和中颅窝相通，是感染或肿瘤扩散的主要通道。翼腭窝的内容包括上颌动脉终末支及其伴行的小静脉、上颌神经和翼腭神经节，但这些内容物在CT或MRI显示不清楚。所有内容物为疏松的结缔组织和脂肪包绕，翼腭窝的脂肪间隙消失提示有病变侵犯，最常见的是恶性病变，在CT或MRI横断面上显示较清楚。翼腭窝直接与周围很多区域交通，这些通道在CT上均可显示。在后面，翼腭窝通过圆孔与中颅窝相通，圆孔内通过三叉神经上颌支；在后下面，翼腭窝与翼管直接相通，内有翼管神经及血管通过。翼腭窝通过大、小腭管与口腔相通，外侧通过翼上颌裂与颞下窝相通。在内侧，通过蝶腭孔与蝶筛隐窝和鼻腔相通。在前上面，通过眶下裂与眼眶相通（图2-2-44、2-2-45）。

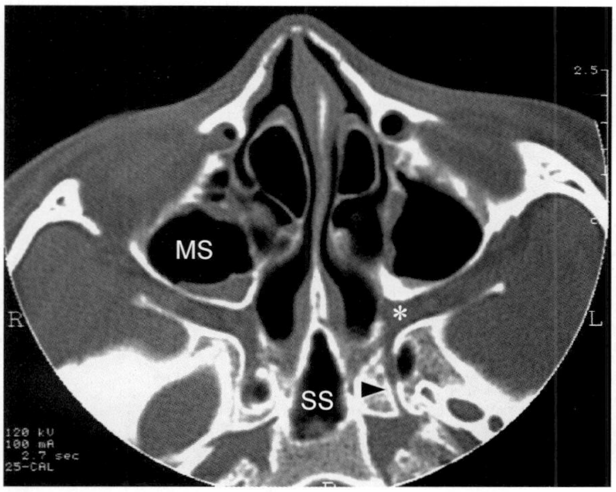

图2-2-44　轴位CT，双侧中鼻甲气化。▲：翼管。*：翼腭窝。内侧为蝶腭孔，有蝶腭神经节

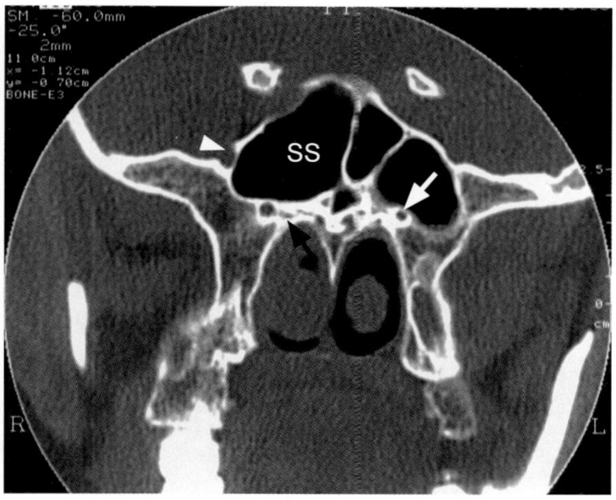

图2-2-45　冠状位CT，△：圆孔；←：翼管。SS：蝶窦

十二、泪囊和鼻泪管

泪囊和鼻泪管是泪腺产生的泪液的引流通路。泪囊是位于内眦外下方的泪囊窝的膜性囊，泪囊窝前界为上颌骨额突的前泪嵴，后界为泪骨的后泪嵴。泪囊下半部延续为鼻泪管。鼻泪管有两部分：骨内部分和膜性部分，向下、向后和略向外走行，开口于下鼻道。泪囊窝在横断和冠状CT上均很易显示，表现为眶内下壁的小切迹。泪囊在CT上表现为泪囊窝的软组织影（图2-2-46、2-2-47）。

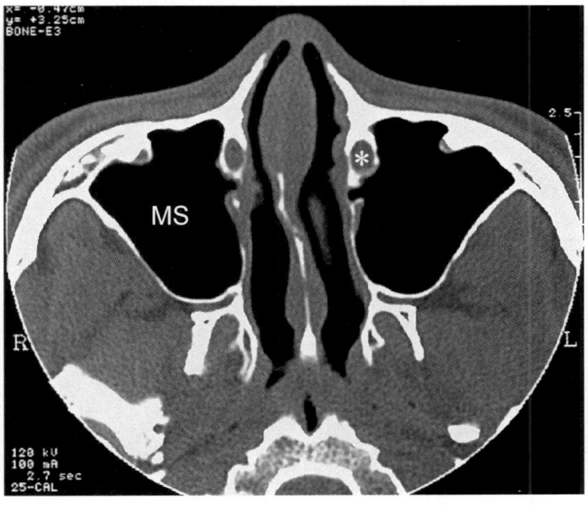

图2-2-46　轴位CT，*：鼻泪管。MS：上颌窦

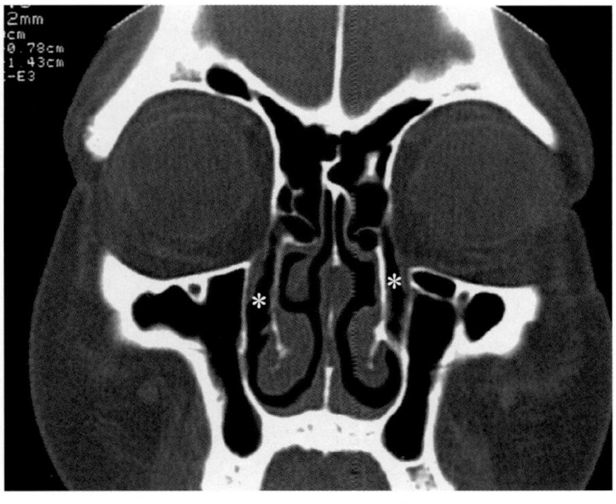

图2-2-47　冠状位CT，显示双侧鼻泪管（*）

第二节 鼻腔、鼻窦解剖变异影像学特点

鼻及鼻窦的解剖变异常见。一方面，有些解剖变异的存在，与临床症状密切相关，或者导致鼻腔、鼻窦通气引流功能障碍，成为鼻窦炎的易患因素或直接病因；另一方面，鼻腔、鼻窦解剖变异的存在，会增加手术中操作困难和损伤周围重要结构的机会，因此，矫正鼻腔、鼻窦的解剖变异已是鼻内镜手术适应证的重要组成部分，所以，术前准确地了解鼻腔、鼻窦解剖变异具有重要的临床意义，并且主要依靠影像学检查。

一、鸡冠气化

鸡冠可以发生气化，常由于额窦气化至鸡冠所致，故经额窦引流至额隐窝（图2-2-48、2-2-49）。如果其开口闭塞，气化的鸡冠内可形成黏液囊肿。气化的鸡冠也可受炎症累及，临床表现为头痛，临床检查及X线平片往往不能发现病变，但冠状CT可显示气化的鸡冠及其腔内的病变。有时，气化的鸡冠及其引流通道额隐窝可同时受炎症累及。

二、鼻中隔偏曲

很常见。偏曲侧鼻腔通气引流受阻，可导致鼻窦炎；在偏曲的尖端常形成骨棘，多位于垂直板软骨隔和犁骨的连接部，骨棘可刺入中鼻道或压迫中鼻道，引起鼻阻塞或反射性头痛（图2-2-50、2-2-51）。

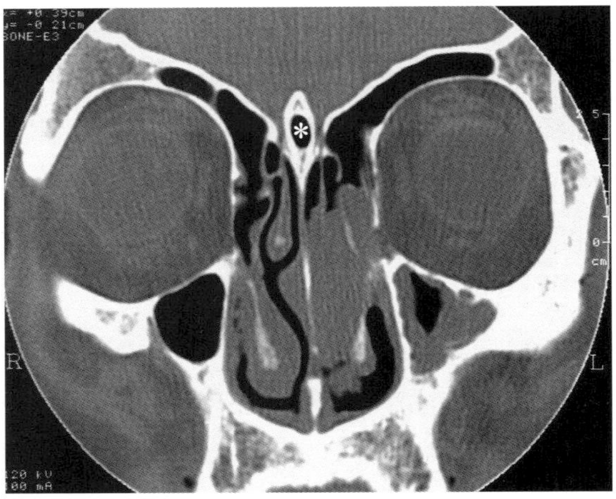

图2-2-48 冠状位CT显示鸡冠气化（*）

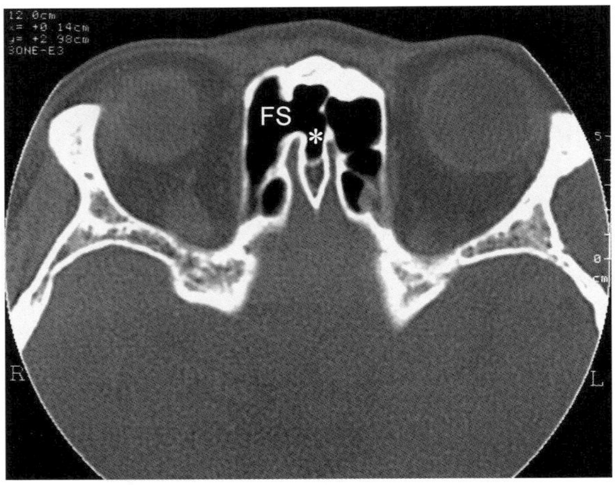

图2-2-49 轴位CT显示，鸡冠气化（*）源自额窦（FS）气化形成

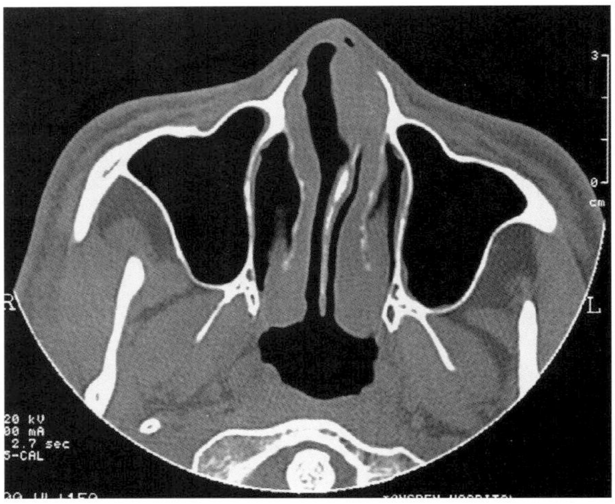

图2-2-50 轴位CT，鼻中隔前端明显向左侧偏曲，与下鼻甲相贴

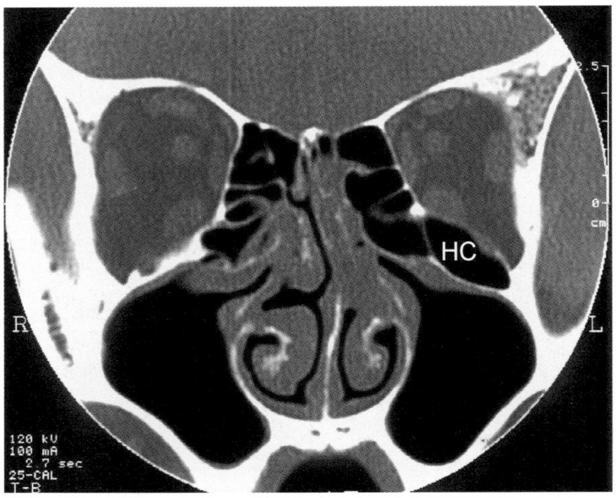

图2-2-51 冠状位CT显示鼻中隔向左侧偏曲。双侧筛窦黏膜肥厚，左侧见眶下气房（HC）

三、中鼻甲变异

1. 中鼻甲气化　又称为泡状鼻甲。中鼻甲的垂直板和球状部分都可发生气化，也可整个中鼻甲发生广泛气化。中鼻甲气化可源于前组筛气房，也可源于后组筛气房。中鼻甲垂直板气化较球状部分气化更常见。诊断中鼻甲气化的标准是中鼻甲任何程度的气化都认为有意义，在CT报告中都应描述存在位置。较大的泡状鼻甲可压迫中鼻道，使其狭窄或闭塞，影响上颌窦、额窦和前组筛窦的黏液纤毛清除运动和通气，引发鼻窦炎。有研究表明，中鼻甲下部气化更易阻塞中鼻道各鼻窦引流口，导致鼻窦炎，因此，中鼻甲球状部分气化在临床上更有意义。中鼻甲气化腔内面衬有纤毛呼吸上皮，开口于额隐窝、侧窦或半月裂孔。气化中鼻甲的病变规律同筛窦一样，在发生急性炎症或鼻甲气泡炎症时，泡状鼻甲内可见气液面。泡状鼻甲开口闭塞可导致黏膜囊肿形成，临床表现为鼻堵和头痛，继发感染时可形成脓囊肿。气化中鼻甲气房内黏膜亦可水肿或形成息肉。冠状CT对显示中鼻甲气化较好，可观察气化中鼻甲对中鼻道和鼻窦通气引流状况的影响（图2-2-52 ~ 2-2-55）。

2. 中鼻甲肥厚　可为软组织肥厚，也可为骨性肥厚，可使中鼻道变窄（图2-2-56）。

3. 中鼻甲头矢状沟　中鼻甲头可有一矢状沟，可不完全把中鼻甲头分为不相等的部分。

4. 中鼻甲反常曲线　是指中鼻甲凹面向内而不是向外，大的中鼻甲反常偏曲可能是中鼻道阻塞的一个原因（图2-2-57、2-2-58）。

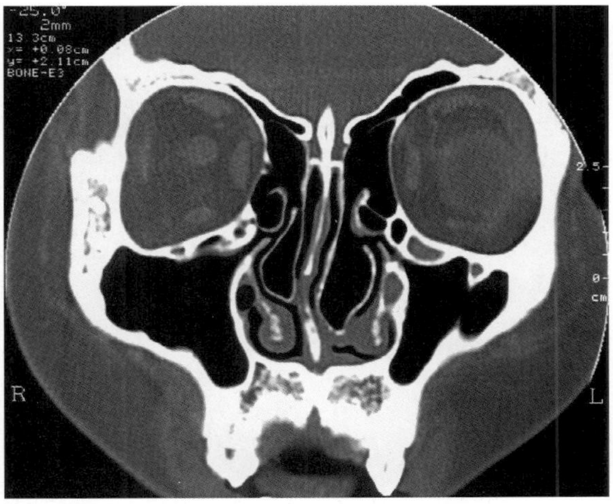

图2-2-52　女性患者，主诉头痛，伴鼻塞。冠状位CT显示双侧较大泡状中鼻甲，左侧眶下气房，充满软组织影。手术切除泡状中鼻甲外侧部分，上述症状缓解

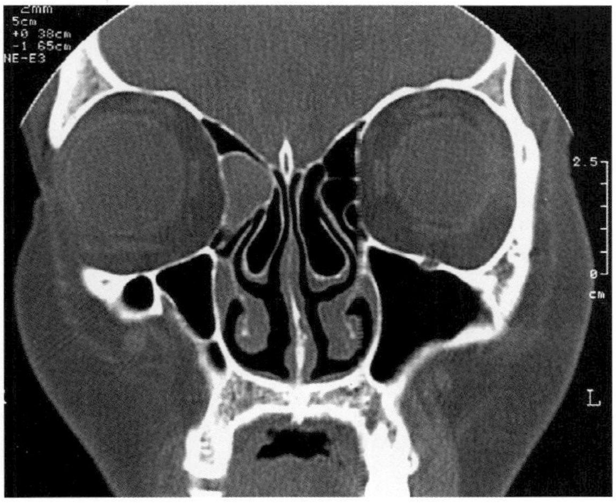

图2-2-53　冠状位CT，双侧中鼻甲气化明显。右侧筛泡形成黏液囊肿

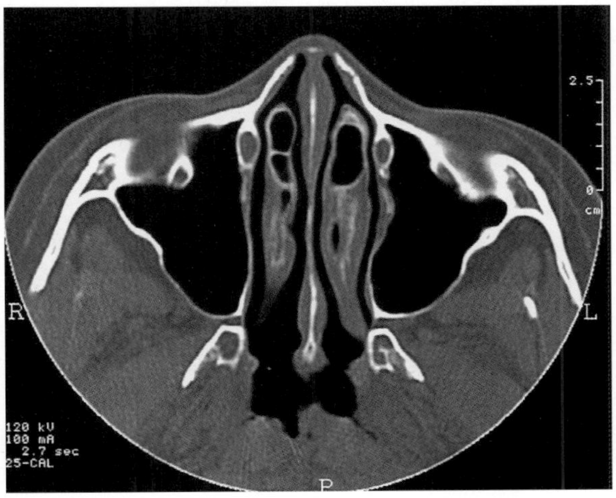

图2-2-54　轴位CT，双侧泡状中鼻甲，中鼻甲头端气化

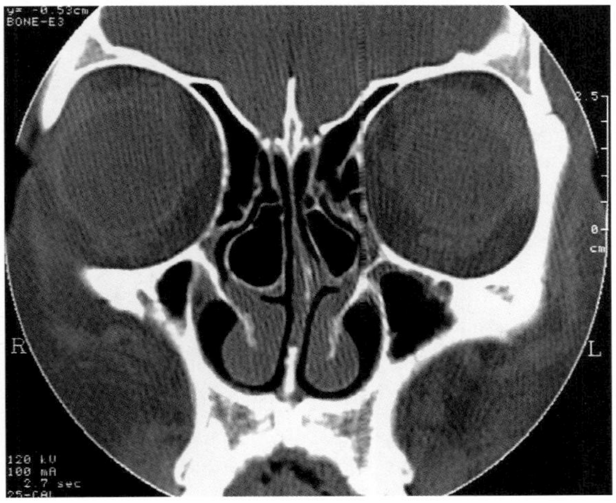

图2-2-55　冠状位CT，双侧泡状中鼻甲

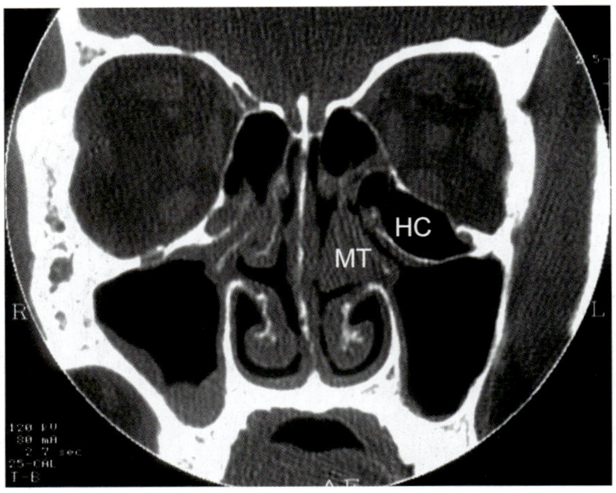

图2-2-56 冠状位CT，MT：中鼻甲。中鼻甲头端肥厚增生，阻塞中鼻道。HC 眶下气房

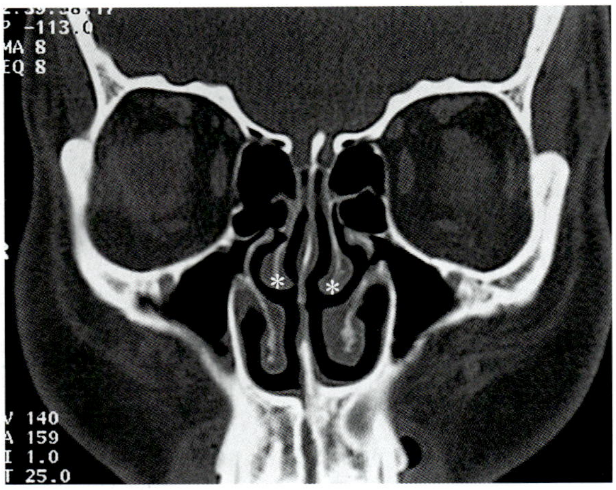

图2-2-57 冠状位CT，双侧反常曲线中鼻甲（*）

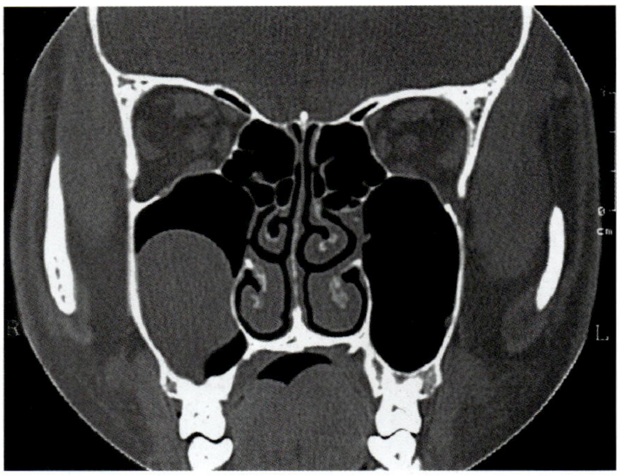

图2-2-58 冠状位CT，双侧中鼻甲呈反向弯曲，即反张中鼻甲。右侧上颌窦黏膜囊肿

5. 第二中鼻甲 少见，由软组织覆盖的骨形成，从鼻外侧壁向内突入中鼻道，不要将其与向内偏曲的钩突（也称之为副中鼻甲）混淆，也不要将其误认为息肉。

6. 副中鼻甲 指钩突的游离后缘向内侧弯曲突入中鼻道，常遮盖中鼻甲，前鼻镜检查中则易将其误为中鼻甲。此变异可引起黏膜对合，继而导致炎性改变和息肉样变性，临床常见由副中鼻甲（钩突）黏膜赘生的息肉（图2-2-59、2-2-60）。

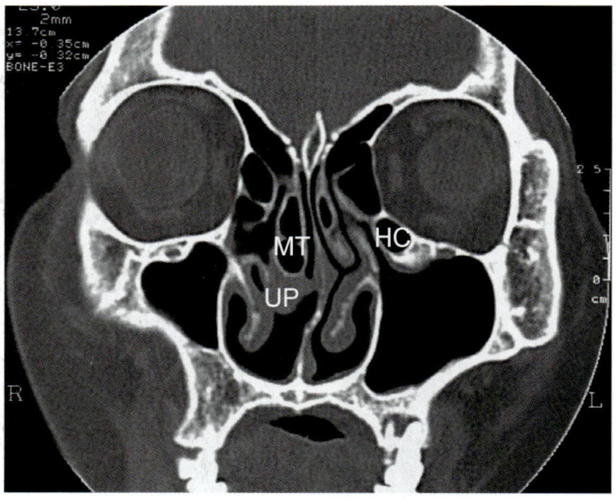

图2-2-59 冠状位CT，鼻中隔左偏曲。双侧中鼻甲气化，右侧（MT）气化显著。右侧钩突（UP）增生突入中鼻道，形成类鼻甲样结构（见内镜图）

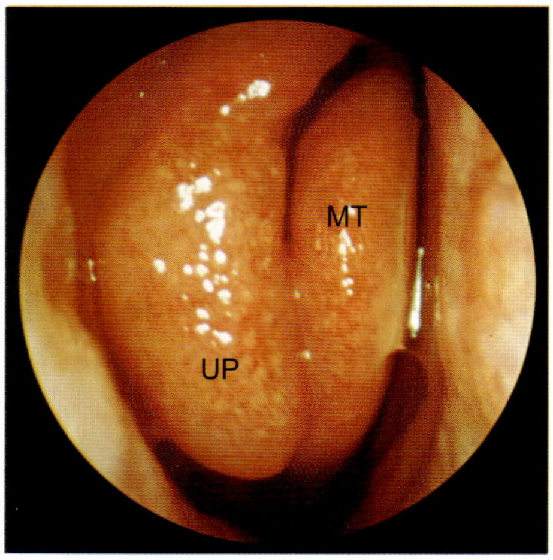

图2-2-60 鼻内镜检查，右侧鼻腔。右侧钩突（UP）增生，形成鼻甲样结构。MT：中鼻甲

四、钩突的变异

钩突发育不全：少见，常伴随着上颌窦发育不全发生，在此种情况下，钩突像粘贴于眶内壁一样，对这样的病例，如果行钩突切除术将极易损伤眼眶。

1. 钩突气化　钩突气化并不少见（图2-2-61、2-2-62）。此气房可很大，造成筛漏斗狭窄或闭塞。该气房也可以是息肉的起源地。

2. 钩突肥厚　可以是钩突骨质或钩突表面黏膜肥厚增生（图2-2-63），与先天发育或慢性炎症有关。增生的钩突可使筛漏斗狭窄甚至闭塞，引起或进一步加重鼻窦的炎症。

3. 钩突角度异常　正常钩突角度约为140°，钩突过度向内或向外偏曲均会使鼻窦（尤其是上颌窦）的引流通道狭窄或闭塞（图2-2-64）。钩突向外侧的偏曲会增加经中鼻道上颌窦开窗的操作困难。

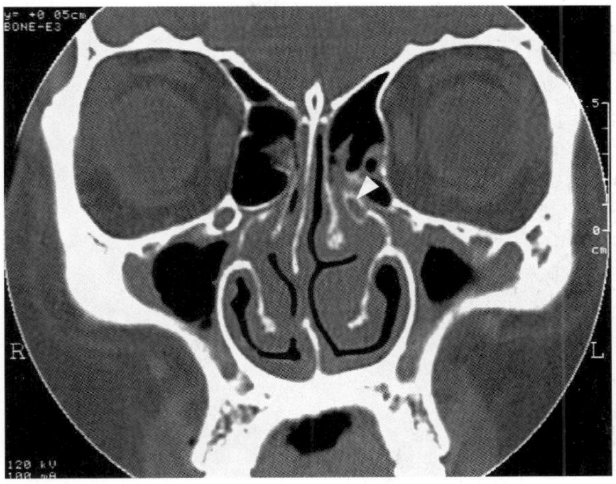

图2-2-61　冠状位CT，双侧上颌窦黏膜肥厚，双侧上颌窦中鼻道引流通道阻塞。△ 钩突气化，气房内为软组织影

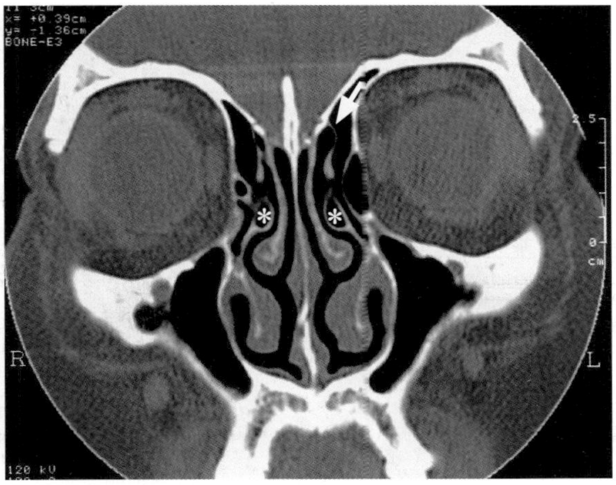

图2-2-62　双侧钩突气化（*）。冠状位CT，←示钩突上部附着在颅底

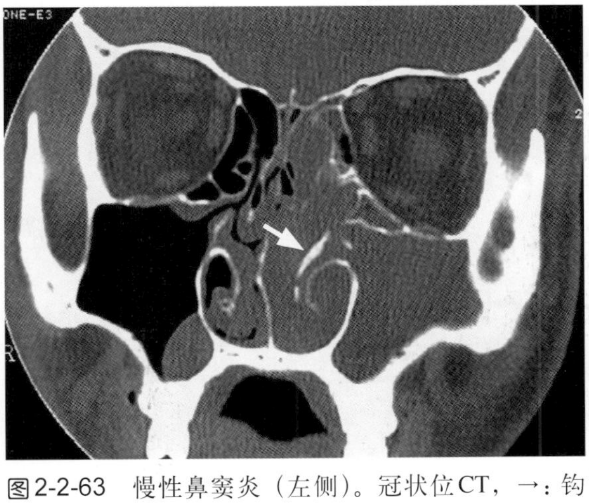

图2-2-63　慢性鼻窦炎（左侧）。冠状位CT，→：钩突骨化增生（鼻息肉起源地）

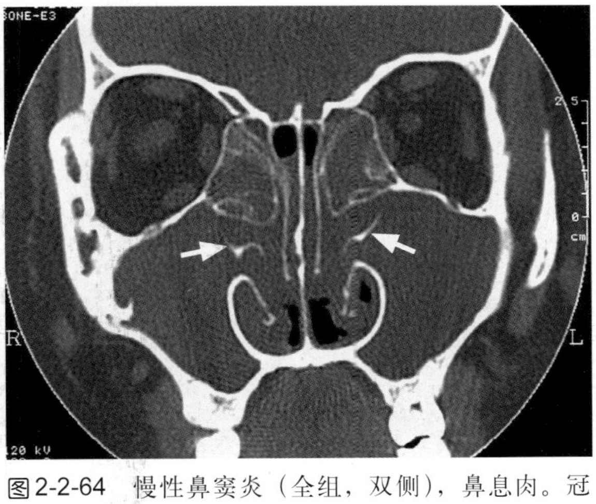

图2-2-64　慢性鼻窦炎（全组，双侧），鼻息肉。冠状位CT，双侧钩突角度异常，箭头所示双钩突向外侧偏曲

五、上颌窦的变异

1. 上颌窦发育不全　冠状位CT扫描影像学特征包括上颌窦体积变小、上颌窦底壁高于鼻底和钩突异常。根据CT表现，可将其分为三型：Ⅰ型，只有轻度发育不全，钩突和筛漏斗正常；Ⅱ型，上颌窦体积轻中度减小，并有钩突发育不全或筛漏斗缺如；Ⅲ型，上颌窦腔极小或缺如，或仅由一个嵴组成，常伴钩突

缺如。上颌窦发育不全的同侧鼻腔和眼眶常扩大。上颌窦不对称在平片上就可显示，但是窦腔较小可被误诊为有慢性上颌窦炎的正常窦腔，尤其当患者有持续性上呼吸道症状时更易误诊。鼻窦CT扫描具有很好的骨、空气和软组织对比分辨率，能够准确地显示此变异（图2-2-65、2-2-66）。

2. 有分隔的上颌窦　可为纤维或骨性分隔分成2个不对称的部分，这些隔常从眶下管到窦的外侧壁，把上颌窦分成外上和内下部分。此变异应该引起注意，因为分隔可使上颌窦手术引流不完全而使病变残留（图2-2-67）。

3. 双上颌窦　这是罕见的变异，在一侧上颌骨有两个独立的窦腔并通过独立的开口引流到中鼻道。北京同仁医院1996年统计975例鼻窦CT扫描，未见双上颌窦变异。

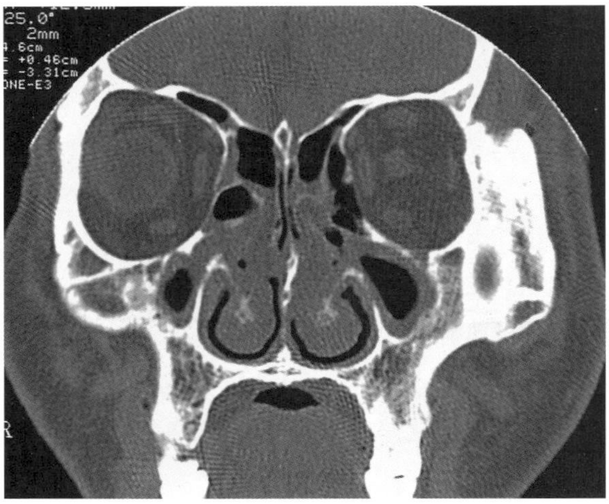

图2-2-65　冠状位CT，上颌窦发育不良。特征为上颌窦容积小，窦底高于鼻底，钩突缺如

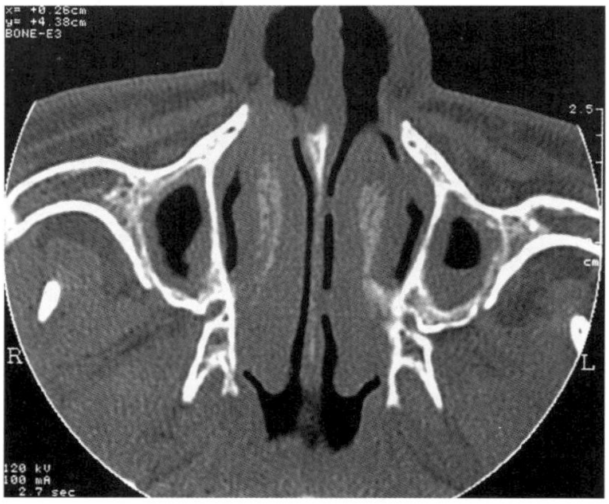

图2-2-66　轴位CT。上颌窦发育不良。上颌窦容积小，上颌窦前壁凹陷，伴上颌骨骨质增生

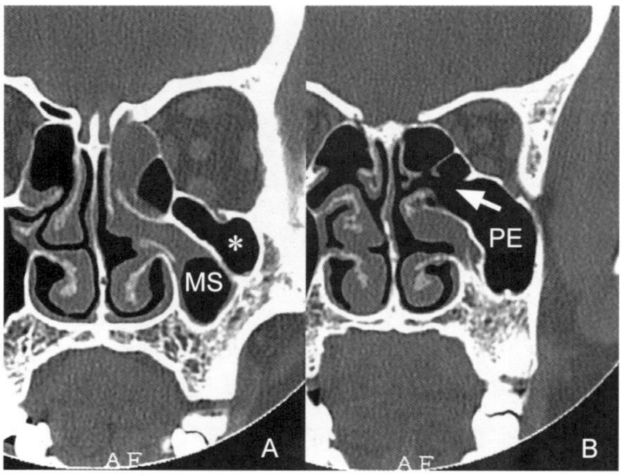

图2-2-67　上颌窦分隔。冠状位CT，A. MS：上颌窦，*：后筛气化至上颌骨，CT扫描显示为上颌窦分隔；B. 气化到上颌骨的气房开口与上鼻道（箭头所示），其本质为后筛（PE）

六、筛窦的变异

1. 眶下气房（Haller气房）　是位于筛泡下方的沿着上颌窦顶壁和眶纸板的最下部分的任何气房，包括位于筛漏斗的气房，根据其开口是在中鼻道或上鼻道判定眶下筛房属前筛或后筛（图2-2-68 ~ 2-2-71）。眶下气房的存在可使筛漏斗及上颌窦开口变窄，导致上颌窦和额窦发生反复性或慢性炎症病变。气房较大时可占据上颌骨的后半部（图2-2-71）。眶下气房本身也可发生炎症，与邻近结构的黏膜病变同时存在。眶下气房须根据CT影像来诊断。

2. 筛大泡　较大或过度气化的筛泡可使前筛区鼻窦引流口变窄或闭塞，导致上颌窦、额窦和前组筛窦通气和引流受阻，其中上颌窦受累最常见（图2-2-72）。

3. 筛凹低位　筛窦的顶（筛凹）位置低是一潜在的危险解剖变异，在鼻内镜手术中容易穿透低位的筛顶，损伤硬脑膜，导致脑脊液鼻漏（图2-2-73）。

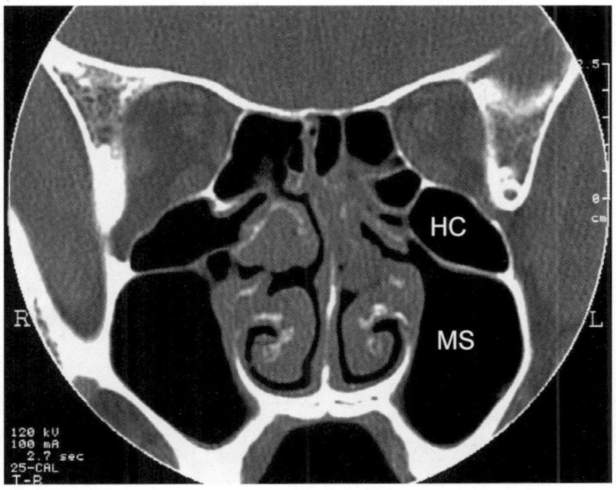

图2-2-68　冠状位CT，MS：上颌窦；HC：左侧眶下气房。右侧亦有同样结构

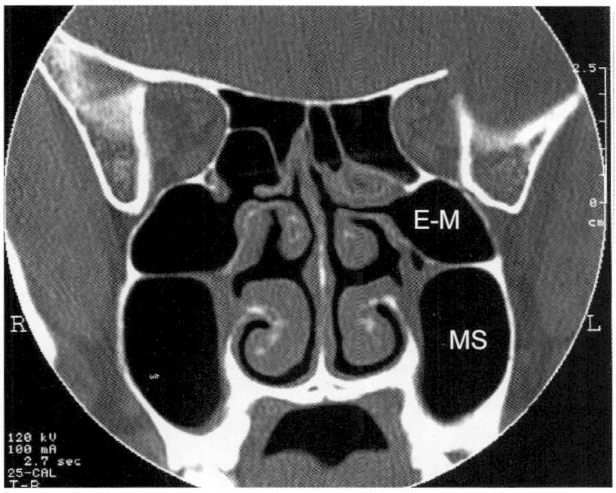

图2-2-69　连续CT（层面显示），眶下气房源自后筛气房气化至上颌骨所致，本质为后筛。也称为筛-上颌窦（E-M）

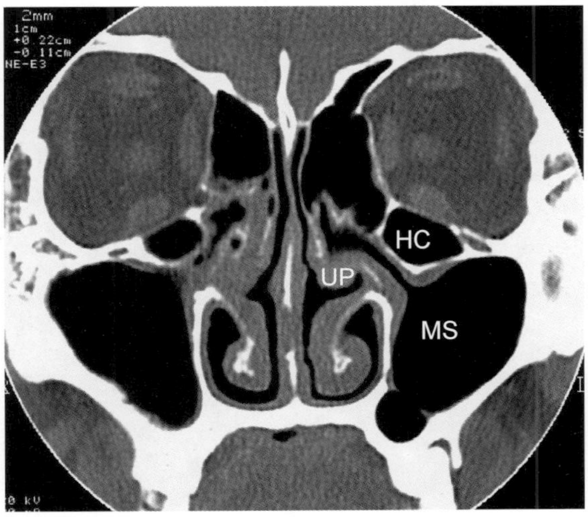

图2-2-70　冠状位CT显示，HC：左侧眶下气房。右侧有同样结构。UP：钩突，骨质增生，黏膜肥厚。MS：上颌窦

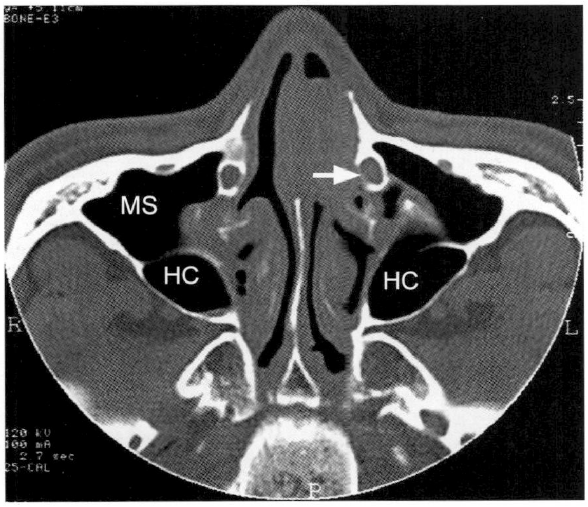

图2-2-71　同一患者，轴位CT显示双侧眶下气房（HC）位于上颌窦后部。MS：上颌窦。箭头所示为鼻泪管

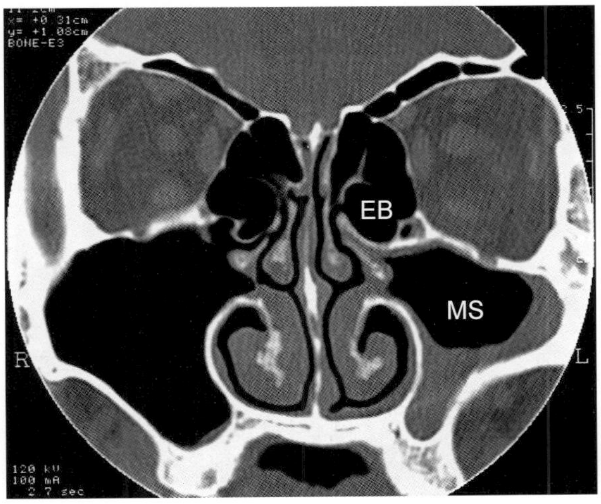

图2-2-72　冠状位CT显示，EB：筛泡，过度气化，导致上颌窦口狭窄，继发左侧上颌窦（MS）炎症

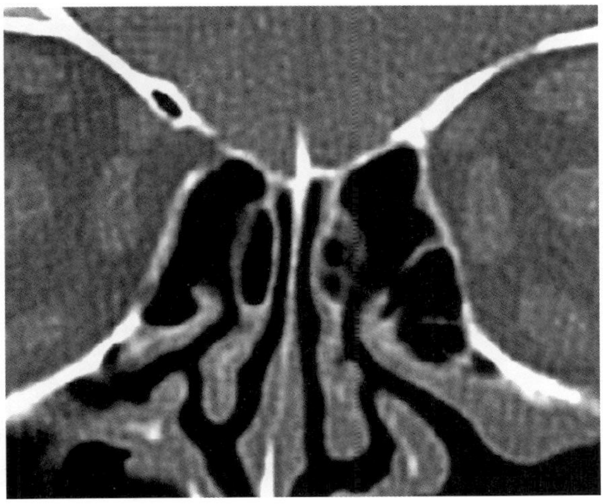

图2-2-73　冠状位CT显示筛凹低平，警示术者在术中操作时，注意此特征，避免损伤颅底，导致脑脊液漏

4. Onodi气房和蝶筛窦 当后筛窦向后外扩展包绕视神经或延伸到视神经上方时，称之为Onodi气房（蝶上筛房）（图2-2-74 ~ 2-2-77）。该气房可向后扩展伸入蝶窦，甚至达蝶鞍前壁，称之为蝶筛窦。Onodi气房存在时增加了鼻内镜手术时对视神经损伤的机会。蝶筛窦临床意义也较大，因为有蝶筛窦存在时，与蝶窦外壁相关的结构（特别是颈内动脉与后筛窦）关系紧密，二者之间仅隔一层薄的骨板，在后筛窦手术时容易损伤颈内动脉，而且需行后筛窦手术的远比需行蝶窦手术的要多。Onodi气房的本质是后筛筛房，必须结合冠状和横断CT判断是否为该气房，并与蝶窦气房区分，手术前阅片鉴别，有助于术中准确定位和开放蝶窦，气化良好的Onodi气房常在手术中被误认为是蝶窦。

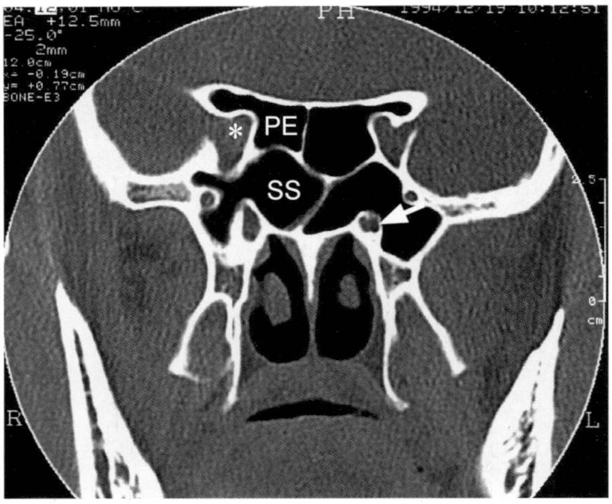

图2-2-74 冠状位CT显示蝶上筛房（PE），也称Onodi气房。*：视神经隆起，向Onodi气房内突出。SS：蝶窦；→：翼管

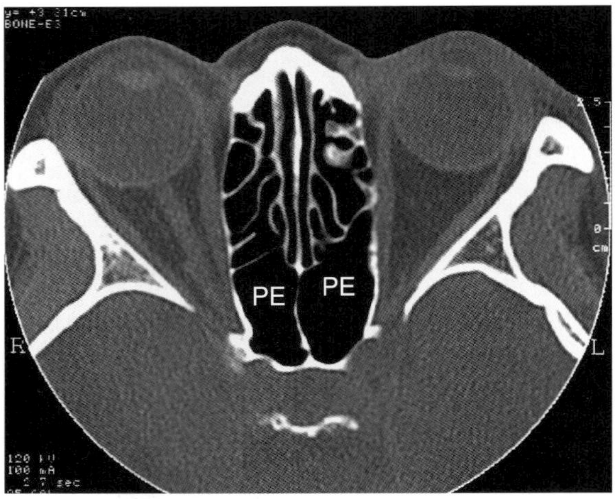

图2-2-75 轴位CT显示蝶上筛房形态（PE）。判断是否为蝶上筛房或蝶窦时，应结合冠状位进行综合判断

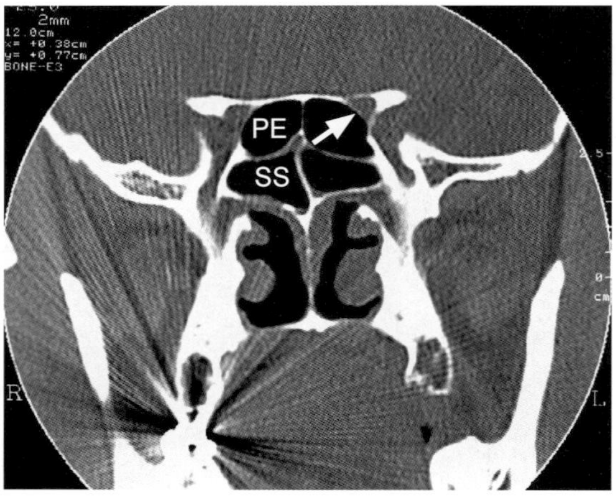

图2-2-76 冠状位CT显示蝶骨内呈十字分隔的气房，上方是Onodi气房（PE），→：视神经。下方为蝶窦（SS）

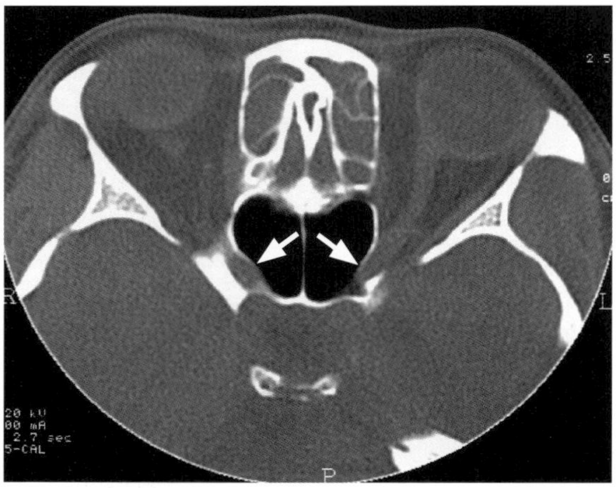

图2-2-77 轴位CT显示Onodi气房，箭头示视神经位于该气房的外侧

七、蝶窦的变异

蝶窦气化可扩展到前床突、翼突，分别称之为前床突气化、翼突气化，有时后床突、蝶骨小翼或鞍背也可气化，这些变异增加了损伤周围的重要结构（如视神经管、翼管、圆孔等）的机会，术前应准确地观察（图2-2-78）。

颈内动脉管突入蝶窦内（图2-2-79），有时颈内动脉管壁可缺如，在行蝶窦手术时注意此种情况，避免损伤造成严重的并发症。

有分隔的蝶窦：可为纤维或骨性隔分成几个不对称的部分，此变异容易导致蝶窦手术引流不完全而残留病变，但同时，蝶窦内间隔也可以作为手术解剖参考标志，辅助定位视神经管或颈内动脉管。

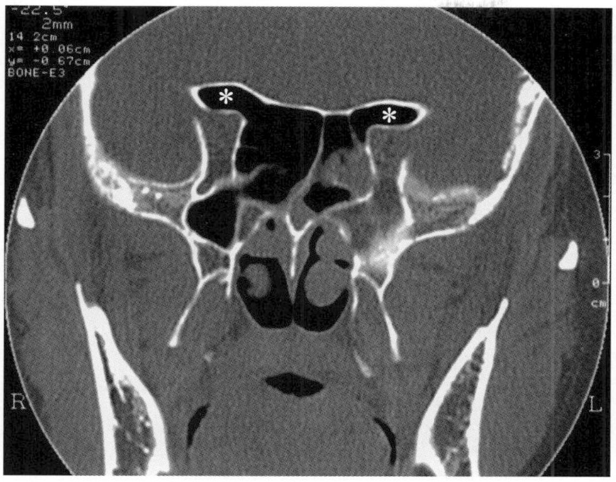

图2-2-78 经蝶窦冠状位CT显示双侧前床突气化（*）

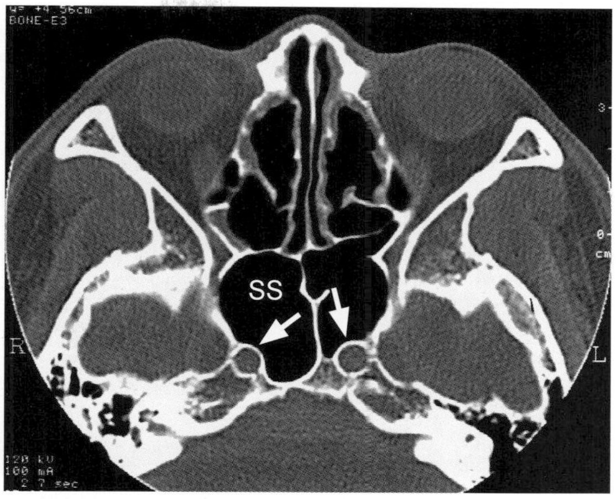

图2-2-79 轴位CT显示颈内动脉蝶窦（SS）外侧壁形成的颈内动脉隆起（箭头所示）

第三章
鼻腔、鼻窦疾病影像学诊断

第一节　鼻腔、鼻窦先天性疾病影像学诊断

一、后鼻孔闭锁

胚胎发育期，口鼻膜未能穿破，则形成后鼻孔闭锁（choanal atresia）。可为单侧或双侧，部分性或完全性，膜性的、软骨性的或骨性的。以骨性的或混合性的后鼻孔闭锁较为多见，约占90%。

临床多见于婴幼儿。新生儿表现为不能闭口呼吸，严重者吸奶时即出现呼吸困难和发绀。年龄较长者可表现为鼻阻塞症状、嗅觉消失、张口呼吸、闭塞性鼻音等。

CT检查常规行横断加冠状位扫描，重点观察闭塞的程度及性质。主要CT表现为后鼻孔狭窄或闭锁，由于CT具有良好的密度分辨率，能准确显示闭锁为骨性、膜性或混合性，并能显示闭锁板的厚度，为临床手术治疗提供客观指征（图2-3-1、2-3-2）。

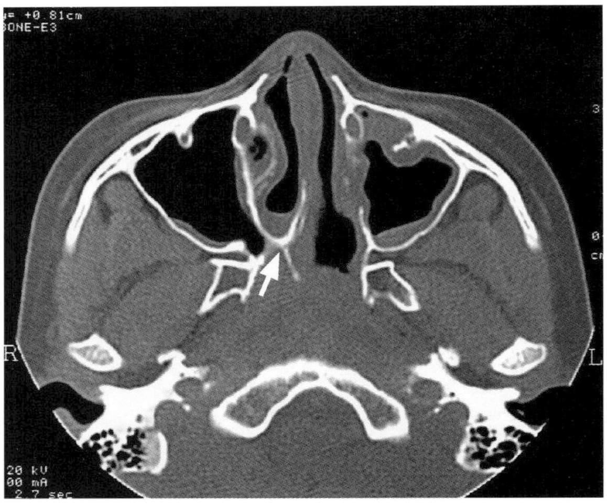

图2-3-1　先天性后鼻孔闭锁。女性患儿，12岁。自幼右侧鼻塞，伴脓性鼻涕。轴位CT显示右侧后鼻孔闭塞，箭头所示为骨性闭锁

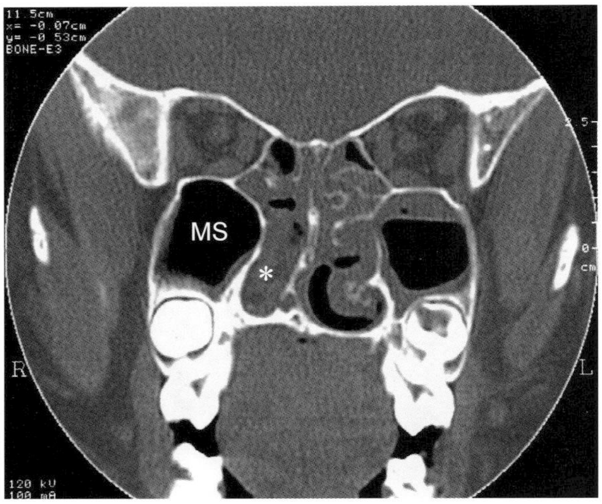

图2-3-2　先天性后鼻孔闭锁。MS：上颌窦。*：后鼻孔闭锁处。冠状位CT显示上颌窦内壁内移，鼻腔结构发育畸形

二、脑膜脑膨出

脑膜脑膨出（meningoencephalocele）是颅底骨质发育不全形成颅底骨质缺损，脑膜脑组织疝出到颅腔外，按其突出部位可分为枕后型、前顶型及颅底型。与鼻腔或鼻窦关系较为密切的是后2型。其详细分类见表2-3-1。

临床见于青少年，主要表现为鼻根或眶内侧软质肿块或眼球突出，随年龄增长。CT检查应用常规扫描方式，横断及冠状位观察，必要时矢状位重建，观察缺损的位置。需鉴别脑膜和（或）脑膨出时，可行增强扫描或MRI检查。

CT表现为颅底骨质缺损，颅底孔道形态异常及脑膜和（或）脑组织疝出。脑膜脑疝入眼眶时则表现为眼球突出，疝入到鼻腔鼻窦内则形成软组织肿块，并引起面部畸形。增强扫描，由于脑膜及脑组织增强而脑脊液无强化，可区分脑膜和（或）脑组织膨出程度。

MRI检查对于显示脑膜和（或）脑组织膨出分辨清楚，能够明确地鉴别脑膜脑膨出情况，优于CT检查，但MRI不能显示颅底骨质缺损情况（图2-3-3、2-3-4）。

表2-3-1 脑膜脑膨出的类型及部位

分型	颅骨缺损及疝口
鼻额型	额骨与鼻骨之间
鼻筛型	额骨鼻骨上颌骨额突与筛骨之间
鼻眶型	额骨筛骨上颌骨额突与泪骨之间
蝶咽型	蝶骨筛骨上颌骨额突与泪骨之间
蝶眶型	眶上裂
鼻内型	筛骨眶板
蝶筛型	蝶骨筛骨之间
蝶颌型	眶下裂

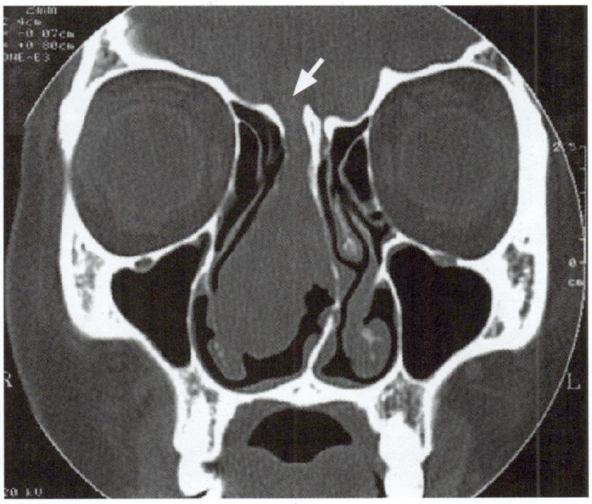

图2-3-3 脑膜脑膨出（右侧）。冠状位CT显示右侧筛板缺失（箭头所示），鼻腔软组织与颅内沟通，密度相同

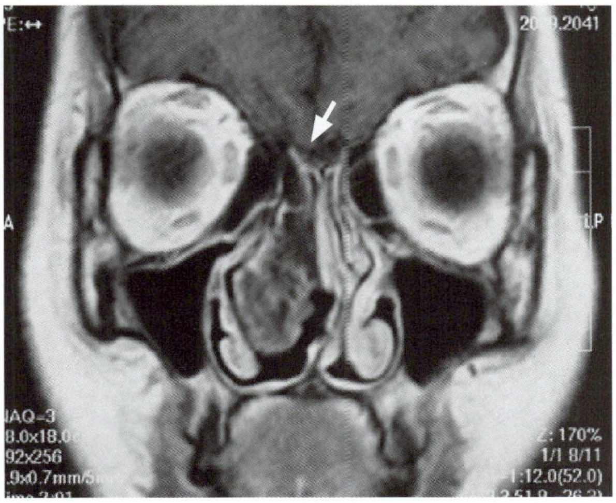

图2-3-4 脑膜脑膨出（右侧）。冠状位MR T_1WI显示病变呈长T_1和T_2信号，与颅内相通

第二节 鼻窦炎和鼻息肉

一、急性鼻窦炎

（一）临床表现

急性鼻窦炎临床以鼻堵、脓涕、脓涕倒流及面部疼痛为特征。疼痛或头痛的分布和特征有助于临床对病变的定位。额窦炎的头痛向前额部放射，通常表现为整个头痛。急性上颌窦炎的疼痛通常从内眦部向面颊部放射，也可向齿槽区放射，酷似牙齿疾病。筛窦炎的疼痛常位于鼻根和眼球内眦后部，并周期性发作，晨起较重。蝶窦炎的诊断已认识到一般缺少特性，它通常为鼻窦炎的一部分，但也可孤立发病，引起枕部或球后部疼痛。所有鼻窦炎的疼痛在窦口完全阻塞和脓性分泌物潴留时更为严重。该症状在临床上比较危险，因为病变的发展可致鼻窦骨壁破坏、溶解、吸收，引起眶内或颅内的脓毒症。

（二）X线平片

平片在急性鼻窦炎（特别是大鼻窦的急性炎症）的诊断有一定的价值，若窦内蓄脓，Water位片中常可见上颌窦内的液平面。但窦口扩大、病变广泛时，平片仅表现为整个透过度下降，无法精确显示病变范围。脓毒症形成时，平片表现与急性鼻窦炎没有区别。

（三）CT表现

在鼻窦CT扫描中，除了鼻窦的密度增高，还可见鼻窦骨壁的稀疏，提示若感染未得到控制，可能会出现较严重的并发症。对反复感染要检查牙根，考虑牙源性上颌窦炎，牙根疾病的迁延可为反复感染的因素。

因此，对鼻窦急性炎症，特别是有可能出现并发症的情况下，鼻窦CT可良好地显示鼻窦的病变程度和范围，特别是鼻窦骨质变化，后者常提示可能出现并发症或出现并发症的根源（图2-3-5、2-3-6）。

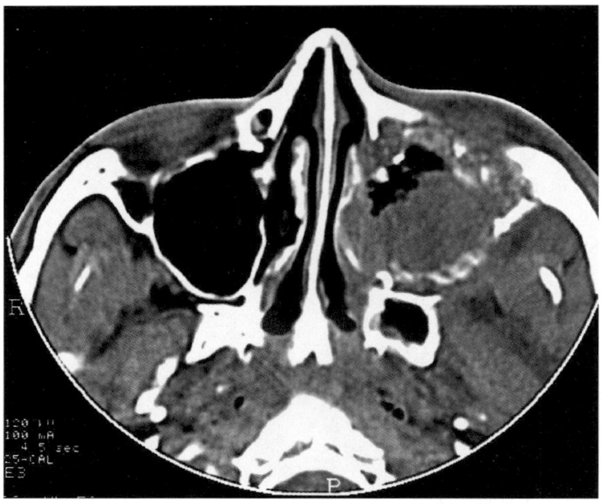

图2-3-5　急性上颌窦炎（左侧），下直肌麻痹。轴位CT示左侧上颌窦软组织影，前壁和后外侧壁骨质破坏明显。手术开放并脓培养提示枸橼酸杆菌

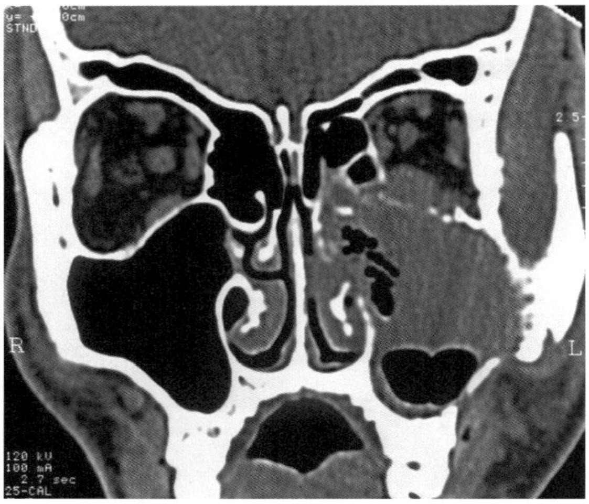

图2-3-6　急性上颌窦炎（左侧），下直肌麻痹。冠状位CT显示左侧上颌窦积液，眶下壁骨质破坏，下直肌增粗。手术开放后1个月，症状缓解

二、慢性鼻窦炎

（一）临床表现

慢性鼻窦炎的症状有多种，有时较重，但多数平常症状较轻。主要有鼻塞、流涕（或倒流）、嗅觉障碍、鼻出血及头痛或面痛。急性发作后的慢性鼻窦炎的影像学特征与急性鼻窦炎相似。表现为粘骨膜增厚，慢性纤维化，伴息肉样增生，分泌物潴留，导致鼻窦密度增高，透过度下降。已知OMC是否存在炎性病变与全组慢性鼻窦炎的发病有直接相关性，此区首先接触呼吸气流，易于细菌及变应原颗粒沉积，局部的反复感染、黏膜肿胀，除影响筛窦外，可波及额窦和上颌窦，导致鼻窦口肿胀狭窄闭塞，引流不畅，继发鼻窦内炎性病变。因此，对慢性鼻窦炎的CT扫描诊断中，特别关注OMC区的解剖结构和病变状况，尤其是鼻窦引流通道的病变情况以及与全组鼻窦病变的相关性。

（二）CT表现

慢性鼻窦炎的CT扫描诊断主要参考冠状位和水平位。慢性鼻窦炎的CT扫描的影像特征为黏膜肥厚，鼻窦内充满软组织密度。慢性鼻窦炎中，前筛最常受累，上颌窦及额窦炎常与OMC的结构和病变状况有关，单纯上颌窦较为多见，但对单侧上颌窦病变应与血管瘤、内翻性乳头状瘤鉴别。若上颌窦内密度不均，则应考虑真菌性鼻窦炎的可能，同时也要与恶性肿瘤鉴别。孤立性额窦炎较少见。近来，临床蝶窦炎的发生率增多，主要与鼻窦CT扫描的广泛应用和诊断水平的提高有关。因蝶窦外侧壁毗邻视神经、颈内动脉、海绵窦及部分脑神经，蝶窦的慢性炎症有可能波及以上结构，引起相应颅神经症状。

在对内镜鼻窦手术中所见鼻腔鼻窦病变范围与CT检查的对照研究中发现，筛窦病变为最多见。手术中探查窦腔内黏膜增厚、潴脓、息肉、囊肿等病变在各组鼻窦中所占比例不同，筛窦内息肉最多见，蝶窦、额窦、上颌窦内多以黏膜肥厚为主，多伴有囊肿或黏稠脓汁。因为鼻腔鼻窦炎性病变在CT扫描中仅表现为均匀的透过度下降，所以CT检查可以准确显示病变范围，但对于病变的分类，如潴留脓汁、黏膜增厚或息肉等，多难以辨认，因此在分析CT检查结果时应加以注意。

慢性鼻窦炎的积液影像特征，除了表现较大鼻窦的液平面外，还可以表现为窦腔内的气泡状影像特征。该特征常提示窦腔内积液较为黏稠（图2-3-7、2-3-8）。

（三）慢性复发性鼻窦炎及其对鼻窦结构的影响

1. 鼻窦骨壁的硬化　长期慢性炎症的刺激可导致鼻窦骨壁增生，如果慢性感染发生在儿童时期，可

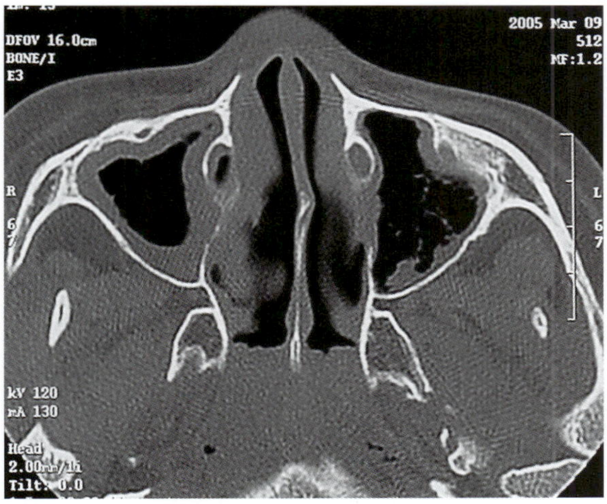

图2-3-7　上颌窦积液，轴位CT显示左侧上颌窦内不规则软组织密度影，为黏着分泌物形成“积液征”（见图2-3-8鼻内镜下特征）

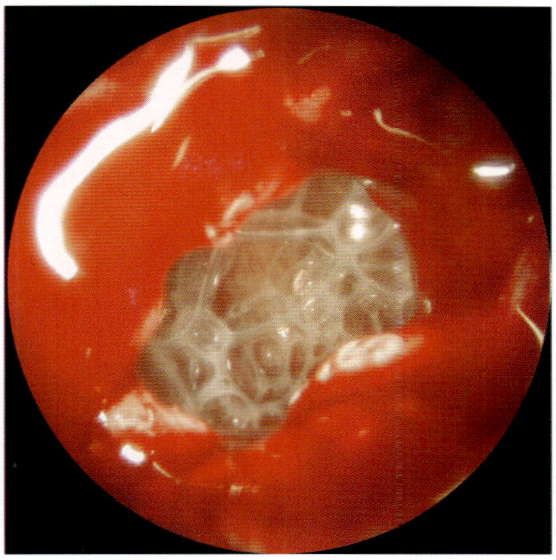

图2-3-8　鼻内镜下上颌窦积液。分泌物黏着，形成气泡状，相应CT表现为不规则软组织影“积液征”，有时可见气泡状影

致鼻窦发育不良和窦腔狭小。Haas等认为鼻窦口阻塞后引起鼻窦的换气功能障碍也可引起类似情况。复发或慢性鼻窦炎会导致骨炎，沿鼻窦腔之轮廓形成新骨。骨炎的范围与感染的次数和病史的长短有关。硬化的结果可导致鼻窦骨壁增厚，窦腔容积减少。饭沼寿孝将此非破坏性的鼻窦骨壁影像所见分为硬化性征象和肥厚性征象两类：①硬化性征象：就是骨的细密化。鼻窦骨壁的皮质层和正常鼻窦黏膜线（mucoperiosteal line，并不是骨黏膜，而是连接它的细线状的髓质）相比较，厚度增加。鼻窦边缘硬化从原来的骨壁向其周围（也就是离心或远中心）发展形成。构成鼻窦内骨壁的髓质外侧的骨髓质很细密，皮质层看起来很厚（图2-3-9）。②肥厚性征象：和硬化性征象一样，是鼻窦骨壁的增厚现象。肥厚的方向从鼻窦骨壁向腔内，即向中心性，增加的骨组织是皮质、髓质或类骨组织。边缘硬化多见于蝶窦和上颌窦，这种硬化增生常伴颧骨或整个颅面骨的髓样增生。这种边缘硬化一方面继发于长期慢性炎症，另一方面又使鼻窦口阻塞加重，炎症难以缓解，因此，鼻窦骨壁的硬化可表明病变的严重程度，同时预示了内镜鼻窦手术的难度，对预后也将产生影响（图2-3-10）。

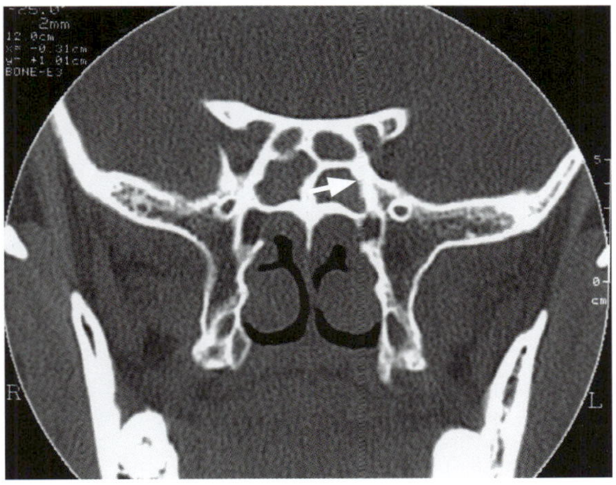

图2-3-9　骨质硬化。蝶窦冠状位CT，箭头所示蝶窦壁骨质增生、肥厚

2. 筛窦炎CT扫描分型　长期慢性炎症及前期手术对鼻窦（特别是对筛窦）气房骨间隔影响较为明显。在对术前CT检查结果与术中所见比较之后发现，筛房狭小骨壁增厚的情况下手术操作难度较大，常不易与颅底、筛板或筛骨纸板区分，容易残留病变筛房，并发症的危险随之增加。筛窦骨化对于局麻手术往往带来一定困难，患者不能耐受，且出血较多，出血是影响内镜手术操作的重要原因之一。为此，对术前CT检查中的病变筛窦根据筛房数目和骨化情况对病变筛窦进行CT分型（图2-3-11 ~ 2-3-13），这将有利于准确估计病变程度、选择麻醉方式和提示术中操作难易度等（表2-3-2）。

表2-3-2　CT扫描筛窦分型

蜂窝型	筛窦蜂房密集数量众多，骨间隔菲薄
空泡型	蜂房为数少，融合成较大空泡状，骨间隔较薄
骨质增生型	筛窦蜂房多少不一，骨间隔明显增厚，部分间隔过度增生，蜂房融合闭锁

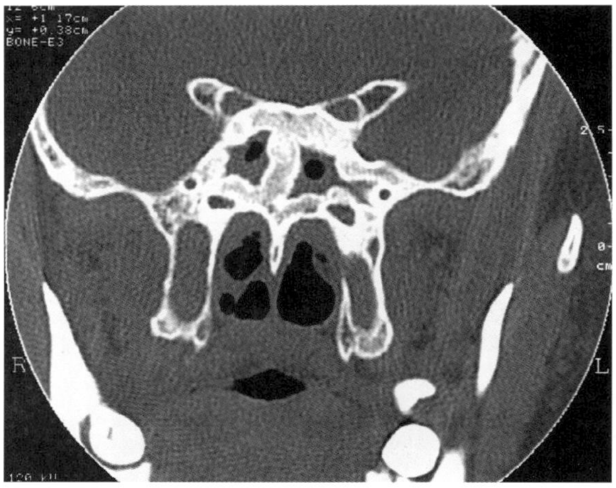

图2-3-10 鼻窦骨壁肥厚。冠状位CT显示蝶窦骨壁肥厚的方向从鼻窦骨壁向腔内，增加的骨组织是皮质、髓质或类骨组织

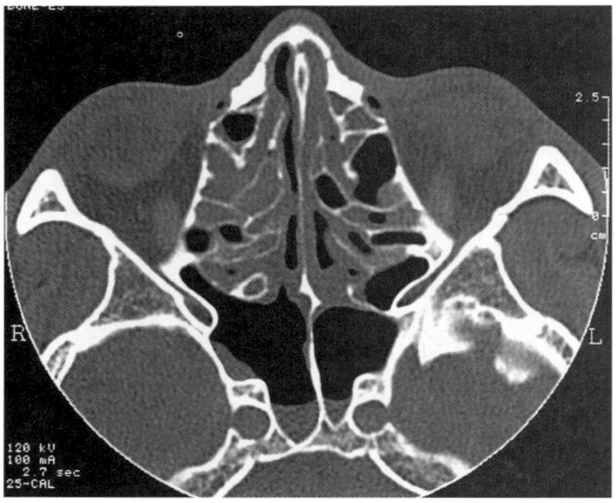

图2-3-11 蜂窝型筛房。筛窦蜂房密集数量众多，骨间隔菲薄

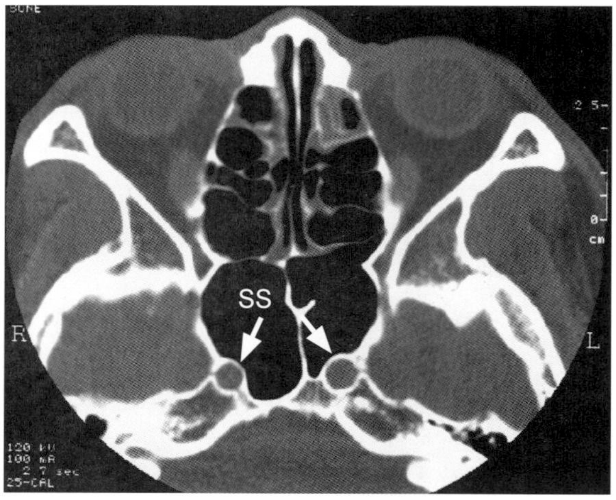

图2-3-12 空泡型筛房，蜂房为数少，融合成较大空泡状，骨间隔较薄。SS：蝶窦；→：双侧颈内动脉隆起

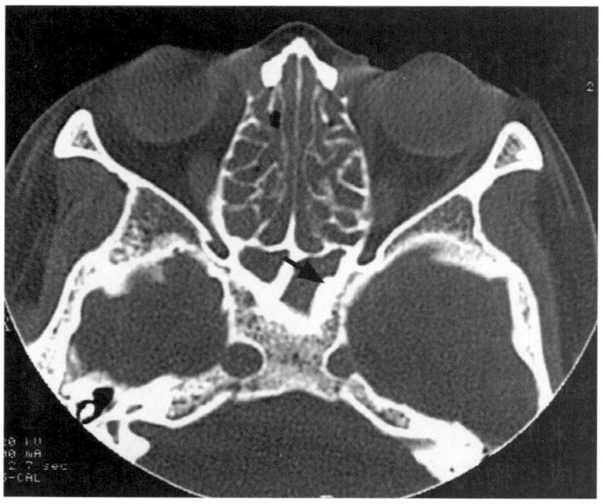

图2-3-13 骨质增生型筛房，筛窦蜂房多少不一，骨间隔明显增厚，部分间隔过度增生，蜂房融合闭锁

北京同仁医院耳鼻咽喉科1994年对975例患者CT扫描结果分析空泡型297例（30.5%）、蜂窝型356例（36.5%）及骨质增生型322例（33.0%）。随访结果表明筛窦CT扫描分型对判断预后有一定的参考价值，其中空泡型筛房术后疗效好，蜂窝型次之，骨质增生型预后较差。

三、鼻 息 肉

鼻息肉的发病原因尚不清楚。慢性炎症，或变态反应性，或感染性，导致鼻窦黏膜的增生和水肿。血管调节机制紊乱，引起息肉基质水分蓄积，有变态反应或特应性患者息肉中的细胞结构发生变化，嗜酸性粒细胞增多。

（一）临床表现

患者临床表现为长期鼻堵、脓涕、复发鼻窦炎和（或）头痛。检查中偶见眼距增宽或眼球突出。双侧鼻腔充满多发鼻息肉。若发现单侧鼻息肉样病变，则高度怀疑为肿瘤，甚至是恶性病变。

鼻内镜检查常提示鼻腔内息肉起源于筛区，最常见的起源部位是筛漏斗、中鼻甲和钩突相贴之处。起源与后筛、上鼻甲或下鼻甲（下鼻道）的息肉少见。许多患者的鼻息肉起源于筛泡前壁，并突入中鼻道。50%患者的鼻息肉位于额隐窝，也可起源于气化中鼻甲和蝶筛隐窝。后者常在后筛同时有鼻息肉发生时受累。在无并发症的鼻息肉病中，前筛最常见。仅有8%的蝶窦内黏膜出现息肉样变化。内镜检查常见窦口鼻道复合体的相当小的息肉，在CT扫描中显示病变却已很广泛。

（二）X线平片

平片在显示鼻息肉方面无特征性影像表现，仅为由于黏膜肥厚导致的鼻窦半透明或透过度下降，偶尔可见筛窦腔膨大。

（三）CT表现

CT扫描所见为单侧或双侧鼻腔、鼻窦软组织团块影，通常为黏液或软组织密度，用软组织窗显示时更为明显。鼻息肉生长紧密时会引起筛窦骨壁的片状吸收，表现为周围黏液密度包绕的高密度区。另一些病例为骨壁增生硬化，影像上的边界更为分明。有时，在静脉增强扫描后可见病变区周围略有增强影，即为黏膜区，其周围是息肉中的黏液。用软组织窗扫描会更清楚。若患鼻息肉时间较长，息肉膨胀生长可导致眼距过宽，窦腔因骨壁长期受压而扩大；严重者，鼻骨可分离（图2-3-14 ～ 2-3-16），形成“蛙鼻”。

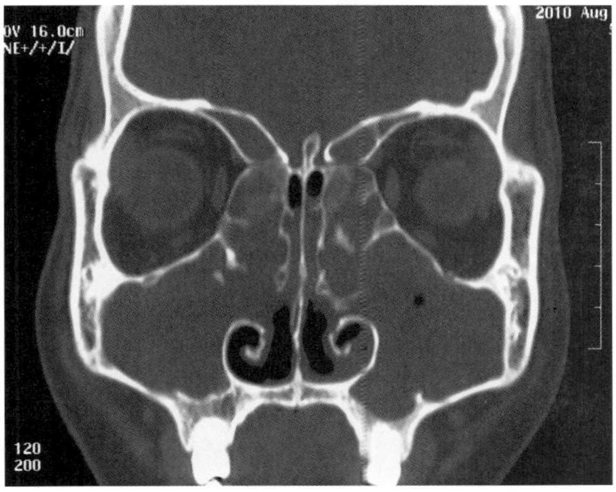

图2-3-14　慢性复发性鼻窦炎、鼻息肉。冠状位CT，额窦、筛窦及上颌窦几乎不含气，筛窦气房骨间隔部分缺如，伴轻度骨质增生

若有前期手术史，则很难准确评价多发鼻息肉患者的CT扫描所见，由于长期受压，加之前期手术，鼻窦结构紊乱，正常解剖标志被破坏，影像上为不规则的病变影和解剖结构异常，单纯依靠影像检查，尚不能决定治疗方法，或者说，不能仅根据影像检查所见即决定手术。但对那些有前期手术史的患者，CT扫描在显示一些重要部位的骨性缺损及有可能与硬脑膜粘连的复发鼻息肉的部位方面有重要价值。

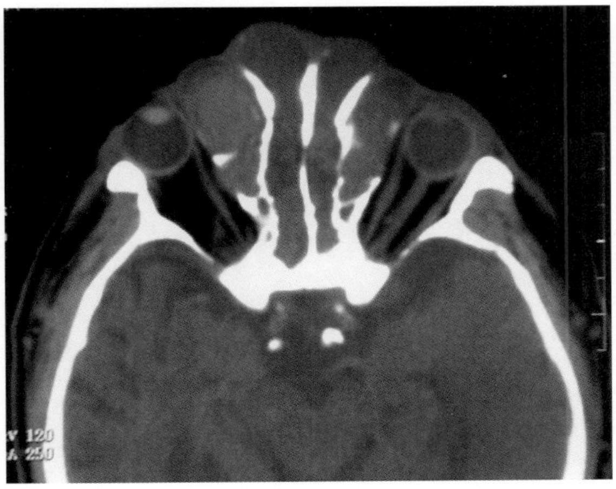

图2-3-15　慢性复发性鼻窦炎、鼻息肉。轴位CT软组织窗，筛窦软组织影，眶壁和鼻骨受压变形，局部骨质吸收，眼距增宽

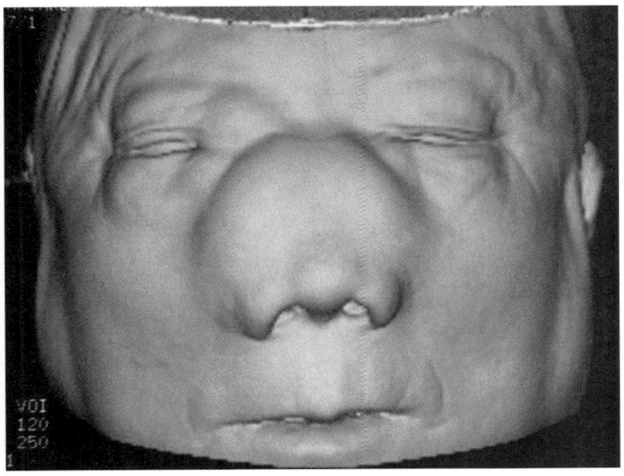

图2-3-16　CT三维重建。复发鼻窦炎鼻息肉造成“蛙鼻”畸形

在鼻息肉的影像学诊断方面，尚没有确切的和唯一的影像特征。对有骨质吸收的病例，应行活检，排除恶性肿瘤。骨质的硬化与炎症的慢性过程有关，亦可见与内翻性乳头状瘤有关。鼻息肉与黏液囊肿可通过其内部结构加以鉴别，后者通常为不能增强的密度均匀一致的影像，即充满密度一致的液体。鼻窦内密度高低不均者应考虑真菌性鼻窦炎，但真菌性鼻窦炎很少见双侧鼻窦受累。

四、上颌窦后鼻孔息肉

单侧的上颌窦后鼻孔息肉的发病率尚不清楚，尽管其组织病理学与普通炎性鼻息肉相似。上颌窦后鼻孔息肉绝大部分起源于上颌窦的后外侧壁，根蒂部常为囊性，少数为实性，形成一蒂从自然口或从前囟或后囟的上颌窦副孔脱入中鼻道，然后逐渐生长发展至后鼻孔。上颌窦后鼻孔息肉多见于儿童或年轻患者，如果处理不当，很易复发。

（一）X线平片

平片的影像特征为：上颌窦为囊性结构，鼻腔密度增高。侧位片可显示边缘光滑的息肉悬挂在鼻咽部。

（二）CT表现

CT扫描显示上颌窦均匀的密度增高，同侧鼻腔有软组织团块。容纳息肉的上颌窦口及鼻腔扩大，偶见周围有骨吸收或骨炎存在。鉴别诊断包括血管瘤、青少年血管纤维瘤、内翻性乳头状瘤以及各种生长相对缓慢的恶性肿瘤（图2-3-17 ～ 2-3-19）。

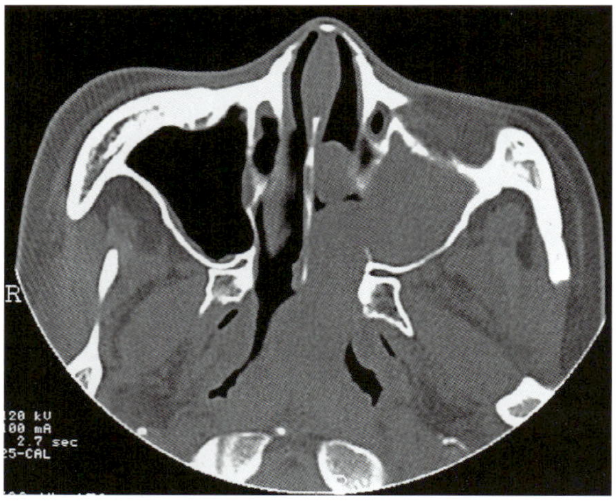

图2-3-17 上颌窦后鼻孔息肉。轴位CT显示源自上颌窦软组织，经后鼻孔突至鼻咽部

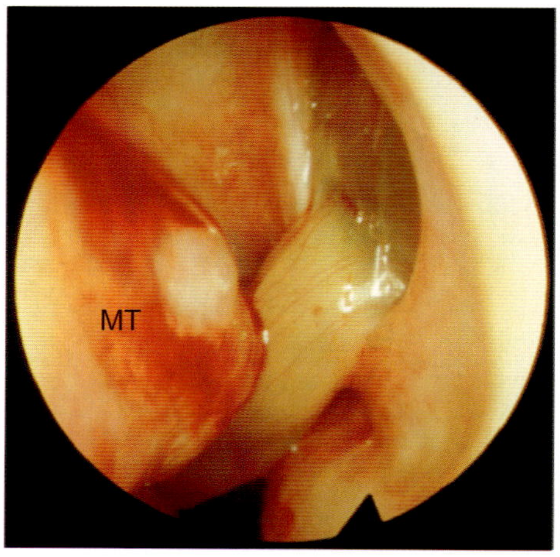

图2-3-18 鼻内镜下所见上颌窦后鼻孔息肉。鼻息肉组织经上颌窦副孔垂至后鼻孔。息肉的蒂较细

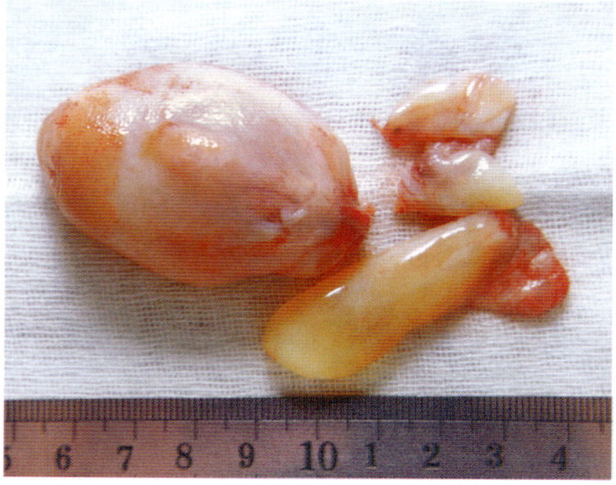

图2-3-19 上颌窦后鼻孔息肉手术摘除标本

第三节 鼻窦CT扫描与鼻窦炎分期

一、目的和意义

慢性鼻窦炎、鼻息肉是常见多发疾病，其病变程度受病程、治疗经过、地域及个体差异等多种因素的影响差别较大。随着内镜鼻窦手术（ESS）在国内的迅速普及，有必要对大量患有慢性鼻窦炎、鼻息肉的患者在术前进行临床分型，以便于正确评估病情，选择治疗方案。建立疗效评定标准将有利于准确地评价治疗结果及评估预后。国外已有几种慢性鼻窦炎的分期标准。因国内患者的患病程度多重于发达国家的患者，治疗经过亦有所不同，因此建立适合于我国国情的与鼻内镜手术相关的慢性鼻窦炎、鼻息肉临床分型和疗效评定标准具有重要的实际应用价值。1995年11月，我国数十位耳鼻咽喉科专家会集广州，根据我国国情，讨论和制订了我国用于内镜鼻窦手术的慢性鼻窦炎、鼻息肉的临床分型分期标准，同时也制订了内镜鼻窦手术后的疗效判定标准。该标准由中华医学会耳鼻咽喉分会广泛征求意见后，于1998年6月在《中华耳鼻咽喉科杂志》上正式公布，供临床医生实际工作中参考使用（表2-3-3 ～ 2-3-6）（图2-3-20 ～ 2-3-33）。

表2-3-3 慢性鼻窦炎、鼻息肉临床分型分期

1型	单纯型鼻窦炎（保守治疗无效）	
	1期	局限性单个鼻窦慢性炎症
	2期	前组鼻窦炎和（或）波及部分后组筛窦
	3期	全组鼻窦炎
2型	鼻窦炎伴有鼻息肉	
	1期	局限性单个鼻窦慢性炎症伴单发息肉
	2期	前组鼻窦炎和（或）波及部分后组筛窦伴多发息肉
	3期	全组鼻窦炎伴多发息肉
3型	全组鼻窦炎伴复发、多发性息肉和（或）筛窦骨质增生	

表2-3-4 慢性鼻窦炎CT扫描分期（Gliklich Metson）

0期	正常（窦黏膜的厚度在2mm以下）
Ⅰ期	单侧阴影或解剖异常
Ⅱ期	双侧筛窦或（和）上颌窦的局限性病变
Ⅲ期	双侧额窦或（和）蝶窦的病变
Ⅳ期	全组鼻窦病变

二、分型的基本条件

1. 术前详细询问病史　包括患病时间、治疗经过及治疗类型（保守治疗或手术治疗）、治疗结果及现存症状。

2. 术前内镜鼻腔检查　了解鼻腔内炎性分泌物存在的部位（窦口或鼻道）和鼻腔息肉存在的部位、大小及数量以及鼻腔解剖变异情况（粘连、鼻中隔偏曲、中鼻甲或下鼻甲的增生或肥大等）。

3. 术前鼻腔、鼻窦CT扫描（冠状位及水平位）。

表2-3-5 慢性鼻窦炎CT扫描分期（Kennedy DW）

Ⅰ期	单侧或双侧单个病灶
Ⅱ期	病变不连续或呈斑片状　药物治疗后症状有改善
Ⅲ期	整个筛窦连续病变，有或没有其他窦腔的病变，药物治疗后症状有改善
Ⅳ期	全组鼻窦的增生性病变，对药物治疗反应小或无反应

表2-3-6 慢性鼻窦炎CT扫描分期（Lund，Mackay）

0分	正常
1分	部分阴影（黏膜肥厚）
2分	完全阴影（或高度阴影）
窦口鼻道复合体（OMC）的病变视情况记作0 ~ 2分，左右各窦分别视病变程度记分，分数相加	

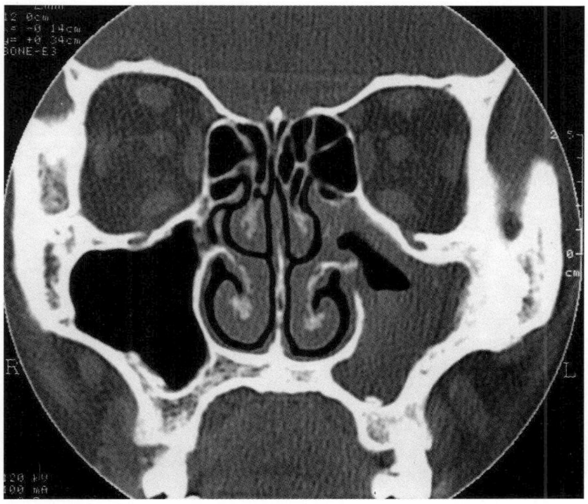

图2-3-20 慢性鼻窦炎，1型1期。冠状位CT

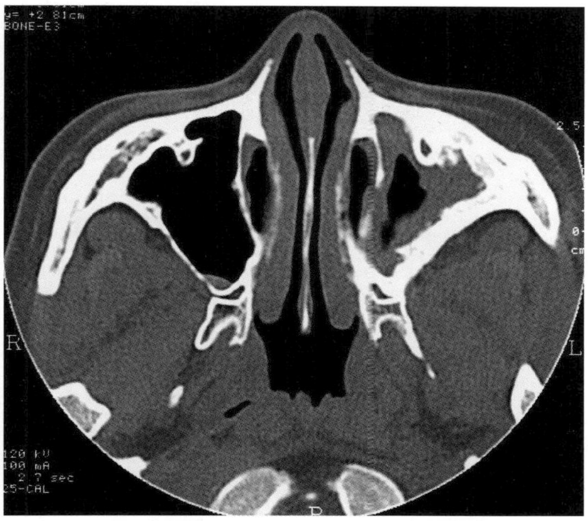

图2-3-21 慢性鼻窦炎，1型1期。轴位CT，左侧上颌窦壁因炎症刺激致骨质增生

三、鼻窦CT扫描在鼻窦炎分型分期中的作用

归纳国外目前已有的临床分期标准，可分为2种类型：① Gliklich Metson及Lund VJ为代表根据CT影像上阴影范围（窦黏膜肥厚程度）来分类；②以Kennedy DW为代表从病变范围及对药物治疗的反应来分类。不同时期不同作者从不同角度试图对鼻窦炎、鼻息肉进行分期的同时，均强调了鼻窦CT扫描对分期所起

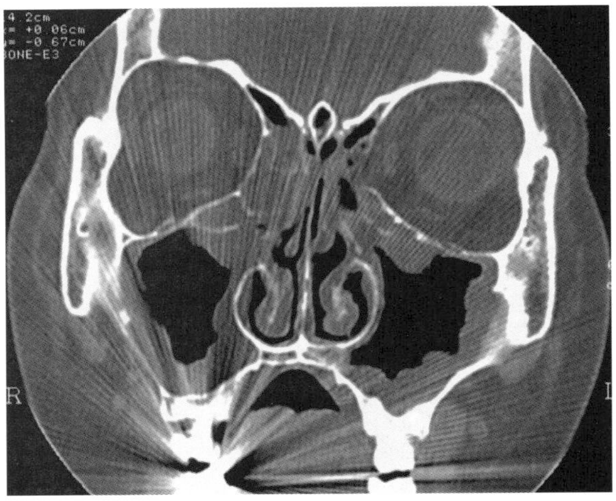

图2-3-22 慢性鼻窦炎，1型2期（双侧）。冠状位CT显示筛、上颌窦黏膜肥厚

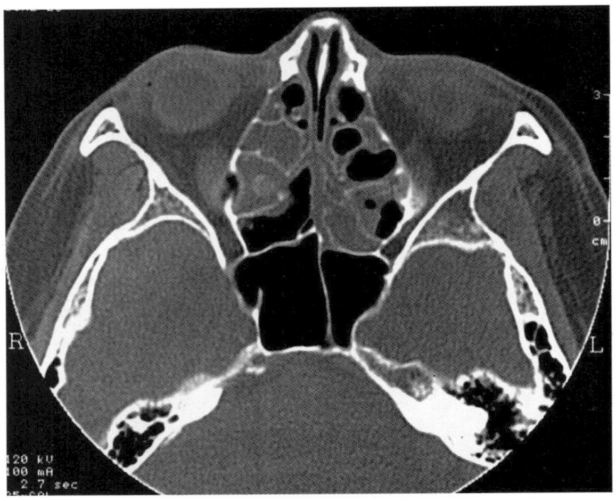

图2-3-23 慢性鼻窦炎，1型2期（双侧）。轴位CT示蝶窦正常

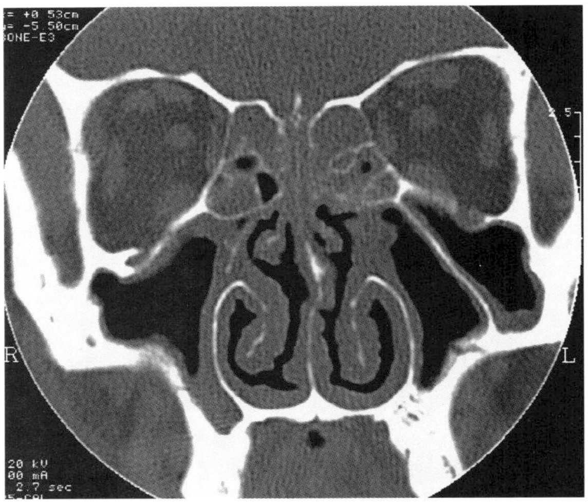

图2-3-24 慢性鼻窦炎，1型3期（双侧）。冠状位CT示筛窦、上颌窦及额窦黏膜肥厚

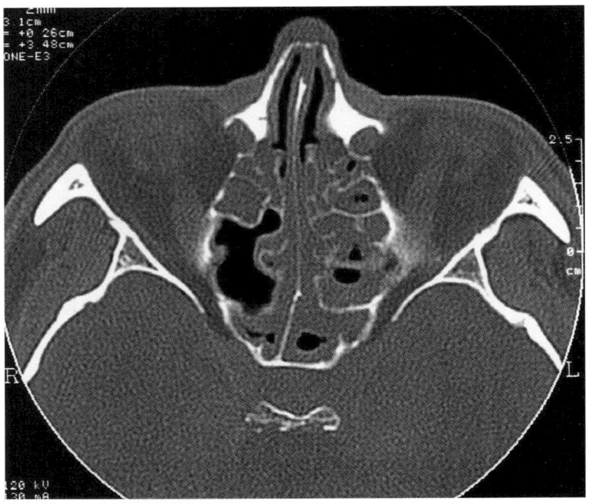

图2-3-25 慢性鼻窦炎，1型3期（双侧）。轴位CT显示蝶窦受累

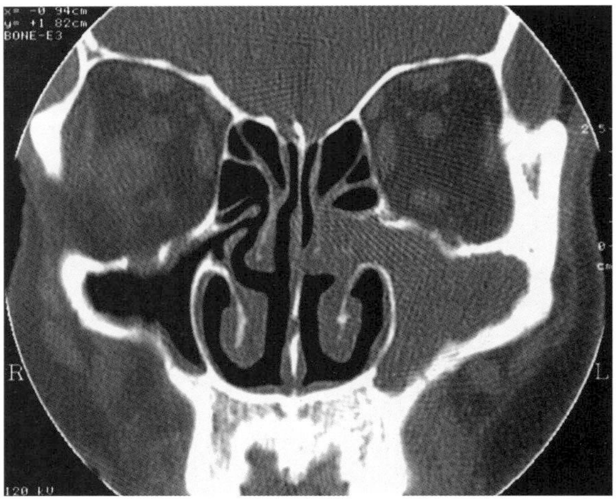

图2-3-26 慢性上颌窦炎、鼻息肉（左侧），2型1期。冠状位CT显示上颌窦不含气，中鼻道有软组织影。鼻内镜下见中鼻道单发息肉

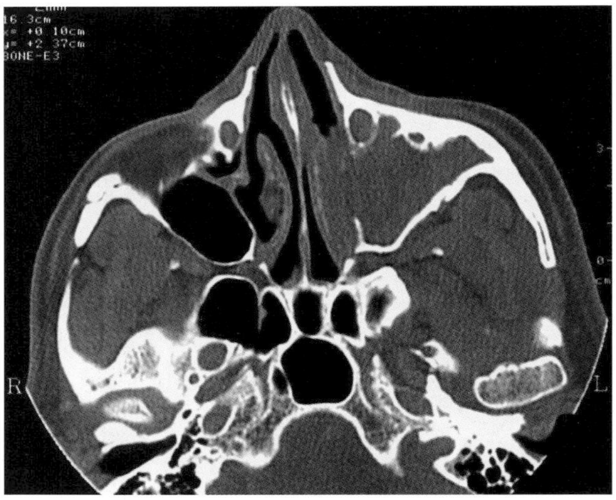

图2-3-27 慢性上颌窦炎、鼻息肉（左侧），2型1期。轴位CT，病变局限于左侧上颌窦

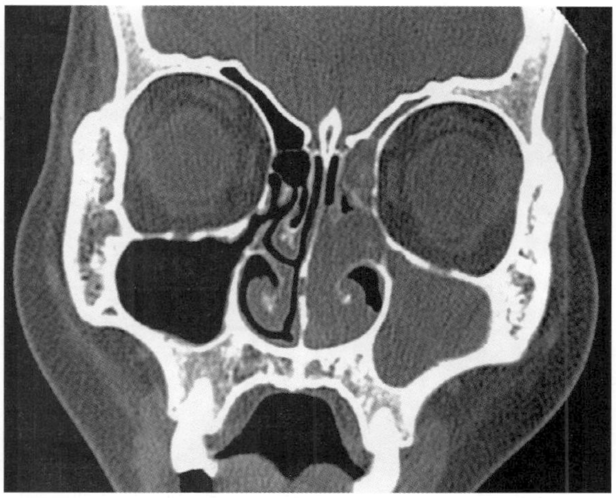

图2-3-28 慢性筛、上颌窦炎、鼻息肉（左侧），2型2期（左侧）。冠状位CT，筛窦、上颌窦及额窦软组织影，鼻内镜检查，中鼻道多发息肉

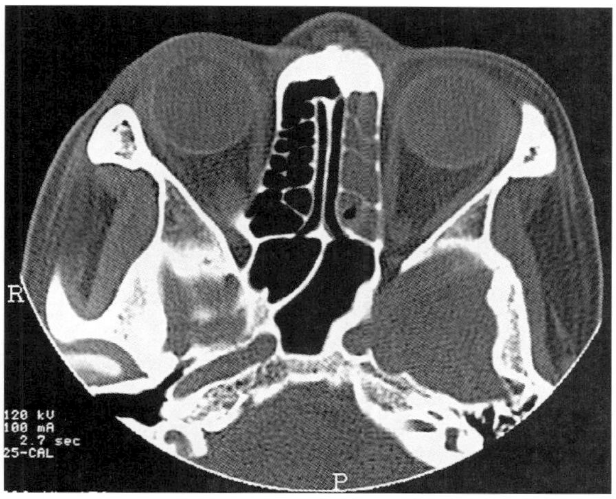

图2-3-29 慢性筛、上颌窦炎、鼻息肉（左侧），2型2期（左侧）。轴位CT示病变在左侧筛窦

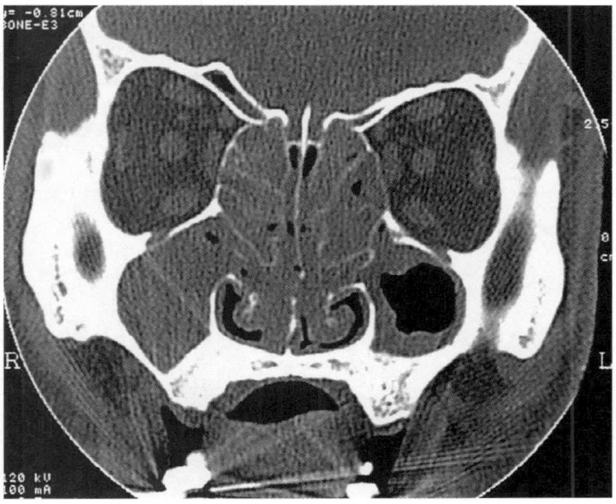

图2-3-30 慢性鼻窦炎（全组，双侧），鼻息肉（双侧），2型3期（双侧）。冠状位CT

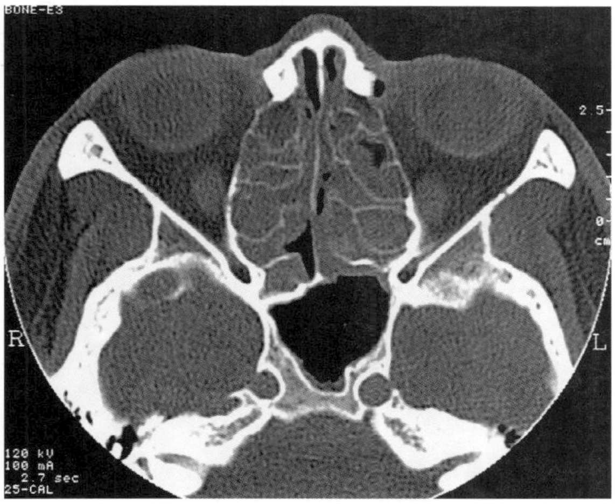

图2-3-31 慢性鼻窦炎（全组，双侧），鼻息肉（双侧），2型3期（双侧）。轴位CT

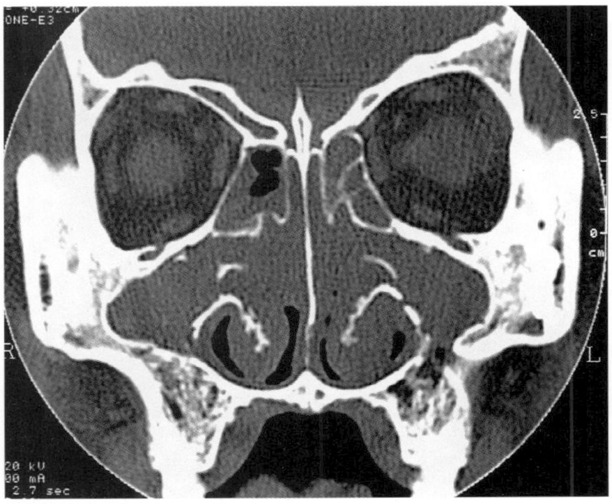

图2-3-32 慢性鼻窦炎（全组，双侧），鼻息肉（双侧），3型（双侧）。冠状位CT示鼻窦骨质增生明显

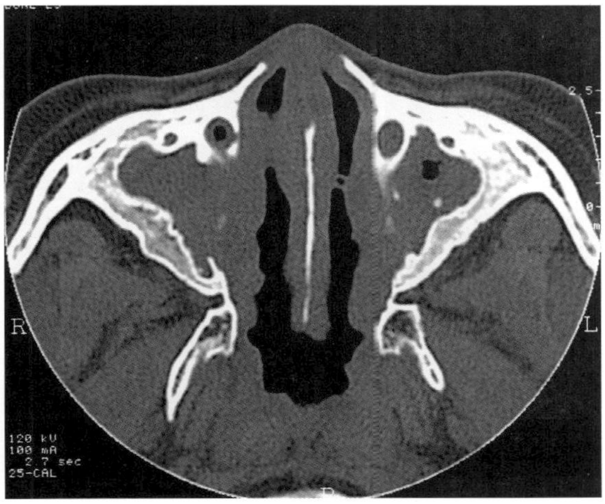

图2-3-33 慢性鼻窦炎（全组，双侧），鼻息肉（双侧），3型（双侧）。轴位CT，双上颌窦骨质增生，窦腔容积变小

的重要作用，即对病变程度和范围的了解必须依靠鼻窦CT扫描。

鼻窦CT扫描所见构成鼻窦炎、鼻息肉分型分期的基础，因为所有分期的主要目的之一在于其判断预后的意义，那么手术前CT扫描内容同样对判断鼻窦炎鼻内镜鼻窦手术预后有重要参考价值（表2-3-7）。

表2-3-7 慢性鼻窦炎分期与预后（1000例）

	Ⅰ期治愈	延期治愈	迁延炎症
Ⅰ期（99）	80	19	
Ⅱ期（210）	162	30	18
Ⅲ期（150）	88	42	20
Ⅳ期（541）	227	192	122
合计（1000）	557	283	160

四、CT扫描在手术疗效评估中的作用

鼻内镜手术后疗效的评估通常依靠鼻内镜检查和患者主观症状的描述。鼻窦开放程度的了解，除了鼻内镜检查外，则还要通过鼻窦CT扫描观察。即便是手术后恢复良好的病例，也应了解手术对鼻腔、鼻窦结构的影响。鼻腔、鼻窦的结构变化又与其生理功能状况密切相关，所以，手术后鼻窦CT扫描是手术疗效的评价内容的一个必要组成部分。

手术后CT扫描的目的和观察内容包括以下几个方面：

1. 手术开放窦腔引流状况　主要了解窦口或开窗口的开放程度。

2. 术腔黏膜状况　注意手术后的黏膜肿胀或瘢痕化所造成的假阳性，因此应与鼻内镜检查结果对照（图2-3-34～2-3-35）。

3. 针对手术后症状不缓解或疗效不佳者，CT扫描可了解是否有残余病灶，或由于手术的因素造成鼻窦口阻塞，导致手术后症状不缓解或加重，为再手术提供参考依据。

4. 手术造成的如前颅底、眶纸板及视神经管等重要结构的损伤程度，为可能的再手术提供解剖参考依据。

5. 出现手术并发症者（图2-3-36～2-3-37）。

值得注意的是，鼻窦CT扫描并非是鼻内镜手术后疗效评估的常规手段，而且通常主张手术后6个月之后行鼻窦CT扫描。手术后3个月内行鼻窦CT扫描容易出现假阳性，因为手术后黏膜的愈合一般在3个月以内，但黏膜肿胀的消除和功能恢复则需更长的时间，故CT扫描所见提示不能作为疗效评价的依据，CT扫描必须结合鼻内镜检查才能作出比较客观的评价。

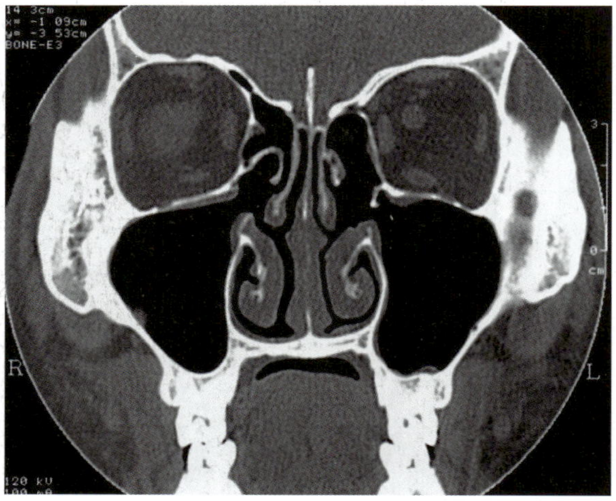

图2-3-34 鼻内镜下筛上颌窦开放手术后1年。冠状位CT示筛上颌窦窦口开放引流通畅

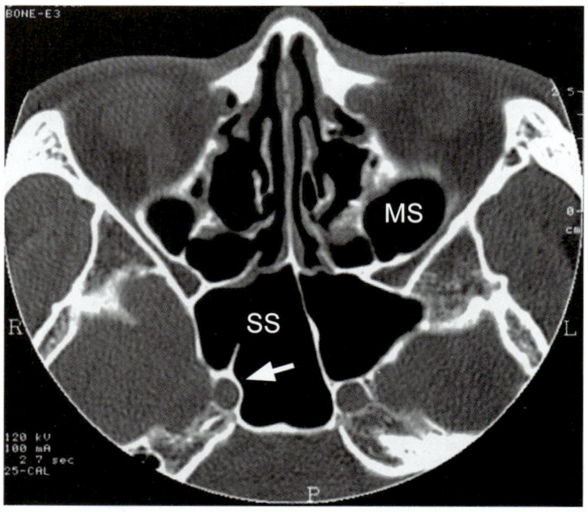

图2-3-35 鼻内镜下筛上颌窦开放手术后1年。轴位CT显示双侧前筛开放，钩突部分残留。MS：上颌窦。SS：蝶窦。蝶窦后外侧壁可见颈内动脉隆起（箭头所示）

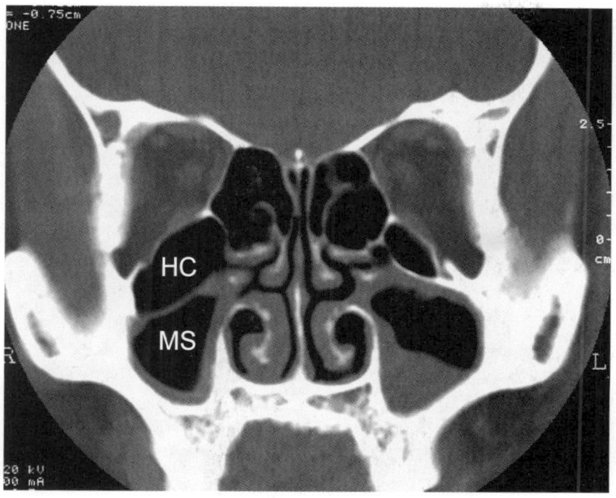

图2-3-36 慢性上颌窦炎（双侧）。冠状位CT，MS：上颌窦，双侧具有眶下气房（HC）

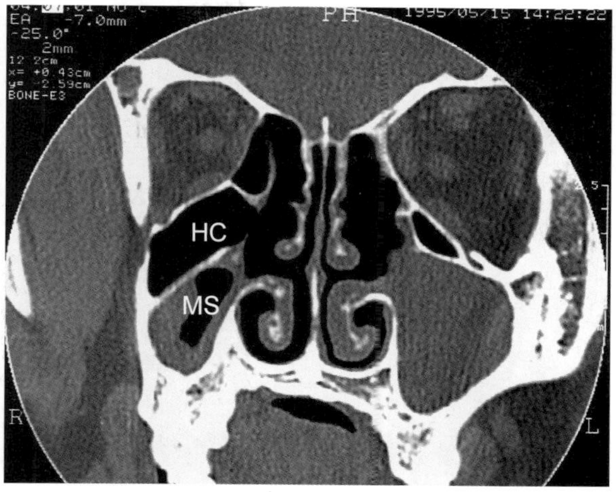

图2-3-37 鼻内镜手术后2个月，鼻腔通气良好，脓性鼻涕多，倒流。CT冠状位示双侧筛窦（包括眶下气房）开放良好，双上颌窦均为软组织影，较术前重。表明术中误将眶下气房当作上颌窦开放

第四节 鼻窦囊肿影像学诊断

一、鼻窦黏膜潴留囊肿

本病又称黏膜囊肿、黏膜下囊肿，是鼻窦常见的病变，组织学上包括黏液腺囊肿和浆液囊肿。黏液腺囊肿由于窦黏膜内的腺体在炎症或变态反应作用下而引起黏液腺导管口阻塞、黏液积存、腺腔扩大所致；或因黏膜息肉囊性变而造成。此种囊肿位于黏膜下，常见于上颌窦。浆液囊肿由于炎症或变态反应使窦黏膜毛细血管壁渗透性发生改变，致血浆外渗，积存于黏膜下层的疏松结缔组织内，逐渐膨胀、扩大形成，没有真正上皮，也常见于上颌窦。这类囊肿可单发，也可多发，一般不引起窦壁骨质吸收、破坏，亦不造成窦腔扩大。

临床上大多数无症状，而经常在影像学检查时偶然发现。或仅有面颊部胀满不适感、牙痛、偏头痛、头昏等。少数患者有鼻腔反复流黄色液体的病史。

（一）X线表现

以瓦氏位显示最佳，柯氏位和侧位可辅助诊断。囊肿多见于上颌窦，沿着窦壁可见半球形软组织影突入窦腔，边界较清楚，大的囊肿可充满窦腔，表现窦腔透亮度减低，窦壁骨质一般不受累。

（二）CT表现

囊肿可单发，也可多发或同时发生于多个窦腔内，表现为沿着窦壁、边缘光滑、均质低密度、圆形或卵圆形软组织影，窦壁骨质很少发生膨胀变薄，但可伴轻度骨质硬化（图2-3-38 ～ 2-3-39）。增强后内容物不强化，囊壁可显示轻度强化。

（三）MRI表现

T_1WI为低或中等信号，T_2WI则为高信号（图2-3-40 ～ 2-3-41），增强后改变同CT。

根据本病的CT或MRI表现，较易作出诊断，但难以鉴别囊肿的组织学类型。CT是诊断本病的主要检查方法。鉴别诊断包括鼻窦黏液囊肿和肿瘤，黏液囊肿更常见于额窦、筛窦，明显膨胀，易侵入邻近结构；肿瘤在CT或MRI上呈实性强化。

二、鼻窦黏液囊肿

黏液囊肿（mucocele）为一包含黏液和脱落上皮的囊腔，充满鼻窦，有缓慢扩张生长及压迫相邻结构的特性。形成黏液囊肿的原因是多方面的，主要继发于鼻窦口阻塞。鼻窦自然开口阻塞后，引流受阻，而窦黏膜仍继续产生分泌物，随着窦腔内分泌物的逐渐增加，压迫窦壁骨质，日久使骨质吸收、变薄，甚至

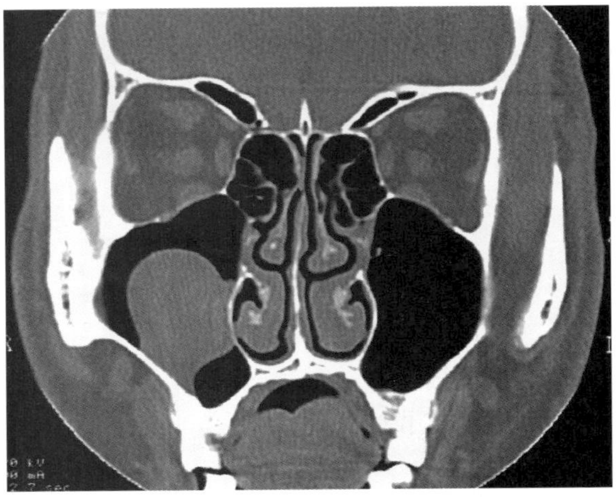

图2-3-38 上颌窦黏膜潴留囊肿（右侧）。冠状位CT显示右侧上颌窦内均匀圆形软组织影

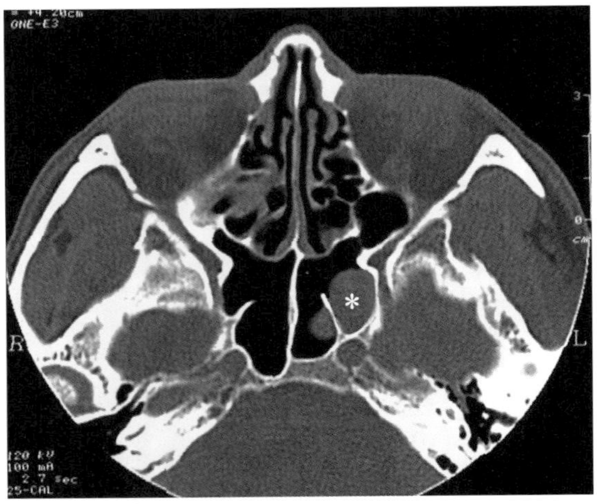

图2-3-39 蝶窦黏膜囊肿（左侧）

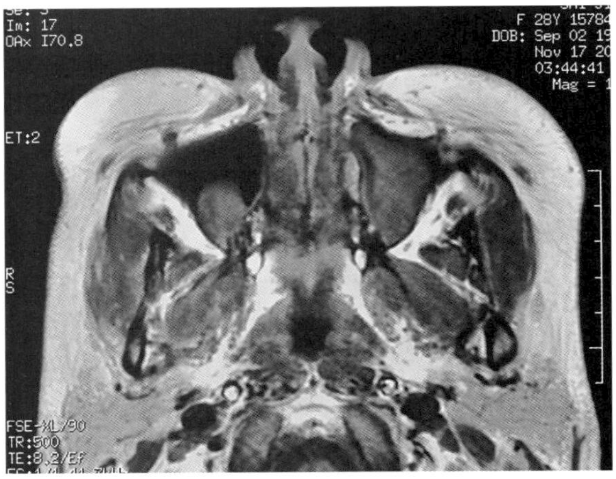

图2-3-40 上颌窦黏膜潴留囊肿。轴位MR T_1WI，双侧上颌窦软组织影，呈长T_1信号

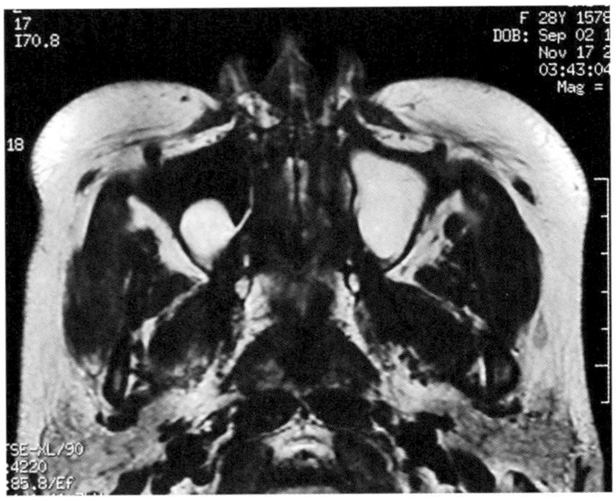

图2-3-41 上颌窦黏膜潴留囊肿。轴位MR T_2WI，双侧上颌窦软组织影，呈长T_2信号

形成缺损，出现相应症状或鼻面部畸形。原因有：慢性炎症、鼻息肉、外伤（包括医源性）、变态反应及肿瘤等。

黏液囊肿壁即囊腔膜因受压而变薄，纤维柱状上皮变为扁平形，黏膜下层可见炎性细胞浸润，有时呈现息肉或纤维变。囊肿内容物为淡黄、棕褐或淡绿等色泽不一的黏稠液体，内含胆固醇结晶。

黏液囊肿绝大多数为单发，仅少数为多发。额窦最常受累（65%），多见于中老年人；其次为筛窦（25%），多见于青年或中年人；上颌窦受累少于10%；蝶窦罕见。黏液囊肿生长缓慢，患者早期无任何不适，随着囊肿逐渐增大，压迫囊壁而出现相应症状。各个鼻窦都可见黏液囊肿。最常见于额窦、筛窦（额-筛复合体），多为单发，也可多发。额窦黏液囊肿的临床表现为上睑隆起，眼球向前下方或前外下方移位；额窦前壁膨胀隆起明显时，触之有“乒乓球”感。筛窦囊肿可以引起眶内上方隆起，表现为突眼或眼球向外侧移位，眼球移位可以引起复视。压迫泪器可出现溢泪。蝶窦囊肿可引起头痛，表现为球后或眶周疼痛；若累及海绵窦或眶尖，可致眼肌麻痹，即所谓“眶尖综合征”。继续发展压迫视神经，可引起视乳头水肿、视神经萎缩，严重者视力丧失。也有的患者出现多对脑神经麻痹。

单纯上颌窦黏液囊肿少见，早期的影像学征象为上颌窦内局性密度增高，类似慢性炎症。随着囊肿的逐渐扩大，窦壁变薄，上颌窦内壁（鼻腔外侧壁）内移，占据鼻腔；向前，则引起面颊肿胀；向上突入眶内，导致突眼和复视；向后可侵及翼腭窝；若向外侧扩展，引起上颌窦外侧壁自然曲线呈规则反向弯曲，齿龈肿胀，颊龈沟变浅膨隆。继发鼻窦手术后黏液囊肿，特别是上颌窦根治手术后，成为久保上颌窦根治术后囊肿，由久保精之吉于1928年首次报告。该囊肿可在手术后数年或数十年后发生。影像学特征为病变周围伴有鼻腔和鼻窦的结构改变，常见上颌窦外侧壁骨质增生，窦内黏液密度较肌肉略低，与脑组织大致相同。在有骨质破坏时，应注意与恶性肿瘤鉴别。

（一）X线表现

鼻窦透亮度减低，窦腔扩大，可见边缘光滑、密度均匀囊性低密度影，邻近骨质受压吸收。

（二）CT表现

窦腔膨大，内可见低或等密度软组织影，密度一般较均匀，极少数伴钙化、出血，边界清楚，增强后内容物不强化，囊壁呈轻度环形强化，窦壁骨质变薄、局部吸收。并发急性感染或形成脓囊肿，边界模糊，囊肿壁呈明显环形强化。黏液囊肿易压迫邻近结构，额窦黏液囊肿易压迫额叶脑组织及眼眶上部结构，筛窦黏液囊肿易压迫眼眶内部及前颅窝底结构，上颌窦黏液囊肿易压迫鼻腔，蝶窦黏液囊肿易压迫海绵窦（图2-3-42 ～ 2-3-48）

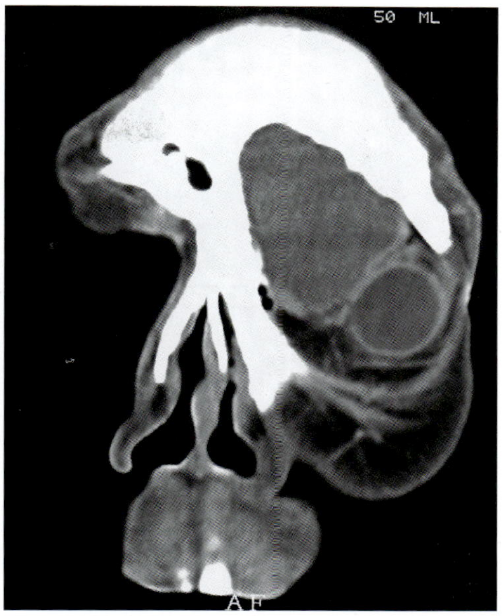

图2-3-42　额窦黏液囊肿。冠状位CT软组织窗，左侧额窦均匀软组织密度影，额骨眶板骨质吸收，眼球向前外下移位

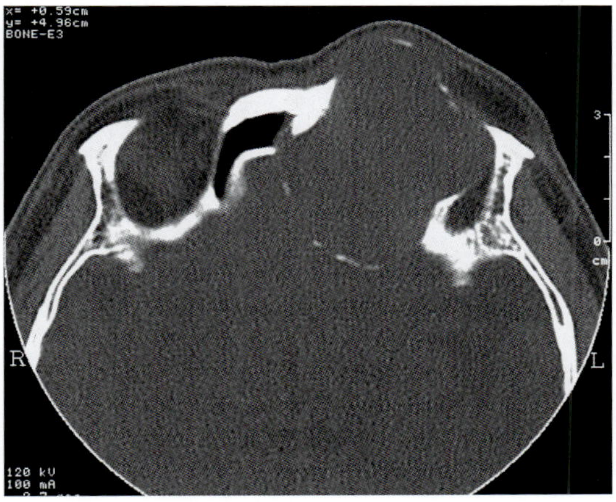

图2-3-43　额窦黏液囊肿。轴位CT，额窦软组织密度影，呈膨胀性生长，额窦前后壁骨质受压变薄，额叶脑组织受压

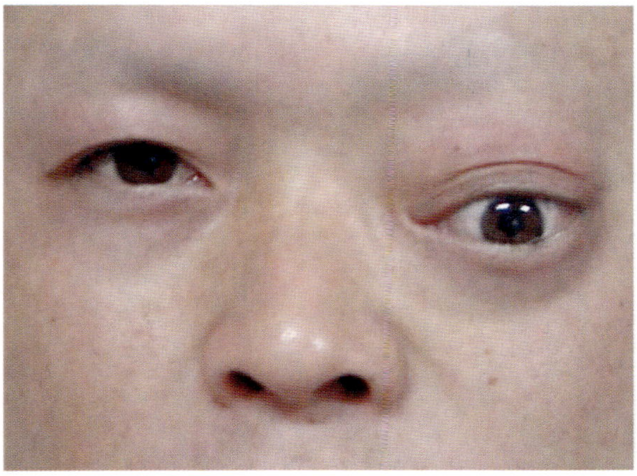

图2-3-44　额窦黏液囊肿面部照相。左侧眼球明显向前外下突出，患者视力正常，复视

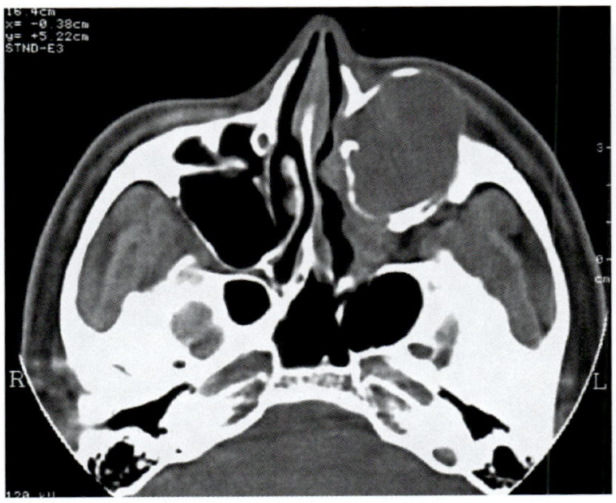

图2-3-45　上颌窦黏液囊肿（左侧）。水平位CT软组织窗，左上颌窦软组织占位病变，密度均匀，呈膨胀性生长，向上颌窦前壁膨隆，骨壁吸收变薄，周围尚有骨壳

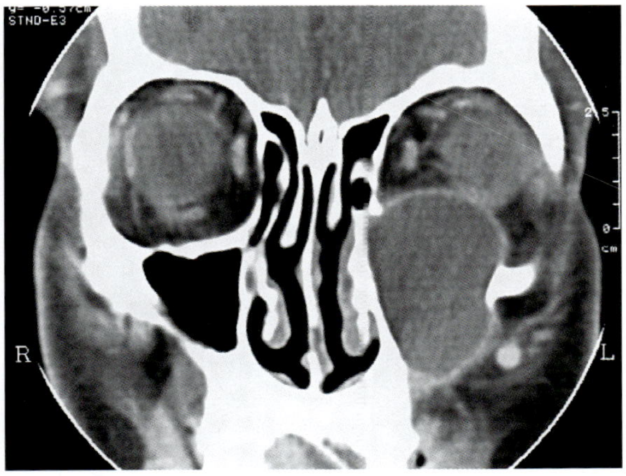

图2-3-46　冠状位CT，上颌窦顶（眶底壁）、底壁压迫吸收，病变侵入眶内，边界清晰，眼球向外上突出

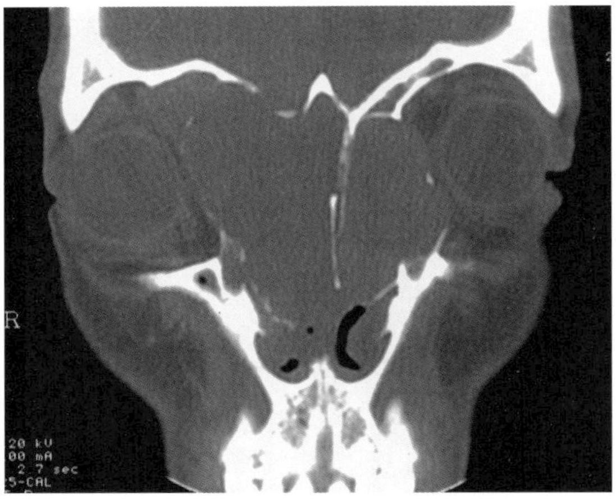

图2-3-47 多发筛窦黏液囊肿（双侧）。女性患者，突眼6个月。有鼻窦囊肿手术史。冠状位CT示双侧筛窦均匀膨胀生长囊性占位病变，眼距变宽。周围可见薄骨壳

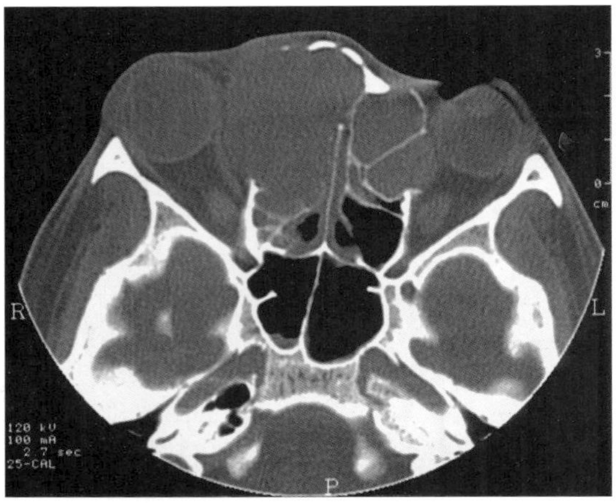

图2-3-48 多发筛窦黏液囊肿（双侧）。轴位CT显示双侧多发黏液囊肿，且多房，鼻骨受压变形

（三）MRI表现

边界清楚、膨胀性肿块，其信号多变，信号差异主要由含水量及水化状态、蛋白含量和其成分黏稠度决定。增强后囊肿壁呈规则线状强化，但内部囊液无强化（图2-3-49 ～ 54）。MRI可更准确显示黏液囊肿与邻近结构关系，MRI是诊断（包括鉴别诊断）本病的最佳影像学检查方法。

鉴别诊断包括鼻窦肿瘤及黏膜潴留囊肿，鼻窦肿瘤CT或MRI呈均匀或不均匀的实性强化；黏膜下囊肿紧贴窦壁，一般不会引起窦壁骨质变薄、吸收，亦不会造成窦腔膨胀（图2-3-40 ～ 2-3-41）。

三、脓 囊 肿

黏液囊肿继发感染后将成为脓囊肿（pyocele），受累鼻窦周围出现炎性改变，邻近软组织肿胀，皮肤出现红、肿、热及痛等炎性表现，患者也常出现高热及全身不适症状。影像学改变除黏液囊肿表现外，还有窦壁骨质破坏，边缘模糊，周围结构出现明显炎性改变，CT或MRI增强后窦壁更厚。结合患者的临床表现，诊断较容易。

四、牙源性囊肿

牙源性囊肿分为滤泡性囊肿和根尖囊肿两类，多发生于青春期或恒牙萌出期。滤泡性囊肿来源于未萌生出的牙釉质器。发生于上颌窦或上颌骨的滤泡性囊肿内，可含有1个或2个牙冠。牙冠可埋没在牙槽突内，

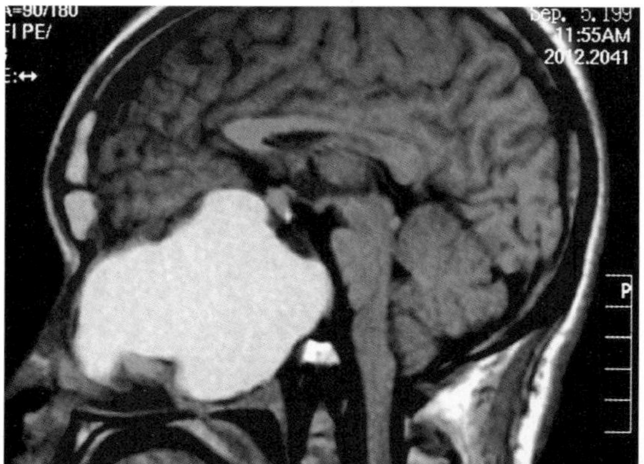

图2-3-49 颅底巨大黏液囊肿。15岁少年。主诉头痛，无任何其他症状。MR T_1WI矢状位显示颅底巨大占位病变，占据整个前颅底、鼻腔，呈短T_1信号

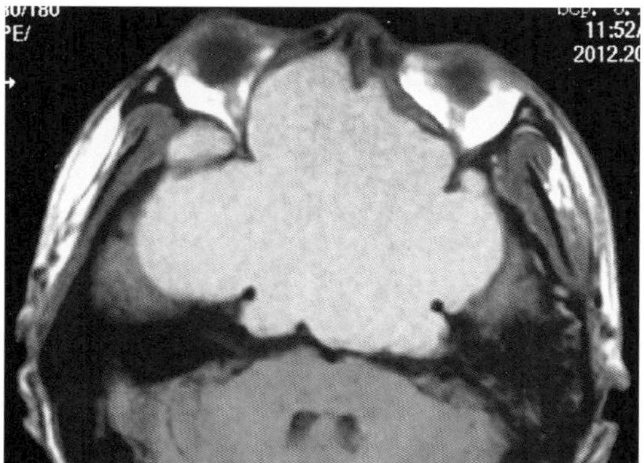

图2-3-50 颅底巨大黏液囊肿。MR T_1WI轴位显示颅底巨大占位病变，占据整个前中颅底，呈短T_1信号

也可游离在上颌窦囊腔的某一部位，同时可伴有齿列或上齿槽的发育不良。早期可无症状，随着囊肿继续增大，可出现面颊部膨隆。向上可侵入眶内，导致复视和突眼等症状。CT扫描可显示囊肿多起自上颌窦底，为一圆形或椭圆形软组织密度影，囊肿周围可为一非薄似“鸡蛋壳”样骨壁，囊腔内可见牙冠。若囊肿未占据整个上颌窦，上颌窦可含气，自然窦口正常，可与上颌窦黏液囊肿鉴别（图2-3-55、2-3-56）。

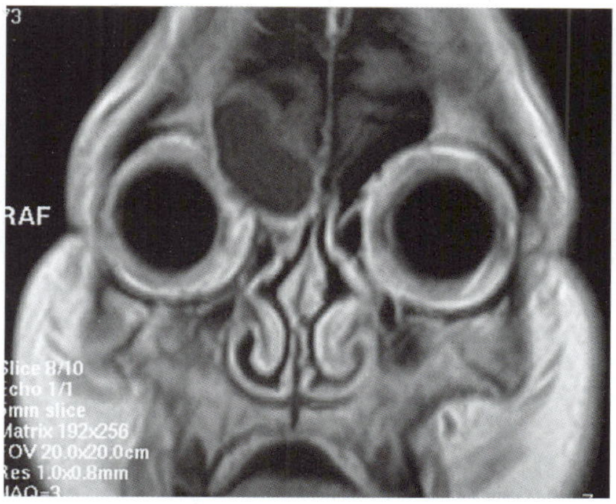

图2-3-51　额窦黏膜囊肿（右侧）。MR冠状位T_1WI病变呈长T_1信号，Gd-DTPA增强扫描后，病变边缘明显增强

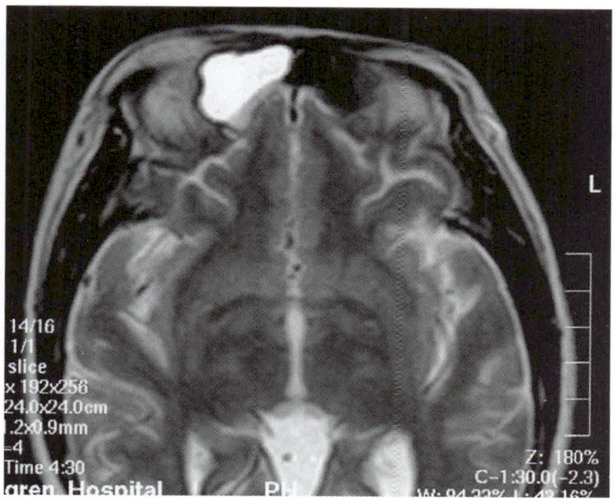

图2-3-52　额窦黏膜囊肿（右侧）。MR轴位T_2WI，右额窦病变呈长T_2信号。上述信号的表现是诊断黏膜囊肿的主要手段

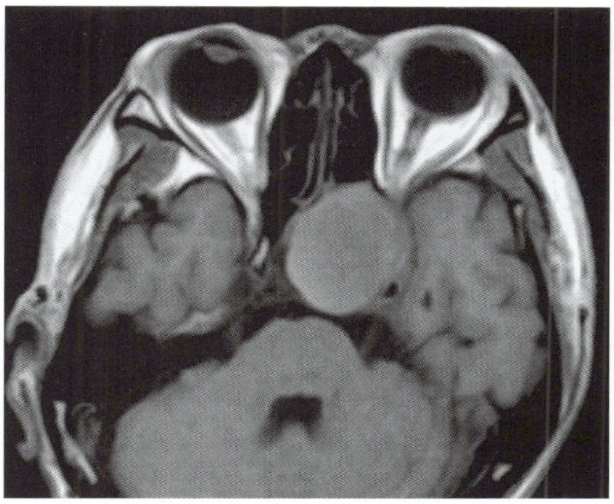

图2-3-53　蝶窦黏液囊肿（左侧）。女性患者，左眼失明1天。MR轴位T_1WI显示蝶窦球形囊样占位病变，呈长T_1信号

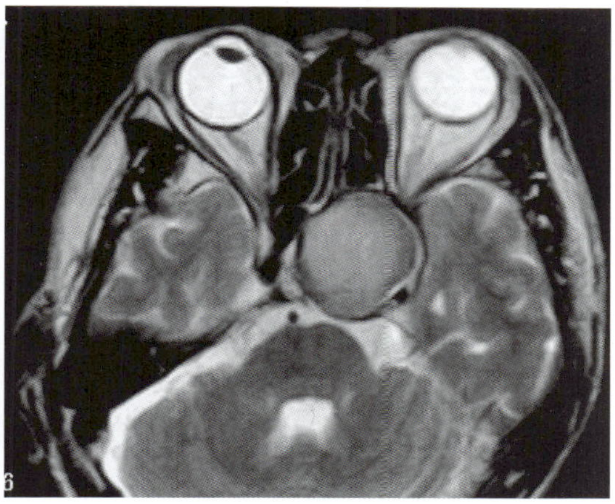

图2-3-54　轴位MR T_2WI，病变组织呈长T_2信号

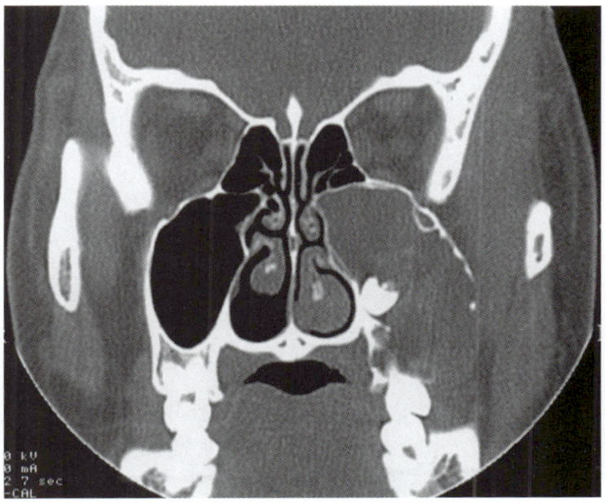

图2-3-55　上颌窦含牙囊肿（左侧）。冠状位CT示左上颌窦呈囊性膨胀变形，前、下壁受压骨质吸收，骨壁变薄，向面部隆起。上颌窦内下壁磨牙影

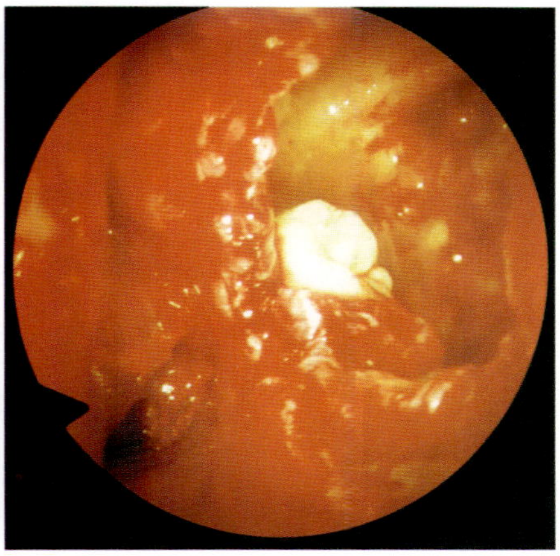

图2-3-56　上颌窦含牙囊肿（左侧）。鼻内镜手术中所见。经下鼻道上颌窦开窗后，可见一磨牙位于上颌窦内下壁

根尖囊肿是上皮性根尖肉芽肿退行性囊泡变性形成，与牙髓慢性感染有关。发生在上颌窦内者多见。影像学检查显示囊肿与根管相通，囊腔内无牙冠，可与滤泡性囊肿鉴别。

第五节 鼻窦真菌感染影像学诊断

鼻窦真菌病较少见，常被误诊为慢性细菌性鼻窦炎，多在手术治疗后才能明确诊断。随着CT、MRI技术的发展，对本病的影像学研究逐渐引起重视，并认识到该病影像学表现具有一定特点，因此术前诊断率明显提高。

目前，真菌性鼻窦炎根据临床表现、治疗方案不同分为真菌球和变应性真菌性鼻窦炎、急性暴发性真菌性鼻窦炎、慢性侵袭性真菌性鼻窦炎四种类型，前两者属于非侵袭性，后两者属于侵袭性。

临床表现与明显鼻窦炎相似，表现为鼻塞、流涕、失嗅，侵袭性鼻腔鼻窦真菌病可侵入颅内或眼眶内而表现为脑神经或眼部症状。临床表现缺乏特征性。

（一）CT检查技术

常规横断及冠状位扫描，采用多排螺旋扫描方式可仅扫描1个位置，根据需要作其他位置重建，准直器宽度1mm，重建间隔小于或等于准直器的50%，其他条件基本与非螺旋扫描方式相似。层厚2 ～ 5mm，层间距2 ～ 5mm，窗技术为500/50Hu。由于真菌感染具有一定侵袭性，当有骨质破坏时应行高分辨CT检查，一般不需增强CT检查。

必须注意，怀疑真菌病时，扫描范围应包括鼻腔、鼻窦、鼻咽部、颅底和颅脑；高度怀疑真菌病侵犯颅脑时必须行头颅MRI增强扫描，以免漏诊，耽误治疗，在这方面我们有过经验教训。

（二）X线表现

鼻窦柯氏位检查主要表现为窦腔内密度增高混浊，窦壁骨质增生或破坏。但由于平片密度分辨率差，诊断率不超过50%。

（三）CT表现

真菌球型鼻窦炎的CT检查表现为窦腔黏膜增厚，窦腔内软组织密度团块影形成，可有不规则高密度影及窦壁骨质破坏征象。其CT表现与病理基础相关。团块影为菌丝团块形成，不规则钙化为菌丝团块内的钙化。窦腔内的结节状团块影及不规则钙化是真菌球的特征性CT表现（图2-3-57 ～ 2-3-59）。

变应性真菌性鼻窦炎的典型表现为窦腔实变、膨胀，伴有多发条状、匍行状或云雾状高密度影，绝大多数伴有鼻息肉（图2-3-60、2-3-61）。

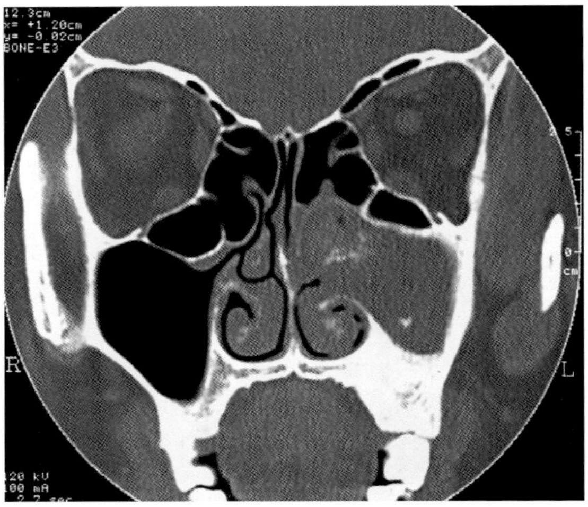

图2-3-57 真菌性上颌窦炎（左侧）。冠状位CT，左侧上颌窦软组织影，密度不均匀，近中鼻道处高密度钙化斑

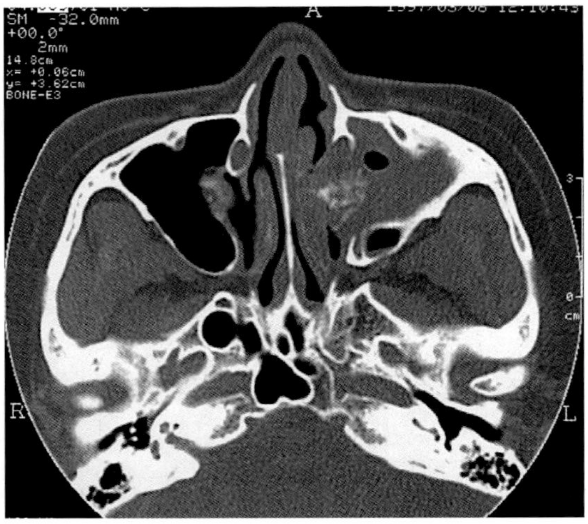

图2-3-58 真菌性上颌窦炎（左侧）。轴位CT显示上颌窦内壁骨质部分吸收

侵袭性真菌性鼻窦炎的CT表现以骨质破坏为主，窦腔内钙化少见，急性者范围广，进展快，短期内可蔓延到眼眶、颅内等结构；慢性者进展缓慢，范围较局限，破坏区周围同时伴骨质增生肥厚（图2-3-62、2-3-63）。

（四）MRI表现

MRI信号表现与病变类型和病程有关。急性侵袭性真菌性鼻窦炎表现为黏膜炎性水肿和蜂窝织炎，因此，在MRI表现为T_1WI低信号、T_2WI高信号；慢性侵袭性真菌性鼻窦炎MRI T_2WI信号不一，早期以高信号为主，晚期以低信号为主，但通常不均匀。真菌性球型鼻窦炎表现为明显低信号或信号缺失，以T_2WI显著，鼻窦黏膜则为高信号（图2-3-64～2-3-66）。低信号的形成与下列因素有关：钙化、真菌代谢物内含有铁和锰等顺磁性物质、含蛋白质

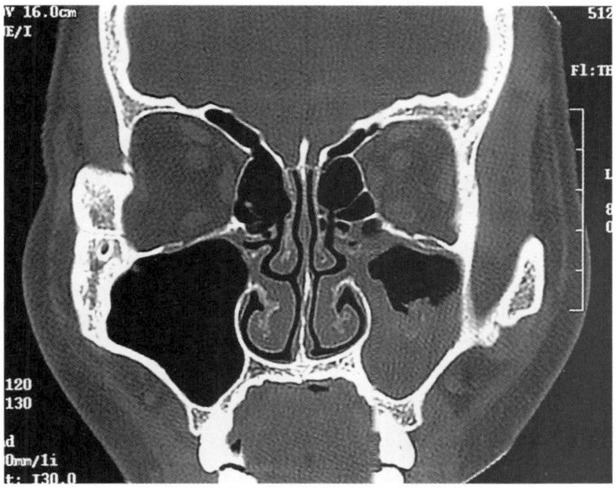

图2-3-59　真菌性上颌窦炎。冠状位CT，左侧上颌窦软组织密度阴影，部分含气。软组织表面不规则影，有钙化斑点。不规则软组织特征，或称“土坷垃”征，是真菌性鼻窦炎的另一影像特征表现

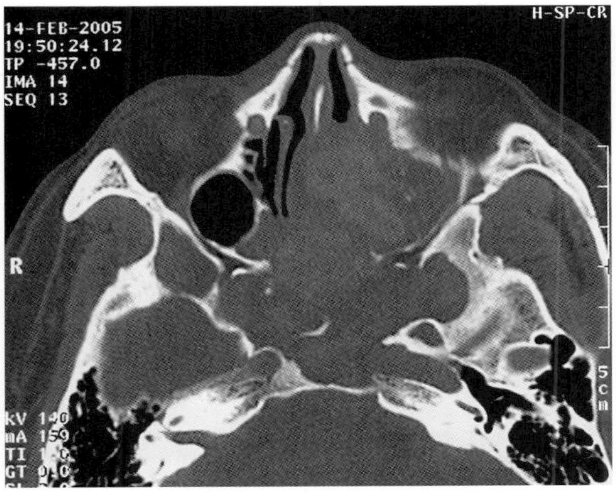

图2-3-60　变应性真菌性鼻窦炎。轴位CT，筛窦及蝶窦软组织密度阴影，骨间隔不清楚，软组织见有片状高密度影，鼻中隔受压挤向对侧

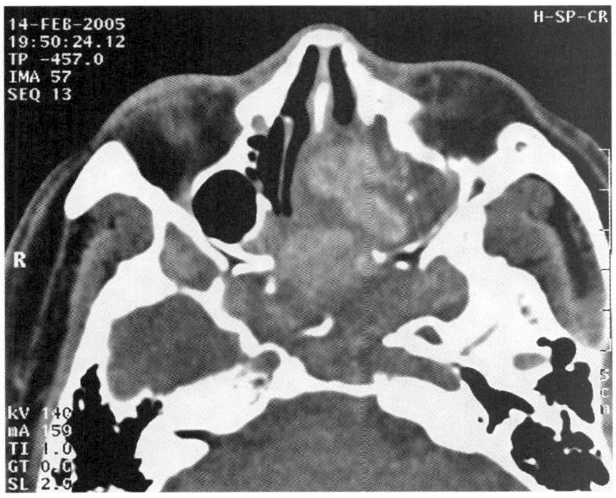

图2-3-61　变应性真菌性鼻窦炎。轴位CT软组织窗，与图2-3-60同一层面，原有特征，即软组织中片状阴影显示更清楚，呈云雾状，周边为软组织密度影，骨质吸收

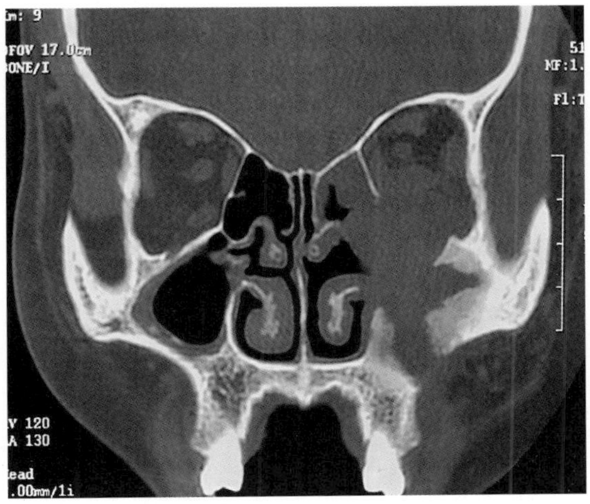

图2-3-62　慢性侵袭性真菌性鼻窦炎。冠状位CT，2次前期手术史。上颌窦软组织密度影，侵及眼眶、翼腭窝及颞下窝，边界不清，伴骨质破坏和明显骨质增生

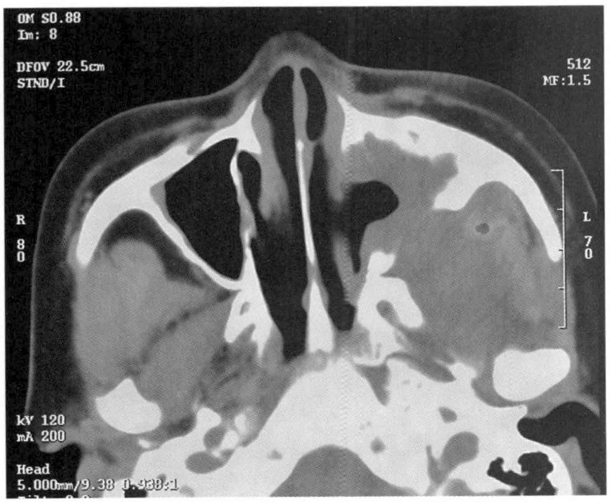

图2-3-63　慢性侵袭性真菌性鼻窦炎。轴位CT软组织窗，上颌窦软组织侵及翼腭窝及颞下窝，后外侧壁骨质破坏

浓度很高的黏液等。Gd-DTPA增强扫描后病变周边的黏膜明显强化。

影像学检查还可以准确显示鼻腔鼻窦真菌病侵犯眼眶、颅底、颅内实质或硬脑膜窦，颅脑实质和硬脑膜窦的侵犯应采用MRI平扫和增强扫描来显示，真菌病最常累及海绵窦和上矢状窦，在MRI上表现为流空信号影消失，增强后明显强化（图2-3-67）。一般暴发性真菌病易侵犯硬脑膜窦和颅脑实质。

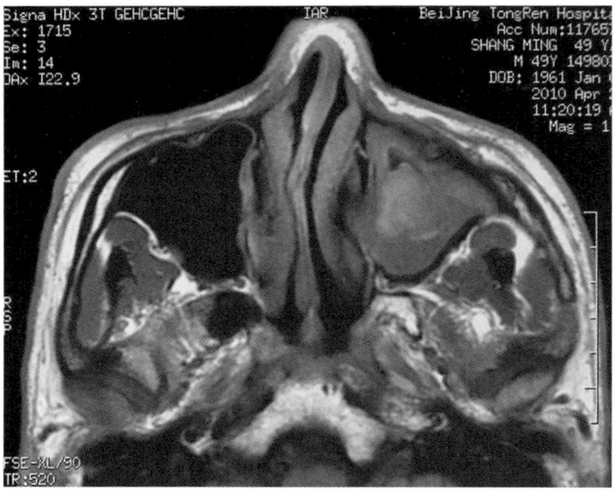

图2-3-64　真菌球型上颌窦炎。轴位MR T_1WI，左侧上颌窦软组织病灶，中间呈短T_1信号，周边为长T_1信号

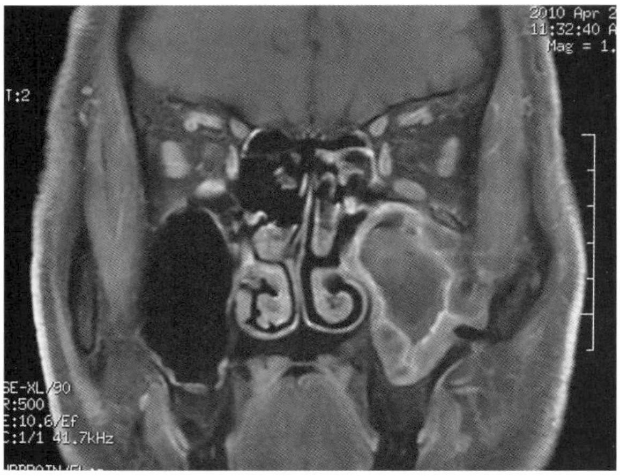

图2-3-65　真菌球型上颌窦炎。轴位MR T_1WI增强扫描。中央区信号减弱或呈短T_1信号，周边明显增强，提示为黏膜水肿，中间则为真菌团块

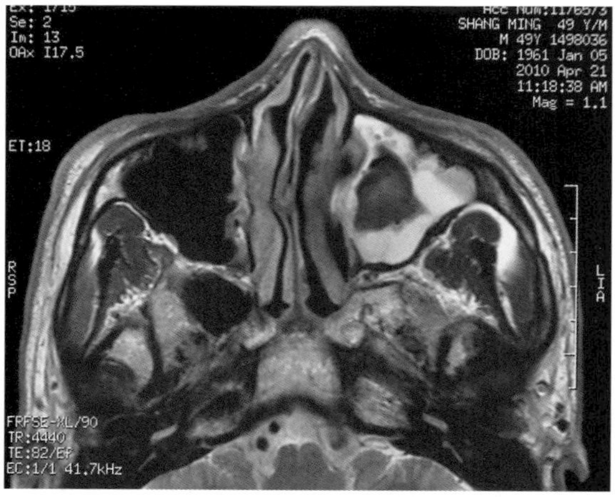

图2-3-66　真菌球型上颌窦炎。轴位MR T_2WI，显示中央区明显低信号，周边呈较长T_2信号，为黏膜水肿，中间则为真菌团块

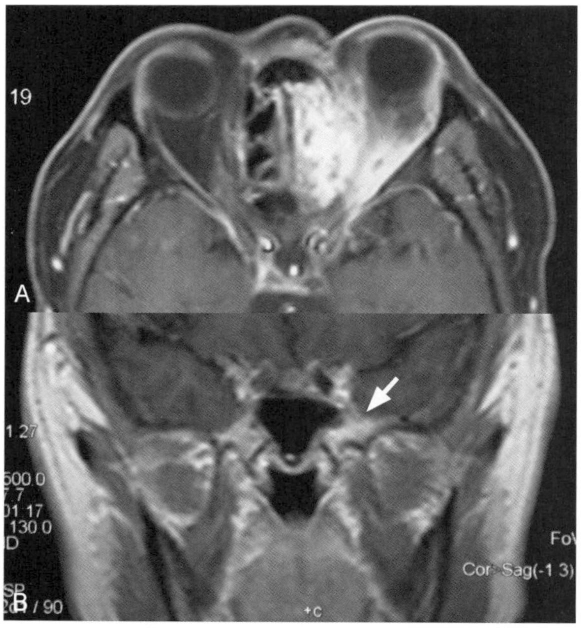

图2-3-67　急性暴发型侵袭性真菌性鼻窦炎。女性患者，剧烈头痛伴高热，左侧视力丧失。A. 轴位MR增强T_1WI扫描。左侧筛窦及框内组织明显增强，伴有混杂信号，提示为黏膜及眶内组织高度水肿。筛窦与眶内组织界限不清。B.冠状位增强T_1WI扫描，左侧海绵窦可见强化影，提示海绵窦受累

第六节　鼻、鼻窦外伤影像学诊断

鼻是面部最突出部分，鼻腔、鼻窦皆位于颜面中部，易受外伤。

一、鼻部外伤

挫伤、切伤、刺伤以及火器伤等均可引起鼻部外伤，由于外力的大小、作用的程度不同及其方向不同，可引起复杂的鼻损伤变形，严重的损伤不仅限于鼻骨、鼻软骨，亦波及周围的上颌骨、额骨，引起周围的软组织水肿、出血和继发感染等。

鼻部外伤最常发生的是鼻骨骨折，因其外在暴力的不同，还可伴发上颌骨额突骨折、泪骨骨折或鼻中隔骨折。

影像学检查既往以鼻骨侧位或轴位平片检查为诊断主要方法，CT检查的临床应用，特别是高分辨CT技术应用，使鼻部骨折诊断准确性明显提高，临床应用也越来越受到重视。

（一）CT检查方法

鼻部的常规CT检查包括横断及冠状位扫描，横断扫描自鼻额缝至鼻尖，冠状位扫描自鼻尖至鼻泪管结束为止。采用高分辨CT技术，层厚2mm，层间距2mm，窗宽2000 ~ 4000Hu，窗位200 ~ 400Hu，高空间分辨率算法，鼻部靶扫描技术。多排螺旋扫描方式可仅扫描1个位置，其他条件基本与非螺旋扫描方式相似。

（二）CT表现

1. 骨折征象　鼻骨、上颌骨额突、泪骨骨质中断和（或）移位，以鼻骨骨折最多见，泪骨骨折常累及泪囊窝。

2. 骨缝分离增宽　鼻额缝、鼻骨与上颌骨额突缝、上颌骨额突与泪骨缝分离和（或）错位。

3. 软组织肿胀增厚。

4. 伴发骨折　可伴发额骨、筛骨、上颌骨及眼眶等处骨折（图2-3-68、2-3-69）。

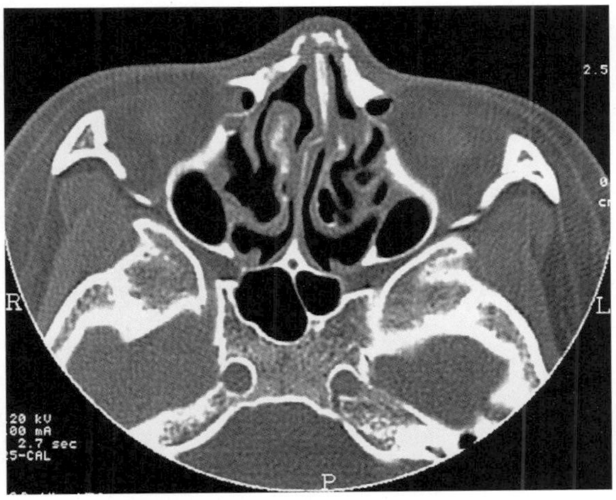

图2-3-68　鼻-鼻窦多发骨折。轴位CT显示鼻骨、右侧上颌骨额突、鼻中隔及眶外侧壁骨折

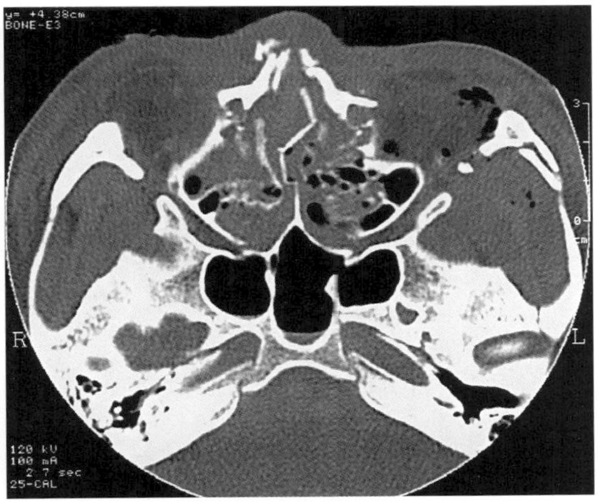

图2-3-69　鼻-鼻窦多发骨折。轴位CT示上颌窦各壁及翼突多发骨折，上颌窦内积血

二、鼻窦骨折

鼻窦位于颜面部中1/3，额窦及上颌窦位置较浅，易受损伤；蝶窦及筛窦位置较深，但窦壁骨质菲薄，骨折也不少见。鼻窦为空腔含气结构，具有分散外力冲击作用，可减轻外伤对颅内重要器官的损伤。鼻窦外伤往往因暴力的大小、方向和性质不同，致鼻窦损伤的类型、程度和造成的畸形也各不相同，且常伴有颌面部或颅内损伤。各鼻窦之间相互毗邻，暴力可相互传递，因此鼻窦骨折多为复合性骨折。

（一）临床表现

鼻窦骨折患者具有明确的外伤史，面颊部软组织破损、出血、肿胀、淤血、眼睑肿胀青紫，面部畸形、感觉异常等。

（二）影像学检查

既往以平片检查为主，可以显示骨折，但由于为重叠影像，不能准确显示骨折的部位、程度。目前，高分辨率CT检查技术由于具有显示骨质细微结构的作用，因此显示鼻窦骨折及继发征象既全面又准确，能为临床提供全面准确的诊断信息。高分辨率CT检查，层厚2mm，层间距5mm，窗宽1500 ~ 2000Hu，窗位150 ~ 200Hu，高空间分辨率算法，鼻窦区靶扫描。常规行横断及冠状位扫描，横断扫描自额窦至硬腭，冠状位扫描自鼻骨至蝶窦结束为止。对骨折的CT检查一般还对重点层面行软组织重建，窗技术为500/50Hu，以观察骨折引起的软组织改变。采用多排螺旋扫描方式同前述，其他条件基本与非螺旋扫描方式相似。

（三）CT诊断

1. 上颌窦骨折　CT表现为窦壁骨质中断、移位，上颌窦内积血、黏膜肿胀增厚等改变。当骨折累及窦口鼻道复合体时，也可形成外伤后鼻窦炎或鼻窦囊肿。上颌窦上壁骨质菲薄，又有眶下管、眶下沟走行，为骨质薄弱区，最易骨折；上颌窦前、外侧壁位于表浅部位，为外伤后着力点，骨折也不少见。单纯上颌窦骨折少见，多伴有鼻骨、筛骨或颧骨骨折。诊断上颌窦骨折时，需与下列几种正常解剖结构相区别，即与眶下沟、眶下管、后齿槽神经沟等相区别，这些解剖结构易误诊为骨折（图2-3-68、2-3-69）。

2. 额窦骨折　多发生在额窦前壁，后壁少见。以青年男性多见。骨折分为单纯性及复杂性骨折。单纯性骨折指额窦前壁线性骨折，复杂性骨折指前壁、后壁和（或）底壁多处骨折并陷入窦腔内，可同时累及筛板和硬脑膜，发生硬脑膜撕裂时，形成脑脊液鼻漏、颅内血肿、颅内感染。CT检查显示骨折清楚全面，诊断明确。

诊断额窦骨折时，注意与眶上切迹变异鉴别（图2-3-68、2-3-69）。

3. 筛窦骨折　筛窦位于筛骨蜂房结构中，骨壁菲薄，筛骨纸板构成眶内壁，筛板构成前颅窝底，介于鼻腔顶和筛窦之间。单纯筛窦骨折少见，多为复合性骨折（图2-3-68、2-3-69）。

筛窦骨折时，CT检查常见骨折部位在筛骨纸板或筛板处，筛骨纸板多呈向中心线弧形凹陷，使筛房变形，筛板骨折实际为前颅窝底的骨折，常伴有额叶损伤或形成脑脊液鼻漏。筛窦骨折常伴有筛窦内积血表现。

诊断筛窦骨折时，还应注意观察骨折有无累及筛前管、筛后管或筛中管，以推测其内筛动脉有无损伤。

4. 蝶窦骨折　蝶窦位于颅底的中央、蝶骨体内，位置虽然深在，但毗邻结构主要而复杂，与垂体、视交叉、脑桥、海绵窦、颈内动脉、外展神经、上颌神经、视神经管、眶上裂等主要结构毗邻。因此，蝶窦骨折后易引起严重的临床表现，预后不良。既往平片诊断蝶窦骨折发现率低，随着CT技术的临床应用，蝶窦骨折发现率明显提高。

蝶窦骨折多伴有蝶窦内密度增高或黏膜增厚。

蝶窦骨折损伤颈内动脉时形成颈内动脉海绵窦漏，除骨折征象外，还表现为海绵窦扩大，眼上静脉扩张。

诊断蝶窦骨折时，应注意与蝶窦外侧壁上颌神经沟鉴别。

5. 眼眶骨折　眼眶与诸鼻窦相毗邻，其中筛骨纸板构成眶内壁，上颌窦顶壁构成眶下壁，额窦底壁构成眶顶壁，因此鼻窦骨折常同时产生眼眶骨折。

眼眶骨折以眶内壁、眶下壁骨折多见，眶顶壁及眶外壁骨折较少。诊断眼眶骨折时，应注意观察骨质的部位及移位的程度，还应观察眶内软组织的各种变化，包括眼球、眼外肌、视神经、眼上静脉及眶脂体改变。眼眶骨折（特别是眶内壁及眶外壁骨折）常伴有眼外肌的增粗移位、眶脂体的脱出至鼻窦腔，各种急性期还伴有眶内出血、渗出征象。

眼眶爆裂骨折（blow-out fracture）是眼眶骨折的一种常见类型，指暴力作用于眼球，将压力传入眶内，形成眶内壁、眶下壁向外突出的骨折，而眶缘没有骨折。目前，临床已开展眶壁整复手术治疗眼眶骨折，CT诊断眼眶骨折时应详细描述骨折的部位及累及的范围，同时还应描述眼外肌的改变及眶内脂肪突出的程度（图2-3-70）。

6. 视神经管骨折　视神经管骨折绝大部分形成视神经损伤而至失明，及时行视神经管减压术可挽救部分患者的视力。因此，外伤后及时准确地诊断视神经管骨折，为临床手术治疗提供客观依据，具有重要的临床意义。

视神经管骨折CT检查时，横断扫描以前床突至鼻骨尖的连线为基线为佳。根据病情需要，可包括眼眶扫描。采用多排螺旋扫描方式，进行多方位重建更有利于显示视神经管的情况。

视神经管由蝶骨小翼的2个根及蝶窦的外顶壁围成，部分患者后筛窦外侧壁也参与视神经管内壁的构成。所以，外伤后骨折累及蝶骨小翼或蝶窦外顶壁时，即可造成视神经管骨折。CT表现为视神经管骨质中断移位，视神经管变形及继发蝶窦内黏膜增厚或积血。对视神经管骨折的诊断CT检查方法得当，一般不难作出明确诊断（图2-3-71）。

7. 鼻窦复合骨折及分型　最好采用多排螺旋CT进行扫描，利用其强大的后处理技术对图像进行处理，CT三维成像使骨折显示更直观，可以任意角度和方向旋转，暴露观察骨折的最佳视角，任意模拟修补，为临床制定手术方案提高更多信息。但三维成像仍待进一步完善，只能作为二维CT的补充诊断，只有在充分认识二维图像的基础上，才能充分发挥其优势。

鼻窦骨折常为复合骨折，按其骨折的部位及范围分为LeFort骨折及三角架骨折（图2-3-72、2-3-73）。

（1）LeFort骨折：指骨折的一端与颅底分离，处于不稳定状态的骨折。一般又将其分为3型：

1）Ⅰ型骨折（低位骨折）：骨折线通过上颌窦下部、硬腭以上、鼻中隔的下部，硬腭和上颌骨齿槽突与头颅分离。此型骨折的骨折线多在水平面上，冠状位CT显示良好。

2）Ⅱ型骨折（上颌锥形骨折）：骨折线位置较高，斜行通过两侧眶底、眶内壁、上颌窦及鼻根部，横

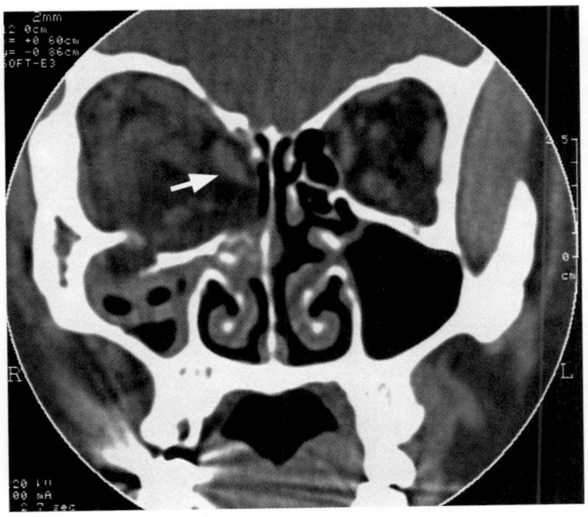

图2-3-70　眶壁骨折（blow-out fracture）。冠状位CT示右眶内壁及眶下壁骨折移位，眶内容向筛窦疝出。箭头所示内直肌疝入筛窦

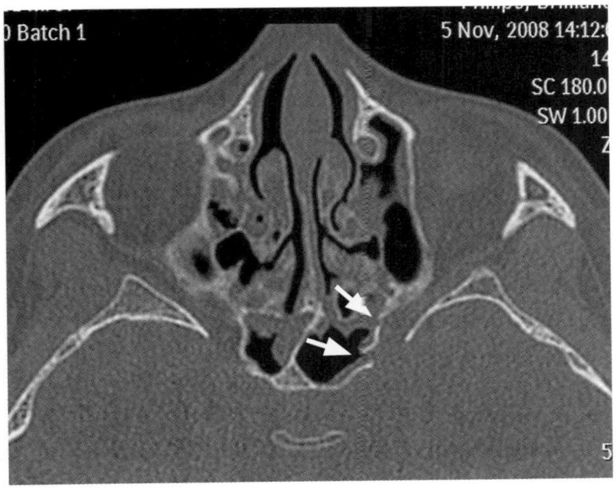

图2-3-71　视神经管骨折（左侧）。轴位CT显示（箭头）视神经管内壁骨折

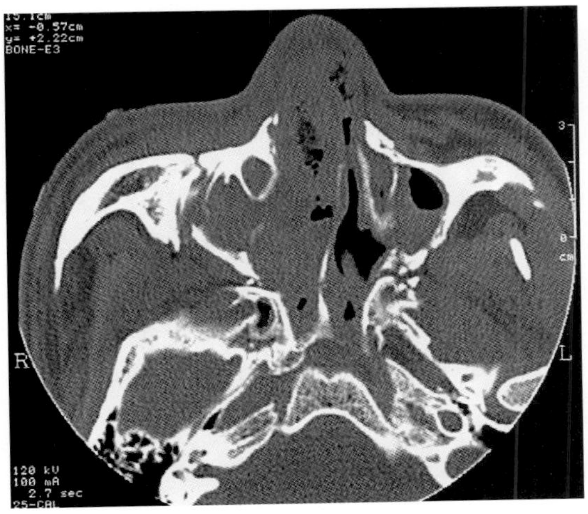

图2-3-72　鼻窦复合骨折。轴位CT显示鼻骨、上颌窦、上颌骨及眶壁多发复合骨折，窦内积血

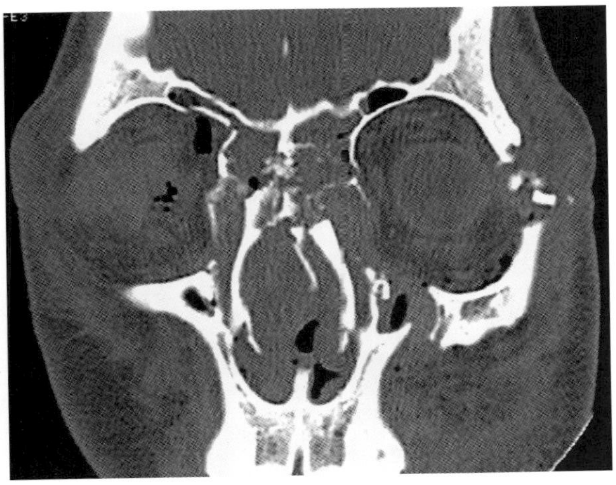

图2-3-73　冠状位CT显示复合骨折，由于受面部前方外力，鼻面部凹陷压缩骨折，同时伴鼻中隔骨折

穿下部眼环，向后沿至上颌窦外侧壁和翼板，硬腭、上颌骨齿槽突和鼻骨形成游离的骨折块。

3）Ⅲ型骨折（颜面分离骨折）：面骨与颅骨完全分离，骨折线通过颧额缝、颌额缝、鼻额缝，经眼眶底并通过筛窦、额窦，使面骨与额骨完全分离。也称为高位横行骨折。

各型LeFort骨折均可累及翼突。

（2）三角架骨折：是常见的鼻窦复合骨折类型，包括3处骨折：①眼眶外侧壁骨折：骨折线通过额颧缝；②眶底骨折：骨折线通过眼眶前下缘，进入上颌窦，累及上颌窦外侧壁；③颧骨弓骨折。

三、鼻腔、鼻窦异物

鼻腔、鼻窦异物临床常见，以外伤后进入异物为常见原因。临床表现不一。单发较小的异物无任何临床表现，多发较大的异物可表现为鼻窦炎、鼻出血或脑脊液鼻漏等。

平片检查可以发现不透X线异物，但定位诊断不够准确。

CT检查行横断加冠状位二维扫描，可提供三维定位概念，同时CT又具有良好的密度分辨率，因此，CT检查易于发现异物，且定位准确，对鼻腔、鼻窦异物具有重要临床实用价值。

鼻腔、鼻窦异物一般不难作出诊断，但要注意重要解剖部位的异物，如视神经管内异物、眶上裂异物、眶下裂异物、筛板异物、翼腭窝异物等（图2-3-74、2-3-75）。

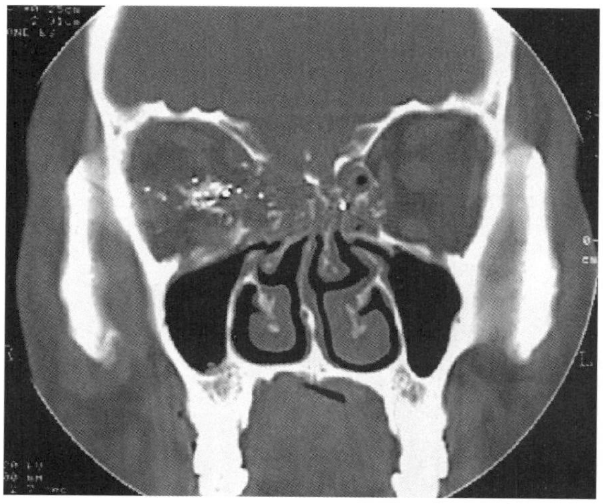

图2-3-74 鼻腔鼻窦异物。冠状位CT，眶内和筛窦内多个金属异物，前颅底骨折。系土制猎枪击中所致

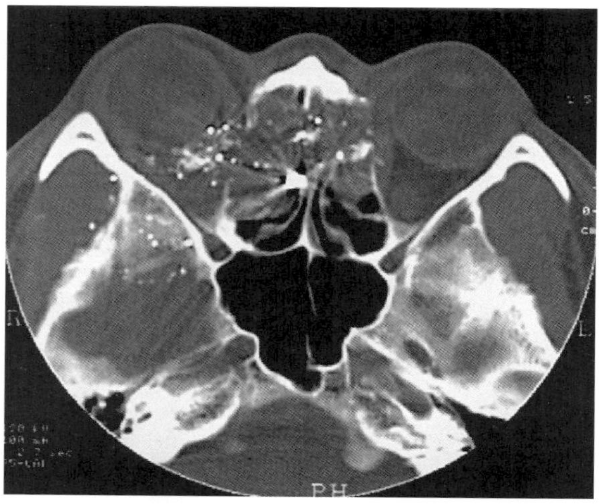

图2-3-75 轴位CT显示猎枪金属异物满布筛窦、球后及颞下窝

第七节 鼻腔、鼻窦良性肿瘤

鼻腔、鼻窦良性肿瘤较恶性肿瘤少见，但种类繁多，分类方法目前也未统一，一般认为可分为以下几种：①鼻腔、鼻窦囊肿：包括鼻窦黏液囊肿、黏膜囊肿、面部裂隙囊肿、牙源囊肿及皮样囊肿；②上皮组织良性肿瘤：包括乳头状瘤、腺瘤；③纤维组织、原始间叶组织及肌组织良性肿瘤：包括纤维瘤、黏液瘤等；④脉管组织良性肿瘤：包括血管瘤、淋巴管瘤、血管内皮瘤、血管外皮瘤等；⑤骨骼组织良性肿瘤：包括软骨瘤、骨瘤、巨细胞瘤；⑥神经组织良性肿瘤：神经鞘膜瘤、脑膜瘤、鼻神经胶质瘤等。

本章仅对临床常见的几种鼻腔鼻窦良性肿瘤进行介绍。

一、鼻腔鼻窦内翻性乳头瘤

为常见的良性肿瘤，发病率为鼻部新生物的3%，临床上男性多见，男女比例为2～7∶1，多发生于40～50岁，主要临床表现有鼻塞、流涕、鼻出血、失嗅、溢泪等。病理属良性肿瘤，但常复发，且可侵犯骨质。7%可发生恶变。

（一）CT和MRI表现

肿瘤可发生于鼻腔和（或）鼻窦，以筛窦多见，肿瘤发生于单侧较多，增大后可累及双侧。CT直接征象为鼻腔或筛窦内软组织密度肿块，肿块较小时呈乳头状，密度均匀，增强后轻度强化。本病可引起骨质吸收破坏或骨质增生，如发生恶变，骨质破坏更加明显（图2-3-76 ～ 2-3-78）。复发者多显示为鼻腔鼻窦术后改变。肿瘤阻塞鼻窦开口时引起继发性鼻窦炎改变，CT平扫一般不容易区别肿瘤与继发炎性改变，此时可行增强扫描，实性肿块部分有强化改变。肿瘤增大后可侵入眼眶或前颅窝。肿瘤迅速增大，骨质破坏明显时，应考虑有无恶变可能。本病的MRI表现：多数病变信号均匀，T_1WI和T_2WI表现为低到中等信号，中度强化，在增强的T_1WI表现为条索样或脑回样改变（图2-3-79）。MRI易区分肿瘤与伴发的阻塞性炎症，阻塞性炎症多为潴留黏着分泌物，在增强T_1WI和T_2WI上，表现为信号减弱（图2-3-80）。

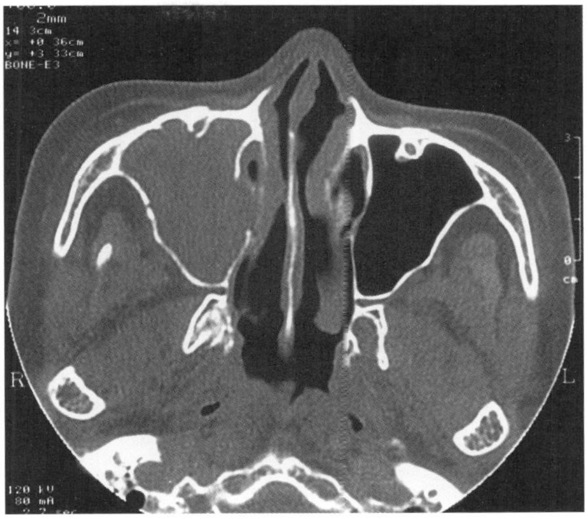

图2-3-76　鼻腔、鼻窦内翻性乳头状瘤（右侧）。轴位CT显示上颌窦内壁骨质压迫部分吸收

（二）鉴别诊断

本病CT检查的主要目的是确定肿瘤的侵及范围，对其CT征象进行分析时注意与下列病变加以区别：真菌性鼻窦炎，常伴骨质破坏，软组织中斑点状钙化影；慢性鼻窦炎鼻息肉，一般骨质破坏不明显；鼻部血管瘤增强CT检查肿瘤明显强化；黏膜囊肿窦腔呈膨胀性扩大；鼻部恶性肿瘤骨质破坏明显等。本病CT检查不能定性诊断，定性诊断需要病理学检查。

二、骨　　瘤

为常见的鼻窦复合肿瘤，其发生可来自胚性软骨残余，患者多为男性，好发于额筛交界区，以额窦发病最多，其次为筛窦，鼻腔、上颌窦较少，病理上骨瘤分为三型：密质骨型、松质骨型及混合型。骨瘤一般生长缓慢，成年后有自行停止生长的趋势。

骨瘤较小时，一般无症状，只是通过影像学检查偶然发现。增大后可发生面部畸形，引起鼻塞、鼻溢、头疼，侵入眼眶出现眼球突出移位、视力障碍。

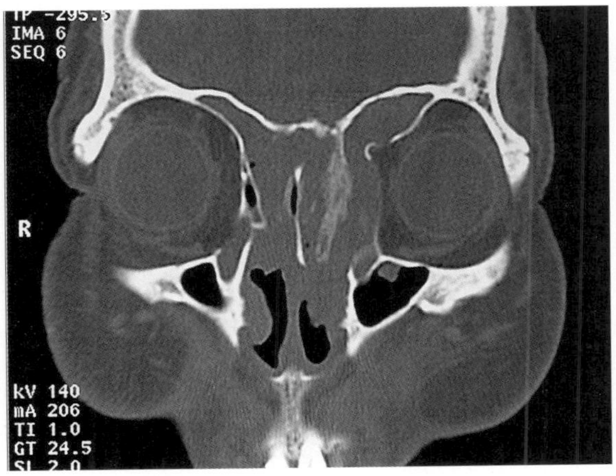

图2-3-77　鼻腔、鼻窦内翻性乳头状瘤（双侧）。冠状位CT，双侧鼻腔、筛窦及左侧额窦软组织密度影，左侧可见增生骨性组织与颅底相连，提示为病灶起源。左侧眶壁及额窦眶板受压变形，额窦间隔消失

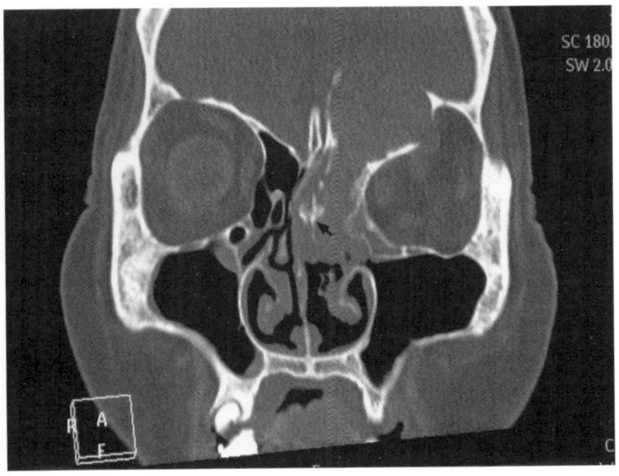

图2-3-78　筛窦内翻性乳头状瘤继发额窦黏液囊肿（左侧）。冠状位CT，左侧鼻腔及筛窦骨间隔部分吸收，眶壁及中鼻甲（→）骨质增生，额窦为球形软组织病灶，膨胀性生长，额叶受压。术中探查为黏液囊肿

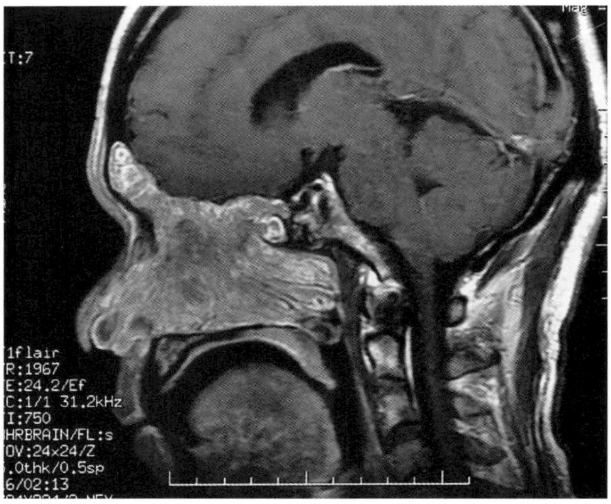

图2-3-79 鼻腔鼻窦内翻性乳头状瘤（左侧）。MR矢状位T_1WI增强扫描。额窦、筛窦及鼻腔病灶信号增强明显，呈“脑回样”特征

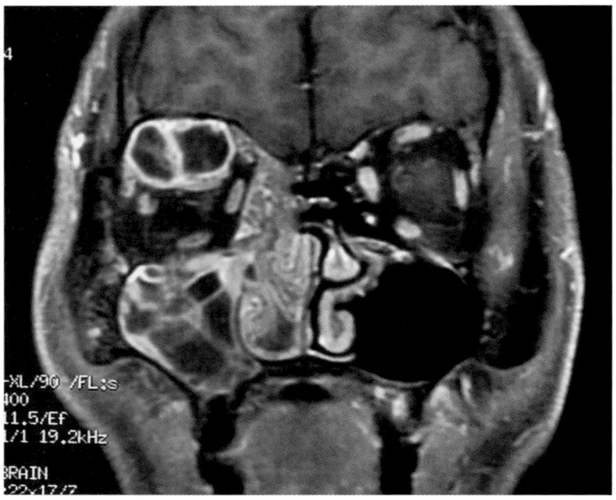

图2-3-80 复发额筛窦内翻性乳头状瘤（右侧）。MR冠状位T_1WI增强扫描。右侧额隐窝筛窦软组织病灶明显增强，呈“脑回样”特征，额窦外侧为周边明显增强之囊性病灶，为继发额窦黏液囊肿。上颌窦周边信号略增强，为水肿黏膜

（一）影像学检查方法

较大骨瘤平片即可诊断，但观察病变范围则仍需CT检查。因为骨瘤表现为骨质密度，所以CT检查时应采用骨算法成像技术，以区别密质骨型、松质骨型及混合型骨瘤。观察软组织继发改变时可进行软组织重建。常规横断及冠状位观察。为了明确骨瘤与相邻结构的关系，有必要行矢状位重建。一般不需MRI检查。

（二）CT表现

鼻腔、鼻窦内见边缘清楚的骨密度肿块为其直接征象，易作出确定诊断（图2-3-81、2-3-82）。CT检查的目的更重要的是观察骨瘤范围及继发改变，如：向颅内侵及情况；向眼眶内侵及并引起眼球突出、眼外肌改变。

（三）鉴别诊断

鼻腔、鼻窦骨瘤与骨纤维异常增殖症、骨化纤维瘤及脑膜瘤所致的骨质增生等鉴别。骨纤维异常增殖症病变范围广泛，同时累及多个颅面骨，病变骨质呈毛玻璃样改变，与正常骨质分界不清。骨化纤维瘤也多累及鼻腔、鼻窦，一般较大，其内见不规则钙化及液化坏死区，边缘可见蛋壳样钙化。一般不难作出鉴别。

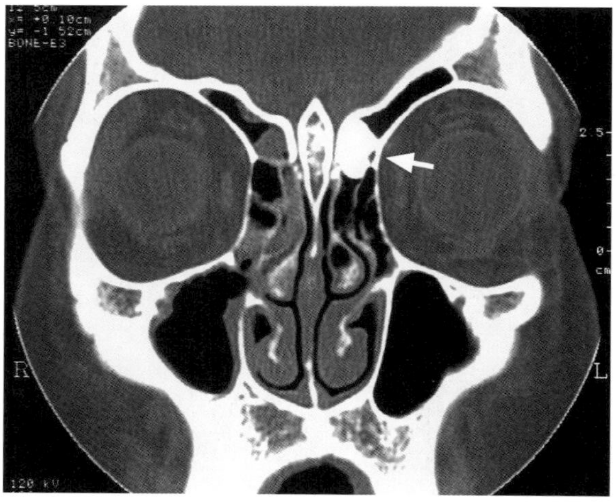

图2-3-81 额窦骨瘤(左侧)。冠状位CT显示左侧额窦，近额隐窝处骨密度肿瘤（箭头所示）

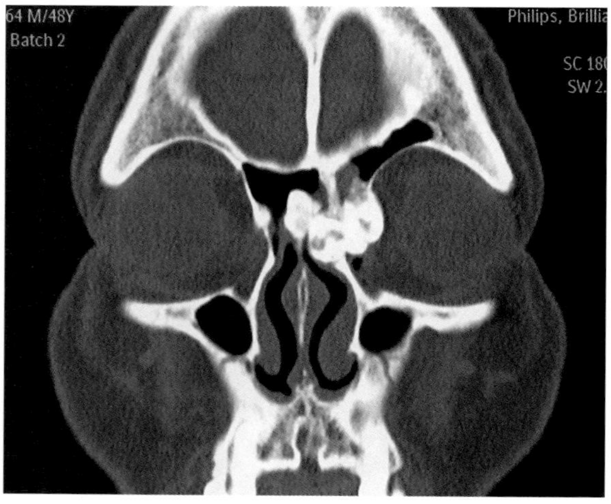

图2-3-82 额窦骨瘤（双侧）。冠状位CT，以额窦中隔为中心骨密度样肿瘤，呈分叶状，侵及右侧额窦及左侧眼眶

三、血 管 瘤

为血管组织先天性异常，病理上分为毛细血管型及海绵状血管瘤。发生于鼻腔、鼻窦内的血管瘤多起源于黏膜，少数可原发于骨内。以鼻腔、上颌窦多见。生长缓慢，呈膨胀性生长。

临床主要表现为反复发作的鼻出血、鼻塞，肿瘤增大后引起突眼、眼球移位、视力下降及继发性鼻窦炎改变。

（一）影像检查

对鼻腔、鼻窦血管瘤诊断价值不大，目前较少应用。CT检查以常规CT检查为主，一般需要增强扫描，发现鼻窦骨质改变时辅以骨算法重建图像观察。

（二）CT表现

为鼻腔、鼻窦内软组织密度肿块影，边界清楚、密度均匀，增强后肿块轻到中度强化，一般强化不均匀。肿块膨胀性生长，窦壁骨质受压移位或骨质吸收改变（图2-3-83）。

（三）MRI表现

T_1WI为低或中等信号，T_2WI为明显高信号，增强后明显强化（图2-3-84）。

诊断时应与内翻乳头状瘤等良性肿瘤相鉴别。

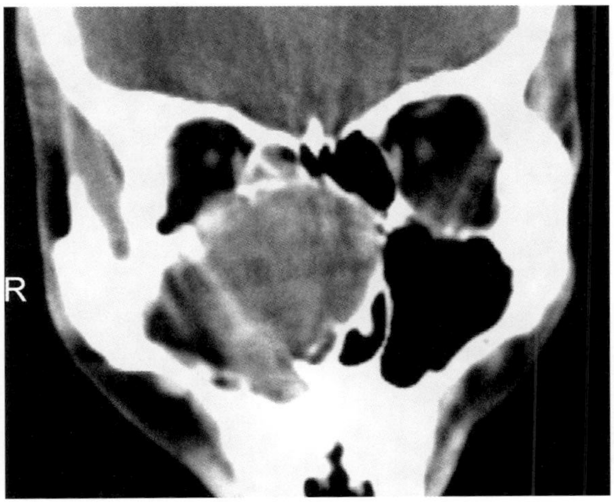

图2-3-83 上颌窦血管瘤（右侧）。冠状位CT软组织窗，右侧上颌窦内软组织肿块，窦内壁明显受压移位，并压迫鼻中隔

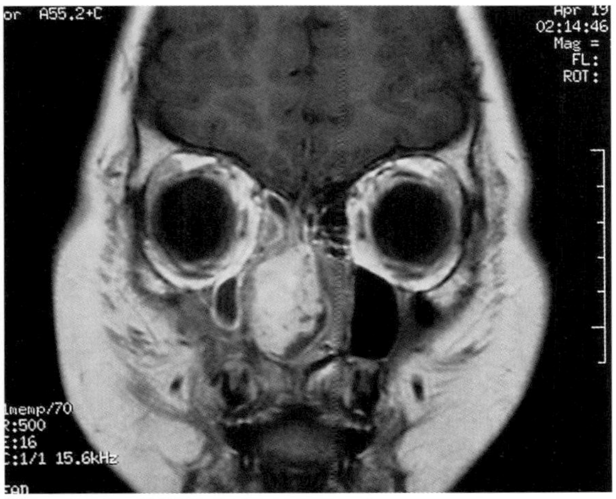

图2-3-84 鼻腔血管瘤（右侧）。MR冠状位T_1WI增强扫描。右侧鼻腔软组织肿物明显增强

四、髓内毛细血管瘤

髓内毛细血管瘤少见，多发生于鼻骨。组织学上，肿瘤由极度扩张增生的细小毛细血管构成，大小不一，瘤组织内因出血可形成血凝块或囊腔。本病生长缓慢，症状轻，一般在发现肿块数年后才就诊，局部隆起，可有疼痛，大肿瘤可压迫邻近结构而出现鼻塞等相应症状。

（一）CT表现

膨胀性骨质破坏，其内可见放射状骨针或皂泡状骨间隔，骨壳多不完整，增强扫描多明显强化。本病有特征性的CT表现，较易作出诊断（图2-3-85）。

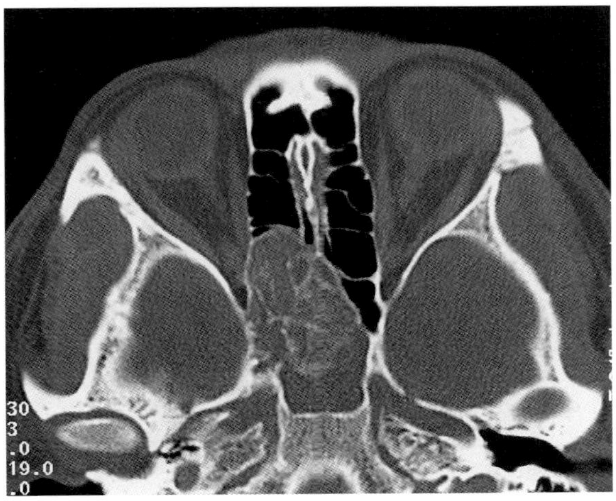

图2-3-85 蝶筛窦髓内毛细血管瘤（右侧）。轴位CT，右侧蝶窦及筛窦病灶，边缘有清晰骨壳，软组织密度影中间为骨小梁样骨结构

（二）MRI表现

T_1WI为低或中等信号，T_2WI为明显高信号，

增强后明显强化。

本病有特征性的CT和MRI表现，较易与其他性质病变鉴别。

五、骨化纤维瘤

骨化纤维瘤是一种良性骨纤维损害性疾病。生长缓慢，好发于青少年，可累及任一面骨，罕见于长骨。发生于鼻窦者，以筛窦多见，上颌窦次之。早期常于一侧或一个窦腔内生长，呈膨胀性。肿瘤较大时压迫邻近骨质，使其移位或吸收破坏。病理上，肿瘤以细胞成分为主，内含纤维性间质和骨样组织，基质中含钙化。

（一）平片表现

鼻窦平片表现为鼻窦区类圆形肿块，其内可见不规则斑片状钙化。平片检查对肿瘤定量诊断具有很大的局限性。

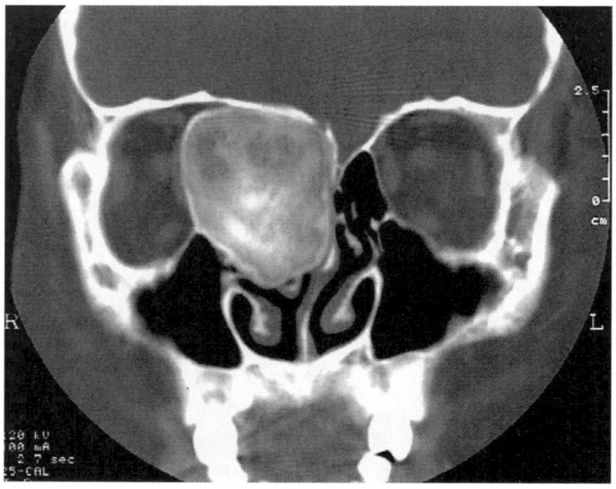

图2-3-86　骨化纤维瘤（右侧）。右侧筛窦区病变呈毛玻璃样，有低密度区，肿块周边可见甲壳征象，并压迫鼻中隔和眶内壁

（二）CT表现

目前常采用CT检查，由于肿瘤以骨化及纤维化为特征，所以CT检查以骨算法成像技术为基础，不需要增强扫描。CT表现为鼻腔和鼻窦内单发、类圆形或不规则形肿块，密度不均匀，含有不规则骨化，骨化呈斑点状或团块状，形态不一。肿块边缘可见蛋壳样骨化（钙化），其下方可见环状或弧线状低密度影。肿块增大压迫破坏颅底向颅内侵及或压迫筛骨纸板向眶内侵犯并继发眼球突出、眼外肌移位等。横断及冠状位扫描可准确显示肿块的位置、大小、形态、边缘、钙化及范围（图2-3-86、2-3-87）。

作者总结16例病理学证实的鼻窦骨化纤维瘤的CT表现。发生于筛窦12例，上颌窦4例。体积最小为2.4cm × 1cm × 1.2cm，最大达7.8cm × 7cm × 5.5cm。较大者累及多个鼻窦并侵及邻近结构，其中侵及眼眶9例，同时伴有眼外肌、视神经及眼球受压移位变形改变。侵及前颅窝底向颅内侵犯5例。12例压迫鼻中隔，使其向对侧移位。肿块表现为类圆形、边界清楚、部分光滑，其内密度不均匀，高密度区呈毛玻璃样或不规则钙化；低密度区形态不规则，为液化坏死所致。肿块边缘出现蛋壳样钙化及其下方低密度环征9例。

（三）MRI表现

肿瘤一般呈等T_1、短T_2信号，信号均匀或不均匀，增强后轻到中度强化（图2-3-88）。

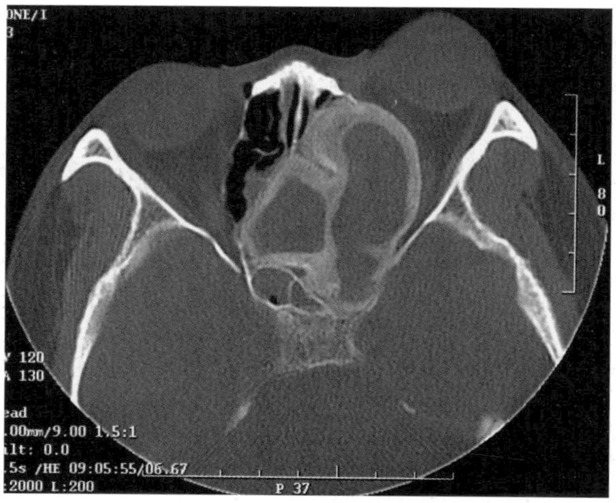

图2-3-87　骨化纤维瘤。轴位CT，筛窦椭圆形病变，周边为光滑骨壳和略低骨密度影，中间为多囊样软组织密度影，左侧眼球受压突出

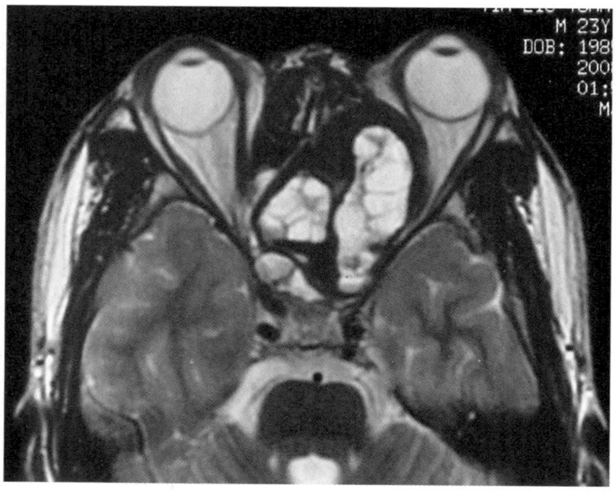

图2-3-88　骨化纤维瘤。轴位MR T_2WI，肿物周边骨壳信号消失，多囊样结构特征明显，中间呈长T_2信号

六、鼻咽纤维血管瘤

鼻咽纤维血管瘤又称为男性青春期出血性纤维瘤等，名称较多。据彭勇炎对345例结合资料统计，发病率占同时期耳鼻咽科总住院人数的0.3% ～ 0.7%。好发于10 ～ 25岁的青少年，男性居多，男女比例为13.4∶1。

（一）临床表现

本病主要症状为进行性鼻阻塞与反复性顽固性鼻出血。随肿瘤的增长，可出现邻近骨质压迫、吸收与破坏，导致邻近器官畸形与功能障碍。压迫咽骨管则引起耳闷、耳堵、耳鸣、听力下降；侵入鼻腔引起面颊畸形；侵入眼眶，引起眼球突出、复视、运动障碍；侵入颅内，出现颅神经症状等。随肿瘤生长，临床表现不一。

（二）CT表现

常规行2 ～ 5mm层厚、5mm间距鼻咽部连续扫描，必须横断及冠状位结合观察。由于该瘤具有侵袭性生长的特点，常伴有颅底及颅底间隙的骨破坏，所以也应同时行高分辨骨算法扫描技术以观察骨质破坏情况。需行增强CT扫描。

直接征象为伴翼突根部骨质破坏的鼻腔后部及鼻咽部软组织密度肿瘤，增强后具有显著强化表现（图2-3-89、2-3-90）。因具有侵袭生长特性，肿瘤生长还可表现为：①向前发展形成鼻腔内肿块，鼻中隔移位，骨质吸收破坏；继续生长可侵入鼻窦。②向上发展侵及颅底，造成颅底明显骨质破坏，肿瘤侵入颅内。③翼腭窝骨质破坏，肿瘤经扩大的蝶腭孔侵入翼腭窝，翼腭窝扩大并形成软组织肿块。④向颞下窝发展，颞下窝内形成肿块影。⑤向眼眶侵及，破坏眶壁骨质并形成眶内肿块。

（三）MRI表现

与肌肉信号相比，肿瘤T_1WI呈低至中等信号，T_2WI呈中等高信号。肿瘤富血管，可见多个信号流空影，为鼻咽纤维血管瘤的特征性表现。Gd-DTPA增强后，肿瘤明显强化（图2-3-91 ～ 2-3-93）。

（四）DSA检查

鼻咽纤维血管瘤为颈外动脉供血，多为上颌动脉和咽升动脉。当肿瘤侵及颅内时，颈内动脉的鼓室支、脑膜垂体干等细小分支可参与供血。肿瘤表现为供血动脉的增粗，明显肿瘤血管形成及肿瘤染色。由于肿瘤具有丰富的肿瘤血管，手术治疗前行供血动脉栓塞，以减少手术时出血，便于彻底切除肿瘤。

总结病理证实鼻咽纤维血管瘤12例中，CT表现均有鼻咽部软组织肿瘤，密度均匀，平扫CT值平均为41.5Hu，增强后明显强化，CT值平均达123Hu。10例见明显骨质破坏，其中侵犯蝶窦9例，筛窦8例，翼突8例，蝶骨大翼5例，眶壁3例，颅底骨质3例。翼腭窝扩大6例，眶上裂扩大3例，破裂孔扩大1例。12例中，8例进行了DSA检查，均由上颌动脉供血；5例颈内动脉的细小分支增粗，也参加供血；8例同时行上颌动脉栓塞，手术出血量明显减少（图2-3-94 ～ 2-3-96）。

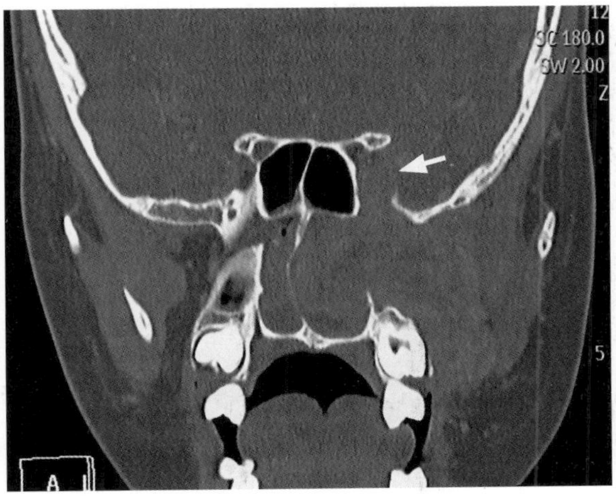

图2-3-89 鼻咽纤维血管瘤（左侧）。14岁，男性，鼻塞和鼻出血。冠状位CT，鼻腔软组织病灶，侵及翼腭窝、颞下窝、海绵窦（→）及咽旁间隙，翼突骨质吸收

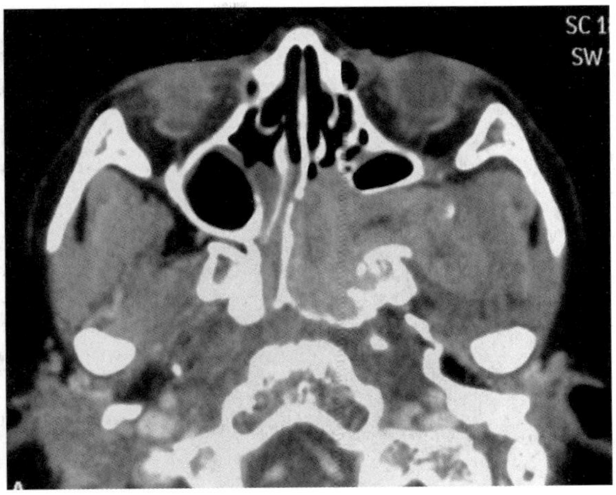

图2-3-90 轴位CT增强扫描。翼突骨质吸收，肿瘤增强明显，侵及翼腭窝和颞下窝

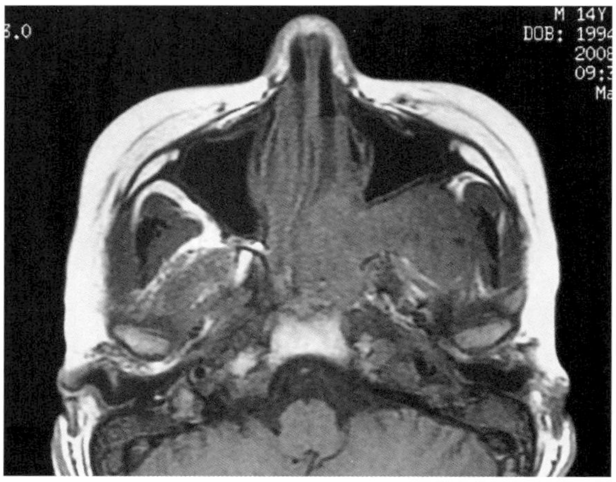

图2-3-91 轴位MR T_2WI，肿瘤占据鼻腔后部，侵及翼腭窝和颞下窝，呈等T_2或略短T_2信号

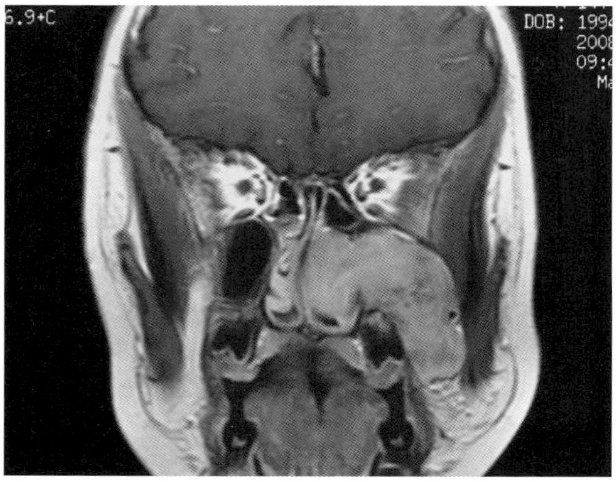

图2-3-92 冠状位MR T_1WI增强扫描，肿瘤强化明显，并有血管流空影

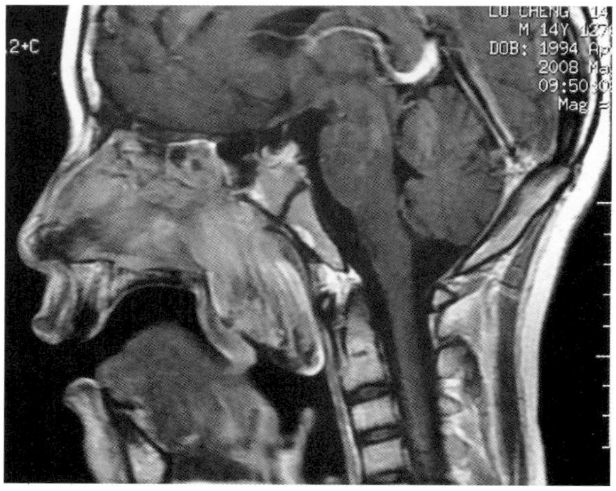

图2-3-93 矢状位MR T_1WI增强扫描，肿瘤强化明显，大部分突入鼻咽部

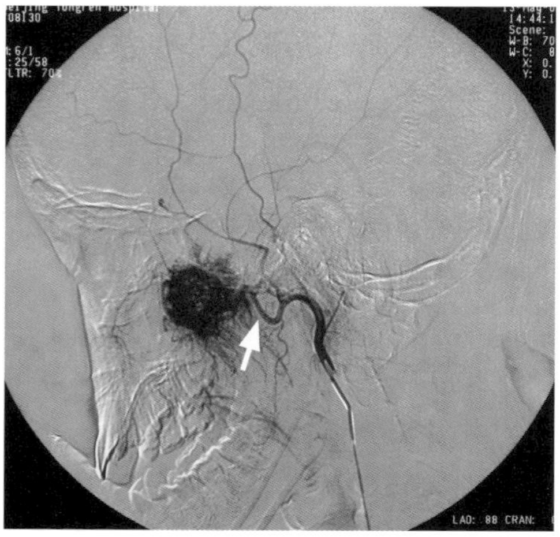

图2-3-94 矢状位DSA，肿瘤浓染，栓塞前，箭头示营养血管为上颌动脉

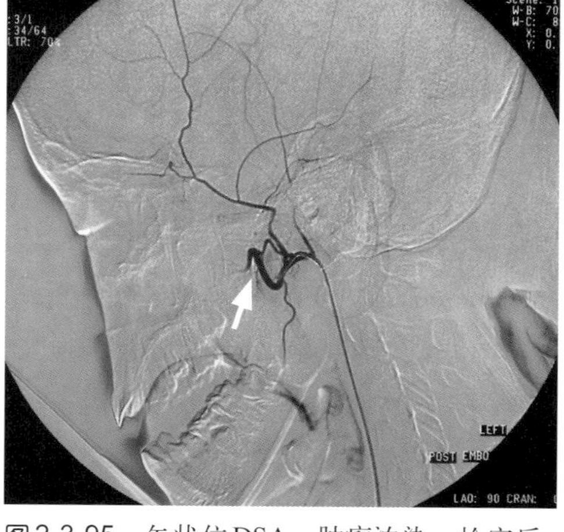

图2-3-95 矢状位DSA，肿瘤浓染，栓塞后，箭头示栓塞后的上颌动脉

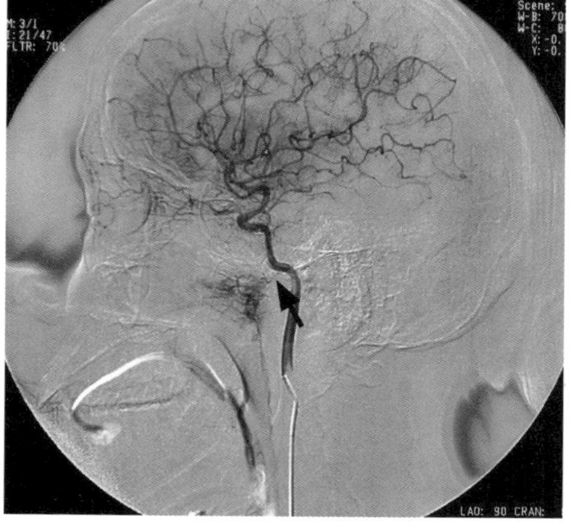

图2-3-96 矢状位DSA，颈内动脉造影，→示肿瘤有来自颈内动脉系统分支供血

七、脑　膜　瘤

原发于鼻腔、鼻窦的脑膜瘤罕见，常为邻近结构脑膜瘤生长蔓延而致，如嗅沟脑膜瘤易累及鼻腔顶部。原发者一般都见于额窦和筛窦。常见临床表现包括鼻塞、脓涕、鼻出血、嗅觉减退、眼球突出等。

CT、MRI表现

CT显示前颅窝底、鼻腔上部或筛窦较高密度的肿块影，多数形态不规整，内有不同程度的钙化，伴邻近骨质增生肥厚，增强后肿块明显强化，边界清楚（图2-3-97）；脑膜瘤在MRI T_1WI、T_2WI上均为中等信号，有明显强化，可见脑膜尾征（图2-3-98）。

需与骨化性纤维瘤鉴别。

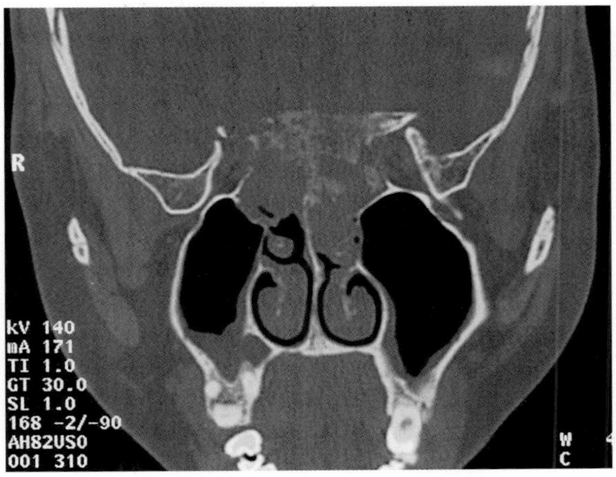

图2-3-97　复发脑膜瘤。患者有2次经鼻脑膜瘤切除手术史，术后右侧视力渐下降。冠状位CT显示后筛及蝶骨较高密度的肿块影，形态不规整，内有钙化灶

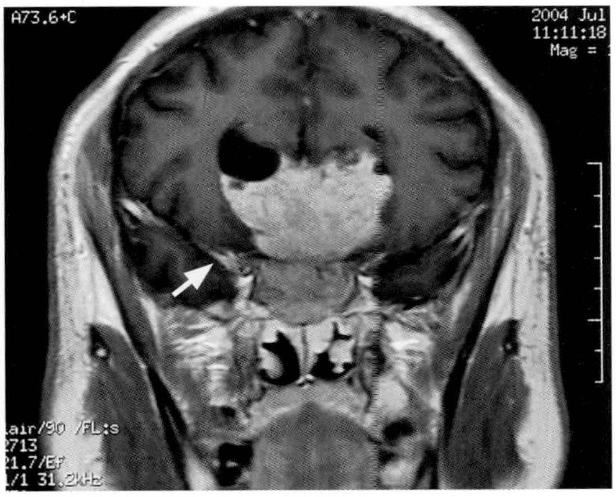

图2-3-98　脑膜瘤。MR冠状位T_1WI增强扫描。蝶窦及鞍上可见明显增强肿物，可见脑膜尾征（→）

八、软　骨　瘤

软骨瘤是一种少见的鼻腔、鼻窦肿瘤，好发于青少年，男性多于女性。多见于筛窦、蝶窦、鼻中隔和鼻腔侧壁，术后易复发，也可发生恶变，多恶变为软骨肉瘤。病理上，软骨瘤一般呈球形，也可为分叶状，边界清楚，有包膜，较大的肿瘤可发生囊变、坏死、钙化、骨化等。软骨瘤生长缓慢，无特异症状，大的肿瘤常出现压迫或阻塞症状，如鼻塞、流涕、头痛等，严重可造成眼球突出、视力下降等。

CT、MRI表现

CT显示类圆形、分叶状或不规则形的软组织肿块影，密度不均匀，内散在斑点状或结节状钙化及小囊变区，受累鼻腔和鼻窦膨大变形，局部伴有骨质侵蚀，较大肿瘤常侵犯眼眶、前颅窝等邻近结构；MRI T_1WI为低信号，T_2WI为中等信号，但信号通常不均匀，增强后多不均匀强化（图2-3-99、2-3-100）。

需与骨化性纤维瘤、嗅神经母细胞瘤等鉴别。

九、畸　胎　瘤

畸胎瘤属于错构瘤，组织学上具有外、中、内三胚层结构，出生时即存在。发生于鼻腔及鼻窦者极罕见，国内外文献仅见个案报道。主要临床表现包括鼻塞、流涕等。本病术后易复发，也可发生恶变。

CT、MRI表现

CT显示鼻腔及鼻窦内密度不均匀的软组织肿块，有时能发现脂肪、钙化或骨化结构，边界尚清楚，压迫邻近结构，增强后有轻、中度强化；MRI同样显示病变信号不均匀，典型者能发现脂肪、钙化或骨化及液性成分。对于有此种改变的婴幼儿，首先应提示本病诊断，增强后有中度不均匀强化（图2-3-101、2-3-102）。对于本病的诊断，应首选MRI。

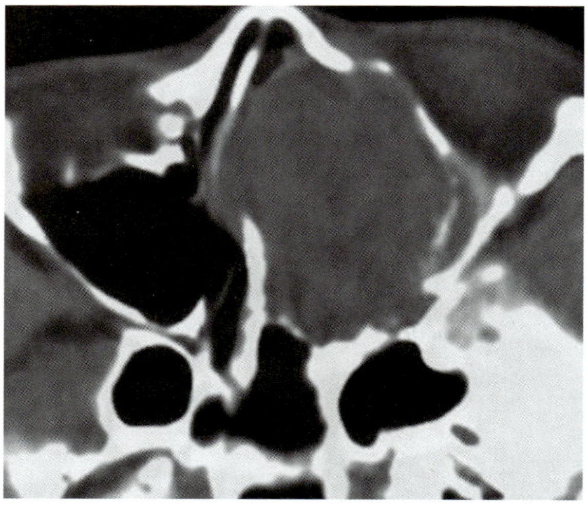

图2-3-99 软骨瘤。轴位CT软组织窗，显示左侧鼻筛区示椭圆形软组织肿块影，密度不均匀，边界清楚，周围骨质压迫、吸收

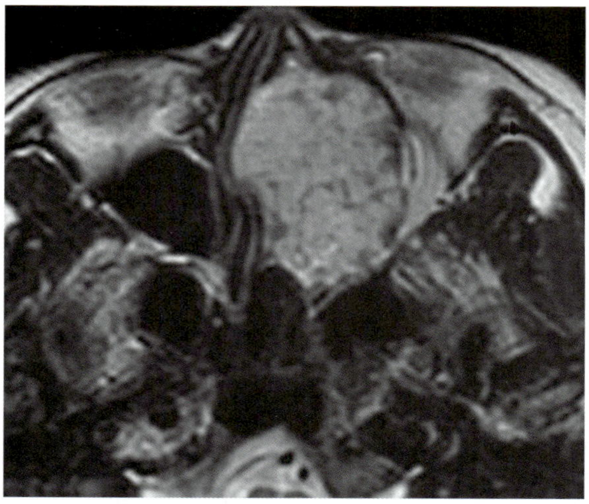

图2-3-100 轴位MR T_2WI，显示左侧鼻筛区病变呈不均匀高信号，与图2-3-99同一患者

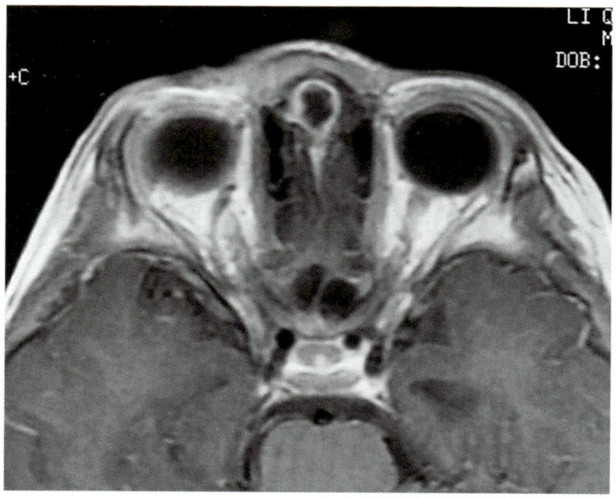

图2-3-101 鼻腔畸胎瘤。2岁男性患儿，鼻根部有一漏孔，挤之有皮脂溢出。MRI轴位T_1WI增强扫描，鼻中隔前部囊性肿物，周边信号明显强化，中间信号近消失

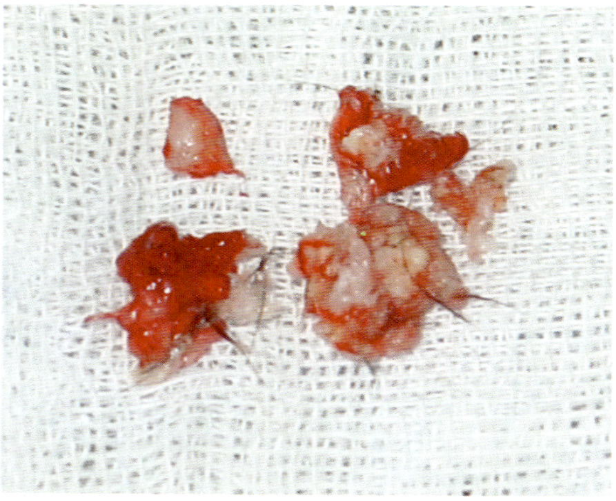

图2-3-102 患者经鼻手术切除标本。可见皮脂、皮肤及毛发

第八节 鼻腔、鼻窦恶性肿瘤

鼻腔、鼻窦恶性肿瘤发病率为(0.7 ～ 4.3)/10万。分为上皮性恶性肿瘤、非上皮性恶性肿瘤及鼻窦转移瘤。

一、鼻腔、鼻窦上皮性恶性肿瘤

鼻腔、鼻窦上皮性恶性肿瘤中，50% ～ 60%起源于上颌窦；15% ～ 30%起源于鼻腔；10% ～ 25%发生于筛窦；0.1% ～ 4%起源于额窦或蝶窦。以鳞癌最常见，其次是腺癌、未分化癌。

（一）临床表现

鼻腔、鼻窦上皮性恶性肿瘤早期临床症状比较隐匿，缺乏特异性，包括鼻塞、血涕、头痛、面部肿胀不适等，与慢性炎症难于鉴别，因此不易早期检查诊断。如发生在单侧反复发作，抗炎治疗无效者应警惕癌的可能性，及时进行详细检查。晚期则可表现为面部畸形、肿胀，侵犯下牙槽骨时引起牙痛、牙齿松动，侵犯眼眶引起突眼、复视、充血、运动受限，侵犯翼腭窝引起张口困难，颞下窝及翼内外肌受侵引起三叉

神经痛、面部感觉障碍，侵及颅内则引起颅神经症状及体征。

（二）CT扫描方法

常规采用横断及冠状位扫描。扫描范围：横断时包括齿根至额窦，冠状位从额窦至蝶窦后壁，特殊病例累及范围广泛时，扫描范围应包括病变累及范围的全部。鼻腔、鼻窦上皮性恶性肿瘤均行增强扫描，增强扫描有助于确定肿瘤的范围，但有时鉴别肿瘤与炎症、息肉较困难。恶性肿瘤常导致骨质破坏，因此CT检查时还应行高分辨率CT扫描以观察骨质的细微改变。

（三）CT基本征象

1. 鼻腔和（或）鼻窦内软组织肿块　一般密度均匀，肿块较大时可有液化坏死。部分病例还可见钙化，如腺样囊性癌、软骨肉瘤、恶性脊索瘤等。

2. 肿物呈侵袭性生长　恶性上皮性肿瘤随肿瘤的发展直接侵及邻近结构，如眼眶、翼腭窝、颞下窝、面部软组织甚至颅内等。

3. 骨质破坏　恶性上皮性肿瘤绝大多数有明显的骨质破坏、虫蚀状骨质缺损等，但骨质破坏并非恶性上皮性肿瘤所特有，良性肿瘤或炎性病变有时也可见骨质吸收破坏征象，诊断时应注意。

4. 增强扫描后，肿瘤大多数中度或明显强化，坏死液化区无强化。根据其强化程度及分布特点，在一定程度上有助于定性诊断及鉴别诊断。

5. 肿瘤生长迅速　由于肿瘤生长快，中心常坏死液化。

（四）不同部位上皮性肿瘤的CT表现及诊断

1. 上颌窦癌　上颌窦癌以鳞癌最多。好发于上颌窦之下半部分，初期在窦内黏膜生长，仅表现为窦内软组织密度肿块。继而破坏窦壁骨质，肿瘤侵犯到窦外，向前破坏前壁，形成面部软组织肿块；向下破坏底壁、牙槽骨，侵入口腔；向上破坏眶下壁，侵入眼眶内，并可累及眶下管、眶下沟；向后破坏后外壁，侵犯翼腭窝和颞下窝；向内肿瘤则侵及鼻腔、筛窦。晚期肿瘤可侵犯全组鼻窦、眼眶及颅底。CT增强后，肿瘤呈中度或明显强化，可明确地显示肿瘤及其侵及范围（图2-3-103、2-3-104）。上颌窦癌的CT扫描根据肿瘤的累及范围分期见表2-3-8。

Ⅱ期、Ⅲ期、Ⅳ期上颌窦癌CT检查一般能明确诊断。

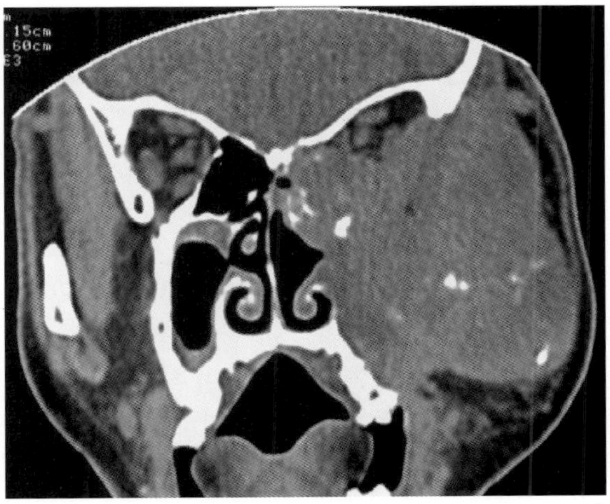

图2-3-103　上颌窦鳞癌（左侧）。冠状位CT显示上颌窦软组织向面部、眶内和颞下窝侵犯，骨质破坏明显

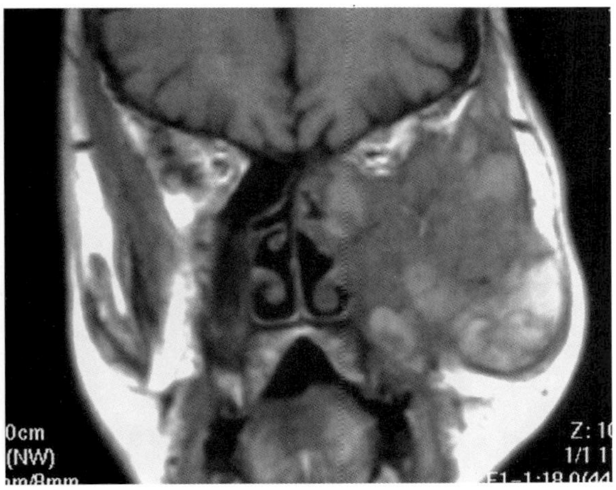

图2-3-104　上颌窦鳞癌（左侧）。冠状位MR T_1WI示肿瘤信号不均匀，周围广泛侵犯

表2-3-8　上颌窦癌CT扫描分期

Ⅰ期	肿瘤局限于上颌窦内，骨质无侵蚀或破坏。此期肿瘤不易与上颌窦囊肿、血管瘤等鉴别
Ⅱ期	肿瘤侵及或破坏上颌窦前下方结构，包括腭和（或）中鼻道
Ⅲ期	肿瘤侵及下列任何部位：面颊部皮肤、上颌窦后壁、眶底或眶内壁、前组筛窦
Ⅳ期	肿瘤侵及眼眶内容物和（或）下列任何部位：后组筛窦、蝶窦、鼻咽部、软腭、翼突上颌窝、颞窝或颅底

2. 筛窦癌 鳞癌、腺癌、未分化癌均可见。向内破坏鼻中隔侵及对侧筛窦，向外破坏眶壁骨质，肿瘤侵入眶内；向外下侵及上颌窦；向上侵犯额窦、筛板及前颅窝底；向前侵犯额鼻角；向后侵及蝶窦、鼻咽部及颅底；向内下侵犯鼻腔、鼻中隔及鼻甲（图2-3-105）。肿瘤阻塞窦口，使鼻窦引流不畅，导致分泌物潴留或鼻窦炎。

3. 蝶窦癌 原发蝶窦癌非常罕见，较常见的是鼻咽癌、筛窦癌向蝶窦内蔓延。主要CT表现为蝶窦内软组织肿块及蝶窦窦壁骨质破坏，肿块常见中颅窝内侵及（图2-3-106）。

4. 额窦癌 罕见，但是其他部位的癌症可以累及额窦。肿瘤破坏后壁，累及前颅窝及大脑额叶（图2-3-107）。

5. 鼻腔癌 鼻腔癌分为上、下两组。上鼻甲下缘水平以上为上组，容易侵及筛窦及眼眶内壁、前颅窝底。上鼻甲下缘以下为下组，容易侵及上颌窦（图2-3-108）。

（五）CT定性诊断

鼻腔、鼻窦恶性上皮性肿瘤比较常见的有鳞状细胞癌、腺癌、未分化癌等，上颌窦癌中以鳞状细胞癌最多，鼻腔癌及筛窦癌中腺癌多见。CT检查可对其病理性质进行推测，但确定诊断则需病理学定性。

（六）MRI检查与表现

恶性上皮性肿瘤在T_1WI、T_2WI与脑组织信号相比呈低至中等信号，信号均匀或不均匀，与水肿和分

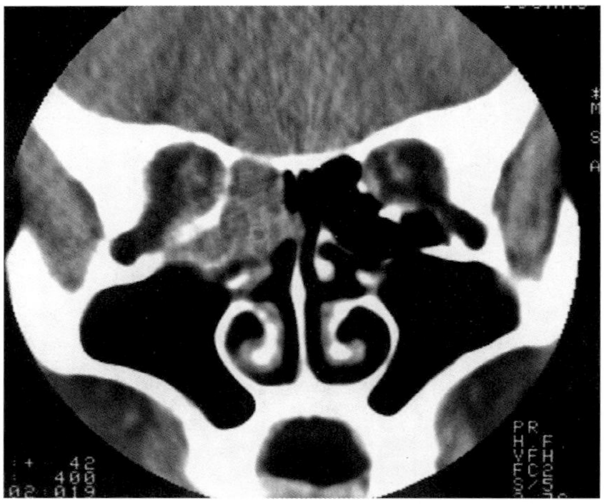

图2-3-105 筛窦癌（右侧）。冠状位CT显示右侧筛窦内可见软组织肿块，局部筛房骨质吸收，眶纸板骨质增生

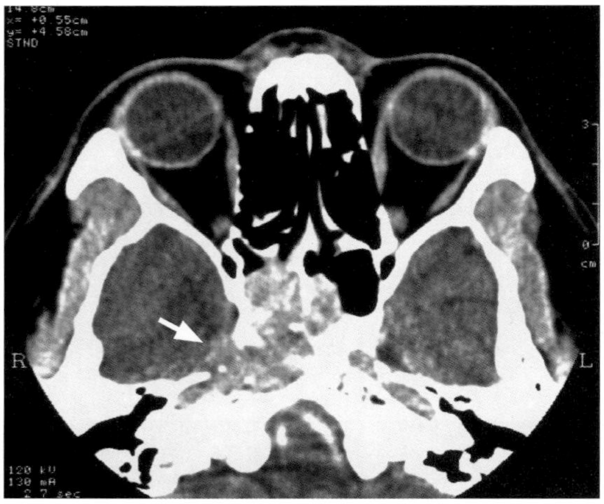

图2-3-106 胃癌蝶窦转移。轴位CT，右侧蝶窦内软组织影，密度不均匀，伴明显骨质破坏，累及颅内（箭头所示）

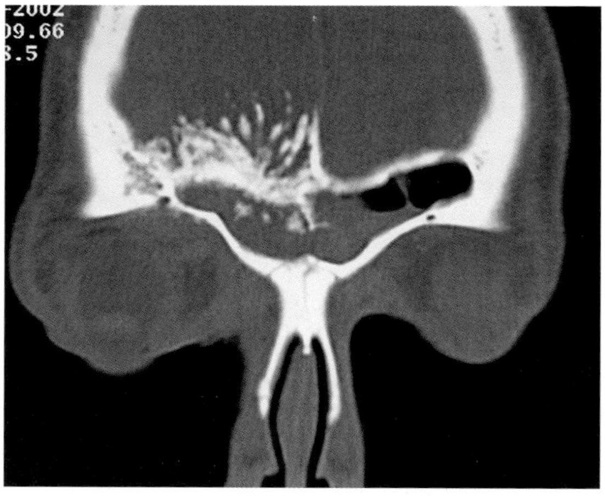

图2-3-107 额窦鳞癌。男性，47岁。冠状位CT显示额窦软组织密度影，伴有增生骨质，额骨呈鱼翅状增生。术中见额叶受累

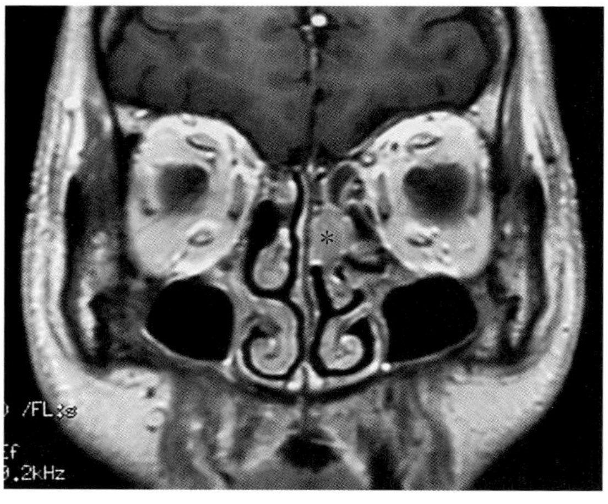

图2-3-108 筛窦癌（左侧）。MR冠状位T_1WI增强扫描。肿瘤（*）起源自中鼻甲内侧，增强扫描呈中等强度

泌物区分容易。GD-DTPA增强后肿瘤强化。MRI与CT相比，可较好地显示肿瘤侵犯周围结构，如眼眶内容物、颞下窝、翼腭窝、颅内脑膜、脑实质等（图2-3-109、2-3-110）。但是，到目前为止，CT和MRI都不能对恶性上皮性肿瘤进行分型。

（七）DSA检查

鼻腔、鼻窦恶性上皮性肿瘤多为富血管性肿瘤。肿瘤血供丰富且肿瘤血管内皮结构形成不良，DSA检查肿瘤供血动脉显影，可了解肿瘤血管及肿瘤染色情况，为诊断提供帮助，同时行选择性插管，还可进行动脉灌注局部强化化疗及肿瘤供血动脉栓塞治疗。

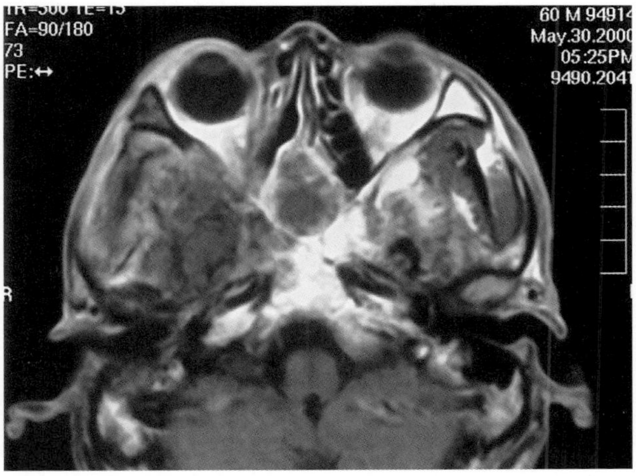

图2-3-109　上颌窦癌术后复发。轴位MR T_1WI示蝶窦肿物，密度不均，边界尚清楚

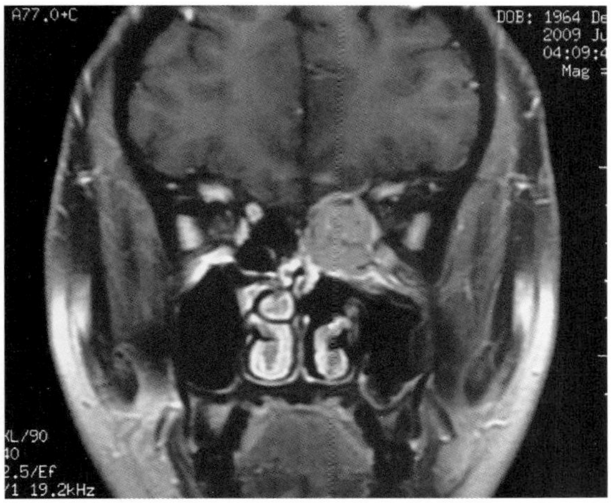

图2-3-110　复发性粘表癌。女性患者，经鼻内镜术后6个月局灶复发。MR冠状位T_1WI增强扫描，肿瘤呈不均匀中等信号强度。经鼻内镜在手术后，粒子植入放疗，未复发

二、鼻腔、鼻窦恶性非上皮性肿瘤

鼻腔、鼻窦恶性非上皮性肿瘤较上皮性恶性肿瘤少见，但种类繁多，目前一般认为可分为以下几种：①起源于神经组织恶性肿瘤：嗅神经母细胞瘤、神经鞘瘤、脑膜瘤；②起源于软组织的横纹肌肉瘤、恶性纤维组织细胞瘤血管外皮细胞瘤；③起源于骨、软骨组织的骨肉瘤、软骨肉瘤等；④起源于造血系统的有淋巴瘤、组织细胞增生症等。

本章仅对临床较常见的几种鼻腔、鼻窦恶性非上皮性肿瘤进行介绍。

三、嗅神经母细胞瘤

嗅神经母细胞瘤又称为鼻腔神经胶质瘤、嗅神经上皮瘤等，是Berger等于1924年首次报告的一种起源于嗅神经上皮的鼻腔内肿瘤，发病率约占鼻腔肿瘤的3%，可发生于各年龄段，但以11～20岁和50～60岁两个年龄段为发病高峰，男性占46%，女性占54%。

临床主要表现有鼻塞、鼻出血、嗅觉丧失。肿瘤增大后阻塞鼻窦引流通道时，引起继发性鼻窦炎表现，临床缺乏特征性。放射治疗和（或）手术治疗为本病的主要治疗手段，5年生存率达50%以上。

（一）CT表现

根据嗅神经分布，肿瘤可起源于筛板、鼻中隔上1/3、上鼻甲和前组筛窦的嗅神经上皮，绝大多数肿瘤位于鼻腔顶部，少数可原发于蝶窦、鼻咽部。

CT直接征象表现为鼻腔内密度均匀的软组织肿块，增强后肿瘤轻度强化，可伴有继发性鼻窦炎改变。后期随肿瘤的生长可侵及邻近结构，如眼眶、颅内等。常可见骨质破坏，反应性骨质增生者少见（图2-3-111、2-3-112）。Kadish等根据肿瘤的侵及范围将本病分为三期（表2-3-9）。

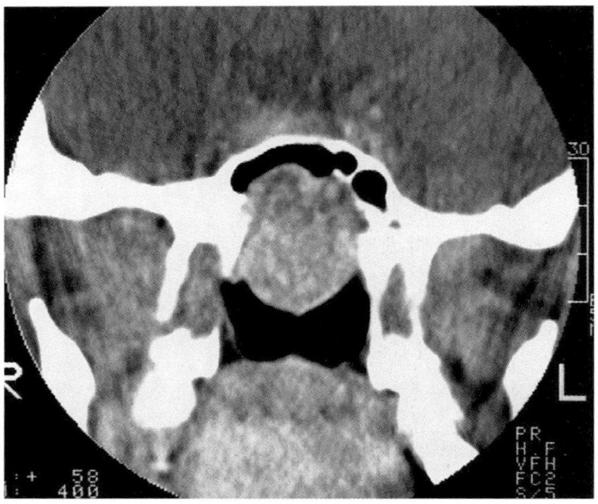

图2-3-111 嗅神经母细胞瘤。冠状位CT显示鼻中隔后端、蝶窦前壁软组织影，向蝶窦内侵犯

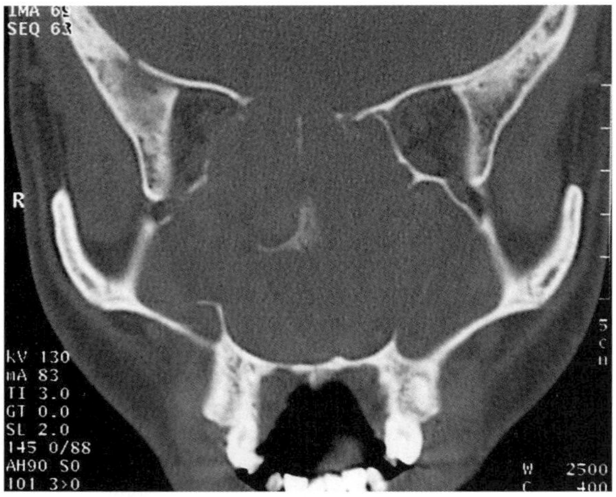

图2-3-112 嗅神经母细胞瘤。男性，48岁。鼻腔脓血涕伴鼻塞。冠状位CT示鼻腔及鼻窦为软组织密度占位，鼻腔鼻窦骨间隔大部分吸收，肿瘤突向前颅底，边界清楚

（二）MRI表现

与脑组织信号相比，肿瘤在T_1WI呈低信号，在T_2WI呈高信号，多数信号均匀，少数信号不均匀，内有囊变坏死，在T_2WI呈明显高信号。Gd-DTPA增强后肿瘤中度至明显强化（图2-3-113）。

表2-3-9 嗅神经母细胞分期（Kadish等）

A期	肿瘤局限于鼻腔内
B期	肿瘤侵及鼻窦
C期	肿瘤同时还侵及眼眶或颅内

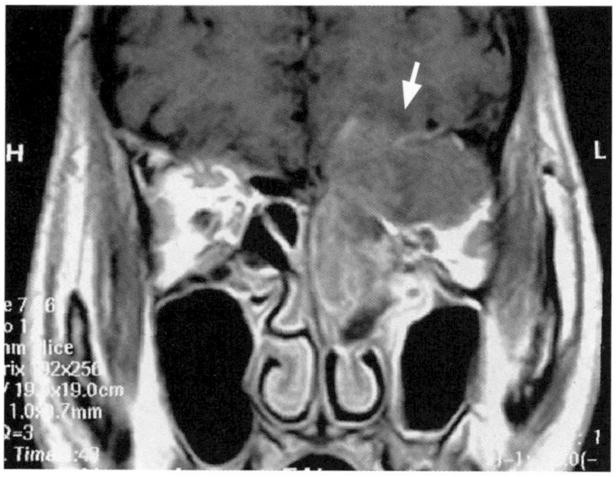

图2-3-113 嗅神经母细胞瘤（左侧）。冠状位MR T_1WI增强扫描显示左侧鼻腔、筛窦肿块，信号不均匀。筛板破坏向前颅窝（箭头）和眶内侵犯

四、NK T细胞淋巴瘤

在鼻部肿瘤中，恶性淋巴瘤仅次于鳞状细胞癌，居第二位。鼻腔、鼻窦淋巴瘤大多数为非霍奇金淋巴瘤，根据免疫组化分为B、T和NK T细胞三种类型。NK T细胞型是鼻腔最常见的原发淋巴瘤，其次为T细胞型，B细胞型罕见。NK T细胞型淋巴瘤常见于亚洲、南美洲和墨西哥，与EB病毒感染有关，易浸润并破坏血管壁，常引起坏死和骨质破坏，预后较差。好发于成年男性，男女比例3.5∶1，平均发病年龄45岁，病程较短，平均4个月。常见临床症状包括鼻塞、鼻出血、外鼻和面颊部肿胀疼痛，还可有发热、流涕、嗅觉减退、溢泪、复视、视力下降、头痛、脑神经麻痹等。鼻内镜检查显示鼻黏膜不规则增厚、糜烂或溃疡，表面多为伴恶臭的干痂或脓痂。

（一）CT表现

多发生于鼻腔前部，向前常浸润鼻前庭、鼻翼、鼻背及邻近面颊部皮肤，向后可沿邻近鼻甲生长，病变密度多不均匀，内可见不定形坏死组织，邻近骨质无异常或轻微破坏。本病早期影像学表现不典型，仅为鼻黏膜增厚和鼻腔前部少许软组织影（图2-3-114、2-3-115），此时较难作出诊断。

（二）MRI表现

T_1WI为低或等信号，T_2WI为等或高信号，增强后低到中度强化（图2-3-116）。MRI能更准确显示病变的范围，尤其发现鼻外结构的侵犯更有优势，有利于临床分期。

主要鉴别诊断包括炎症、Wegener肉芽肿、恶性肉芽肿，结合临床及影像学表现综合分析，最终诊断依靠组织病理学证实。

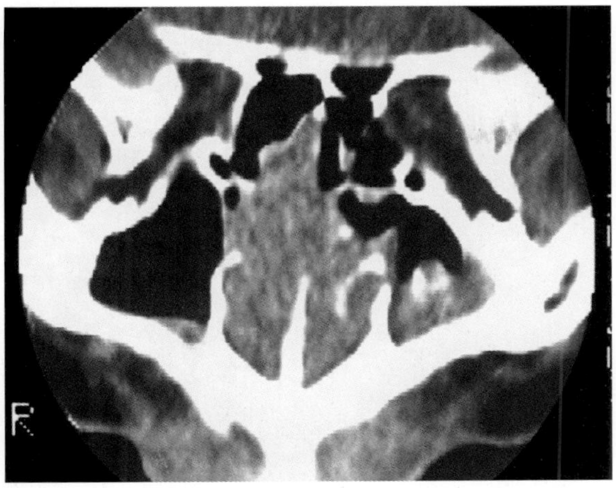

图2-3-114 鼻腔恶性淋巴瘤。冠状位CT软组织窗显示，鼻腔内软组织肿物，鼻中隔及右下鼻甲骨质破坏

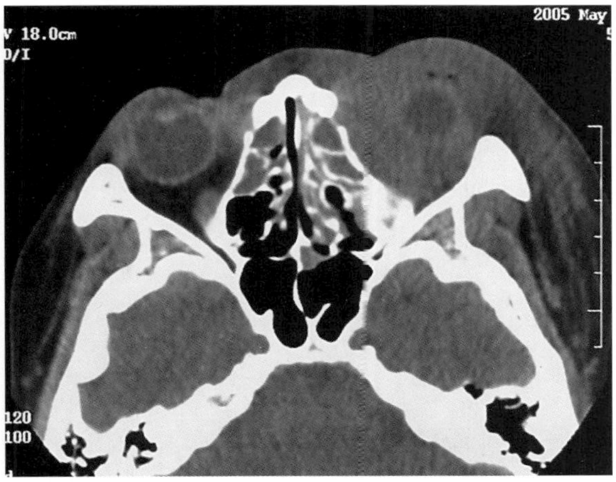

图2-3-115 NK-T细胞淋巴瘤。女性，30岁，因鼻塞入院。初诊为左侧眶蜂窝织炎，伴间歇性高热，抗生素无效。轴位CT软组织窗显示，筛窦部分含气，可见软组织密度影。左侧眼眶及眼睑肿胀，密度均匀。筛窦病理：NK-T细胞淋巴瘤

五、Wegener肉芽肿

1936年，Wegener首先提出肉芽肿3个典型的诊断标准，即上、下呼吸道坏死性肉芽肿、全身血管炎和局灶性肾小球肾炎。典型Wegener肉芽肿为多系统病变，通常累及肺、鼻窦、肾、鼻腔或鼻咽、关节、颞骨和眼眶。Wegener肉芽肿易累及鼻部，表现为鼻腔中线区、鼻窦坏死性病变。本病早期可仅发生于鼻部，患者可能以鼻部症状首先就诊。常见临床表现包括鼻黏膜坏死、溃烂、表面有干痂或脓痂、发热、反复鼻出血以及慢性鼻窦炎症状。c-ANCA（胞质型抗中性粒细胞胞质自身抗体）对本病的诊断、治疗效果和预后的评估具有重要意义。

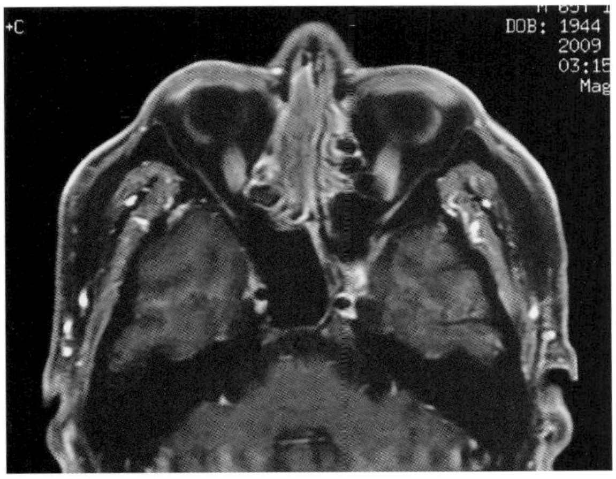

图2-3-116 大B细胞淋巴瘤。男性，58岁，鼻干伴涕中带血。MRI轴位T_1WI增强扫描。右侧鼻腔起自鼻中隔软组织肿物，呈中等强化信号

（一）CT表现

首先侵犯鼻部中线区，鼻中隔和鼻甲破坏，伴有索条影；对称性延伸到鼻窦，最常见为上颌窦，黏膜增厚，窦壁骨质硬化、肥厚，可出现“双线”征，窦腔狭窄；最终导致上颌窦内壁、筛窦间隔、纸样板、筛板、鼻甲和鼻中隔明显破坏而形成大空腔，类似术后改变（图2-3-117）。

（二）MRI表现

MRI T_1WI低或等信号；早期T_2WI多为高信号，晚期多为低信号，提示为坏死组织（图2-3-118）。

根据鼻部的临床及影像所见，结合c-ANCA和胸部的影像学表现，本病诊断较易，但需组织学证实。主要鉴别诊断包括NK T细胞型淋巴瘤、恶性肉芽肿、结节病。

六、骨 肉 瘤

大约10%骨肉瘤出现在头颈部，可原发，也可继发于畸形性骨炎、骨纤维异常增殖症、骨母细胞瘤、骨软骨瘤、骨巨细胞瘤、慢性骨髓炎、成骨不全、骨坏死等病变，放射治疗也可诱发骨肉瘤。原发患者无明显性别差异，年龄较其他常见部位大10 ～ 20岁。颅面部骨肉瘤最常见于颌骨，下颌骨较上颌骨更多见，鼻腔、鼻窦较少见。主要临床表现包括面部肿胀和疼痛、牙齿松动或脱落、鼻塞及鼻出血；碱性磷酸酶升高。

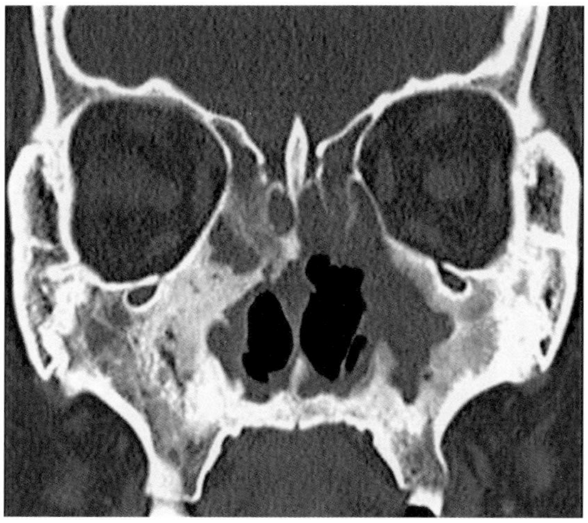

图2-3-117 Wegener肉芽肿冠状位CT显示，鼻中线结构广泛破坏，形成大空腔，似术后表现，周围可见索条影，残留上颌窦窦壁骨质硬化、肥厚

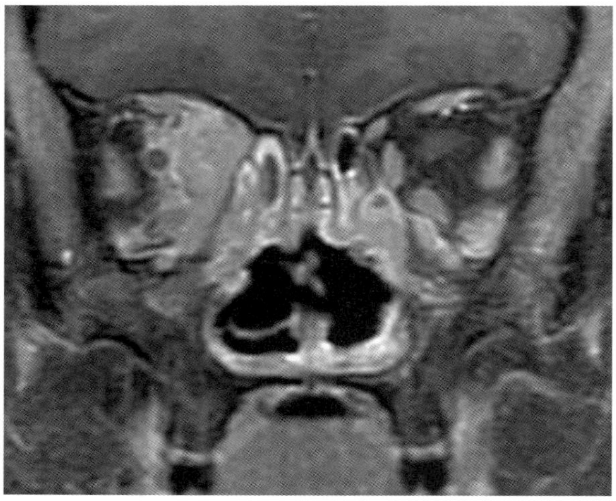

图2-3-118 Wegener肉芽肿冠状位MR增强T_1WI+FS脂肪抑制扫描。双侧眼眶显示软组织影，以右侧显著，且包绕视神经；双侧鼻区、上颌窦后脂肪间隙及眼眶软组织影。通常T_1WI呈等信号，增强后明显强化

CT表现：骨源性破坏性病变，形态不规则，边界不清楚，分为溶骨性、成骨性和混合性三种类型，以溶骨性最常见，伴有软组织肿块，在肿瘤内部可见到数量不等的象牙质、棉絮状或放射状肿瘤骨，常侵犯邻近结构。肿瘤骨为诊断本病最重要的影像学征象（图2-3-119）。

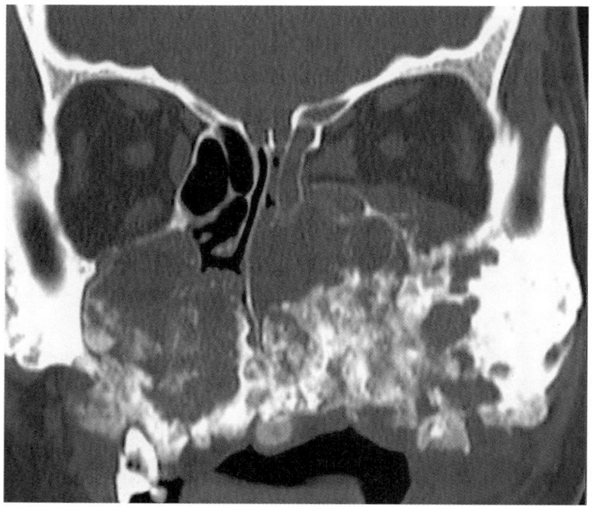

图2-3-119 骨肉瘤。冠状面CT显示双侧上颌骨骨质破坏并伴有棉絮状瘤骨，相应部位可见软组织肿块影，病变侵犯邻近结构

七、软骨肉瘤

头颈部软骨肉瘤发生率为5% ~ 12%，男性较女性更常见，主要发生在40 ~ 70岁之间，大约2%患者的发病年龄小于20岁。头颈部最常见的发病部位为喉，也可发生于下颌骨、上颌骨、鼻腔、鼻窦、颅底、鼻咽部等部位。鼻腔、鼻窦软骨肉瘤主要临床表现包括鼻塞、鼻出血、面部疼痛、牙齿松动或脱落、突眼、视力减退、头痛等。

（一）CT表现

CT显示形态不规则软组织肿块，边界不清，密度不均匀，内散在点、环、结节、斑片或不定形钙化，是诊断本病的特征性征象，伴邻近骨质破坏（图2-3-120）。

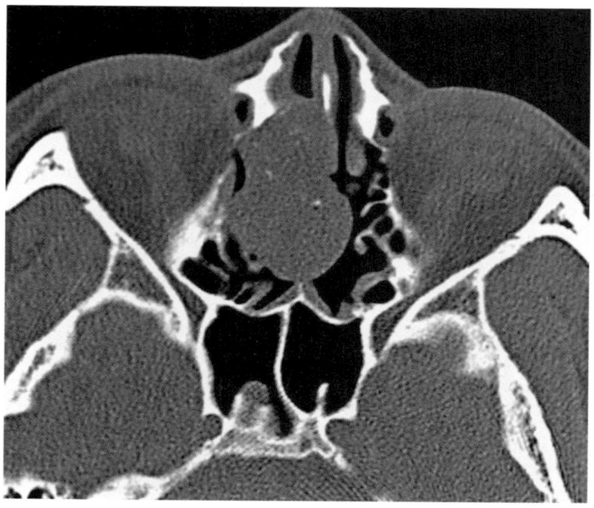

图2-3-120 软骨肉瘤轴位CT显示，右侧鼻筛区椭圆形软组织肿块影，内散在点状钙化，边界清楚

（二）MRI表现

MRI T_1WI多为低信号，T_2WI多为不均匀高信号，内散在形态各异的更低信号，大致对应CT所见钙化；增强后多为轻到中度不均匀强化，典型强化方式为边缘及间隔明显强化，但内部结构不强化，呈斑驳状或蜂窝状外观（图2-3-121、2-3-122）。

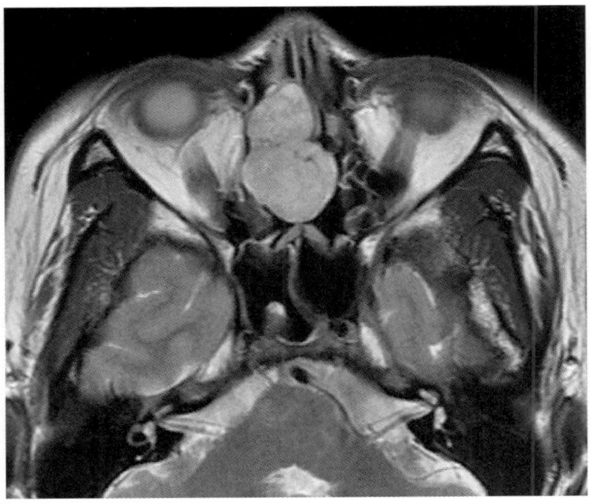

图2-3-121　软骨肉瘤轴位MR T_2WI，病变呈高信号，与图2-3-120同一患者

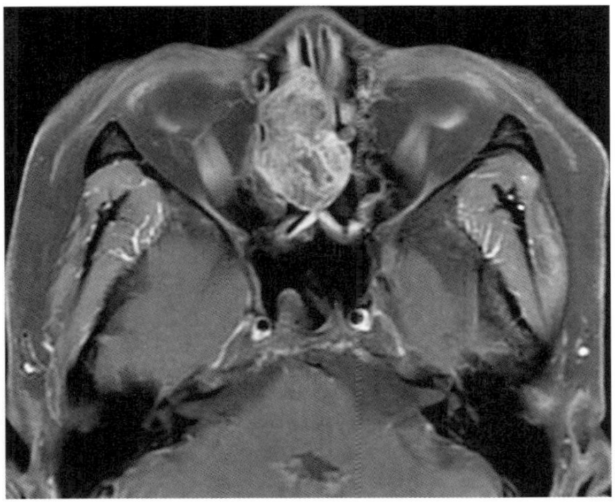

图2-3-122　软骨肉瘤轴位MR增强T_1WI+FS。病变呈不均匀中度强化，外观似筛网状，（与图2-3-120同一患者）

八、转　移　瘤

最常见原发肿瘤为肾癌，其次为肺癌、乳腺癌和胃肠道肿瘤，其他少见原发肿瘤包括子宫颈癌、肝细胞癌等。转移可能为患者首发的临床表现，据此查出原发肿瘤。尽管转移瘤可累及鼻腔和鼻窦任何部位，但上颌窦最常见。疼痛是转移瘤最常见的临床症状。病变单发或多发。

CT表现：CT多表现为溶骨性骨质破坏，伴有软组织肿块，边界较清楚，密度较均匀；少数表现为骨质硬化肥厚（图2-3-123）。

对于多发病灶，容易作出诊断；单发病灶，有原发肿瘤病史者，也较易诊断。50岁以上的患者，有明显鼻区疼痛症状，以骨质为中心生长的肿块，应考虑到转移瘤的可能，可进一步全身检查以确诊。

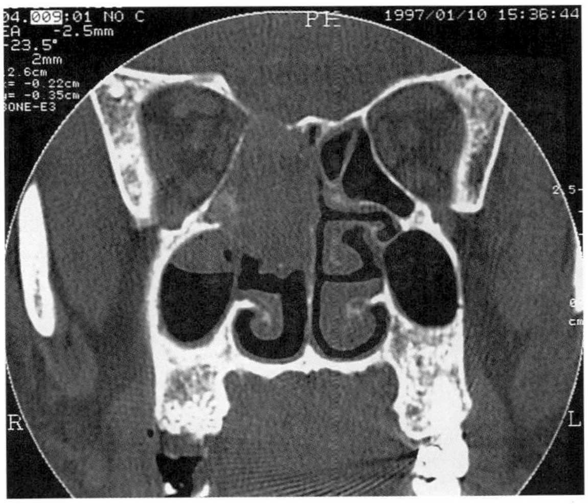

图2-3-123　肾透明细胞癌鼻腔转移。冠状位CT显示右侧筛窦软组织病灶，伴溶骨性骨质破坏，筛顶骨质不连续

九、恶性黑色素瘤

鼻腔、鼻窦恶性黑色素瘤主要发生于鼻腔及鼻窦黏膜，恶性度高，预后差。一般多发于鼻腔，以鼻中隔最多，占25%～50%，其次为中、下鼻甲，原发于鼻窦少见。临床以鼻塞、血性腐臭分泌物为首发症状，肿瘤呈外突结节状，表面溃破，棕黑色或无色。肿瘤生长侵犯上颌窦、筛窦、眼眶或颅内，破坏鼻中隔侵入对侧鼻腔。

（一）CT表现

具有一般恶性肿瘤的共同特点，诊断困难，一般需病理组织学检查，但CT检查能明确显示病变的侵及范围，因此对临床正确诊断分期及选择治疗方法有一定指导价值（图2-3-124）。

（二）MRI表现

大部分病例的MRI表现较有特征性，即由于黑色素的顺磁性作用，肿瘤表现为特征性T_1WI高信号、T_2WI低信号，有明显强化（图2-3-125）；少数无色素性黑色素瘤在T_1WI为低信号，T_2WI为高信号，诊断较困难，需病理组织学确诊。

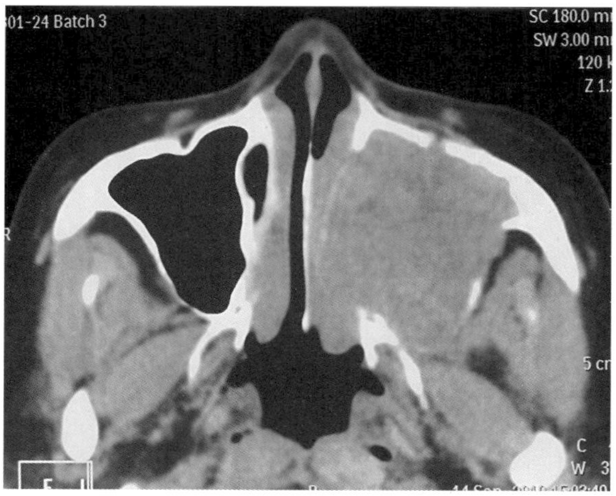

图2-3-124 上颌窦恶性黑色素瘤（左侧）。轴位CT软组织窗扫描，显示上颌窦密度不均匀软组织密度病灶，内壁及后外侧壁骨质破坏，上颌窦后外侧脂肪间隙变窄

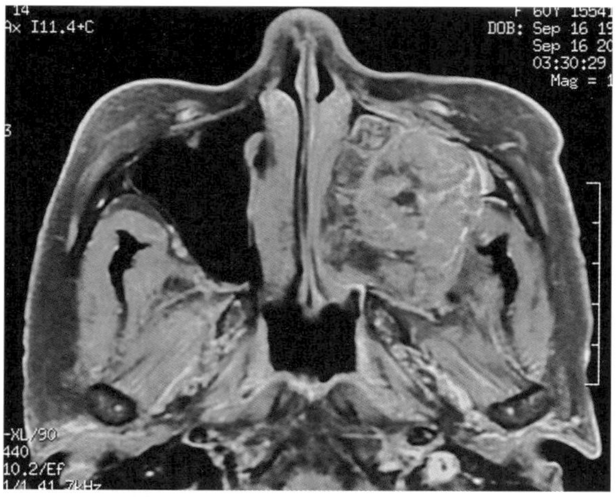

图2-3-125 MR轴位T_1WI增强扫描，上颌窦病灶信号强化较明显，伴不均匀混杂信号

十、恶性纤维组织细胞瘤

鼻腔、鼻窦恶性纤维组织细胞瘤是成年人常见的软组织肿瘤，可发生于全身任何部位，少数发生于鼻腔、鼻窦内，肿瘤常有一薄层结缔组织假包膜，但具有局部侵蚀性，可侵蚀邻近的骨质造成骨质破坏。

（一）CT表现

鼻腔、鼻窦内软组织密度肿块，边界清楚，伴有骨质破坏征象（图2-3-126），与一般恶性肿瘤难于鉴别，需组织学定性诊断。

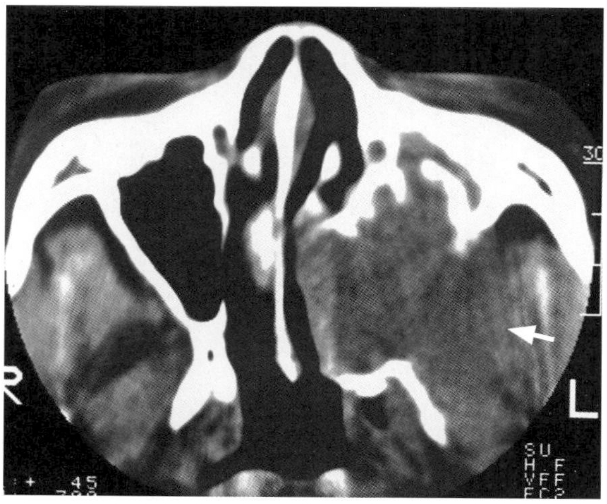

图2-3-126 翼腭窝恶性纤维组织细胞瘤（左侧）。横断面CT软组织窗左侧翼腭窝扩大，软组织肿块向颞下窝（箭头所示）、上颌窦及鼻腔侵犯

（二）MRI表现

T_1WI呈中低信号，T_2WI呈中高信号，信号强度可以不均匀，也无特异表现。

十一、脊 索 瘤

脊索瘤起自残余胚胎性脊索组织，临床罕见，低度恶性，发展缓慢，但具有侵袭性。可发生于躯干中轴骨骼的任何部位，好发于骶尾部及颅底蝶枕软骨结合处。多见于30～40岁，病理上肿瘤大小不一，质地较脆，多呈圆形或分叶状，有或无包膜，肿瘤内有时出现出血、坏死、黏液囊变及钙化。肿瘤细胞为印戒细胞。脊索瘤发生于颅底，常累及蝶窦及鼻咽部，形成蝶窦骨质破坏及蝶窦内软组织肿块而表现为鼻部症状。

（一）CT表现

脊索瘤的典型CT表现为膨胀性溶骨性破坏，伴有邻近软组织肿块及散在的钙化及碎骨片。骨质破坏常累及斜坡、蝶骨大翼、鞍背、后床突、枕骨或岩尖（图2-3-127、2-3-128）。

（二）MRI表现

MRI检查T_1WI呈低信号，T_2WI呈高信号；如肿瘤内有出血，则T_1WI、T_2WI均可呈高信号，同时MRI检查能更好地显示肿瘤的范围及与颅神经的关系（图2-3-131、2-3-132）。

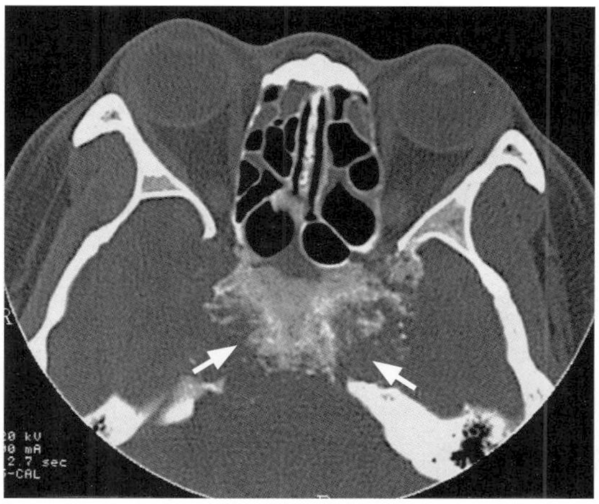

图2-3-127　斜坡脊索瘤。轴位CT显示鞍区肿块有明显不规则多发钙化，侵犯双侧颈内动脉管（箭头所示）、双侧眶尖

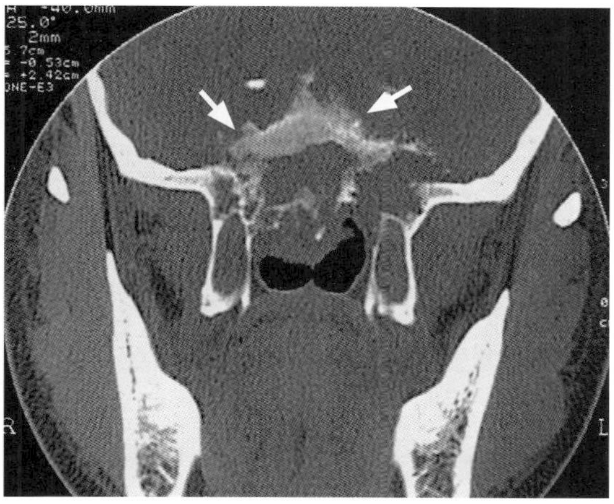

图2-3-128　斜坡脊索瘤。冠状位CT显示肿瘤累及蝶窦、鼻咽顶、双侧圆孔（箭头所示）及舌下神经管

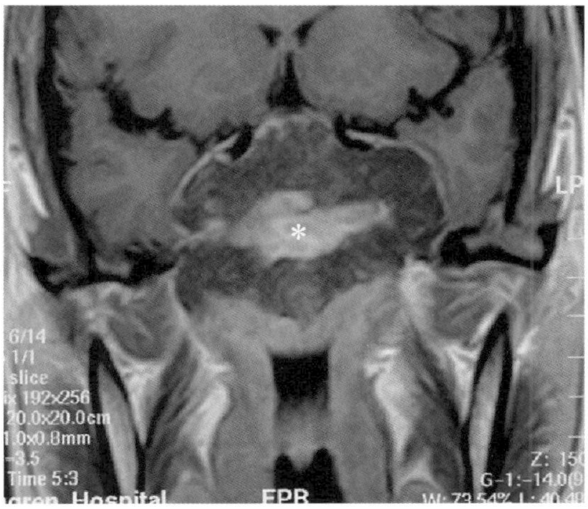

图2-3-129　斜坡脊索瘤。MR冠状位T_1WI。可见长T_1信号，肿瘤侵犯双侧颈内动脉。Gd-DPTA增强扫描后，肿瘤边缘略增强，中央区增强明显（*）

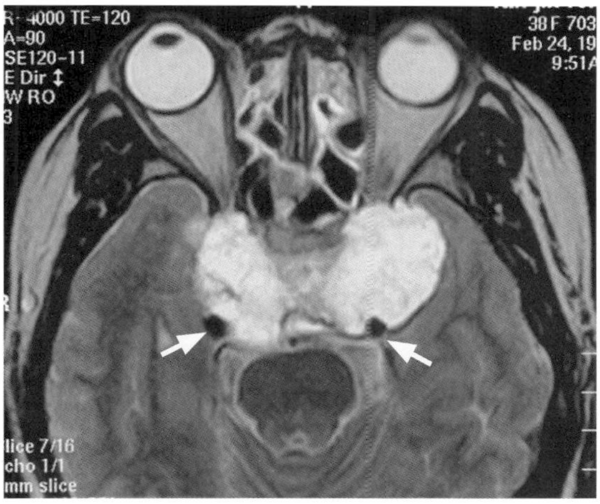

图2-3-130　斜坡脊索瘤。轴位MR T_2WI，肿块呈长T_2信号，颈内动脉受压（箭头所示）

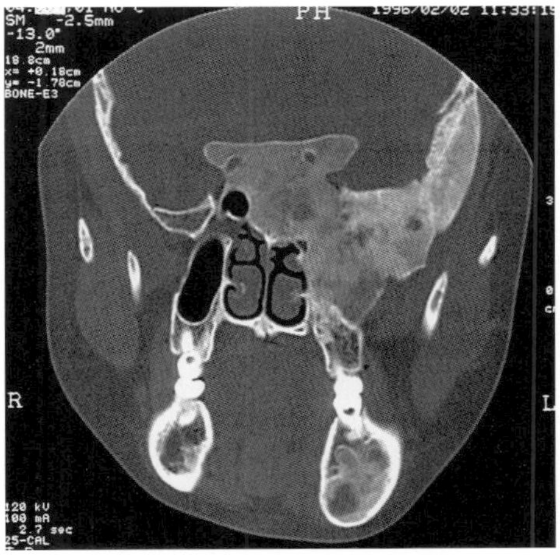

图2-3-131　颅面骨纤维异常增殖症。冠状位CT显示左侧蝶骨、颞骨及颧骨肥大变形，呈毛玻璃样改变，左侧翼腭窝、翼管、视神经管狭窄，蝶窦、上颌窦闭塞

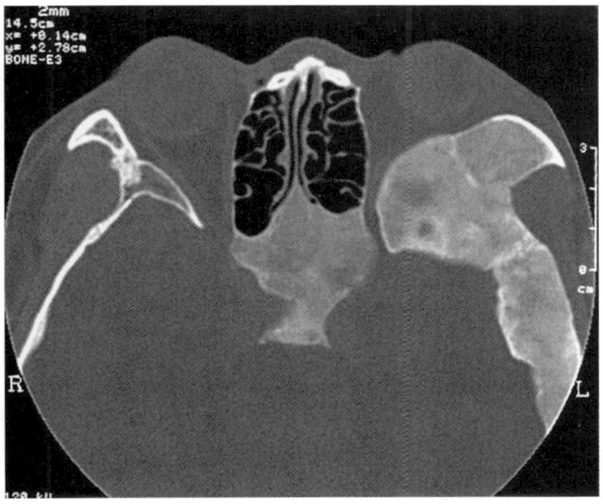

图2-3-132　颅面骨纤维异常增殖症。轴位CT显示蝶窦闭塞，颞骨肥大变形明显

第九节 鼻窦骨纤维异常增殖症

骨纤维异常增殖症至今病因不明，有人认为是由于内分泌及代谢功能失调，但目前大多数学者认为与胚胎原始间充质发育异常有关。一般在幼年时期发病，青少年时期出现症状。男性多于女性，可单骨或多骨同时发病。

（一）临床表现

头面部或颌部常有不对称隆起畸形，眼球突出、移位，视力下降或复视、失明，上睑下垂；鼻塞、流涕；听力下降，头痛头晕等。少数伴有内分泌症状，如多饮、性早熟等。部分患者躯干部皮肤出现棕色的色素沉着。血液检查血磷、血钙及碱性磷酸酶一般正常。病变发展缓慢，个别病例可达数十年之久。

（二）影像学检查

本病病理上是正常的骨组织被坚韧的纤维结缔组织代替；组织学是由成熟程度不同的纤维组织和新生骨组织构成，其内可以有液坏死。因此，影像学表现为病变区骨质增厚，呈毛玻璃样密度，其内可以有不规则密度减低区或钙化，病变累及范围广泛，与正常骨质分界不清，影像学表现具有一定的特点，平片或CT检查都不难作出明确诊断。但平片由于影像为重叠影像，不能准确判断病变累及的范围及对颅底孔道侵及的程度，而CT检查（特别是高分辨CT技术）对该病的诊断水平得到明显提高。MRI T_2WI多呈明显低信号，可清楚显示病变周围软组织受压情况（图2-3-131、2-3-132）。

参考文献

1. 韩德民. 鼻内窥镜外科学. 北京：人民卫生出版社，2001

2. 卜国铉. 鼻科学. 上海：上海科学技术出版社，2000

3. 王正敏，陆书昌. 现代耳鼻咽喉科学. 北京：人民军医出版社，2001

4. 王振常，鲜军舫，兰宝森. 中华影像医学——头颈部卷. 第2版. 北京：人民卫生出版社，2011

5. 吴涛，杨伟炎，韩东一，等. 脑膜脑膨出的诊断与外科治疗. 中华耳鼻咽喉科杂志，1999，34（1）：33-35

6. Rao VM，el-Noueam KI. Sinonasal imaging. Radiol Clin North Am，1998，36（5）：921-939

7. Maroldi R，Ravanelli M，Borghesi A，et al. Paranasal sinus imaging. Eur J Radiol，2008，66（3）：372-386

8. Eggesbo HB.Radiological imaging of inflammatory lesions in the nasal cavity and paranasal sinuses. Eur Radiol，2006，16(4)：872-888

9. Sonkens JW，Harnsberger HR，Blanch GM，et al.The impact of screening sinus CT on the planning of functional endoscopic sinus surgery. Otolaryngol Head Neck Surg，1991，105（6）：802-813

10. Zinreich SJ. Imaging for staging of rhinosinusitis. Ann Otol Rhinol Laryngol Suppl，2004，193：19-23

11. 曲永惠，王振，常鲜军，等. 高分辨率CT对鼻区复合骨折的诊断价值（附50例分析）. 中华放射学杂志，1998，32（10）：675-677

12. 鲜军舫，田其昌，王振常，等. 鼻和副鼻窦解剖变异的CT研究. 中华放射学杂志，1998，32（1）：53-54

13. 鲜军舫，燕飞，王振常，等. 鼻窦粘液囊肿的CT和MRI表现及其诊断价值. 中华放射学杂志，1999，33（4）275-277

14. 杨本涛，王振常，曹明阁，等. 鼻窦真菌球CT和MRI诊断. 中国医学影像技术，2004，20（2）：172-174

15. 杨本涛，王振常，王士信，等. 变应性真菌性鼻窦炎的CT诊断. 中华放射学杂志，2004，38（8）：834-838

16. 杨本涛，王振常，刘莎，等. 慢性侵袭性真菌性鼻窦炎的CT和MRI诊断. 中华放射学杂志，2005，39（8）：826-830

17. 杨本涛，王振常，高爱英，等. 鼻部韦格纳肉芽肿的CT诊断. 放射学实践，2003，17（11）：779-782

18. 杨本涛，王振常，刘莎，等. 鼻硬结病CT和MRI诊断. 临床放射学杂志，2005，24（7）：586-560

19. 杨本涛，王振常，刘莎，等. 鼻腔及鼻窦内翻性乳头状瘤的MRI诊断. 中华放射学杂志，2008，42（12）：1261-1265

20. Ojiri H，Ujita M，Tada S，et al. Potentially distinctive features of sinonasal inverted papilloma on MR imaging. AJR，2000，175（2）：465-468

21. Maroldi R，Farina D，Palvarini L，et al. Magnetic resonance imaging findings of inverted papilloma:differential diagnosis

with malignant sinonasal tumors. Am J Rhinol，2004，18（5）：305-310

22. 杨本涛，王振常，刘莎，等. 鼻窦海绵状血管瘤的CT和MRI诊断. 中华放射学杂志，2007，41（11）：1153-1157

23. 杨本涛，王振常，刘莎，等. 鼻腔鼻窦神经鞘瘤的CT和MRI表现. 中华放射学杂志，2008，42（6）：618-622

24. 杨本涛，王振常，刘莎，等. 鼻窦和颞骨成骨细胞瘤CT和MRI诊断. 中华放射学杂志，2006，40（4）：365-368

25. 杨本涛，王振常，刘莎，等. 鼻窦骨肉瘤的CT和MRI诊断. 中华放射学杂志，2007，41：1062-1065

26. 杨本涛，王振常，于振坤等. 翼腭窝原发肿瘤的CT和MRI诊断. 中华放射学杂志，2003，37（10）：922-926

27. 杨本涛，王振常，刘莎，等. 鼻眶部软骨肉瘤CT和MRI诊断. 中华放射学杂志，2006，40（6）：572-576

28. 杨本涛，王振常，姜祖超，等. 鼻窦鼻腔淋巴瘤的CT和MRI诊断. 临床放射学杂志，2006，25（6）：518-523

29. Yang BT，Wang ZC，Xian JF，et al. Leiomyoma of the sinonasal cavity：CT and MR imaging findings. Clin Radiol，2009，64（12）：1203-1209

30. Yang BT，Wang ZC，Xian JF，et al. MR imaging features of primary melanoma of the eustachian tube：report of 2 cases. AJNR，2009，30（3）：431-433

31. Yang BT，Wang YZ，Wang XY，et al. Fibrous dysplasia-like appearance of the frontal process of maxilla on CT：prevalence in north China. AJNR，2011，32（3）：471-473

第三篇

鼻内镜外科技术

第一章
历 史 回 顾

第一节　鼻内镜外科发展史

耳鼻咽喉部由狭窄的管腔、空洞和间隙等构成，解剖结构复杂而精细。其“孔小洞深”的特点，加大了耳鼻咽喉科医师观察病变的难度。当单纯肉眼观察不能满足临床检查的需要时，国内外学者开始了借助器械帮助更直观准确地诊治疾病的探索，鼻科学者也不例外。

一、国外鼻内镜外科发展史

为确切了解腔隙的内部结构，检查者需借助适当的器械，将照明光线导入腔隙内。在希腊庞培城出土的文物中已见到公元79年的肛门镜、阴道镜及子宫镜等体腔观察用具。使用额镜虽可在一定程度上解决狭窄管腔的照明问题，但总体效果不能令人满意。

耳鼻咽喉科视诊方法的巨大进步是从19世纪的中叶开始的。1841年，法国的Friedrich Hofmamn首次利用凹面镜对光线的折射作用，对腔隙进行观察。其后，间接喉镜、后鼻镜、前鼻镜、耳镜等相继被开发出来，进而促进了鼻科学和喉科学迅速发展成各自的体系，与耳科学共同形成了近代耳鼻咽喉科学。

1714年，Dronis首先描述了鼻镜检查的过程。1858年，Czermak首次用喉镜翻转向上经鼻咽部观察鼻腔后部的情况，并创造鼻镜检查（rhinoscopy）一词，因此，最早的鼻镜检查指的是后鼻镜（rhinoscopia posterior）检查。匈牙利的Markusouszky于1860年在Hildanus（1560—1634）所用耳镜的基础上成功地设计出前鼻镜，并于1868年开始临床常规应用，后经多次改进沿用至今。

1879年，德国的泌尿科医师Nitze（1848—1906）在医疗器械师Leiter的帮助下，首先使用前端配备照明装置的膀胱镜。他在直径5mm的光学镜管内插入水冷式电流加热白金丝到达视管前端提供照明，外管构造与现代硬性鼻内镜构造基本一致，开创了医学史中使用光学鼻内镜之先河。1901年，Hirshman对Nitze的膀胱镜进行了改良，首次经齿槽对鼻腔和鼻窦行鼻内镜检查，但其研究成果并未引起重视。因为当时由来自美国纽约的Caldwell和法国巴黎的Luc分别在1894年各自创立的，被命名为Caldwell-Luc手术，是治疗慢性上颌窦炎的经典手术。在其后相当长的一段时间内，病变鼻窦的黏膜被认为是不可逆的而被手术去除。但是，鼻内镜装置在鼻科领域的应用并未停滞。1902年，Reicher用其命名的上颌窦镜（antroscope）经齿槽瘘孔观察上颌窦。1903年，Valentin用上颌窦镜检查鼻咽部。

1925年，美国纽约的鼻科学者Maltz成功地应用经Wolf公司改善了光学性能的鼻内镜，经下鼻道和犬齿窝对上颌窦进行了观察，并创造了鼻窦检查（sinuscopy）一词。他在认识到单纯依赖放射线照片检查的局限性后，提倡推广应用鼻内镜，并写道：“严谨的鼻科学者终将受益于电子和光学设备的应用，这仅是事物发展的自然过程而已”。

1951年，英国物理学家Hopkin用玻璃纤维导光束传递冷光源进行前端照明，同时发明了固体柱状镜系统。这一发明极大地增强了照明的亮度，为现代硬性鼻内镜技术的发展奠定了良好基础。德国Storz公司采用Hopkins光学系统，生产出了性能优良的硬性光学鼻内镜。德国的Wolf公司采用Lumina的光学系统，同样生产出了优质硬性鼻内镜。同时，软性鼻内镜生产厂商Olympus公司也生产出硬性鼻内镜。进入70年代，欧洲、日本等耳鼻咽喉科界纷纷强调使用鼻内镜的必要性，适应耳鼻咽喉科各专业用的各种类型的鼻内镜也相继研制成功。到1975年，鼻内镜在日本的耳鼻咽喉科领域已经普及。

1954年，Heermann将外科显微镜用于鼻内手术。该项技术得以推广，但手术中所遵循的仍是当时流行的根治性手术的原则。奥地利学者Messeklinger被认为是首创针对鼻腔外侧壁的系统鼻内镜诊断方法的人。他通过30余年对与鼻内镜相关的鼻腔外侧壁解剖和鼻腔病理生理学的研究，著成鼻内镜检查（Endoscopy of nose）一书。在遭到德、奥多家著名出版社拒绝后，终于在1978年得以出版。但没有多少人体会到该书的划时代意义，当时，这本今天已成为鼻内镜解剖和病理生理研究方面的基础参考书的问者寥寥。今天，当我们重新评价Messeklinger所从事的研究工作的价值时认识到，他并非单纯地将额窦手术改进为针对额隐窝的手术，将上颌窦手术改进为针对筛漏斗或鼻腔外侧壁的手术，而是从疾病对局部病理生理学的影响的角度，重新认识了疾病发展的过程，从而为选择正确的治疗方法打下了坚实的基础。自此，鼻内镜在鼻腔和鼻窦病变诊断方面的作用逐渐引起关注，其中，Buiter（1976）和Draf（1983）的有关鼻内镜检查的著作也起到了推动作用。

1982年，德国的Karl Storz公司为Messeklinger和他的学生Stammberger提供了包括各种角度的鼻内镜和监视、照相设备在内的完整的鼻内镜设备。1984年，在南斯拉夫的杜布罗夫尼克（Dubrovnic）召开的国际会议上，Stammberger代表Messeklinger介绍了他们在鼻内镜手术方面的经验，这引起了包括美国的Kennedy在内的各国学者的兴趣。Kennedy对该项技术的敏感性促成了日后的巨大成功。他随后二次访问奥地利，深入学习鼻内镜技术。返回美国后，Karl Storz公司根据Kennedy的建议，开始研制新型手术用鼻内镜。Kennedy的另一大贡献是与John Hopkins医学院的神经放射学家Zinreich一起，改进了冠状位CT扫描技术，以更好地显示鼻腔外侧壁的解剖结构，从而极大地提高了鼻内镜的应用价值和诊断水平。

1985年6月，由Stammberger和Zinreich共同主持，Kennedy在美国的巴尔的摩（Baltimore）组织了首次鼻内镜外科技术讲座，获得成功，使之在美国普及并迅速在世界范围内推广。1986年，Kennedy在文献中提出了功能性鼻内镜鼻窦手术（functional endoscopic sinus surgery，FESS）的概念，并因此成名。几乎与此同时，以山下公一为代表的日本学者也从鼻咽部鼻内镜检查入手，开始了鼻内镜在临床诊断和治疗过程中的广泛应用。

1993年7月，在美国新泽西州的普林斯顿召开了有来自欧、亚洲和北美的20余位各相关学科的代表参加的国际鼻窦疾病研讨会，以期交流在鼻窦疾病的命名、分期和治疗方面的研究进展，并就上述三个方面建立统一的标准。这充分体现了国际范围内对鼻腔和鼻窦病变研究领域的重视，而这其中，鼻内镜外科技术的飞速发展功不可没。

在鼻内镜技术广泛应用的同时，也发现鼻窦炎、鼻息肉的手术并非能够解决所有问题，有部分患者在经过药物和手术治疗后仍然难以获得临床治愈或缓解症状，有关鼻窦炎、鼻息肉的基础研究逐步深入，欧洲鼻科学会和变态反应学会分别在2005年和2007年发表了有关鼻窦炎的指导性文献（EPOS 2005与EPOS 2007），反映了一个科学规律，即一个新的技术的蓬勃开展，不仅仅解决大量的临床问题，同时也促进相关理论深入研究，基础理论研究必将对鼻内镜外科技术的发展起到推动作用。

2010年，欧洲鼻科学会再次组织了国际上16个国家的40余位专家，针对鼻内镜应用于鼻-鼻窦和颅底肿瘤相关问题，撰写并发表指导性文献。该文献的标志性意义，是反映了鼻内镜外科由功能性鼻内镜手术到鼻内镜外科技术延伸以及再到扩大的鼻内镜手术的发展过程，是鼻内镜外科技术的最重要的进展。

二、中国鼻内镜手术发展史

我国的鼻内镜外科创立于20世纪80年代，初期主要应用于鼻部疾病的诊断工作。在改革开放浪潮的推动下，我国的鼻科学者坚定地“走出去、请进来”。在充分引进消化的基础上，结合各自学科发展的特色，终于实现了高水平“嫁接”，使鼻内镜手术这株耳鼻咽喉-头颈外科领域的新苗在中华大地上生根、开花和结果。进入90年代，鼻内镜手术相关技术和疗效分析的文章相继问世。许庚和韩德民将鼻内镜外科技术应用于鼻窦手术获得成功，并对手术的适应证等相关因素进行了分析。

1993年4月，韩德民等在首都医科大学附属北京同仁医院耳鼻咽喉科和北京市耳鼻咽喉科研究所举办了我国首次鼻内镜外科技术学习班，并得以延续。截至2010年，共举办与鼻内镜手术相关的学习班或短期培训班40期，培训学员3000余名。2000年，在北京第一次举办了国际鼻内镜外科技术学术会，包括David Kennedy和山下公一等国际知名教授出席。此后，全国各地以鼻内镜外科技术为主题的学习班和学术会议如雨后春笋，成为耳鼻咽喉-头颈外科学科领域最为活跃的学科。1995年5月，在天津召开了我国第一届鼻内镜鼻窦手术专题研讨会。在肯定已有工作的基础上，部分已掌握较娴熟的手术技巧的学者，开始系统地思考鼻内镜外科技术的相关基础理论及其在更广泛的范围内的应用。同年，许庚编著的鼻内镜鼻窦手术专著《鼻内镜鼻窦外科学》出版。

1997年11月，在海口召开的全国鼻科学术会议上，在入选会议的286篇论文中，与鼻内镜手术直接相关的有80余篇。这从一个侧面反映了鼻内镜手术技术在全国范围内迅速推广并蓬勃发展的现状。更令人鼓舞的是，伴随着临床手术技术的改进，鼻科的基础研究也得到了国内同道们的重视，二者相辅相成，极大地推动了鼻科的整体发展。

1995年，全国20余位鼻科学者汇集广州，制订我国第一部慢性鼻窦炎的诊断、分期和疗效评定标准，即所谓“广州标准”。1997年，在海口全国鼻科会议上，在上述“标准”基础上，经与会者充分讨论、修订，形成“海口标准”，并于1998年6月由中华医学会耳鼻咽喉科分会正式公布。这标志着我国的鼻内镜相关领域的研究向系统化和正规化的方向迈进，也是对世界鼻科学发展的贡献。2008年，在南昌全国鼻科专题会议上，对“海口标准”的应用进行总结，同时结合鼻内镜外科及相关基础研究的进展，参考EPOS2007，制定并发表《慢性鼻-鼻窦炎诊断和治疗指南》，即“南昌标准”，反映我国该领域与国际接轨的发展状态。近30年来，与临床医学发展相适应的鼻内镜外科技术、电视摄录系统以及计算机多媒体技术相结合，作为现代检查方法的代表已经被广泛应用在耳鼻咽喉科日常临床工作中，为鼻科诊断技术100多年的发展进程，添加了浓墨重彩的一笔。

今天，当我们谈到鼻内镜的应用范围时，首先应充分意识到其作为临床医师重要的辅助工具，在疾病的诊断、药物治疗的效果和术后护理等方面所发挥的巨大作用。在鼻内镜手术技术的临床应用及相关课题的研究中，应充分学习和借鉴国外的成功经验，从国外近30年的鼻内镜外科技术的发展轨迹中，会得到许多有益的启示，在我们已取得成就的基础上，具有中国特色的鼻内镜外科事业已展现出美好的发展前景。

第二节 鼻内镜外科观念演变

一、从鼻内镜鼻窦外科到功能性鼻内镜鼻窦外科

第一个系统地阐述鼻内镜鼻窦外科（endoscopic sinus surgery，ESS）的基本原理和方法的是奥地利学者Messerklinger。他的研究表明，慢性鼻窦炎的发生与窦口鼻道复合体（前筛复合体）的病变所导致的鼻窦引流口阻塞有关。因此，清除病变、开放阻塞的窦口、恢复鼻腔、鼻窦的通气引流功能后，病变的黏膜可逐渐恢复正常，遭到破坏的黏液纤毛清除功能和腺体功能可得到恢复，从而实现治愈慢性鼻窦炎的目的。这从根本上改变了已往所认为的鼻窦黏膜的病变状态是不可逆的观念，奠定了ESS的理论基础。

Messerklinger的学生Stammberger及其他鼻科学者很好地继承和发展了上述观点。以美国学者Kennedy为代表，将注意力集中于局部病变对局部生理功能的影响上。为阐明鼻内镜手术治疗局部慢性炎症对局部病理生理过程的影响，Kennedy创造了功能性鼻内镜鼻窦外科（functional endoscopic sinus surgery，FESS）的概念。他在谈及自己创造FESS时强调，这一技术的实质是通过改善鼻窦的通气引流和黏液纤毛清除功能，达到恢复病变鼻窦正常功能的目的。前提条件有2个：①借助CT等检查手段，精确定位病变；②从保护局部功能的角度出发，准确去除病变。他同时指出，“功能性外科”（functional surgery）的适应范围包括：①系统药物治疗无效的慢性鼻窦炎；②与窦口鼻道复合体结构异常相关的复发性急性鼻窦炎。

Schaefer（1989）阐述了ESS较Caldwell-Luc等传统手术的进步在于：①减少了皮肤或黏膜的损伤以及对骨质结构的破坏；②精确地显示鼻腔外侧壁和鼻窦的解剖结构，利于术中及术后的观察和分析；③有助

于先天畸形或阻塞性病变的诊断。他同时指出，FESS观念的核心是在对疾病准确定位的基础上，在保留黏膜和恢复正常的黏液纤毛传输功能的前提下，准确地去除病变。

从ESS到FESS的进步，是对鼻腔鼻窦炎性疾病的病理生理学基础理论的认识的进步。这并非单纯的鼻内镜外科技术提高，更是对疾病病理生理学过程认识的飞跃。

二、功能性鼻内镜鼻窦外科到鼻内镜外科

基于慢性鼻窦炎病理生理学的研究结果，提出的FESS的概念和手术方式，对慢性鼻窦炎的治疗具有划时代的意义。但随着临床研究的不断深入，也产生了一些问题：①黏膜可逆性恢复的依据和标准不明确，单纯依靠手术不能保证“可逆性恢复”；②手术中对病变黏膜有无功能的判定和取舍有困难；③再生黏膜可能已失去正常功能。故“功能性”的概念应贯穿于疾病的诊疗过程中，而不宜作为外科技术本身的分类依据。

随着鼻内镜外科技术的日臻成熟和完善，其应用领域也在不断延伸。融合FESS理论，重新界定ESS的概念，或可称为鼻内镜外科（nasal endoscopic surgery，NES），拓展了手术技术的应用范围，适合学科发展的需要。鼻内镜手术的目的有2个：①拓宽鼻腔和鼻窦间的联系空间；②最大限度地保留正常的解剖结构和黏膜。也就是说，我们对鼻内镜外科的理解应包含2个方面，即对手术技术本身的认识和对病变病理生理过程的理解。只有这样，才能摆脱划分所谓“功能性”和“根治性”手术制约，而将对局部生理功能的保护贯穿于整个治疗的过程中。

因此，韩德民教授（1999）提出现代鼻内镜外科的内涵应该是：在鼻内镜直视下，以尽可能保留鼻腔、鼻窦的结构和功能为前提，以清除病变、改善和重建鼻腔、鼻窦通气引流功能为目的的鼻外科技术。具体内容包括以下4个方面：①电视监视下的鼻内镜手术；②清除鼻腔和鼻窦病变；③正确的黏膜取舍与结构重建；④术后随访和综合治疗。

三、鼻内镜外科技术拓展

近年来，随着鼻内镜手术的临床实践和内镜技术“能力”的不断提高和发展，相关理论在潜移默化中又有了新的进步，内涵也更加丰富，进入了新的发展阶段。我们可以把上述内容看做是第一阶段，即以Messerklinger鼻内镜手术基本理论为基础的功能性鼻内镜鼻窦手术（functional endoscopic sinus surgery，FESS），或称经典鼻内镜手术普及应用和推广时期。1996年，韩德民等报告了鼻内镜外科技术在头颈外科肿瘤的探索应用；许庚教授等报告了鼻内镜技术应用于鼻腔鼻窦内翻性乳头状瘤的外科治疗。此后，包括应用于鼻眼相关疾病、脑脊液鼻漏及垂体瘤等的报告广泛见诸于文献，与国外鼻内镜外科的发展几乎同步，反映了我国鼻内镜外科技术的蓬勃发展。这一时期可称作第二阶段，即以技术领域延伸为特征的鼻内镜手术（extended endoscopic surgery，EES）发展时期。1999年，韩德民教授发表文章，对鼻内镜外科技术的延伸作了精辟阐述：这项技术的延伸体现了鼻内镜外科技术的自身优势，即在精确、彻底清除病变的前提下，最大限度地保留了器官的结构和功能，反映了未来微创外科技术的发展方向。

在鼻内镜外科技术拓展应用中，韩德民教授在2008年提出的鼻腔扩容术的概念，则是在鼻内镜外科技术发展的基础上，是在病理生理学层面对鼻内镜外科技术的新的拓展和发展。上下气道疾病的关联已经成为共识，鼻腔在上气道阻力形成过程的源头作用，也逐渐为大家所认识，因此，缓解鼻腔阻力的治疗，在消除上气道阻力的治疗中，首当其冲和尤为重要。因此，从病理生理学角度看，鼻腔扩容术概念的提出，是一种基于鼻阻力在整个上气道阻力形成所产成的病理生理学作用而提出的创新概念。换言之，鼻腔扩容术是病理生理学层面对鼻内镜外科技术的新的拓展和发展，也是对“结构-功能-症状”辩证理念的具体实践，即通过鼻腔鼻窦结构的重塑，缓解鼻腔阻力，恢复上气道通气与呼吸功能。

90年代后期，鼻内镜外科技术在颅底良恶性肿瘤方面的应用，再次体现了该技术的发展和优势，应用领域向颅底或颅内扩展。在这些显著的进步的背后是内镜操作技术熟练程度的提高，相关解剖的熟识，专用器械的开发使用，辅助技术（包括影像导航、止血材料及影像诊断等技术）的进步，技术应用领域为跨解剖领域或跨专业领域，其中，也包含了与包括神经外科、眼科及影像科等的团队合作。2007年4月13日，宣武医院神经外科颅底外科组和耳鼻喉科-头颈外科专业组正式合并为China-INI 颅底外科中心，首次在国

内建立具有标志性意义的多学科合作平台，具有深远意义。这个时期被称为鼻内镜外科技术发展的第三阶段，即扩大内镜手术（expanded endoscopic approach，EEA），这也是鼻内镜外科技术延伸后的必然发展结果，也顺应了国际该领域的发展趋势。

总之，在鼻内镜外科技术日益成熟的今天，其应用范围和领域在不断地得到扩大，已拓展到几乎整个耳鼻咽喉-头颈外科、前中颅底、侧颅底及鼻眼相关外科等领域，体现了鼻内镜外科技术的自身优势。但同时，也应注意技术的规范培训以及内镜技术本身不能替代所有经典或传统治疗手段，能否熟练和正确应用鼻内镜外科技术是临床实践中的关键。

参考文献

1. Mehta D. Atlas of endoscopic sinonasal surgery. Lea & Febiger（Philadelphia，London，1993）：1-3
2. Kennedy DW. Surgical update. Otolaryngol Head Neck Surg，1990，103：884-887
3. Kennedy DW，Zinreich SJ，Rosenbaum AE，et al. Functional endoscopic sinus surgery：theory and diagnostic evaluation. Arch Otolaryngol，1985，111：576-582
4. Kennedy DW. Functional endoscopic sinus surgery：technique. Arch Otolaryngol，1985，111：643-649
5. Kennedy DW. Surgical update. Otolaryngol Head Neck Surg，1990，103：884-887
6. Messeklinger W. Background and evolution of endoscopic sinus surgery. ENT J，1994，73（7）：449-450
7. Stammberger H. The evolution of functional endoscopic sinus surgery. ENT J，1994，73（7）：451-455
8. Vining EM，Kennedy DW. The transmigration of endoscopic sinus surgery from Europe to the United States. ENT J，1994，73（7）：456-460
9. Unlu HH，Akyar S，Nalca Y，et al. Functional endoscopic sinus surgery：preoperative assessment and postoperative evaluation. ENT J，1997，76（12）：872-880
10. Schaefer SD，Manning S，Close LG. Endoscopic paranasal sinus surgery：indications and considerations. Laryngoscope，1989，99（1）：1-5
11. Lusk RP. Endoscopic approach to sinus disease. J Allergy Clin Immunol，1992，90：496-505
12. 赵焯然，刘文纬. 上颌窦鼻内镜检查100例. 中华耳鼻咽喉科杂志，1986，21（4）：270-272
13. 赵焯然，李惠民，刘文纬. 鼻内镜诊断蝶窦炎58例. 中华耳鼻咽喉科杂志，1988，23（2）：76-77
14. 韩德民，诸小侬，山下公一. 鼻内镜手术疗效分析. 中华耳鼻咽喉科杂志，1992，27（6）：348-350
15. 许庚，唐学慧，史剑波，等. 经鼻内镜鼻窦手术. 中华耳鼻咽喉科杂志，1991，26（4）：222-225
16. 韩德民，陈学军，王景礼，等. 鼻内镜引导下鼻咽血管瘤切除术. 中华耳鼻咽喉科杂志，1998，33：358-360
17. 韩德民. 鼻内镜外科技术及其延伸. 中华耳鼻咽喉科杂志，1999，34：271-273
18. Lund VJ，Stammberger H，Nicolai P. et al. European position paper on endoscopic management of tumours of the nose，paranasal sinuses and skull base. Rhniology，2010，suppl 22：1-144
19. Fokkens W，Lund V，Mullol J，et al. European position paper on rhinosinusitis and nasal polyps 2007. Rhinol Suppl，2007，20：1-136
20. Meltzer EO，Hamilos DL，Hadley JA，et al. Rhinosinusitis：establishing definitions for clinical research and patient care. J Allergy Clin Immunol，2004，114：155-212
21. Fokkens W，Lund VJ，Bachert C，et al. European Position Paper on Rhinosinusitis and Nasal Polyps. Rhniology，2006（suppl）：1-88
22. 韩德民，黄志刚. 内镜手术治疗耳鼻咽喉-头颈外科疾病10例报告. 临床耳鼻咽喉科杂志，1996，10：85-87

第二章
鼻内镜诊断和鼻内镜手术术前准备

第一节 鼻内镜诊断

一、采集病史

（一）病史

询问患者的主要症状及持续的时间，注意是否符合变态反应性疾病的特点；是否有眼科、神经内科、神经外科和口腔科等科的相关伴随症状；曾经接受过何种治疗，抗生素、糖皮质激素或抗组胺类等药物治疗是否有效；既往有无鼻部手术史、外伤史和药物过敏史。

（二）其他

呼吸道是否有变态反应病史；血液病史，是否存在出血倾向；心、脑、肺、肾等重要器官病史；家族遗传性疾病史；还应注意观察患者的精神状态。

二、常规检查

（一）外鼻检查

除常规的形态学观察外，应特别注意是否有外鼻畸形，前鼻孔的形态是否正常。

（二）前鼻镜检查

作为传统的鼻科常规检查手段，前鼻镜检查使检查者对患者的鼻腔状况有一个大致的了解。检查的范围从前向后依次包括：鼻前庭、鼻中隔前下半部、下鼻甲、下鼻道前端、鼻阈、中鼻甲前下部、中鼻道前端、钩突、嗅裂前端、鼻咽腔后壁、部分腺样体和部分软腭等。鼻腔较宽畅者可在钩突后方观察到筛泡前壁。上述检查的范围依患者个体和病变的不同而各异。但检查者应首先建立对病变的宏观认识，避免发生“摸象者”的尴尬。

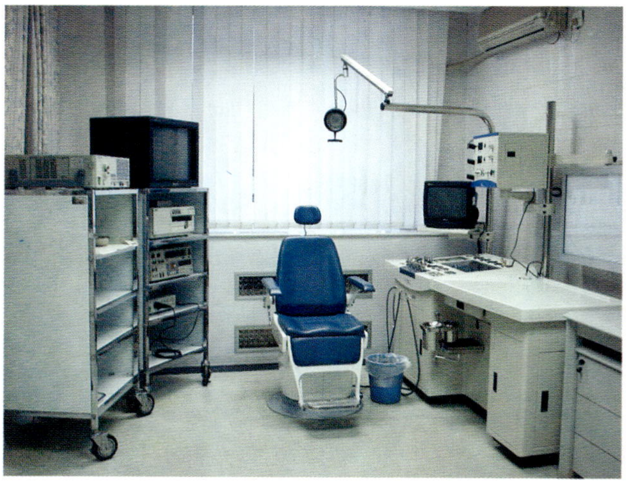

图3-2-1 内镜室。由多功能治疗台、内镜诊疗系统及专业人员组成。承担相关内镜检查和鼻内镜手术后随访综合治疗等任务

三、鼻内镜检查法

鼻内镜检查是鼻科常规诊疗方法，它对于鼻腔和鼻咽部疾病的诊断以及相关手术后的随访都起着重要的作用。学习掌握和熟练运用鼻内镜检查方法是培养从事鼻内镜外科医师的必由之路。

（一）环境要求

1. 检查室 鼻内镜检查（包括鼻内镜手术后的随访工作）通常在门诊进行（图3-2-1）。由于鼻内镜设备必须配备大功率的光源，保持良好的通风和散热功能是延长光源使用寿命的前提。因此，检查室应有足够的使用面积（10 ~ 20m^2），并配备空调和换气扇以及紫外线灯。

2. 检查设备　除鼻内镜检查所必需的鼻内镜、光源、吸引器、表面和局部麻醉剂等外，还可配备相应的摄录像系统、打印设备、X线照片读片灯箱以及YAG激光等小型治疗设备。有条件的单位，可将计算机多媒体系统与摄录设备相连，方便图像的保存和调用。值得注意的是，鼻内镜检查和术后随访亦有可能发生一些意外情况，如局部麻醉剂过敏、晕厥等，因此，检查室内还应配备必要的抢救用药、可变换体位的多功能检查椅和方便的通信联络设备。

3. 人员配备　检查室应设置专职护士，熟悉室内各种设备和药品的使用及配制方法。在检查过程中，除配合检查者的工作并能够完成图像采集和简单的处理工作外，还要掌握各种并发症的基本处理方法。

（二）患者准备

检查前应简要地向患者说明鼻内镜检查的方法和所要达到的目的，消除患者的紧张心理。

（三）检查者准备

1. 鼻内镜的选择和预处理　通常采用直径4mm的0°鼻内镜对成人患者进行检查。Kennedy（1985）建议采用30°进行鼻内镜检查，可较全面地反映鼻腔和鼻咽部的状况。将鼻内镜置入鼻腔时，前端镜片上可能形成气雾而影响观察，这主要是因为患者呼出的湿气在镜片表面遇冷凝集形成微水滴所致。此时，应嘱患者用口呼吸。鼻内镜防雾的方法有将鼻内镜前端插入热水（50 ~ 55℃，手触摸时有较热感觉即可）中停留片刻，即适当加温后再进行检查，上述现象多可消失；或用75%乙醇擦拭，或使用专用防雾剂。

2. 持镜手法　目前，鼻内镜的型号较多，持镜的手法亦不统一。总体的原则是方便操作。一般多用左手把持鼻内镜，右手轻扶镜体前端协助调整鼻内镜的方向、角度和深度。用左眼观察，右眼则可以监视右手的操作。在进行鼻内镜手术或相应的处置时，用右手操作器械。如果通过监视器观察，原则是一样的。

（四）检查步骤

鼻腔和鼻窦构造复杂，解剖上个体差异又很大，检查时若不具备基本的解剖学知识和鼻内镜操作方法将难以达到观察目的，也很难正确理解观察所见。因此，有必要掌握鼻内镜检查的基本方法和鼻内镜下正常状态的解剖形态和标志。

1. 表面麻醉　患者取坐位，头略偏向检查者。吸净患者鼻腔内的分泌物，以1%丁卡因（可加适量的肾上腺素）棉片行鼻腔表面麻醉。

2. 鼻内镜检查顺序　鼻内镜自前鼻孔进入鼻腔，首先检查下鼻甲前端，沿鼻底向后和自下而上，观察鼻腔内各鼻道（包括嗅裂），注意鼻腔黏膜色泽和形态、是否有新生物及其形态特征、分泌物定位及其颜色和性状以及具有病因学作用的解剖变异等。如果有分泌物，则必须用吸引器吸净分泌物，后探查分泌物的来源。

（1）下鼻甲及下鼻道：观察下鼻甲前端（图3-2-2）。影响检查的肥大下鼻甲，可先收缩下鼻甲黏膜，便于鼻内镜导入鼻腔（图3-2-3）。部分患者可经下鼻道看到鼻泪管开口（图3-2-4）。鼻泪管下鼻道开口位于下鼻道前三分之一下鼻甲附着最高点稍偏外侧，形状有圆形，边缘有瓣膜的梭形开口等，个体差异较大。鼻泪管的识别对正确实施下鼻道上颌窦开窗术有重要意义。下鼻道后部侧底壁可见较粗的静脉丛——Woodruff静脉丛（图3-2-5），是老年人鼻出血的好发部位。

检查下鼻甲同时观察鼻中隔状况（图3-2-6 ~ 3-2-8），鼻中隔偏曲状况影响鼻内镜进入中鼻道及鼻窦的通气引流。周兵（1997）根据直径4mm鼻内镜能否顺利进入鼻腔，将中鼻甲（middle turbinate，M）、鼻中隔（septum，S）及上颌骨额突（frontal process of maxilla，F）形成的结构关系（MSF）分为三型，该分型对中鼻甲及鼻中隔的手术适应证有参考价值（图3-2-9 ~ 3-2-11）。

（2）中鼻道检查：中鼻道是鼻内镜检查和鼻内镜手术最重要的部分，包括了具有重要病理生理学意义的窦口鼻道复合体的结构及相邻鼻窦开口，中鼻道外侧壁诸结构的病理生理学和解剖学状况对病变诊断和手术操作产生重要影响。检查的目的包括中鼻道黏液和脓液的定位、外侧壁的炎性改变及具有病因学作用的解剖学变异。检查的基本顺序是：将鼻内镜导入鼻腔，首先检查中鼻道前端的鼻丘（图3-2-12），中鼻甲的形态和病理状况是检查的重点，对有前期手术史患者的中鼻甲定位尤其重要（图3-2-13 ~ 3-2-17）；然后从中鼻道前端伸入中鼻道，依次观察筛漏斗、额隐窝、蝶筛隐窝和钩突、筛泡、上颌窦自然孔。

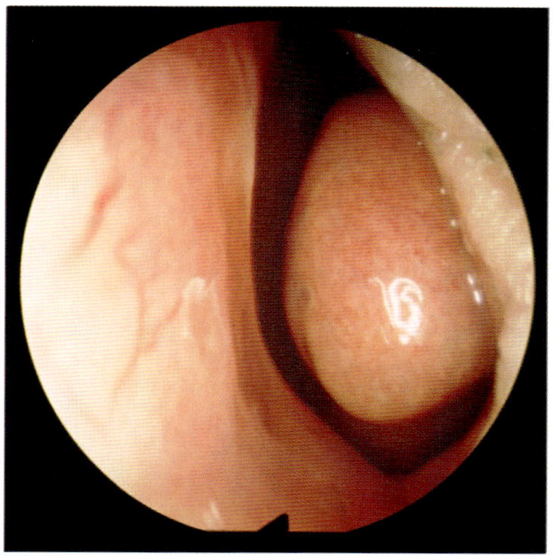

图3-2-2 鼻内镜图像。下鼻甲（收缩前）

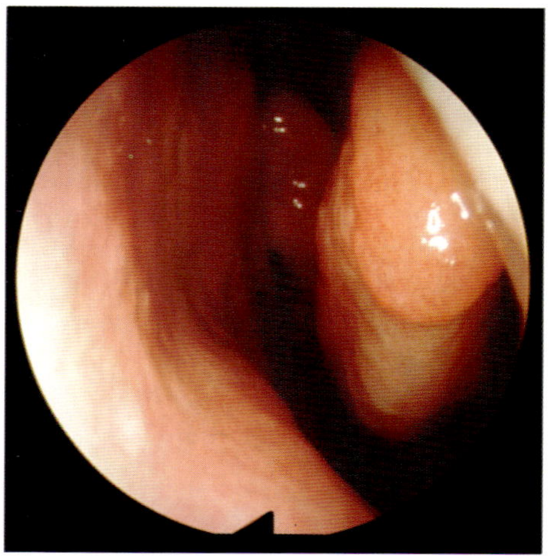

图3-2-3 鼻内镜图像。下鼻甲收缩后，可见中鼻甲

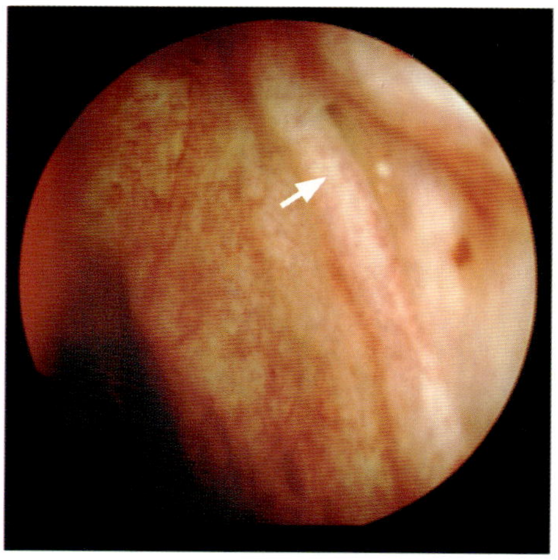

图3-2-4 鼻泪管鼻腔开口（箭头所示，左侧），呈裂隙状

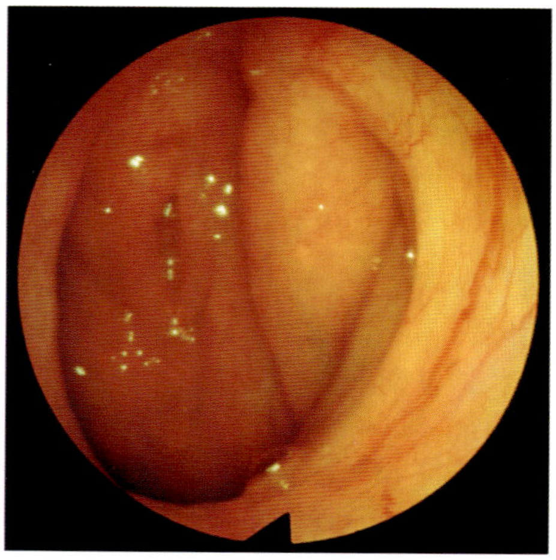

图3-2-5 鼻内镜下下鼻道后端、咽鼓管咽口及鼻咽部腺样体残体。下鼻道后部血管纹为吴氏静脉丛

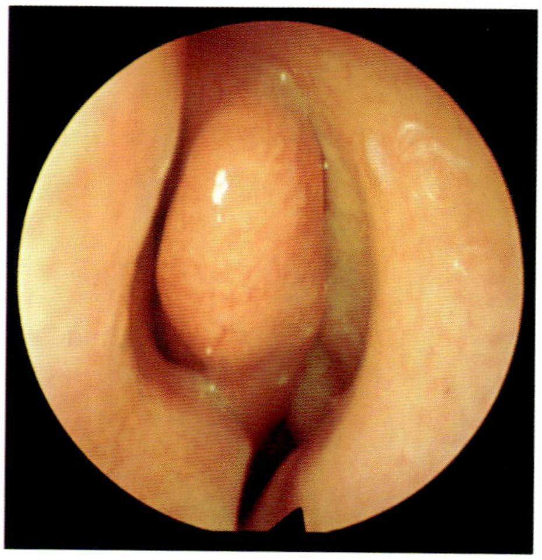

图3-2-6 鼻内镜下见鼻中隔偏曲，鼻中隔尖棘与左侧中鼻甲相贴，中鼻甲略呈反向弯曲

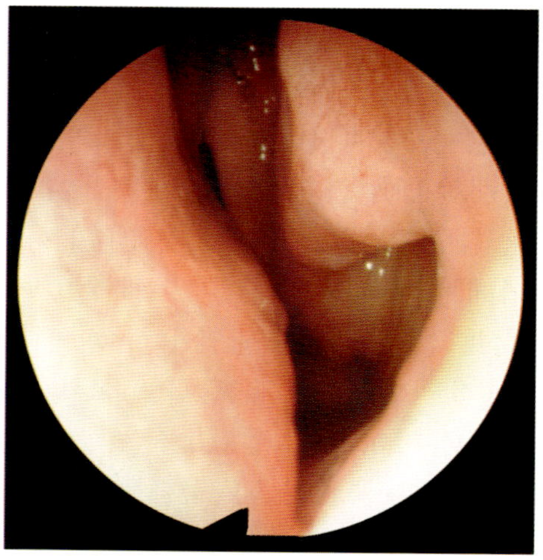

图3-2-7 鼻内镜图，鼻中隔偏曲。鼻中隔左侧下方形成前后向嵴突

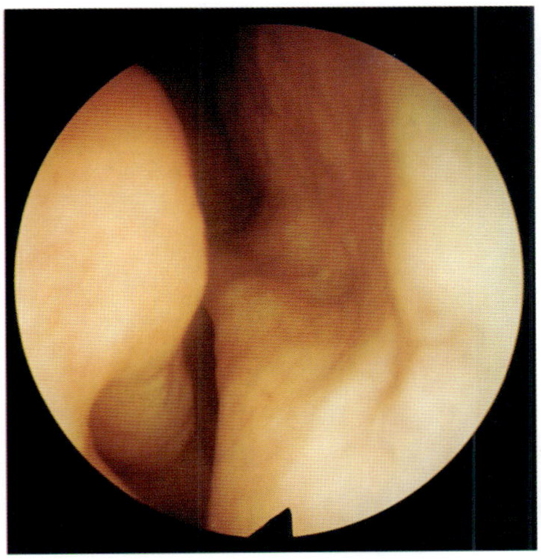

图3-2-8　鼻内镜图像，鼻中隔偏曲。鼻中隔右下形成向右侧较锐利嵴突，与下鼻甲相贴

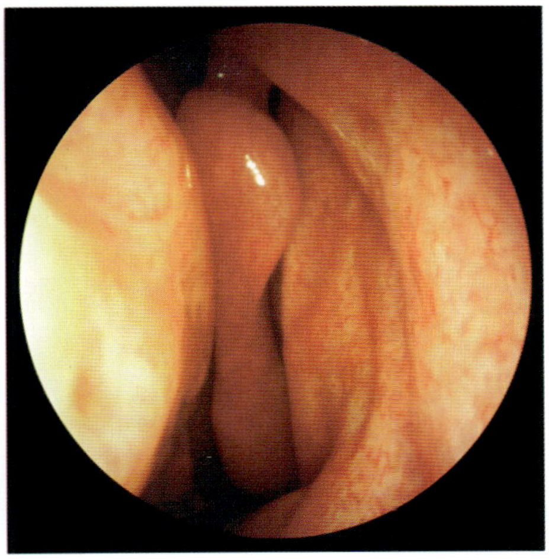

图3-2-9　鼻内镜图像。MSF1型。鼻腔宽畅，可充分观察到中鼻甲、钩突及中鼻道

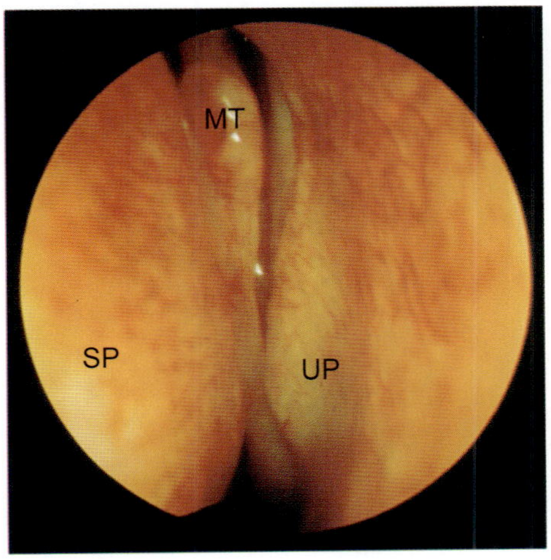

图3-2-10　鼻内镜图像。MSF2型。鼻内镜下可观察到中鼻甲头端及钩突前缘。MT：中鼻甲；SP：鼻中隔；UP：钩突

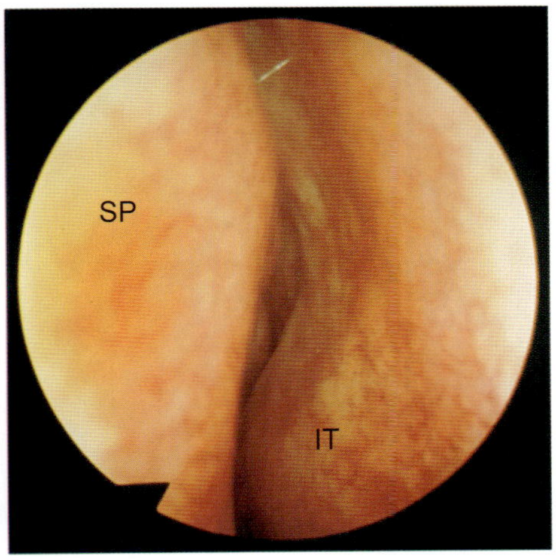

图3-2-11　鼻内镜图像。MSF3型。由于鼻中隔偏曲，鼻内镜下无法直接窥视中鼻甲。SP：鼻中隔；IT：下鼻甲

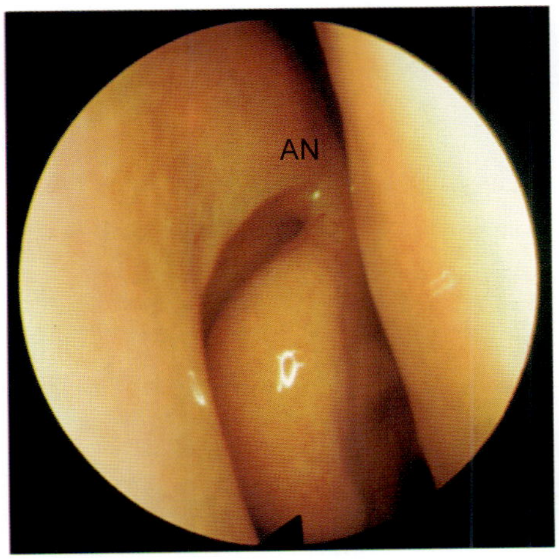

图3-2-12　鼻内镜图像。AN：鼻丘气房，位于中鼻甲鼻腔外侧壁附着缘根部的上方

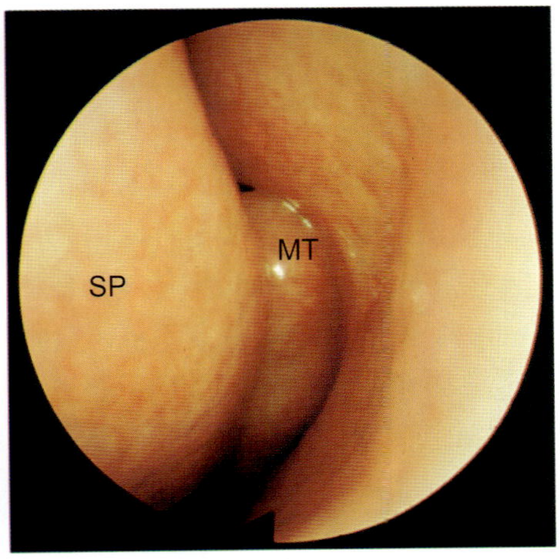

图3-2-13　鼻内镜下见鼻中隔（SP）轻度左偏曲，中鼻甲（MT）头端增生，中鼻道狭窄

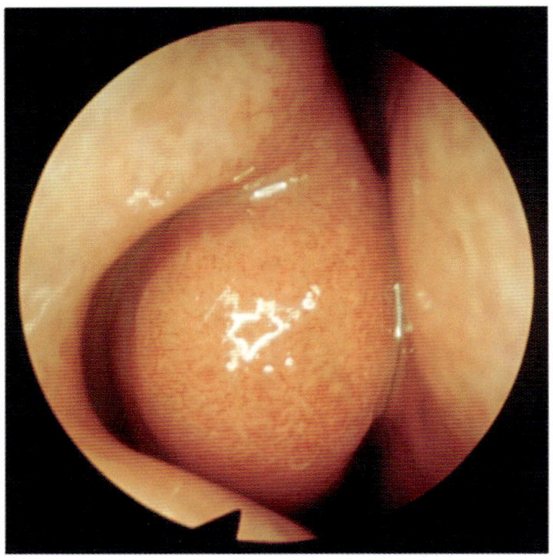

图3-2-14 鼻内镜所见右侧中鼻甲呈圆球状，CT扫描证实为泡状中鼻甲

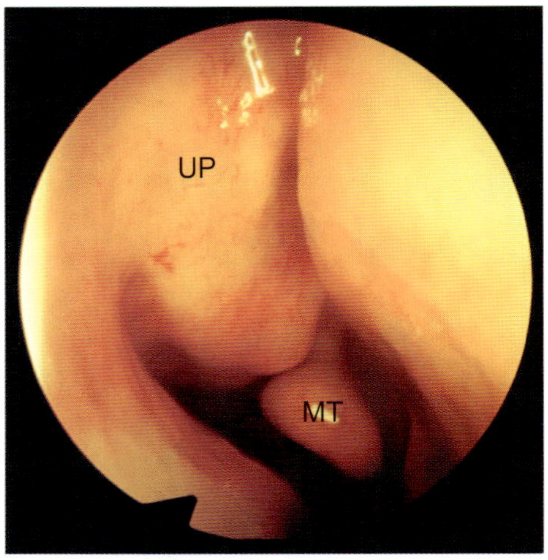

图3-2-15 鼻内镜下见中鼻甲（MT）因钩突（UP）增生，发育变形，呈细小扭曲状

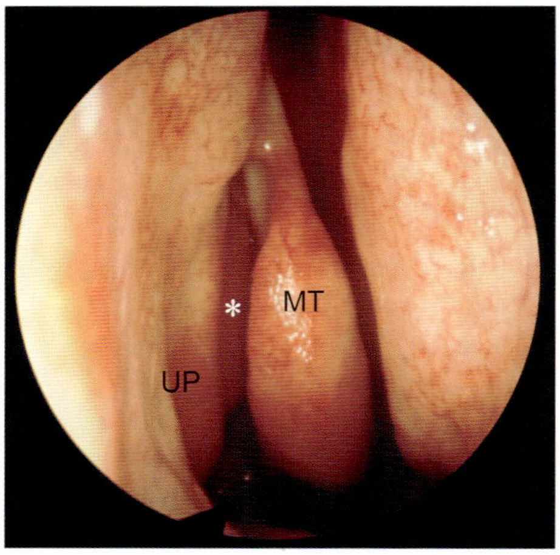

图3-2-16 中鼻道前端鼻内镜下图像。中鼻甲（MT）形态正常，可见钩突（UP）和筛泡（*）

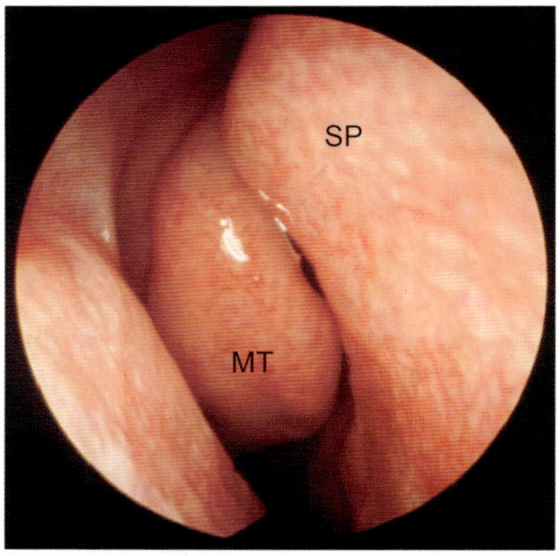

图3-2-17 右侧反常曲线中鼻甲（MT），SP：鼻中隔

中鼻道侧壁前缘为钩突（图3-2-18 ~ 3-2-21），其后稍深一些有从前上向后下走行的半月状沟，称之为半月裂（图3-2-22）或下半月裂。半月裂后下方是上颌窦开口（活体很少能够直接观察到上颌窦自然开口），在其两侧的膜样部常可见到上颌窦副口（图3-2-23）。半月裂的后方为筛泡前壁（图3-2-24）。半月裂的前上方是额窦开口，但常被钩突隆起的基部遮盖。

源于中鼻道若分泌物黏稠，由上颌窦分泌的可能性较大（图3-2-25、3-2-26）；而中鼻甲根部的脓性分泌物则多由额窦和鼻丘气房分泌。必要时使用70°鼻内镜观察中鼻道鼻腔外侧壁及相应鼻窦开口。

筛泡后、上存在一空间，即侧窦，为筛泡内壁与中鼻甲之间的镰状裂隙，称为上半月裂。Stammberger、Kennedy等（1995年）推荐将该空间称为筛泡上和筛泡后隐窝，上半月裂拥有该隐窝的开口。筛泡上和筛泡后隐窝可被筛泡后部到中鼻甲基板的附着处一分为二。若筛泡未与中鼻甲后部相连，筛泡上和筛泡后隐窝形成单一的空间。将中鼻甲向内侧移位，使用0°或30°硬性鼻内镜进入到上半月裂观察。其开口可被筛泡至中鼻甲的后部附着点分隔。但若筛泡向后不与中鼻甲基板连续，筛泡上隐窝会扩展至筛泡后隐窝。两隐窝共同向上至筛顶，向下到筛泡，外至眶纸板，内为中鼻甲，后至中鼻甲基板，前上通向额隐窝。若筛泡基板向上至颅底，将分隔筛泡上隐窝和额隐窝。筛泡上隐窝可直接开口于额隐窝。

（3）鼻腔后部检查：重点是蝶筛隐窝、上鼻道、最上鼻道和嗅裂（图3-2-27、3-2-28）。蝶筛隐窝位于后鼻孔的起始部鼻中隔的后上方向上延续的裂隙中，其下为蝶窦开口。平蝶筛隐窝的外侧前方是上鼻甲。上鼻甲与中鼻甲之间的凹陷为上鼻道，内有后组筛窦的开口（图3-2-29）。上鼻甲同鼻中隔之间的裂隙为嗅裂。

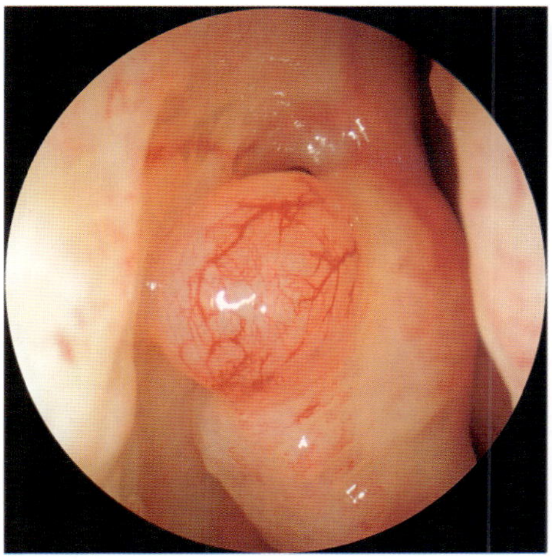

图3-2-18　中鼻道前端鼻内镜所见。中鼻甲（MT）头端息肉样黏膜增生

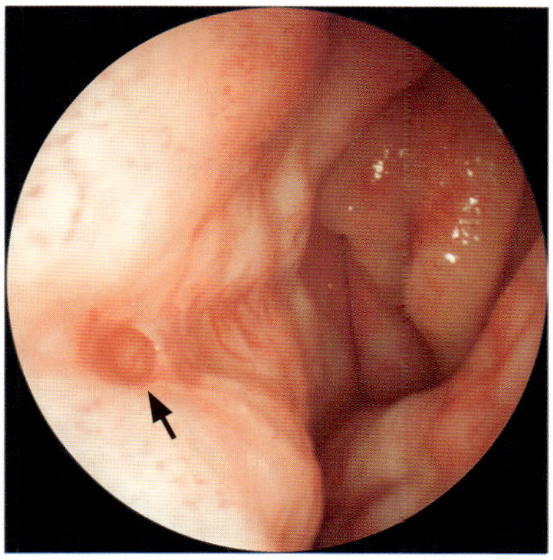

图3-2-19　犁鼻器。位于左侧鼻中隔前部(→)

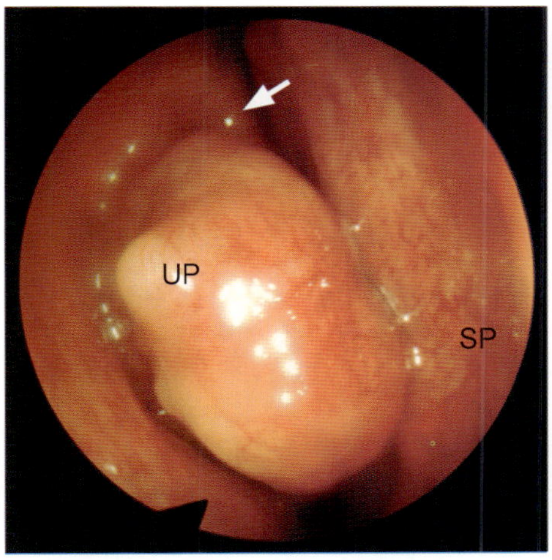

图3-2-20　右侧钩突（UP）黏膜增生，形成息肉。SP：鼻中隔。箭头所示为中鼻甲根部，被钩突遮盖

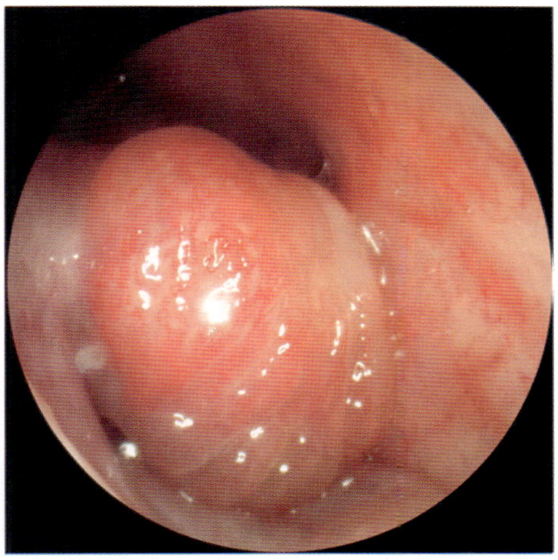

图3-2-21　慢性鼻炎。鼻内镜下见右侧下鼻甲桑葚样变

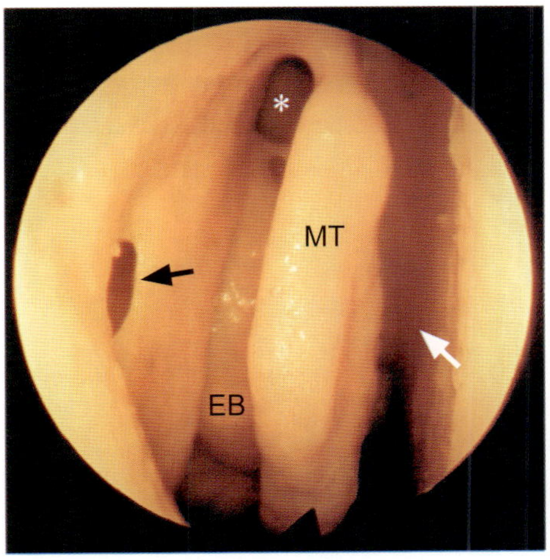

图3-2-22　尸头标本鼻内镜图像。MT：中鼻甲；EB：筛泡。黑↑：示钩突前缘裂孔；*：筛窦开口；白←：嗅裂

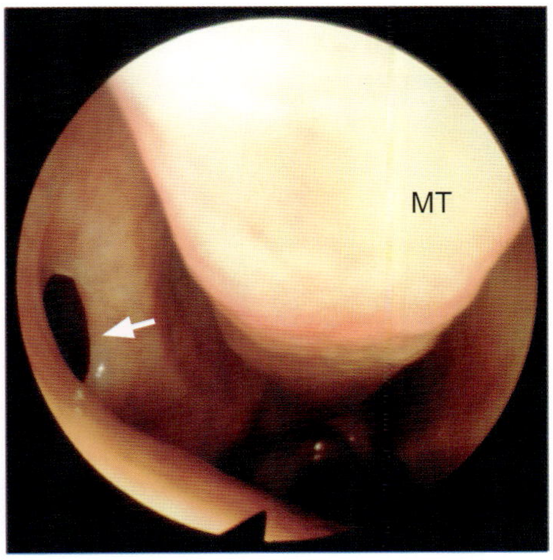

图3-2-23　MT：中鼻甲。→：上颌窦副孔。通常位于中鼻道半月裂后部

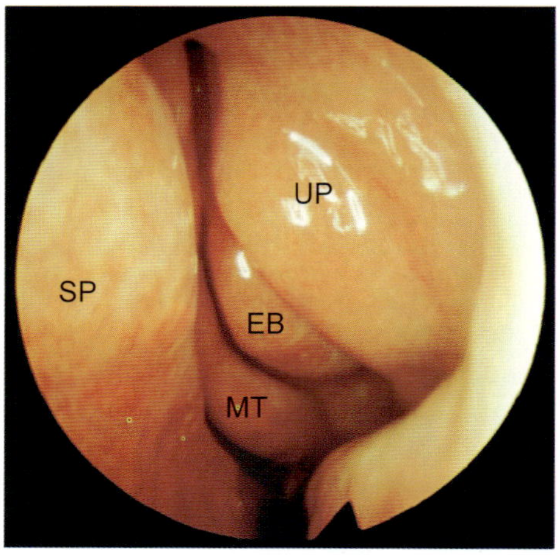

图3-2-24 中鼻道鼻内镜所见。SP：鼻中隔；UP：钩突；EB：筛泡；MT：中鼻甲。钩突和筛泡之间的裂隙为半月裂

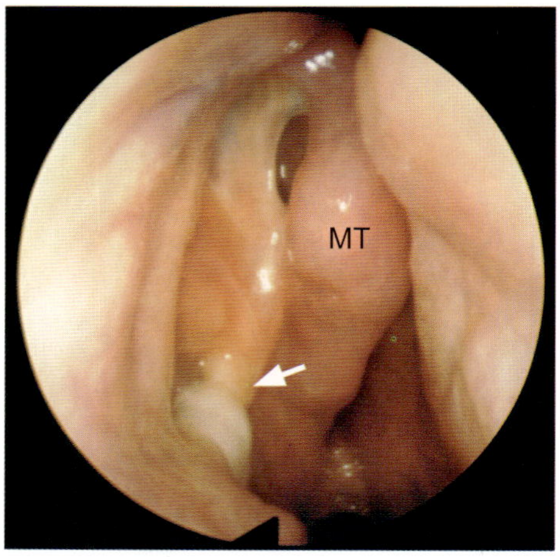

图3-2-25 鼻内镜见右侧中鼻道脓性分泌物，源自上颌窦（箭头所示）。MT：中鼻甲

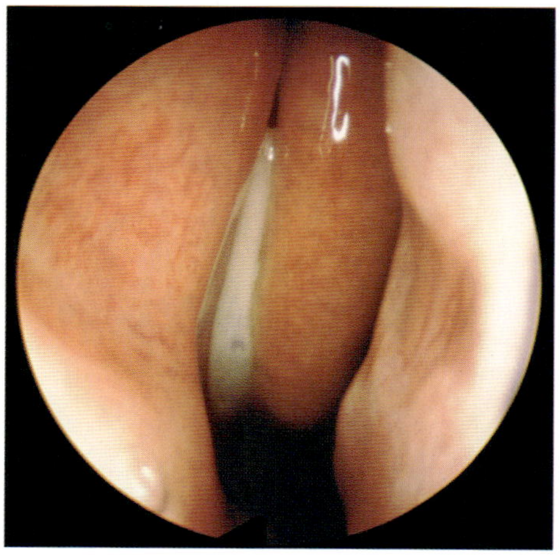

图3-2-26 右侧中鼻道脓性分泌物，多来自前筛或上颌窦。提示鼻窦感染

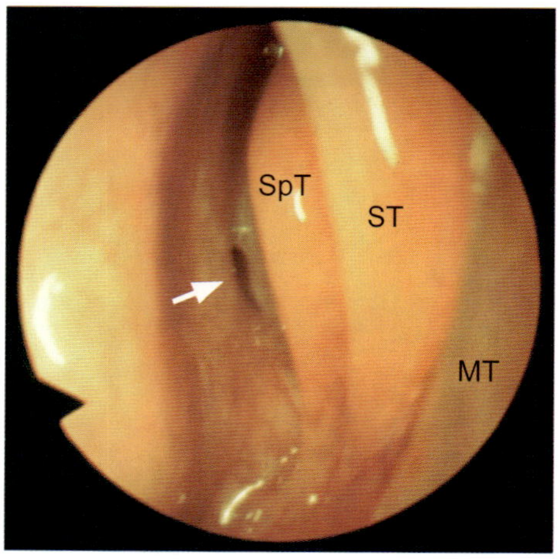

图3-2-27 蝶筛隐窝鼻内镜所见。鼻甲排列依次为中鼻甲（MT）、上鼻甲（ST）和最上鼻甲（SpT）。蝶窦自然开口位于上鼻甲或最上鼻甲的内侧（箭头）

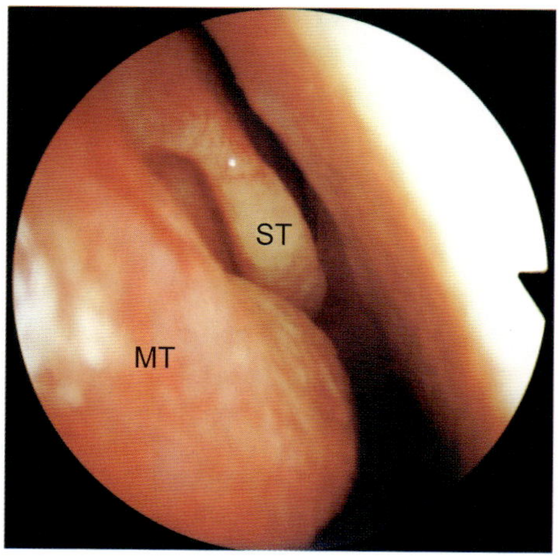

图3-2-28 鼻内镜所见嗅裂和上鼻甲（ST）。MT：中鼻甲。中鼻甲和上鼻甲之间的凹陷是上鼻道

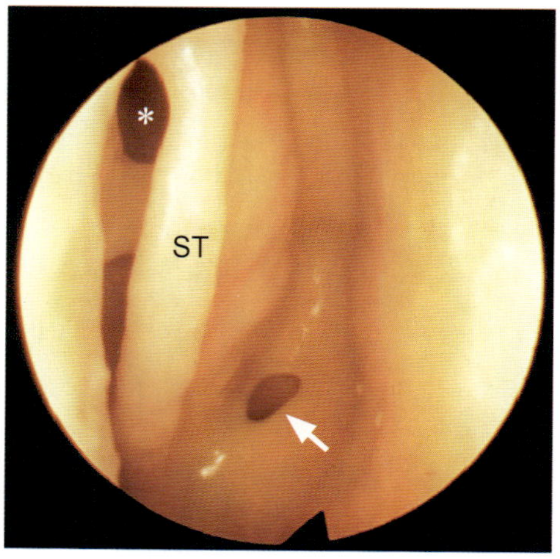

图3-2-29 鼻内镜下所见上鼻道和蝶筛隐窝。ST：上鼻甲，*：上鼻道内的后筛窦开口。←：示蝶窦开口

当鼻内镜到达鼻咽部时，注意观察由后筛和蝶窦引流至鼻咽部的分泌物的颜色和性状。源于中鼻甲内侧的分泌物多由蝶窦和上鼻道（后筛）分泌。

对于鼻腔过于狭窄的患者，可用直径2.7mm的鼻内镜检查。儿童用直经4mm鼻内镜一般可完成鼻腔检查。

鼻内镜检查的各种病理状况见图3-2-30 ～ 3-2-52。

（4）鼻咽镜检查：可应用直径10mm 90° 鼻咽镜或4mm 70°、110° 或120° 硬性鼻内镜行鼻咽部鼻内镜检查，重点观察后鼻孔、鼻咽顶及咽隐窝等。具体方法是在口腔表面麻醉后，经口导入鼻内镜，见图3-2-53 ～ 3-2-60。

（五）鼻内镜器械消毒

鼻内镜是一种光学器械，不能采用高压灭菌法。而乙醇长时间浸泡，可使鼻内镜的衔接部分发生褪化，缩短其使用寿命。气体灭菌法是鼻内镜消毒最为理想的方法，适用于术前较长时间的消毒。而对于门诊检查来说，如果在一天内多次反复使用将达不到消毒目的。为此，门诊可考虑采用以下序列的消毒步骤：

1. 流水冲洗 用自来水对鼻内镜进行反复冲洗，这样可冲掉鼻内镜表面上的绝大部分污染物。

2. 以7 : 4的氯己定乙醇（氯己定浓度为1 : 2000；乙醇浓度为75%），浸泡30分钟，即可达到比较好的除菌效果。

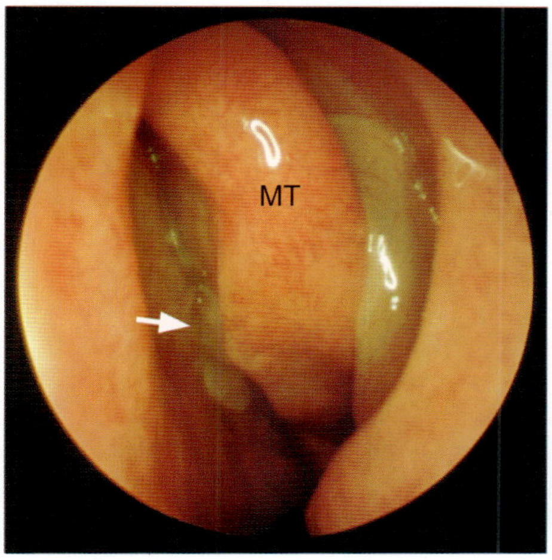

图3-2-30 鼻息肉。MT：左侧中鼻甲。中鼻道及嗅裂（→）均有半透明息肉组织

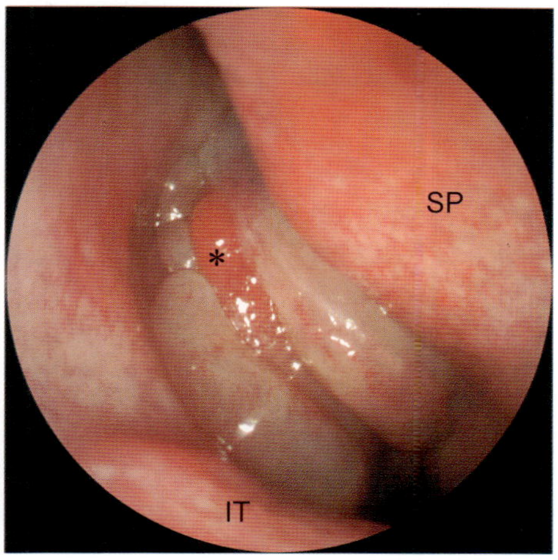

图3-2-31 右侧中鼻道和嗅裂鼻息肉，中间为中鼻甲（*），SP：鼻中隔；IT：下鼻甲

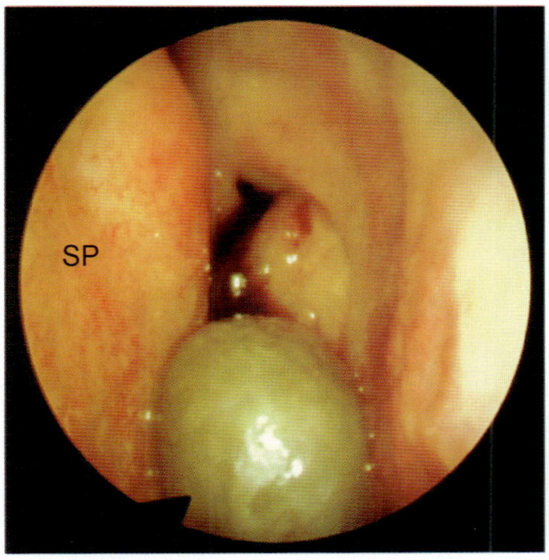

图3-2-32 左侧出血坏死性鼻息肉。SP：鼻中隔。47岁女性，主诉反复左鼻出血2年，伴鼻塞。鼻内镜下见左侧中鼻道息肉样肿物，呈暗绿色，中鼻道有陈旧性血性分泌物

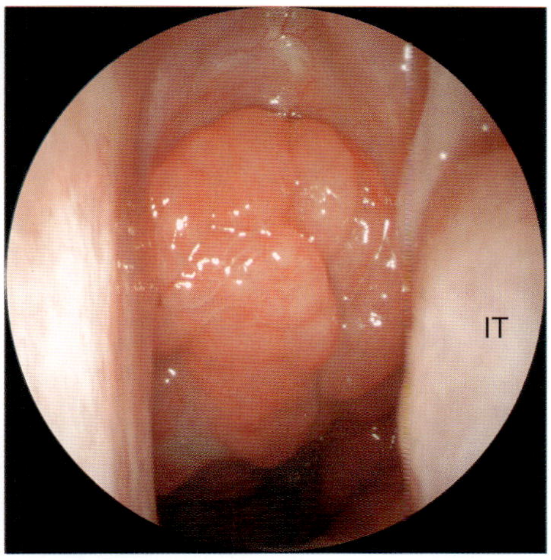

图3-2-33 腺样体肥大。IT：下鼻甲

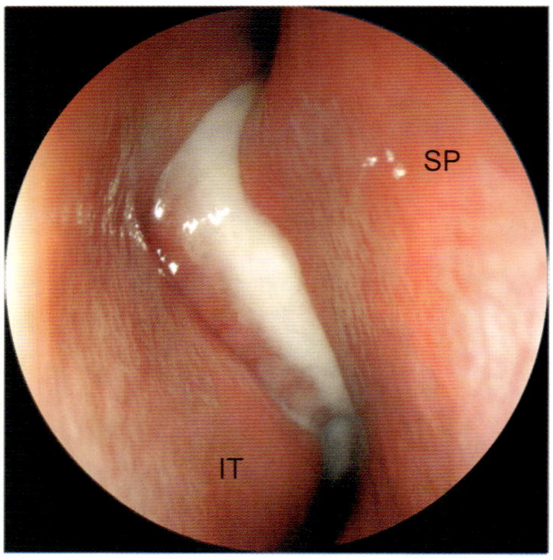

图3-2-34 急性鼻窦炎。中鼻道大量稀薄黄白色脓性分泌物。SP：鼻中隔；IT：下鼻甲

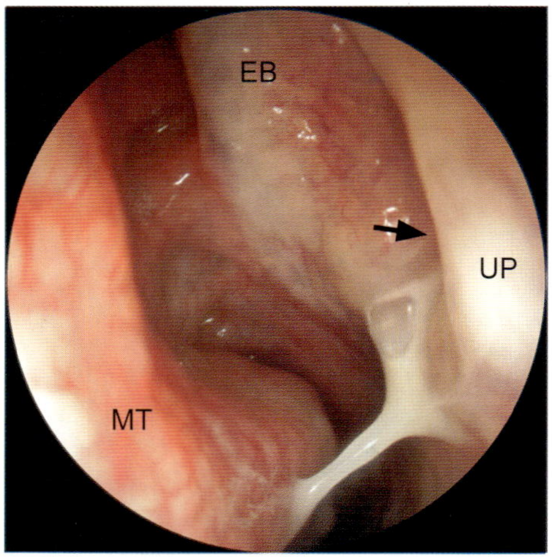

图3-2-35 慢性鼻窦炎。中鼻道出自半月裂（→）脓性分泌物。MT：中鼻甲；UP：钩突；EB：筛泡

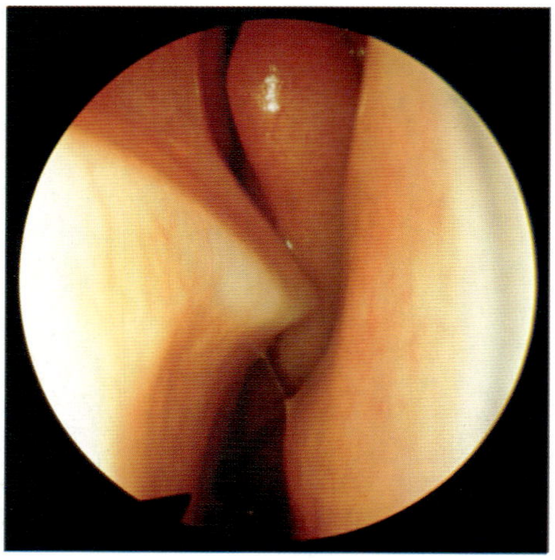

图3-2-36 鼻中隔偏曲。鼻中隔中部形成向左侧嵴突，与中鼻甲接触。患者表现为前筛神经综合征

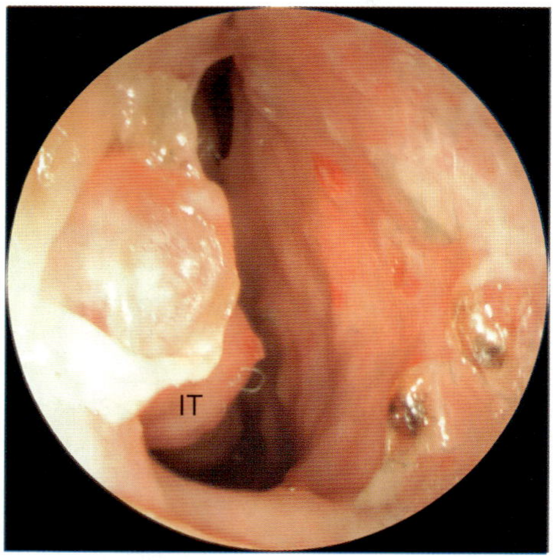

图3-2-37 遗传性出血性毛细血管扩张症。右侧鼻内镜所见，下鼻甲（IT）和鼻中隔散在丘状血管簇

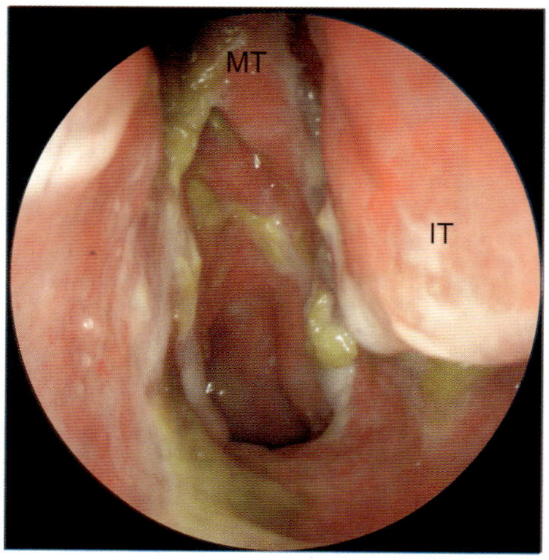

图3-2-38 萎缩性鼻炎。下鼻甲（IT）和中鼻甲（MT）萎缩，鼻腔宽大，黏膜充血，较多黄绿色脓痂及分泌物

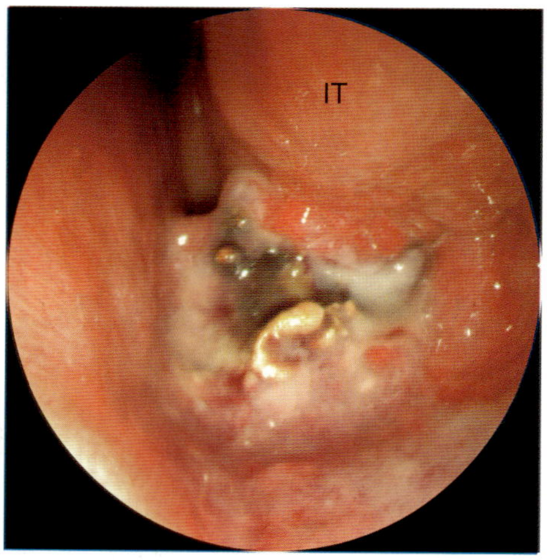

图3-2-39 鼻石（左侧）。男性，24岁，反复鼻出血。鼻内镜下左侧鼻腔底黄褐色块状物，触之硬，周围黏膜形成肉芽，伴脓性分泌物，易出血

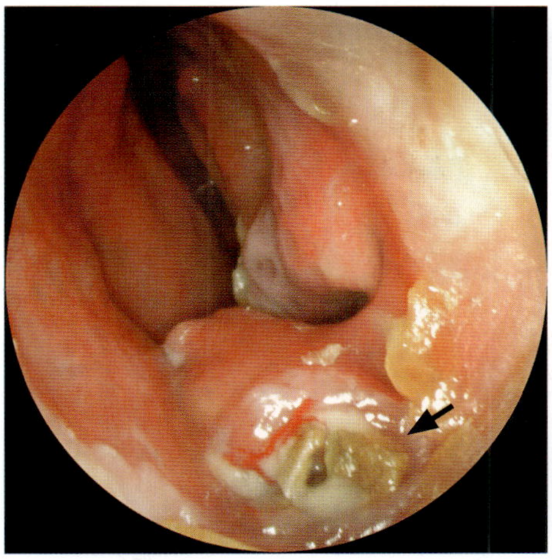

图3-2-40　鼻腔异物。女性患者，持续鼻腔有臭味及脓性分泌物。30年前，因萎缩性鼻炎，在鼻腔底黏膜下置入柳树枝，前段裸露（→）

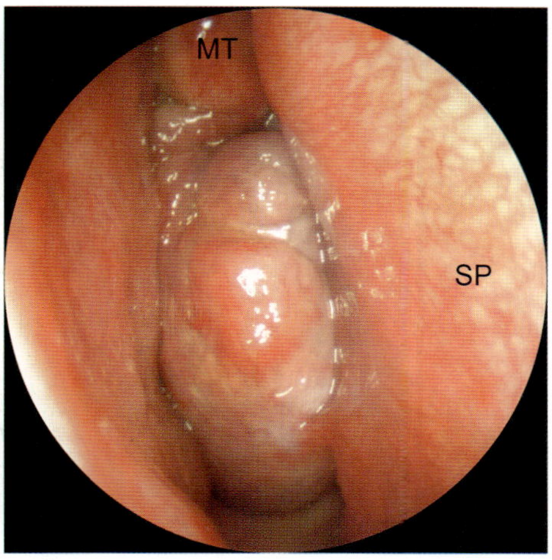

图3-2-41　鼻咽纤维血管瘤（左侧）。男性，14岁，反复左侧鼻腔出血，伴鼻塞。左侧鼻腔后部粉红色光滑肿物，触之韧。SP：鼻中隔；MT：中鼻甲

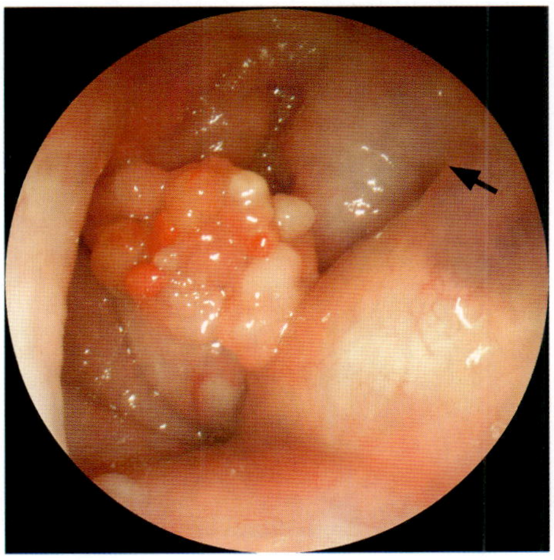

图3-2-42　鼻咽纤维血管瘤（左侧）。男性，58岁，反复涕中带血。鼻咽部乳头状肿瘤，质韧。组织病理学：纤维血管瘤。→：咽鼓管咽口

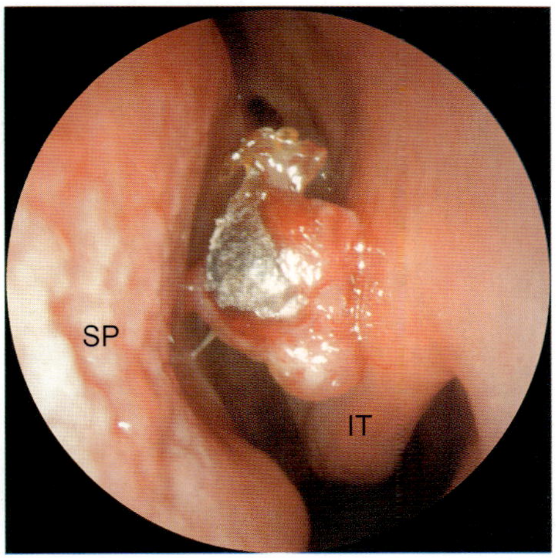

图3-2-43　鼻腔毛细血管瘤。起自下鼻甲（IT）头端，SP：鼻中隔

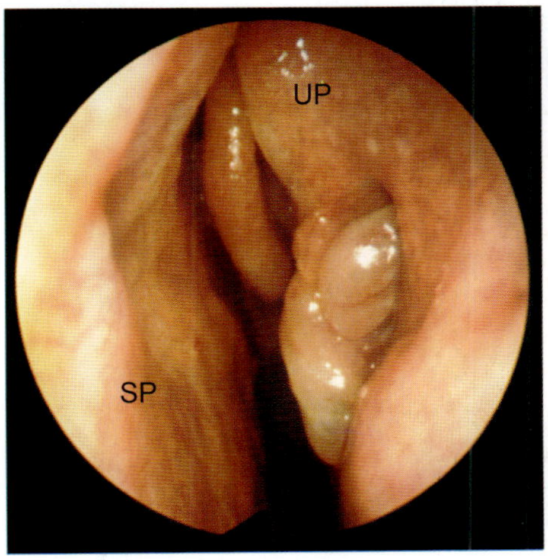

图3-2-44　鼻腔内翻性乳头状瘤（左侧）。UP：钩突；SP：鼻中隔。肿瘤从钩突裂孔突入鼻腔，表面呈乳头状

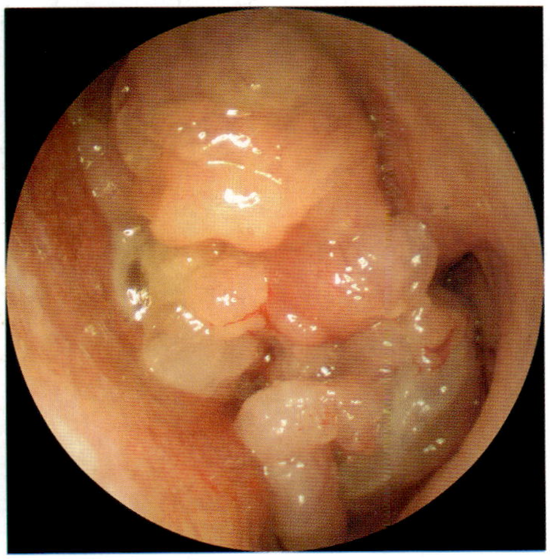

图3-2-45　鼻腔内翻性乳头状瘤（左侧）。左侧鼻腔乳头状并分叶肿瘤

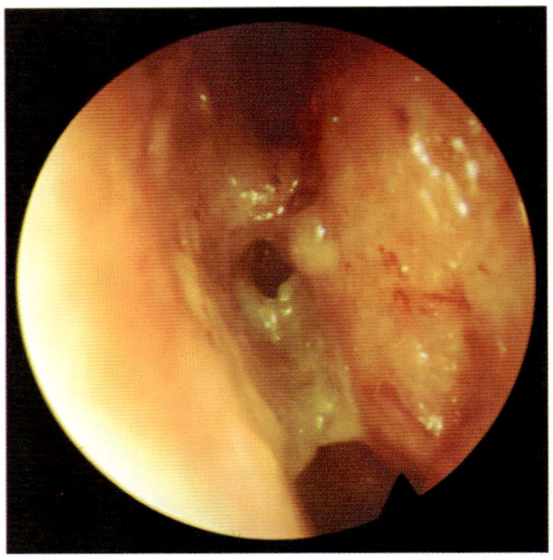

图3-2-46 鼻腔结核。鼻腔黏膜表面不光滑，散在小肉芽。大量结痂。组织病理学提示鼻腔结核

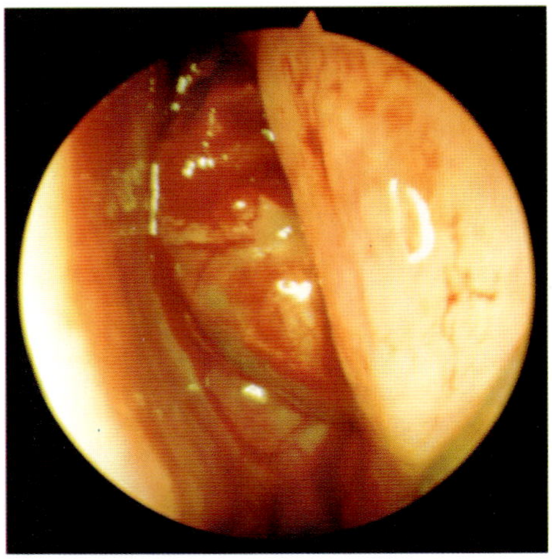

图3-2-47 鼻腔鳞癌。位于左侧嗅裂

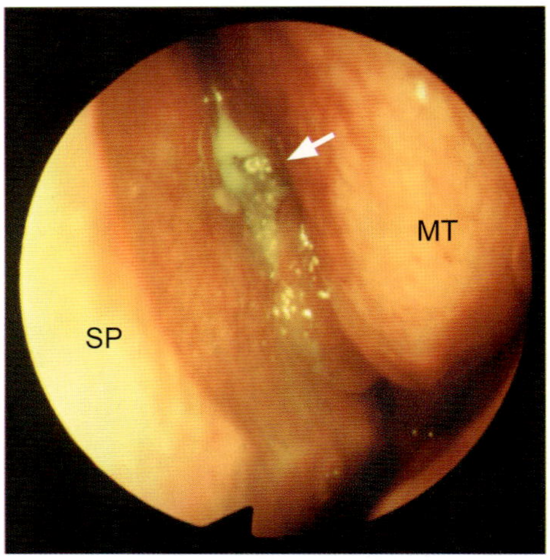

图3-2-48 蝶窦霉菌感染。SP：鼻中隔；MT：中鼻甲。箭头所示位于蝶筛隐窝褐绿色干酪样物和少量脓性分泌物，周围形成息肉

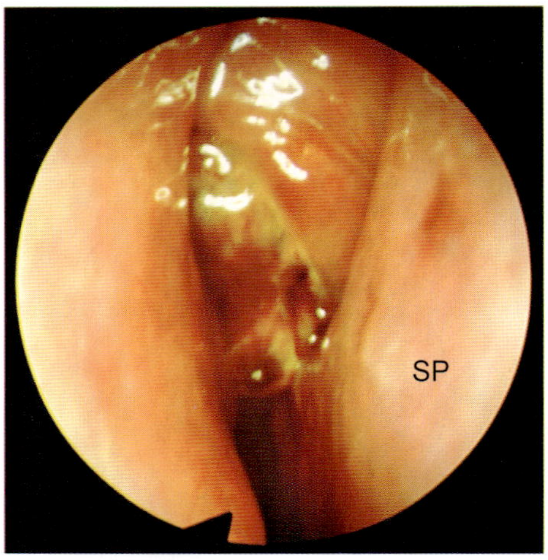

图3-2-49 筛窦鳞状上皮癌（右侧）。SP：鼻中隔。肿瘤表面有污秽物和血性分泌物，触之易出血。起源于后筛

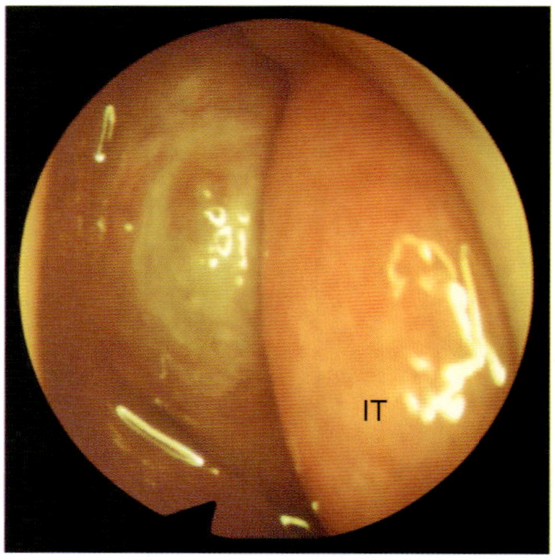

图3-2-50 嗅神经母细胞瘤（左侧）。IT：下鼻甲。肿物表面尚光滑

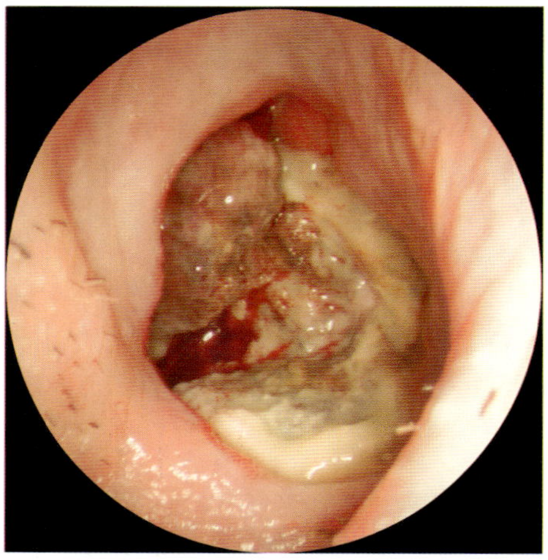

图3-2-51 嗅神经母细胞瘤（右侧）。男性，48岁。右侧鼻腔充满污秽样物，伴大量伪膜，伪膜下组织脆，易出血

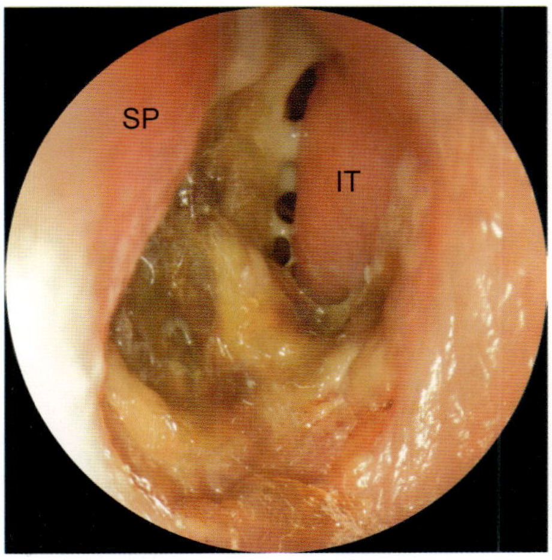

图3-2-52　鼻腔NK-T细胞淋巴瘤。男性51岁，无发热，鼻腔干燥，有脓血性分泌物。左侧鼻中隔前部、鼻前庭和鼻底糜烂。IT：下鼻甲；SP：鼻中隔

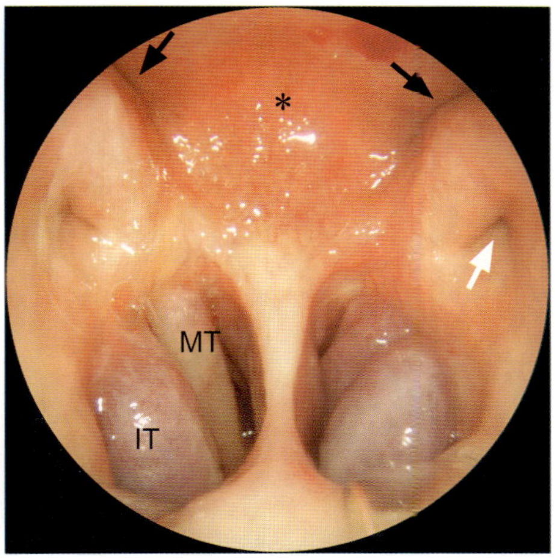

图3-2-53　后鼻孔像。IT：下鼻甲；MT：中鼻甲；→：为两侧咽隐窝；*：鼻咽顶

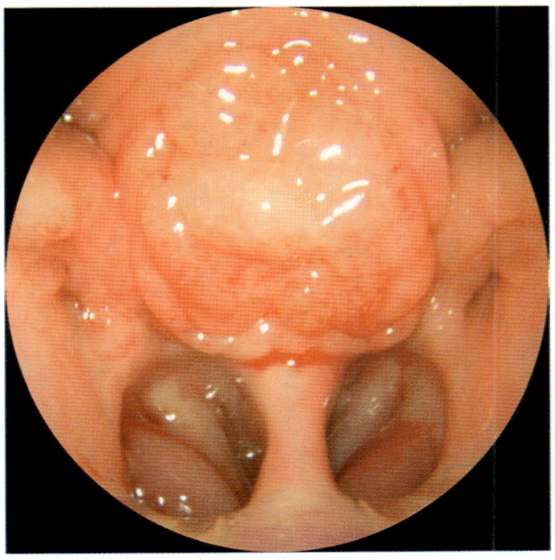

图3-2-54　后鼻孔像。腺样体肥大增生

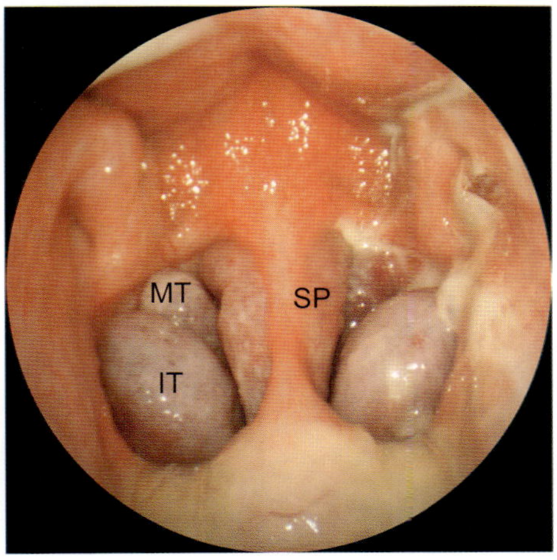

图3-2-55　蝶窦炎后鼻孔像（右侧）后鼻孔为黏脓性分泌物来自蝶筛隐窝。MT：中鼻甲；IT：下鼻甲；SP：鼻中隔

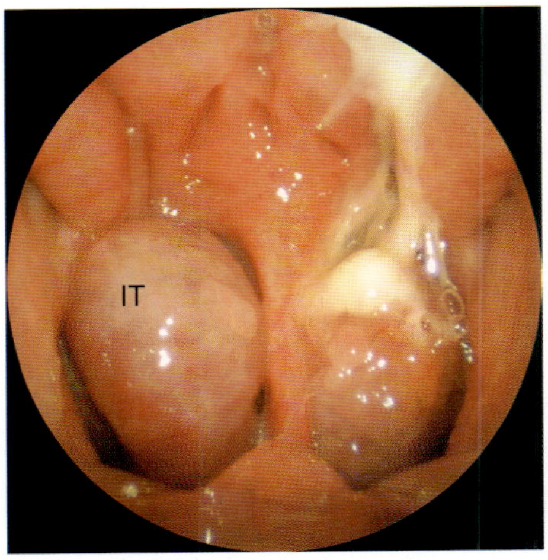

图3-2-56　真菌性蝶窦炎（右侧）。源自蝶窦脓性分泌物，下鼻甲（IT），尤其是右侧，桑葚样变

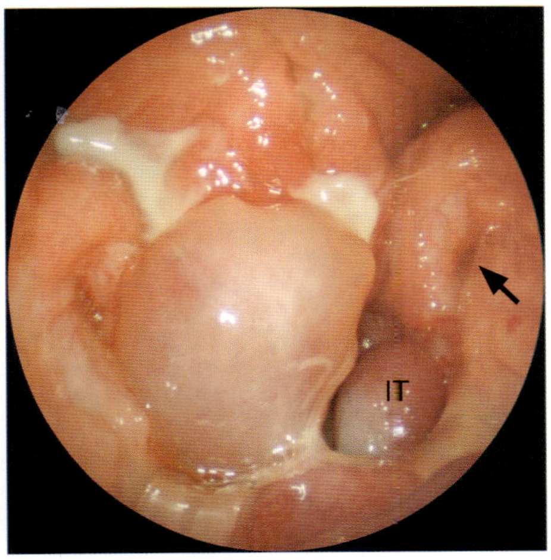

图3-2-57　后鼻孔息肉后鼻孔像（左侧）。左侧鼻腔息肉突入左后鼻孔，伴脓性分泌物。IT：下鼻甲；→：咽鼓管咽口

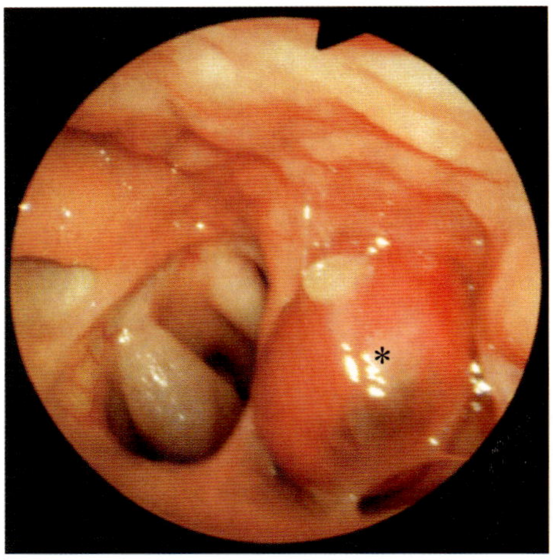

图3-2-58 鼻咽纤维血管瘤（左侧）。*：左侧后鼻孔紫红色光滑肿物，占据整个左侧后鼻孔

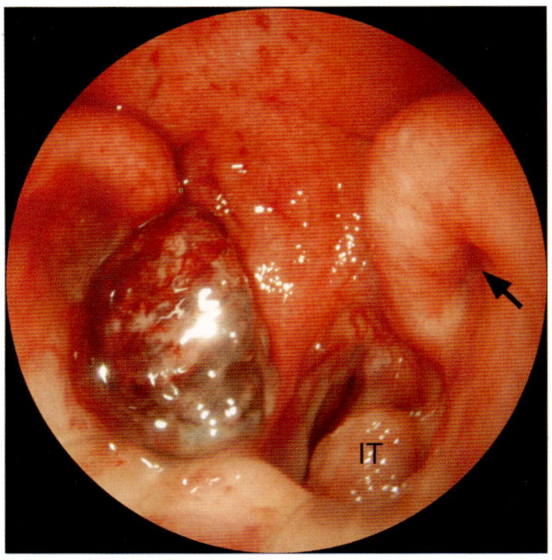

图3-2-59 鼻腔血管瘤后鼻孔像（左侧）。左侧鼻腔血管瘤突入后鼻孔，紫红色，局部污秽血性分泌物。IT：下鼻甲；→：咽鼓管咽口

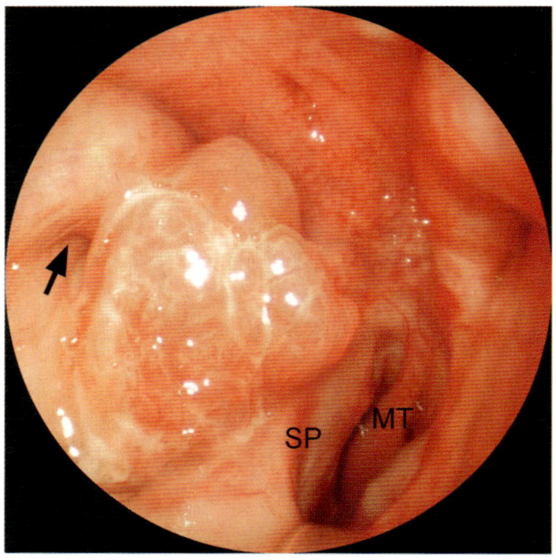

图3-2-60 蝶窦嗜酸性粒细胞乳头状瘤（左侧）。自左侧后鼻孔坠入鼻咽部肿物，表面有少量脓性分泌物，瘤体色粉红，质脆，表面呈浅乳头状。IT：下鼻甲；MT：中鼻甲；SP：鼻中隔；→：咽鼓管咽口

手术所用的鼻内镜器械要求严格消毒，可采用如下方法：

1. 将流水清洗后的鼻内镜和手术器械拭净后，置入40%甲醛熏缸内，2小时后即可用于手术。在放置时应注意鼻内镜的镜体不要与手术器械发生磕碰而损伤镜体。

2. 临时需要的手术器械可在器械消毒液中浸泡15分钟，即可用于手术。

第二节　鼻内镜手术术前准备

一、术者准备

（一）术者应考虑的问题

临床医师面对患者，首先应根据患者的病情，对下列3个问题作出选择：

1. 是否应选择鼻内镜手术治疗　现代鼻内镜外科技术历经20余年的发展，无论是理论和技术都已进入了一个相对成熟和稳定发展的时期。鼻内镜外科技术对鼻科学发展所作出的积极贡献，正日益得到国内外广大学者的认可。其应用领域正不断扩大，适应证亦非常广泛，除普通鼻外科领域，还涉及鼻眼相关外科、颅底外科等领域。

但需要指出的是，鼻内镜外科技术是一项综合技术，包括器械水平、术者技能和经验及健全的随访制度等，临床医师应对自身及所处的环境有一个客观认识。这种认识的目的和重要性在于：在具体病例手术

适应证选择的问题上，在术者技术水平所能达到的范围内，既要充分发挥鼻内镜外科技术的优势，为患者解决病痛，又不能盲目选择自己力所不能及的手术，为患者带来不必要的痛苦。

2. 应采取的辅助治疗手段　现代鼻内镜鼻窦手术的三个目的：①保持窦口开放，鼻窦引流通畅；②恢复正常的黏液纤毛传输功能；③使鼻腔鼻窦的黏膜腺体分泌功能正常化。仅依靠鼻内镜手术本身是难以实现以上三个目的的。围术期的各种措施与手术具有同等重要的作用，其中针对患者所进行的术前辅助治疗和处理，为整个治疗环节的开始。良好的术前准备为手术的顺利进行和术后的功能恢复打下坚实的基础。

3. 手术中可能出现的问题　尽管拥有先进的手术技术和监视设备的辅助，使鼻内镜外科技术得到普及，但手术的风险并未因此有明显下降，起因于对手术风险的忽视和错误认识。术者除了对自身的正确认识外，更应对患者有全面充分的评估，对手术中可能出现的意外及应相应采取的措施有心理和物质上的准备，才能减少和避免可能出现的意外。

（二）术者技术准备

1.阅读CT片　鼻窦CT扫描对准确和安全实施鼻内镜鼻窦手术具有十分重要的参考价值，实际为术者在手术中的向导。

2.术中可能出现的问题的对策　针对病变程度和范围有计划地备血。

3.手术设备和器械　鼻内镜手术设备包括监视系统、图像存储系统、视频转换器、硬性鼻内镜、强力冷光源等。手术种类较多，包括筛窦钳、咬骨钳、黏膜咬切钳、吸引器、镰状刀及剥离器械等。国产及国外产品众多，但无外乎上述几种类型。新近开发使用的微创手术器械主要是电动切割吸引器，也有称切削器或全自动鼻窦钻等。目前，较为常用的国产设备和器械为杭州地区厂家生产，尽管在品质和技术水平尚不能与国外产品抗衡，但毕竟是我国自行生产，并对我国鼻内镜外科事业作出重要贡献。国外产品主要由日本Olympus公司、德国的Storze和Wolf公司以及美国Stryker和Xomed专业公司生产。上述公司产品多有良好的品质和性能，并各具特点。使用者可自行比较（图3-2-61 ～ 3-2-76）。

手术前，除常规必备的手术器械外，应根据患者的病变特征和部位，选择一些特殊器械。如：对可能行下鼻道开窗的患者，应备Trocar；对CT示鼻窦骨质增生、窦壁骨质较厚者，必须准备各种骨钳、骨钻或骨凿（图3-2-77、3-2-78）。

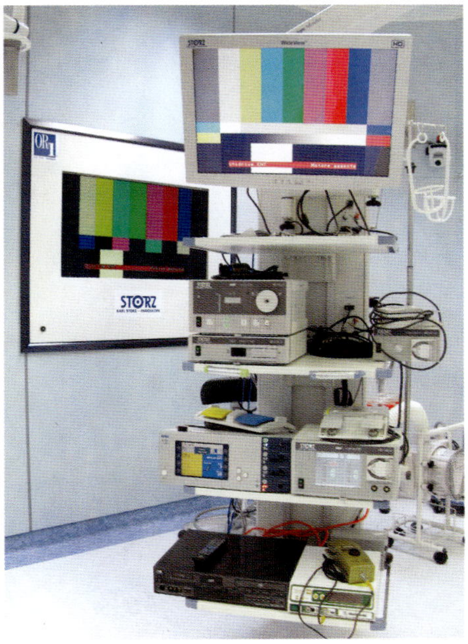

图3-2-61　鼻内镜观察记录系统（Storz OR1）。专门为内镜手术设计，包括监视器、光源、动力系统、内镜清洗装置和电钻以及录像系统等

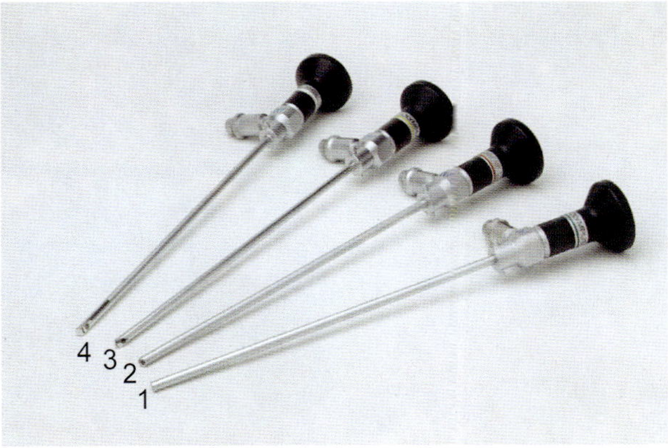

图3-2-62　硬性鼻内镜。1 ～ 4分别为直径4mm的0°、30°、70°和110°硬性鼻内镜

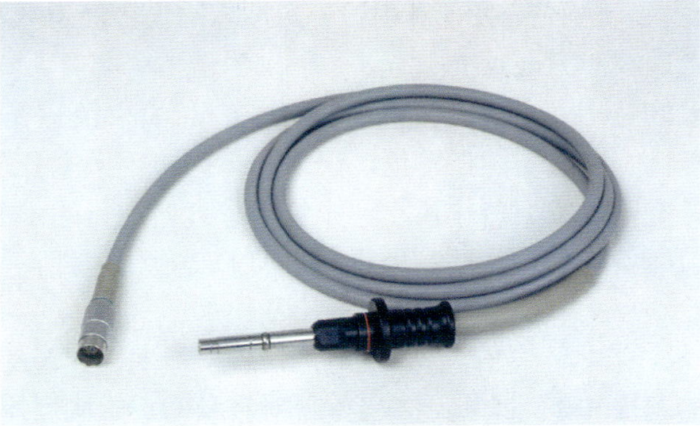

图3-2-63 鼻内镜导光纤维光缆（Olympus）

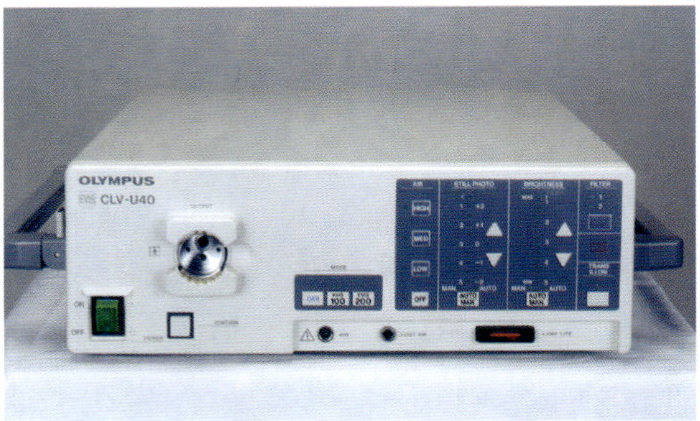

图3-2-64 摄像转换器。Olympus，OTV-S5

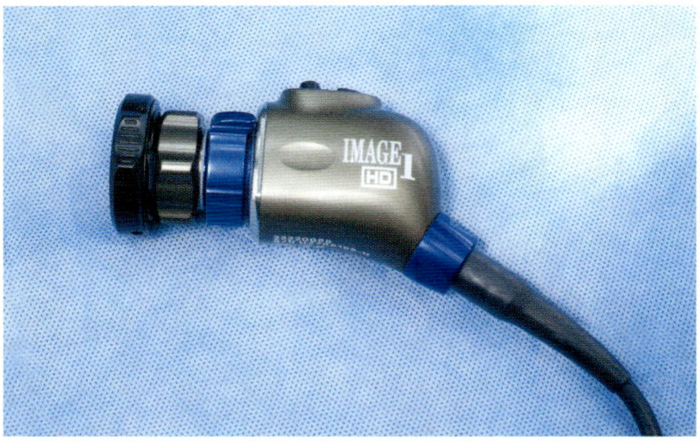

图3-2-65 高清三镜片摄像头。Storz，Image1（HD）

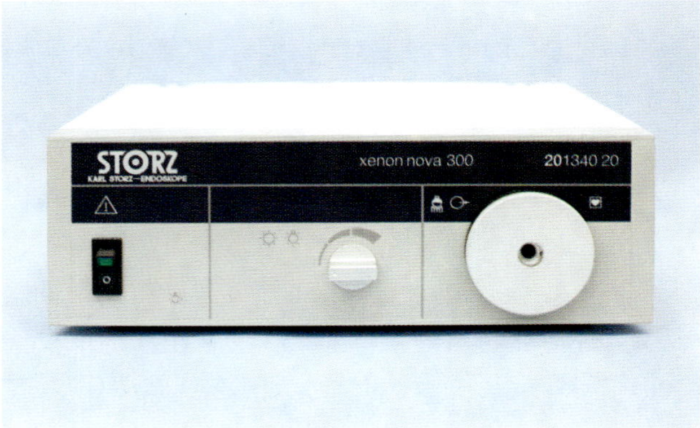

图3-2-66 氙灯光源。Storz，Xenon nova 300

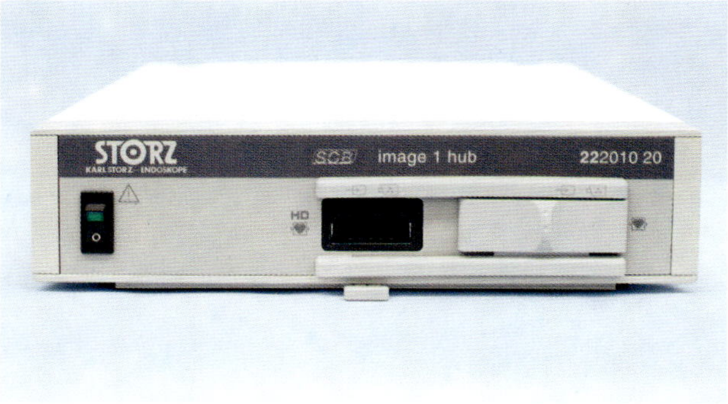

图3-2-67 摄像转换器。Storz，Image1（HD）

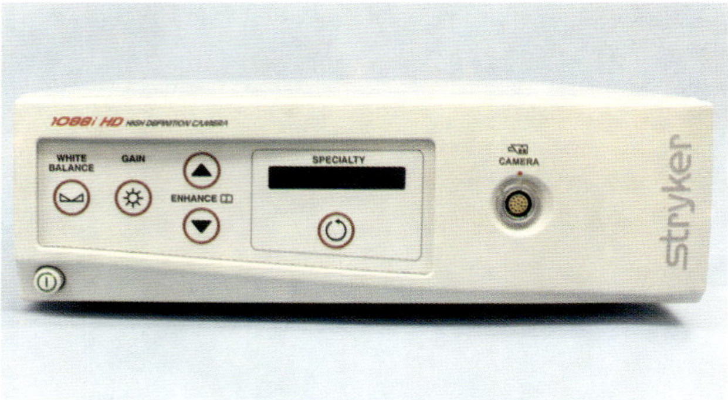

图3-2-68 摄像转换器。Stryker，1088i（HD）

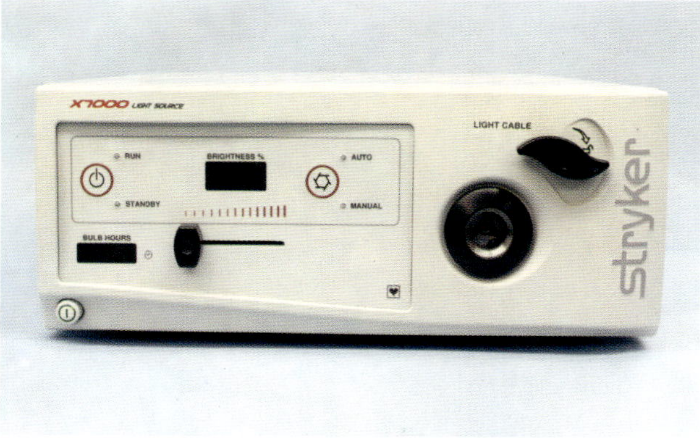

图3-2-69 冷光源。Stryker，X7000

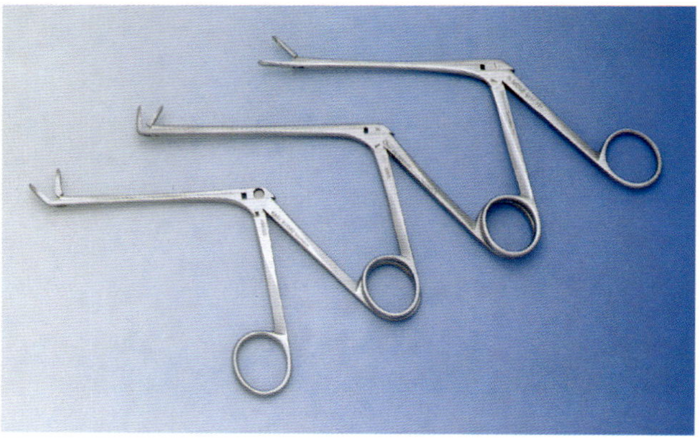

图3-2-70 筛窦钳。0°（直钳）、45°和90°

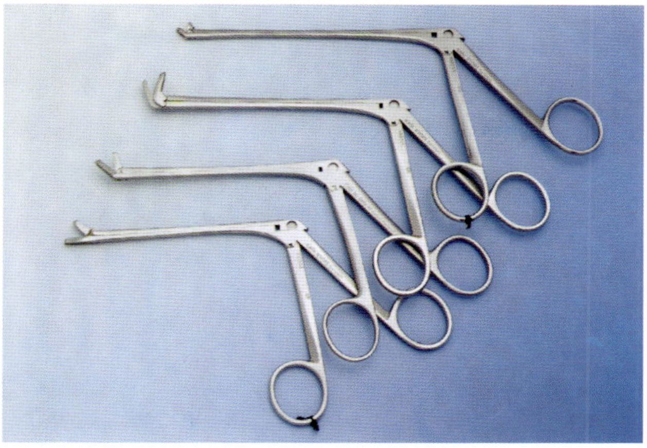

图3-2-71 不同角度和规格的咬切钳

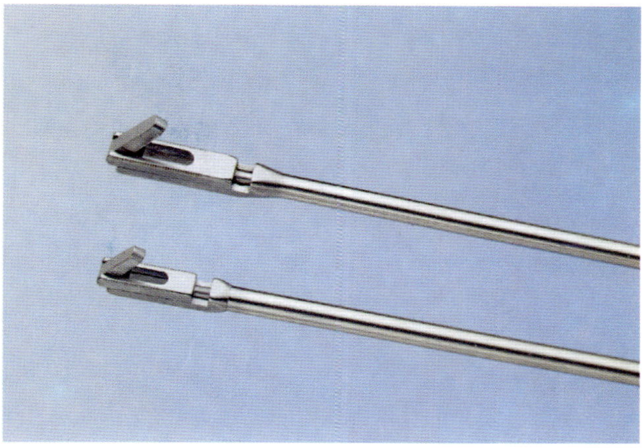

图3-2-72 成人和儿童用反张咬骨钳

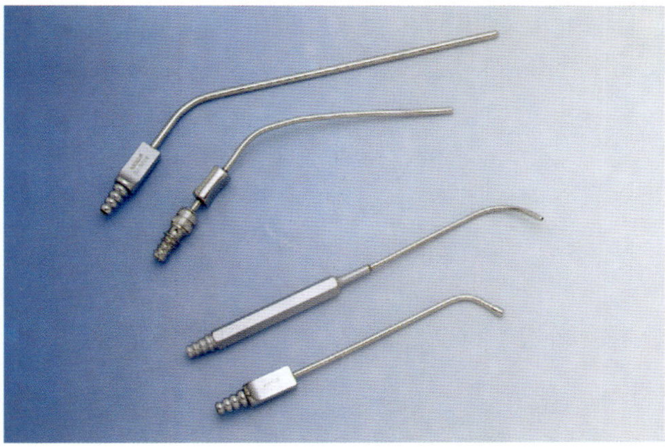

图3-2-73 直向和弯吸引器

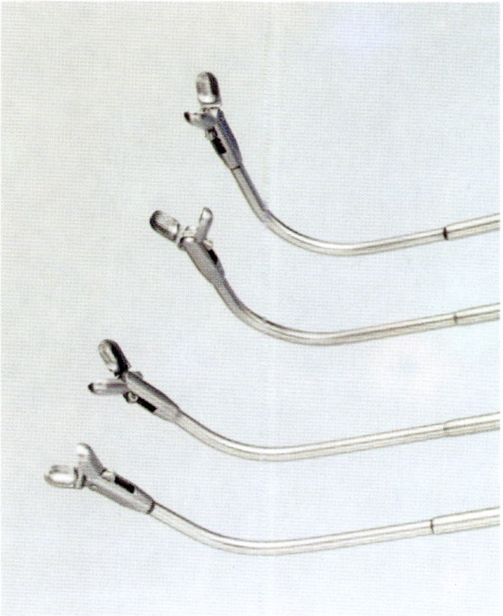

图3-2-74 不同角度和不同开张方向的上颌窦组织钳。可用于额窦的开放手术

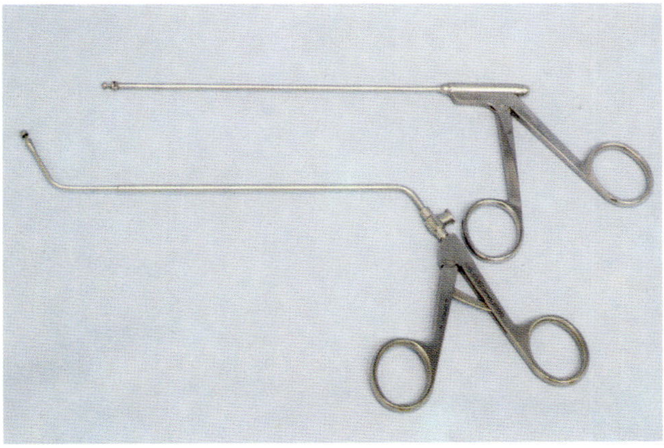

图3-2-75 环形（蘑菇头）咬切钳

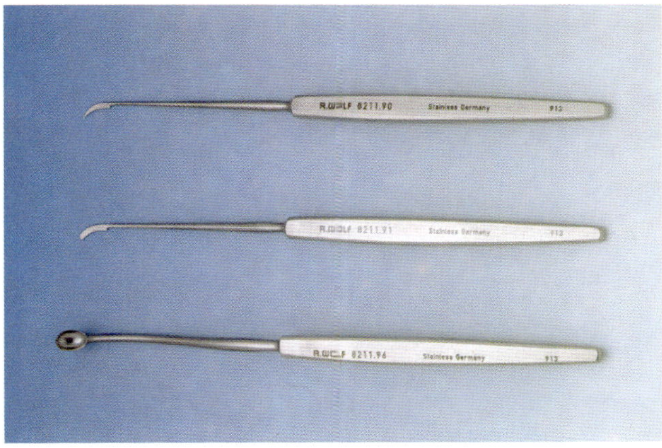

图3-2-76 镰状刀和刮匙

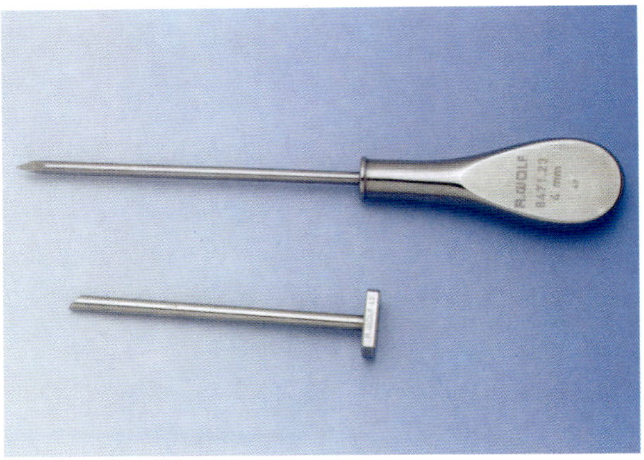

图3-2-77 上颌窦开窗器（Trocar）。直径4mm，Wolf产品

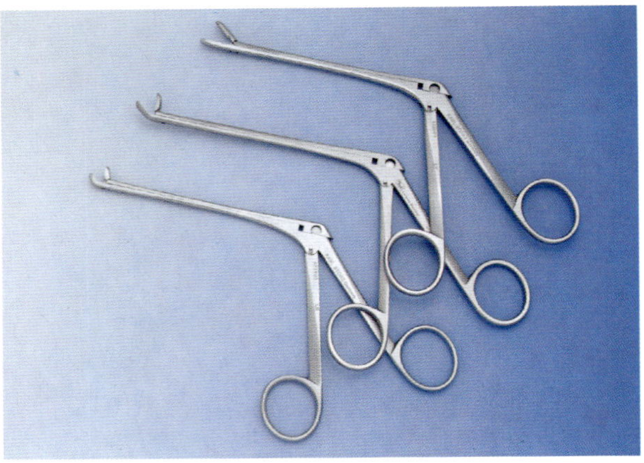

图3-2-78 不同规格咬骨钳

优质和品种齐全的器械组合是成功开展鼻内镜手术和保证手术成功率的重要前提（图3-2-79）。不能否认，由于经济的不发达和投入的有限，对手术器械难以求全，但可因地制宜，配备必备和必需的基本套。

切割吸引器（power instrument）被认为是鼻内镜手术发展过程中的又一次具有革命性的进展，为鼻内镜微创外科技术增添了一个有力的武器。其性能和使用的主要指标是回旋速度及吸引的强度，满足两个条件后，才能发挥最大的工作效率（图3-2-80、3-2-81）。

4. 向患者介绍病情 术前应由主要手术医师向患者及其家属介绍病情，重点说明手术的大致步骤、所要解决的问题和可能出现的意外情况，既要使患者及其家属全面地了解手术的优点和风险，又要注意缓解患者紧张的心理状态，使患者及其家属对手术医师充分信任。患者通常最担心的是全身麻醉的危险性和手术是否有可能造成视力及颅脑损伤，应耐心细致地解释和说明。需要指出的是，作为医生和患者都要予以重视的是手术并不能解决所有问题，更重要的是术后必须坚持随访综合治疗，这也是对疾病本身的正确认识。

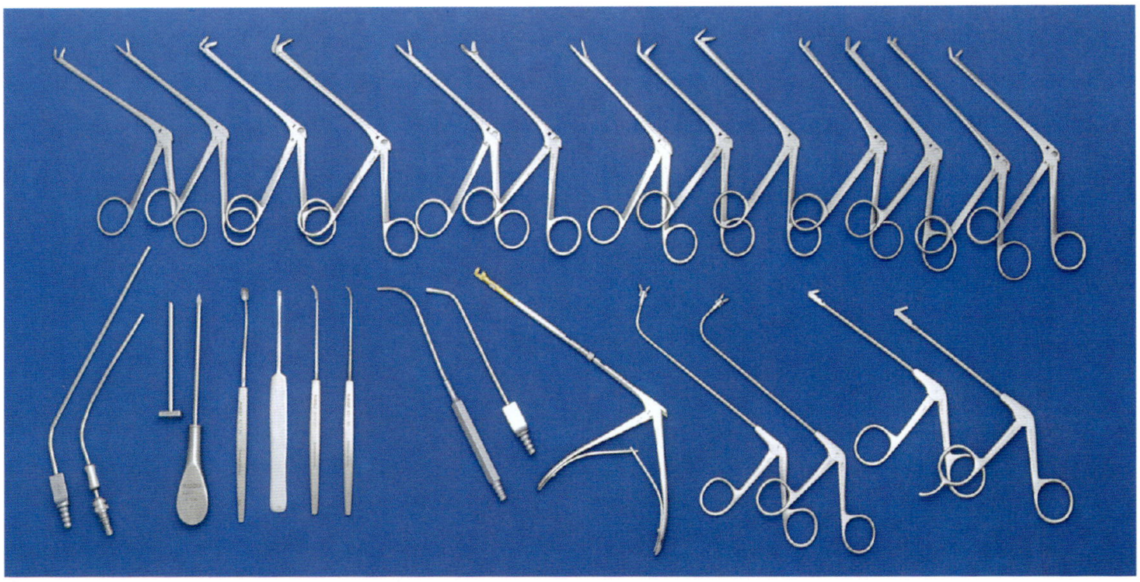

图3-2-79 鼻内镜鼻窦手术器械组合

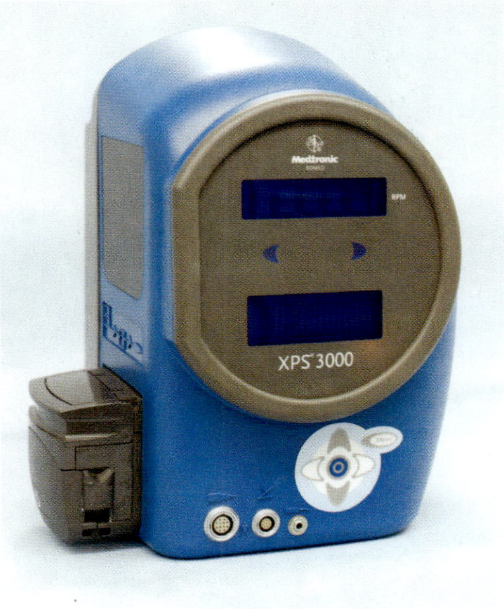

图3-2-80　动力系统主机。Medtronic XPS3000

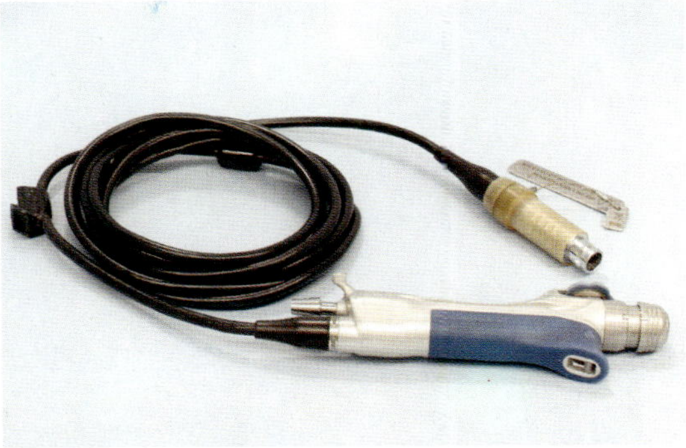

图3-2-81　动力系统手柄。Medtronic XPS3000

二、患 者 准 备

（一）抗生素使用

经系统抗生素治疗无效而准备接受手术治疗的患者，术前是否常规应用抗生素尚存争议。对无急性感染症状的患者，应权衡抗生素对减少手术并发症的可能作用和其可能带来的不良作用，谨慎使用。

（二）糖皮质激素类药物使用

1. 喷鼻糖皮质激素类药物　可有效地缓解有变应性因素作用患者的局部症状。

2. 口服糖皮质激素类药物　术前突击（5天）口服泼尼松等糖皮质激素类药物，0.5 ～ 1mg/（kg·d），晨起空腹顿服，模仿机体氢化考的松生理分泌规律，不会产生对下丘脑-垂体-肾上腺轴的抑制作用，对严重鼻息肉患者可能起到减轻局部炎性反应和减少术中出血的作用。

（三）止血剂应用

术前30分钟左右肌内注射止血药物（如立止血等）。

（四）鼻腔清洗

一般不需常规术前鼻腔清洗。对鼻腔脓涕较多的慢性感染患者，应用不同药物行鼻腔清洗，可减轻局部症状，并使患者熟悉鼻腔清洗设备的使用，为术后护理带来方便。

（五）其他

戒烟、戒酒，精神放松，充分休息。

三、手术室基本布局

手术室布局的基本原则是按照器械和设备特点以及术者的操作习惯和方式安排的。以全麻手术为例的手术室布局模式图见图3-2-82。

手术操作的流行方式主要为术者左手持镜，右手操作器械。术者可以通过摄象头观察窗进行手术，也可通过观察监视器手术。前者手术操作的优点在于易于掌握和适应，尤其对于初学者；再者，通过观察窗手术，镜下观察准确、真实，操作迅速，对光源要求略低于后者。通过监视器手术，最大优势在于与助手观察内容协调一致，利于交流和教学。由于是双眼观察，被称之为两维手术。第三种手术操作方式是助手持镜，术者双手分别持吸引器和手术钳进行手术，但使用者少，对助手的要求较高（图3-2-83 ～ 3-2-84）。

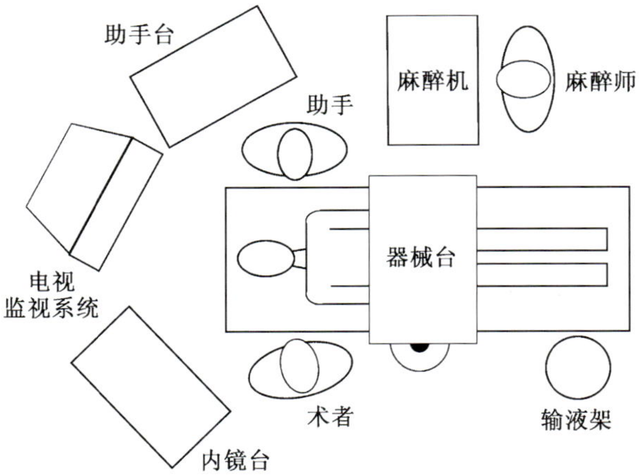

图3-2-82 鼻内镜手术场面布局图

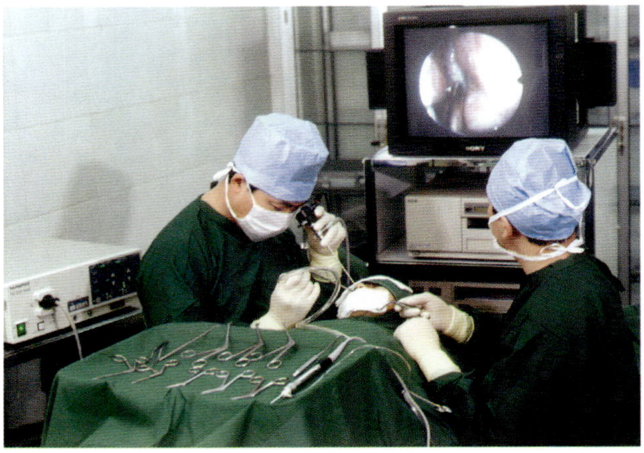

图3-2-83 鼻内镜手术操作方式1。术者通过摄像头观察窗进行手术操作，助手通过观察监视器协助手术

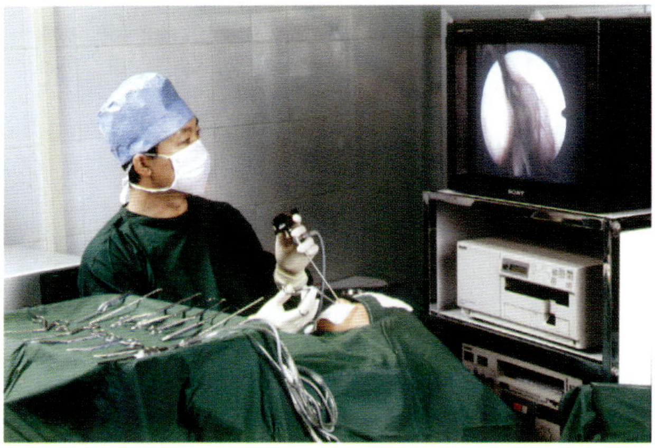

图3-2-84 鼻内镜手术操作方式2。术者和助手通过观察监视器进行手术操作和配合

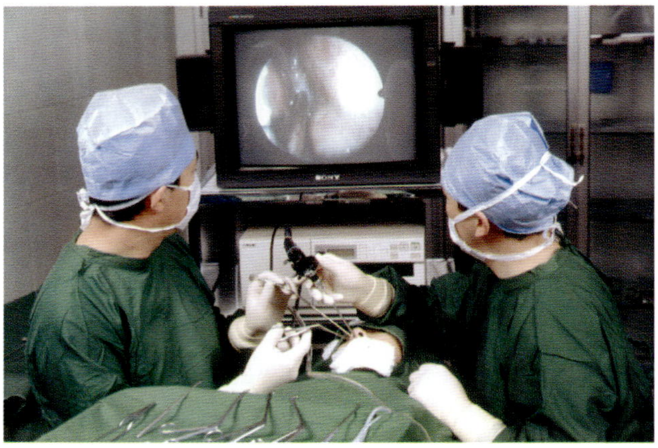

图3-2-85 鼻内镜手术操作方式3。助手持镜，术者通过观察监视器双手进行手术操作，此方式临床使用较少

参考文献

1. Lusk RP. Endoscopic approach to sinus disease. J Allergy Clin Immunol，1992，90：496-505

2. Kennedy DW，Zinreich SJ，Rosenbaum AE，et al. Functional endoscopic sinus surgery：theory and diagnostic evaluation. Arch Otolaryngol，1985，111：576-582

3. 周兵，韩德民，黄谦，等. 鼻内镜鼻窦手术中中鼻甲的处理方法和意义. 耳鼻咽喉-头颈外科，1997，4：67-72

4. Yanagisawa E，Weaver EM. Endoscopic view of the suprabullar and retrobullar recesses（Sinus lateralis）. ENT J，1996，75：578-579

5. Davidson TM，Stearns G. Extended indications for endoscopic sinus surgery. ENT J，1994，73（7）：467-474

6. Rice DH. Indications for endoscopic sinus surgery. ENT J，1994，73（7）：461-466

第三章
鼻内镜手术麻醉学

麻醉已成为鼻内镜外科技术的重要组成部分。鼻内镜鼻窦手术部位深、术野小、操作精细、困难，且鼻腔内病变部位血管增生，黏膜炎性充血，组织脆弱，术中极易出血。为保证手术顺利进行，麻醉处理有其特殊性。根据鼻内镜手术特点，麻醉的目的和效果要达到使患者安静、镇痛效果完善、出血少、术野清晰、保持呼吸道通畅，防止呼吸道梗阻和误吸。对合并有其他全身性疾病者，术前对并发症充分治疗，术中应密切观察和监测，随时进行相应处理，提高手术麻醉的安全性和可靠性，为术者提供良好手术条件。

第一节　麻醉术前准备和麻醉方式选择

由于鼻内镜手术适应证范围的不断拓宽，接受鼻内镜手术的患者年龄跨度较大，其中以青壮年人为多见，且大多数健康情况良好，但合并全身性疾病者也非少见，包括先天性或遗传性疾病，如儿童或青少年中的Kartagener综合征或Young综合征等；合并心血管及其他系统疾病者则以老年人为多见；患者的鼻腔鼻窦病变程度和范围也与鼻内镜手术方式和麻醉方式密切相关。因此，术前有必要全面了解患者的病变程度和范围、术者选择的术式以及患者全身状况（包括患者的心理状态）等，为麻醉方式的选择提供依据。麻醉前评估和准备工作应包括以下几方面：

1. 全面既往病史　了解患者的全身健康状态和特殊病情，包括既往心血管、呼吸及神经等各系统的情况。

2. 全身状况评估　明确全身器官的功能状况，提示对某些器官或系统功能不良者，在麻醉前作针对性积极处理。

3. 并发症风险评估　明确器官疾病状况和存在的危险，提示术中可能发生哪些并发症，有针对性地采取有效防治措施。

4. 估计与评价患者接受麻醉和手术的耐受力　可根据患者的全身情况分为两类。对Ⅰ类患者无需特殊处理，可接受任何类型手术和麻醉。Ⅱ类患者合并有系统性疾病，需经过治疗和特定的准备工作方可实行麻醉和手术，宜采取分期手术或姑息性手术，待全身情况改善后再进行根治性手术。

5. 选定麻醉方案　包括选择麻醉前用药、麻醉药和麻醉方式。根据患者病变程度和范围、全身情况及精神状态估计其耐受和合作程度，选择麻醉方式。周兵等（1994）将病变筛窦分为空泡型、蜂窝型和骨质增生型，为选择麻醉方式提供依据。其中空泡型手术范围小，患者能耐受，可首选局麻；蜂窝型和骨质增生型，尤其是后者，需全组鼻窦开放，手术范围大，应首选全身麻醉。反复多次手术或出血较多者应考虑全麻和控制性降压。

第二节　鼻内镜手术麻醉方式

一、局部麻醉

局部麻醉的作用是阻滞疼痛传导的径路，不仅使患者完全不感到疼痛，而且疼痛的刺激很难或根本不向上传，既不至于刺激中枢神经系统，亦不致引起机体全身的不良反应。但理论虽是如此，实际上局部麻醉时神经冲动并非如理想地完全阻断，而是呈不同程度地阻滞。换言之，疼痛刺激依然或多或少地上传，此种上传冲动的大小主要决定于局部麻醉的操作技术是否熟练有效。在局麻手术中，必须切记局部麻醉本身的阻滞作用可能不够完全，而不完善的局部麻醉不仅使患者痛苦，而且使手术难以在患者的良好配合下进行，对合并心血管疾病者可导致血压的剧烈波动和严重的心律失常，出血亦明显增多。北京同仁医院目前除极个别特殊情况外均采用全身麻醉。

如欲达到鼻内镜手术局麻阻滞作用完善的目的，可用以下几种方式：①表面麻醉；②广泛的局部浸润；③随着手术进程重复浸润；④神经干或神经节阻滞；⑤双重或多重阻滞，例如表面麻醉，局部浸润和神经节阻滞同时进行或交替进行，起到互补作用；⑥麻醉前或麻醉中适当地使用镇静药以降低皮质的兴奋性，如地西泮、咪唑安定和舒乐安定等；⑦麻醉前向患者充分解说以取得合作；⑧并用神经安定镇痛麻醉。

（一）常用麻醉药

1. 普鲁卡因　为短效酯类局麻药，它的局麻时效短，一般仅能维持40 ～ 60分钟。具有扩张血管作用，能从注射部位迅速吸收，而表面局麻效果差。临床上多用1%溶液作为局部浸润麻醉或区域阻滞麻醉，神经阻滞麻醉可用2%溶液。普鲁卡因毒性较小，一次最大用量以1g为限。

2. 丁卡因（地卡因）　为酯类长效局麻药。鼻腔黏膜表面麻醉用。起效时间10 ～ 15分钟，时效可达3小时以上。丁卡因的麻醉效能为普鲁卡因的10倍，毒性也为普鲁卡因10倍，一次用量不超过80mg。临床常用1% ～ 2%溶液。

3. 利多卡因　为酰胺类中效局麻药。具有起效快、弥散广、穿透性强、无明显扩张血管作用的特点。其毒性随药物的浓度而增加，在相同浓度下，0.5%溶液与普鲁卡因相似，1%溶液则较后者大40%，2%溶液则比普鲁卡因大1倍。0.5% ～ 1%溶液用于局部浸润麻醉,时效可达120 ～ 400分钟。神经阻滞用1% ～ 2%溶液，起效约需5 ～ 15分钟，时效可维持60 ～ 120分钟。成人一次用量不超过500mg。

4. 布比卡因　布比卡因的镇痛作用时间比利多卡因长2 ～ 3倍，比丁卡因长25%。对布比卡因是否加用肾上腺素问题，有过争论。但近来认为，加用肾上腺素可进一步提高麻醉效能、降低血内浓度。临床局部浸润麻醉常用浓度为0.125% ～ 0.25%，神经阻滞常用浓度为0.25% ～ 0.5%，成人安全剂量为150mg，极量为200mg。其最大特点是有心脏毒性，且为不可逆性，血管内误入逾量的布比卡因能引起室性心律失常与致死性室颤，应格外小心。

5. 罗哌卡因　罗哌卡因与布比卡因的结构相似，但神经阻滞时效比布比卡因短，临床应用浓度与剂量均等同于布比卡因，其优点是没有心脏毒性。

（二）局麻药毒性反应

局麻药误入血管、用药过量、体弱和一般情况较差及肝肾功能障碍等多种因素引起局麻药物毒性反应。

主要症状为头痛、头晕、舌或唇麻木、耳鸣、嗜睡、视力模糊、注视困难、复视；还可出现面红和冷感、言语不清、精神错乱、肌肉震颤和惊厥。

（三）毒性反应的预防和治疗

1. 预防　局麻药重症中毒性反应突出的表现是惊厥。此时，由于通气道和胸腹部肌肉不协调和强烈收缩，势必影响呼吸和心血管系统，可危及生命，因此应积极防止其毒性反应的发生。

（1）应用局麻药的安全剂量：术者必须熟悉各类局麻药的药理特点，精确计算用量，同时要因人而异，这往往是被忽视而导致局麻药逾量的主要因素。

（2）避免局麻药的误用：表面麻醉用地卡因，而注射用普鲁卡因或利多卡因，两者剂量和毒性差异很大，如误作注射使用，可造成立即死亡的重大事故。可在表面麻醉剂中加染色剂染色，或在药物容器中加入纱条或棉片，与注射用麻醉剂相区别。

（3）在局麻药中加入肾上腺素：可减慢吸收，延长麻醉时间。

（4）防止局麻药误注入血管内。

（5）警惕毒性反应先驱症状：如突然入睡、多语和肌肉抽动等异常反应，应立即停止注射，将填塞鼻腔内局麻药纱条抽出。

(6) 术前使用镇静药：术前适当应用地西泮类镇静药，提高局麻药毒性反应阈值。

2. 治疗　轻度局麻药毒性反应可不做特殊处理，可自行恢复。中重度麻药中毒者，治疗措施包括：

(1) 保护患者：发生惊厥时要注意保护患者，以免发生意外损伤。

(2) 吸氧：发生必要时行辅助呼吸或控制呼吸。

(3) 维持血流动力学稳定。

(4) 用药：静脉注射地西泮10mg或硫喷妥钠100mg，目前多用异丙酚100mg，如惊厥依然不能控制，有人工呼吸设备和麻醉师在场时，可用短效肌松剂如琥珀胆碱。

（四）麻醉方法

1. 表面麻醉　鼻腔感觉神经来自三叉神经的眼神经支，它分出鼻睫状神经支配鼻中隔前1/3；筛前神经到鼻侧壁。蝶腭神经节分出后鼻神经及鼻腭神经到鼻腔后2/3的黏膜。筛前神经和后鼻神经进入鼻腔后部位于黏膜之下，可被表面麻醉所阻滞。局麻药液用1%丁卡因，按常规原来以1 ∶ 100 000比例加入1‰肾上腺素溶液，达到收缩鼻黏膜血管、减少出血、延长局麻药作用时效、减慢局麻药吸收、防止中毒反应的目的。北京同仁医院通过多年临床实践发现，此浓度肾上腺素对鼻腔黏膜收缩不满意，逐渐将肾上腺素浓度加大到1 ∶ 100，也就是在1%丁卡因40ml溶液中加入4支肾上腺素（4mg），并对此进行了临床观察研究。用多普勒血流监测仪分别测定麻醉前和麻醉后鼻黏膜血流变化情况，发现两者有显著性差异，而心律、血压变化不大。具体方法是：将无菌棉片或纱条浸入药液中，吸满后拿出略加挤压，在内镜直视下分别放在中鼻甲后端，贴附于鼻腔外侧壁接近蝶腭神经节处，中鼻甲前端和鼻中隔之间，并尽量接近鼻腔顶黏膜。放置棉片数量要按鼻腔空隙大小而定，以完全覆盖鼻腔黏膜为准。每5 ~ 10分钟换一次，先换2 ~ 3次。

2. 局部注射浸润麻醉　在鼻腔黏膜表面麻醉后，必须局部注射浸润麻醉，即使在全麻时也做局部浸润，有利于减少出血和操作。病变增生较严重的手术，腔隙小或基本无腔隙，表面麻醉难以达到满意效果，只能随着手术进程逐步浸润麻醉。鼻窦手术的局部浸润麻醉常于粘骨膜下注射，注药量少，可提高麻药浓度，增强麻醉效果常用1% ~ 2%普鲁卡因或利多卡因，加1 ∶ 200 000肾上腺素。注射前回吸，防止误入血管（图3-3-1）。

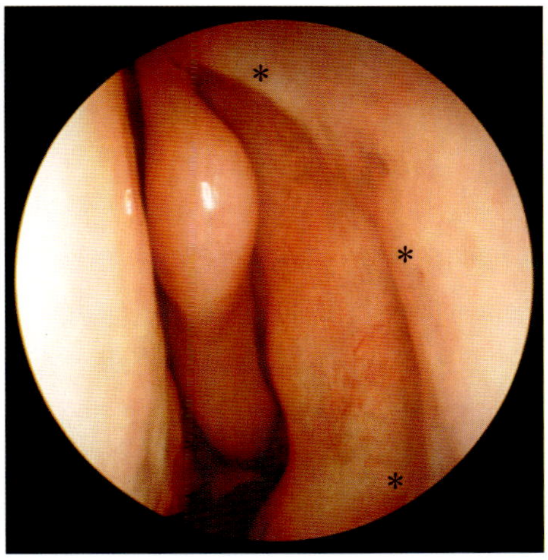

图3-3-1　鼻内镜图。*：示钩突切除前局部浸润麻醉穿刺点。位于钩突前缘（又称为上颌线）

3. 神经阻滞麻醉　将局麻药注入神经干旁，阻滞神经的传导功能，用少量局麻药获得较大的麻醉范围，麻醉效果优于表麻和局部浸润麻醉。神经干的分布多在较深部位，阻滞成功关键在于正确选定穿刺部位和方向，因此必须熟悉其解剖位置和体表标志。同时，应掌握神经所支配的区域范围，根据不同手术选择不同的神经阻滞。某些神经阻滞可以有不同的入路和方法，应采用简便、安全和易于成功的方法。

(1) 半月神经节阻滞：半月神经节位于颅内颞骨岩部的尖端，其形状扁平，并作轻度的弧状，平均直径约18mm，其凸缘向前外放。半月神经节分出三大神经支，即眼神经、上颌神经和下颌神经。三神经支皆经卵圆孔出颅骨，卵圆孔亦即半月神经节阻滞的最主要目标。

(2) 侧方进入法：患者仰卧、头转向对侧。穿刺时应于颧骨弓下1cm及颧骨关节结节前1cm处做一皮丘。然后取垂直方向徐徐刺入，直到穿刺针遇到骨质阻力时，可知穿刺针已刺达蝶骨翼状突；这时穿刺针进入的深度已相当于卵圆孔的深度，但针刺位置却位于卵圆孔之前及之下约1cm。根据此种深度作为标准，将穿刺针退出若干距离，然后取较向上、向后及向外的方向刺入以寻找卵圆孔，直至患者于上牙及耳部有疼痛感时，可知穿刺针尖已达卵圆孔附近。这时便可将穿刺针再推入2 ~ 3mm，穿刺针便可进入卵圆孔，亦进入神经节内。经穿刺针注入2%普鲁卡因和（或）利多卡因2ml。

(3) 蝶腭神经节阻滞：是三叉神经第二支上颌神经之神经节，位于上颌骨后方的翼腭窝内，常采取经颧颊部途径用于上颌窦根治术等。取5cm长7号注射针，在颧骨下缘咬肌前缘相交处向内眦方向刺入约

3.5～4cm深处，若针尖触及后上牙槽神经，患者有上牙齿疼痛感觉，说明已达翼腭窝，先回抽一下，如无回血即可注入2%利多卡因3～4ml，如刺入时触及上颌骨，可退出少许，改变方向后再刺入，直至患者有上颌牙齿疼痛的感觉（图3-3-2）。鼻内方法蝶腭神经节阻滞的方法是：用弯针头在中鼻甲后端刺入，回吸无血后，即可注入2%利多卡因3～4ml（图3-3-3）。

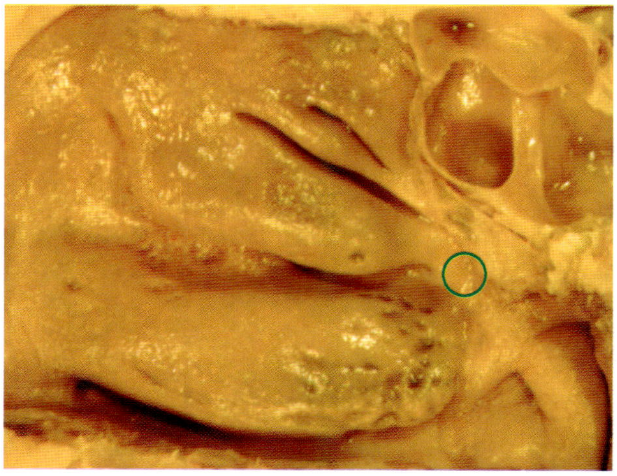

图3-3-2 鼻内蝶腭神经节阻滞点（绿色圈），位于中鼻甲后端鼻腔外侧壁

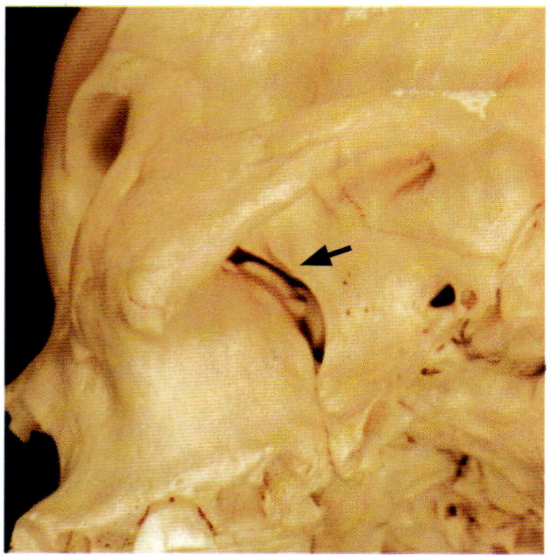

图3-3-3 颅骨标本显示鼻外蝶腭神经节阻滞部位（箭头所示）

（4）眶下神经阻滞：眶下神经为上颌神经的一部分末梢经眶下管及眶下孔处伸出，并分散于外鼻、下睑及上唇部，并于眶下管内分出上、中及前上牙槽神经，这些神经支配上牙及上颌窦黏膜。可分口外进入法和口内进入法两种。

1）口外进入法：穿刺先于鼻外约1cm处，相当于瞳孔所引出的矢状的垂直线部位，摸到眶下孔所形成的凹陷相当于眶下嵴下方约5mm处，然后于此点做皮丘；另以20～22号穿刺针刺入，刺入取微向外上方的方向寻找眶下孔，一旦针尖落入眶下孔时，可将穿刺针再推入眶下孔数毫米，然后注射1%利多卡因。

2）口内进入法：左手将患者上唇翻起，于第一前磨牙处经黏膜将穿刺针刺入，刺入后根据由瞳孔所引出的长轴的垂直线，以寻觅眶下孔。待穿刺针确感触及或进入眶下孔后始行注射。

（5）额神经及眶上神经阻滞：于内眦上方1cm处作皮丘，以5cm长针刺入并向眼眶上壁的侧上方推进3.5～4cm，然后注射2%利多卡因2ml。适用于额窦手术。

二、神经安定镇痛术

神经安定镇痛术是以神经安定药丁酰苯类（如氟哌利多）和强效镇痛药（如芬太尼）为主的一种静脉复合麻醉方法。其特点是：在神志不完全消失的情况下，反射活动轻度抑制，内环境稳定，且有相当的镇痛作用，称神经安定镇痛术。如再加少量全麻药和肌松药，使患者神志消失、肌肉松弛，称神经安定镇痛麻醉。在鼻内镜手术中，最常用的是神经安定镇痛术，并且必须与局部麻醉相配合，在药物的配方和应用方法上有其特殊性。

鼻内镜手术在头部，接近中枢神经系统，即使局部麻醉相当完善，患者完全无痛感，在精神上的刺激也远较其他部位的手术更为强烈。遇到精神过分紧张的患者，在局麻下进行手术比较困难，但辅以神经安定镇痛术，则可起到相当良好作用。关键是要掌握恰当的神经安定镇痛深度。鼻内镜手术部位与呼吸道相通，出血和分泌物容易流到咽喉部，堵塞呼吸道。局部麻醉时患者意识清楚，可将其自行吞咽或吐出，但如果辅助神经安定镇痛术，且用药量偏大，神志和咽喉反射均受到一定程度抑制，可造成呼吸道梗阻，将血液或分泌物误吸入肺，缺氧以致危及生命。在深度的掌握上应以镇静为度，切不可使患者入睡，否则危险性陡然增加。

应用神经安定镇痛的方式可分3种：①麻醉前即开始应用神经安定镇痛；②于手术中局部麻醉不够完

善或患者难以合作时；③手术中某些刺激的操作时使用。大量临床实践表明，以第一种方式效果最为满意，用药量相对较少。同时，要清楚认识到：局麻是主导，安定镇痛是辅助，不可完全依赖神经安定镇痛。

神经安定镇痛术中要有专人监护患者，测量血压、脉搏、呼吸，最好进行动脉血氧饱和度监测，给予氧气吸入，及时清理呼吸道分泌物。神经安定镇痛药的选择为哌替啶（1 ~ 2mg/kg）或芬太尼（2 ~ 3mg/kg），复合氟哌利多（0.1mg/kg）。根据患者情况酌情应用。哌替啶和芬太尼在临床应用的差别是：前者镇静作用较好，后者镇痛作用更强。

三、全身麻醉

当鼻内镜手术范围广、难度大、出血多，患者不能配合应选用全麻。全凭静脉全麻和静吸复合全麻为临床常用的两种麻醉方法，均需常规气管内插管。要求无论采用哪种麻醉方法应尽可能苏醒迅速完善，避免呼吸道并发症的发生。

（一）全凭静脉全麻

1. 静脉普鲁卡因复合全麻　这是一种较早应用于我国的简单、经济、实用的全静脉麻醉方法。指的是静脉全麻药诱导，用1% ~ 2%普鲁卡因持续静脉点滴维持，同时辅以神经安定镇痛药和肌松药的静脉麻醉。它的特点是简单易行，无需特殊复杂的麻醉设备，麻醉浅，镇痛效果好，诱导和苏醒均较快，呼吸道分泌物不增多，术后肺部并发症少，对肝肾功能无明显影响；缺点是麻醉深度不易控制，普鲁卡因过量出现严重呼吸循环抑制。此种麻醉方法适用于手术范围相对较小、时间较短、出血不多的鼻内镜手术，或者在基层医院麻醉设备相对匮乏的情况下应用。

2. 异丙酚复合瑞芬太尼静脉全麻　异丙酚、瑞芬太尼诱导插管后立即静脉维持，此种方法麻醉诱导、苏醒迅速且完善，镇痛效果好，麻醉深浅易于调节控制，最大优点是配合控制性降压效果满意。需使用微量泵控制输注速度，一般异丙酚维持量5 ~ 10mg/（kg·h），瑞芬太尼0.2 ~ 0.4μg/（kg·min），用药量个体差异较大，需密切观察随时调整。瑞芬太尼可导致心率减慢，老年心动过缓者慎用。

（二）气管内吸入全麻

常采用静脉诱导、吸入维持的方法。全麻诱导与静脉全麻相同。麻醉维持选用氧化亚氮和异氟烷，二者吸入浓度氧化亚氮为60%，异氟烷为1% ~ 2%。如出血较多，可用高浓度异氟烷吸入控制性降压，但要注意其对心肌的抑制作用。苏醒较快但欠完善，分泌物较多。

（三）静吸复合全麻

静脉快速诱导插管后，静脉泵入异丙酚和瑞芬太尼、吸入氧化亚氮维持麻醉。如需要低压，少量吸入异氟烷即可达到满意效果，使麻醉更容易控制，优势互补。

全麻后拔除气管插管时，应彻底清除咽喉部血及分泌物，并对肌肉松弛剂作相应的拮抗。一定要等患者咳嗽、吞咽反射恢复良好后再拔管，如苏醒不完全应放置侧卧位置，使口咽部积血及时流出，以免发生误吸。苏醒尽量保持平稳，避免剧烈咳呛引起出血。

四、控制性降压

鼻内镜下手术面临的首要困难就是如何在理想麻醉前提下控制出血，只有有效控制出血，才能在直视下进行手术。对病变广，如全组鼻窦开放术，出血较多，止血困难，常影响手术质量。尤其是骨质增生性病例，增生组织血运丰富，出血更为凶猛，有的手术无法继续进行而中途终止。多数病例则因出血使术野不清，延长手术时间。国外此类手术常规在控制性降压麻醉下进行。

有以下疾病者应慎用：严重心脏病、动脉硬化、严重高血压、脑血管病变、严重肝肾功能损害、贫血、低血容量或呼吸功能不全的患者。

（一）控制性降压用药

吸入全麻药　以异氟烷为最常用，它可使外周血管阻力降低，而心排血量不变，吸入浓度在2MAC时可消除脑电活动，预防颅内压升高，对暂时性脑缺血有保护作用。短时间降压尚可，长时间吸入高浓度异氟烷导致麻醉过深，使苏醒延迟。

(1) 硝普钠：为目前控制性降压首选药物。具有强烈血管扩张作用，静脉滴注后直接作用于动、静脉血管平滑肌，引起动脉压迅速下降。硝普钠静脉滴注用0.01%溶液，开始时按3μg/（kg·min）速度滴注，经2～3分钟血压慢慢下降，降压速度直接与滴注速度成比例，调整滴速一般于4～6分钟就可使血压降至预期水平。停药后一般在1～10分钟血压即回升。用微量泵更易于调节且准确。它可产生快速耐药性和反射性心率增快。

(2) 硝酸甘油：基本作用是松弛平滑肌，尤其是血管平滑肌。通常用0.01%药液静脉滴注，开始速率1μg/（kg·min），观察效应，调节滴速，一般达3～6μg/（kg·min）左右就能使血压降至所希望水平。与硝普钠相比，其降压和复压速度均较慢，还可发生反射性心动过速。

(3) 艾司洛尔：是一种超短效、高选择性的β_1受体阻滞剂，无蓄积，在血中能迅速被红细胞酯酶水解，血药浓度易调整，停药后5分钟内即可恢复，起效快、作用时间短、作用很快逆转。可抑制肾上腺素分泌，预防血中儿茶酚胺浓度升高所致的心血管兴奋。一般为50μg/（kg·min）。

（二）药物的配伍应用

无论哪种降压药，均可引起反射性心率增快。而在同等降压水平下，心率与出血的多少成明显的正相关性，所以控制心率在实施降压中显得尤为重要。艾司洛尔为首选药物，可与硝普钠或硝酸甘油溶为一起应用，也可单独静点或泵入，它可明显减少降压药的用量，使控制性降压变得更为安全有效。

（三）控制性降压和操作与管理

1. 麻醉要求　要求麻醉平稳，镇痛完善，尤其是当降压效果不满意时，应考虑麻醉是否达到足够深度，必要时可用吸入麻醉药辅助，不要一味加大降压药剂量。

2. 降压程度　不能单纯以血压下降的数值或手术野不出血作为控制性降压的目标，这样显然不够全面。应考虑对心率、脉压、尿量和中心静脉压等作全面衡量。健康良好的患者可较长时间耐受60～70mmHg的收缩压；对血管硬化、高血压和老年患者则应酌情分别对待，一般应以血压降低不超过原水平的40%或收缩压降至比术前舒张压低0～20mmHg范围之内，可基本保证安全。在满足手术要求的前提下，尽可能维持较高的血压水平，并注意防止降压速度过快，以使机体有一个调节适应过程。

3. 调节体位　体位改变较心脏水平每垂直升高1.3cm，则升高部位的血压将降低1mmHg。在鼻内镜手术时，头高斜坡25°时，头部比心脏水平可高25cm，此时如果心脏水平平均压为70mmHg，头部的血压为50mmHg。

4. 通气与氧合　控制性降压期间，肺分流量和无效腔量均增加，因此供氧必须充分，确保潮气量和分钟通气量略大于正常，保持$PaCO_2$在正常范围。

5. 监测　降压期间应连续测量血压、心率、失血量、尿量、中心静脉压等。

6. 补充血容量　在降压期间严格精确测量失血量，并及时补充血容量。

7. 并发症　降压控制失当，超越生理代偿限度时，必然会发生脑、心和肾等各种并发症以及降压药逾量。如硝普钠会引起组织中毒以致死亡。究其原因，并发症和死亡与降压适应证掌握不妥有关；也与降压管理技术失误、降压过甚、持续时间过长或术后监护不严有关。

8.手术后护理　必须强调，手术结束并不意味着控制性降压作用已完全消失，即使血压已回升，体位性降压仍显著，因此，术后搬动患者时要严防剧烈改变体位。术后要及时补充血容量，护理患者直至清醒，反应活跃，通气良好，给予氧气吸入。

第三节　鼻内镜手术术后创面处理的麻醉及术后镇痛

鼻内镜手术后，由于止血需要创面填塞辅料，多数病例需在术后2～3天将填塞物取出，创面血痂及分泌物需要清除，但操作前表面麻醉难于生效，因此疼痛刺激较强，加之操作中的出血和分泌物渗出等问题，施以完善的麻醉存在一定困难，可以通过清醒镇静技术和手术后镇痛技术，在降低患者随访处理痛苦、提高患者依从性的前提下，提高手术后随访处理，尤其是青少年手术后处理的质量。

一、清醒镇静技术

清醒镇静技术用于疼痛刺激较强且不宜施以局麻的手术及操作时，应具备及满足充分的镇静、有效的镇痛、遗忘、上气道张力和呼吸无明显抑制及确保患者处于有意识的主动配合状态等几个基本条件。因此，在药物的选择上应兼顾上述诸因素，采用联合用药。

目前，常用的静脉麻醉药物有咪唑安定和异丙酚，镇痛药物主要为芬太尼、氯胺酮。氯胺酮为一较老的静脉麻醉剂，具有感觉和意识分离的麻醉特点。利用这一特点，近10年来，临床上使用亚全麻剂量的氯胺酮起到了镇痛完善、遗忘作用确切的效果，但术后恢复质量较差，易发生头晕、恶心、呕吐及梦幻等不良反应。

为减轻患者的紧张不安情绪和减少药物用量及不良反应，在操作的准备阶段应先静注以镇静作用为主的药物，根据预计的操作时间，可分别或联合使用咪唑安定和异丙酚。咪唑安定在达到同样镇静深度的情况下，遗忘率高于异丙酚，但停药后恢复较慢，因此适用于较长时间的操作，首次可静注30 ～ 50μg/kg，根据镇静深度术中可酌情追加1/3 ～ 1/2首次量，或代之以异丙酚维持，注药速度为50 ～ 70μg/（kg·min）。操作中疼痛刺激较强时应及时加用镇痛作用强的药物，如少量芬太尼或氯胺酮，除达镇痛目的外，也可适当加深镇静程度，增加遗忘率。成年患者芬太尼常用量为0.5 ～ 1μg/kg，一次静脉注入；氯胺酮首次量静注0.2 ～ 0.3mg/kg，总量不宜超过0.5μg/kg。

术前加用抗胆碱药可使患者感觉口干及心动过速，似无必要常规加用。芬太尼和氯胺酮偶可诱发恶心、呕吐，操作前以禁食水为佳，因用药量较少，在确保患者咽喉反射不受抑制的情况下，可适当放宽禁食水限制。

镇静镇痛药物用量个体差异很大，特别是安定类药物，老年、肥胖及男性用量较少；中年女性、精神质者则用量较大。因此，在清醒镇静技术的临床应用中，无论使用何种、何类镇静和镇痛药物及比例如何，都应掌握在充分镇静、镇痛、遗忘的前提下，维持适宜的镇静深度，避免镇静过深，防止患者入睡失去主动配合能力。镇静深度应维持于2 ～ 3级之间（表情淡漠或瞌睡状态，但对语言有正确反应）。过浅则镇静不足，留有记忆；过深则易失去有意识的配合而产生躁动及呼吸抑制。操作中不断与患者保持语言联系，是维持和判断适合的镇静深度的最简单有效的方法。如操作中咪唑安定和芬太尼用量过大，可分别使用弗马西尼和纳洛酮拮抗，效果良好。

住院患者在操作结束后即可返回病房，非住院者应在院留观1小时左右，离院过程中应有家人陪护，24小时内不应从事驾车等危险作业。

二、术 后 镇 痛

术后疼痛及其镇痛效果取决于手术创伤部位及损伤程度和痛觉中枢对疼痛的敏感性，即外周和中枢两个因素。躯干及肢体的外科手术多可通过阻断外周疼痛的产生及向中枢传入即满意镇痛，而鼻内镜及头面部手术的镇痛则长期以来以中枢性镇痛为主，效果欠佳，不良反应较多见。

鼻内镜手术黏膜创伤面积大，术后的止血填塞又导致鼻窦及创伤局部的循环受阻，炎性及致痛物质渗出增加，窦腔内压增高等而加重疼痛，除使用中枢性镇痛药外，如何减轻创伤局部致痛因素的影响是该手术后镇痛的重要环节。近期的研究表明，在成年患者持续48小时的静脉镇痛中，以具有抑制致痛物质生成作用的解热镇痛药来比林2.7g，与具有减轻组织损伤反应和渗出的皮质激素地塞米松10mg合用，在取得相同镇痛强度的情况下，芬太尼用量仅0.51mg，而单纯以芬太尼镇痛的对照组芬太尼的使用量则为0.91mg，同时因使用芬太尼而引起的恶心、呕吐、头晕等不良反应也明显增加。因此，为提高鼻内镜术后的镇痛质量、减少不良反应，其方法应有别于躯干四肢手术，以选用分别具有外周镇痛作用和中枢性镇痛作用的药物联合应用为佳。

第四章
鼻内镜鼻窦手术基本方法

1912年，Mosher在谈及鼻内筛窦切除术时就指出：“鼻内筛窦手术是所有手术中最盲目和最危险的”（Schaefer，1989）。现代鼻内镜手术技术自20世纪70年代末兴起以来，历经20余年的发展，技术日趋成熟，使已往被认为是“盲目”的手术变得清晰而直观，其危险性也大大降低。但伴随着鼻内镜应用领域的不断扩展，手术难度不断加大，手术的危险性也必然随之上升。鼻内镜鼻窦手术是鼻内镜手术的基础，只有熟练掌握了鼻内镜下鼻窦手术的基本方法，才能充分发挥鼻内镜手术的优势，在一个相对狭小的空间内，游刃有余，拓展出一片广阔的天地。

80年代中期以来，世界上先后有一些著名的鼻科学者报告了他们应用鼻内镜进行鼻窦手术的成功经验（Kennedy，1985；Stammberger，1986；Schaefer，1989；Levine，1990；Lusk，1992；Lazar，1993）。鼻内镜鼻窦手术的基本手术方法包括从前向后法和从后向前法，分别适用于不同范围的病变。在临床应用中，可根据患者的实际情况，采取相应的变通术式，但首先应熟练掌握基本术式。

一、手术步骤次序

1. 从前向后方法　鼻窦手术的次序分别为从前向后法和由后向前两类方法。前者由奥地利鼻科学者Messerklinger首先提出，并经不断改进而日趋成熟（Rice，1993），常称为Messerklinger术式（Schaefer，1989；许庚，1994）。许多医生将日本著名鼻科学者高桥良经典筛窦手术方法改良为高桥六步法（韩德民，1992），手术步骤细腻且易于掌握。他们的共同特点是手术方向从前向后。

2. 由后向前方法　以Wigand术式为代表（Schaefer，1989），又称全蝶筛切除术（total spheno-ethmoidectomy）。其特点是手术方向从后向前。适用于后组鼻窦病变或因各种原因失去鼻腔正常解剖参考标志的病例。

二、麻 醉 方 式

筛窦手术的麻醉方式采用局部麻醉或全身麻醉均可。主要根据患者全身和局部状况，兼顾术者的技能水平和麻醉设备条件等，选择对患者最佳的麻醉方式。具体步骤见本篇第三章鼻内镜手术的麻醉学。

三、手术开始前处理

1. 患者准备　头高脚低约15°仰卧体位，头面部及鼻前庭4%氯己定常规消毒，铺无菌手术巾。

2. 鼻腔检查　血管收缩剂收缩鼻腔黏膜后，彻底检查双侧鼻腔。注意在黏膜未充分收缩或鼻腔、鼻道狭窄时，勿用力将收缩用棉片或纱条塞入，易导致黏膜损伤。根据鼻窦CT扫描提示，着重检查术侧中鼻道解剖和病变情况以及与手术相关的重要解剖定位参考标志，观察鼻内镜所见与CT表现的异同。

第一节 筛窦手术

一、钩突切除术

是从前向后术式的起始步骤，钩突切除是否完整，决定了术野是否宽敞、上颌窦口能否顺利暴露及手术能否顺利实施。

1. 钩突起始部位的判断　钩突前缘附着泪骨最前部与上颌骨额突接壤处，上颌骨额窦在鼻腔外侧壁隆起形成“上颌线”（图3-4-1），在上颌线稍后以剥离子或镰状刀钝面轻压钩突与鼻腔外侧壁相接处的黏膜，从上方中鼻甲鼻腔外侧壁附着处为切口的起始部，确定大致的切口轨迹。

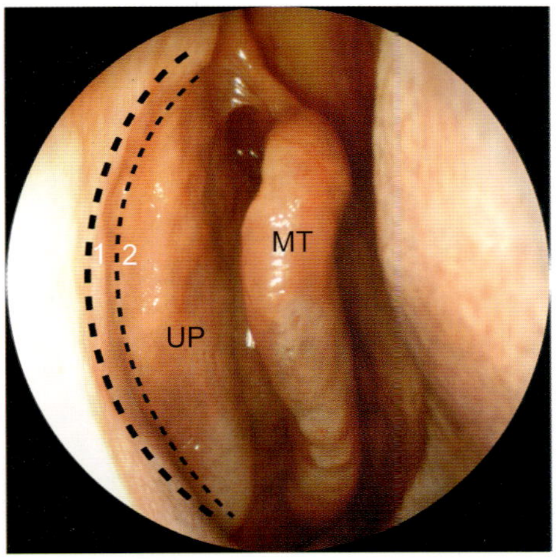

图3-4-1　鼻内镜手术基本方法。虚线1为上颌线，钩突（第一基板）切开位置为虚线2。UP：钩突；MT：中鼻甲

2. 切开方法　可以分别用剥离子、反张咬骨钳、镰状刀及切割吸引器切开钩突。

（1）镰状刀切开：自中鼻甲前端根部钩突附着处插入，沿钩突与鼻腔外侧壁的附着缘，自前上向后下弧形划开粘骨膜，直至钩突的后下附着缘处，然后，在将钩突骨质切开后，切开深层黏膜。

（2）剥离子切开：用头端为弧形的剥离子完成上述步骤，所不同的是，切入是直接将黏膜和骨质同时切开，尤其适用于钩突骨质增生的病例（图3-4-2）。

（3）反张咬骨钳切开：首先用弯探针将钩突掀起，利于咬骨钳插入。然后将反张钳唇沿钩突尾段插入反向向前和前上咬除，此时钩突尾段游离，上颌窦自然口常可显露出来。对于只准备开放或暴露上颌窦自然口的病例，可选择该方法切除部分钩突。

3. 上述步骤完成后，持剥离子沿切口将钩突向内侧剥离，使其仅上、下两端与鼻腔外侧壁相接（图3-4-3）。

4. 用不同角度的筛窦钳将钩突上、下两端与鼻腔外侧壁分离后咬除。目前，已经多采用弯剪剪断钩突上、下端与鼻腔外侧壁的接合部，目的是保护鼻腔外侧壁黏膜。钩突上端采用剪断的方法，保留钩突垂直段上部，目的是：①保护额隐窝黏膜，特别是在不做额窦手术的情况下；②保留钩突垂直段上部，用作额

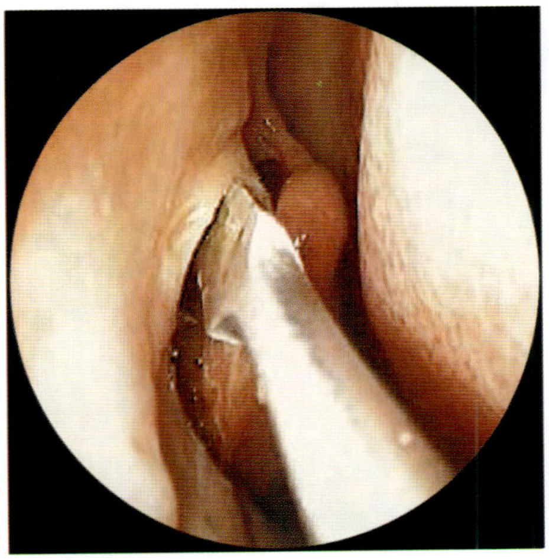

图3-4-2　切开钩突。沿钩突前缘（虚线2），用镰状刀或剥离子切开黏膜后，切开并剥离钩突骨质

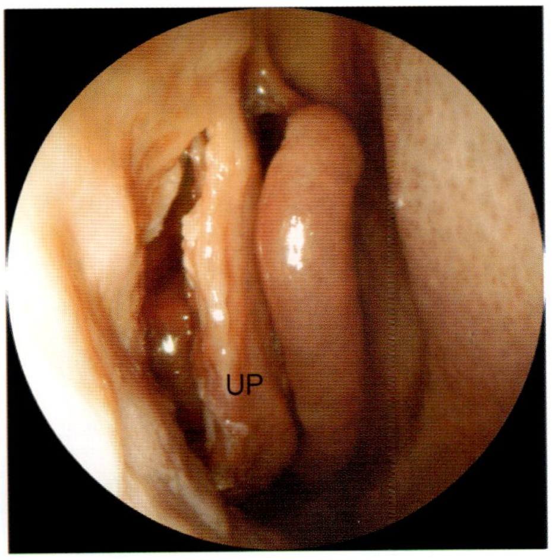

图3-4-3　钩突切开后状态。UP：钩突

隐窝手术寻找和定位额窦开口的解剖参考标志。

5. 钩突尾段处理 钩突尾段骨质在钩突大部分切除后会存留，用弯剥离子或探针将钩突尾段骨质游离并取出（图3-4-4），有利于上颌窦自然口的显露或经中鼻道开放上颌窦向后咬切后囟的操作。骨性钩突尾段不处理，有可能因术后局部骨质增生导致自然口或开窗口狭窄，尤其是在钩突骨质增生的时候。

切除钩突后，可见其后方的筛泡（图3-4-5）。用30°或70°内镜向外侧观察，常可见上颌窦自然孔；向上方额隐窝观察，可见以残留钩突为中心的额窦引流口、鼻丘、终末气房或上筛泡气房等。此步骤还有“筛漏斗造口术（infundibulotomy）”等称谓，临床较少采用。

钩突切除操作要点见表3-4-1。

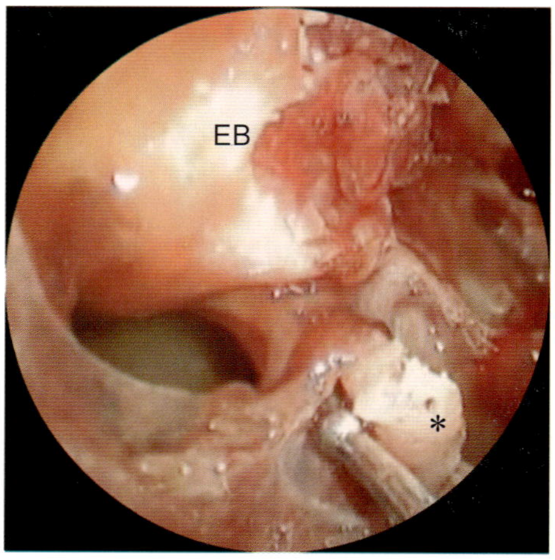

图3-4-4 切除钩突尾端骨质。70°镜下观察上颌窦自然口。用探针清除钩突尾端骨质。EB：筛泡

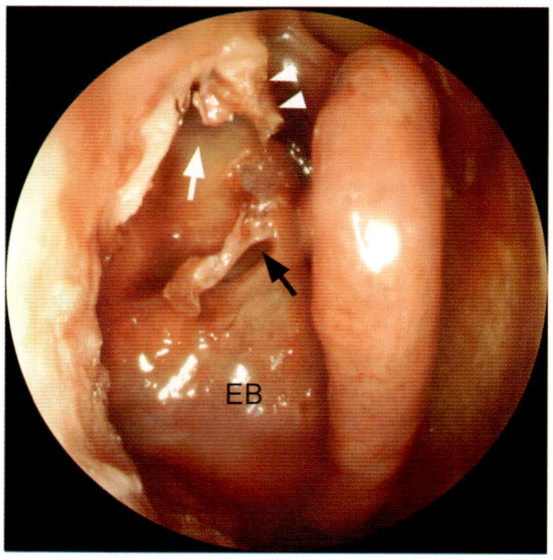

图3-4-5 暴露筛泡。上下剪断钩突后，暴露筛泡（EB）前壁及第二基板。→：钩突筛泡附着点，亦称筛漏斗板

表3-4-1 钩突切除术操作要点

1. 以中鼻甲鼻腔外侧壁附着处和上颌线，定位和确认钩突切开的轨迹
2. 选择适当器械：剥离子、镰状刀、反张咬骨钳或切割吸引器等
3. 钩突取出前，上下应以微剪刀剪断为宜，可避免局部黏膜撕脱
4. 钩突尾端骨质用剥离子解剖取出，防止局部骨质增生阻塞窦口或迁延炎症

二、筛窦手术

筛窦开放手术的基本原则是尽可能保留黏膜的基础上，建立充分的气房通风引流。手术完成后，原则上所涉及的筛房应建立充分的引流通道。若某个气房骨壁骨折破损，黏膜损伤，应开放该气房，建立引流口。筛窦开放过程中，同样需要不断寻找较为固定的解剖定位标志（表3-4-2）。

表3-4-2 筛窦手术中可以依靠的解剖定位标志

钩突
筛泡前壁或筛泡板
上颌窦自然口
中鼻甲
中鼻甲基板
上鼻甲
眶纸板
特征性筛窦气房或病灶（如筛窦骨瘤）

1. 前筛或部分前筛开放手术 手术为前组筛窦部分气房的开放手术，包括中鼻甲基板以前的钩突终末气房、鼻丘气房、筛泡气房等的开放引流手术。但不要求清除所有气房，尤其是额隐窝气房，以免导致额隐窝或额窦引流通道的瘢痕狭窄。

手术适应证见表3-4-3。

钩突取出后，内镜下直接面对的是筛泡前壁或筛泡板，即第二基板（图3-4-5），可见的标志为上颌窦自然口和筛泡前壁。上颌窦自然口可以辅助定位眶纸板和眶底板，作为筛窦开放外界，即眶纸板的解剖定位参考标志。

首先借助锐利剥离子或刮匙（也可以用球刀）切开筛泡前壁。目的在于：①观察筛窦内病变（黏膜）情况，决定保留黏膜与否或下一步操作方法；②筛泡壁破碎后，便于咬切钳或切割吸引器头发挥作用；③了解筛窦骨质情况。

表3-4-3　前筛或部分前筛开放手术适应证

1. 单纯前组筛窦炎或上颌窦、额窦炎，药物治疗无效
2. 局限于前筛区的病变，如鼻息肉、真菌病及内翻性乳头状瘤等
3. 额隐窝、前颅底等手术的前置手术

用不同角度的筛窦咬钳从前向后开放筛房至中鼻甲基板，咬钳使用过程中，保持其侧唇与中鼻甲和眶纸板平行，保持手术钳在矢状位张开，以免损伤眶纸样板。若筛窦气化良好且窦内黏膜基本光滑，则开放气房，能够保证引流通畅即可，尽可能保留和避免损伤黏膜；筛窦蜂房气化不良且窦内病变较严重的病例，则在清除窦内黏膜不可逆病变，开放前组筛窦至分隔前、后组筛窦的中鼻甲基板后，按照顺序由前向后或由后向前清除眶纸板和中鼻甲根部残余气房（图3-4-6）。若无需继续额隐窝手术，筛泡板颅底附着部分可以保留。如果考虑额隐窝的手术，保留筛泡前上颅底附着部分（或称筛泡板），可以用作额隐窝寻找定位额窦的解剖参考标志；保留筛泡前下壁，对于病变较重或有前期手术史、解剖标志不清时，可作为定位或寻找上颌窦口的解剖参考标志，筛泡前下壁和上颌窦自然口的解剖结构关系是恒定的。

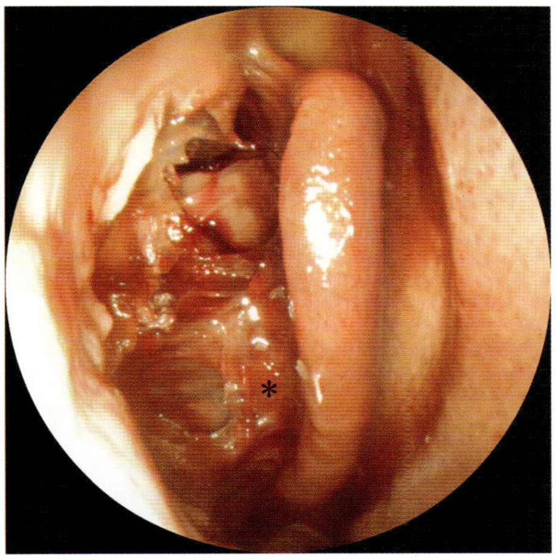

图3-4-6　切除筛泡并显露第三基板。清除筛泡气房后，第三基板，即中鼻甲基板（*）暴露。中鼻甲基板与中鼻甲延续

前筛气房清理后，形成术腔特征，即外侧为眶纸板，上为鼻丘气房、上筛泡气房、钩突残根以及筛泡板等，内侧是中鼻甲，后方是中鼻甲基板。中鼻甲基板的特征是内侧与中鼻甲延续，本身常不规则（图3-4-6）。若开放筛泡时咬除过多，常直接进入后筛，会破坏中鼻甲基板而无法识别。

2. 后组筛窦开放或切除手术　用同样方法，首先将中鼻甲基板穿透，然后用咬钳或切割器开放后组筛房（图3-4-7）。进入后筛窦需要注意，在操作到后筛窦的后外和后外上时，应随时参考CT影像，注意有无蝶上气房（Onodi气房）及视神经骨管在筛窦内的隆起，避免损伤视神经。沿前筛开放后明确显露的眶纸板向后，清理筛窦外侧、外下至眶尖的气房；以上鼻甲为标志，清理内侧（毗邻上鼻甲）及蝶窦前方的气房，至蝶窦前壁。然后按照顺序由前向后或由后向前清除眶纸板和中鼻甲根部及蝶窦前壁的残余气房（图3-4-8）。此时也可以根据CT影像提供的图像信息，以有特征性的筛房为标志，明确并彻底开放

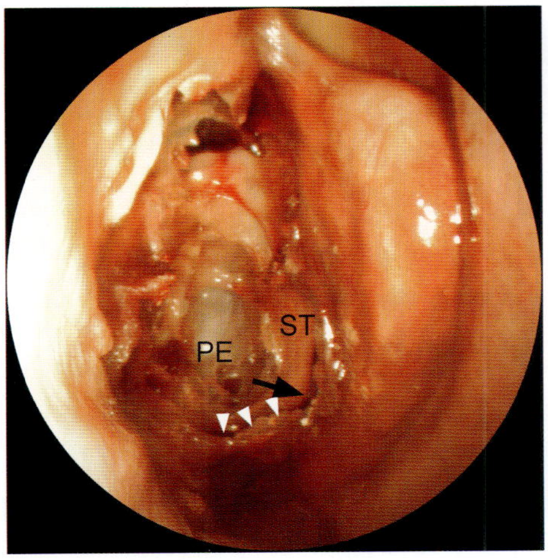

图3-4-7　进入后筛。切除中鼻甲基板（△△△）后，进入后筛（PE），暴露上鼻道（→）和上鼻甲（ST）

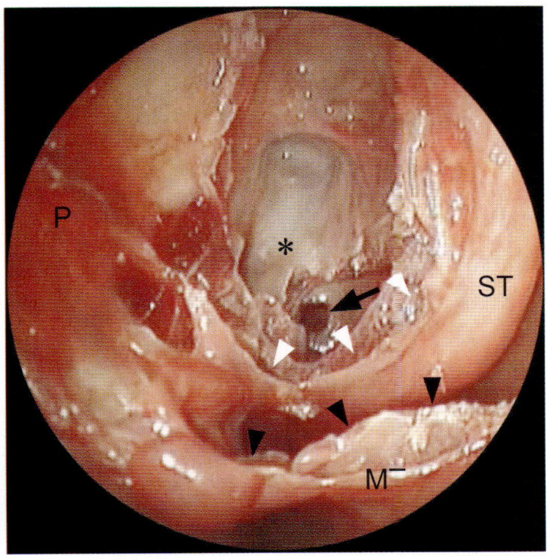

图3-4-8　暴露蝶窦自然口。清除毗邻上鼻甲（ST）后筛房，进入蝶筛隐窝并暴露蝶窦自然口（→）和蝶窦前壁（*）。△△△：上鼻甲基板（第四基板）；MT：中鼻甲　▲▲▲：中鼻甲基板；P：眶纸板

后筛房。

3. 筛窦手术操作相关器械（表3-4-4） 器械宜选择带有咬切作用的不同角度咬切钳（图3-2-71）。传统的筛窦钳更多的是在手术过程中起到“搬运工”的作用，即将咬切下来的组织取出。筛窦黏膜纤维化增生时，咬切钳的作用就更大，此时切割吸引器的作用则比较小，易将纤维化的黏膜在切割吸引的时候，将所有黏膜连带吸切清除；筛窦骨质增生时，则必须备有各种型号的咬骨钳，使用时先将黏膜下骨板骨折后剥离取出，再用咬切钳咬除黏膜。切割吸引器使鼻窦手术的水平有了突飞猛进的发展（另文叙述），借助切割吸引器，可以在清晰视野下完成筛窦手术。

表3-4-4 可选筛窦手术器械

1. 咬切钳
2. 剥离子
3. 刮匙
4. 筛窦钳
5. 切割吸引器

第二节 上颌窦开放手术

针对上颌窦病变或进入上颌窦的径路，在经典Caldwell-Luc手术经Caldwell（1866—1946）1893年于美国纽约和Luc（1855—1925）1897年于法国巴黎各自报道以来，经过逾百年的不断地改进与完善，已成为以治疗慢性化脓性上颌窦炎为主要适应证的一个成熟的规范手术。20世纪80年代以来，由于功能性内镜鼻窦手术（FESS）或鼻内镜手术（NES）的兴起和发展，Caldwell-Luc手术方式已被鼻内镜下筛窦开放手术加中鼻道上颌窦开窗术所取代。

一、中鼻道上颌窦开窗术

基于对窦口鼻道复合体病理生理学的认识，鼻内镜下上颌窦手术以开放筛窦或开放上颌窦自然口、改善或重建上颌窦通气引流为主要目的。由于上颌窦黏液纤毛清除方向始终朝向自然窦口，故上颌窦手术应采用经中鼻道上颌窦开窗术（middle meatal antrostomy，MMA）。手术适应证见表3-4-5。基本内容分述如下。

表3-4-5 上颌窦开放手术适应证

1. 上颌窦炎，药物治疗无效
2. 真菌性上颌窦炎
3. 上颌窦黏膜潴留囊肿或黏液囊肿
4. 上颌窦异物
5. 经上颌窦（后外侧壁）进入翼腭窝
6. 上颌窦肿瘤

1. 上颌窦自然孔定位 用0°镜或带角度的30°或70°内镜寻找中鼻道上颌窦自然孔。正常情况下，上颌窦自然孔位于筛漏斗的后下，对应中鼻甲下缘前中三分之一交界处，通常被钩突的尾部遮蔽，钩突切除后才能充分暴露，有时该孔可被息肉或水肿黏膜覆盖而不易找到。此时，可用剥离子、带角度的吸引器或前端为卵圆头的弯曲探子，沿钩突切缘外侧筛漏斗形成的沟槽在筛泡前下壁，自前上向后下滑行，可滑入上颌窦口；或沿下鼻甲前上与鼻腔外侧壁结合处上方，轻压中鼻道鼻腔外侧壁的黏膜，多可找到狭窄呈漏斗状的上颌窦自然孔。因此，上颌窦自然开口的定位解剖标志分别为钩突、筛泡前下壁及下鼻甲（图3-4-9）。

2. 上颌窦自然孔处理 若上颌窦自然孔开放良好且窦内未见病变，则不必破坏上颌窦自然孔的结构，这种情况下，即便是很小的上颌窦自然孔也能满足上颌窦通气引流和黏液清除功能的需要。针对必须扩大的自然口，如果窦内黏膜仅为黏膜炎性肥厚，则窦口只需开放直径约1cm即可。否则，可用90°筛窦钳探查并扩大缩窄的自然孔，然后以反张咬钳向前及前下咬除前囟，或以直咬钳向后，咬除后囟，扩大上颌窦自然孔，使上颌窦自然孔的前后径达1～2cm（图3-4-10～3-4-12）。Kirihene R等（2002）对29例接受鼻内镜手术患者进行上颌窦内NO水平测定的分组研究，分别为切除后囟形成宽大上颌窦开窗口22例，仅切除钩突保留自然口30例，结果发现，上颌窦开窗口大小直接影响鼻腔鼻窦NO水平，而扩大开窗口，上颌窦内NO水平较保留上颌窦自然口时下降。针对鼻腔鼻窦，NO具有重要的鼻-鼻窦宿主防御作用，包括：抗菌特性，抑制微生物（病毒、细菌和真菌）生长；提高纤毛活性，促进鼻-鼻窦黏膜黏液纤毛传输作用；清除微生物和毒素，保持鼻-鼻窦黏膜健康。因此，NO水平下降，使鼻窦黏膜抗感染能力、黏液纤毛清除功能下降。Brumund KT等（2004）在一项研究中，用定时连续CT扫描，对羊动物模型上颌窦开窗口大小对氙通气的作用进行探讨，将单纯钩突切除、上颌窦小开窗口和打开窗口氙通气比较后发现，单纯钩突切除显露上颌窦自然口不增加上颌窦通气，大或小口径上颌窦开窗均可明显增加上颌窦通气，大口径上颌窦开窗无助于增加上颌窦通气作用。所以，上述两项研究提示在无需清除上颌窦内病灶的情况下，保留自然口或较小开窗口，即能满足上颌窦通气引流，同时维护鼻窦黏膜的功能，开窗口过大，可能是患者上颌窦反复感染的原因之一。

扩大自然口的过程中，局部黏膜撕脱是导致术后上颌窦开窗口狭窄、闭锁的重要原因；同时，也因为黏膜损伤形成瘢痕，影响上颌窦黏液纤毛的排出功能，所以，应更多使用咬切钳。扩大了的上颌窦窗口缘应保留部分原自然孔黏膜，通常保留自然孔的下缘或后下缘，这有利于上颌窦经中鼻道引流的功能需要和有效防止术后开窗口闭锁。开窗口的大小的根据是是否有利于鼻窦病灶的清除，与是否有利于鼻窦引流无关。

注意：带角度的咬钳勿因咬除自然孔上缘的骨质而损伤眶壁结构；向前扩大自然孔时，勿损伤鼻泪管；向后下咬除后囟时，有损伤蝶腭动脉的鼻后外侧支的可能性。

少数骨质坚硬或上颌窦自然孔融合的患者，需行上颌窦下鼻道开窗术。

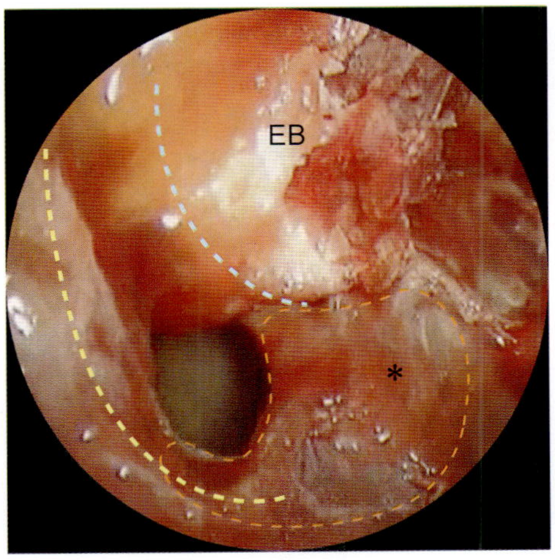

图3-4-9　上鼻道上颌窦开窗范围。*：后囟，棕色虚线示经后囟可开窗范围。黄色虚线为钩突切缘，蓝色虚线为筛泡（EB）前下缘，可为定位上颌窦自然口解剖参考标志

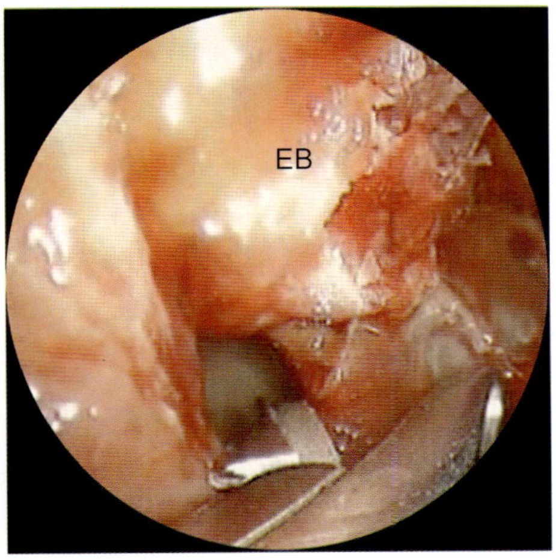

图3-4-10　中鼻道上颌窦开窗。咬切钳咬除后囟

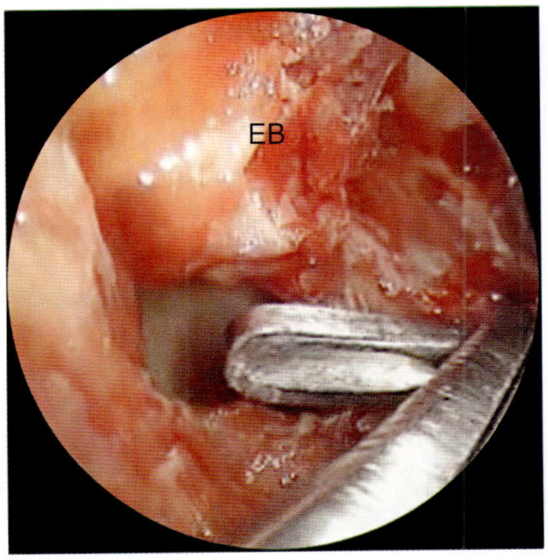

图3-4-11　反张咬骨钳咬除上颌窦开窗口下缘及前缘

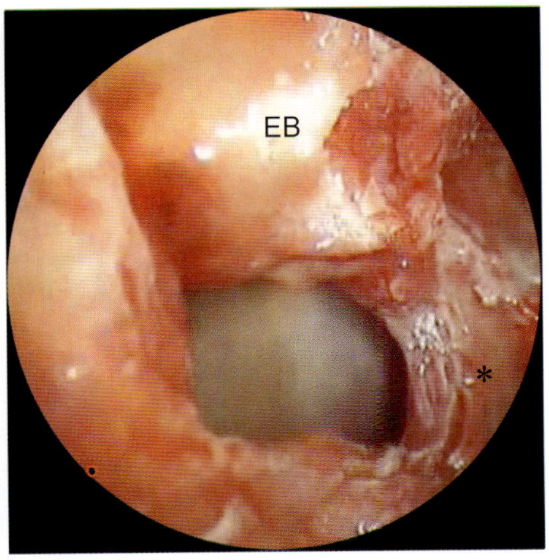

图3-4-12　中鼻道上颌窦开窗口。*：后囟；EB：筛泡

3. 上颌窦内病变处理　上颌窦常见病变分类及处理的方式见表3-4-6所示，对应处理方法供参考。需要强调，窦内病变黏膜的恢复，比之筛窦要缓慢，所以，手术后随访会发现，筛窦黏膜恢复或上皮化之后，上颌窦内的黏膜可能仍然水肿或积聚黏液或脓性分泌物，或表现为明显的增生，有必要进一步随访观察，相反，不能急于作上颌窦清理。

表3-4-6 上颌窦常见黏膜病变分类和处理

上颌窦黏膜病变分类	处理方式	辅助治疗
炎性肥厚	保留	鼻用激素+随访处理
息肉样变	轻度：保留 中重度：保留粘骨膜的水肿组织清除	鼻用激素+随访处理
鼻息肉	清除。必要时下鼻道开窗	鼻用激素+随访处理
黏膜潴留囊肿	清除。必要时下鼻道开窗	鼻用激素+随访处理
肿瘤（例如：内翻性乳头状瘤）	清除肿瘤及其附近黏膜	随访观察+处理

二、下鼻道上颌窦开窗术

由于上颌窦的解剖特点，当病灶位于上颌窦前下、前内下或前上等部位，或病灶弥漫于上颌窦，单纯经中鼻道无法清理病灶，此时，经下鼻道上颌窦开窗术（inferior meatal antrostomy，IMA）是一个非常好的选择，联合中鼻道上颌窦开窗，可以辅助清理上颌窦病灶；同时，也可以起到一定的通风和引流作用。

（一）手术步骤

1. 将下鼻甲向中线骨折移位，显露下鼻道。

2. 探查并寻找鼻泪管下鼻道开口，选择下鼻道上颌窦穿刺点。

3. 使用Trocar或剥离子等刺入上颌窦。

4. 咬骨钳或反张咬骨钳骨折开窗口局部骨质并取出。骨质去除的范围相当于最后开窗的大小。

5. 使用黏膜咬切钳或动力系统清除黏膜至骨窗缘，完成下鼻道开窗（图3-4-13）。

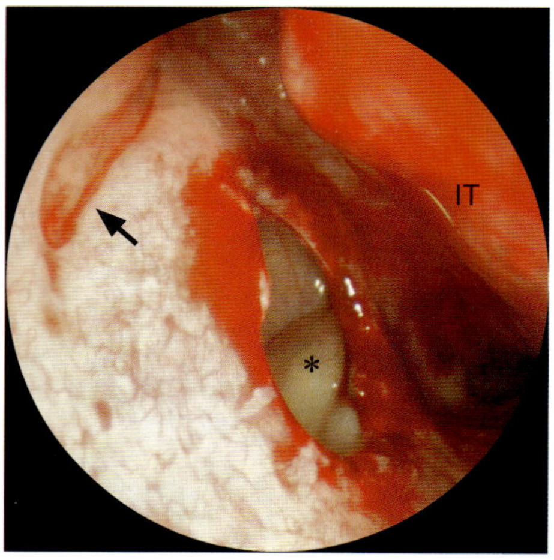

图3-4-13　下鼻道上颌窦开窗。鼻泪管开口（→）后下造孔后，可见上颌窦内潴留囊肿（*），IT：下鼻甲

（二）技术要点

1. 寻找并定位鼻泪管下鼻道开口，避免操作时损伤。鼻泪管开口只要保留上部黏膜皱襞而未撕脱，不影响其引流功能作用。

2. 黏膜与骨分别处理。局部上颌窦穿刺完成后，即将开窗局部的骨质骨折后，自黏膜下单独取出。骨质去除的范围即为最后开窗口大小。使用咬切钳或动力系统处理后，窗口周围黏膜保持完整而未撕脱，有助于减轻术后黏膜反应和瘢痕狭窄的趋势。

第三节　蝶窦开放手术

1. 经蝶窦自然孔开放蝶窦　蝶窦自然孔位于蝶窦前壁约距后鼻孔上缘10 ~ 12mm处蝶筛隐窝近中线处，即上鼻甲下缘附着蝶窦前壁处的内侧（图3-4-14），因此，手术中定位蝶窦自然口的比较恒定的解剖参考标志是上鼻甲；当最上鼻甲存在时，定位蝶窦自然口的解剖参考标志是最上鼻甲。

手术中寻找上鼻甲的方式或途径分为2种：经鼻腔嗅裂和经中鼻道开放筛窦之蝶筛隐窝。经嗅裂区，先将中鼻甲轻向外侧骨折推移，显露上鼻甲和蝶筛隐窝，部分切除上鼻甲后，暴露蝶窦自然口，或用探针定位自然口后，予以扩大（图3-4-15、3-4-16）。但鼻腔狭窄、上鼻甲肥厚或蝶筛隐窝狭窄的情况下，可将部分切除中鼻甲的后下部分，然后寻找到上鼻甲，部分切除其后下，暴露蝶窦自然口（图3-4-17、3-4-18）。若蝶窦自然孔通畅，则不必扩大，否则，以不同角度的筛窦钳和咬骨钳扩大蝶窦自然孔。注意保留蝶窦自然口内侧黏膜的完整。向内侧扩大蝶窦口的余地很小，应该在影像检查基础上，注意避免损伤后外视神经管及参考蝶窦气化程度的前提下，向前外和前下扩大。

第二种寻找上鼻甲的途径是经中鼻道可以在不切除钩突的情况下，切除筛泡内侧二分之一后，切开中鼻甲基板，即可显露上鼻道和上鼻甲；然后，用上述方法，以上鼻甲为参考标志，定位和开放蝶窦（图3-4-19、3-4-20）。

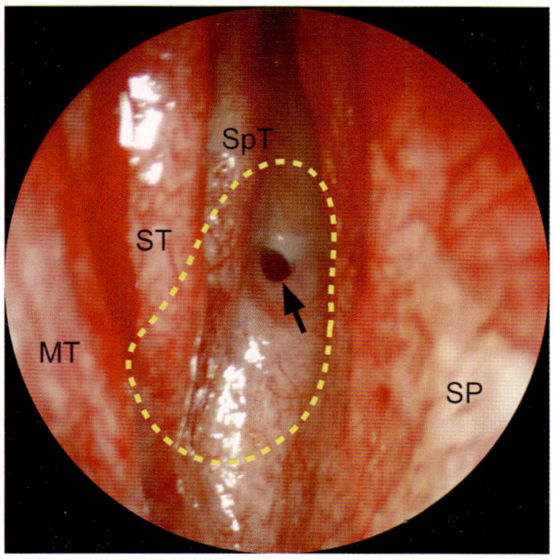

图3-4-14　经鼻腔开放蝶窦。虚线显示蝶窦前壁常规可以切除的范围，包括部分上鼻甲（ST）或最上鼻甲（SpT）。→：蝶窦自然口；MT：中鼻甲；SP：鼻中隔

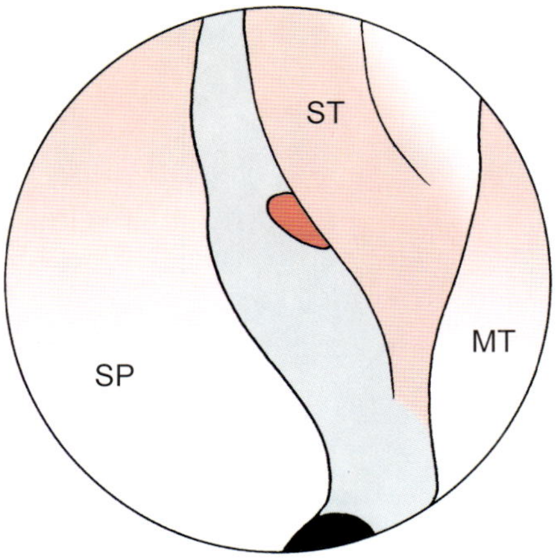

图3-4-15　蝶窦开放手术，图示蝶窦自然口定位方法。SP：鼻中隔；MT：中鼻甲；ST：上鼻甲。蝶窦自然口通常位于上鼻甲附着根部的内侧。因此定位蝶窦自然口主要参考与鼻甲的位置关系

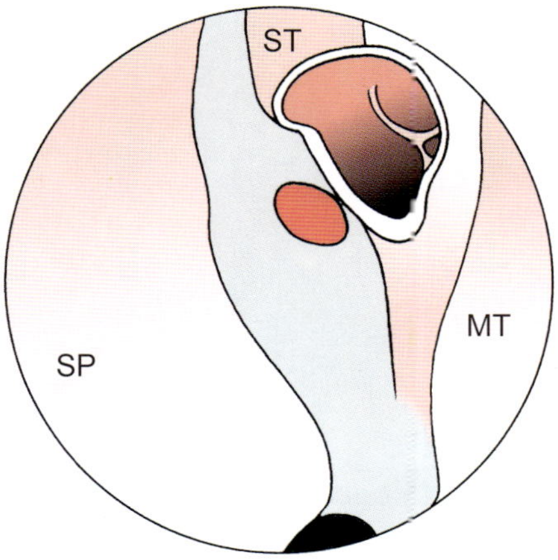

图3-4-16　剪除或咬除上鼻甲根部，即可见到或用探子探及蝶窦自然口，然后，沿其周围扩大并开放蝶窦

2.经蝶窦前壁开放蝶窦　在无法找到蝶窦自然孔，尤其是病变广泛或局部增生明显时，可循开放了的后筛至蝶窦前壁，遵循近中线原则，做蝶窦前壁开窗，或在正对中鼻甲后缘与鼻中隔间的蝶窦前壁造孔进入。此时，应认真参考鼻窦CT扫描，了解蝶窦气化或骨化情况、病变特征及毗邻解剖结构关系，任何一个特征性结构，都可作为进入蝶窦的解剖参考标志。

蝶窦开放过程中，提倡首先寻找蝶窦自然口的方法，可以避免手术中和后筛窦（尤其是Onodi气房）发生混淆。鉴别方法：①读片：根据CT扫描明确是否存在Onodi气房及其特征，或明确蝶窦自身形态特征；②视神经管隆突：Onodi气房的特征，除了可以气化到蝶窦上方或外侧外，该气房外上方常有明显的视神经管隆突，术前CT扫描可以提示。因此，如果术中开放了比较大的后部气房，需要鉴别是否为蝶窦或Onodi气房，可以根据出现视神经管隆突，辨明为Onodi气房（图3-4-21、3-4-22）。

向前下咬除蝶窦前壁的时候，注意穿行蝶窦前下的蝶腭动脉鼻后中隔动脉。必要时，可以先将局部黏膜向下剥离，或电凝局部，减少出血。

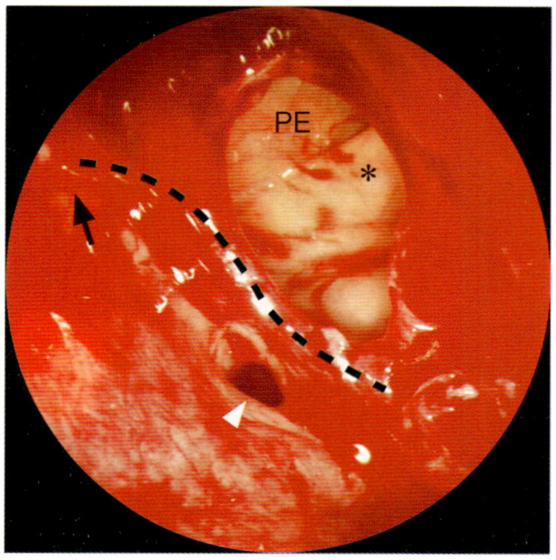

图3-4-17 蝶窦开放。切除上鼻甲（→），开放部分后筛（PE），气房可见视神经管隆突（*）。上鼻甲根部（虚线）形成“嵴”，在嵴的内侧寻找和定位蝶窦自然口（△）

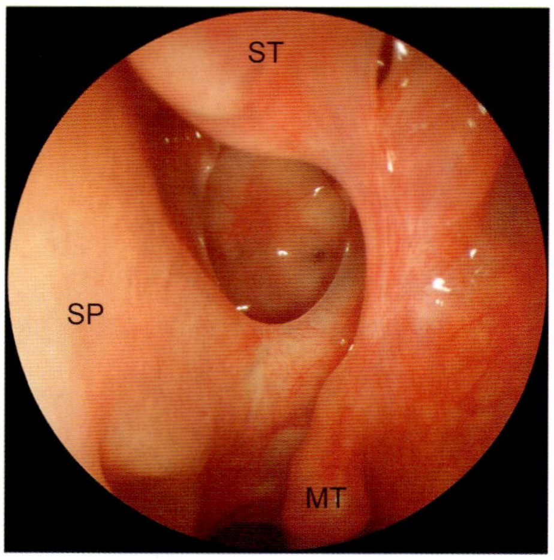

图3-4-18 经鼻腔开放蝶窦术后，或称Wigand术式。切除部分中鼻甲（MT）及上鼻甲（ST）后，开放蝶窦。SP：鼻中隔。术腔上皮化良好

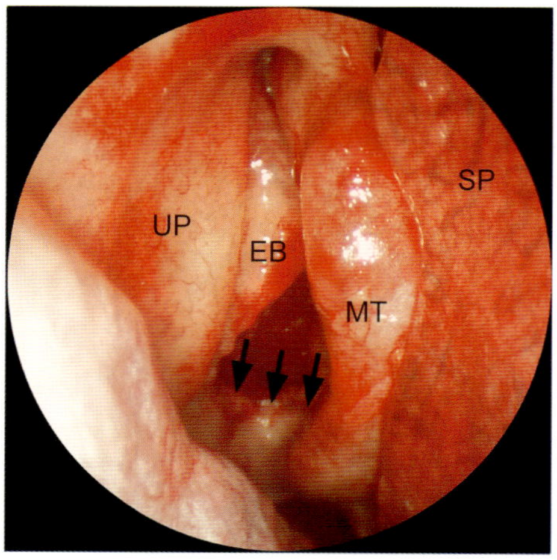

图3-4-19 经中鼻道中鼻甲基板开放蝶窦。沿中鼻甲外侧中鼻甲基板（↑↑↑）切开，可部分开放筛泡，进入后筛开放蝶窦。UP：钩突；EB：筛泡；MT：中鼻甲；SP：鼻中隔

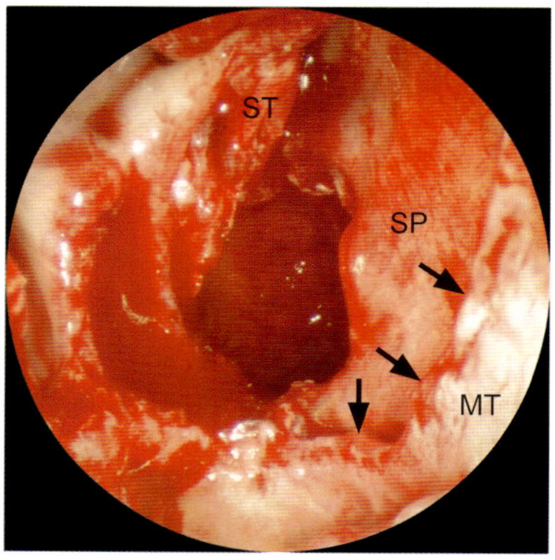

图3-4-20 经中鼻甲基板进入蝶窦。MT：中鼻甲；↑↑↑：中鼻甲基板，后筛部分开放，部分切除上鼻甲（ST）后，开放蝶窦；SP：鼻中隔

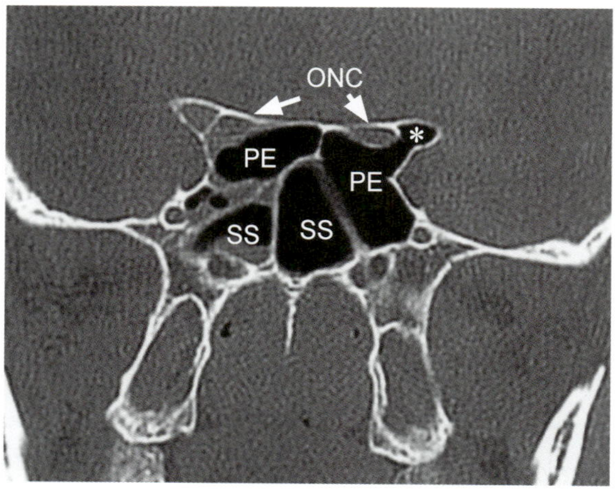

图3-4-21 蝶上筛房与蝶窦关系。冠状位CT扫描，骨窗。ONC：视神经管；PE：后筛（Onodi气房，或蝶上筛房）；SS：蝶窦，位于蝶骨内下

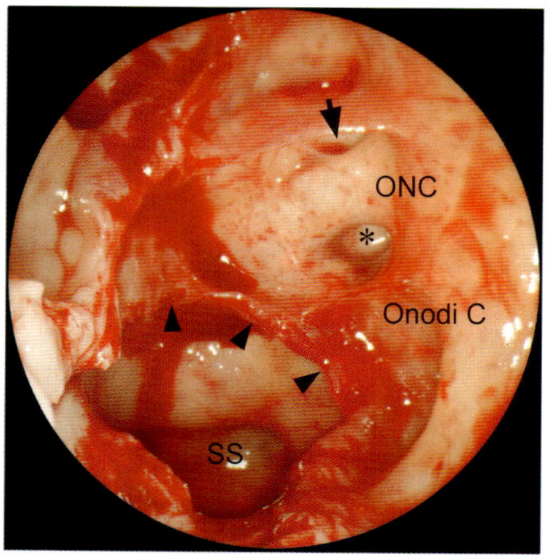

图3-4-22 患者术中鼻内镜下所见。Onodi气房位于蝶窦（SS）外上，可见视神经管隆突（ONC），视上隐窝（→），颈内动脉-视神经隐窝（*），▲▲▲为蝶窦顶壁（Onodi气房底壁）

第四节 额窦开放手术

一、额窦手术解剖参考标志

（一）术中鼻内镜下判断额窦引流口的标志

1. 钩突 前述钩突上端附着部位与额窦引流方式相关，所以术中切开钩突时，保留其上端作为解剖参考标志，应用成角度镜观察，根据钩突垂直部上端附着于眶纸板或附着于中鼻甲根部或颅底等，在钩突的内侧或外侧判断额窦开口。周兵等（2005）以钩突为参考标志，归纳鼻内镜下额隐窝的气房分布特征（表3-4-7，图3-4-23、3-4-24），指导定位和开放额窦。

表3-4-7 鼻内镜下额隐窝气房分型（冠状位CT扫描提示钩突上端附着部位）

分型	内容
Ⅰ型	钩突上部附着眶纸板，额窦直接引流到中鼻道，钩突内侧与中鼻甲之间的气房口为额窦开口，即额窦经钩突内侧引流到鼻腔
Ⅱ型	钩突上部附着在中鼻甲根部、颅底或上端分叉，额窦经筛漏斗引流到中鼻道，即在镜下所见钩突外侧与眶纸板之间的气房口为额窦开口，即额窦经钩突外侧经筛漏斗出半月裂引流到鼻腔

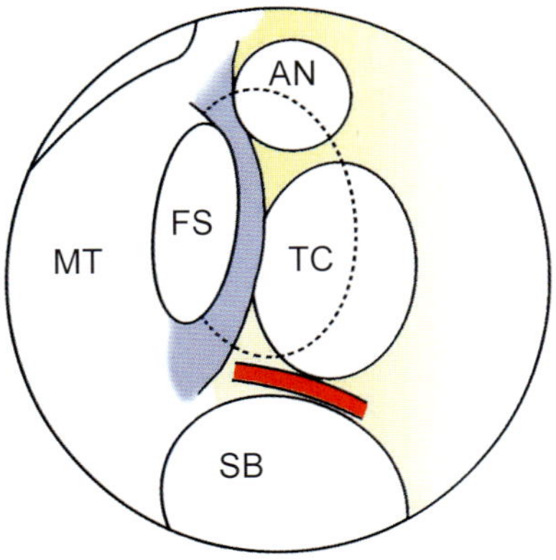

图3-4-23 鼻内镜下额隐窝的气房分布特征Ⅰ型

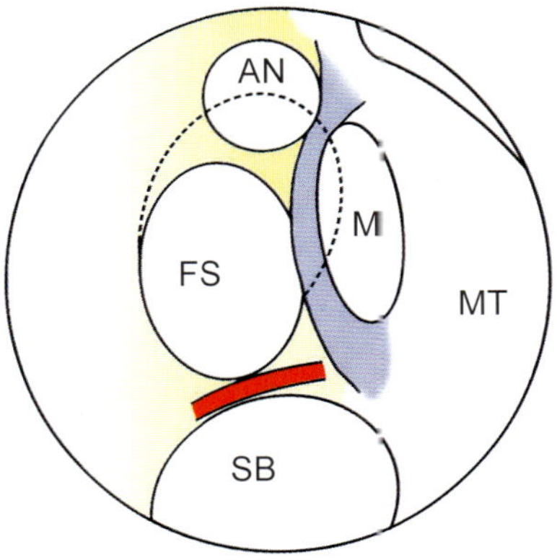

图3-4-24 鼻内镜下额隐窝的气房分布特征Ⅱ型

另据Kim和Yoon等根据解剖研究发现，钩突上部与筛泡上部交汇在矢状面上形成一个与鼻中隔平行的板状结构，即上筛漏斗板（suprainfundibular plate，SIP），前上附着额骨和额窦底板，上附着颅底。实际上，该结构是钩突上端呈扇形向后上附着筛泡板上部的部分，围成半月裂口的上缘。该作者依此为标志进入额窦，与利用钩突上部作为标志的作用同出一辙。

2. 鼻丘 鼻丘是筛骨最前端在鼻腔外侧壁上的隆起，位于钩突的前部、中鼻甲与鼻腔外侧壁附着缘前端的前上部。鼻丘外侧是鼻骨和泪骨（前外侧为鼻骨，下外侧为泪骨）；前方为上颌骨额突；上方是额隐窝和额窦；下内侧为钩突；后方是额隐窝和筛漏斗，向后外侧与纸样板相接。文献报告70%～90%存在鼻丘气房。由于鼻丘气房构成额窦底前份，因此，Wormald认为鼻丘是研究和理解额窦解剖的关键标志，去除鼻丘顶壁（额窦底）可进入额窦（图3-4-25）。

（二）鼻内镜下额隐窝气房分布特征及额窦口判断

额隐窝气房分类见表3-4-8，模式图见图3-4-26。

作者利用影像导航技术，在前述额隐窝气房内镜下特征的基础上，在内镜下对额隐窝各类气房的分布细致特征做进一步归纳，仍以额窦口为中心，将上述气房分布特征划分为额窦前区气房、额窦口区气房和额窦口后区气房（图3-4-27）。

表3-4-8 额隐窝气房分类

气房类型	叙述说明
鼻丘气房（ANC）	“最前筛房”；沿鼻腔外侧壁到中鼻甲垂直附着处前隆起，鼻丘区域的气化。矢状和冠状影像显示清楚
额气房1型（FC1）	鼻丘气房上单一前筛气房；后壁是额隐窝任一部分，而非颅底。冠状和矢状影像显示清楚
额气房2型（FC2）	鼻丘气房上2层或更多层前筛气房；后壁是额隐窝任一部分，而非颅底。冠状和矢状影像显示清楚
额气房3型（FC3）	鼻丘气房上单一大前筛气房；额隐窝前方沿额窦前壁向内侧气化，扩大至额窦内；上壁突入额窦前壁内侧（矢状影像显示），后壁是额隐窝任一部分，而非颅底。冠状和矢状影像显示清楚
额气房4型（FC4）*	位于鼻丘气房上额窦内单一气房；前/下界为额窦前壁或额窦底，后壁是气房壁（非额窦后壁）。矢状和冠状CT共同辨识
眶上筛房（SOEC）	筛气房从额隐窝延伸至眶上；可以是单一或多个；可与有间隔额窦相似；开口进入额隐窝外侧壁（额窦口外后侧）。水平和冠状CT共同显示
额泡气房（FBC）	筛泡上的筛房；沿颅底气化从额隐窝后进入额窦；后壁是前颅窝（额窦后壁），前界必须进入额窦；位于额窦引流通道后方；可为筛泡前壁气化（泡板），可致额窦底凸起。
上筛泡气房（SBC）	筛泡上的筛房；上壁是前颅窝颅底；前界未入额窦，可为筛泡前壁的气化（泡板）。矢状CT显示清楚。与上筛泡隐窝极相似（单纯CT无法区分SBC和上筛泡隐窝）
额窦中隔气房(IFSSC)	额窦中隔的气化；引流入一侧额隐窝；与鸡冠气化有关。水平和冠状CT显示
终末隐窝（RT）	钩突上缘向外附着于眼眶，在钩突和眶纸板间，位于额窦口下方；额窦引流直接进入中鼻道；常与鼻丘气房相关。冠状CT显示好

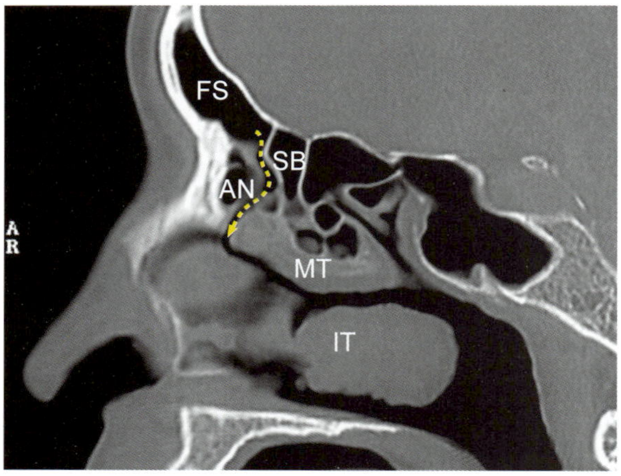

图3-4-25 额隐窝及额窦引流通道。矢状位，骨窗。FS：额窦；AN：鼻丘；SB：上筛泡气房。虚线示额窦引流通道，MT：中鼻甲；IT：下鼻甲

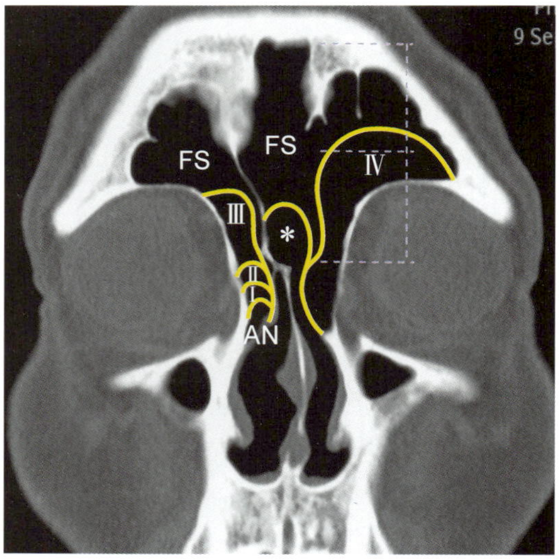

图3-4-26 额隐窝气房分类示意图。虚线示自额鼻嵴至额窦顶及中间线。FS：额窦；AN：鼻丘气房；Ⅰ～Ⅳ分别示Ⅰ～Ⅳ型额气房，*：窦中隔气房

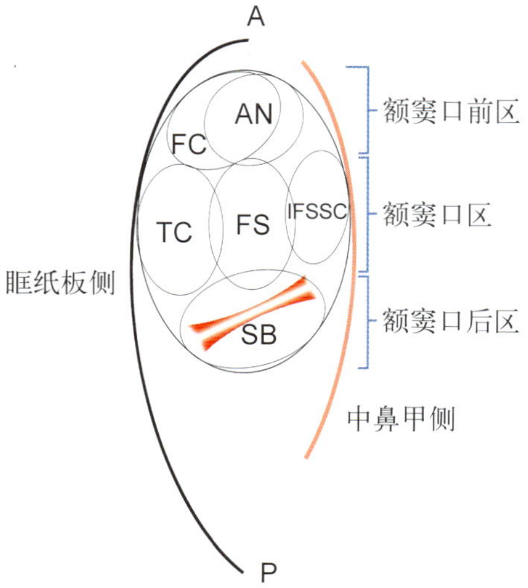

图3-4-27 额隐窝气房内镜下分布示意图。AN：鼻丘气房，FC：额气房，为额窦口前区气房；TC：终末气房，FS：额窦，IFSSC：窦中隔气房，为额窦口区气房；上筛泡气房（SB）为额窦口后区气房

1.额窦口前区气房　包括鼻丘气房和额气房。此时，鼻丘气房为单一气房（图3-4-28），额气房在鼻丘气房的上方。额气房分类的关键是气房的数目、位置和大小。以额鼻嵴为界，在鼻丘上方未超过额鼻嵴的单一气房是Ⅰ型额气房，2个或多个而未超过额鼻嵴的气房为Ⅱ型额气房；若超过额鼻嵴但未达额鼻嵴至额窦顶之间的50%为Ⅲ型额气房；超过50%则为Ⅳ型额气房（图3-4-29～3-4-32）。

2.额窦口区气房　包括终末气房和窦中隔气房。终末气房位于额窦口的外侧，窦中隔气房开口于额窦口内侧，即开口于钩突和中鼻甲之间，常见于钩突上端附着于颅底时（图3-4-33、3-4-34）。

3.额窦口后区气房　包括上筛泡气房、额泡气房和眶上筛房。上筛泡气房又称为泡上隐窝，有学者认为这不是一真性气房。导航引导下观察，这三类气房其实是一类，即当上筛泡气房气化到眶纸板外的眶上但未进入额窦时，为眶上筛房（图3-4-35）；若气化进入额窦，则为额泡气房。L Zhang等（2007）报告202例中国人正常鼻窦CT中，眶上筛房的出现率为5.4%。判断的准则是向上外气化超过眶纸板（矢状）投影以外的位置。气化程度明显的气房在镜下有深在的感觉，应根据CT扫描鉴别和判断。

熟悉上述额隐窝各类气房与额窦口的关系和分布特征，有助于正确认识额隐窝解剖和额窦炎的病理生理；同时，也指导准确开放额窦，因为这些气房气化较好的时候，都有可能干扰术中对额窦口的判断。文献中对额隐窝气房的分类，主要以出现的位置为依据，其本质都是来源于前组筛窦的筛气房。因此，若从气房开口的角度看，有些气房其实是同类，只是由于气化程度差异导致位置不同罢了。

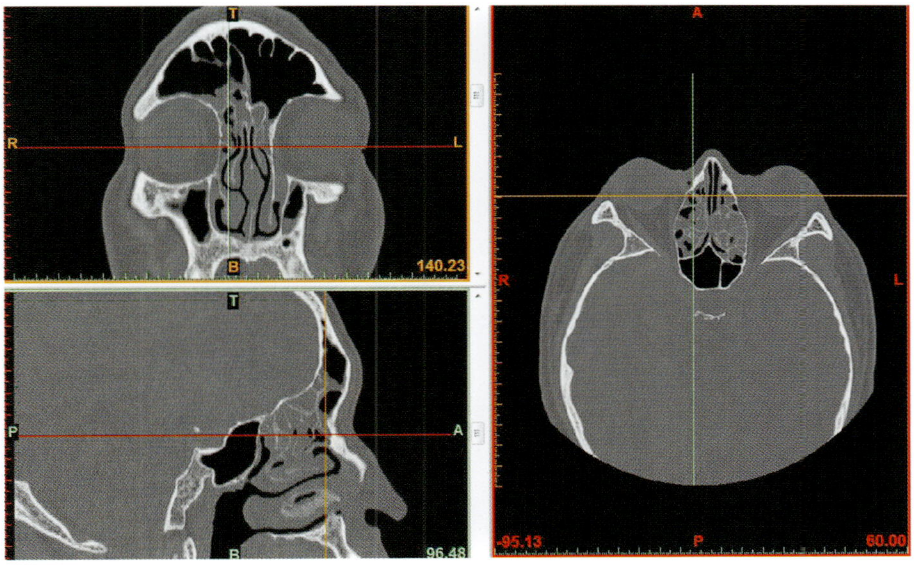

图3-4-28　三维CT示鼻丘气房

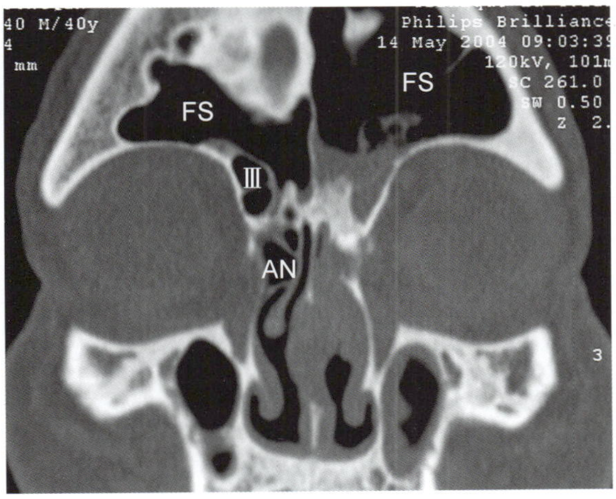

图3-4-29　冠状位CT示额隐窝气房。骨窗。FS：额窦；Ⅲ：Ⅲ型额气房；AN：鼻丘气房

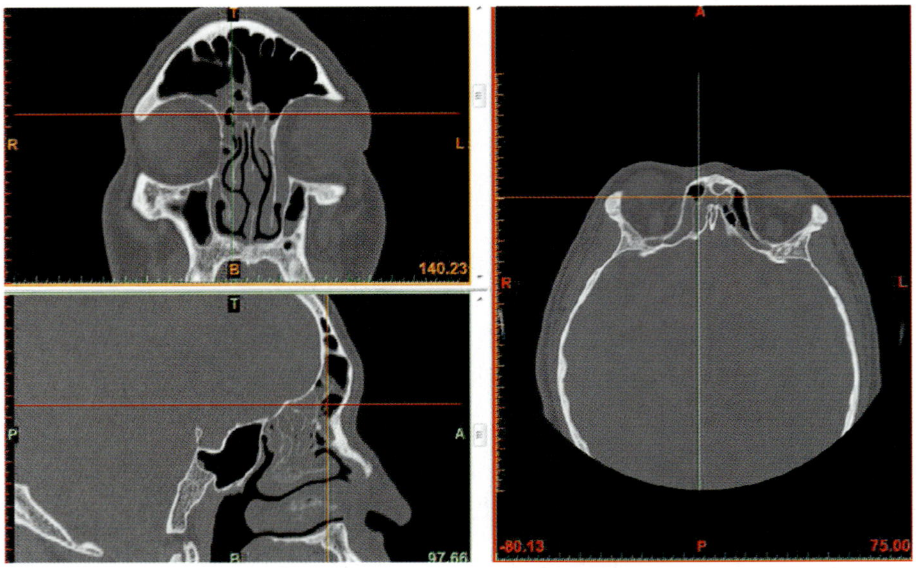

图3-4-30 三维CT示Ⅲ型额气房

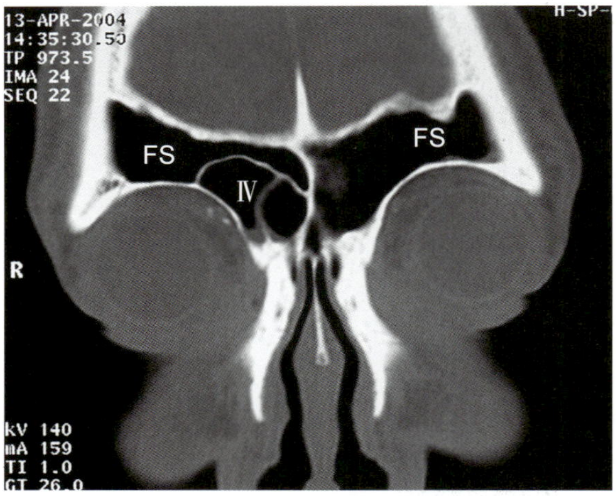

图3-4-31 冠状位，骨窗。Ⅳ：为Ⅳ型额气房；FS：额窦

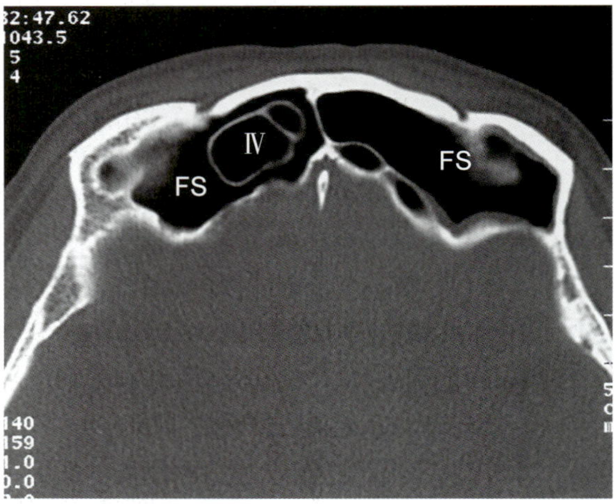

图3-4-32 横断位，骨窗。Ⅳ：Ⅳ型额气房；FS：额窦

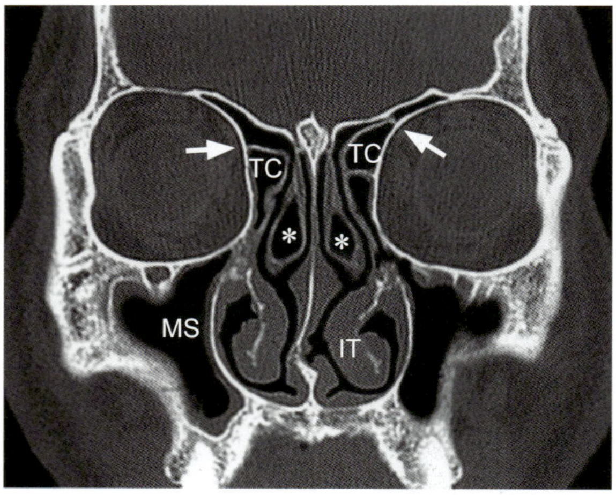

图3-4-33 冠状位，骨窗。TC：终末气房；MS：上颌窦；*：气化中鼻甲；→：左右侧钩突分别附着于眶纸板

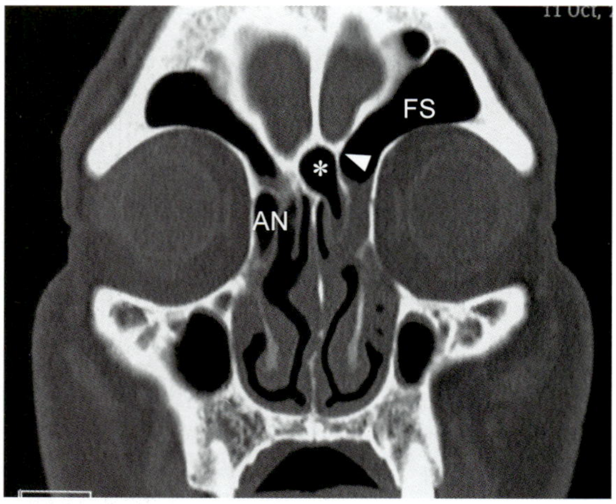

图3-4-34 额窦中隔气房。冠状位，骨窗。钩突（△）附着颅底，形成与中鼻甲之间的窦中隔气房（*）。FS：额窦；AN：鼻丘气房

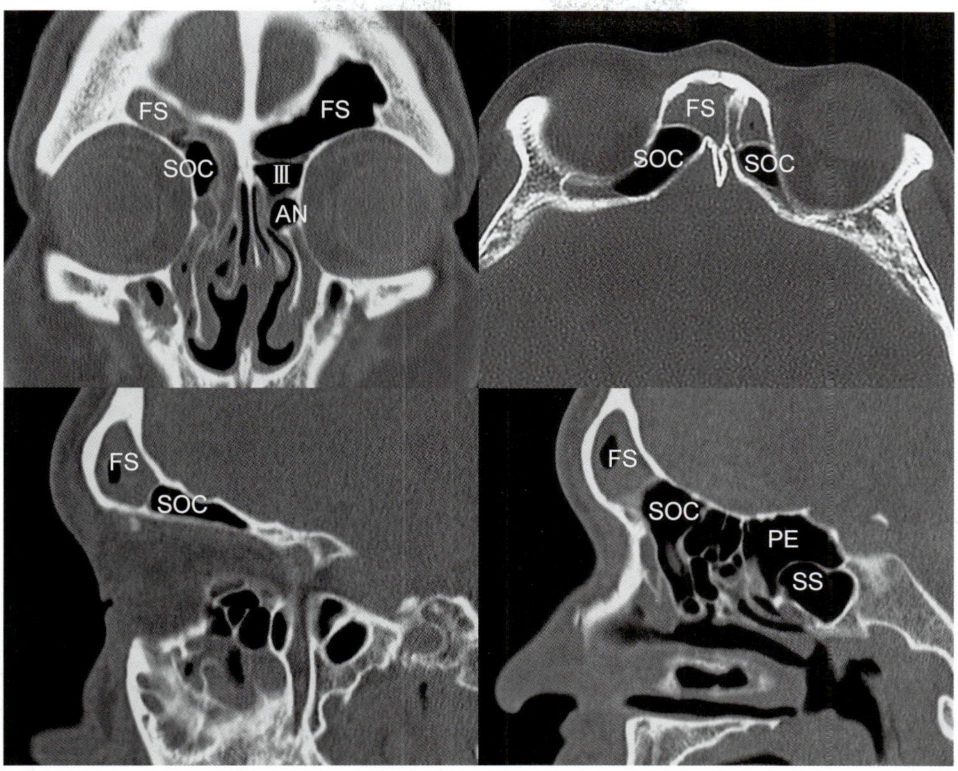

图3-4-35　眶上气房。三维层面显示：FS：额窦；SOC：眶上气房；横断和矢状位位于额窦后部，气化至眶上缘；Ⅲ：Ⅲ型额气房；PE：后筛；SS：蝶窦

二、鼻内镜下额窦开放手术方式及其适应证

额窦手术方式阶梯选择方法

针对额窦不同解剖复杂程度和病变程度，有多种手术方式，按照是否封闭额窦引流通道分为两大类，见表3-4-9。依据病变程度、术者经验和技术水平、手术器械水平等，逐步选择相应的手术方法，经鼻内镜手术方式则分为以下2种：

表3-4-9　额窦手术方式

分类	内容
封闭额窦引流通道	额窦前壁切除术
	额窦后壁切除术
	骨成形瓣并额窦充填术
保持或重建额窦引流通道	Lynch手术及其改良术式
	经鼻内镜额窦开放手术
	Lothrop手术
	鼻内镜下经鼻改良Lothrop手术

1. 常规或经典经鼻内镜额窦手术　Messerklinger创立鼻内镜手术技术后，经Stammberger、Kennedy等推广普及。传统的鼻内镜额窦手术，主要是指额隐窝的手术，即以开放额隐窝气房、重建额窦的通气引流通道为主。操作方式分别是以0°镜或70°镜为主。近年来，Storz公司为欧洲医生开发45°内镜，专门用于额隐窝手术。

（1）0°镜技术：以Wormald为代表，术中在0°鼻内镜下操作方法，以鼻丘为主要参考标志。特征是以鼻丘为标志切除额隐窝前壁进入额窦，用中鼻甲根部黏膜瓣修复额隐窝前壁裸露骨面。目前，处理鼻丘时也参考钩突位置（鼻丘内壁），沿鼻丘后内向前切除鼻丘的厚壁和顶壁，进入额窦（图3-4-36 ~ 3-4-40）。

（2）70°镜技术：术中切开钩突后，用微型剪剪断钩突上部，以钩突上端作为定位额窦口的参考标志，参考额隐窝CT断层扫描提示的钩突上端附着部位或方式，确定额隐窝解剖分型特征，在钩突的内侧或外侧寻找和确认额窦开口。若病变轻微，额隐窝气房不需要彻底清理，仅需要把额隐窝引流通道清楚显露即可。亦可保留筛泡前壁最上部分，以SIP为标志，开放额窦引流通道；如果局部形成息肉、严重水肿或额窦积液，则需要清除周围额窦底气房结构，充分开放额窦（图3-4-41 ~ 3-4-44）。开放过程中，注意保护额窦口内侧的黏膜。

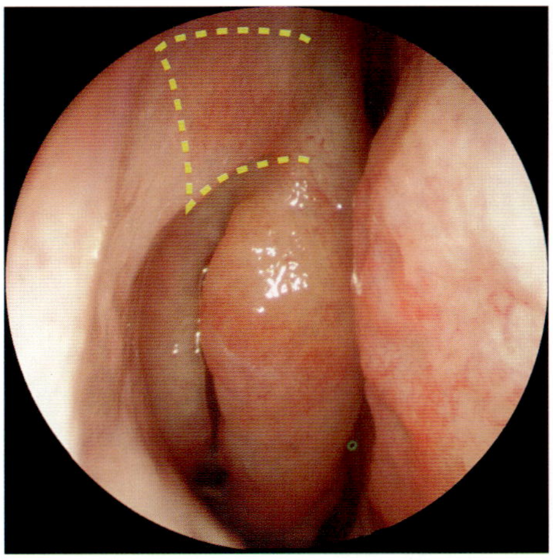

图3-4-36 0° 镜技术额窦开放。虚线示中鼻甲黏膜瓣设计

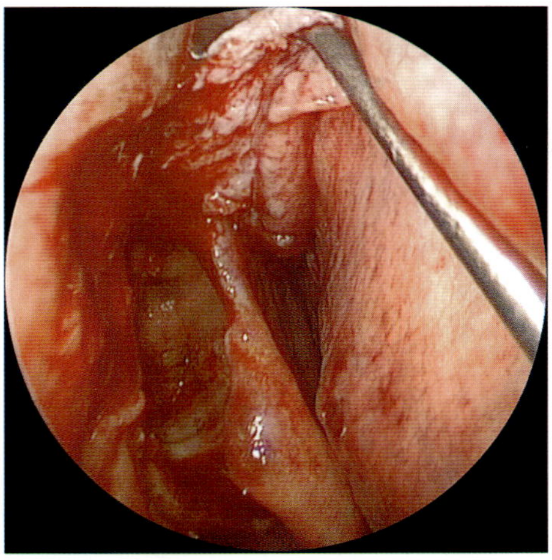

图3-4-37 0° 镜技术额窦开放。剥离并将中鼻甲黏膜瓣翻至嗅裂备用

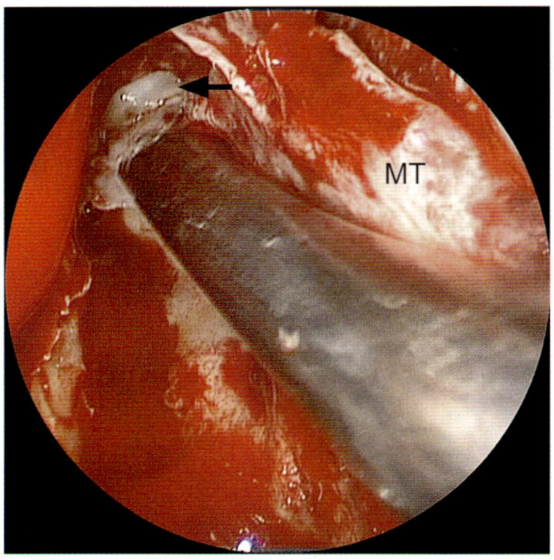

图3-4-38 0° 镜技术额窦开放。Kofler咬骨钳咬除额隐窝前壁上颌骨额突部分骨质后暴露鼻丘气房（→），用探针及动力系统清除鼻丘气房内壁（钩突上端）和后壁。MT：中鼻甲

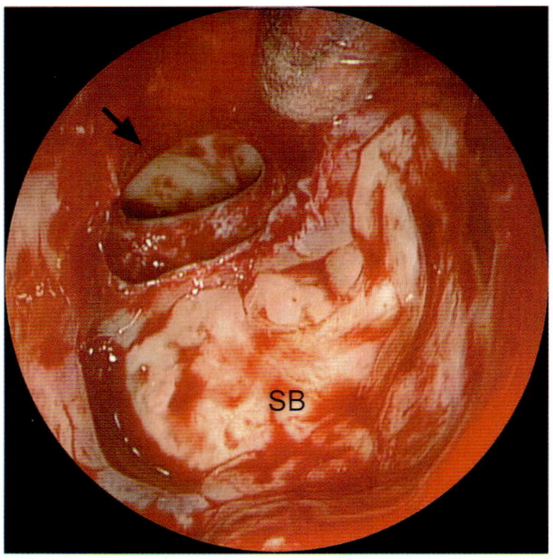

图3-4-39 0° 镜技术额窦开放。切除鼻丘气房后，暴露额窦口（↑），换用70° 镜观察已经开放的额窦口。SB：上筛泡气房

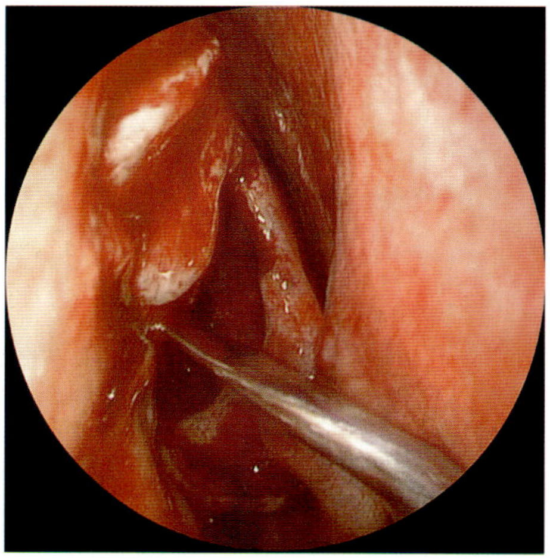

图3-4-40 0° 镜技术额窦开放。回置中鼻甲黏膜瓣，修复上颌骨额突裸露骨面

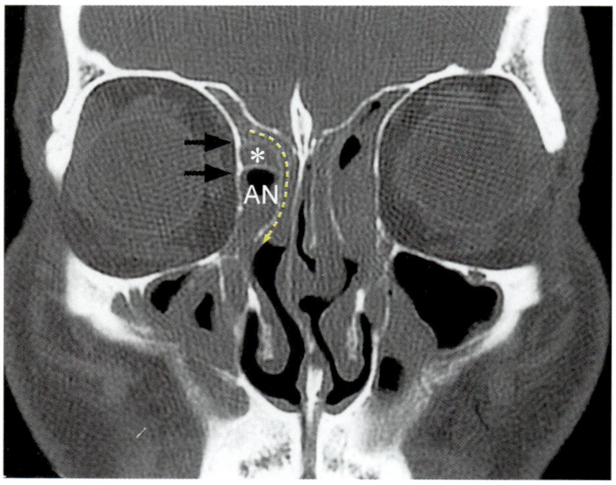

图3-4-41 70° 镜技术额窦开放手术。冠状位，骨窗，断层扫描显示钩突上端附着于眶纸板（→），分别形成鼻丘气房（AN）和Ⅰ型额气房（*），额窦在中鼻甲和钩突之间引流到中鼻道（虚线）。术中将在钩突内侧定位和开放额窦

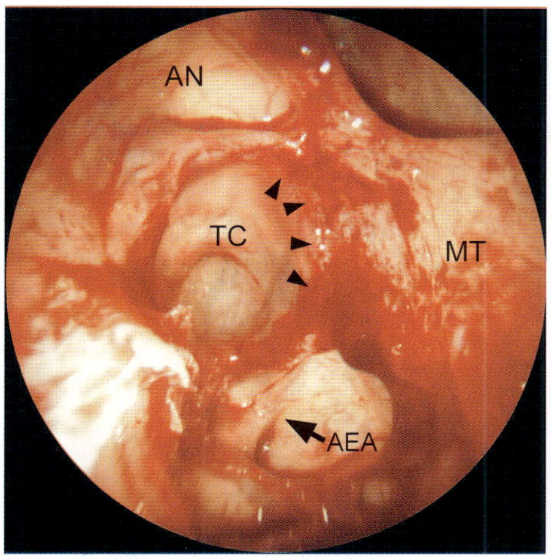

图3-4-42　70°镜技术额窦开放手术。70°镜下观察额隐窝；▲▲▲：钩突上端；TC：终末气房；AN：鼻丘气房；AEA：筛前动脉。根据CT，将在钩突和中鼻甲（MT）之间开放额窦

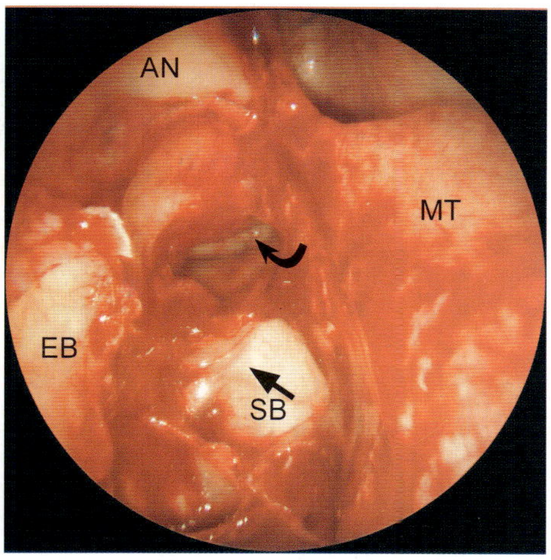

图3-4-43　70°镜技术额窦开放手术。清除TC顶壁，即钩突附着于眶纸板部分，开放额窦（弯箭头）。EB：筛泡气房；SB：上筛泡气房；AN：鼻丘气房；MT：中鼻甲；↑：筛前动脉

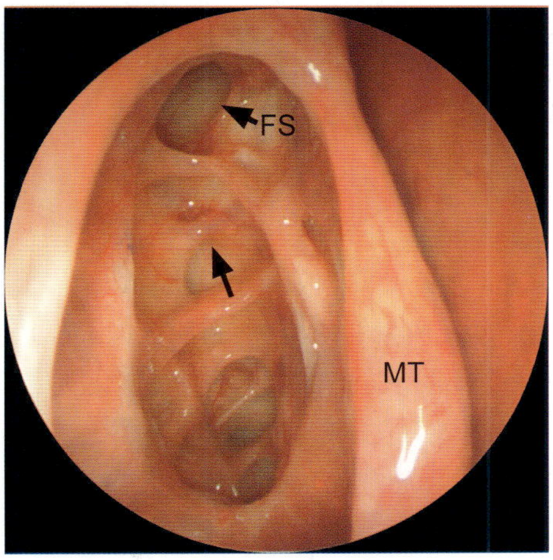

图3-4-44　鼻内镜术后观察额隐窝。FS：额窦；↑：筛前动脉；MT：中鼻甲。术腔上皮化良好

张罗等（2005）比较了两种进入额窦的手术方法，以钩突为标志处理额隐窝，是通过处理终末气房进入额窦，鼻丘入路则是通过对鼻丘的处理暴露额隐窝，但从应用解剖的角度来看，二者并无本质不同，因为终末隐窝与鼻丘气房常有共同的后内侧壁，只不过鼻丘气房的后内侧壁更靠上靠前，通过去除终末隐窝或鼻丘气房的后内侧壁暴露额隐窝，实质上是殊途同归。应根据病情、解剖及经验和技术选择手术方式。

筛前动脉走行只有45.9%穿行额窦口后下缘，故术中不能把筛前动脉作为定位额窦口的决定性标志，但一定是颅底的确切标志。

2. 复杂额窦疾病的经鼻内镜手术　所谓复杂额窦病变，主要包括：额窦口前后径小和（或）内鼻嵴发育不良、前期内镜手术失败需要再手术者、广泛额窦鼻息肉、额窦外伤、额窦肿瘤等以及额窦骨成形+脂肪填充手术失败的病例。既往多选择鼻外径路手术方法。

Lothrop（1914年）手术为经鼻外Lynch切口切除额窦底内侧、鼻中隔上部及窦间隔后，经鼻行单侧或双侧前筛窦切除，手术后形成大而永久性鼻-额通道，有利于通气引流，且易于术后随访观察。由于当时无内镜，且技术上存在一定难度，该术式少有人问津。CT扫描、鼻内镜外科技术及电钻设备迅速发展后，Lothrop术式重新得到审视，目的在于形成一种完全经鼻和保留骨性外侧壁，防止框内容疝入的手术技术。Draf（1991年）介绍的3种在显微镜下扩大额窦口、保留额窦黏膜的手术方法，称之为Draf Ⅰ～Ⅲ型术式（表3-4-10，图3-4-45～3-4-48）。其中，Draf Ⅲ与Lothrop术式类同，只是后者经鼻外手术。Close（1994）

表3-4-10　鼻内额窦手术Draf分型

Draf Ⅰ：去除位于额窦口下方阻塞额窦引流的前筛气房，保证额窦口引流通畅
Draf Ⅱa：去除突入额窦的筛房，在中鼻甲和纸样板间扩大额窦口
Draf Ⅱb：去除单侧鼻中隔和眶内壁间的额窦底壁，扩大额窦口
Draf Ⅲ：去除双侧额窦底壁以及相邻的鼻中隔，建立双侧贯通的额窦引流通道

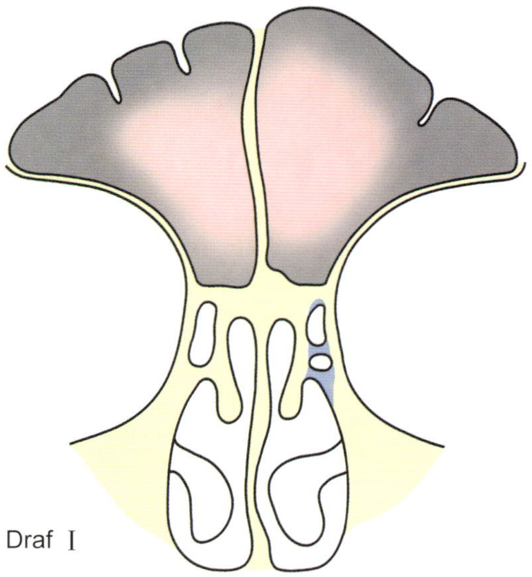

图3-4-45 Draf Ⅰ型额窦手术

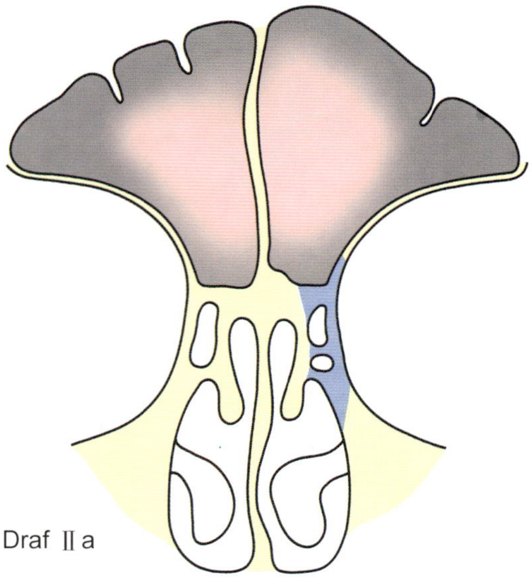

图3-4-46 Draf Ⅱ a型额窦手术

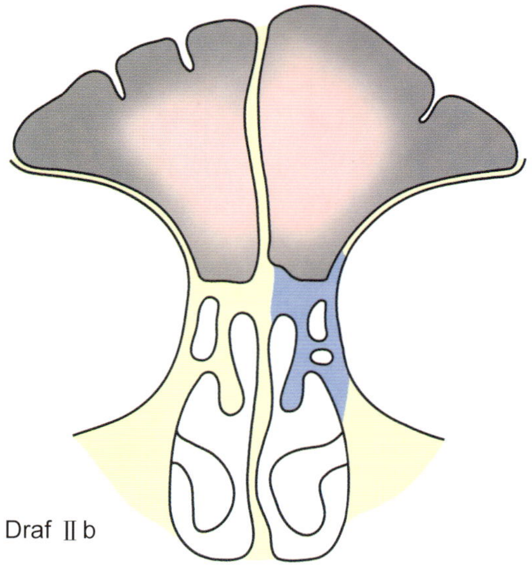

图3-4-47 Draf Ⅱ b型额窦手术

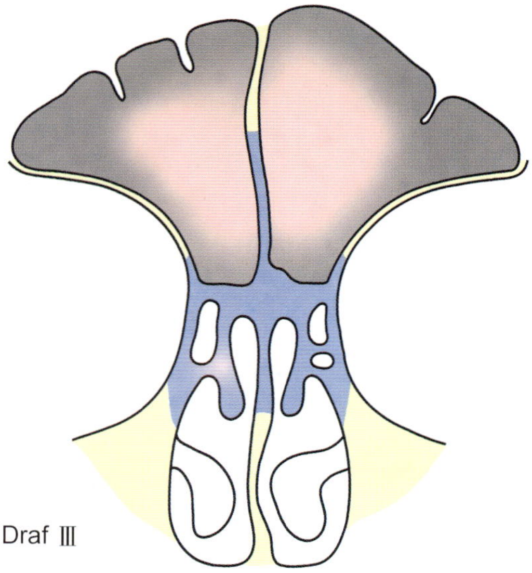

图3-4-48 Draf Ⅲ型额窦手术，即经鼻内镜下改良Lothrop手术

和Gross及Becker（1995）等在鼻内镜下完成Draf Ⅲ手术，称为改良经鼻内镜Lothrop术式（endoscopic modified Lothrop procedure，EMLP）或“Drill-out”手术。这种改良将鼻内镜额窦外科技术推进了一步。

目前，针对复杂额窦病变的手术方式，主要采用从Draf Ⅱ ~ Draf Ⅲ（EMLP），手术适应证见表3-4-11。

完成从Draf Ⅱ ~ Draf Ⅲ（EMLP）需要熟练的额窦解剖、鼻内镜手术和必备的手术器械。手术可以在0°、45°或70°镜下进行，以0°为主。应有高速鼻钻以及55°、60°或70°弯切割或磨削钻、咬骨钳和相应角度咬切和组织钳（图3-4-49 ~ 3-4-51）。

手术方法：

（1）Draf Ⅱ a：根据表3-4-10的内容，完成Ⅱ a是要切除中鼻甲和眶纸板之间的额隐窝结构，保留中鼻甲（图3-4-52 ~ 3-4-55）。

（2）Draf Ⅱ b：和Ⅱ a相比，Ⅱ b需要部分切除中鼻甲，即切除眶纸板和鼻中隔之间的额隐窝结构（图3-4-56 ~ 3-4-59）。

上述两种方法的共同点是额隐窝外侧上颌骨额突及前壁额鼻嵴需要用电钻磨除，充分显露额窦（图

3-4-57)。为了切除额窦内病灶，可以切除部分鼻中隔及其对应的额窦底的改良或变通(图3-4-60 ~ 3-4-63)。

(3) Draf Ⅲ (EMLP)：Draf Ⅱ a，b是Draf Ⅲ的基础。

根据Gross (1995，2001) 和Wormald (2003) 报告手术方法，经部分改良，归纳手术步骤：

1) 常规经鼻清除一侧额隐窝气房后，开放额窦自然口。通常选择额隐窝正常或病变轻的一侧开始手术；对双侧病变，选择额隐窝较宽侧先行额窦开放手术。

2) 咬除中鼻甲前端附着处至额窦口后缘水平后，切除已开放额窦一侧上颌骨额突局部黏膜，并以额窦口后缘（额窦后壁）为安全界，向前切除对应之鼻中隔前上部分，形成前为鼻骨后面、后为额窦口后缘约1.5cm × 1.5cm的窗口。窗口大小或以能否经一侧鼻腔观察到对侧的中鼻甲头端和其鼻腔外侧壁附着处为鼻中隔开窗适度原则（图3-4-64、3-4-65）。鼻中隔上端颅底附着缘对应额窦底板。

表3-4-11　Draf各型手术适应证

分型	内容
Draf Ⅰ	病变位于额隐窝水平；直接观察额窦需要30°或70°内镜
Draf Ⅱ	复杂额窦炎
	Ⅰ型手术失败需再手术（额窦瘢痕、息肉或黏着分泌物）
	额窦口前后径≥5mm
Draf Ⅲ	额窦口前后径小和（或）内鼻嵴发育不良
(EMLP)	前期Draf Ⅱ型或鼻侧切开术失败病例
	严重鼻息肉患者（变应性真菌性鼻窦炎、伴哮喘复发鼻息肉等）
	局限额窦内翻性乳头状瘤、骨瘤
	额窦外伤及额窦脑脊液鼻漏等

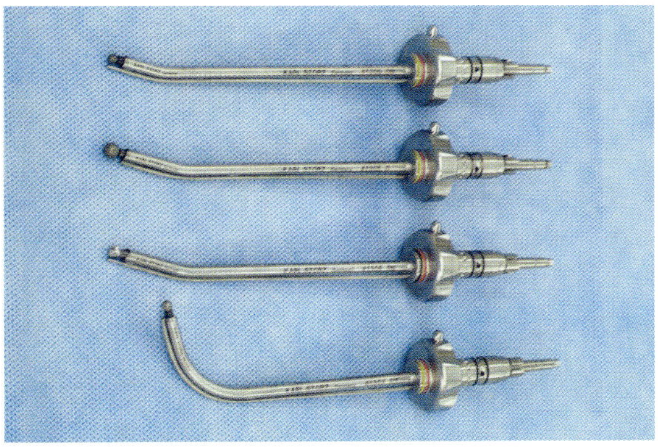

图3-4-49　额窦手术器械。动力系统钻头，Storz

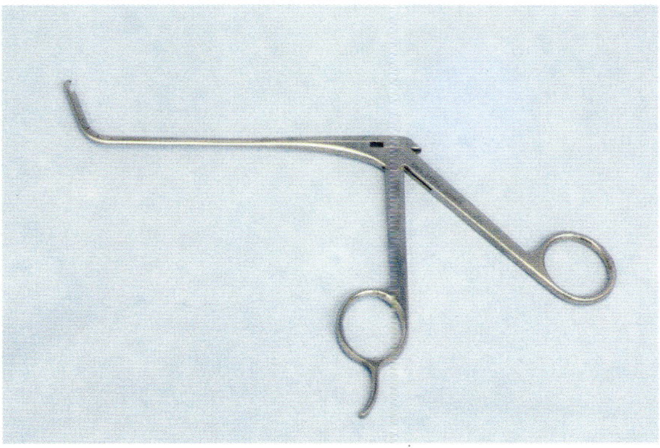

图3-4-50　额窦手术器械。额窦咬骨钳

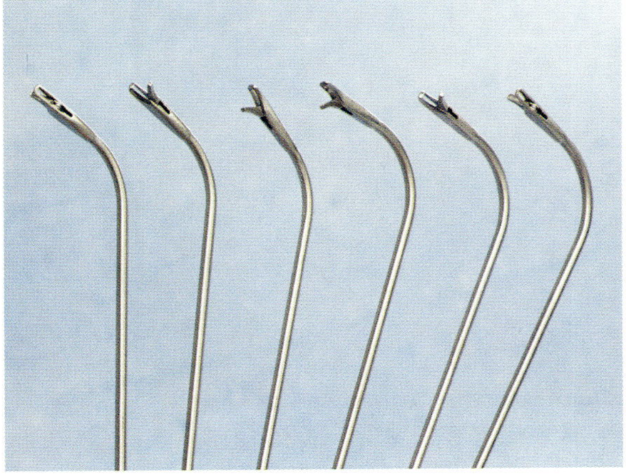

图3-4-51　额窦手术器械。不同角度咬切钳

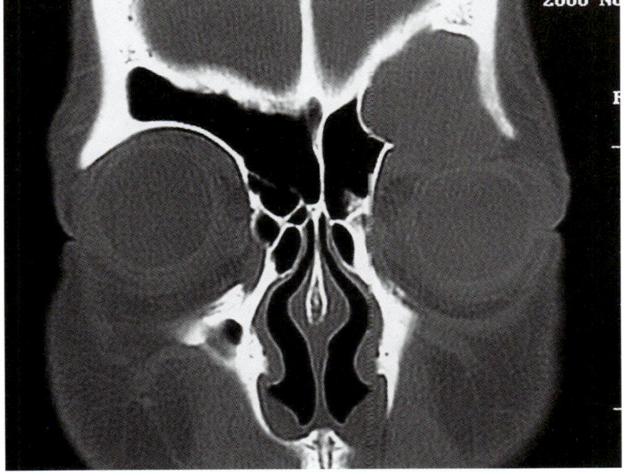

图3-4-52　额窦外侧黏液囊肿。冠状位，骨窗。左侧额窦外侧密度均匀影，有骨壳。为起自额骨眶板黏液囊肿

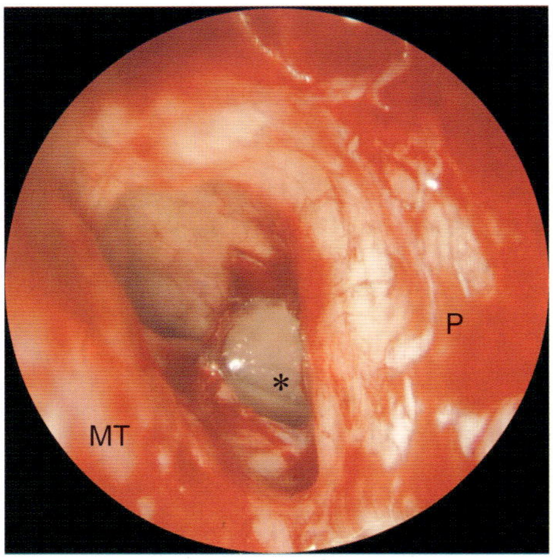

图3-4-53 鼻内镜术中开放额窦（Draf Ⅱ a）。70°镜下开放额窦并打开囊肿骨壳，开放囊肿（*）

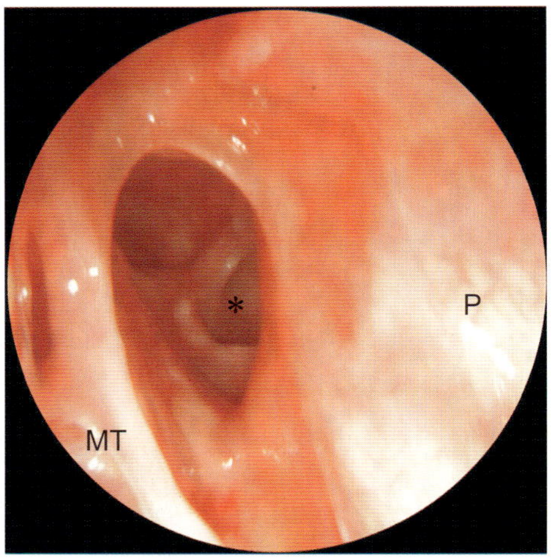

图3-4-54 鼻内镜术中开放额窦（Draf Ⅱ a）。术后随访2年，术腔上皮化，额窦口畅，可见囊肿腔（*），P：眶纸板；MT：中鼻甲

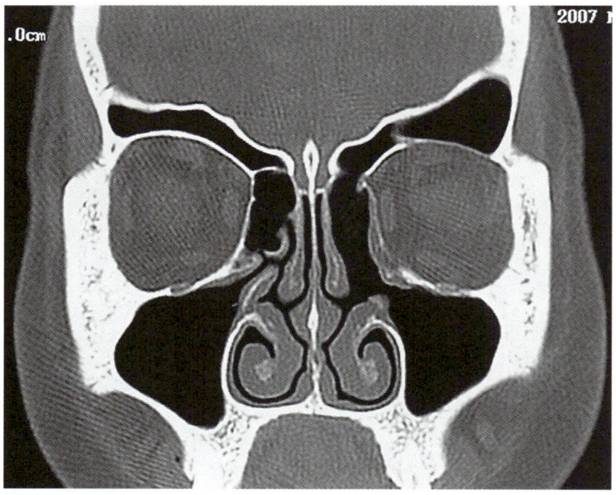

图3-4-55 鼻内镜术中开放额窦（Draf Ⅱ a）。术后随访2年冠状位CT扫描，骨窗。切除中鼻甲与眶纸板间额隐窝结构，额窦囊肿无复发

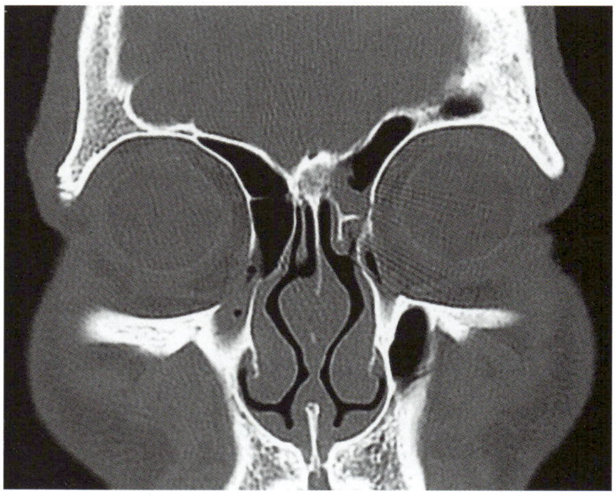

图3-4-56 复发额窦炎。冠状位，骨窗。30岁，男性，2次经鼻内镜下额窦手术。术后持续性头痛。左侧中鼻甲及额隐窝骨质轻度增生，额窦黏膜肥厚

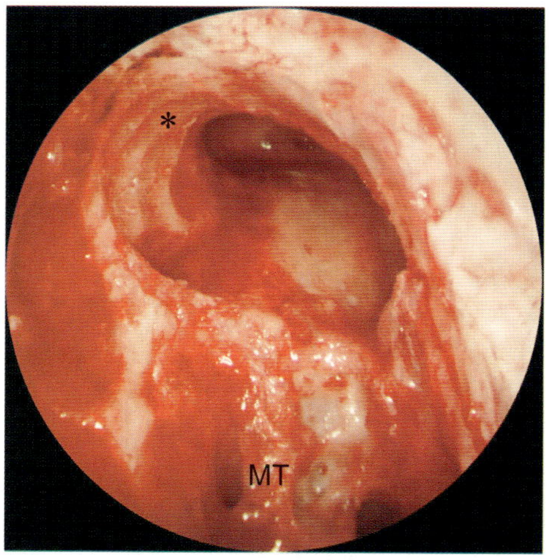

图3-4-57 鼻内镜术中所见（Draf Ⅱ b）。部分切除中鼻甲（MT），磨除中鼻甲对应额窦底及部分额鼻嵴（*），开放额窦

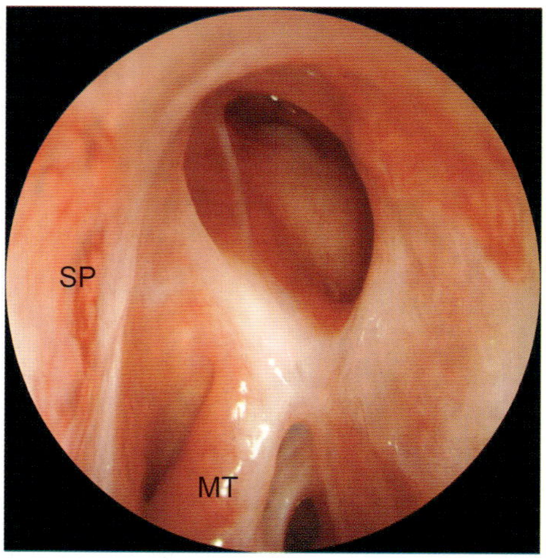

图3-4-58 复发额窦炎Draf Ⅱ b术后1年。鼻内镜下见额窦宽敞，SP：鼻中隔；MT：中鼻甲

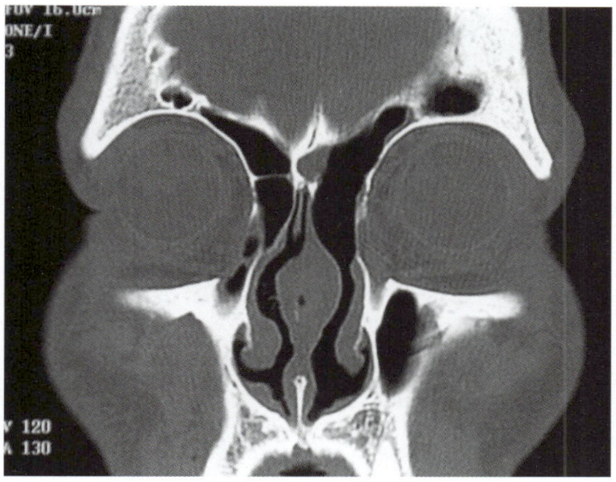

图3-4-59 复发额窦炎Draf Ⅱb术后1年复查CT。冠状位，骨窗。切除左侧眶纸板与鼻中隔间额窦底结构，额窦开放引流好

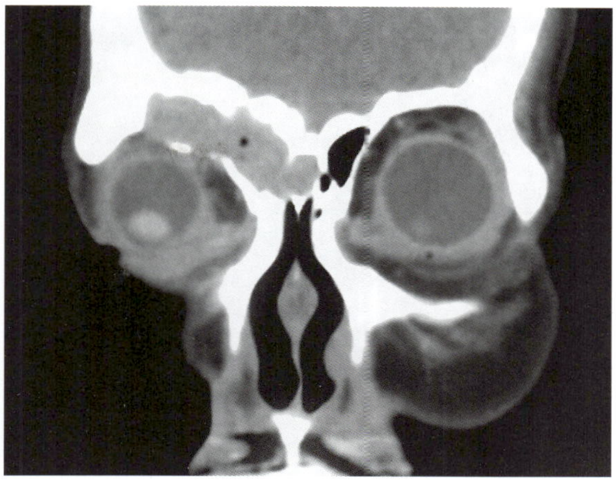

图3-4-60 复发额窦内翻性乳头状瘤（右侧）。女性，51岁。曾接受2次鼻内镜下鼻腔及额隐窝内翻性乳头状瘤切除手术。冠状位CT，软组织窗。右侧额窦软组织影，几乎不含气，额窦顶壁骨质增生，额骨眶板不连续

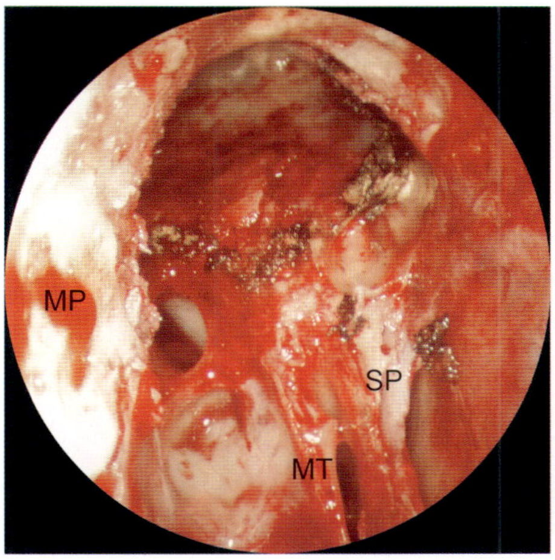

图3-4-61 患者Draf Ⅱb手术镜下所见。术中切除包括部分鼻中隔（SP）之额窦底，扩大开放额窦，结合额窦钻孔，清除额窦内病灶，术腔清除骨质后，电凝局部黏膜组织。MP：上颌骨额突；MT：中鼻甲

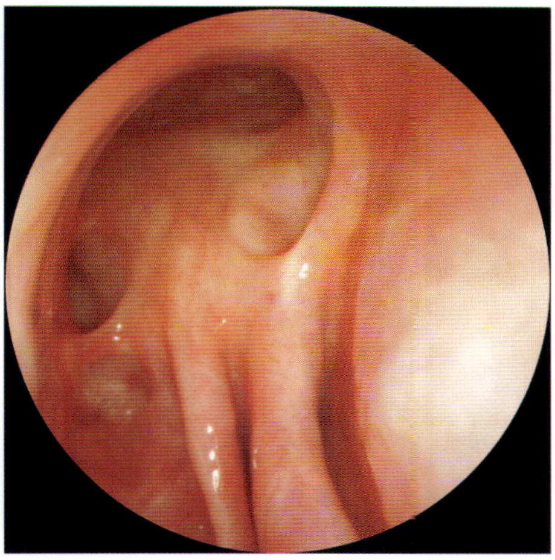

图3-4-62 患者扩大Draf Ⅱb术后3年，术腔上皮化，额窦宽敞，无复发

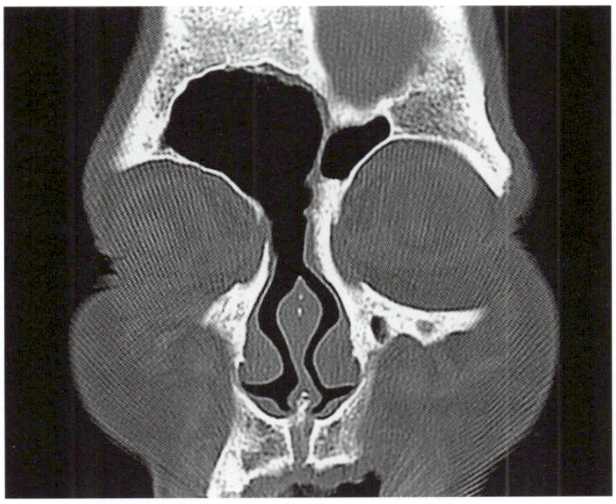

图3-4-63 患者扩大Draf Ⅱb术后3年复查CT。冠状位，骨窗，示切除右侧包括部分鼻中隔在内之额窦底，额窦含气好，无复发

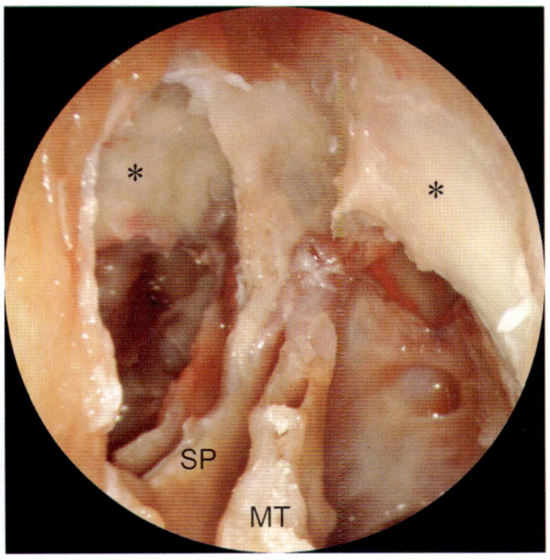

图3-4-64 标本解剖示Draf Ⅲ型手术步骤。部分切除中鼻甲（MT）和切除对应额窦底做鼻中隔（SP）开窗，同时切除两侧上颌骨额突（*）黏膜

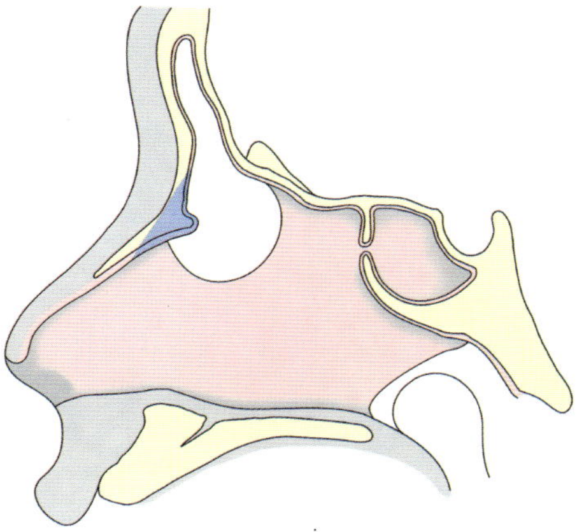

图3-4-65 矢状位示意图，Draf Ⅲ型手术中做鼻中隔开窗位置及范围，蓝色示术中磨除额鼻嵴范围

3）沿一侧上颌骨额突开始磨削，至泪囊内壁暴露后，再向前磨削钻磨除额嵴，至皮下软组织（前界）后，以软组织为标志，向上（额窦腔方向）磨削包括鼻骨和额窦口后缘之间的额鼻嵴及鼻中隔上缘，即额窦底板；切除部分额中隔进入对侧额窦后，在对侧重复同样的磨削方法，使额窦融为较大中线引流开口（图3-4-66 ~ 3-4-68）。

（4）手术要点和结果：

1）解剖参考标志与安全界：额窦口后缘为颅底标志。Draf描述局部由额窦后缘、筛骨水平板和鼻中隔上部共同形成的结构，即Frontal T（图3-4-69），可以作为开放额窦底及鼻中隔开窗的安全后界；外侧则为泪囊和眶纸板；前界是鼻根部皮下软组织。向前磨削之皮下软组织，减少局部骨质，可避免术后新骨形成及瘢痕修复引发的狭窄。

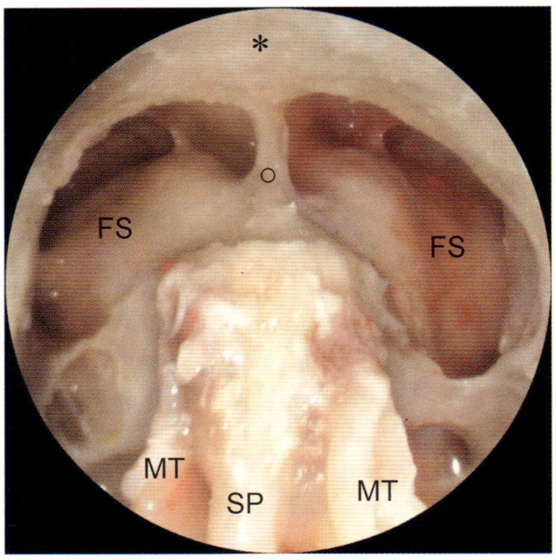

图3-4-66 标本解剖示Draf Ⅲ型手术步骤。磨除包括上颌骨额突、额鼻嵴（*）和鼻中隔（SP）的额窦底，切除部分额窦中隔（○），两侧额窦（FS）形成融合中线引流通道。MT：中鼻甲

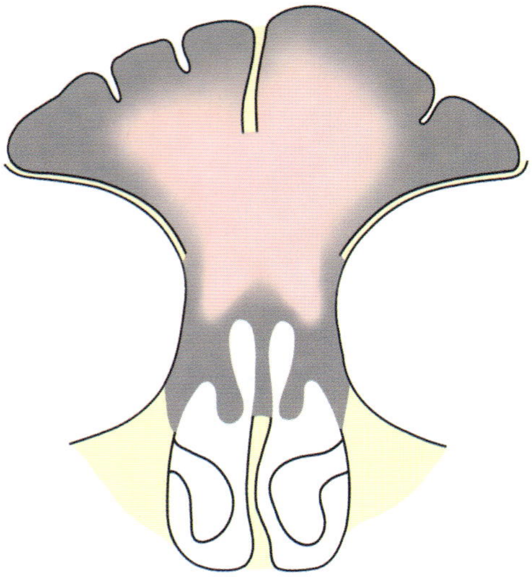

图3-4-67 冠状位Draf Ⅲ型手术内容示意图

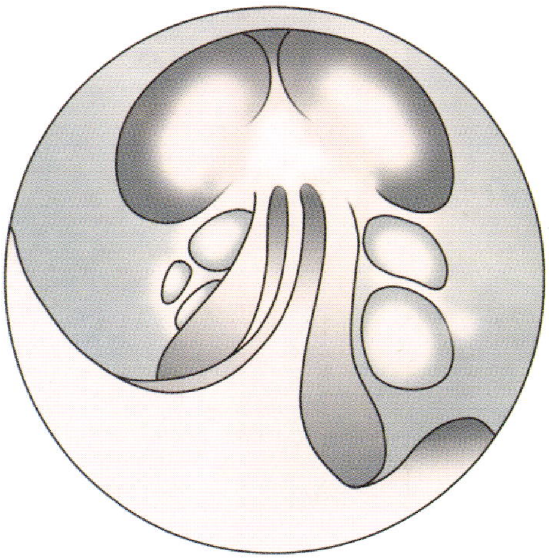

图3-4-68 Draf Ⅲ型手术后镜下特征鼻内镜示意图

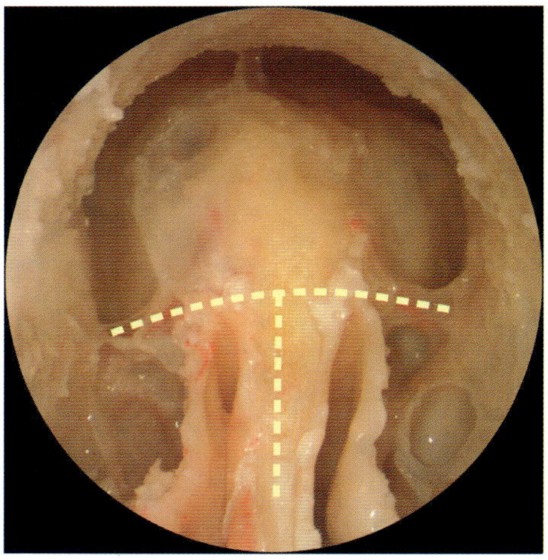

图3-4-69 “Frontal T”鼻内镜下示意图

2）手术经验与手术器械：经验和技术无疑是基础，应有熟练应用45°或70°镜的经验、开放额窦的经验和技术。实际操作过程中，额嵴的磨除在0°镜下操作便利，周围解剖结构关系易于辨认。高速长鼻钻和55°、60°或70°弯切割或磨削钻以及相应角度咬切和组织钳应该必备的。

3）额隐窝黏膜维护和随访处理：虽然额隐窝前壁不可避免地要切除黏膜和磨除较多骨质，但仍应尽可能减少黏膜损伤，保留额隐窝后部和后外侧黏膜完整，避免因黏膜缺失致骨面裸露过多，引起术后骨质增生、黏膜瘢痕增生及窦口闭锁。

同样，由于术中较多磨除局部骨质，需要修复的裸露骨面面积大，修复过程中出现肉芽和骨质增生及瘢痕的趋势也明显，因此，手术后的局部清洁处理和维护、局部和全身激素的应用必不可少，才能保证术腔顺利上皮化（图3-4-70 ~ 3-4-76）。

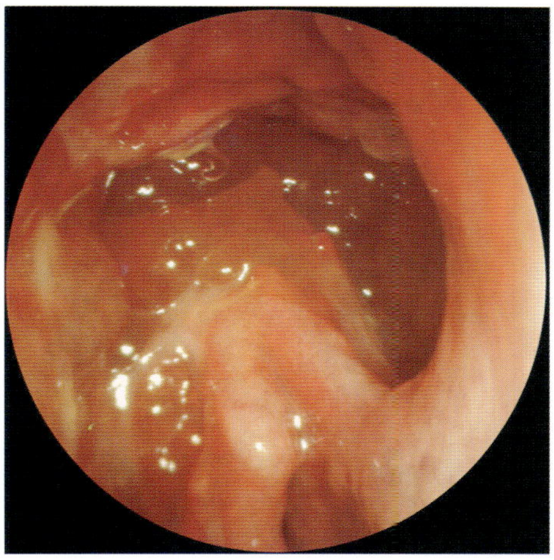

图3-4-70　Draf Ⅲ型手术随访鼻内镜图。术后一个月，额窦底术腔黏膜水肿并形成较多囊泡

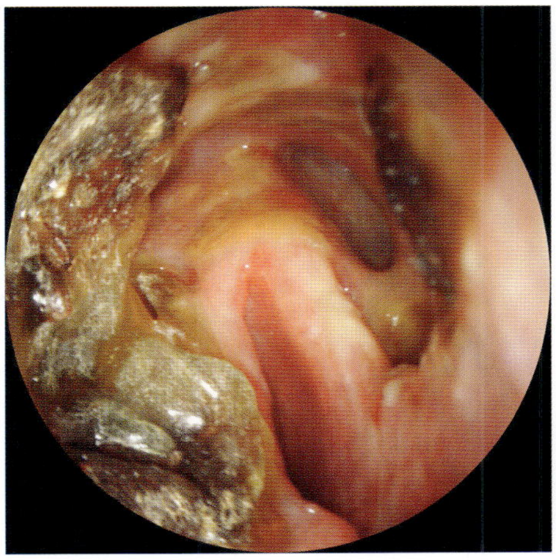

图3-4-71　Draf Ⅲ型手术随访鼻内镜图。术后一个半月，额窦底骨质裸露区域，形成较多干痂

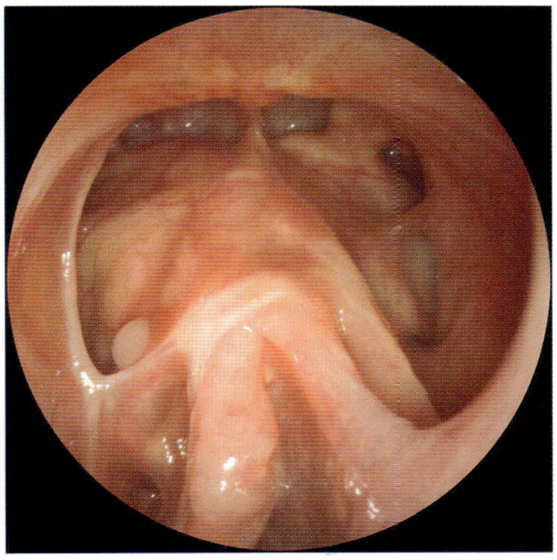

图3-4-72　Draf Ⅲ型手术随访鼻内镜图。慢性复发鼻窦炎，男性，48岁。术后1年，额窦底畅，术腔上皮化良好

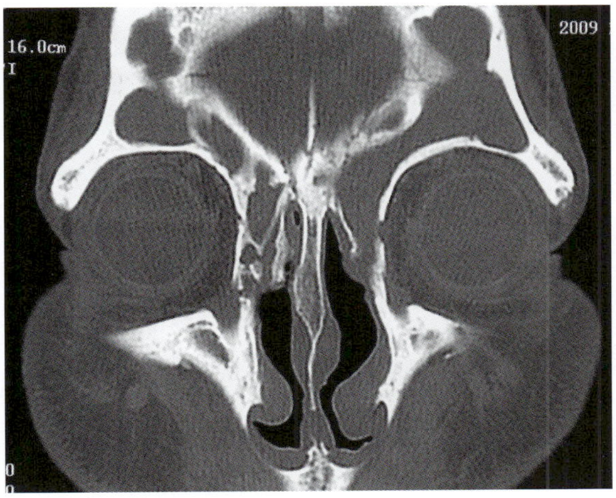

图3-4-73　慢性复发性额窦炎（双侧）。冠状位，骨窗。男性，43岁，反复较重前额部疼痛，曾两次经鼻内镜手术史。额隐窝骨质增生，双侧额窦充满软组织密度影

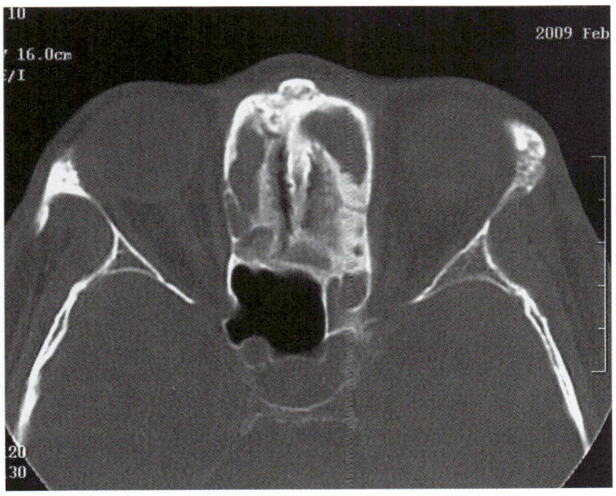

图3-4-74　慢性复发性额窦炎（双侧）。轴位，骨窗。额隐窝及筛窦骨质增生

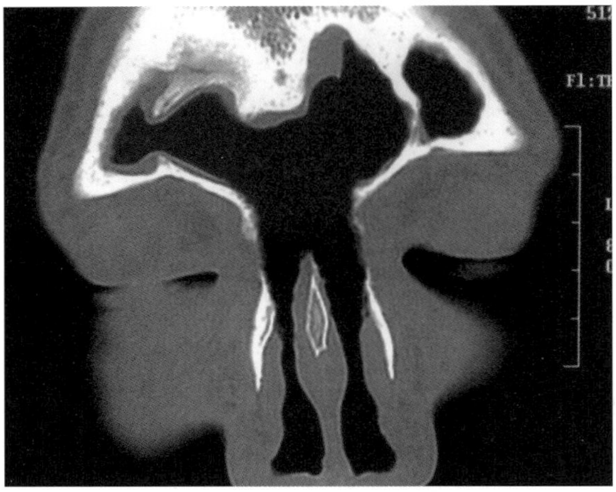

图3-4-75 慢性复发性额窦炎（双侧）Draf Ⅲ术后冠状位CT扫描。额窦底切除，额窦引流通畅，黏膜轻度肥厚

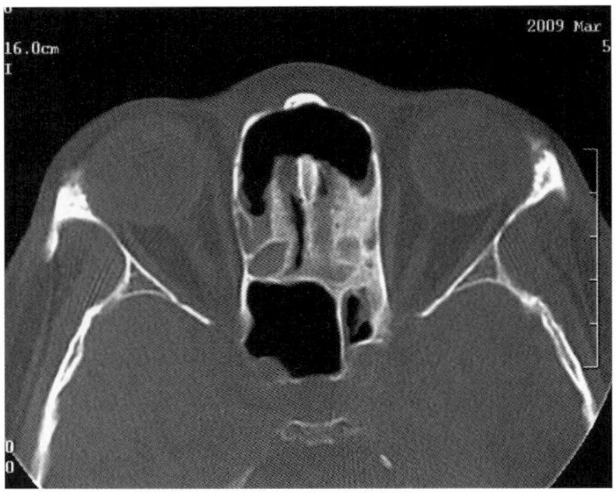

图3-4-76 慢性复发性额窦炎（双侧）Draf Ⅲ术后轴位CT扫描。额鼻嵴及上颌骨额突切除后，后缘之鸡冠前，形成中线宽敞引流通道

4）对于额窦外侧的病灶，若额窦气化好，经鼻难以处理，可以考虑在眉弓做额窦钻孔（mini-trephination），导入器械辅助清除病灶。

第五节 术腔填塞技术

1. 术腔填塞物选择 鼻内镜手术后填塞是鼻内镜外科技术的重要组成部分，对手术后是否需要填塞及选择什么样的填塞物，是每个医生必须认真掌握的技术。针对填塞物，应具备：①易于填塞和取出；②无毒，对人体及局部黏膜无刺激和损害或致敏；③有效止血；④促进伤愈；⑤抗感染；⑥维系鼻腔通气；⑦痛苦小；⑧经济。

填塞物分类见表3-4-12。

表3-4-12 鼻腔填塞物分类

可吸收型	易吸收	止血纱布、止血绫、速即纱、Merogel
	不易吸收	藻酸钙、明胶海绵、止血纤维
非吸收型	不可降解	膨胀海绵、硅胶管（球囊）、油纱条
	可降解	纳吸棉
混合型		Rapid Rhino®（实心和球囊两类）

2. 填塞目的和选择填塞的原则 鼻腔填塞的主要目的：①减少术后术腔出血；②促进创面愈合；③术腔框架塑形。术腔填塞过紧可能给患者带来不同程度的痛苦，但也应充分估计术后血管收缩剂失效后的反弹性出血，应在确保患者术后安全和减少患者痛苦的前提下，尽量减少术腔填塞物；术中出血少及手术后止血充分者，可以不填塞。

3. 填塞原则和方法 主要根据术腔出血状况、减轻填塞痛苦程度、术腔塑性及保护黏膜等选择填塞物（图3-4-77）。对于术中出血少、术腔洁净的患者，可选用涂有抗生素软膏（如四环素可的松软膏）的明胶海绵、止血纤维、可溶性止血纱布等可吸收或可降解的材料填塞术腔；而术中出血较多、术腔仍有渗血的患者，则需加填带有一定膨胀压力的填塞材料，如膨胀海绵或凡士林油纱条；对于实施中鼻甲部分切除和下鼻甲外移等以及小儿鼻窦手术，鼻腔需要很好的塑性，减少中鼻甲“漂移”和中鼻道塑性，可选择硅胶管（图3-4-78、3-4-79）。应根据出血活动度掌握填塞的松紧度，并严格记录填塞物的数量，以备术后清理术腔时对照。

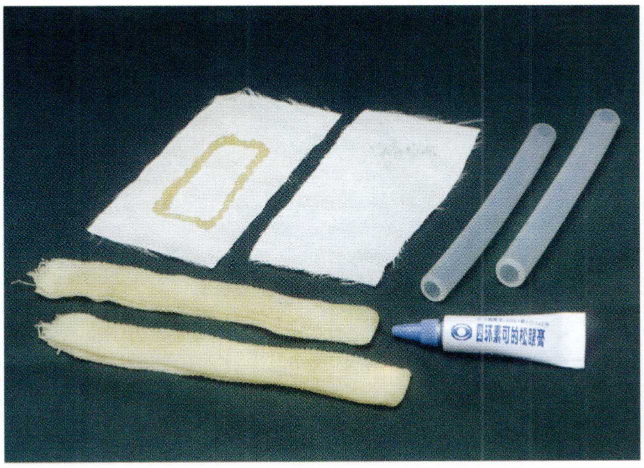

图3-4-77　鼻内镜手术后鼻腔填塞物。包括油纱条、硅胶管（鼻中隔术后填塞用）、可吸收止血纱布及四环素可的松软膏等

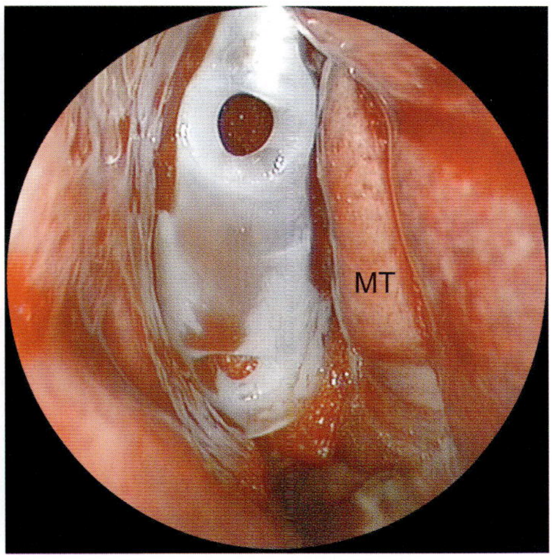

图3-4-78　鼻内镜手术后中鼻道填塞短硅胶管。MT：中鼻甲

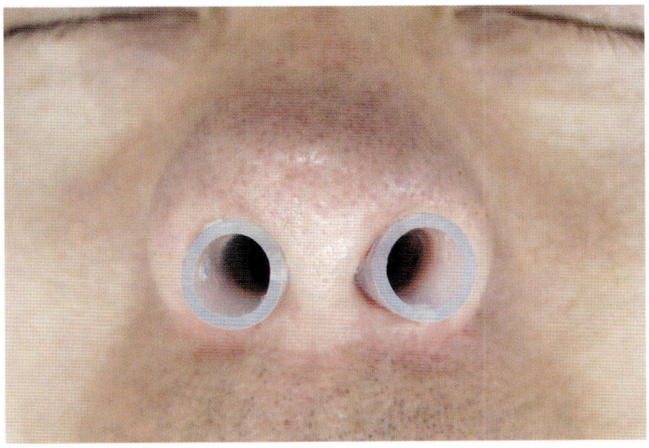

图3-4-79　鼻内镜下鼻中隔矫正及下鼻甲外移术后鼻腔长硅胶管固定

应当指出的是，并不是每个患者都需要完整接受以上手术内容，应根据病变的范围和程度，选择相应的手术方法和处理内容。

第六节　从后向前法鼻窦开放手术

以Wigand术式为代表（Schaefer，1989），又称全蝶筛切除术（total spheno-ethmoidectomy）。其特点是手术方向从后向前。适用于后组鼻窦病变。由于手术以直接暴露蝶窦前壁为起始，对鼻腔前部解剖标志的完整性要求较低，故特别适用于因既往手术造成解剖标志（如中鼻甲）被破坏的患者（Rice，1993b）。同时，要求术野相对宽敞，保证从后向前径路的通畅，对伴严重鼻中隔偏曲而影响通气功能的患者，需先行鼻中隔矫正术。

一、麻醉方式

局部麻醉和全身麻醉均可，但考虑术中出血倒流入鼻咽部，可能使患者误吸，加之既往手术造成的骨质增生和患者精神紧张等因素，都可能给手术带来一定的困难，故此采用全身麻醉更佳。

二、术前准备

基本同从前向后法。应特别注意控制术中出血，勿使倒流入鼻咽部。

三、基本步骤

（一）部分切除中鼻甲

视中鼻甲大小，以鼻甲剪剪除中鼻甲的中、后部，暴露蝶窦前壁区域（图3-4-80）。

（二）暴露蝶窦自然孔

蝶窦自然孔的位置约平对中鼻甲后部和上鼻甲水平，距前鼻棘约7cm，与鼻底成角约30°。适当开放部分后组筛窦或部分剪除上鼻甲，以暴露蝶窦前壁。若此时仍未见蝶窦自然孔，则可以吸引器管或探针轻触蝶窦前壁，以寻找可能被病变结构覆盖的蝶窦自然孔，一般可获成功（图3-4-81）。

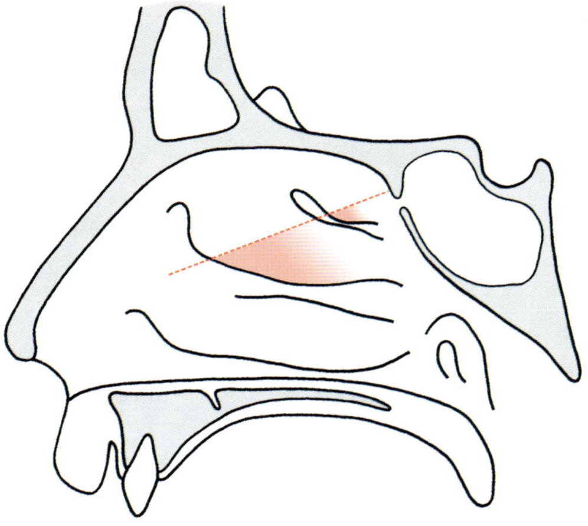

图3-4-80 Wigand手术方法示意图。红线及红色区示首先剪除中鼻甲后1/3或1/2以及上鼻甲后1/2

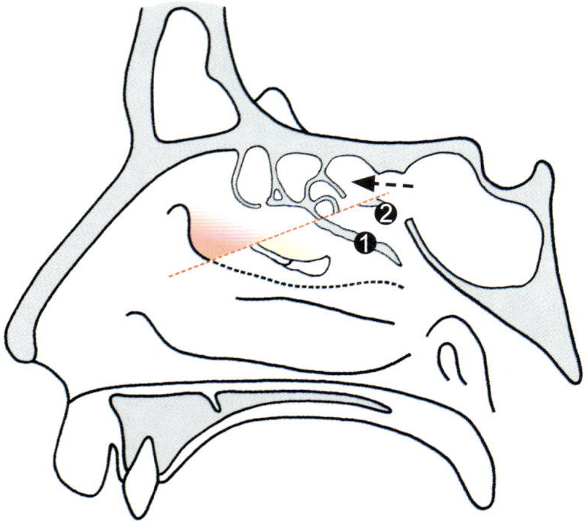

图3-4-81 去除中鼻甲后1/2和上鼻甲后1/2部分之后，寻找并暴露蝶窦自然口，开放后，定位前颅底，沿箭头指示由后向前开放筛窦。①②分别示鼻甲切除后残留中鼻甲和上鼻甲基板根

（三）探查蝶窦

用咬骨钳谨慎地向内侧和（或）下方扩大蝶窦自然孔，至能够满足术后引流需要即可。若蝶窦自然孔闭锁而病情又需要开放蝶窦，则在蝶窦前壁的内下方造孔，必要时可使用骨凿或骨钻。将鼻内镜伸入蝶窦，观察病变表现，酌情去除或活检。同时，应观察蝶窦外侧壁颈内动脉和视神经可能造成的压迹，并据此判断二者大致的走向和相互关系，为蝶窦口扩大的程度提供依据。

（四）开放或切除前、后组筛窦

以筛凹为上界，自前向后依次开放或切除前、后组筛窦气房，直至额鼻管开口处。

（五）开放额窦

以带角度的鼻内镜观察额窦引流通道，即额隐窝周围的前筛气房，依次开放，同从前向后的方法，根据CT提示的额窦引流方式，在内镜下定位和开放额窦。在清除额窦底病变的前提下，尽量不损伤额鼻峡周围黏膜及其骨质结构，以免造成术后骨质增生引起的额窦引流通道狭窄。

（六）开放上颌窦

基本方法同前述从前向后法。

至此完成单侧全部鼻窦的开放或切除手术。

四、术后术腔填塞

（一）原则

参见前述从前向后法。

（二）方法

基本同前述从前向后法。对于行鼻中隔矫正术的患者，应做双侧鼻腔填塞。由于本术式的术腔相对位于鼻腔后部，故填塞时应注意避免填塞物落入患者的鼻咽部或造成患者吞咽不适。

同样需要指出的是，并不是每个患者都需要完整接受以上手术步骤。对于病变仅限于蝶窦的患者，上述第1 ~ 3步已达到了手术的目的，即可结束手术。也应根据手术进程中的实际需要、病变和鼻腔、鼻窦结构特点来调整某些步骤的前后顺序或手术操作方法和范围。

第七节 鼻内镜手术注意事项

一、中鼻甲处理方法

在鼻内镜鼻窦手术的开展及与鼻内镜手术相关鼻腔鼻窦解剖和鼻窦病理生理学研究的深入中，中鼻甲一直是诸多问题的焦点之一。一方面，中鼻甲在鼻腔生理功能中发挥重要作用，同时又是鼻内镜鼻窦手术中最重要的解剖参考标志之一；另一方面，中鼻甲自身的异常，可导致鼻腔鼻窦的通气引流的功能障碍，成为鼻窦炎的发源地，不仅影响手术操作，而且影响手术后治愈率。所以，如何在去除中鼻甲病变的基础上，保留和恢复其功能是鼻内镜鼻窦外科中的一项重要内容。

1. 鼻内镜鼻窦手术中中鼻甲处理的必要性 鼻甲的发生和进化完全是适应鼻腔呼吸生理功能的需要，呼吸气流在中鼻道前部的涡旋运动使中鼻甲的加温加湿作用得到充分发挥。其中，中鼻甲的存在增加了呼吸黏膜面积，黏膜下层含有丰富的腺体，此不同于下鼻甲丰富的海绵体和血管；中鼻甲为鼻腔黏液纤毛系统的重要组成部分，同时又是鼻腔、鼻窦的重要解剖屏障，所以，中鼻甲有重要的生理功能作用。目前，更为重要的是中鼻甲承担鼻内镜鼻窦手术操作中重要解剖参考标志的作用，因此，保留中鼻甲具有重要意义。

研究结果表明，鼻窦炎的发生与窦口鼻道复合体的病变相关，复合体中的内容之一，即位于中鼻道入口的中鼻甲异常，如炎症、息肉、鼻甲骨质增生或解剖变异等，常导致鼻腔鼻窦功能障碍，并成为鼻窦病变的起源，尤其是增生的中鼻甲骨质，伴有骨炎，是炎症迁延的重要原因。事实上，中鼻甲异常的发生率很高，中鼻甲异常因相邻鼻窦病变而被忽视。异常中鼻甲产生的不良作用是：①影响相邻鼻窦的通气；②妨碍前组鼻窦（如额窦、前筛窦及上颌窦）的引流；③妨碍鼻内镜下的手术操作；④引起各种部位的疼痛，如内眦、前额等；⑤术后增生复发及鼻腔粘连的重要因素等。因此，这些中鼻甲可称为病理性或有手术适应证的中鼻甲，包括中鼻甲炎性增生或息肉样变、气化中鼻甲（包括中鼻甲气房内是否有病变）、反常曲线中鼻甲及中鼻甲骨质增生等情况。所以，中鼻甲的处理已是鼻内镜鼻窦外科技术的一个重要组成部分。

2. 中鼻甲的检查和手术适应证的依据 中鼻甲的检查方法为鼻内镜检查和鼻窦CT扫描，在中鼻甲病变诊断的同时，注意中鼻甲前端、上颌骨额突（钩突附着缘）及鼻中隔三者的解剖结构关系，对手术方式起主要参考作用，即MFS分型。其中MFS2和MFS3型（尤其是后者）有明确的手术适应证。因此，分型与中鼻甲病变的诊断（即是否为病理性中鼻甲）是鼻内镜下中鼻甲手术适应证，包括手术方式的主要参考依据。

鼻内镜下中鼻甲手术适应证：

(1) 中鼻甲黏膜病变，如茸变、息肉等。

(2) 中鼻甲骨质增生，伴息肉或黏膜炎症。

(3) 气化中鼻甲，气房内有病灶。

(4) 影响鼻腔及相邻鼻窦的通气引流，导致鼻腔鼻窦功能障碍（如嗅觉）。

(5) 妨碍鼻内镜下的手术操作。

(6) 引起各种部位的疼痛，如内眦、前额。

3. 鼻内镜下中鼻甲的处理原则 由于中鼻甲的生理功能作用，并为鼻内镜鼻窦手术中的解剖参考标志，同时自身又可能存在病变及成为鼻窦致病因素，因此主张在清除中鼻甲病变的基础上，按中鼻甲的自然解剖特征和发挥功能的需要，对中鼻甲进行矫形，或称中鼻甲成形术。这是迥异于传统意义的鼻内镜下中鼻甲部分切除术。当然，在合并哮喘复发鼻窦炎或复发鼻窦炎伴中鼻甲骨质增生病例中，中鼻甲常是复发的起源之一，需要做部分或全部切除。

Lamear（1992）临床观察表明，部分切除中鼻甲可提高中鼻道上颌窦开窗口的开放率。Biedlingmaier（1993）报告中鼻甲前下端部分切除后，并不会造成术腔的广泛干燥和结痂，残留的部分（中鼻甲）仍可作为未来手术的解剖参考标志，亦未引起严重并发症。严重鼻中隔偏曲时，不仅妨碍手术观察，而且在手术后影响随访术腔清洁，存在出现粘连、闭锁等并发症的潜在危险。处理手段有两种选择，即鼻中隔矫正术或中鼻甲部分切除术。两种方法的目的都是为了创造一个利于鼻腔、鼻窦通气和引流的环境。其中，中鼻甲的处理相对鼻中隔矫正手术易于操作，故中鼻甲的恰当处理十分必要，换句话说，就是要正确理解鼻内镜手术中尽可能保留中鼻甲的原则。

目前，有术者在鼻内镜手术中或结束后常规切除中鼻甲，的确可迅速改善鼻腔通气，减少鼻腔手术后粘连，且便于术后随访处理。尚无循证医学证据表明切除中鼻甲可以必然引起严重后果的必然性，但在维系鼻腔功能及避免由于中鼻甲缺失引起的放射性头痛或黏膜干燥等，中鼻甲仍能发挥重要作用。中鼻甲缺失后可能出现的情况有：

（1）反射性头痛：中鼻甲及鼻中隔分布着三叉神经眼支的终末分支，即筛前神经，对该区域的刺激可引起内眦和眶上部疼痛。中鼻甲肿胀或气化中鼻甲及鼻中隔偏曲均可引起眶周疼痛，即所谓“筛前神经综合征”或“中鼻甲头痛综合征”。中鼻甲切除手术后，呼吸气流直接刺激前颅底筛前神经及鼻中隔，同样可引起反射性内眦及眶周的疼痛。可用局部利多卡因试验鉴别，即中鼻道前端放置1%利多卡因棉片，头痛减轻或缓解。

（2）鼻中隔结节样增生：或称“中隔鼻甲”。中鼻甲切除后，相对中鼻甲位置的鼻中隔黏膜代偿性增生，其作用有两个方面：一方面，代偿增生的鼻中隔黏膜形成类似鼻甲的结构，增加呼吸黏膜面积，部分替代切除了的中鼻甲的功能；另一方面，增生的鼻中隔黏膜承受了原中鼻甲所受的压力，包括变应原及尘埃等物质的刺激，但增生的黏膜不具有正常中鼻甲所具有的免疫屏障功能，增生的黏膜可重新成为鼻内病灶，如水肿和息肉等。

（3）鼻窦闭锁：中鼻甲切除后，其屏障作用被破坏，呼吸气流的直接刺激可能会引起术腔黏膜瘢痕化及骨质增生、鼻窦闭锁。

4.中鼻甲的常见处理方法

（1）肥大中鼻甲（基本方法）：在鼻内镜下辨认中鼻甲根部及病变范围后，沿中鼻甲骨外侧面用圆刀、咬钳或电动切割吸引器矢状切除外侧黏膜组织。对中鼻甲缘按以下原则处理：即在矢状切除中鼻甲外侧部分后，用鼻甲剪略斜向后下前下缘的前二分之一（黏膜及鼻甲骨），使（前）下缘高于下鼻甲上缘（钩突水平段切缘）；前缘用咬钳将黏膜与中甲骨一并咬除，前缘与上颌骨额突（钩突垂直段切缘）距离≥5mm，中鼻甲下缘前二分之一与下鼻甲上缘距离≥5mm，手术中忌用撕脱和圈套的方法。

在矢状切除中鼻甲的外侧部后，中鼻甲缘的处理至关重要，实际上是重建中鼻甲、上颌骨额突（钩突附着缘）及鼻中隔的解剖结构关系，即如MFS1型。因此，本文分型的另一个意义是对矫形效果的参考价值。中鼻甲下缘一般略高于下鼻甲上缘的钩突水平段切缘，二者距离≥5mm；中鼻甲前缘一般位于上颌骨额突（钩突垂直段切缘）之后，二者距离≥5mm。临床观察其作用和意义在于：①扩大鼻内镜鼻内操作视野；②开放中鼻道，有利于术后术腔及各窦的通气引流；③保持良好的中鼻甲形态，符合功能需要；④减少和避免术后粘连。术中对中鼻甲缘的处理非常重要，具有前瞻性预防作用（图3-4-82、3-4-83）。

有作者采用切除肥大中鼻甲外侧组织及部分前下骨质后，将内侧黏膜（瓣）向外侧翻转矫形，但著者感到因中鼻甲常在手术开始即需处理，因此，保留用作翻转的黏膜瓣在后面的手术中易损伤，所以，用该方法时应注意黏膜瓣在手术操作中的保护。

（2）气化中鼻甲：用尖刀刺破中鼻甲气房后，可用解剖剪或咬钳矢状去除中鼻甲气房外侧壁，保留内壁，以其内衬黏膜为矫形后的中鼻甲外侧面黏膜，最后处理中鼻甲缘（图3-4-84 ~ 3-4-90）。

（3）反常曲线中鼻甲：有以下2种情况。

1）反向曲线中鼻甲：麻醉后，用骨钳咬住弯曲部，轻撼动，使中鼻甲骨黏膜下骨折，再向内侧移位，用油纱条填入中鼻道，将中鼻甲挤向中线固定，若不易实现，则将弯曲部前下缘剪除（图3-4-91、3-4-92）。

2）过度弯曲中鼻甲：下缘及头端向外侧弯曲，常伴增生，使中鼻甲前部挤入中鼻道，如图示将前下缘去除矫形。

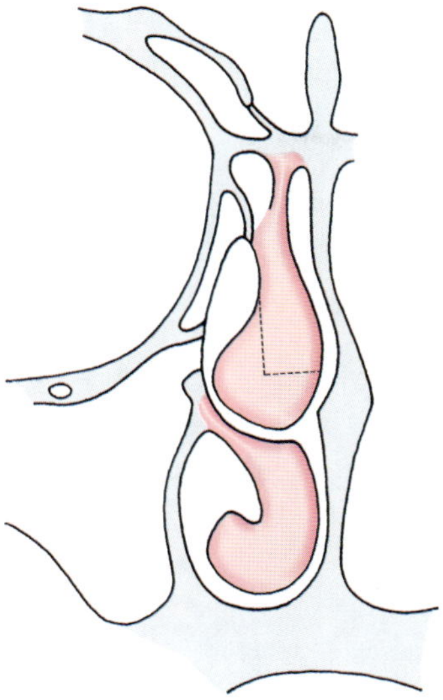

图3-4-82　肥大中鼻甲部分切除示意图。虚线表示需要切除的中鼻甲组织

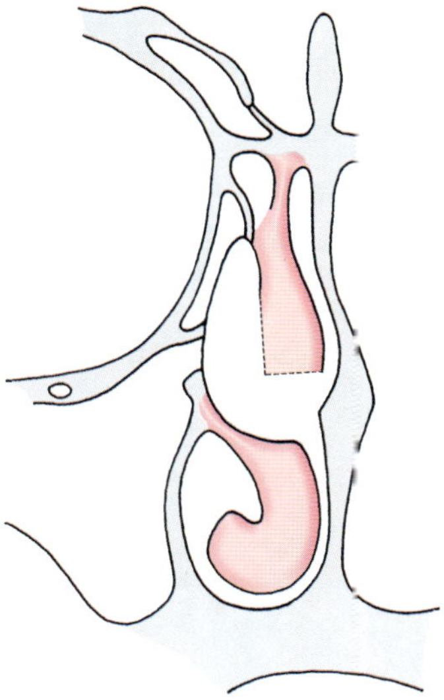

图3-4-83　中鼻甲部分切除后的形态，目的是充分暴露中鼻道

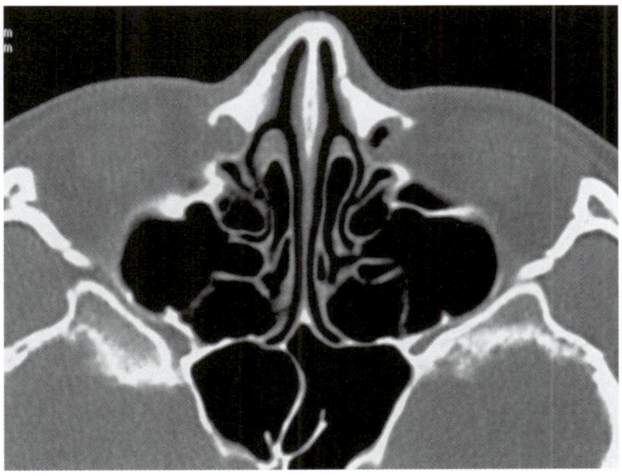

图3-4-84　轴位CT扫描示双侧气化中鼻甲

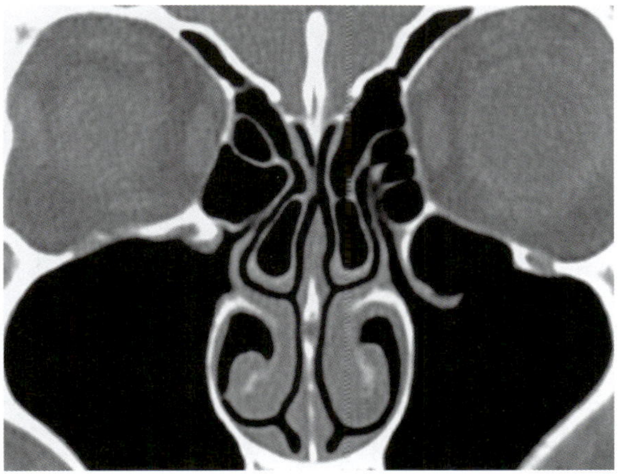

图3-4-85　冠状位CT示双侧气化中鼻甲

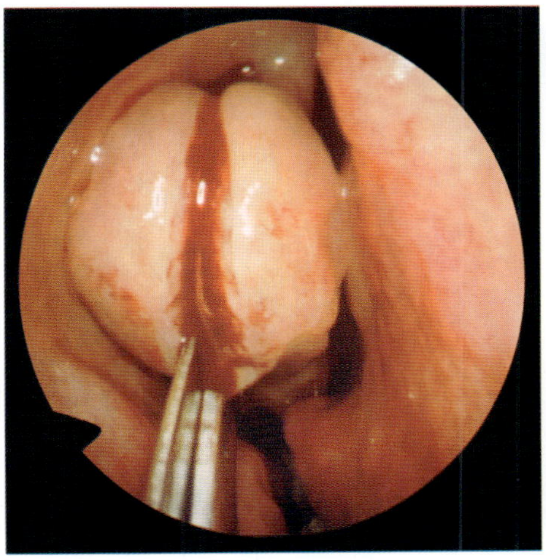

图3-4-86　气化中鼻甲处理方法1。鼻内镜下用球刀矢状切开中鼻甲

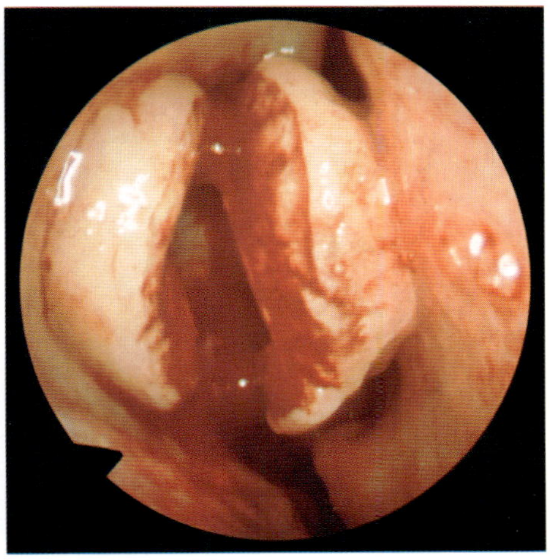

图3-4-87　气化中鼻甲处理方法2。鼻内镜下显示切开后的中鼻甲气房

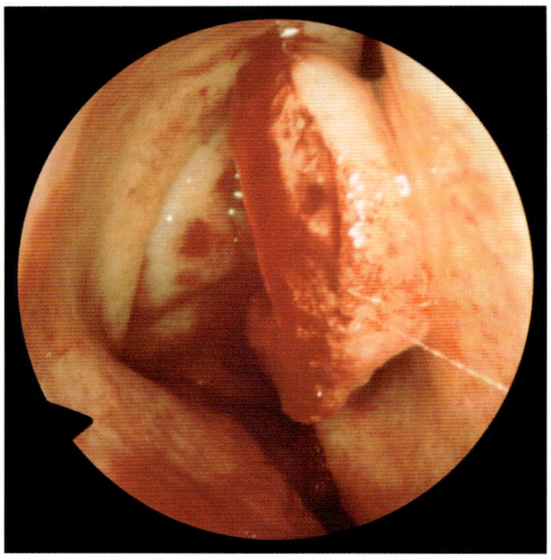

图3-4-88 气化中鼻甲处理方法3。咬除中鼻甲气房外侧部分后，充分暴露中鼻道的结构，包括钩突、筛泡等

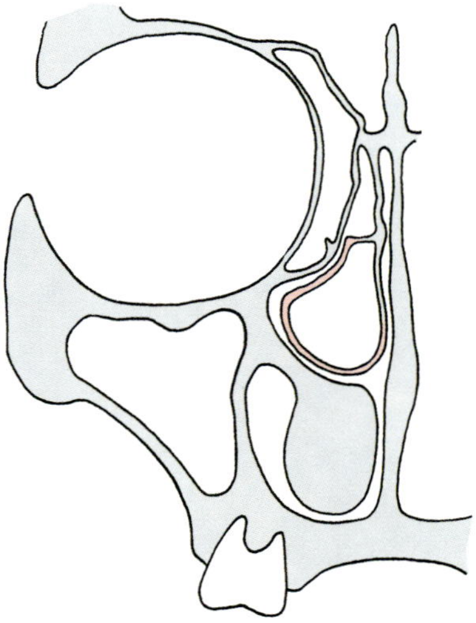

图3-4-89 气化中鼻甲部分切除矫形模式图1。红色区域表示需要切除的气化中鼻甲外侧部分

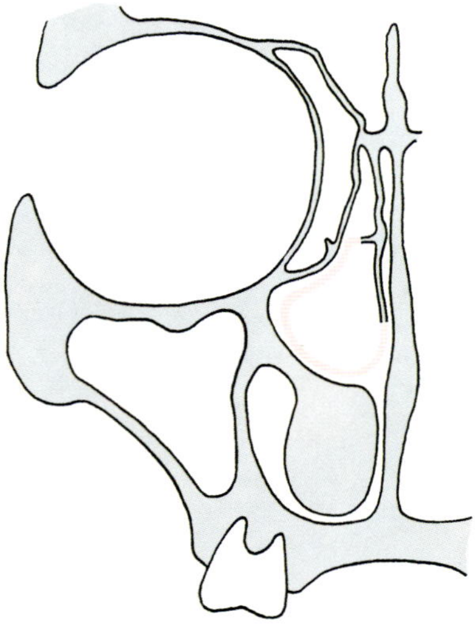

图3-4-90 气化中鼻甲部分切除矫形模式图2。中鼻甲外侧部分切除后，保留内侧部分作为新中鼻甲，并将中鼻甲气房内衬黏膜作为矫形后中鼻甲外侧黏膜

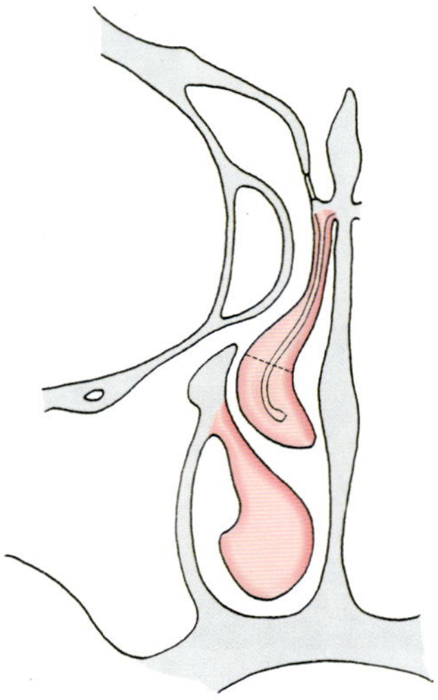

图3-4-91 反常曲线中鼻甲处理方式1。图示虚线下方为要切除的反常曲线中鼻甲游离下缘

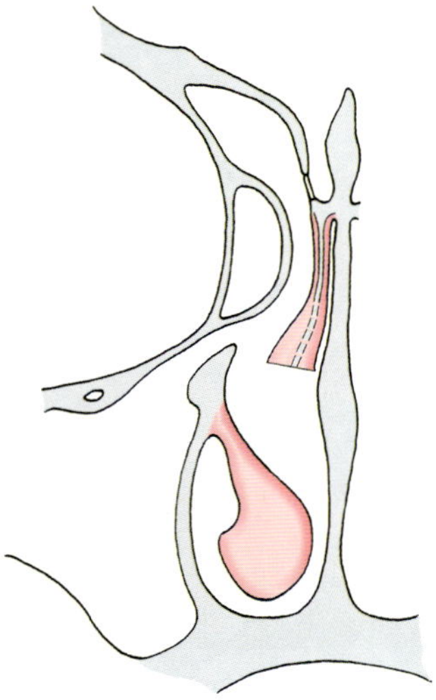

图3-4-92 反常曲线中鼻甲处理方式2。中鼻甲游离下缘切除后，将中鼻甲上部骨折推至中线位置

5.手术器械的使用　由于强调中鼻甲的矫形，故不能使用以往采用的圈套的方法。在矢状切除中鼻甲的外侧部分后，以原用于取病理组织的咬钳将中鼻甲前缘黏膜和中甲骨同时咬除，下缘可用鼻甲剪，使鼻甲边缘整齐，有利于中鼻甲矫形。电动吸引切割钻及激光是临床非常有用的方法（图3-4-93、3-4-94）。

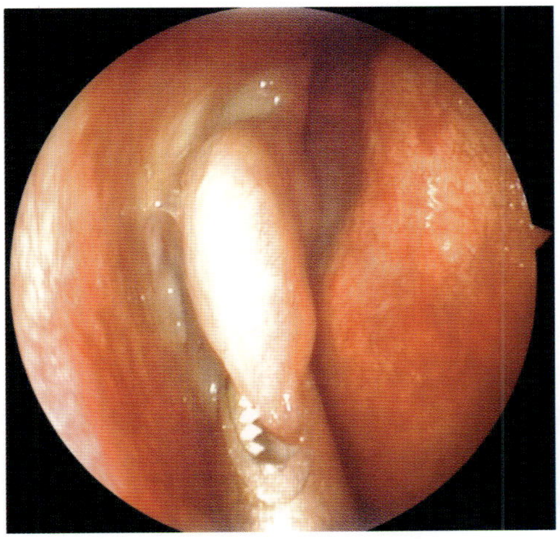

图3-4-93　鼻内镜图示运用切割吸引器部分切除中鼻甲矫形

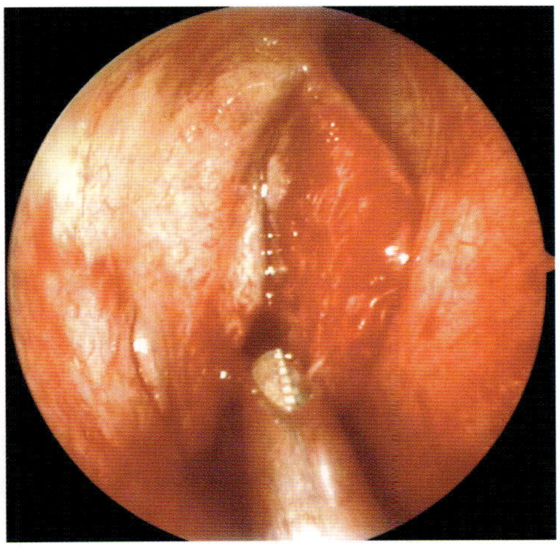

图3-4-94　切割吸引器切除水肿肥厚的中鼻甲黏膜后，显露中鼻道内容，包括钩突和筛泡

6.中鼻甲术后处理　中鼻甲矫形后，手术创面同鼻窦术腔一样需不断清理干痂、增生肉芽及水肿组织，并在局部应用抗生素和激素。需要强调指出的是，各种类型中鼻甲矫形处理仅为术后恢复创造了解剖条件，必须进行术后随访综合治疗，中鼻甲矫形的意义才可真正实现。

二、黏膜处理

当代鼻内镜手术的概念及内涵是在鼻内镜直视观察下，以尽可能保留鼻腔、鼻窦结构和功能为前提，以清除病灶、改善和重建鼻腔、鼻窦通气引流功能并治愈鼻窦炎为目的的鼻外科技术。显而易见，黏膜的取舍问题贯穿了手术的始终。理论上和实践中观察到，在重建鼻腔鼻窦通气引流后，病变黏膜可发生可逆性转变，即恢复其正常的黏液纤毛清除和腺体分泌功能。促使病变黏膜“可逆性”恢复的条件有3个：①重建并保持鼻腔鼻窦通气引流；②手术中尽可能保留原有鼻窦黏膜；③手术后随访治疗。临床手术判断所谓黏膜可逆性恢复的依据和标准不明确，因此手术中对病变黏膜有无功能的判定和取舍有一定困难，但对病变明显的黏膜则一定要彻底地清除（根治），再生的黏膜已失去正常功能。目前，对何种病变黏膜可以保留需要基础研究的支持，同时也需要大量的临床随访后取得的经验。

手术中保留黏膜及处理可遵照以下方法：

1.操作手法和技巧　对黏膜病变严重的黏膜可用筛窦钳钳除。在开放鼻窦时，对需要保留的黏膜应使用黏膜咬钳（图3-2-71），可起到两个作用，一是借咬钳咬除肥厚黏膜的表面的肥厚部分，但不损伤粘骨膜，有利于黏膜的再生和避免粘骨膜损伤后导致的骨质增生；另一是通过咬切作用，高效率地与骨结构一并咬除，切缘整齐，损失极小，避免了用常规咬钳操作时容易造成的黏膜撕脱。黏膜撕脱后，不仅损伤大，而且出血多，是目前手术操作中应尽可能避免的，尤其是严格意义上的功能性手术，也是鼻内镜手术功能性含义的内容之一。

鼻内镜手术中对肥厚黏膜或游离残余黏膜的另一有效处理手段是借助电动吸引切割钻，损伤非常小。

2.避免手术中对鼻窦黏膜的过度刺激和损伤　鼻窦黏液纤毛装置功能的正常化，有赖于黏膜及腺体的健康程度。如果黏膜损伤较重，将无法恢复正常的黏液纤毛清除功能。手术操作过程中，对需要保留的黏膜要始终予以保护，反复刺激，特别常见的是吸引器的触探吸引，必然会给黏膜造成损害。鼻窦的黏液清除方向均是朝向自然窦口，如果钳取黏膜较多或过分使用动力系统处理黏膜表面，即便是其他部位的黏膜保留完好，被钳取或被处理过的黏膜部位的瘢痕化，都会阻碍或损害鼻窦的黏液清除过程。

三、鼻息肉处理

鼻息肉由高度水肿的鼻黏膜构成，尽管鼻息肉的病因不十分清楚，但临床发现常与鼻窦炎伴发，在哮喘、阿司匹林不耐受、枯草热等患者中，鼻息肉发病率较高，且多为双侧。鼻息肉本身血管分布较少，因此对血管收缩剂不敏感，所以，手术中对合并鼻息肉患者，特别是复发鼻息肉患者，首先要处理鼻息肉，目的是通过清除病灶，获得宽敞的鼻内镜手术视野，寻找和定位与手术有关的解剖参考标志。

1.鼻腔息肉　鼻腔息肉多起源于前筛区，特别是钩突和筛泡前壁。传统的鼻息肉切除方法是使用圈套器圈套，损伤和盲目性大，常连带将钩突或中鼻甲撕脱，使重要的解剖参考标志被破坏，严重者可随圈套撕脱中鼻甲而损伤前颅底，现已被直视下的鼻内镜手术取代。在鼻内镜直视下，借助筛窦钳、咬钳或剪刀，沿息肉根蒂部切除。满鼻腔息肉无法判断根蒂时，也应用上述器械分次逐渐将息肉切除，出血少和损伤小，有利于鼻腔结构的保护。例如，孤立的鼻腔大团块鼻息肉常有可能来源于中鼻甲黏膜的息肉样变，用以上方法则可最大程度地保留和塑形中鼻甲。

少部分鼻腔息肉来自鼻中隔，从常规鼻内镜检查或CT扫描检查通常难以判断，因此，在鼻内镜观察下进行手术操作，有利于清除病灶，同时又保护鼻中隔黏膜不会被大部撕脱。

2. 鼻窦息肉　鼻窦内息肉源于窦内的黏膜。如果整个窦腔内黏膜均已形成息肉，无保留价值，则必须彻底清除。如果鼻窦息肉局限或有蒂，如上颌窦后鼻孔息肉。可在直视和在尽可能减少对周围黏膜损伤的前提下，清除局部息肉和它的蒂。过多地去除窦内黏膜或者对病变周围黏膜副损伤较多，可影响鼻窦的黏液清除功能。

四、下鼻甲处理

下鼻甲增生肥大，是引起鼻通气阻力增高的重要原因。引起下鼻甲肥大的原因有多种，如长期慢性鼻腔及鼻窦炎症刺激下鼻甲黏膜肥厚增生，甚至桑葚样变；变应性鼻炎及哮喘患者的下鼻甲水肿增生；下鼻甲在鼻中隔偏曲对侧代偿性肥大等。为提高鼻通气度，针对下鼻甲肥大的下鼻甲手术有多种术式，目前下鼻甲手术方式主要有下鼻甲骨折外移术、下鼻甲电烧灼术、冷冻、激光炭化及下鼻甲黏膜下部分切除术等。

Mabry（1988）对下鼻甲肥大及治疗做了一系列研究。下鼻甲肥大且鼻阻经药物保守治疗无效，应考虑下鼻甲手术。对下鼻甲部分切除术，须黏膜下切除增生的下鼻甲骨。提倡下鼻甲成形手术，即按照下鼻甲形态和改善通气设计的下鼻甲部分切除术。但随访5年后组织病理学仍提示下鼻甲纤维化、瘢痕化，黏膜中的黏液腺减少。Illum（1997）曾报告对鼻中隔偏曲患者偏曲对侧下鼻甲代偿性增生在鼻中隔矫正手术时行下鼻甲前下部分切除术，并设对照组，即单纯鼻中隔矫正术。但术后声反射鼻腔测量表明两组鼻腔立体结构虽有明显区别，但或者通气满意度并未有显著变化，表明下鼻甲并不是唯一影响鼻通气阻力的因素。

越来越多的临床实践表明，单纯行下鼻甲切除术非但不能彻底解决鼻通气障碍的问题，还会带来一系列不良后果。Oburra（1995）介绍34例双侧下鼻甲切除手术，手术后最常见的并发症为粘连（15%）、萎缩性鼻炎（15%）、持续鼻塞（12%）及鼻异常感（9%）。Carrie（1996）报告，下鼻甲部分切除后，长期随访发现下鼻甲增生明显，鼻阻症状逐渐加重，认为下鼻甲部分切除后局部结痂和刺激增生是导致症状复发的主要原因。应该强调，如果造成下鼻甲增生肥大的因素未去除，鼻塞症状就有可能复发。

鼻内镜手术后实施严格的随访反映出对鼻窦炎疾病治疗和转归规律的认识，鼻内镜鼻窦手术后随访观察的重要发现是在去除了造成和刺激下鼻甲肥厚增生的因素，如鼻腔息肉、中鼻道结构异常、鼻窦病灶等，中鼻道和鼻窦的通气引流状况充分改善后，肥厚或肿胀的下鼻甲会逐渐消退，恢复正常的黏膜功能，表明鼻腔黏膜同鼻窦黏膜一样，在重建通气和引流后，病变黏膜可发生可逆性转变，但恢复期通常在3～6个月。所以，这种现象可以有助于理解针对下鼻甲肥大并存在鼻阻症状的治疗策略，同时也可理解对下鼻甲黏膜已发生所谓不可逆病理改变及下鼻甲骨性增生者则必须手术治疗。另一临床现象提示，对于鼻中隔偏曲对侧下鼻甲的代偿性肥大，在鼻中隔矫正手术后，会根据鼻腔生理功能的需求发生变化，肥大的下鼻甲在鼻中隔矫正鼻腔变窄后随时间推移而逐渐缩小，表明人类鼻腔为适应鼻腔生理功能需要的较强的代偿和调节能力。因此，下鼻甲经鼻内镜手术适应证是：①单纯肥厚性鼻炎，经保守治疗无效，下鼻甲仍增生肥厚；②下鼻甲桑葚样病理改变；③鼻腔狭窄，中鼻道开放仍难以获得充分的通气引流效果；④有碍下鼻道上颌窦开窗口通气引流和处理的前置下鼻甲前端手术。

下鼻甲手术方法包括：电烧灼术；冷冻；激光手术；黏膜下切除术；黏膜下切除并下鼻甲骨外移术；下鼻甲部分切除术等（图3-4-95～3-4-97）。

Passali（1995）比较了上述临床常用的下鼻甲手术方法，通过声反射鼻腔测量、鼻通气阻力测定、纤毛传输功能和SIgA检测表明，黏膜下切除并下鼻甲骨外移术是最有效的治疗慢性鼻阻的手术方法，最显著优点是保护和维持其固有的生理功能；相反，电烧灼术、冷冻等方法所造成的黏膜损伤则较大。经鼻内镜直视下可精确地进行下鼻甲全长的处理，尤其是下鼻甲后端。借助电动显微清创器（microdebrider）行下鼻甲部分切除术，损伤小。它甚至可经下鼻甲前端的小切口伸入，通过吸引切割作用去除肥厚的下鼻甲黏膜下海绵体组织，完整保留鼻甲表面的黏膜，从而起到保护下鼻甲黏膜功能的作用。因此，即便是作下鼻甲部分切除术，亦应按照符合下鼻甲功能需要进行塑形处理。

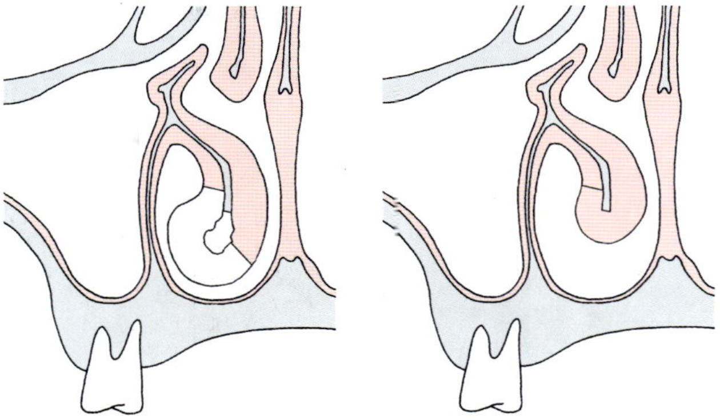

图3-4-95　下鼻甲处理方式模式图。显示切除肥厚的下鼻甲黏膜和下鼻甲骨后，将残缘对合

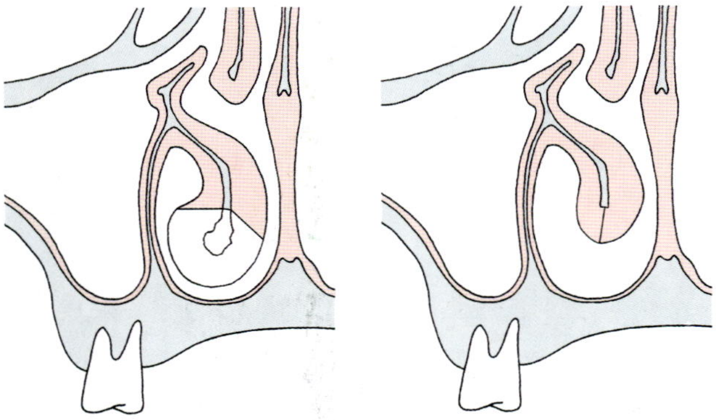

图3-4-96　下鼻甲处理方式模式图。将下鼻甲肥厚黏膜外侧部分和部分下鼻甲骨切除后，将内侧保留的黏膜瓣翻转，形成新的下鼻甲

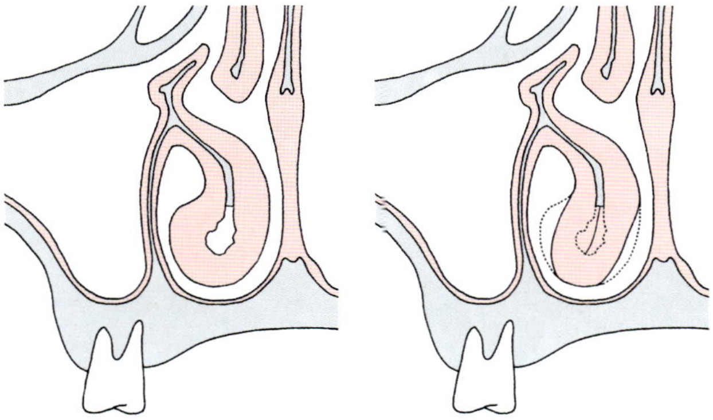

图3-4-97　下鼻甲处理方式模式图。矢状切开下鼻甲头端黏膜后，咬除增生下鼻甲骨后，将下鼻甲黏膜对合压紧

临床实践和研究表明，下鼻甲骨折外移手术（inferior turbinate outfracture）在促进鼻腔通气并维持原有下鼻甲功能方面更具有优势（图3-4-98、3-4-99）。结合鼻腔鼻窦多结构重塑处理，在鼻腔鼻窦通气引流改善后，炎性病变下鼻甲黏膜同样会发生可逆性转变，鼻甲容积变小。

下鼻甲手术并发症包括：

1. 出血　下鼻甲部分切除术较全切术的出血并发症比例有显著差异，Garth（1995）报告214例下鼻甲手术中，部分切除术的出血并发症为0.9%，全切术者则为5.8%。

2. 粘连　切除下鼻甲时的黏膜损伤较大，可造成下鼻甲残根与鼻中隔及下鼻道外侧壁的粘连。下鼻甲前端的粘连可累积并封闭鼻泪管鼻腔开口，导致泪道阻塞，引起泪囊炎。

3. 鼻塞　呼吸气流虽“畅通无阻”流经鼻腔，患者却因下鼻甲切除后，鼻腔神经感觉迟钝，不能准确感知而自觉鼻塞。

4. 鼻腔异感症　下鼻甲切除过多，气流直接吸入鼻咽部，未经下鼻甲的加温、加湿，引起鼻腔和鼻咽部的不适感或异物感；未经滤过的空气刺激鼻咽部黏膜。

5. 继发萎缩性鼻炎　下鼻甲切除后，人为破坏了鼻腔固有的生理和解剖结构，鼻腔原有的生理功能也随之被破坏，引起与萎缩性鼻炎相似的症状和体征。

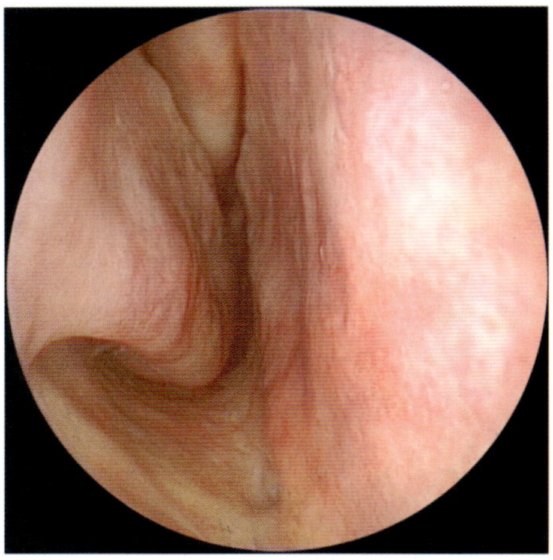

图3-4-98 下鼻甲骨折外移前

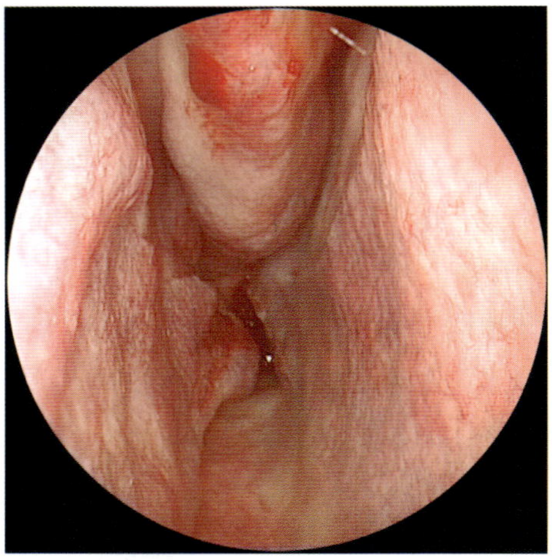

图3-4-99 下鼻甲骨折外移后，鼻腔拓宽

五、手术中监视记录

鼻内镜手术的发展得益于光学和电子学技术的进步，电视监视下的鼻内镜手术，配合各种先进的影像记录装置，如微型摄像机、监视器、冷光源及录像机等，在高亮度的和充分的照明下，获得清晰的图像，一方面使术者、助手同步参与手术的过程，更有利于助手的配合，同时也使其他医生或学习者了解和欣赏手术的全部内容，现场参与疑难病例的讨论；另一方面，内镜系统的观察记录装置可记录下手术的过程，尤其是特殊病例的影像资料的保留，对教学、总结和交流有重要价值。

1. 录像　数字录像设备的发展非常迅速，各个设备厂家均开发出不同类型和功能的数字图像影像记录系统，并且已经有所谓高清图像摄录系统，可以供临床选择使用，但设备多价格昂贵。一些小型工作站既可以录像，又可以采集静态图像，能够满足一般临床使用。但若追求高质量图像，则建议使用专业内镜拍摄镜头直接拍摄，录像则建议采用具有录像功能的专业摄像机。图像记录清晰度高，复制编辑时衰减少，质量高。

2. 打印　目前，使用较多的是彩色图像视频打印系统，有利于及时打印特殊或重要病例的图像，或利用打印照片进行会诊或交流。但视频打印图像清晰度毕竟受摄像、录像及监视器分辨率的限制，其中最主要的是与摄像装置有关。许多厂家采用三晶片摄像头，图像解析度提高。不足之处是摄像头较沉，手术中把持时间较长的话，易引起疲劳。即便是这样，视频打印出的图像照片也无法与照相得到的光学照片相媲美。

3. 照相　内镜下照相采用135mm标准单反镜头照相机，包括照相机机身（如Olympus SC35-15）和专业镜头（如SM-ER2），后者为标准的可接任何标准内镜（包括软性内镜）的镜头，有一定的变焦范围。将与冷光源连接的内镜和照相镜头对接后可进行拍摄。对有自动曝光光源者有两种程式，即自动和手动。采用自动挡拍摄只须按相机说明设定好光圈和快门速度，同时在冷光源设定为照相自动挡，即可拍摄。由于自动挡照相的条件范围有一定限制，更多的情况下需采用手动挡照相。手动照相对冷光源要求较高，如果用胶片拍摄，则需要使用高速胶卷，如ISO400或800，甚至1600，否则，难以获得曝光正确和清晰的照片，具体条件需根据光源、镜头和不同镜下需要进行摸索。目前，已有直接与摄像系统相连的视频或数码单反照相机，配接内镜照相镜头，几乎可达到镜下所见即所得，非常方便，但设备也较昂贵。目前，由于各厂家集中开发数字图像采集系统，内镜照相镜头很难得到了，只是采集下来的图像上不能媲美数字相机获得的照片效果。

4.录像监测和录像资料管理　手术中的录像监视和录像资料按姓名、性别、年龄、检查时间、病历号、诊断、手术时间及录像时间长短等进行登记和备案，由内镜室专人负责管理。数字工作站的开发，使上述各种病例和影像资料的管理水平明显提高。

参考文献

1. Kennedy DW, Zinreich SJ, Rosenbaum AE, et al. Functional endoscopic sinus surgery: technique. Arch Otolaryngol, 1985, 111: 643-649

2. Lazar RH, Younis RT, Long TE. Functional endonasal sinus surgery. Laryngoscope, 1993, 103 (1): 1-5

3. Levine HL. Functional endoscopic sinus surgery: evaluation, surgery, and follow-up of 250 patients. Laryngoscope, 1990, 100 (1): 79-83

4. Lusk RP. Endoscopic approach to sinus disease. J Allergy Clin Immunol, 1992, 90: 496-505

5. Rice DH, Schaefer SD. Endoscopic functional paranasal sinus surgery: anterior-to-posterior approach. In: Endoscopic paranasal sinus surgery (Second edition). Edited by Rice DH, Schaefer SD. Raven Press (New York), 1993a: 159-186

6. Rice DH, Schaefer SD. Endoscopic total sphenoethmoidectomy: posterior-to-anterior approach. In: Endoscopic paranasal sinus surgery (Second edition). Edited by Rice DH, Schaefer SD. Raven Press (New York), 1993b 187-210

7. Schaefer SD, Manning S, Close LG. Endoscopic paranasal sinus surgery: indications and considerations. Laryngoscope, 1989, 99 (1): 1-5

8. Stammberger H. Endoscopic endonasal surgery-concepts in treatment of recurring rhinosinusitis. Part Ⅱ. Surgical technique. Otolaryngol Head Neck Surg, 1986, 94: 147-156

9. Biedlingmaier JF. Endoscopic sinus surgery with middle turbinate resec-tion: results and complications. Ear Nose Throat J, 1993, 72: 351- 355

10. 周兵，韩德民，黄谦，等.鼻内镜鼻窦手术中中鼻甲的处理方法和意义.耳鼻咽喉-头颈外科，1997，4: 67-72

11. Klossek JM, Fontanel JP, Chauveau JM, et al. Exploration et chirurgie de la pathologie du méat moyen sous guidage endoscopique. Ann Otolaryngol Chir Cercofac, 1989, 106: 510-514

12. Peynègre R, Bossard B, Koskas G, et al. La chirurgie endoscopique des cornets (Etude préminarie). Ann Otolaryngol Chir Cercofac, 1989, 106 : 537-541

13. Bouton V, Sanson J, Leguerinel J. Sinusites du cornet moyen (Etude descriptive et traitement). Ann Otolaryngol Chir Cercofac, 1991, 108: 234-238

14. Lamear WR, Davis WE, Templer JW, et al. Partial endoscopic middle turbinectomy augmenting functional sinus surgery. Otolaryngol Head Neck Surg, 1992, 107: 382-389

15. Cannon CR. Endoscopic management of concha bullosa. Otolaryngol Head Neck Surg, 1994 110: 449-454

16. Illum P. Septoplasty and compensatory inferior turbinate hypertrophy: long-term results after randomized turbinoplasty. Eur Arch Otorhino- laryngol Suppl, 1997, 1: S89-S92

17. Carrie S, Wright RG, Jones AS, et al. Long-term results of trimming of the inferior turbinates. Clin Otolaryngol, 1996, 21: 139-141

18. Mabry RL. Inferior turbinoplasty: patient selection, technique, and long-term consequences. Otolaryngol Head Neck Surg, 1988, 98: 60-66

19. Passali D, Lauriello M, De Filippi A, et al. Comparative study of most recent surgical techniques for the treatment of the hypertrophy of inferior turbinates. Acta Otorhinolaryngol Ital, 1995, 15: 219-228 (Abstract)

20. Garth RJ, Cox HJ, Thomas MR. Haemorrhage as a complication of inferior turbinectomy: a comparison of anterior and radical trimming. Clin Otolaryngol, 1995, 20: 236-238

21. Oburra HO. Complications following bilateral turbinectomy. East Afr Med J, 1995, 72: 101-102 (Abstract)

22. Kirihene R, Rees G, Wormald PJ. The Influence of the Size of the Maxillary Sinus Ostium on the Nasal and Sinus Nitric Oxide Levels. American Journal of Rhinology, 2002, 16: 261-264

23. Brumund KT, Graham SM, Beck KC, et al. The effect of maxillary sinus antrostomy size on xenon ventilation in the sheep model. Otolaryngol Head Neck Surg, 2004, 131: 528-533.

24. Samaha M, Cosenza MJ, Metson R. Endoscopic frontal sinus drillout in 100 patients. Arch Otolaryngol Head Neck Surg, 2003, 129: 854-858

25. Gross CW, Scholosser RJ. The modified Lothrop procedure: Lessons learned. Laryngoscope, 2001, 111: 1302-1305

26. Farhat FT, Kountakis SE. Endoscopic modified Lothrop procedure. OP Tech Otolaryngol Head Neck Surg, 2004, 15: 4-7

27. Landsberg R, Friedman M. A minimally invasive endoscopic approach to chronic isolated frontal sinusitis. Operative Techniques in Otolaryngology, 2006, 17: 184-188

28. Chiu AG, Vaughan WC. Revision endoscopic frontal sinus surgery with surgical navigation. Otolaryngol Head Neck Surg, 2004, 130: 312-318

29. Wormald PJ. Salvage Frontal Sinus Surgery: The Endoscopic Modified Lothrop Procedure. Laryngoscope, 2003, 113: 276-283

30. Scott NA, Wormald PJ, Close D, et al. Endoscopic modified Lothrop procefure for the treatment of chronic frontal sinusitis: A systematic review. Otolaryngol Head Neck Surg, 2003, 129: 427-438

31. Elwany S, Salam SA, Soliman A, et al. The septal body revisited. J Laryngol Otol. 2009, 123: 303-308

第五章 鼻内镜外科技术应用

第一节 鼻内镜下鼻中隔成形术

鼻中隔手术是鼻外科最常见的手术之一。其手术方式历经100余年的发展和演变，大致分为四个阶段：鼻中隔次全切除术、黏膜下切除术、鼻中隔矫正术和鼻中隔成形术。鼻中隔切除术最早出现于1750年。鼻中隔黏膜下切除手术为1900年Killian首创，1950年由Cottle推广广泛使用。1954年，日本学者高桥良，基于鼻整形的原则，提倡在黏膜下切除形态异常的鼻中隔，手术中只切除少量软骨和骨，取代传统的鼻中隔黏膜下切除术，即“鼻中隔矫正术”。

20世纪70年代，鼻内镜问世，鼻中隔手术在鼻内镜直视下完成，克服了以往仅仅依靠头灯观察操作带有一定盲目性的局限；由于观察清楚，操作准确，对鼻中隔偏曲特点和处理方式发生很大变化，鼻中隔手术已成为鼻内镜鼻窦手术中的一项重用内容。无论传统方式还是目前在内镜下完成鼻中隔手术，已发现，过多切除鼻中隔支架后，近期会有因大面积切除鼻中隔软骨和骨性支架致使鼻中隔黏膜过于松弛而摆动，远期可导致鼻锥缓慢变形，如鞍鼻、鼻背过宽、尖上区塌陷、鼻中隔穿孔等。

早在1948年，Cottle就提出了保留鼻中隔主要支架的基本原则。此后，鼻中隔手术出现许多改良方法。Metzenbaum 提出了“摇门技术”（swinging door），注意矫正前端偏曲的同时，保留了中隔软骨对鼻尖的支撑作用。近年来，又出现了“局限性鼻中隔成形术”的概念，只局限性处理骨与软骨，骨与骨之间的棘或突起。目前，鼻中隔手术已发展成为“鼻中隔成形术”，方法多样灵活，更加注重保留鼻中隔主要支架的基本原则。

鼻中隔偏曲形成后，鼻中隔软骨细胞的排列和鼻中隔黏膜的附着以及软骨与其他骨性支架间，必定形成结构间的适应性，主要是生物力学的应力适应性。矫正偏曲的鼻中隔，必须要改变其应力适应性。如何理解鼻中隔发生偏曲的生物力学原理？鼻中隔偏曲的应力关系表现于哪个区域？2008年，韩德民阐述了鼻中隔偏曲的三线张力的生物力学理论，并提出了三线减张鼻中隔成形术，确立了鼻中隔手术的新理念。通过解除产生三个张力核心区域的方法，将发生变异的应力关系修正恢复正常；再由新的应力关系来重新塑形鼻中隔支架，以期在矫正鼻中隔偏曲的同时，减少手术并发疾病。

鼻中隔向一侧或双侧偏曲或局部形成突起，引起鼻腔、鼻窦功能障碍并产生症状，可诊断为鼻中隔偏曲；若无功能障碍，则为生理性弯曲。针对鼻中隔偏曲是否与鼻窦炎直接相关，尚有不同意见。随着鼻内镜鼻窦手术广泛开展，已观察到鼻中隔偏曲，尤其是鼻中隔偏曲与其他结构（如中鼻甲、下鼻甲、鼻腔及中鼻道等）的解剖结构关系，与鼻窦炎的发生确有相关性。鼻内镜下鼻中隔成形手术的目的和适应证以及手术方法较过去有明显的不同。

一、鼻中隔偏曲诊断

鼻中隔偏曲的诊断在目前鼻内镜外科技术中，一方面注重是否引起鼻腔、鼻窦功能障碍，在结构上注重与其周围解剖结构的关系；另一方面，应注意鼻中隔偏曲（即使较轻度的）是否影响鼻内镜鼻窦手术后的疗效，即能否引起手术后鼻腔、鼻窦的通气引流障碍，粘连等。

（一）鼻内镜检查

鼻内镜下检查使鼻中隔偏曲的检查和诊断更为准确。鼻腔前部表面麻醉后，用0°、30°硬性鼻内镜观察。然后，在充分收缩鼻黏膜后检查鼻腔深部。如图3-5-1，观察鼻中隔与鼻腔、鼻道和鼻甲的解剖结构关系及对鼻腔、鼻窦通气引流产生的影响。

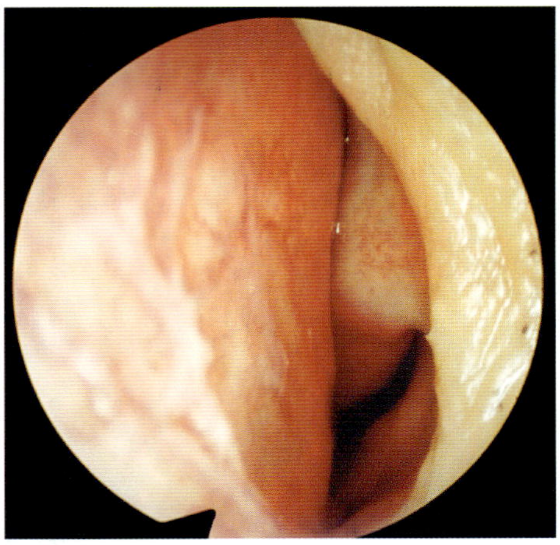

图3-5-1 鼻内镜图示鼻中隔左偏曲，中鼻道窥视不清

（二）鼻窦CT扫描

参考水平位和冠状位CT鼻窦扫描（图3-5-2、3-5-3），在了解鼻中隔偏曲形态的同时，可清晰观察鼻中隔与相邻结构的解剖关系，并了解鼻中隔形态异常与鼻窦疾病的相关性。鼻窦CT扫描对鼻中隔偏曲评估的意义是：

1. 鼻中隔偏曲与鼻窦炎的相关性。
2. 可能影响鼻内镜下的手术操作。

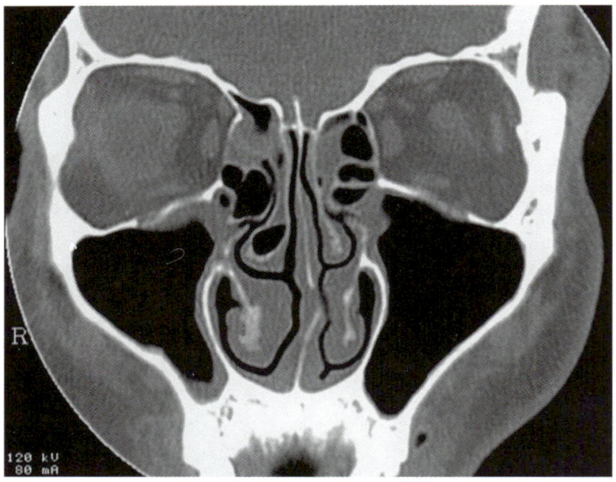

图3-5-2 冠状位CT扫描示鼻中隔向左侧偏曲，筛窦黏膜轻度肥厚

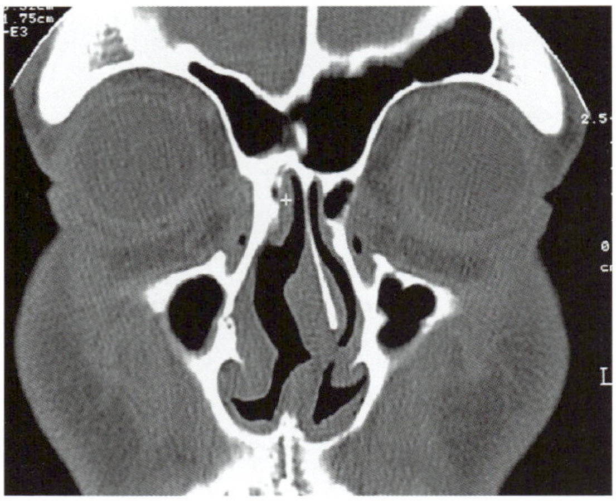

图3-5-3 冠状位CT扫描示鼻中隔向左侧偏曲，下方与下鼻甲相贴

3. 影响术后鼻腔鼻窦通气引流与否。
4. 导致术后鼻腔粘连的可能性。
5. 提示手术矫正的部位和范围。

二、鼻中隔成形术适应证和目的

1. 矫正偏曲鼻中隔。
2. 鼻腔鼻窦鼻内镜手术中的鼻中隔偏曲处理。
3. 鼻中隔骨性肥增厚的处理。
4. 肥厚鼻中隔结节（或称中隔体，septal body）的处理。
5. 与外鼻畸形相关的鼻中隔偏曲的处理。
6. 某些经鼻手术的鼻中隔前置处理。

三、鼻中隔成形术相关问题

（一）年龄与手术适应证

王荣光等研究提示鼻中隔偏曲有胚胎学基础，因此，婴儿出生时即多有不同程度的鼻中隔偏曲，在青春期前后生长变化较快和明显，17～18岁前后与外鼻和面部的发育相关，鼻中隔骨或软骨支架的切除会抑制外鼻及颌面的发育，尤其是在青春期（如软骨生长期），故一般不主张在15岁以前实施鼻中隔软骨切除矫正鼻中隔手术。

但有不少的儿童青少年一侧鼻腔已经完全偏曲阻塞，如果等到18岁，他会长期张口呼吸引起下颌骨的顺应性重塑改变，进而对生长发育带来负面影响，增加成年后罹患阻塞性睡眠呼吸暂停低通气综合征的风险。对这些儿童已经不能用年龄来限制，早期恢复鼻腔的正常功能至关重要。

El-Hakim等以26位年龄4.5 ～ 15.5岁的儿童（平均年龄9.5岁）为研究对象，行鼻中隔矫正手术。在平均时间为3.1年的随访后，认为轻度的鼻背长度和鼻尖高度下降并无临床意义。目前，鼻中隔成形手术更加注重保留鼻部软骨和骨性支架，因此儿童鼻中隔成形术并非禁忌。

（二）与鼻腔鼻窦手术相关性

Leicher（1972）报告88%的上颌窦炎可见同侧鼻中隔畸形，鼻中隔偏曲引起鼻腔、鼻窦引流不畅，导致鼻窦炎的发生。偏曲的鼻中隔一方面影响鼻腔、鼻窦通气引流，另一方面影响手术后术腔的愈合和鼻腔、鼻窦通气引流功能的恢复。术后随访中发现许多术后愈合不良或愈合时间延长的重要原因之一与未矫正鼻中隔偏曲有关，也是再手术的主要原因之一。此外，鼻中隔偏曲的矫正有利于术中扩大手术观察视野，便于手术操作。因此，鼻内镜鼻窦手术同期行鼻中隔矫正术的目的是：①祛除与鼻窦炎相关的鼻中隔偏曲状态；②扩大鼻内镜手术操作视野；③消除鼻中隔偏曲对手术预后的不良影响，防止出现手术后并发症。

手术的次序是可行鼻腔宽侧的鼻窦开放手术，然后行鼻中隔偏曲成形术，最后实施鼻腔狭窄侧的鼻窦开放手术。

（三）鼻中隔成形术中的生物力学原则

Lopatin（1996）观察了鼻中隔软骨细胞排列和类型，发现鼻中隔软骨多有明确的基质结构，外层软骨细胞小而且年轻，呈链状排列；中央部分则排列松散。并根据临床实践总结归纳用于鼻中隔矫正术的生物力学原则是：

1. 从软骨直的一面剥离黏骨膜，会使软骨弯向未剥离一侧。
2. 从鼻中隔凹面做切口和剥离黏骨膜，可拉直软骨。
3. 从鼻中隔凸面做切口和剥离黏骨膜，可增大原有弯曲度。
4. 术后发生弯曲的程度与软骨的厚度呈反比。

鼻中隔软骨存在于一种平衡力的状态下，这些力会在做切口的软骨侧或在软骨膜剥离侧释放出来。上述原则最适合于C型鼻中隔偏曲（图3-5-4、3-5-5）。

从骨的生长发育来看，颅骨发育完成较早，而鼻中隔骨发育完成较晚。鼻中隔由多块骨或软骨组成，各部分的生长速度均不相同。最初鼻中隔完全是软骨性的，而后渐渐骨化。骨化的顺序是从头侧到尾侧；下方的犁骨、上颌骨鼻嵴、腭突最先骨化，而后鼻中隔软骨后部逐渐向前骨化。当后方和下方的筛骨垂直板和犁骨、上颌骨腭突骨化固定后，软骨部分还在延伸生长。因此，鼻中隔软骨的前、下和后方的三条线上，

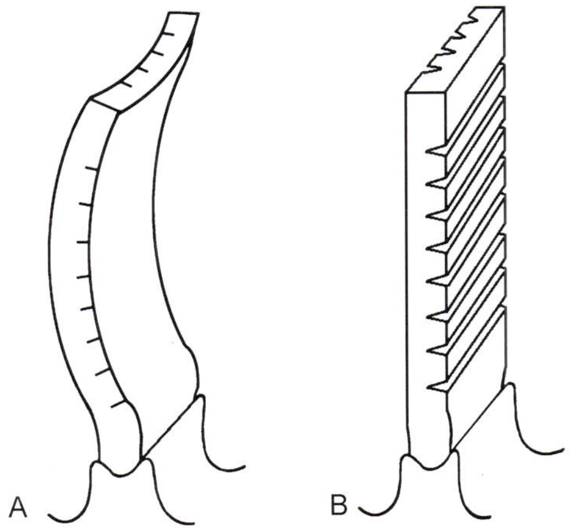

图3-5-4 鼻中隔软骨的生物动力学原则。A. 在鼻中隔凹面做划痕；B. 在软骨表面应力改变后，鼻中隔软骨变直，达到矫正的目的

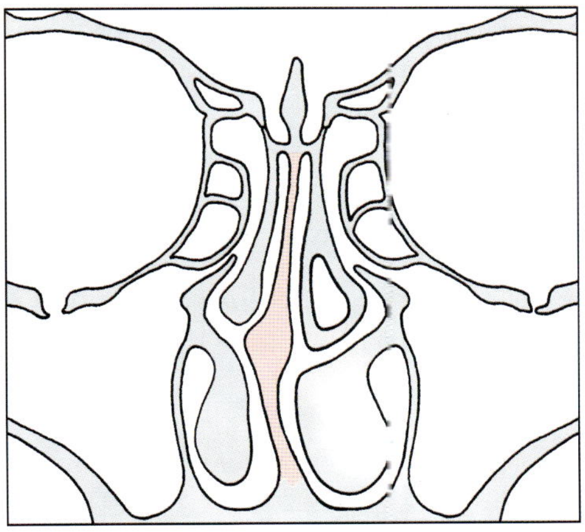

图3-5-5 鼻中隔偏曲。图示鼻中隔呈C形右偏

即与已骨化部分的交联处，形成产生张力的三个核心区域，形成突起，严重时形成嵴，矩状突，造成严重的偏曲。如图3-5-6所示，第一条张力曲线：鼻中隔软骨尾侧端与鼻小柱大翼软骨内侧脚之间，形成前位偏曲；第二条张力曲线：鼻中隔软骨与筛骨垂直板结合处，形成高位偏曲；第三条张力曲线：鼻中隔软骨与犁骨、上颌骨腭突和腭骨鼻嵴交界处，形成后位偏曲以及形态各异的鼻嵴和矩状突。

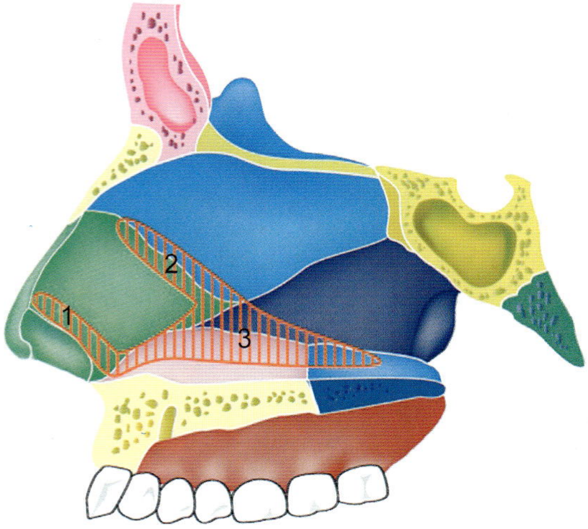

图3-5-6 鼻中隔张力线示意图。与鼻中隔偏曲相关张力线：1：方形软骨与鼻小柱大翼软骨之间；2：方形软骨与筛骨垂直板结合处；3：方形软骨、犁骨、上颌骨鼻嵴和腭骨鼻嵴交界处

四、手术方法

（一）常规鼻中隔偏曲矫正术

1.术前准备

（1）体位：仰卧位或半坐位。颌面部及前鼻孔75%乙醇清洁消毒。

（2）麻醉：可选择局部麻醉或全身麻醉。选择原则依据患者情况及病变的程度和范围。

2.手术方法

（1）粘骨膜切开：根据生物动力学原则及与鼻窦炎相关性选择鼻中隔粘骨膜切口的侧别。常规切口同Killian方法。若打算直接剥离对侧鼻中隔粘骨膜，可在切口前或后1～2mm用软骨刀切开鼻中隔软骨至对侧粘骨膜下。

应用鼻内镜技术行鼻中隔偏曲矫正术具有优势，切口有较大灵活性。针对单纯鼻中隔棘或嵴突，或局部偏曲，可在鼻内镜直视下完成局限性鼻中隔矫正手术，即仅需在局部偏曲前做切口，或在嵴突表面做自前向后切口，去除偏曲的中隔支架，对侧粘骨膜保留完整，达到矫正鼻中隔局部异常（偏曲）的目的。

（2）剥离：用钝性鼻中隔剥离子在粘骨膜下，剥离子面与中隔面平行，略向外侧用力，将粘骨膜与鼻中隔骨性支架分离，同时可起到暴露手术视野的作用。对弯曲明显、棘或嵴突部位周围要充分减张。鼻底骨-软骨交界处常有粘骨膜皱褶，应在鼻内镜直视下，用小球刀切开。剥离范围视偏曲程度和范围而定，以利于充分暴露手术视野和继续剥离为原则。

（3）软骨切开及对侧粘骨膜剥离：在切口前或后1～2mm切口软骨至对侧粘骨膜下，以上述原则剥离对侧粘骨膜。

（4）鼻中隔骨性支架的处理：

1）软骨部的处理：用轮转刀或剥离子切除方形软骨。小儿及青少年的软骨必要时按照生物动力学原则，在软骨凹面长轴方向做划痕和修整后回植入鼻中隔粘骨膜之间。

2）骨部处理：筛骨垂直板也可按照软骨的处理方法处理后回置。上颌骨鼻嵴与软骨交界处多膨大，尤其是有鼻嵴时。若沿鼻底凿除鼻嵴，极易导致较明显的出血，此时可用平凿将两侧膨大的骨性嵴突铲平，矫正效果好，避免可能的出血。

以上操作完成后，复位鼻中隔黏膜，观察矫正效果。注意以下两点：①鼻中隔前上部（与鼻背和筛骨垂直板延续的鼻顶）是否彻底矫正；②中鼻甲前端是否充分暴露。这常是鼻中隔矫正效果不佳的主要原因。以往切口不需缝合，在鼻腔填塞时，注意将黏膜切口整齐对位（图3-5-7～3-5-12）即可。但目前主张鼻中隔塑形，切口缝合有利于鼻中隔塑形效果，并有利于切口愈合。

（二）三线减张鼻中隔成形手术

三线减张鼻中隔矫正手术的特征为：保留大部分鼻中隔软骨和正常骨性支架；只切除三条张力线区域部分少许软骨及骨质，解除导致鼻中隔偏曲的应力。

1.术前准备 同常规鼻中隔偏曲矫正术。

2.手术方法

（1）切口：于鼻前庭皮肤黏膜交界处行L形切口，且向鼻底外侧延伸（不是向后），切开黏膜、黏软骨

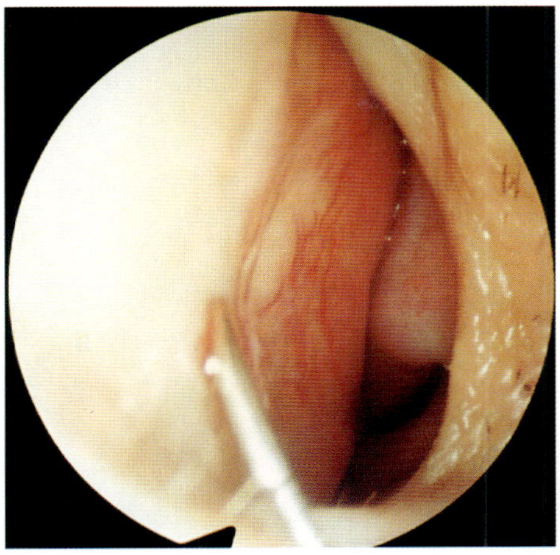

图3-5-7　鼻中隔矫正手术步骤鼻内镜图1。于鼻中隔皮肤-黏膜交界处进针，1% Lidocaine黏骨膜下浸润麻醉

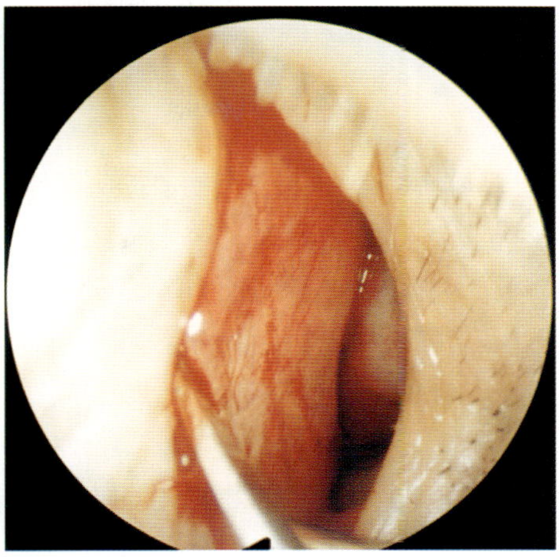

图3-5-8　鼻中隔矫正手术步骤鼻内镜图2。沿皮肤-黏膜交界处做切口，深至软骨表面

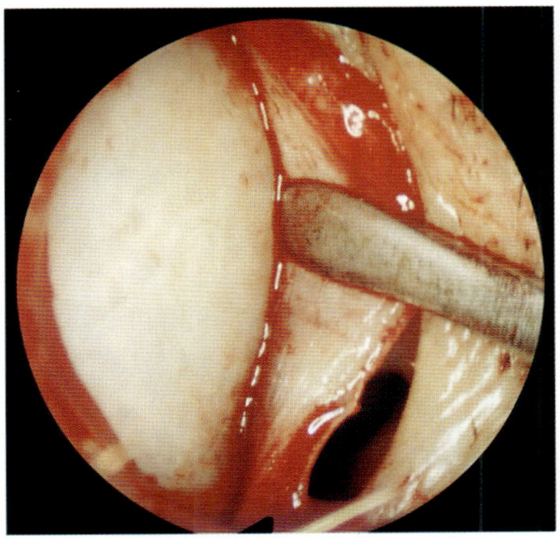

图3-5-9　鼻中隔矫正手术步骤鼻内镜图3。用剥离子于黏骨膜下剥离

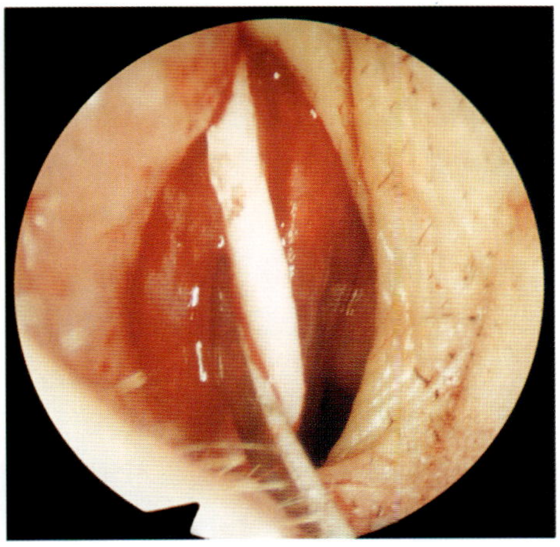

图3-5-10　鼻中隔矫正手术步骤鼻内镜图4。切开软骨至对侧黏骨膜下，并用同样方法，用剥离子沿黏骨膜剥离

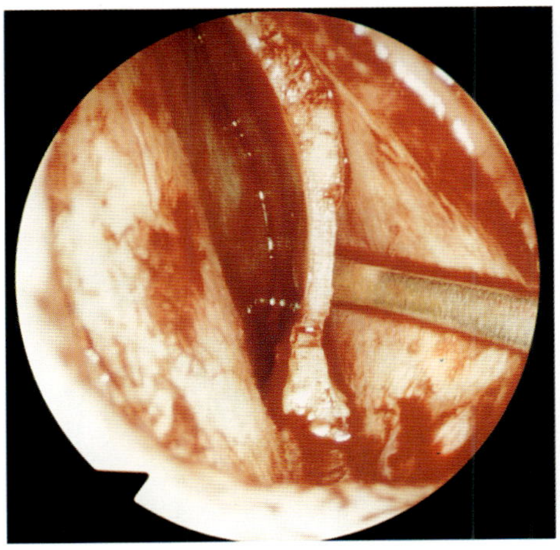

图3-5-11　鼻中隔矫正手术步骤鼻内镜图5。用轮转刀或骨钳去除鼻中隔方形软骨，然后用咬骨钳咬除偏曲之鼻中隔骨性支架

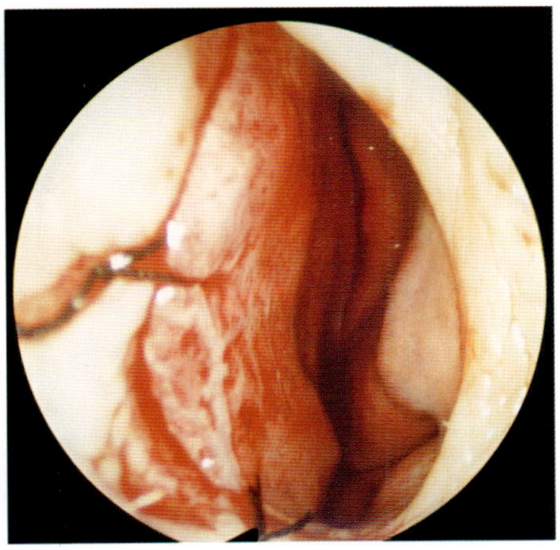

图3-5-12　鼻中隔矫正手术步骤鼻内镜图6。黏膜复位后，切口缝合

膜，进入黏软骨膜下。

（2）剥离及显露三线部位：内镜直视下黏膜软骨膜下剥离，向上向后直至筛骨垂直板及犁骨上后部，向下向后至鼻中隔软骨下端与上颌骨腭突和犁骨连接处；在切口前或后1～2mm处切开软骨进入对侧黏软骨膜下，剥离方法和范围同切口侧。暴露3个张力形成核心区域：鼻中隔软骨尾端；鼻中隔软骨与筛骨垂直板结合处；鼻中隔软骨下端与上颌骨腭突或腭骨鼻嵴以及犁骨结合处。分离骨软骨接合处。

（3）三线减张：术中用咬骨钳咬除三条线形骨条（图3-5-13）。第一张力区域（A，B）：鼻中隔软骨尾侧端的垂直软骨条，约2mm；第二张力区（C）：鼻中隔软骨与筛骨垂直板结合处部分筛骨垂直板前缘的垂直骨条；第三张力区（D）：咬除偏曲的犁骨、上颌骨腭突和腭骨鼻嵴以及基底部水平软骨条。形成中隔软骨顶端连接，分离左右两面，游离前、后、下三边。

鼻中隔成形术与传统术式的区别：

通过各种方法矫正偏曲的软骨和骨质，而不是简单切除；通过释放鼻中隔三个区域的张力，既保留了鼻中隔的基本支架，又保证了鼻中隔维持正中的基本形态。若为软骨明显偏曲，可在凹面对软骨沿凹陷的长轴方向划痕数刀，可以起到松解软骨张力并拉直软骨的作用；或者取出后进行上述方法塑形后，再把软骨复位于正中，对合双侧黏软骨膜；对重度高位偏曲的筛骨垂直板，可用咬骨钳夹持使其骨折（类似青枝骨折的效果）而不切除。当骨性偏曲异常增厚时，骨折移位是不容易的。一方面，可用剪刀顺着偏曲的方向剪断骨质，切断偏曲的应力关系；另一方面，也可用动力系统磨薄肥厚的偏曲骨质，再进行骨质移位至中线位置。切口对位好可以不缝合，但目前趋势多关注中隔矫形后的塑形，提倡鼻中隔黏膜切口缝合后，再行两侧的对穿褥式缝合面，有利于黏膜和塑形后的软骨支架固定和塑形。

三线减张鼻中隔成形术后的恢复也与以往手术不同。传统鼻中隔手术完全切除软骨和部分骨质后鼻腔恢复较快，而如果保留软骨或术中施行骨折移位之后会出现蓄骨愈合，黏膜肿胀时间可能延长，所以要重视术后随访质量，避免鼻腔粘连和狭窄，并合理用药。

需要指出的是，无论三线减张方法还是传统方法，术中要保护鼻中隔软骨垂直板在梨状孔缘与隔背板相交的地方（图3-5-14），即便中隔支架切除不多，但过分摇撼此处，也可导致鼻背塌陷；鼻腔阻力主要产生于鼻前部鼻瓣区。偏曲部位位于功能性鼻瓣区的范围内，并且在此形成整个鼻腔的最小面积，鼻阻力会升高，因此，要关注前位偏曲处理。大翼软骨内侧脚和鼻中隔尾叶间的脱位或半脱位，仅仅切除前部张力曲线减张则不够，多需要做局部软骨塑形，通常是将鼻中隔尾叶剥离取出后塑形再植入，缝合固定。

（三）鼻中隔黏膜损伤的处理

鼻中隔成形术中，如果一侧黏膜损伤穿孔，对侧完整，一般无需进一步处理，亦不会出现鼻中隔穿孔。如果两侧黏膜均破损，对合后无法封闭穿孔，可按以下方法处理。

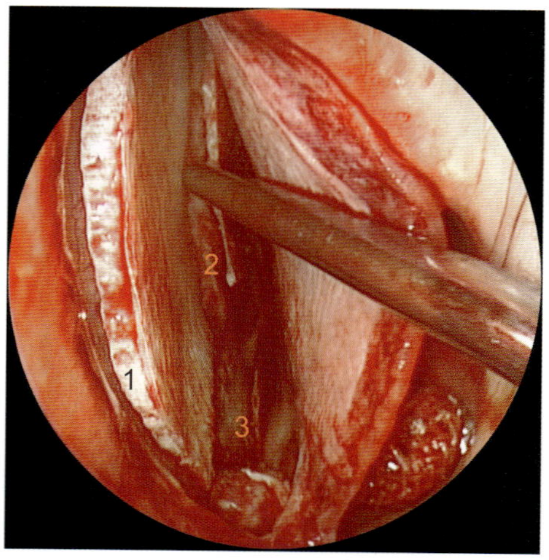

图3-5-13 鼻内镜下示减张三线部位。1：方形软骨与鼻小柱大翼软骨之间；2：方形软骨与筛骨垂直板结合处；3：方形软骨、犁骨、上颌骨鼻嵴和腭骨鼻嵴交界处

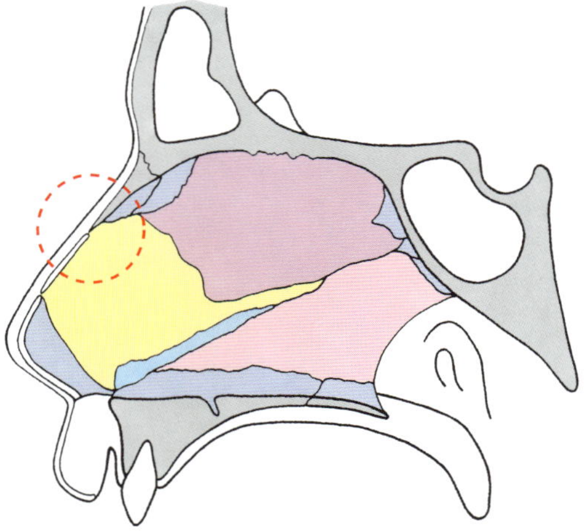

图3-5-14 鼻中隔手术关键区示意图。鼻中隔软骨和筛骨垂直板在梨状孔缘与隔背板相交处为鼻中隔形态关键支撑点（虚线圆内），其损伤或松解可导致术后鼻背塌陷

1. 减张　即在破损的黏膜周围做切口并起到减张作用，通过黏膜的错位封闭鼻中隔穿孔。

2. 鼻中隔骨性支架回置　将鼻中隔软骨或筛骨垂直板修整处理后，回插入鼻中隔黏膜穿孔之间，封闭穿孔。

3. 筋膜支架　鼻中隔穿孔的修补一般不主张使用赝复物，而采用自体组织。没有合适的骨性支架时，可取颞肌筋膜做支架，引导鼻中隔黏膜再生修复。

五、三线减张鼻中隔成形术的临床意义

按照鼻中隔偏曲产生的生物力学规律所建立的三线减张法鼻中隔成形术，其意义在于：①保持鼻中隔的厚度和硬度，防止呼吸时鼻中隔产生扇动；②有助于预防鼻锥和鼻尖的塌陷；③减少鼻中隔穿孔的发生；④拓宽手术适应证的年龄范围。

第二节　内翻性乳头状瘤经鼻内镜手术

鼻腔鼻窦内翻性乳头状瘤（nasal inverted papilloma，NIP）属上皮源性良性肿瘤。发病率约占鼻和鼻窦肿瘤的0.4% ～ 4.7%。高复发性、破坏性生长方式及易恶性变为其临床特性。因而有人认为 NIP 当属一种临界性肿瘤。手术切除是治疗NIP的最佳选择，NIP手术切除的方法可分为：①非内镜经鼻手术；②小范围鼻外径路，如Caldwell-Luc手术；③根治性鼻外径路，如鼻腔外侧壁切除、鼻侧切开或面中掀翻术式等；④经鼻内镜手术。以往所采取的手术方式分别为鼻侧切开术、Caldwell-Luc手术及鼻内径路肿瘤切除术。晚近，为避免面部切口，Sachs（1984）提出面中部唇下掀翻术治疗NIP的手术方法。参阅国外有关文献，提示手术方式不同治疗效果不一。如Segal（1986）统计36例NIP手术，经鼻内径路以及采用Caldwell-Luc手术肿瘤复发率为63%，而行鼻侧切开手术复发率仅为10%。Phillips（1990）总结112例NIP手术，经鼻内、Caldwell-Luc手术以及鼻侧切开手术的术后复发率分别为58%、35%和13%。Bielamowicz（1993）报告61例NIP手术，经鼻内和Caldwell-Luc术式的复发率为71%，而鼻侧切开手术为31%。鉴于此，在NIP的治疗方面，大多数学者主张采用鼻侧切开手术，以彻底切除肿瘤减少复发，鼻内径路的保守术式则要避免采用。

应用鼻内镜手术技术治疗鼻腔鼻窦NIP首推Stammberger（1981，1983）和Wigand（1989，1990）。之后，Kamel（1992）、Waitz（1992）、Stankiewicz（1993）、McCary（1994）、池田胜九（1995）和汤本英二（1995）等相继发表了使用该技术治疗NIP的报道，所治疗病例均经长期随访，复发率在 0 ～ 33.3%。国内许庚（1996）撰文报告经鼻内镜治疗NIP14例，随访24 ～ 60个月，仅一例复发（7%）。统计北京同仁医院耳鼻咽喉科1992—1995年经鼻内镜治疗鼻腔鼻窦NIP52例，其中13例为复发病例，曾有1 ～ 4次NIP手术史。手术后随访43例，失访9例。随访时间为9 ～ 44个月，其中随访在12个月以上者36例，占83.7%。术后复发11例（25.5%）。复发部位上颌窦6例，筛窦4例，蝶窦1例。复发病例除一例最终行Caldwell-Luc手术外，其余均在门诊内镜下分次摘除并配合YAG激光治疗。Kaza S等（2003）报告美国迈阿密大学医院51例鼻腔鼻窦NIP经鼻内镜手术的经验，25例和鼻息肉同时存在，42例采用鼻腔外侧壁切除方式，平均随访30个月，复发率14%（7例），经过局部处理或再手术后无复发，4例（8%）恶变，放疗后无复发。作者认为，经鼻手术形成宽大术野，便于术后随访观察，并常规在内镜下术后复查。2006年，Bousquets JM等采用荟萃分析方法，分析包含32个研究的当代队列中，内镜手术714例，非内镜手术346例。在13个研究的历史队列中，非内镜手术 692例。当代队列比历史队列复发率显著降低（15%比20%，P= 0.02）。在当代队列，内镜手术患者比非内镜治疗的患者复发率显著降低（12%比20%，P=0.01）。值得注意的是，同为非内镜手术治疗的患者复发率，当代队列与历史队列复发率相当（20%比19%，P=0.78）。通过对文献的系统评价显示，内镜手术是治疗或切除鼻腔鼻窦NIP的首选治疗方法。

国内郑春泉等（2005）对222例手术治疗的鼻腔鼻窦NIP病例进行分析。采用鼻内镜手术者122例，采用传统的鼻部手术者100例，包括经鼻侧切开手术、经鼻内入路手术和Caldwell-Luc手术。术后平均随

访3.8年显示，经鼻内镜手术组肿瘤复发率18例（14.8%），鼻侧切开手术组19例（33.9%），认为鼻内镜手术治疗鼻腔鼻窦NIP是一种安全、有效的方法，对肿瘤涉及上颌窦的Krouse T3病变，联合柯-陆手术疗效较好。Lawson W和Patel ZM（2009）做了几乎同样的200例鼻腔鼻窦NIP手术疗效分析，200例行内镜或内镜辅助手术。平均随访4.3年，80%有前期手术史，63例为Krouse T3，25%为T4。57%的病例用内镜辅助的联合手术方法，包括Caldwell-Luc手术、鼻侧切开术，上颌骨部分切除术以及环钻或骨成形瓣手术。作者指出高分期病变应该采用联合手术方式。上述临床实践表明，内镜手术切除鼻腔鼻窦NIP已经成为首选治疗方式，但总的原则是彻底切除肿瘤，因此，由于病变范围、经验和技术等因素影响，鼻外入路或内镜辅助的联合入路应是合理选择。

一、NIP鼻内镜手术适应证

有关NIP的鼻内镜手术适应证，许多人认为其尤其适用于治疗局限性的早期病变。而在鼻内镜技术日臻成熟的今天，全筛窦、蝶窦、上颌窦及额窦均已成为内镜手术可观察和处理的部位。因而除了已知的手术适应证内容外，对于瘤体大、侵犯范围较广泛（包括侵犯至前、后筛窦、上颌窦、蝶窦以及额隐窝处）的肿瘤均可经鼻内镜手术切除；有恶性变或已侵犯至鼻外的肿瘤，包括广泛侵犯颅底、颅内的肿瘤，应采用联合入路手术。

二、NIP诊断和治疗

1.鼻腔NIP的检查和诊断　鼻内镜检查法和放射影像学的发展使得NIP有可能在早期即得到诊断和治疗（图3-5-15 ～ 3-5-21）。

鼻腔鼻窦NIP的临床分期：

1966年，Skolnik曾按照TNM法提出鼻腔鼻窦NIP的临床分期标准。之后，相似的分期方法由Fecher、Alford、Waitz等提出或使用。1997年，韩德民按肿瘤侵犯范围提出NIP的临床分期标准：

（1）1期：肿瘤限于鼻腔一个解剖区域或单个鼻窦的局限性病变。

（2）2期：肿瘤侵犯鼻腔2个以上解剖区域和（或）2个以上鼻窦，有部分骨质吸收。

（3）3期：①复发性肿瘤；②肿瘤侵犯全鼻腔和（或）多个鼻窦，有明显的骨质吸收。

（4）4期：肿瘤已侵犯至鼻外或有恶性变倾向。

2000年，Krouse提出NIP鼻腔鼻窦分期系统，目前文献引用较多，见表3-5-1。

制定一个简明、客观、易被临床医师掌握的NIP临床分期标准便于指导选择手术方式和可更为客观地评价不同手术方式对NIP的治疗效果，并益于鼻内镜手术技术在NIP治疗上的推广和提高。

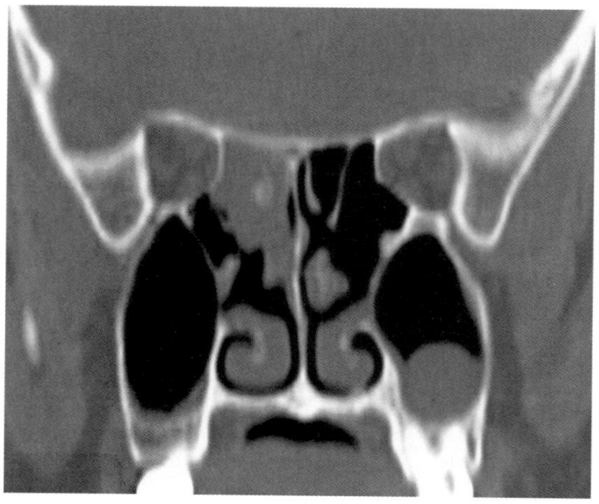

图3-5-15　筛窦复发内翻性乳头状瘤（右侧）。女性，40岁，曾接受鼻内镜下鼻腔手术。冠状位CT，骨窗。后筛区软组织影，局部筛房结构不清，有骨质密度影，提示为肿瘤起源处

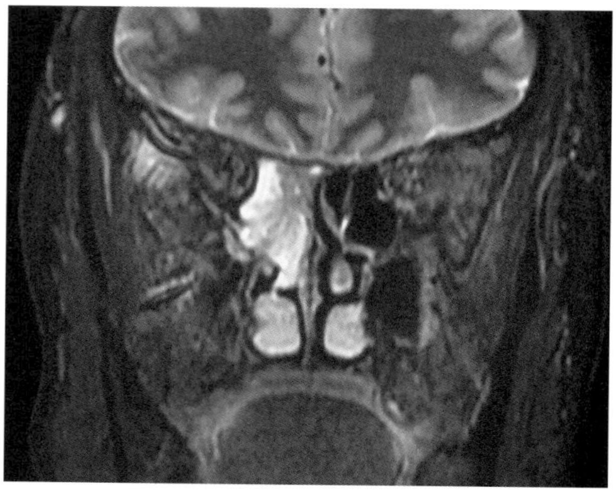

图3-5-16　筛窦复发内翻性乳头状瘤（右侧）。MRI冠状位T_2WI FSE图像，肿瘤呈长T_2信号，并有“脑回样”影像特征

表3-5-1　鼻腔鼻窦NIP Krouse分期

T1期	肿瘤局限于鼻腔
T2期	肿瘤局限于窦口鼻道复合体、筛窦和（或）上颌窦的内壁
T3期	肿瘤侵犯上颌窦的外壁、底壁、上壁或后壁以及蝶窦和（或）额窦
T4期	肿瘤已有鼻、鼻窦外侵犯或有恶变

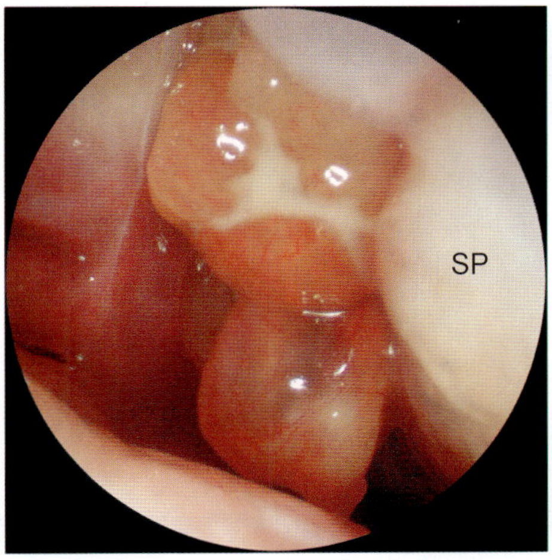

图3-5-17　筛窦复发内翻性乳头状瘤(右侧)鼻内镜图。位于后筛区乳头状肿瘤，表面少量脓性分泌物。SP：鼻中隔

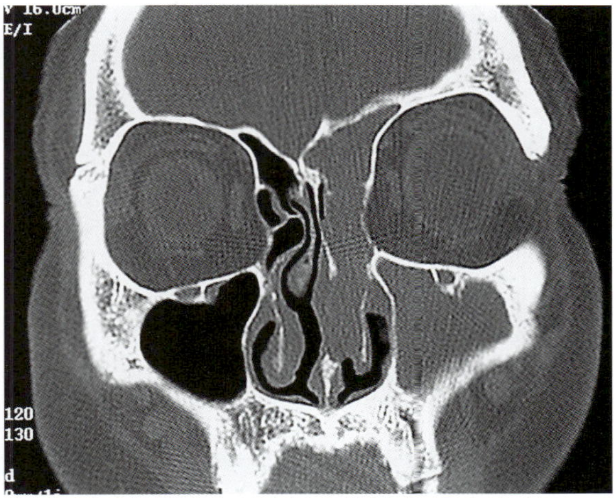

图3-5-18　筛窦及额隐窝内翻性乳头状瘤（左侧）。冠状位，骨窗。左侧鼻腔及鼻窦软组织密度影，筛窦及额隐窝气房骨结构吸收

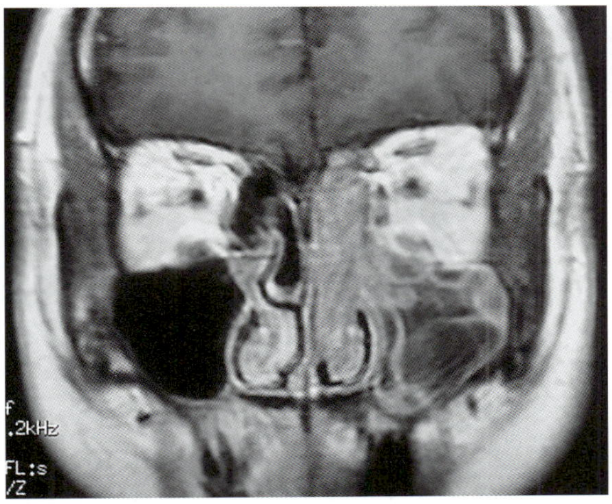

图3-5-19　筛窦及额隐窝内翻性乳头状瘤（左侧）。MRI冠状位T_1WI增强扫描。肿瘤位于鼻腔、筛窦及额隐窝，信号强化明显，有“脑回样”征；上颌窦为黏膜水肿

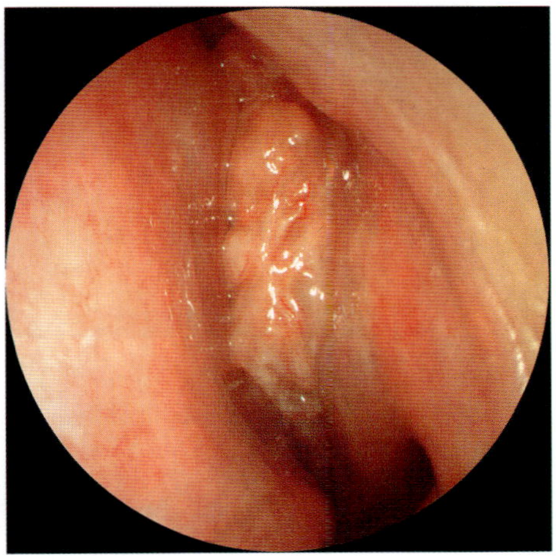

图3-5-20　筛窦及额隐窝内翻性乳头状瘤(左侧)鼻内镜下鼻腔所见。瘤体呈乳头状，表面纹明显

2.手术治疗　应用鼻内镜手术技术治疗NIP，则充分利用了内镜多角度和能直视的特点，在清晰的视野下较准确判定肿瘤来源及范围，完全彻底地切除肿瘤。手术经鼻内实施，无需顾虑鼻外切开遗有面部瘢痕。术中尚能保留鼻腔鼻窦正常结构和黏膜，创伤小，有利于鼻腔功能的恢复。在鼻内镜下行鼻腔（鼻窦）NIP切除的方式有经典式鼻内镜手术，并经中鼻道上颌窦开窗、联合开窗、鼻内镜辅助下Caldwell-Luc手术以及鼻内镜下鼻侧壁切除等，手术方式的选择取决于术者经验和技巧、设备水平、病变程度和范围等。在这些条件和前提下，

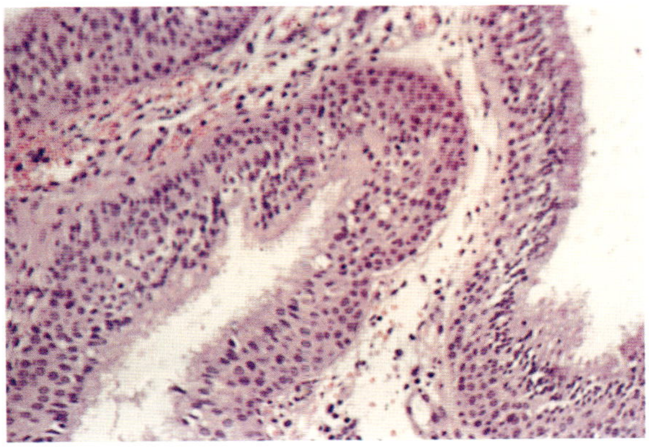

图3-5-21　内翻性乳头状瘤组织病理学切片，HE染色。肿瘤上皮呈指状内翻生长

合理选择手术方式，这些手术方式的最终目的是彻底清除病灶。

涉及不同鼻窦的肿瘤鼻内镜下切除方式简述如下：

（1）筛窦：NIP最多起源于鼻腔外侧壁，累及筛窦最多。筛窦手术方式与常规的鼻内镜由前向后开放筛窦的方式一样。需要注意的是，根据影像提示，肿瘤如果附着眶纸板，局部增生的骨质应该切除。否则，易导致复发（图3-5-22 ～ 3-5-25）。

（2）上颌窦：侵犯上颌窦NIP术后复发率占整个复发情况的第一位，主要是因为上颌窦存在内镜下观察不到或无法顺利处理的“死角”，即上颌窦解剖上存在的几个隐窝：泪前隐窝、前后牙槽隐窝和颧隐窝（图2-2-36 ～ 2-2-37）。Hosemann等（2003）把临床常规的用于上颌窦手术的器械经中鼻道上颌窦开窗。或辅助下鼻道上颌窦开窗后，尝试这些器械的“能力”，发现，从30° ～ 70° 镜下观察，泪前隐窝前牙槽隐窝，包括上颌窦内壁前下及底壁前部，尤其在气化比较好的情况下，常规器械无法观察到或处理，下鼻道开窗后的作用甚微。因此，起源或侵犯上颌窦肿瘤的手术方式临床应用比较广泛的包括：

1）中鼻道上颌窦开窗：适用于上颌窦后区的肿瘤切除。

2）联合开窗：可以是中鼻道和下鼻道联合开窗，或结合犬齿窝开窗，可以解决绝大部分位于上颌窦的病灶。

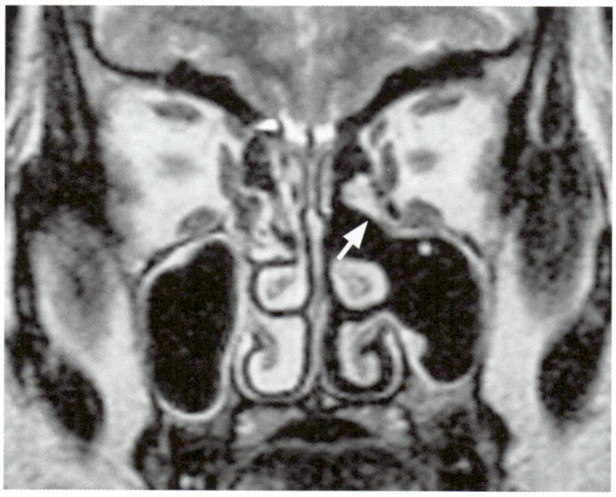

图3-5-22 鼻腔内翻性乳头状瘤术后局灶性复发。MRI冠状位T_1WI增强扫描，后筛区毗邻眶纸板局灶软组织（↑）信号强化明显

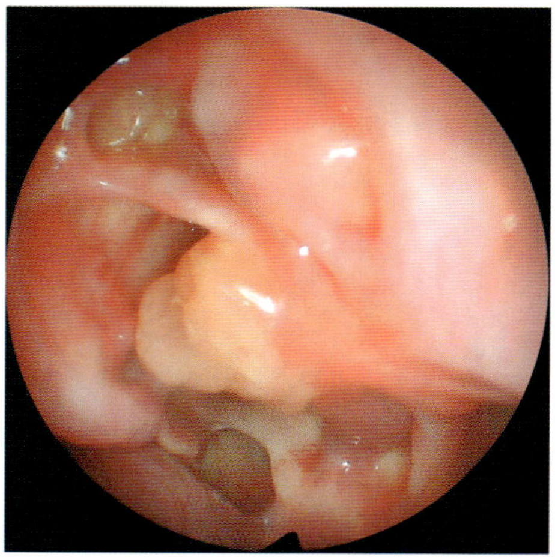

图3-5-23 鼻腔内翻性乳头状瘤术后随访局灶性复发鼻内镜下图。复发灶在毗邻眶纸板

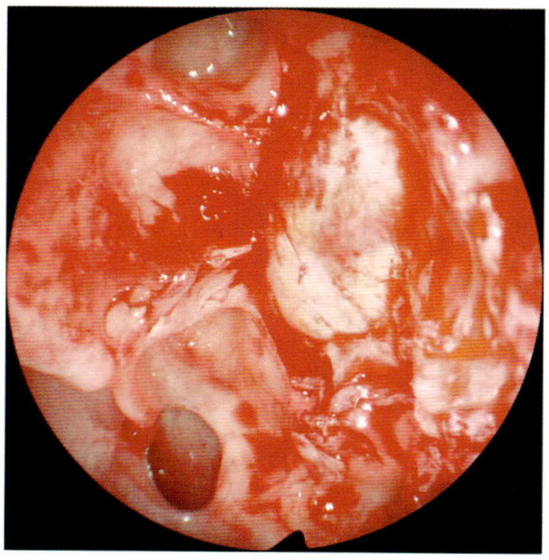

图3-5-24 鼻腔内翻性乳头状瘤术后随访局灶性复发鼻内镜处理。切除肿瘤及其基底部眶壁。眶筋膜完整

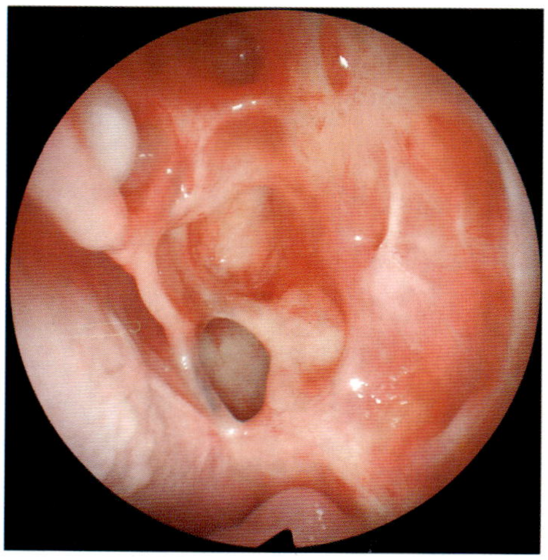

图3-5-25 鼻腔内翻性乳头状瘤术后随访局灶性复发鼻内镜手术后随访。术后2年，后筛区未再见肿瘤复发

3）鼻腔外侧壁部分切除：包括额窦开放、下鼻甲及鼻泪管的切除。适用于广泛侵犯上颌窦的肿瘤切除。

4）泪前隐窝入路上颌窦手术：针对上颌窦存在的“死角”，同时考虑对鼻腔结构和功能的维护，设计了鼻腔外侧壁切开，开放泪前隐窝，形成进入上颌窦的便捷入路（图3-5-26）。周兵等（2007）首先介绍该手术方式，对侵犯上颌窦（特别是侵犯泪前隐窝和前牙槽隐窝）的肿瘤切除便捷，术后复位下鼻甲和鼻泪管黏膜瓣后，恢复和维护鼻腔外侧壁，包括下鼻甲和鼻泪管的结构和功能的完整性（图3-5-27 ~ 3-5-31）。

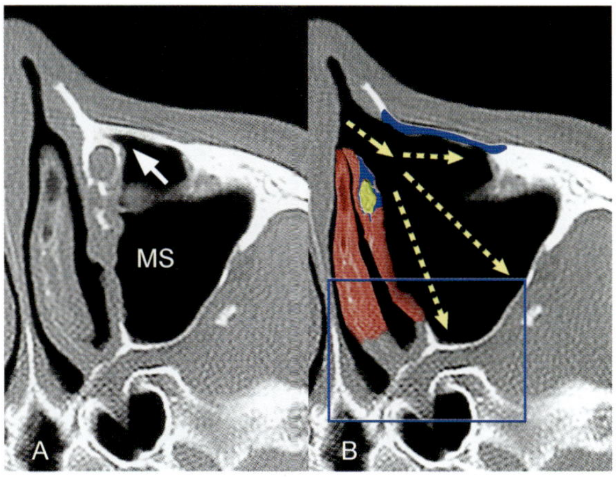

图3-5-26　A.白箭头示泪前隐窝；B.鼻泪管前上颌窦内壁和前壁交角骨质去除，内移鼻泪管-下鼻甲瓣，形成鼻腔外侧壁上颌窦入路。黄色虚线箭头示该入路可以观察和处理的范围。蓝色方框标志经该入路可以到达的翼腭窝区。紫红色标记下鼻甲，黄色标记鼻泪管，蓝色标记可去除上颌窦前壁范围。MS：上颌窦

（3）蝶窦：原发蝶窦的NIP很少，但由于局部的重要血管神经（如颈内动脉和视神经）以及蝶窦气化程度的影响，如气化较好的蝶窦外侧隐窝（图3-5-31、3-5-32），使侵犯蝶窦的手术切除具有相当的风险。如果伴有恶变或局部骨质明显破坏，手术的难度更大。可以采用的手术入路与常规的蝶窦开放手术相同，但要求局部大视野，蝶窦前壁应扩大切除开放蝶窦（图3-5-33、3-5-34）。如果累及两侧蝶窦，则需要部分切除鼻中隔后端，蝶窦中线开放引流的方式，也提供了非常好的观察和切除肿瘤的视野，利于减少和处理手术并发症，同时，也便于术后随访观察。

（4）额窦：临床侵犯额隐窝的NIP并不少见，但原发额窦的NIP则十分少见。侵犯额隐窝的肿瘤通过常规额隐窝清理，可清除瘤体。但局部如果伴骨质增生或骨质吸收，局部的骨切除十分必要。对于侵犯或原发额窦的肿瘤，则需要采用Draf Ⅱb或经鼻内镜改良Lothrop手术（参考第三章第四节）。当额窦气化比较好，肿瘤位于窦腔的外侧，经鼻虽可以观察到，但处理困难，可以借助额窦钻孔（mini-trephination），经钻孔导入器械或电钻清除肿瘤或切除局部骨质（图3-5-35、3-5-36）。周兵等（2006）报告9例复发性额隐窝内翻性乳头状瘤，分别接受Draf Ⅱ型和Draf Ⅲ型（经鼻改良Lothrop手术）。平均随访23.1个月，术后6个月局灶性复发1例，随访中处理并用平阳霉素湿敷12周后随访至今未见复发。表明复发性额隐窝伴或不伴额窦内侵犯内翻性乳头状瘤，在技术熟练和严格适应证基础上，结合专用额窦手术器械，经鼻部分或全部切除额窦底扩大开放额窦，可彻底切除额窦内病灶（图3-5-37 ~ 3-5-43）。

NIP手术治疗相关问题：

（1）手术者需具备有熟练的鼻内镜手术技术和经验。

（2）根据肿瘤最常发生的部位为鼻腔外侧壁，常规的手术步骤依次为：大块肿瘤切除；筛窦切除；视

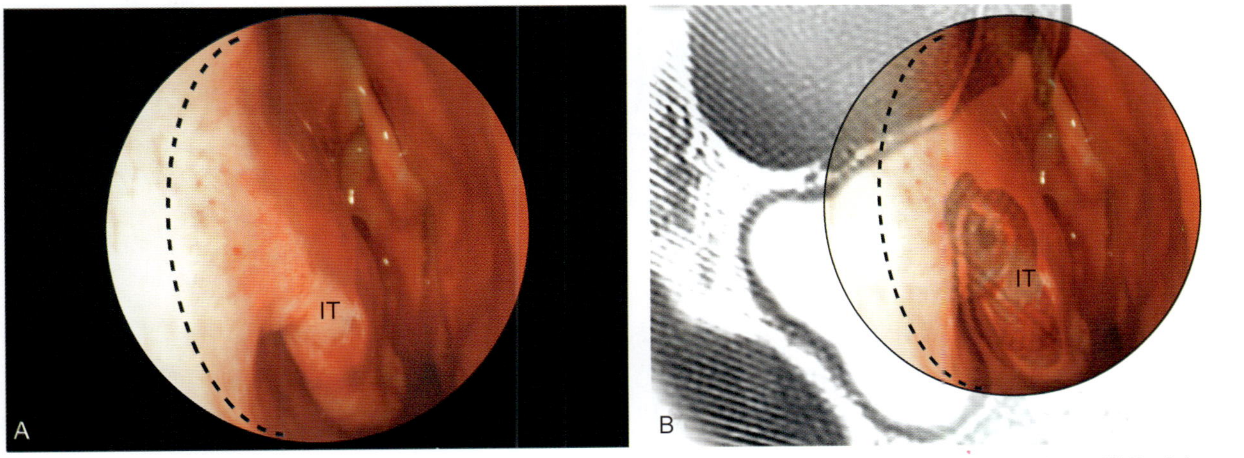

图3-5-27　鼻腔外侧壁切口示意图。A.虚线表示下鼻甲头端鼻腔外侧壁切口范围；B.鼻内镜所见与CT影像对应，显示下鼻甲头端切口对应上颌窦的位置投影。IT：下鼻甲

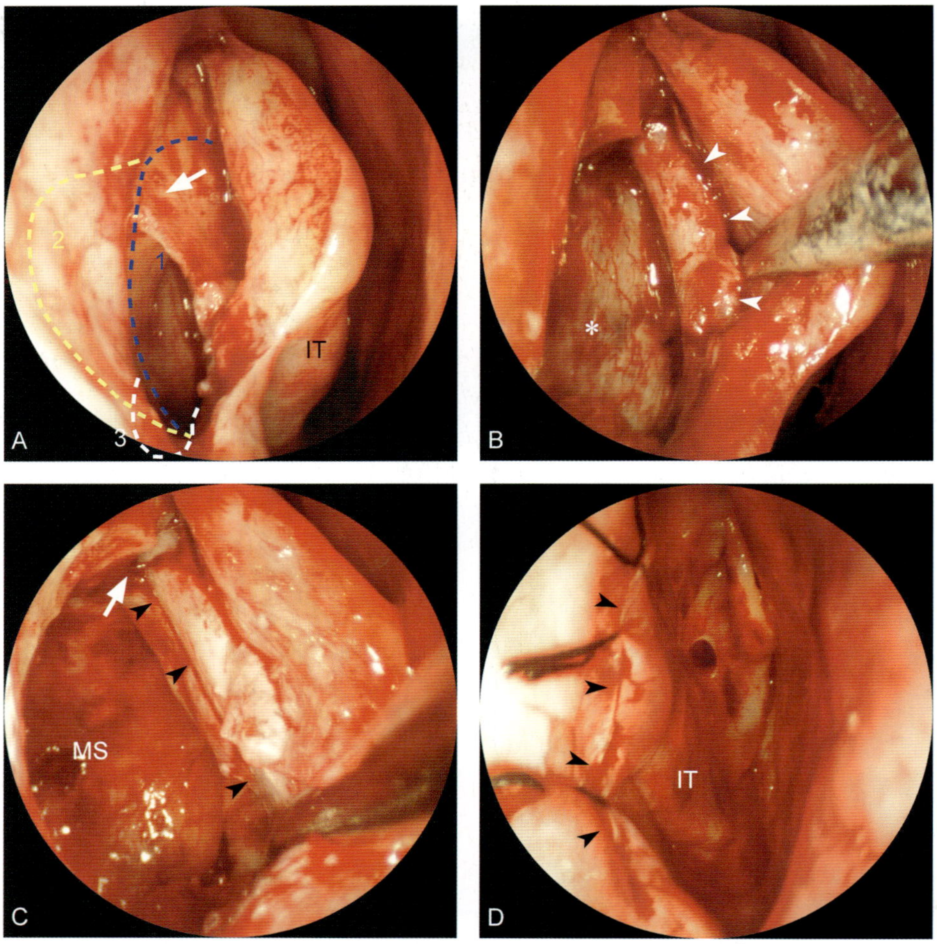

图3-5-28 A.鼻腔外侧壁黏膜切开后，显露下鼻甲鼻腔外侧壁附着根部（白箭头）作为进入上颌窦解剖参考标志。蓝线1示意常规可去除上颌窦内侧壁的范围；黄线2示意可以向外侧去除上颌窦前壁范围；白线3示意向前内去除骨质范围，可暴露牙槽隐窝。IT：下鼻甲；B.去除骨性上颌窦内侧壁，解剖出上颌窦顶壁以下膜性鼻泪管（白三角箭头）。*：上颌窦内侧壁黏膜；C.进入上颌窦。将鼻泪管-下鼻甲瓣（黑箭头）内移，清除上颌窦内壁黏膜进入上颌窦（MS）。图为清除窦内病灶后，0°镜观察上颌窦后外侧壁和顶壁。白箭头示平上颌窦顶壁鼻泪管根部；D.复位鼻泪管-下鼻甲瓣，切口（黑箭头）缝合。IT：下鼻甲

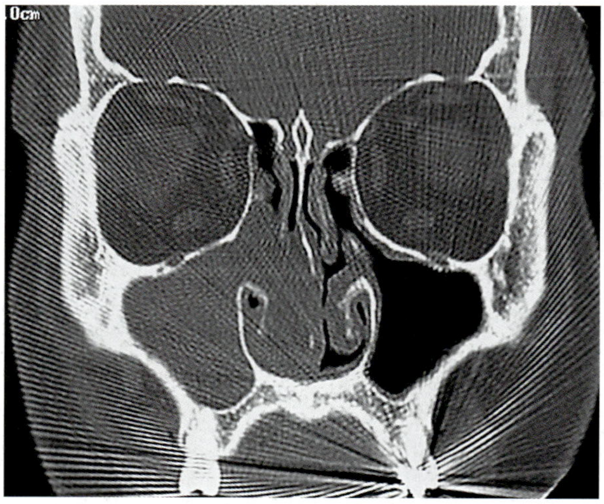

图3-5-29 泪前隐窝入路复发上颌窦内翻性乳头状瘤切除。男性，48岁，曾经接受1次经内镜鼻窦手术。术前CT，冠状位，骨窗。右侧筛窦术后状态，筛房间隔消失，上颌窦软组织密度影

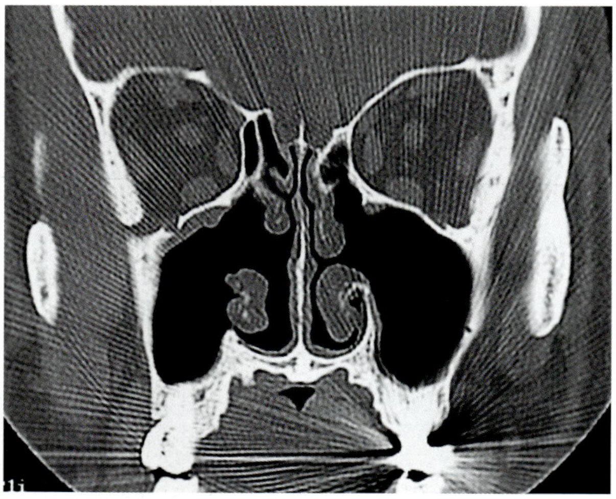

图3-5-30 泪前隐窝入路复发上颌窦内翻性乳头状瘤切除术后。冠状位CT，骨窗。上颌窦含气好，无肿瘤复发

病变范围酌情上颌窦、蝶窦开放。手术步骤亦可根据肿瘤侵犯区域有所变通。

（3）筛窦切除时要注意彻底清理各个筛房，尤其是纸板周围、筛顶、额隐窝处。病变涉及处的窦黏膜要彻底清除不可姑息。肿瘤基底部位及边缘可辅以激光烧灼或电灼；起源部位的粗糙骨质要切除或用电钻打磨之光滑皮质。

（4）中鼻甲并非一定切除，保留与否视肿瘤侵犯区域而定。

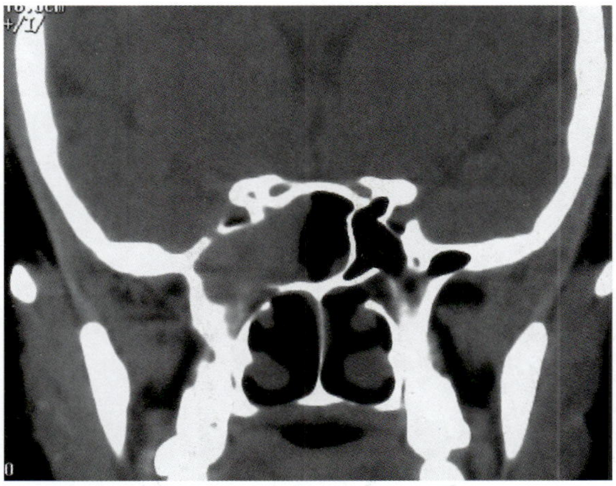

图3-5-31　复发蝶窦内翻性乳头状瘤(右侧)。冠状位，软组织窗。右侧蝶窦软组织密度阴影，主要占据蝶窦外侧隐窝

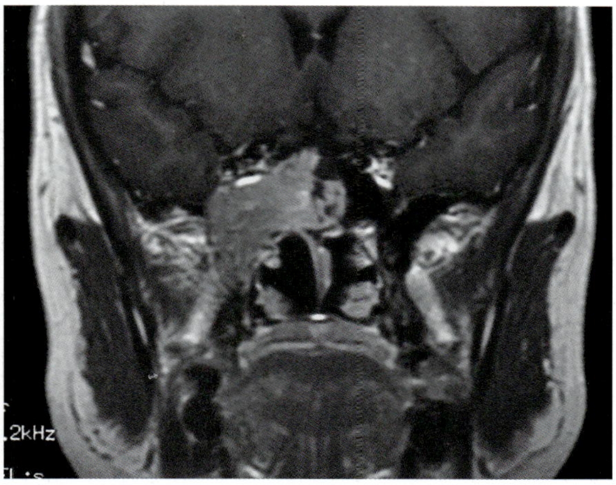

图3-5-32　复发蝶窦内翻性乳头状瘤（右侧)。MRI冠状位T_1WI增强扫描，蝶窦肿物信号强化明显

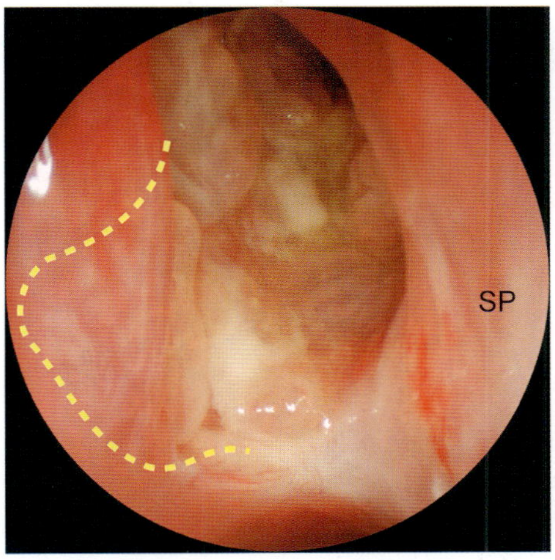

图3-5-33　复发蝶窦内翻性乳头状瘤（右侧)鼻内镜下所见。位于蝶窦内乳头状肿物，局部较多脓性分泌物。虚线示蝶窦可开放范围

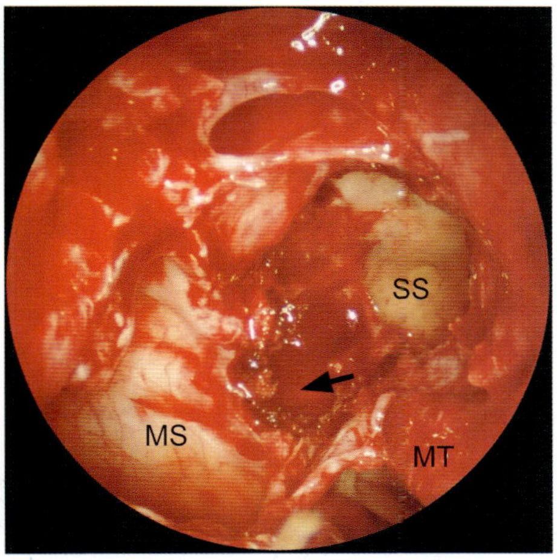

图3-5-34　复发蝶窦内翻性乳头状瘤（右侧）鼻内镜术腔。翼突入路切除肿物，即部分切翼突及上颌窦后外侧壁，开放蝶窦外侧隐窝（→），彻底切除肿物。MS：上颌窦；SS：蝶窦；MT：中鼻甲

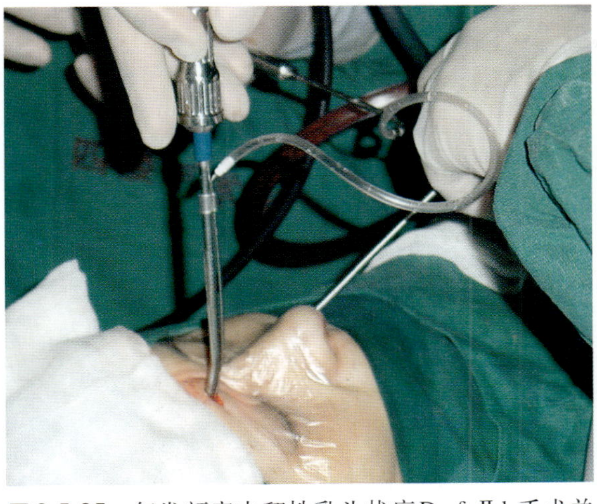

图3-5-35　复发额窦内翻性乳头状瘤Draf Ⅱb手术并额窦钻孔。在眉弓内侧做额窦钻孔，导入动力系统，切除位于额窦外侧部肿瘤

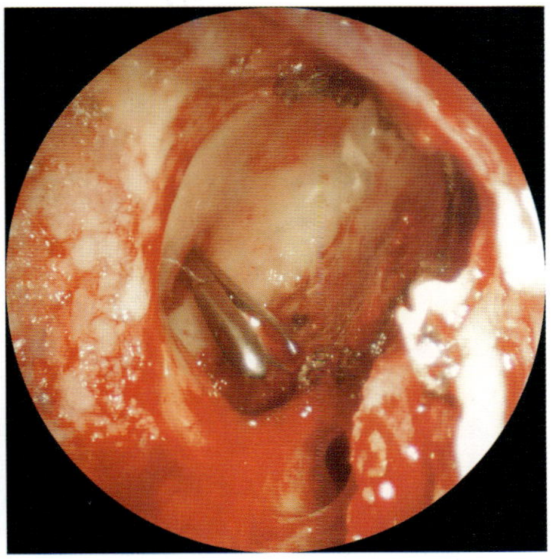

图3-5-36　复发额窦内翻性乳头状瘤Draf Ⅱb手术并额窦钻孔。70°镜下观察经钻孔导入筛窦钳清理额窦外侧肿瘤

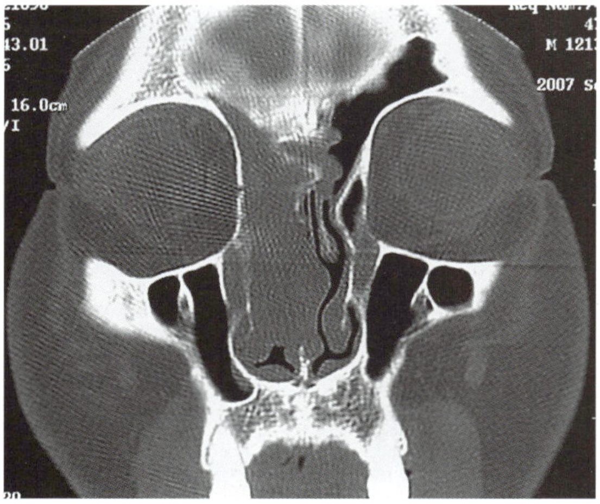

图3-5-37 复发额窦内翻性乳头状瘤（右侧）。冠状位CT，骨窗。右侧鼻腔、筛窦及额窦软组织影，局部筛房骨结构消失

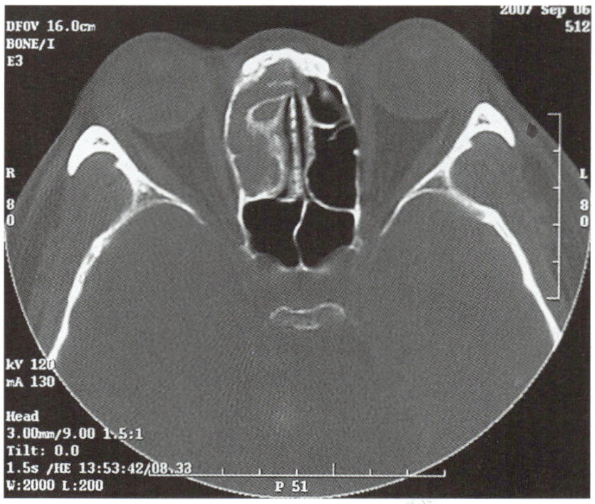

图3-5-38 复发额窦内翻性乳头状瘤（右侧）。轴位CT，骨窗。右侧筛窦及额隐窝软组织密度影，局部骨质增生，肿瘤突破额窦中隔进入左侧额隐窝

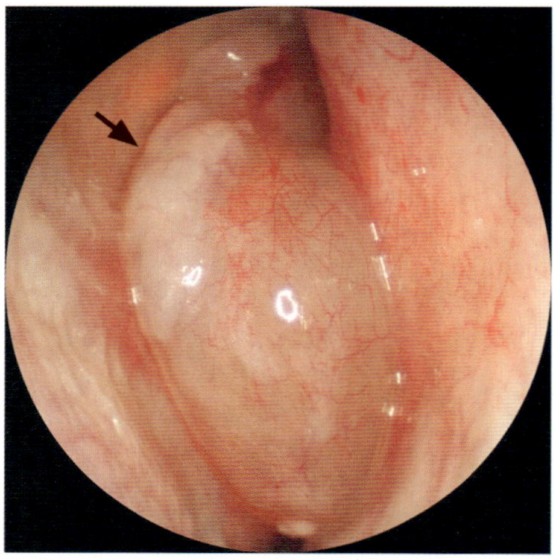

图3-5-39 复发额窦内翻性乳头状瘤（右侧）鼻内镜下所见。右侧鼻腔半透明样肿物，主体与息肉相似，但根部呈乳头状（→）

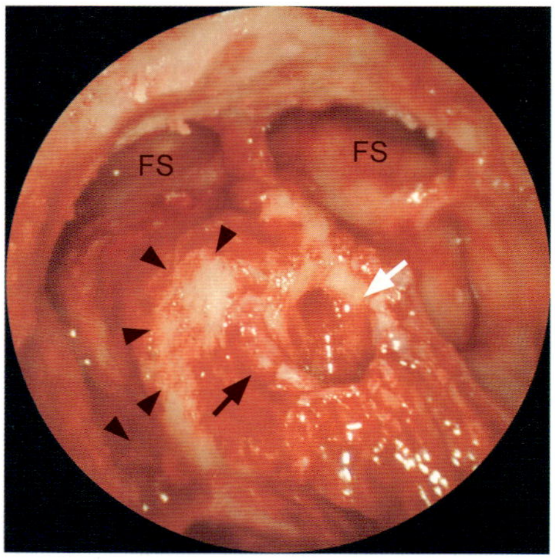

图3-5-40 复发额窦内翻性乳头状瘤（右侧）鼻内镜下Draf Ⅲ手术。手术结束，形成额窦底中线引流通道，彻底清除肿瘤，▲▲▲：肿瘤起源处，局部用电钻磨削至皮质样骨。黑→：硬脑膜；白→：鸡冠气化

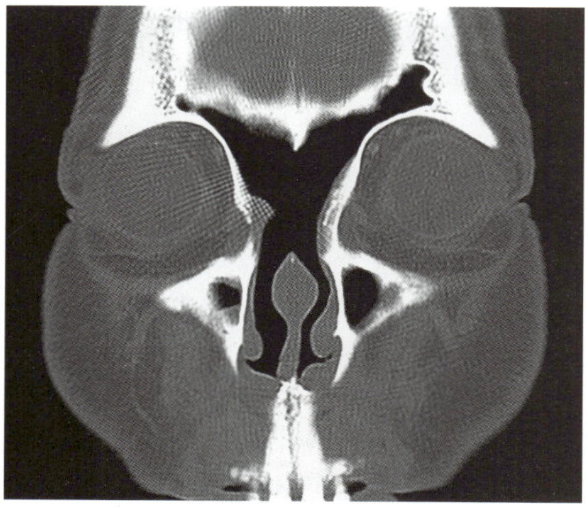

图3-5-41 复发额窦内翻性乳头状瘤（右侧）鼻内镜下Draf Ⅲ手术后。术后3年冠状位CT，骨窗。额窦底宽敞，无肿瘤复发

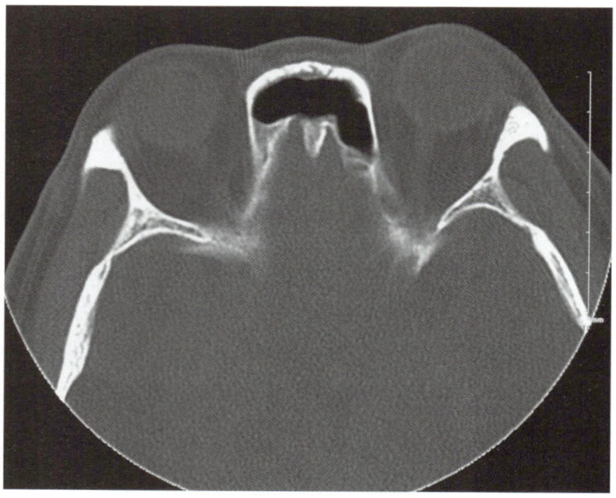

图3-5-42 复发额窦内翻性乳头状瘤（右侧）鼻内镜下Draf Ⅲ手术后。术后3年横断位CT，骨窗。额窦底中线通道宽敞，无复发

（5）原发于或累及上颌窦的肿瘤可采用中、下鼻道联合开窗径路、鼻内镜下行上颌窦内侧壁切除术或泪前隐窝入路上颌窦手术。原发部位的窦黏膜需全部去除。

（6）肿瘤未侵及区域的结构和黏膜要予以保留，以利于鼻腔功能恢复。

（7）组织病理学提示中重度不典型增生，原则上应按照恶变处理，手术后应补充放疗。局限且明确切除彻底者，应密切随访观察。

3. 术后随访及复发　NIP手术后必须要进行密切而长期的随访，随访中应用鼻内镜及影像检查能尽早发现复发病灶，并可在门诊或入院即进行处理（图3-5-44 ～ 3-5-50）。

肿瘤的复发主要是原位复发。复发的可能原因：①肿瘤切除不彻底；②多中心起源的肿瘤具有复发倾向；③前期手术造成的肿瘤种植；④肿瘤边缘有化生改变，手术中未切除致复发；⑤组织病理学表现细胞不典型增生。

目前认为，手术切除不彻底是NIP术后复发的根本原因。因此，完全彻底地切除肿瘤是手术成功的关键，尤其对于病变范围广泛或原发于较隐蔽部位的肿瘤，手术仍需不断总结经验，以期达到减少复发之目的。

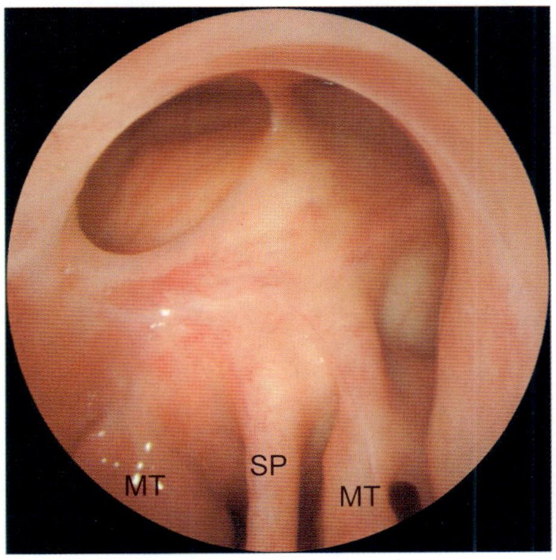

图3-5-43　复发额窦内翻性乳头状瘤（右侧）鼻内镜随访。术后3年内镜下所见额窦黏膜上皮化，光滑，无复发。SP：鼻中隔；MT：中鼻甲

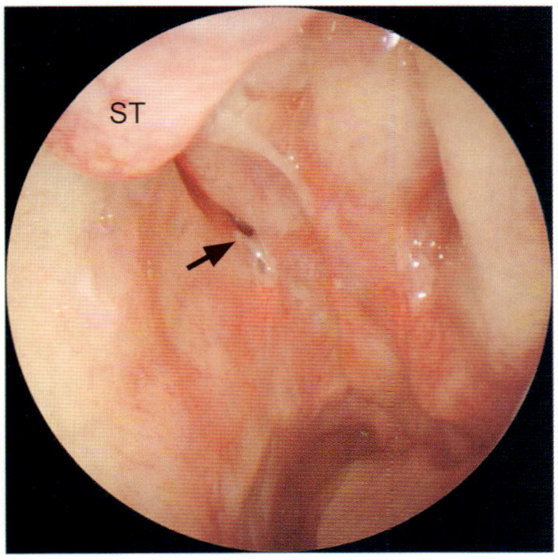

图3-5-44　蝶窦内翻性乳头状瘤术后复发（左侧）。女性，48岁，6个月前接受鼻内镜蝶窦手术。鼻内镜下见蝶筛隐窝术后状态，蝶窦口（→）瘢痕狭窄。ST：上鼻甲

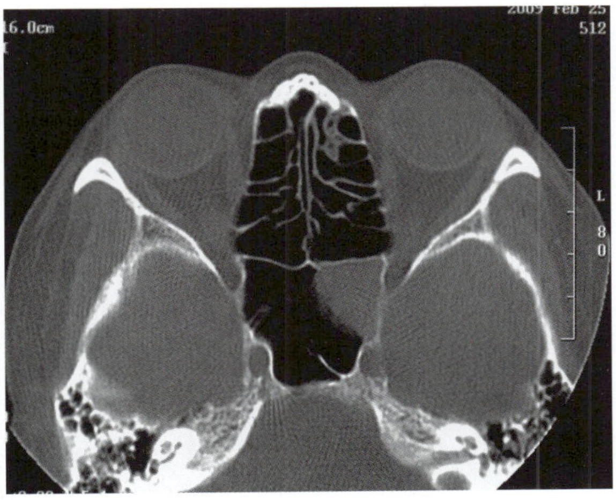
图3-5-45　患者轴位CT，骨窗，蝶窦偏外侧软组织密度影

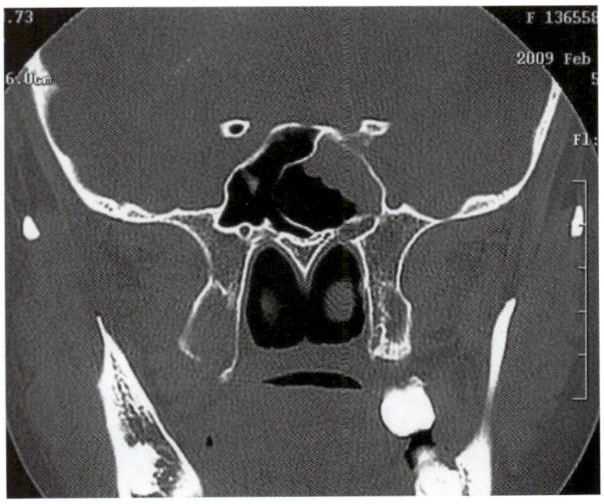
图3-5-46　患者冠状位CT。骨窗，蝶窦外侧软组织密度影，窦腔含气可，局部骨质无明显破坏

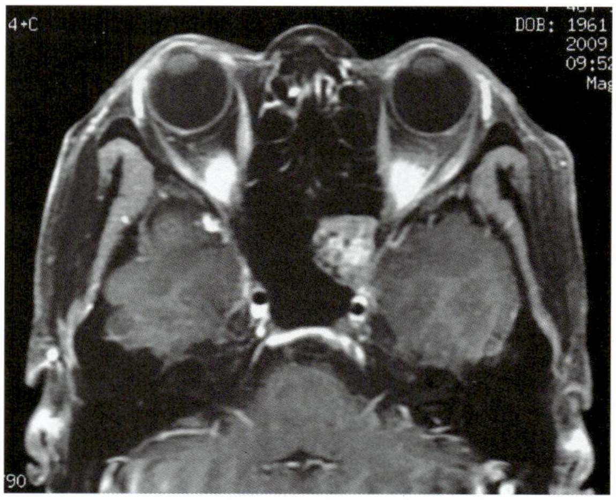

图3-5-47 患者MRI横断位T_1WI增强扫描。蝶窦软组织信号强化明显，提示为复发肿瘤

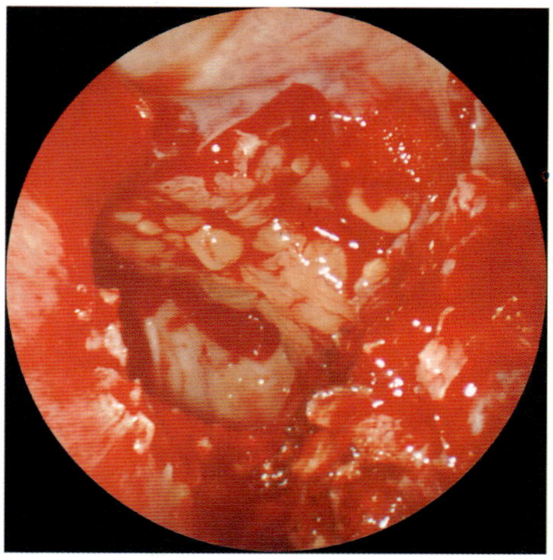

图3-5-48 患者鼻内镜术中所见。扩大开放蝶窦见乳头状肿物位于蝶窦外及外上壁

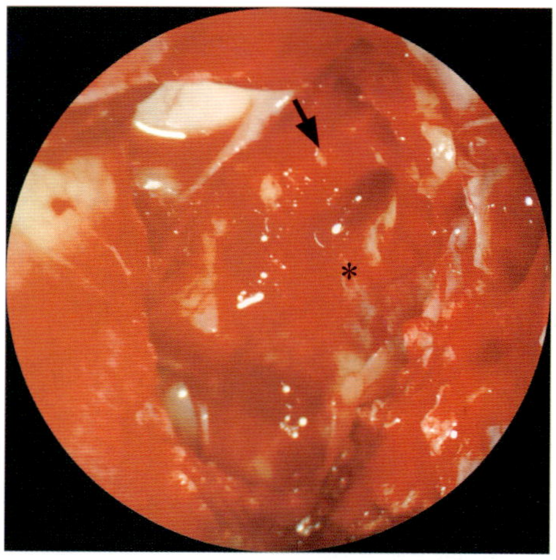

图3-5-49 患者鼻内镜术中所见。清除肿瘤，瘤体基底部位于蝶窦外上视神经管（→）和颈内动脉隆突（*）

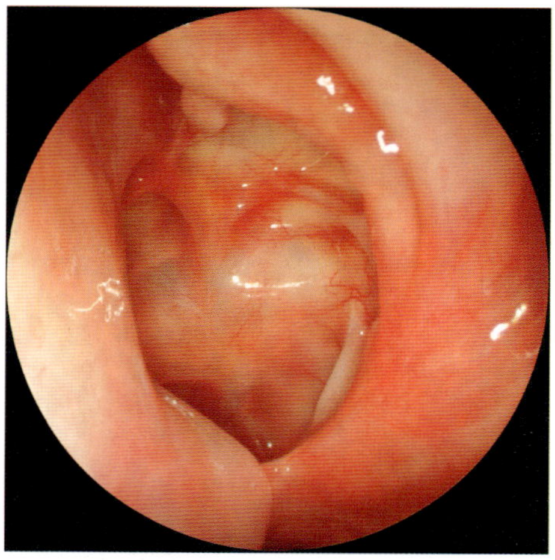

图3-5-50 患者鼻内镜手术后随访1年镜下所见。蝶窦开放良好，黏膜上皮化，无复发

参考文献

1. Busquets JM，Hwang PH. Endoscopic Resection of Sinonasal Inverted Papilloma：A Meta-analysis. Otolaryngol Head Neck Surg，2006，134：476-482

2. 郑春泉，孙宝宾，刘颖，等. 鼻腔鼻窦内翻性乳头状瘤手术的术式选择. 中华耳鼻咽喉头颈外科杂志，2005，40：283-286

3. Lawson W，Patel ZM. The evolution of management for inverted papilloma：An analysis of 200 cases. Otolaryngol Head Neck Surg，2009，140：330-335

4. Hosemann W，Scotti O，Bentzien S. Evaluation of Telescopes and Forceps for Endoscopic Transnasal Surgery on the Maxillary Sinus. American Journal of Rhinology，2003，17：311-316

5. 周兵，韩德民，崔顺九，等. 鼻内镜下鼻腔外侧壁切开上颌窦手术. 中华耳鼻咽喉头颈外科杂志，2007，42：743-748

6. 周兵，张罗，刘华超，等. 复发性额隐窝内翻性乳头状瘤经鼻内镜手术. 中国耳鼻咽喉头颈外科，2006，13：590-595

第三节 鼻窦囊肿摘除术

鼻窦囊肿在鼻科疾病中占相当部分的比例。鼻窦囊肿可以分为黏液囊肿和黏膜潴留囊肿。

一、黏 液 囊 肿

1818年，Langenbeck第一个详细描述其发生于额窦（并称之“棘球囊”）。1880年，Berthon提出对“棘球囊”行手术引流。1896年，Rollet正式命名黏液囊肿。1901年，Onodi第一次做了组织学描述。尽管这些报道很早提出，但鼻窦黏液囊肿的形成机制一直没有完全搞清楚。有些学者认为其是由于浆液腺囊肿变性而成潴留囊肿，但在临床组织学上缺乏证据。

（一）发病机制和成因

Hunterian Lecture在1921年概括了形成额窦囊肿的主要原因：由于导管内的炎性改变；在额鼻管附近额窦外伤、手术和额窦内骨瘤的生长造成鼻额管阻塞。步丰驹认为，除自然开口阻塞外，窦内黏膜黏液腺导管阻塞与腺体之增生也为重要原因之一。

鼻窦黏液囊肿分为原发或继发性。

目前，原发性黏液囊肿的原因不清。原发黏液囊肿早先认为是潴留囊肿，由于浆液黏液腺腺管阻塞所致。这病因现不为大多数人接受，因为：①在额窦内很少有黏膜下腺体与最常见部位的鼻窦黏液囊肿是相同的；②虽然上颌窦潴留囊肿相对高发，但是上颌窦黏液囊肿发生率低；③潴留囊肿与黏液囊肿的骨破坏类型不一样；④黏液囊肿的组织学切片还没有产生发生在窦黏膜下的内衬上皮囊肿（确认为前存的潴留囊肿）的证据。

继发黏液囊肿被认为鼻窦口阻塞，鼻窦引流受阻。这是现在广泛承认的鼻窦黏液囊肿的病理机制。这个理论被额窦黏液囊肿高发率所证实：由于其引流经过长的鼻额管，沿途被阻塞的机会多，所以发生的几率特别高。但最近Evans等人研究，黏液囊肿的病因是该鼻窦分泌物蛋白含量过高使窦内渗透压增高，吸收水分充满窦腔，致窦内压力增高，骨壁内破骨细胞被甲状旁腺素、前列腺素、维生素D等物质激活；同时，淋巴细胞产生破骨细胞激活子（OAF）使窦壁破坏；前列腺素PGF和PGE对骨质吸收起很大作用。这也是囊肿对周围骨壁破坏的原因。

鼻窦黏液囊肿最常见于额窦、筛窦，偶见于上颌窦，少见于蝶窦。

额窦黏液囊肿发生原因主要是鼻额管的阻塞。妨碍额隐窝正常功能的原因有：额窦外伤或前期手术史，致瘢痕形成狭窄、粘连和骨增生；额窦慢性炎症，鼻额管息肉、鼻上部黏膜肿胀及变态反应；骨瘤或肿瘤转移至额鼻管；突然的气压改变等。

发生在额窦外侧的额窦黏液囊肿则可以起自额骨眶板或源自眶上筛房（图3-5-51、3-5-52）。

上颌窦黏液囊肿多为上颌窦手术和面部外伤的并发症。慢性炎症、变态反应造成自然口狭窄封闭也是原因之一。香港有学者报道：被分隔为两个腔的上颌窦（双腔上颌窦），在没有窦口的腔内也可形成黏液囊肿。

筛窦囊肿的发生率通常较高，前筛囊肿更多见，并且迟早会影响额窦引流通道或额隐窝引起额窦的阻塞性损害。后筛的黏液囊肿长大时可影响蝶窦自然口，最终导致蝶窦黏液囊肿的发生。炎症、外伤及前期手术同样也可以形成筛蝶窦黏液囊肿。

（二）组织病理学

Canalis等报道鼻窦黏骨膜常是囊肿的内衬。囊壁上皮以假复层柱状上皮居多，有些部位伴有鳞状上皮，细胞呈立方状，有杯状细胞的伴有结缔组织增生，间质细血管扩张充血及轻度水肿。

无论病程长短，包括急性感染及鳞状上皮化生、纤维化和慢性炎症浸润是常见的病变，四周骨质显示成骨细胞活跃，在明显的骨破坏区可见交错的类骨质和硬化灶，这些符合动力学说，是形成黏液囊肿的病理机制。近20年研究表明，局部骨质破坏与破骨细胞的媒介作用及炎性介质的释放有关。

鼻窦黏液囊肿的组织病理学据Lund报道：黏液分泌成分显示有部分合并急性感染，其中细菌培养阳性，以葡萄球菌最多见。

（三）临床症状

早期多无症状。当囊肿膨胀涉及邻近解剖区域则出现相应症状。约80%的患者因视力障碍首诊于眼科。若向颅内压迫，可引起头痛；若向眶内压迫，会出现眼部症状，如突眼、复视、眼痛和视力障碍；向翼腭窝膨胀可出现张口困难、面部麻木、胀痛等。患者初发症状往往为非耳鼻喉科症状，所以要求各科医生遇到此类患者要有鼻-眼-颅-口腔相关性疾病的正确认识，避免误诊或漏诊。鼻腔症状多数不明显，有时有鼻阻、血涕，合并有阻塞性鼻窦炎则有慢性鼻窦炎的症状。

（四）体征

黏液囊肿体征表现为面部的局限性隆起，触及可有囊性感或乒乓球感。

鼻腔局部检查，若囊肿早期局限于单个窦腔内，未向周围扩张，则鼻内镜检查中鼻道无异常改变；后期囊肿膨胀明显，向周围压迫，则在中鼻道可以表现钩突或筛泡膨大突出或消失，与中鼻甲融合，中鼻道结构分辨不清（图3-5-53、3-5-54）。合并有阻塞性鼻窦炎，可在鼻腔或中鼻道看见脓涕或息肉。

（五）诊断

根据症状、体征和放射影像，诊断应该较为明确。其中影像学在黏液囊肿的诊断上占有重要地位。X-线平片表现为鼻窦密度均匀增高，向周围扩大并有骨质吸收。鼻窦CT扫描是鼻内镜手术前最有价值的检

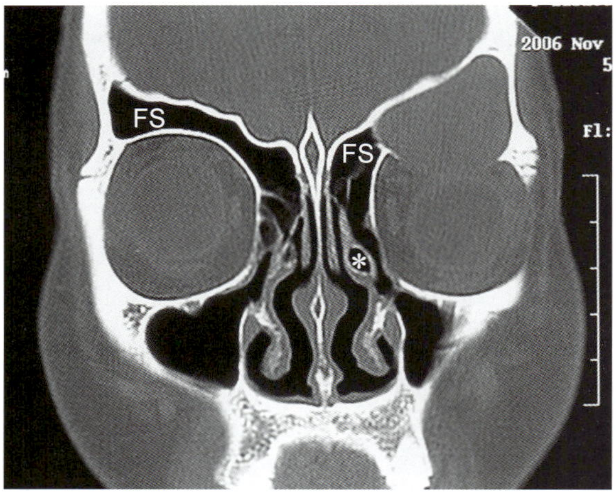

图3-5-51 额窦黏液囊肿（左侧）。冠状位，骨窗。FS：额窦，左侧额窦膨胀性生长新生物，密度均匀，额骨眶板骨质吸收，左眼球受压向下移位。*：气化钩突

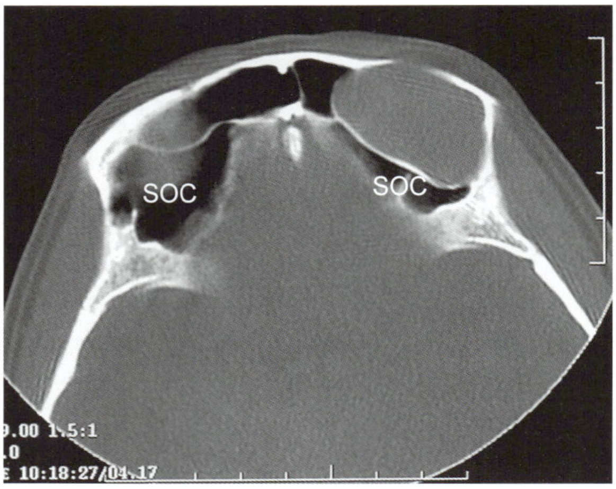

图3-5-52 患者轴位CT扫描，骨窗。囊肿位于额窦外侧，有骨壳。SOC：眶上气房

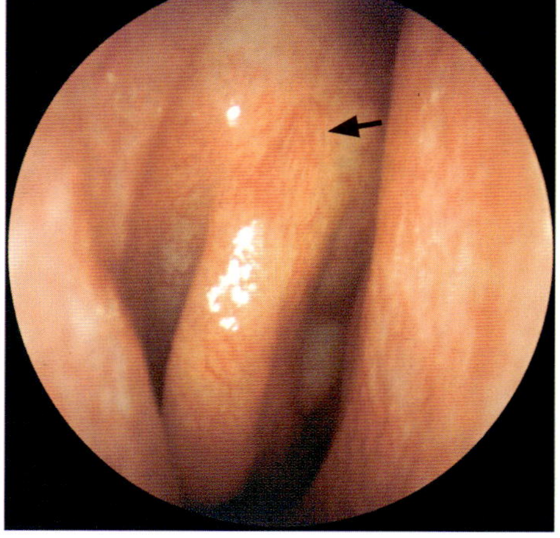

图3-5-53 额筛窦黏液囊肿（右侧）。鼻内镜下见右侧中鼻甲根部膨大（箭头所示），系囊肿生长扩展到中鼻甲根部气房所致

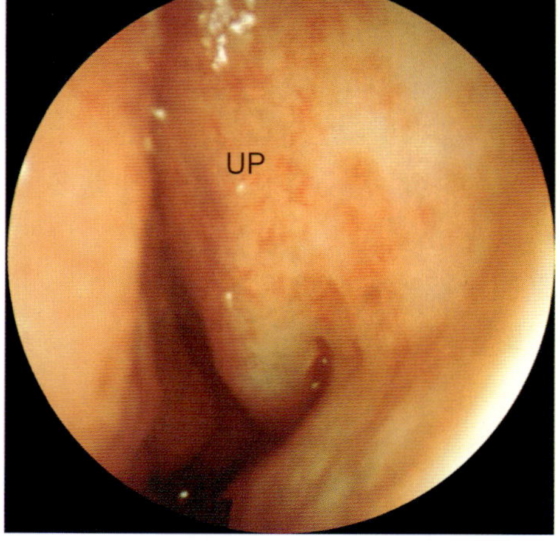

图3-5-54 额筛窦黏液囊肿（左侧）。鼻内镜下见左侧钩突（UP）明显隆起，中鼻甲未见异常

查手段，同样在鼻窦黏液囊肿的诊断上也是不可缺少的。MRI对黏液囊肿显示更为清晰，表现为窦腔内密度均匀膨胀，有完整的囊壁（参见影像诊断有关章节）。

（六）手术方式

1. 传统手术　Berthon早在1880年提出额窦黏液囊肿的手术方式为引流。早期鼻窦黏液囊肿的手术方式为消灭窦腔，完全切除鼻窦，使额窦软组织塌陷靠近后骨板。虽然此手术有早期发现复发的优点，但手术造成的额部变平这一畸形经常需要二期手术矫正。后来发展的额窦前壁骨瓣进路用脂肪填塞窦腔的额窦骨成形瓣手术避免了整容。这种手术可以很好地暴露额窦腔且易于进入筛窦治疗相关病变。但当额窦前壁骨被破坏时，额窦骨成形瓣手术难以实施。Lynch-Howarth手术最初的目的是移去额窦底板并扩展至前筛，使额窦更好地引流。Sewall和Boyden认为额鼻管的处理是对额窦病变治疗的关键。更多的人认识到这一区域的重要性并且提出更改即完整保留或重衬额窦引流通道。术中囊壁不能去除而使之作为窦腔完美的内壁，即去除囊肿底壁部分使其与鼻腔相通。

筛窦囊肿手术有鼻内开筛、鼻外开筛、上颌窦内开筛，手术视线差，视野不清，带有一定的盲目性或面部遗留瘢痕。

上颌窦根治术和上颌窦开窗术是以往多采用的治疗上颌窦囊肿的手术方式，术中损伤大，术后反应强烈，开窗口容易封闭。

蝶窦囊肿既往多采用经中隔进路、鼻内筛窦进路、鼻外筛窦进路、上颌窦进路的蝶窦前壁开放。手术视野较差，也带有一定的盲目性，发生并发症的几率相对高。

2. 鼻内镜手术　鼻内镜鼻窦手术的开展是较以往手术最简捷、安全、恰当的方法。在直视下能够开放全组鼻窦，可以清晰观察窦口甚至整个窦腔的全貌，完成对囊肿的“造瘘”非常容易，同时对周围结构的破坏极少，减少了手术的盲目性，并且避免了传统方法遗留面部瘢痕、面部肿胀等并发症；还可以同期处理鼻腔鼻窦的病变，如鼻窦炎、鼻息肉、鼻中隔偏曲等。

手术在局麻加表面麻醉或全身麻醉下进行。方法见麻醉一章。

各窦黏液囊肿的手术步骤与鼻内镜手术基本方法相同。针对不同鼻窦囊肿的鼻内镜手术要点及手术处理原则如下：

（1）筛窦黏液囊肿：在0°镜下将钩突切除，开放筛泡，开放前、后筛窦的同时，将前、后组筛窦的黏液囊肿底壁开放，并尽可能扩大（图3-5-55、3-5-56）。

（2）额窦黏液囊肿：将前筛彻底开放，特别是鼻丘气房开放后，可充分开放额窦开口，引流额窦囊肿，并在30°或70°镜下将额窦底壁扩大咬除，充分“造瘘”引流；必要时可切除中鼻甲，以利于额窦开放和引流。

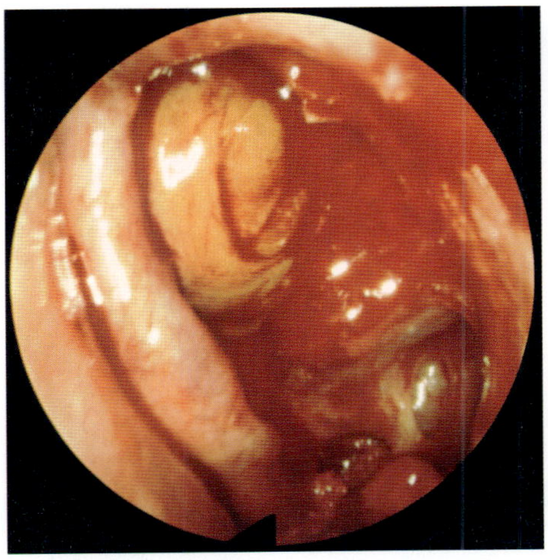

图3-5-55　额筛窦黏液囊肿鼻内镜手术图。术中切除钩突，开放左侧筛泡后，即有黄色黏液溢出

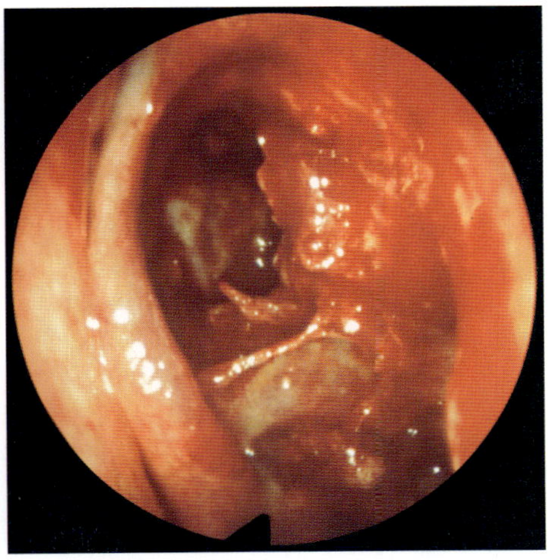

图3-5-56　额筛窦黏液囊肿鼻内镜手术图。清除黏液后，充分开放囊腔前壁，可见额筛窦融合一大腔，内衬黏膜光滑，术中应予以充分保留

对复发或术后瘢痕和骨质增生导致的额窦囊肿，则需要根据额隐窝的局部解剖状况，采取相应的手术措施，如Draf Ⅱb或者改良经鼻Lothrop术式（图3-5-57～3-5-60）。

（3）蝶窦黏液囊肿：经筛窦开放蝶窦前壁，如果骨壁厚硬，可用电钻磨除蝶窦前下壁。蝶窦前下壁常是开窗造孔的可选区域，局部无重要结构，风险小，并可以获得较大的蝶窦引流空间（图3-5-61～3-5-64）；若单纯蝶窦囊肿，则可采用Wigand法，即将中鼻甲后端1/3部分切除，暴露蝶窦前壁，直接开放蝶窦“造瘘”。

（4）上颌窦黏液囊肿：经中鼻道上颌窦开窗，在70°镜下用反张咬骨钳和黏膜剪将自然口开放并扩大；若囊肿巨大将鼻腔外侧壁内移使鼻腔变窄，可经下鼻道上颌窦开窗，用咬骨钳和黏膜剪扩大窗口至直径2cm左右。因上颌窦自然孔多受压变形和引流不畅，常须经中鼻道扩大上颌窦自然孔。

占据上颌窦的含牙囊肿或上颌骨囊肿，囊壁多含有骨壳，宜采用下鼻道或泪前隐窝上颌窦入路切除囊壁。

手术中操作和处理原则：

（1）保留黏液囊肿囊壁：囊肿壁为鼻窦原内衬黏膜，有助于手术后愈合；对许多伴有骨质缺损囊肿，则可避免有些并发症的出现。

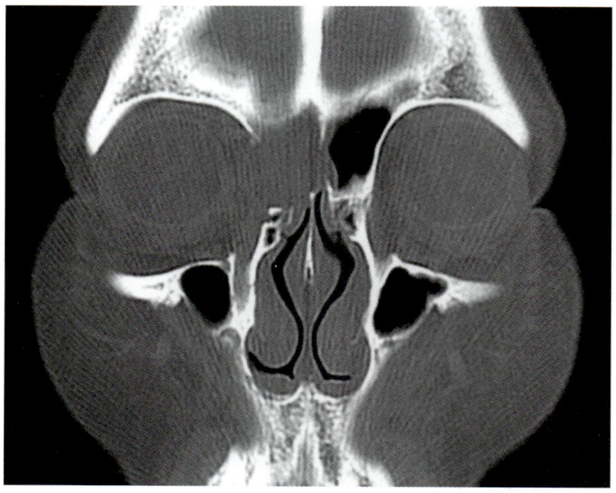

图3-5-57 鼻侧切开手术后继发额窦黏液囊肿（右侧）。男性，55岁。20年前因外伤性视神经病鼻侧切开行视神经管减压术。发现右内眦无痛型隆起6个月。冠状位CT扫描，骨窗。右侧额窦膨胀性生长密度均匀病灶，眶纸板骨质吸收

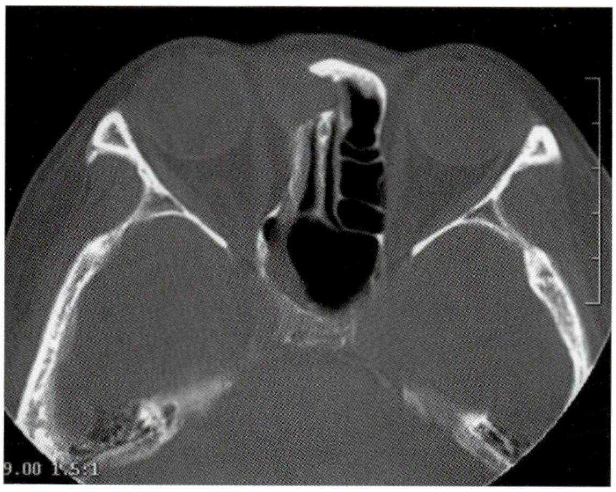

图3-5-58 患者横断位CT，骨窗。右侧筛房狭窄，间隔消失，额隐窝软组织密度类圆形病灶，侵入眼眶，边界清楚

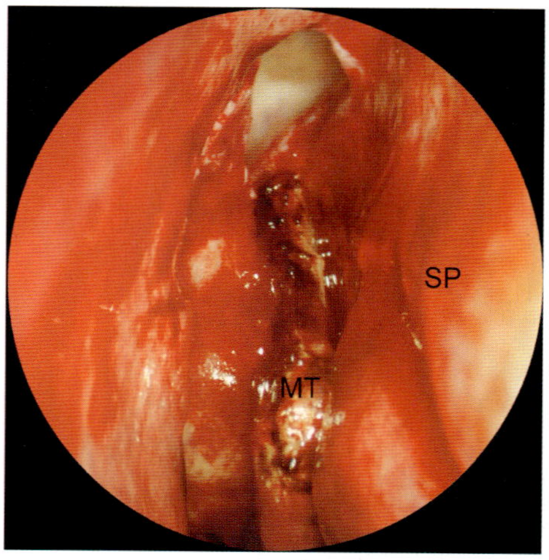

图3-5-59 患者，额窦内积脓，黏膜轻度水肿。MT：中鼻甲；SP：鼻中隔

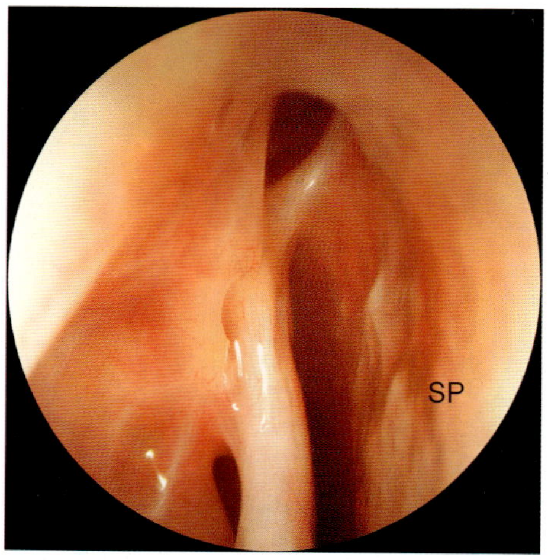

图3-5-60 患者Draf Ⅱb术后1年鼻内镜所见。额窦口开放良好，上皮化良好。SP：鼻中隔

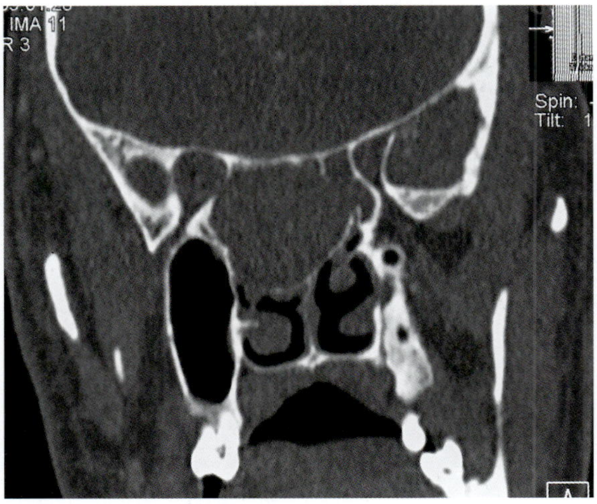

图3-5-61　蝶窦黏液囊肿。男性，54岁，视力进行性下降至失明7天，伴头痛。冠状位CT，骨窗，额窦密度均匀软组织影，周围骨质部分吸收

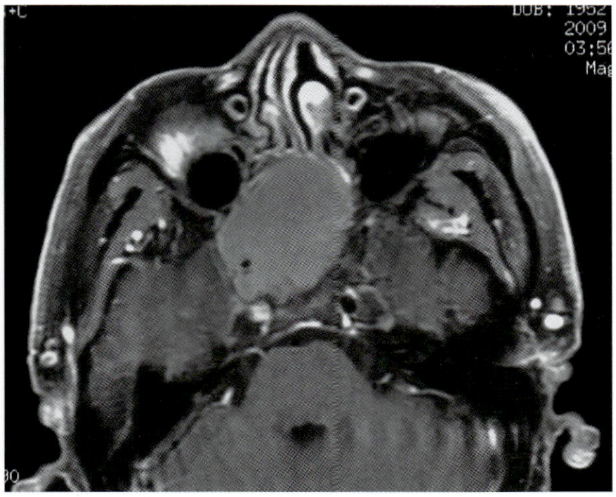

图3-5-62　患者MRI横断位T_1WI增强扫描。蝶窦病灶物无明显强化，周围略强化，边界清楚

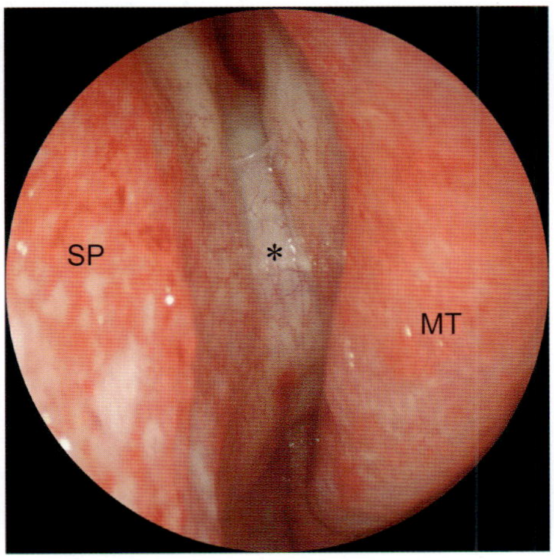

图3-5-63　患者鼻内镜下所见。鼻中隔(SP)后端膨隆（*），MT：中鼻甲

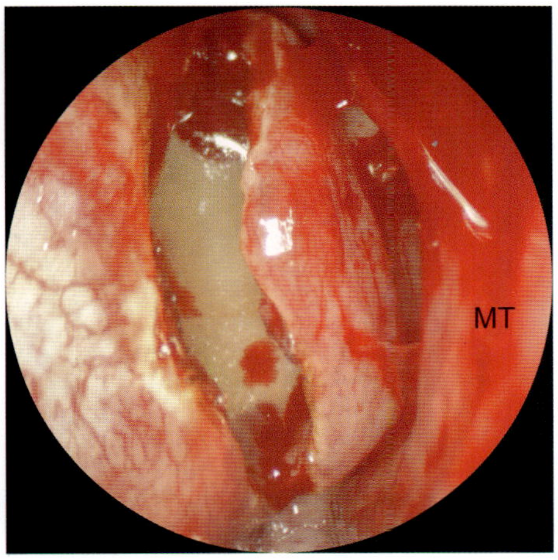

图3-5-64　患者鼻内镜术中所见。切开鼻中隔后端，可见黄白色黏液。MT：中鼻甲

（2）囊壁忌强行撕脱：术中造瘘口尽量用咬钳切除，避免因骨质缺损周围器官壁与囊壁粘连而造成严重并发症，留下终生遗憾。

（3）窦口开放要适度：尽可能扩大造瘘口，防止术后瘢痕粘连闭锁，继发囊肿形成；但不可过大，因为各窦口周围都有重要结构，不可损伤。

（4）窦口黏膜如果小面积撕脱或与骨缘不齐，应用鼻窦切割吸引器或黏膜剪将游离的黏膜缘切除，防止黏膜肿胀粘连。

（5）黏液囊肿造瘘或造袋口需要“硬支撑”。如果造孔周围是软组织，术后塌陷会很快闭锁复发（图3-5-65、3-5-66）。

（6）矫正影响手术进路或术后引流的鼻中隔偏曲。

（7）保护相邻鼻窦自然孔：术中如果其他鼻窦不合并病变，则术中涉及的相邻窦口不作处理，只需暴露自然口即可。

（8）缓放黏液：巨大颅底黏液囊肿，在手术中“造瘘”时的放液要十分小心，特别是毗邻颅底或脑干（图3-5-67、3-5-68，为图2-3-49、2-3-50患者手术后CT扫描），局部骨质吸收，缺乏保护，应警惕过快放液引发脑疝的可能。

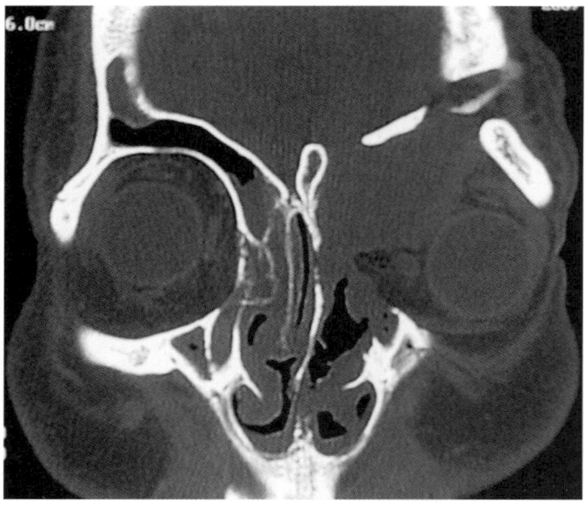

图3-5-65 颅脑手术后继发额筛窦黏液囊肿（左侧）。男性，49岁，渐进性左眼球突出，伴复视1年。7年前因额筛窦骨瘤，行经颅手术。左侧颅眶骨质不连续（术后状态），眼球向前外下移位，额筛区密度均匀软组织病灶，筛窦结构消失

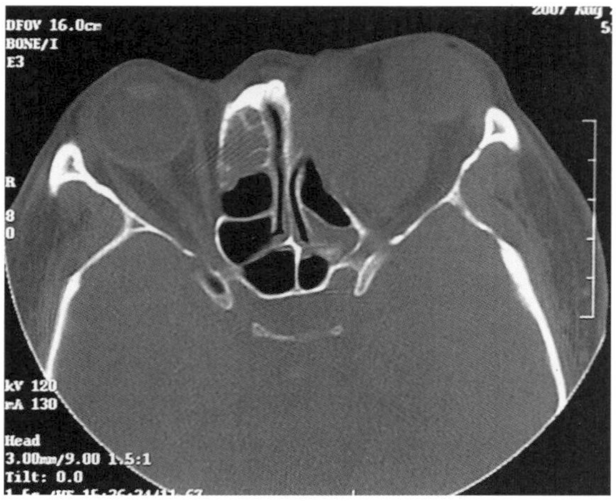

图3-5-66 患者轴位CT扫描，骨窗。左侧眶区软组织病灶，类圆形，边界清楚，筛窦结构及额鼻嵴消失

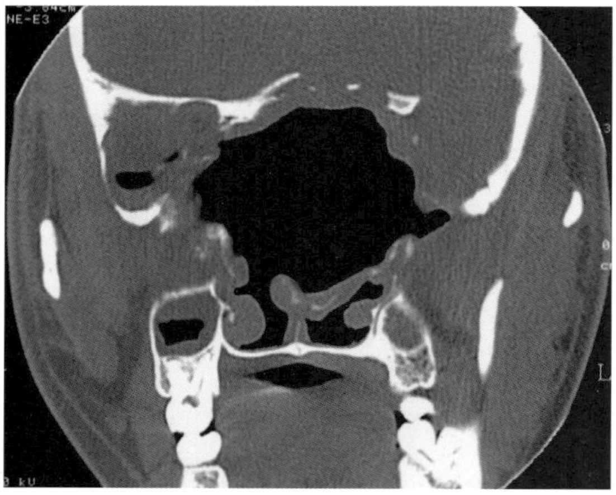

图3-5-67 图2-3-49、2-3-50患者手术后CT扫描，冠状位。提示颅底巨大黏液囊肿手术后状态，颅底骨质部分吸收

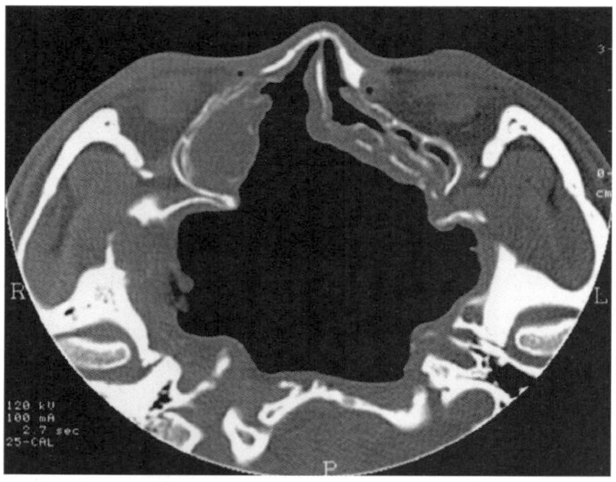

图3-5-68 图2-3-49、2-3-50患者手术后CT扫描，轴位。示鼻腔、鼻窦结构消失，周围结构受压变形

（七）术后处理

与鼻窦内镜手术后一样，手术一般出血少，术腔仅填塞少许可溶性的止血物，如止血纱布、止血绫、明胶海绵等。出血多的患者，可轻压一根油纱条，24小时即可取出。术后口服抗生素，并在取净术腔填塞物后冲洗鼻腔，冲洗液可用含有抗生素的生理盐水或具有抗炎成分的中药制剂。术腔多在一个月内上皮化。术后鼻内镜清理术腔很重要，主要是保持造瘘口的通畅，及时将造瘘口周围的血痂、分泌物及囊泡和水肿的黏膜去除，保证其引流通畅。

二、鼻窦黏膜潴留囊肿

（一）发病机制

鼻窦黏膜潴留囊肿曾有很多名称，如良性黏膜囊肿、间皮囊肿、假性囊肿、无分泌型囊肿、间质囊肿、淋巴管扩张性囊肿、黏膜鼻窦囊肿等等。其形成原因普遍认为：由于黏膜的浆液黏液腺导管阻塞，分泌物蓄积，腺体膨胀，小潴留囊肿破裂并融合，形成较大囊肿。并且，导管上皮保持完整继续分泌，使窦腔黏膜从骨壁突出，直到一个大囊肿形成。也有人认为黏膜内折进入结缔组织下面是其形成机制。黏膜潴留囊肿公认是一良性的黏膜囊肿。虽然其病因不确定，但是炎症或感染可以加重导管的阻塞，这些病变通常不膨胀性生长，也不侵蚀骨质。

（二）组织病理学

囊肿壁衬有正常假复层柱状呼吸上皮和上颌窦内衬上皮延续，黏膜下层包含一薄层纤维血管的基质，可有一些淋巴细胞浸润。囊腔几乎没有结缔组织断裂。

（三）临床症状与体征

鼻窦黏膜潴留囊肿多见于上颌窦，其余各窦腔也不少见。一般多无症状。有时同侧头或眼睛发沉。偶有感觉异常或疼痛的报道。较多见的面部感觉麻木或面痛，上颌窦本身闷胀疼痛或同侧牙痛。Whitter最近报告疼痛可能与眶下神经在上颌窦内存在裂隙有关系，其导致“非典型面部疼痛”（面胀或牙痛或眶周痛）。有些患者会出现囊液自行从鼻腔流出。

（四）诊断

因为鼻窦黏膜潴留囊肿多无症状，所以经常因其他原因偶然发现，口腔科医生因拍牙片可能是第一个发现的人。鼻窦黏膜潴留囊肿诊断主要根据鼻窦X线片和CT或MRI来确诊（见影像学诊断）。

（五）检查

鼻腔检查多无异常表现，内镜上颌窦检查示黏膜透明，极薄，呈圆弧型（图3-5-69），抽吸其内为浆液或黏液，也有黏脓液，可发生于窦腔各壁，面部疼痛者有可能囊肿悬吊于上颌窦内的神经上。

（六）手术方式

大多数黏膜潴留囊肿因囊肿自行破裂而自愈。一些诊断可疑或出现疼痛等明显症状的病例则需要手术治疗。

1. 传统手术　上颌窦囊肿多采用上颌窦根治术、上颌窦开窗术。筛窦手术有鼻内开筛、鼻外开筛和上颌窦内开筛术。蝶窦囊肿既往多采用经中隔进路、鼻内筛窦进路、鼻外筛窦进路和上颌窦进路的蝶窦前壁开放。额窦病灶切除则采用额窦骨成形瓣脂肪填塞手术或Lynch-Howarth手术。上述方法已经很少使用。

2. 鼻内镜手术　是目前最有价值、值得推广的方法，其方法简单、迅速、安全、出血少。患者所受痛苦少，易于被医患接受。手术在局麻加表麻下进行，合并有严重心脑血管病的患者或儿童，可采用全身麻醉。0°镜和30°、70°角度镜直视下进行。上颌窦囊肿可以行中鼻道自然口开放或下鼻道开窗术两种术式，视囊肿的位置而定，若囊肿位于上颌窦外上或自然口周围，则采用中鼻道开放术（图3-5-70）；若囊肿位于上颌窦底或前壁，则多采用下鼻道开窗术（图3-5-71，为图3-5-69病例），若单纯中鼻道或下鼻道开窗不能满意地摘除囊肿则采取中、下鼻道联合径路。其他窦腔的囊肿，可以采用相应的手术方法（图3-5-72 ～ 3-5-74）。

手术中处理原则：尽可能将囊壁完整摘除或将大部分囊壁摘除，防止复发。Kennedy等作者认为：开放鼻窦腔，充分引流通气，不必处理囊肿，使其自行消退。但需要前提，即要有很长时间随访，并且囊肿较小。

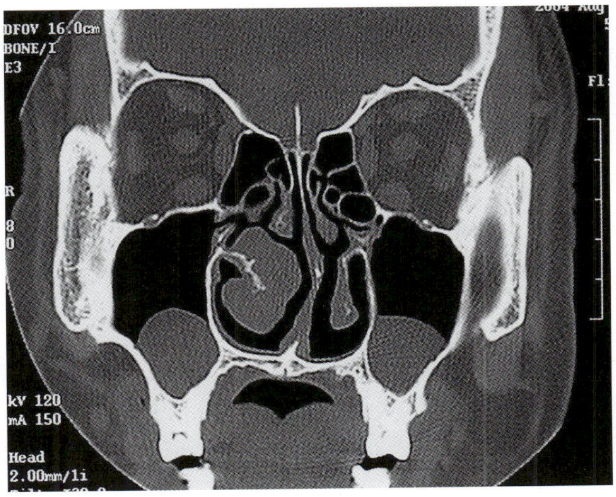

图3-5-69　上颌窦黏膜潴留囊肿（双侧）。冠状位CT，骨窗。双侧上颌窦底半球状隆起，密度均匀

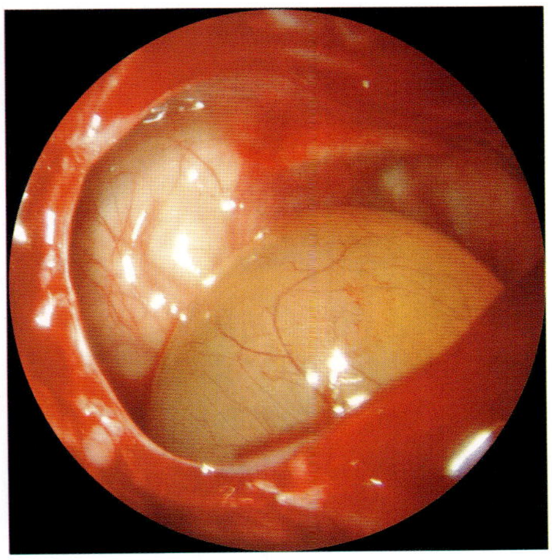

图3-5-70　70°　鼻内镜下经中鼻道上颌窦开窗口观察上颌窦黏膜潴留囊肿（左侧）。表面光滑，半透明淡黄色，内壁血管纹清晰

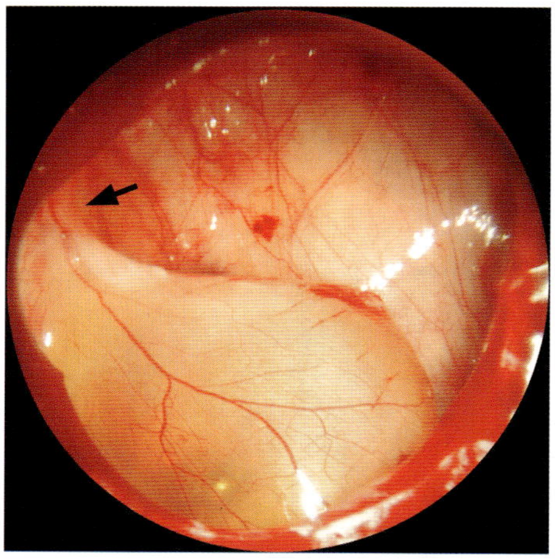

图3-5-71 70° 鼻内镜下经下鼻道上颌窦开窗口观察上颌窦黏膜潴留囊肿（右侧）。表面光滑，半透明淡黄色，内壁血管纹清晰，起自上颌窦前壁（→）

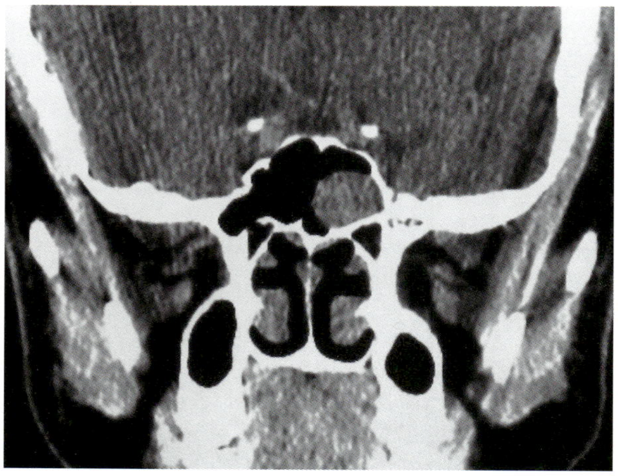

图3-5-72 蝶窦黏膜潴留囊肿（左侧）。冠状位CT，软组织窗，左侧蝶窦软组织密度类圆形病灶

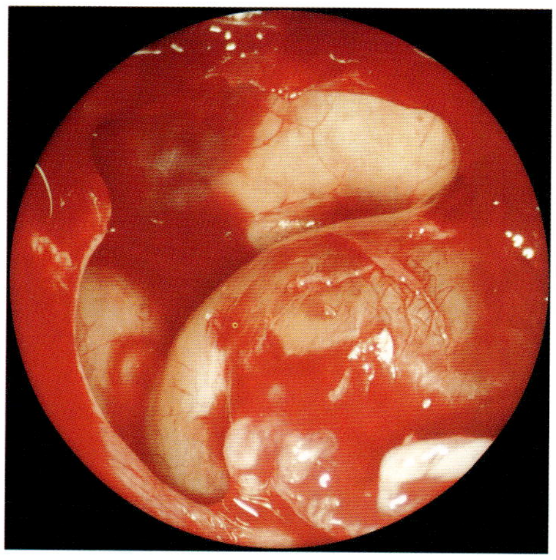

图3-5-73 蝶窦黏膜潴留囊肿（左侧）术中所见。开放左侧蝶窦，见淡黄色囊肿位于蝶窦左下壁

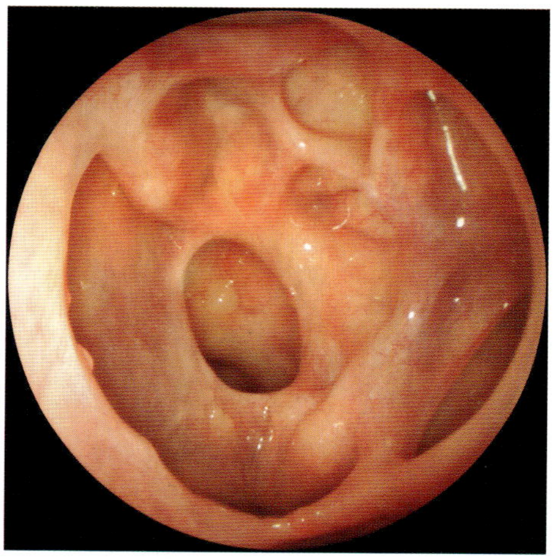

图3-5-74 蝶窦黏膜潴留囊肿（左侧）术后3个月鼻内镜图。蝶窦开放良好，术腔上皮化

（七）术后处理

术后早期可口服抗生素预防感染。主要进行鼻腔清洗，可将窦腔内分泌物冲洗干净，保证窦口通畅。观察发现黏膜潴留囊肿有复发体倾向，定期内镜检查清理术腔可以将窦内水肿的黏膜及时清除，以防止复发，因此很重要。操作时坚持直视下处理的原则，使早期复发的小囊肿及时摘除。单纯黏膜囊肿愈合上皮化时间在一个月左右。

典型病例：45岁女性，复发性三叉神经痛，普通检查未见任何异常，鼻窦CT扫描检查示右上颌窦底有小的球形黏膜囊肿。患者联想每次发作前均感右侧面部不适。经鼻内镜手术下鼻道上颌窦开窗，剔除囊肿后，三叉神经痛缓解。但6个月后复发，经下鼻道开窗口观察囊肿再发，用吸引器吸破后，症状再缓解。之后又有几次发作，情况相同。由此可见，黏膜囊肿也会成为三叉神经痛的“扳机点”，同时也提示手术后即使开放引流通畅，仍会复发，表明手术尚未能彻底根除导致囊肿形成的原因，对病因学还有待进一步探讨。

第四节　鼻内镜下经鼻泪囊鼻腔造孔术

一、前　言

慢性泪囊炎的传统手术治疗方法为Toti在1904年首次采用的鼻外径路行泪囊鼻腔吻合术，该术式为以后临床广泛应用，并有较好的临床疗效。但鼻外泪囊鼻腔吻合术后易遗留面部瘢痕，手术操作较复杂，国内外许多术者探索经鼻内行泪囊鼻腔吻合术，但经鼻孔直接观察操作，术野小，照明差，操作不便。由于解剖上泪囊与鼻腔仅相隔两层结构，即鼻黏膜和骨性泪囊窝，泪囊在鼻腔外侧壁的投影位于中鼻道前端，提示经鼻行泪囊造孔手术较传统经皮手术更为简捷、易行和安全。1988年，Rice首次进行鼻内镜监视下经鼻行泪囊鼻腔造孔术的尸体解剖研究。1989年后，McDonogh等相继在鼻内镜监视下实施经鼻泪囊鼻腔造孔术，为慢性泪囊炎手术治疗提供了一条新的途径。该手术避免了经皮手术损伤内眦血管和韧带的弊病，无面部瘢痕，手术并发症少，同时可矫正影响泪囊造孔引流，导致手术失败的鼻腔、鼻窦疾病或解剖异常等因素，如鼻窦炎、鼻息肉、泡性中鼻甲及鼻中隔偏曲等，临床效果良好，较鼻外泪囊鼻腔吻合术有明显的优点。国内周兵（1994）报告了对35例慢性泪囊炎患者应用鼻外科新技术——鼻内镜手术技术，在鼻内直视下完成了泪囊鼻腔造孔术的初步疗效。1995年，对59例（69眼）3～13个月的随访，总有效率为90.0%。以后国内相继有类似报道。

二、应用解剖

泪道由泪点、泪小管、泪囊和鼻泪管组成。泪点是泪道的起始处，位于内眦睑缘的乳头状突起处，上下各一。泪小管由上下泪小管和泪总管组成，连接泪点与泪囊（图3-5-75）。

泪囊长12～15mm，宽约4～7mm，位于前后泪嵴之间的泪囊窝内，前泪嵴由上颌骨额突形成，后泪嵴属泪骨。泪囊在鼻腔外侧壁的投影位于中鼻甲的前端（图3-5-76），鼻丘的外侧。水平位切面见组成泪囊骨性内壁有两部分：上颌骨额突和泪骨，二者间有一接合骨缝。泪骨依钩突附着处而分为前后两部分，泪骨前部参与泪囊骨性内壁的组成，后部参与眶内壁的组成，因此上界平中鼻甲附着处，前界为上颌骨额突，后界是钩突。

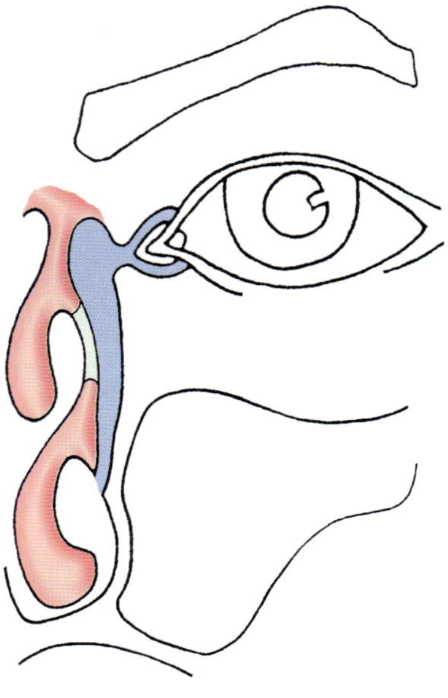

图3-5-75　泪囊、鼻泪管（蓝色）与鼻腔解剖结构关系。泪囊上部对应中鼻甲根部，中鼻道前端鼻腔外侧壁缺损区为鼻腔造孔处

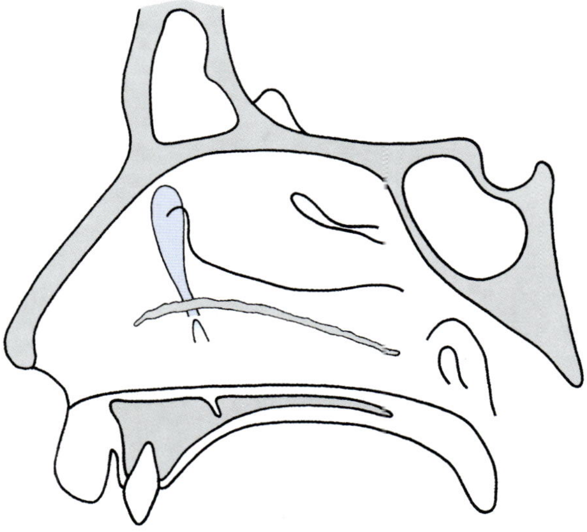

图3-5-76　泪囊、鼻泪管在鼻腔外侧壁的投影。泪囊位于中鼻道前端，中鼻甲附着缘前方

鼻泪管长12～24mm，由泪囊至鼻腔外侧壁，骨性泪道由上颌骨、泪骨和下甲组成。鼻泪管向下开口于下鼻道，下鼻甲弯曲部的下方，一般距前鼻孔约3～4cm。鼻泪管开口常呈裂隙状（图3-5-77、3-5-78）。

鼻泪管在下鼻甲上缘水平距上颌窦自然口约1cm。

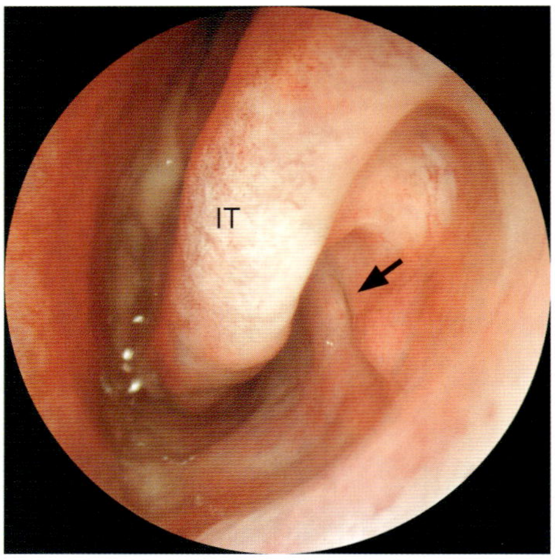

图3-5-77 鼻泪管下鼻道开口（左侧）。→：下鼻道鼻泪管开口，呈裂隙状。IT：下鼻甲

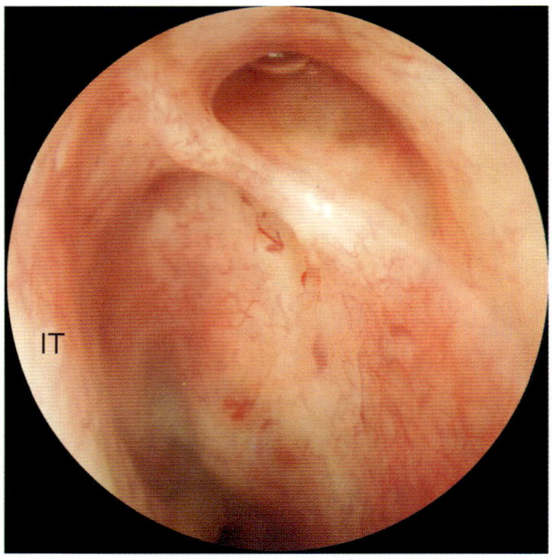

图3-5-78 鼻泪管下鼻道开口。下鼻道鼻泪管开口呈漏斗状，可见泪液气泡。IT：下鼻甲

三、手术适应证和禁忌证

（一）适应证

1. 慢性及复发性泪囊炎。
2. 泪囊黏液囊肿。
3. 泪囊结石。
4. 外伤性泪囊炎，包括鼻科手术损伤后泪囊炎。

（二）禁忌证

1. 泪小管狭窄或阻塞。
2. 泪点狭窄或阻塞。
3. 全身疾病不能耐受手术者。
4. 鼻腔、鼻窦急性炎症。

四、手术前检查

1. 泪道冲洗 可用0.9%生理盐水经下泪小点或上泪小点冲洗泪道。

2. 泪囊碘油造影 选择3%碘油，经下泪小点注入后摄颅骨正位平片（图3-5-79）。

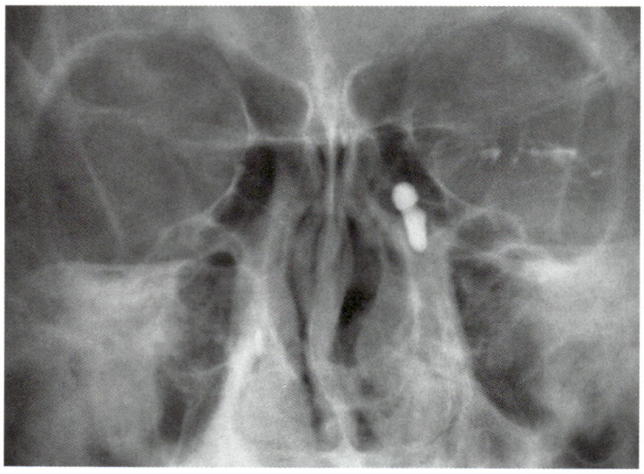

图3-5-79 泪囊碘油造影。示左侧鼻泪管下段阻塞，泪囊碘剂潴留

3. 鼻腔鼻内镜检查。

4. 鼻窦CT扫描 尤其是外伤性和伴有鼻窦炎患者。

五、手术方法

（一）手术器械

0°或30°硬性鼻内镜，常规鼻内镜手术器械，骨凿（或电钻）、泪点扩张器、泪道探针、扩张用硅胶管等。

（二）术前准备

患者仰卧位，手术可在局部麻醉或全身麻醉下进行。

（三）手术操作方法

手术的基本方法可归纳为以下3个标准步骤：

第一步：以钩突为后界，以镰状刀做平中鼻甲前端直径约为1.5cm的弧形切口，至骨表面，分离局部黏膜并将其去除，暴露上颌骨额突及泪骨前部，可见二者之接合骨缝（图3-5-80、3-5-81）。

第二步：用骨凿凿除（或以电钻磨除）上颌骨额突，分离泪骨前部并将其钳除，形成直径约为1cm的骨窗，即可暴露泪囊内壁，微呈淡蓝色。经下泪小点、泪小管导入探针进入泪囊，经内镜观察确认泪囊准确暴露（图3-5-82、3-5-83）。

第三步：用镰状刀或微型剪切开泪囊，并去除泪囊内壁，泪囊较大时，可自泪囊前缘弧形切开，形成翻转向后黏膜瓣，与钩突前缘黏膜相贴。经泪小点导入扩张管，自鼻内泪囊造孔处引出，上端置于泪总管，下端缝合固定于中鼻甲（图3-5-84、3-5-85）。

经过临床实践，目前在上述基本方法基础上，对泪囊鼻腔造孔的方法进行了改良，出发点是尽可能减少术中裸露的骨面，减少黏膜瘢痕形成，提高造孔的开放率。具体方法如下：

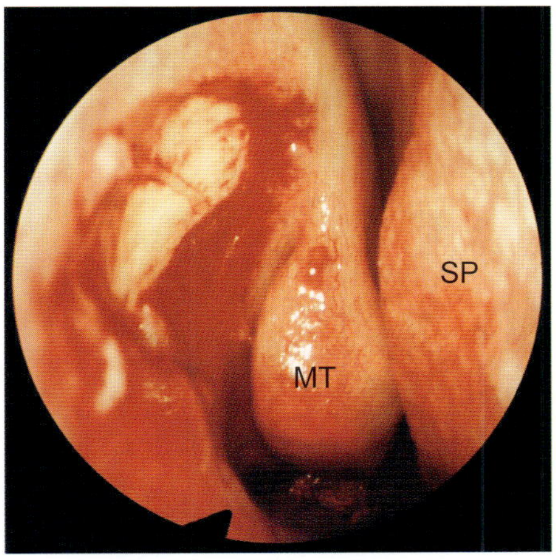

图3-5-80 鼻内镜下泪囊鼻腔造孔术步骤1鼻内镜下所见。MT：中鼻甲；SP：鼻中隔。以钩突为后界，平中鼻甲附着处，在中鼻道前端做黏膜瓣切除，暴露上颌骨额突

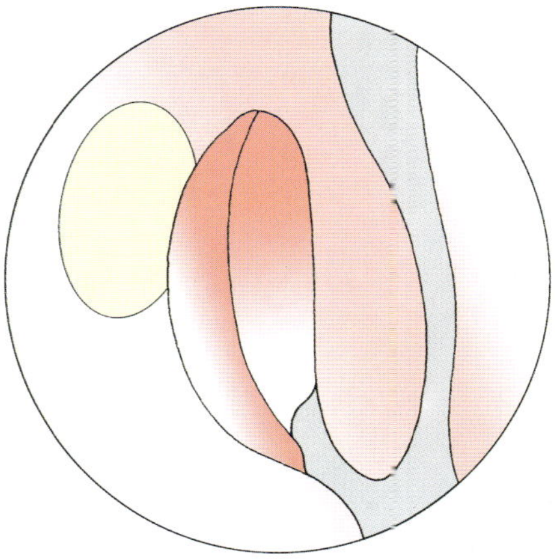

图3-5-81 鼻内镜下泪囊鼻腔造孔术模式图，对应步骤1

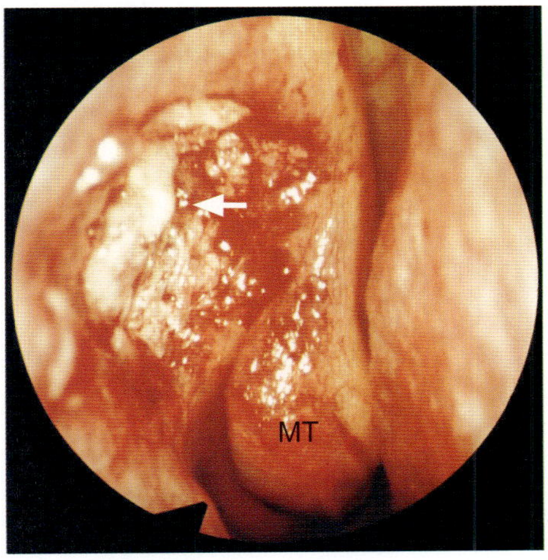

图3-5-82 鼻内镜下泪囊鼻腔造孔术步骤2鼻内镜下所见。MT：中鼻甲。凿除上颌骨额突及去除部分泪骨后，即可暴露泪囊内壁，此时可经下泪小点放探针确认。箭头所示泪道探针将泪囊壁顶起

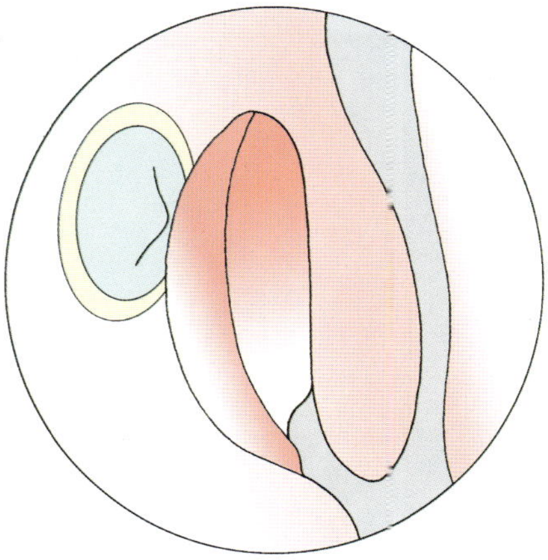

图3-5-83 鼻内镜下泪囊鼻腔造孔术模式图，对应步骤2

第一步：将平中鼻甲前端附着处、钩突为后界的鼻黏膜麻醉后，以镰状刀做直径约为1.5cm，蒂在上方的黏膜瓣，至骨表面，分离局部黏膜并将向上翻转至嗅裂固定，暴露上颌骨额突及泪骨前部，有时可见二者之接合骨缝（图3-5-86）。

第二步：用咬骨钳用自上颌骨额突下部与泪骨接合处开始咬除上颌骨额突（图3-5-87），上部较厚骨质可用骨凿或电钻磨除，分离泪骨前部并将其钳除，形成直径约为1cm的骨窗，即可暴露泪囊内壁，微呈淡蓝色。为了准确定位，经泪小点、泪小管导入探针进入泪囊，经内镜观察可验证是否已将泪囊准确暴露（图3-5-88）。

第三步：用镰状刀沿泪囊前缘切开，形成一蒂在后缘并翻转向后的黏膜瓣，与钩突前缘黏膜相贴。复位鼻腔黏膜瓣并覆盖上颌骨额突骨面（图3-5-89 ～ 3-5-92）。

伴鼻腔填塞固定黏膜瓣合扩张泪囊造孔用可吸收性止血纱布小块局部填压，泪囊内可用剪成锥形的膨胀海绵（Merocel®）扩张，无须特殊固定，1周后取出。术后常规抗生素2周。

术中出血极少，术后一般不需填塞。术中可同期处理鼻腔、鼻窦病变及中隔矫形。

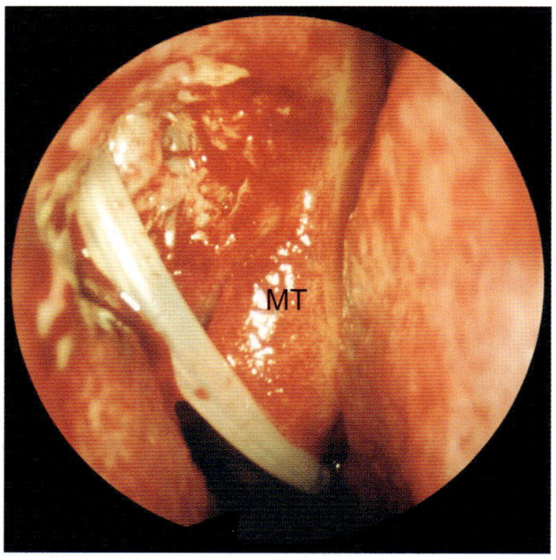

图3-5-84 鼻内镜下泪囊鼻腔造孔术步骤3鼻内镜下所见。MT：中鼻甲。切开泪囊后，将泪囊内壁做向后的黏膜瓣，与钩突切缘对合。经下泪小点放导引管，逆行将硅胶管放入泪囊，末端缝合固定于中鼻甲

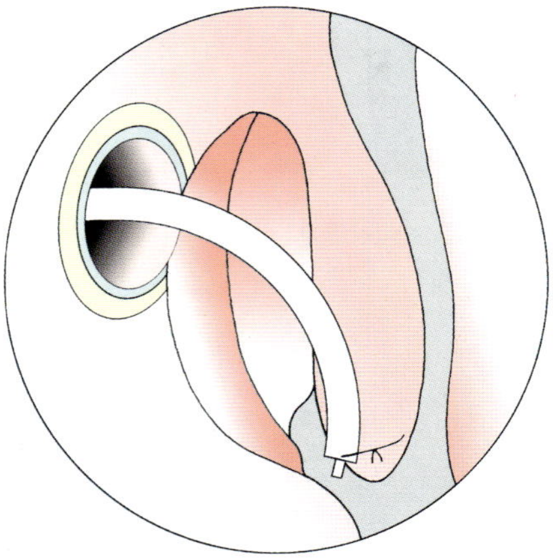

图3-5-85 鼻内镜下泪囊鼻腔造孔术模式图，对应步骤3

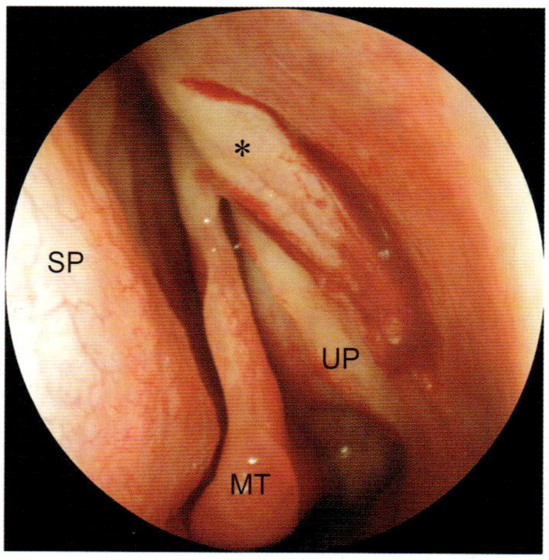

图3-5-86 第一步。平中鼻甲根部前约10mm做黏膜切开（第一切口），第二切口在钩突前缘，与第一切口连接后形成根蒂在中鼻甲根部的黏膜瓣（*）

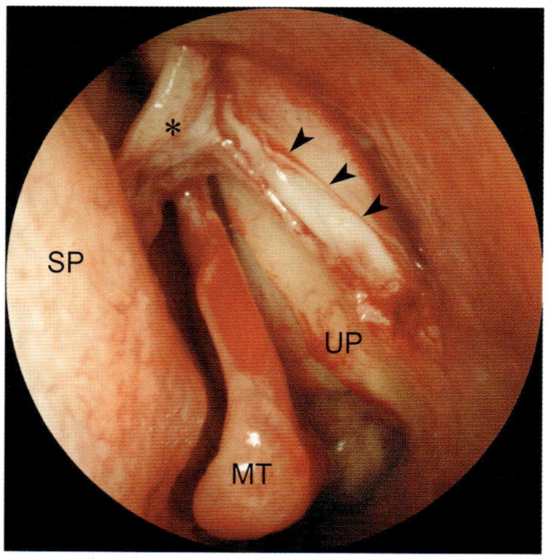

图3-5-87 第二步。鼻腔黏膜瓣剥离并翻至嗅裂间后，显露上颌骨额突和泪骨，并可见两者的接合骨缝（黑箭头）。UP：钩突；SP：鼻中隔；MT：中鼻甲；*：鼻腔黏膜瓣

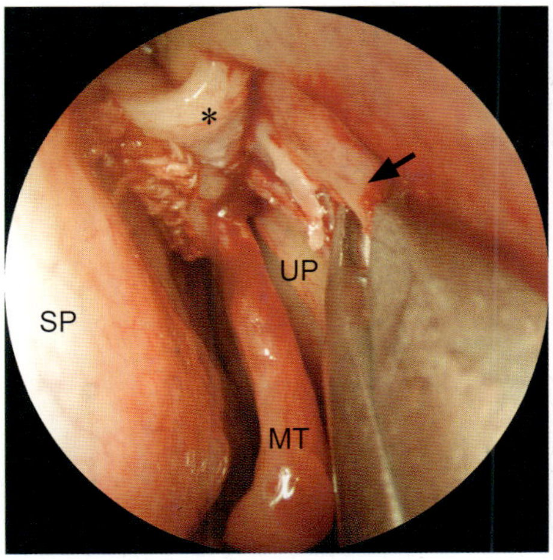

图3-5-88　第二步。自泪骨和上颌骨额突间骨缝进入自下而上用Kerrison咬骨钳咬除上颌骨额突（箭头）骨质。UP：钩突；SP：鼻中隔；MT：中鼻甲；*：鼻腔黏膜瓣

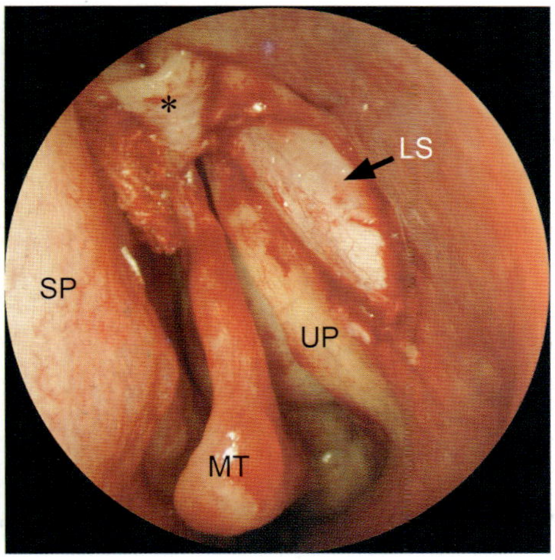

图3-5-89　第三步。咬除上颌骨额突后，剥分离泪骨前部并钳除，形成直径约为1cm的骨窗，即可暴露泪囊（LS，箭头）内壁，微呈淡蓝色。UP：钩突；SP：鼻中隔；MT：中鼻甲；*：鼻腔黏膜瓣

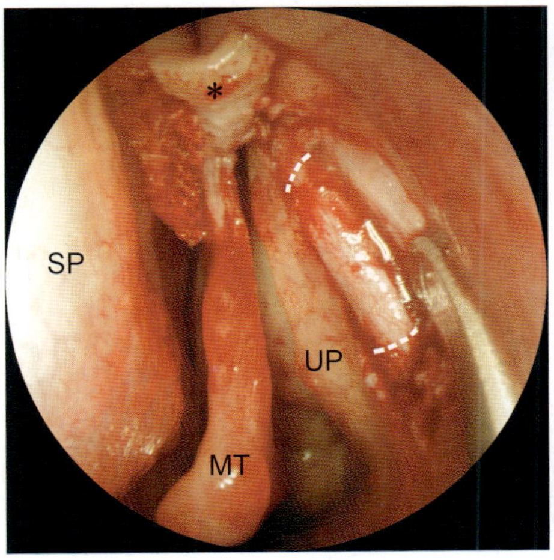

图3-5-90　第三步。用镰状刀沿泪囊前缘切开后，泪囊壁上下两端横行切开（虚线），形成蒂在后缘的泪囊黏膜瓣。UP：钩突；SP：鼻中隔；MT：中鼻甲；*：鼻腔黏膜瓣

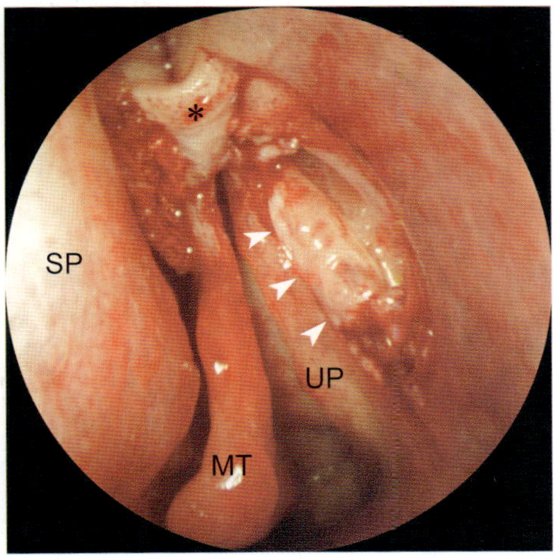

图3-5-91　第三步。将泪囊黏膜瓣向后翻转，与钩突黏膜前缘对合（白箭头）。UP：钩突；SP：鼻中隔；MT：中鼻甲；*：鼻腔黏膜瓣

（四）术后随访处理

术后复查一个月内一周一次，以后每月一次至痊愈。随访主要内容如下：

1. 术后泪道冲洗　主要经上泪小点以1%氟-庆水冲洗泪道，每周一次。

2. 鼻腔处理　术后在鼻内镜下清除鼻腔内的血痂、分泌物、水肿黏膜及肉芽，注意鼻内泪囊扩张管的位置。如果扩张管脱落，可在鼻内镜监视下再次放管。

3. 鼻腔用药　使用减充血剂和含激素的喷雾剂，全身应用抗生素2周，并可口服泼尼松［0.5～1mg/(kg·d)，晨起空腹顿服］，以减少瘢痕形成。

4. 扩张管拔除时间　扩张管一般于手术后3个月取出（图3-5-93～3-5-95）。如果造孔周围尚未上皮化或局部有肉芽，可将拔管时间延长。拔管后至少再观察3个月。

（五）术后疗效判定标准

1. 治愈　鼻内镜下观察中鼻甲前端鼻腔外侧壁泪囊造孔形成，上皮化，溢泪、流脓等症状消失，冲洗泪道通畅。

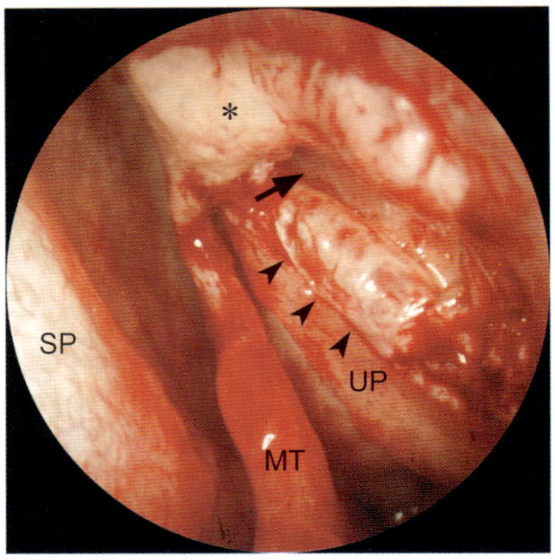

图3-5-92 第三步。复位鼻腔黏膜瓣（*），覆盖裸露的上颌骨额突。UP：钩突；SP：鼻中隔；MT：中鼻甲；*：鼻腔黏膜瓣；黑箭头：泪囊黏膜瓣与钩突黏膜前缘对合

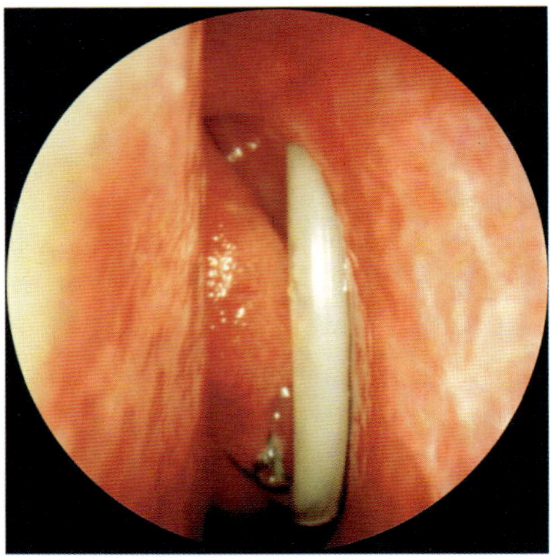

图3-5-93 泪囊鼻腔造孔手术后泪道置硅胶管。末端固定在中鼻甲

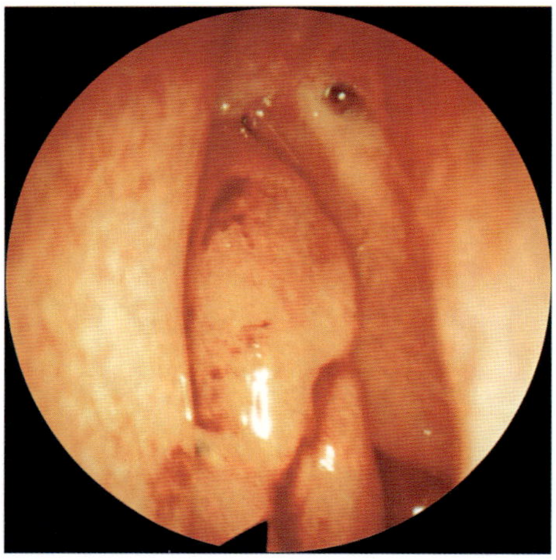

图3-5-94 泪囊鼻腔造孔手术后3个月取出泪道硅胶管。造孔局部黏膜肿胀

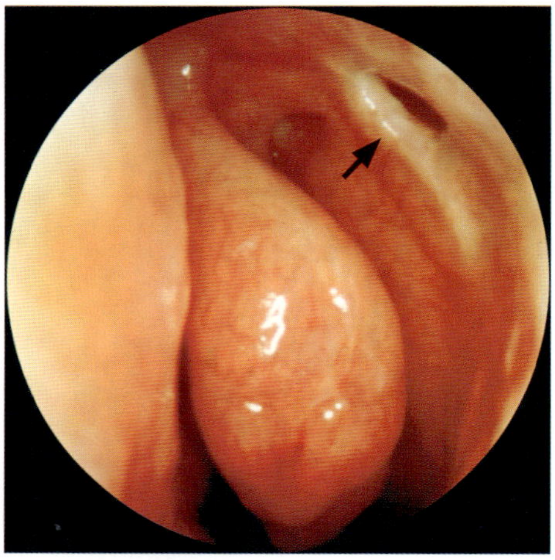

图3-5-95 鼻内镜下泪囊鼻腔造孔术后随访6个月，鼻内镜下见左侧泪囊鼻腔造孔畅管（箭头所示），上皮化良好

2. 好转　鼻内镜下观察中鼻甲前端鼻腔外侧壁泪囊造孔形成，上皮化，症状减轻，冲洗泪道通畅或加压后通畅。

3. 无效　症状无缓解，冲洗泪道不通或加压后仍不通，造孔闭锁。

治愈和好转均视为手术成功，二者相加计有效率。

北京同仁医院耳鼻咽喉科对252例（281眼）随访时间3～60个月，平均18个月。随访超过1年以上211例（230眼）。根据术后随访中内镜检查和泪道冲洗结果，依照前述疗效标准，治愈率75.3%（173眼），好转率11.7%（27眼），无效率13.0%（30眼），总有效率87.0%。不同类型泪囊炎情况与预后的关系见表3-5-2。

表3-5-2 泪囊炎类型与预后的关系

病变类型（n=230眼）	治愈（n，%）	好转（n，%）	无效（n，%）
原发性（n=190）	143（75.3）	23（12.1）	24（12.6）
外伤性（n=12）	6（50.0）	–	6（50.0）
术后复发（鼻外径路）（n=12）	12（100）	–	–
继发性（鼻窦术后）（n=8）	8（100）	–	–
伴下泪小管狭窄或阻塞（n=6）	2（33.3）	4（66.7）	–
泪囊黏液囊肿（n=2）	2（100）	–	–

其中以原发性泪囊炎（190眼）最多，治愈143眼（75.3%），好转23眼（12.1%），无效24眼（12.6%）。外伤性10例（12眼），治愈和无效均为50%（6眼）。

（六）与手术和预后相关并应注意的问题

1. 术中泪囊定位　泪囊在鼻腔外侧壁的投影基本恒定，即中鼻道前端，平中甲水平。泪囊内壁与鼻腔相隔有两层结构：上颌骨额突+泪骨前部和鼻黏膜，凿除上颌骨额突+泪骨前部，即可暴露泪囊内壁，此时可用探针经泪小管明确泪囊内壁是否已暴露。钩突为泪囊后界，向后进入筛骨迷路，向外可入眶，所以，钩突前触角应视为安全后界。

2. 骨窗的大小　在暴露泪囊内壁时，尽可能将骨窗做大，以利于较大地做泪囊鼻腔造孔，有助于提高造孔的开放率。

3. 术后泪道放置扩张管的必要性　临床观察表明，泪囊造孔后均放置扩张管，并保留3个月，可有效地防止黏膜修复瘢痕挛缩封闭造孔。扩张管的放置和固定有以下几种，可比较应用。

（1）环扎法：用直径0.5mm的硅胶管分别经上下泪小点导入，从鼻腔造孔引出，在鼻腔内打结。优点是固定在鼻内，不影响日常生活。但硅胶管太细，扩张范围有限。

（2）鼻外固定法：国内有作者采用在内眦部穿刺或经下泪小点引出丝线连于鼻内扩张管，固定于面部。操作简单，但有碍生活和工作，不能长时间放置。

（3）鼻内缝扎于中鼻甲固定法：将末端带针线的硅胶扩张管经鼻逆行导入泪道，上端留置在泪小管或泪总管，下端经鼻腔造孔引出，缝扎固定于中鼻甲（骨）。操作略复杂，但可长期保留，若泪小管或泪总管狭窄，扩张管的上端可起扩张作用，并且不影响患者的日常生活和工作。

目前，如果能够比较充分地作出鼻腔骨窗和制作好鼻腔和泪囊黏膜瓣，则不用方式扩张管；手术方法改良后，仅在术后放置为期一周的膨胀海绵，借以扩张泪道并固定鼻腔和泪囊黏膜瓣，手术成功率明显提高（图3-5-96、3-5-97）。

（七）复发性泪囊炎手术方法

无论是鼻外法或是鼻内法泪囊鼻腔造孔术失败后，均面临再手术的问题。一个有利条件是前期手术后已有骨窗，故再手术的主要内容是去除封闭鼻腔造孔的瘢痕组织或影响鼻腔造孔引流通畅的因素，如鼻中隔矫偏曲、鼻息肉、鼻甲肥大及鼻窦炎等。Metson曾详细介绍复发泪囊炎鼻内镜下的手术操作方法。

1. 体位和麻醉方式　同前。如有鼻中隔矫偏曲、鼻息肉、鼻甲肥大和鼻窦炎等以及造孔周围的瘢痕粘连，可先于鼻内镜下手术处理。

2. 自下泪小点导入泪道探针，同时在鼻内镜下观察中鼻甲前端相当于泪囊在鼻腔外侧壁之投影处。当探针触及软组织处（骨窗）时，可稍用力，即可在鼻内镜下看到鼻腔外侧壁黏膜隆起。

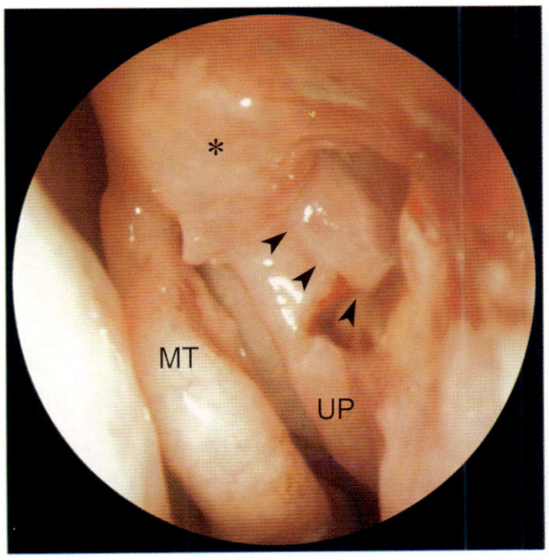

图3-5-96　泪囊鼻腔造孔手术后2周，泪囊造孔畅，周围黏膜轻度肿胀，愈合好。MT：中鼻甲；*：鼻腔黏膜瓣；UP：钩突；黑箭头：泪囊黏膜瓣与钩突黏膜前缘对合

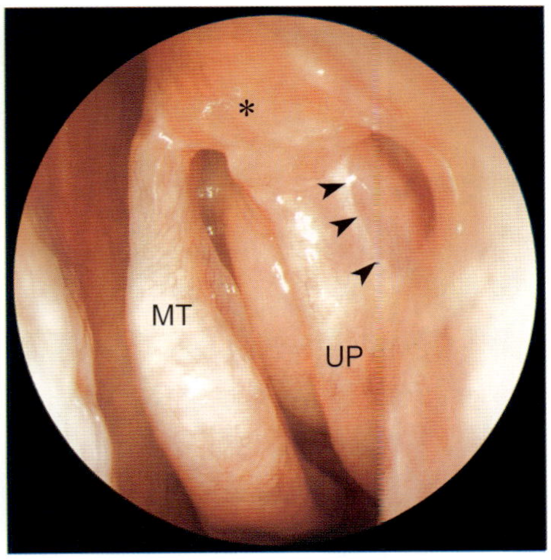

图3-5-97　术后3个月。泪囊鼻腔造孔术后3个月。泪囊鼻腔造孔畅，泪囊-鼻腔黏膜瓣对合处（黑箭头）清晰可见。黏膜瓣（*）肿胀消退。MT：中鼻甲，UP：钩突

3.用镰状刀切开探针隆起周围黏膜，并用筛窦钳咬除后，即完成泪囊鼻腔造孔。

4.放置泪道扩张管和手术后随访处理均同前。

参考文献

1. Onerci M, Orhan M, Ogretmenoglu O, et al. Long-term results and reasons for failure of intranasal endoscopic dacryocystorhinostomy. Acta Otolaryngol, 2000, 120: 319-322

2. Wormald PJ. Powered Endoscopic Dacryocystorhinostomy. Laryngoscope, 2002, 112: 69-72

3. 周兵，唐忻. 鼻内镜下鼻内泪囊鼻腔造孔术（附35例疗效分析）. 耳鼻咽喉-头颈外科，1994，1：80-83

4. 周兵，唐忻，黄谦，等. 鼻内镜下泪囊鼻腔造孔术及影响预后的因素分析. 耳鼻咽喉-头颈外科，1995，2：204-207

5. Komínek P, Červenka S. Pediatric Endonasal Dacryocystorhinostomy: A Report of 34 Cases. Laryngoscope, 2005, 115: 1800-1803

6. Metson R. The endoscopic approach for revision dacryocystorhinostomy (DCR). Laryngoscope, 1990, 100: 1344-1347

7. Metson R. Endoscopic surgery for lacrimal obstruction. Otolaryngol Head and Neck Surg, 1991, 104: 473-479

8. Massegur H, Trias E, Adema JM. Endoscopic dacryocystorhinostomy: Modified technique. Otolaryngol Head Neck Surg, 2004, 130: 39-46

9. Rice, D.H. Endoscopic intranasal dacryocystorhinostomy: a cadaver study. Am J Rhinol 1988, 2: 127-128

10. Dietrich C, Mewes T, Kühnemund M, et al. Long-Term Follow-Up of Patients with Microscopic Endonasal Dacryocystorhinostomy. American Journal of Rhinology, 2003, 17, 57-61

11. McDonogh M, Meiring JH. Endoscopic transnasal dacryocystorhinostomy. J Laryngol Otol, 1989, 103: 585-587

12. Rice HD. Endoscopic intranasal dacryocystorhinostomy results in four patients. Arch Otolaryngol Head and Neck Surg, 1990, 116: 1061

13. Chung JH, Cosenza MJ, Rahbar R, et al. Mitomycin C for the prevention of adhesion formation after endoscopic sinus surgery: A randomized, controlled study. Otolaryngol Head Neck Surg, 2002, 126: 468-474

14. 周兵，黄谦，韩德民，等. 改良经鼻内镜下鼻腔造孔术. 中国耳鼻咽喉头颈外科，2008，15：87-91

第五节 鼻内镜下鼻咽血管纤维瘤切除术

一、发病情况

鼻咽血管纤维瘤是一种少见的鼻咽部良性肿瘤，或者确切地讲，是发生在鼻腔后部或鼻咽顶部，常常突入或侵入鼻咽部或后鼻孔的肿瘤，约占全部头颈肿瘤总数的0.05%～0.5%，占鼻咽部良性肿瘤的24.6%～40%，发病率居首位。患者中90%以上是青春期男性（最多发于10～25岁），因此，被许多人称之为男性青春期鼻咽血管纤维瘤(juvenile nasopharyngeal angiofibroma, JNA)。其他年龄段很少,女性患者则更罕见。

二、病理和解剖特点

（一）病因和发病机制

鼻咽血管纤维瘤的病因、组织来源、发病部位和发病机制目前尚无定论。各种假说试图解释其发病机制，主要有以下4种：

1.性激素-受体依赖学说　性激素-受体依赖学说是目前大多数学者接受的病因学说，许多研究也发现和证实激素受体（androgen recepter，AR）存在于肿瘤组织中，这也是采用雌激素治疗的理论基础。雄激素受体能特异性结合睾酮和二氢睾酮，值得注意的是，二氢睾酮和睾酮与AR的结合力在青春期前和青春期高于成年期，并且雄激素受体水平能与前列腺癌细胞中的雄激素受体水平相比，这揭示了为什么JNA多发生于男性和青春期多发病。肿瘤组织中受体检测的阳性率差别比较大，可能的原因是检测方法差异；另一个是肿瘤可能有亚型，从而产生了不同的检测结果。

2.生长因子作用学说　多肽生长因子与肿瘤的关系日益受到重视，原因来源于已经完成的实验基础，即多种生长因子在不同的肿瘤组织或体液中可以被检测到；多种细胞生长因子的受体在某些肿瘤组织中高表达；某些生长因子的编码基因与癌基因有同源性；生长因子与血管生成关系密切。

受到关注的生长因子包括转化生长因子β1（TGF-β1）、碱性成纤维细胞生长因子（bFGF）。前者被认为是负性生长因子，即TGF-β1具有对多数免疫活性细胞的抑制作用，抑制大多数细胞的增殖。然而，TGF-β1却对多数转化细胞和肿瘤细胞生长似乎没有明显抑制。导致这种不敏感的原因可能与肿瘤细胞合成、加工和释放TGF-β1异常有关，与TGF-β1丢失、前体TGF-β1活化能力丧失以及细胞内受体后信号传导通路缺陷有关。许多肿瘤细胞中存在bFGF的高表达，通常比正常细胞高10倍。bFGF是许多肿瘤血管生成中不可或缺的因素。上述细胞因子与JNA成因的研究还不完善。

3.基因突变学说　有报告显示JNA在家族性腺瘤样息肉病患者中高发，认为与结肠腺瘤息肉病基因/β-连环蛋白通路的改变参与散发性JNA发病机制有关。β-连环蛋白基因突变率在JNA患者中明显升高；在复发的JNA患者中，也检测到β-连环蛋白基因突变，这些都提示其在JNA发病机制中的作用。

4.异位生殖上皮学说　Schiff（1959）首先提出JNA起源于鼻咽部骨膜，是鼻咽部骨膜在受激素控制的错构瘤组织中的异位细胞巢刺激下发生结缔组织增生形成的。另有研究发现，JNA组织和阴茎可勃起组织在组织学上相似，故提出：JNA是胚胎发育过程中可勃起的生殖组织异位存留于鼻咽部，在青春期雄激素的刺激下产生肿瘤。

（二）病理生理和解剖

鼻咽血管纤维瘤的主要成分是含量不等的纤维组织和分支广泛的血管网，另有一些结缔组织。瘤体无包膜。瘤体内的血管壁仅为内皮细胞构成，无平滑肌细胞等可收缩组织。

鼻咽血管纤维瘤在组织学上虽为良性，但在局部扩展中可有局部恶性表现，可经自然的孔和裂隙向周围发展。向前进入鼻腔、筛窦、上颌窦和眼眶；向外进入翼腭窝和颞下窝；向后进入蝶窦并进入中颅窝或侧颅底；向上进入前颅窝。

鼻咽血管纤维瘤有自己的主供动脉，可来源于颈外动脉系统、颈内动脉系统和椎动脉系统，以颈外动脉的分支上颌动脉最为常见，咽升动脉、面动脉也可成为肿瘤的供血动脉。

鼻咽血管纤维瘤发病部位深在，周围毗邻重要解剖结构，关系复杂，并且有恒定动脉供血，肿瘤本身含有大量收缩不良的血管，无包膜，导致与周边关系不清等，手术中出血多，切除困难，风险和难度较大。

1. 症状　主要症状有出血、鼻堵和听力下降等，以反复发作性鼻出血最多见，通常以鼻出血为主诉就诊。少数患者仅表现为鼻塞，由于肿瘤压迫咽鼓管，可致听力下降。

2. 检查

（1）体征和检查所见：前鼻镜和鼻内镜检查可发现患者鼻腔和鼻咽部有暗红色或灰红色肿物，形状可为圆形、椭圆形、结节形和分叶形，有时可有溃疡，触之韧，通常由中鼻甲和鼻中隔之间从后向前突入鼻腔（图3-5-98、3-5-99）。肿瘤较大者可压迫鼻中隔偏向对侧，或完全占据鼻咽腔，堵塞对侧后鼻孔（图3-5-100）。

（2）影像学检查：影像学检查是鼻咽血管纤维瘤手术前必需和重要的检查和诊断手段。

1）鼻窦CT扫描：术前CT检查可确定肿瘤大小及侵及范围，特别是可清楚地了解骨质破坏情况。骨窗与软组织窗扫描相结合。鼻窦CT扫描的特征主要表现为翼突根部骨质破坏（图3-5-101），软组织密度肿瘤向蝶窦、翼腭窝侵犯。通过使用血管增强剂，对肿瘤的性质也可有初步的判断（图3-5-102）。

2）MRI检查：MRI检查虽然对周边骨质破坏情况分析能力差，但软组织分辨率高，通过增强MRI，可清晰显示肿瘤大小、侵及范围和部位的信息，并对软组织肿瘤的性质有较好的分析能力（图3-5-103），尤其是针对复发性JNA，或者对手术后患者随诊复查时，MRI可以发现早期复发或残留的肿瘤（图3-5-104）。

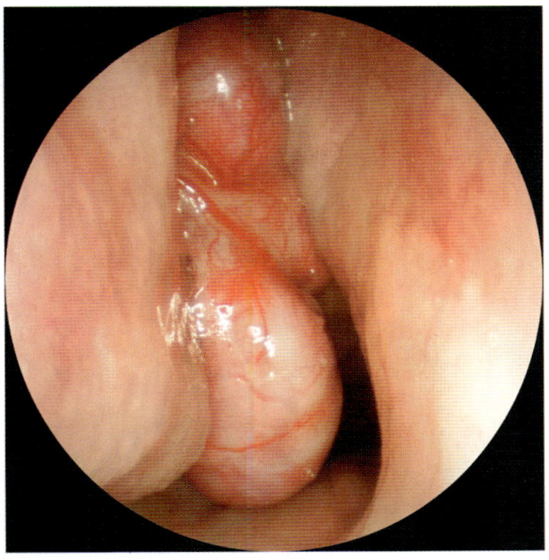

图3-5-98　复发鼻咽纤维血管瘤（左侧）鼻内镜图。15岁少年，鼻塞伴鼻出血数月。曾接受经鼻内镜手术。左侧鼻腔后部粉红色分叶肿物，触之韧。筛窦部分开放后状态

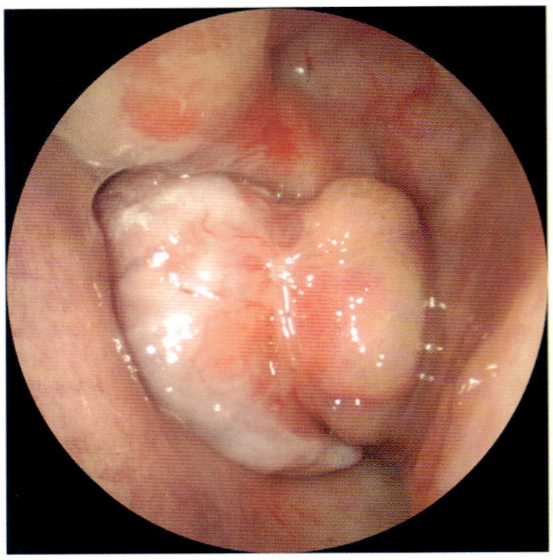

图3-5-99 鼻咽纤维血管瘤（右侧）鼻内镜图。19岁，男性，反复右鼻出血6个月余。鼻腔后部空间分叶状粉红色肿物，表面血管纹明显，触之韧

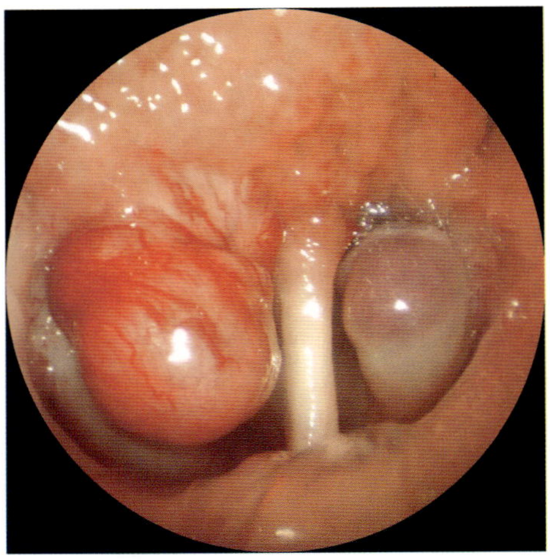

图3-5-100 鼻咽纤维血管瘤鼻内镜后鼻孔像。左侧鼻腔后红色光滑肿物坠入后鼻孔，血管纹清晰

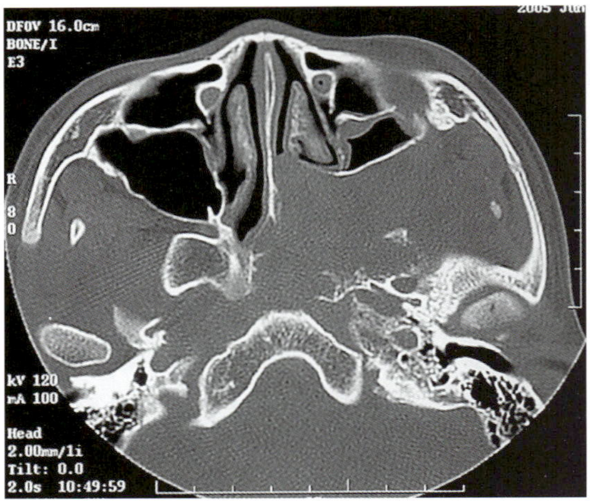

图3-5-101 图3-5-98患者轴位鼻窦CT扫描，骨窗。鼻腔后部、鼻咽部、翼腭窝及颞下窝为软组织密度肿物，上颌窦后外侧壁受压，上颌窦腔小；翼突根骨质吸收

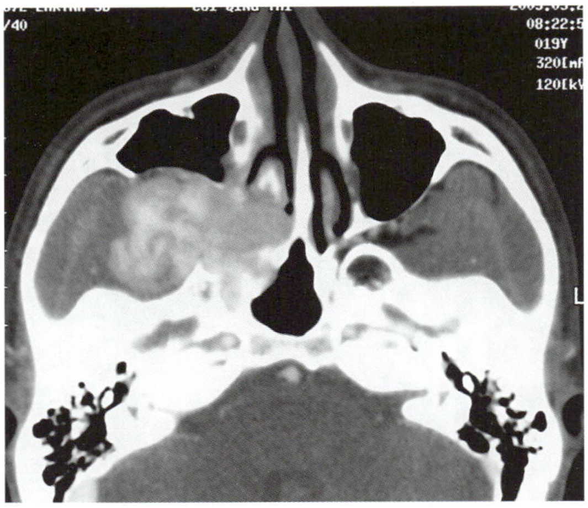

图3-5-102 图3-5-99患者轴位鼻窦CT增强扫描，软组织窗。侵及翼腭窝和颞下窝鼻腔后部肿瘤强化明显，翼突根骨质部分吸收

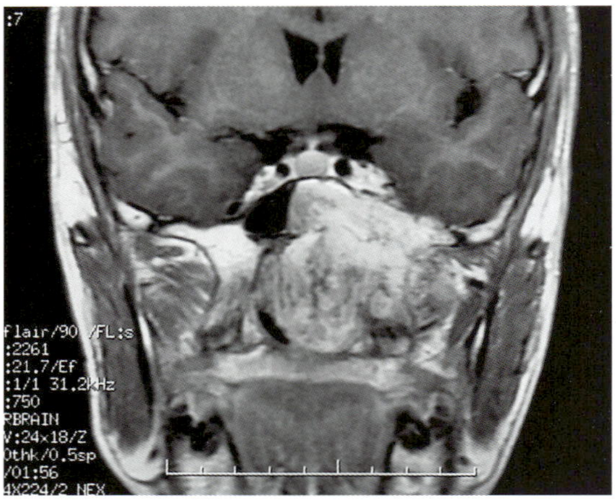

图3-5-103 图3-5-98患者MRI冠状位T_1WI增强扫描。肿瘤累及鼻腔、蝶窦、翼腭窝和颞下窝，病灶信号明显增强

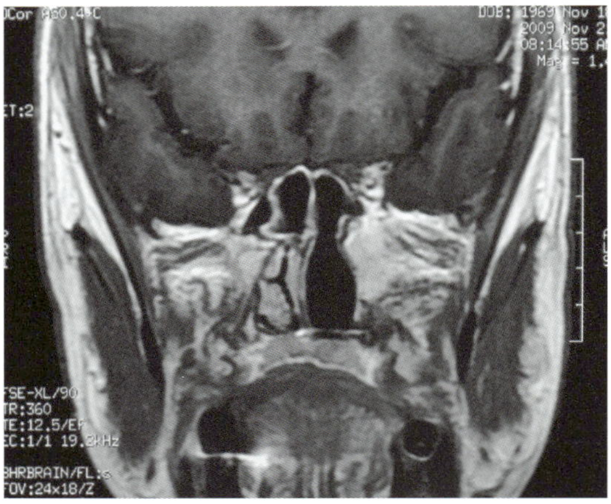

图3-5-104 复发鼻咽纤维血管瘤（左侧）。男性患者，41岁，曾经2次经鼻内镜下切除鼻咽纤维血管瘤。头痛6个月。MRI冠状位T_1WI增强扫描。左侧翼腭窝局灶性明显强化，部分侵及海绵窦

3）数字减影血管造影检查（digital subtraction angiography，DSA）及栓塞：DSA对肿瘤范围的了解帮助不如CT或MRI大，换言之，DSA的主要目的为是否有明确的肿瘤供应血管或者明确肿瘤是否为有明确血供的血管性肿瘤。如果明确肿瘤供血动脉后，可以使用明胶海绵或高分子材料进行选择性动脉栓塞，一般情况下在术前1 ～ 3天进行动脉栓塞（图3-5-105 ～ 108）。出血是切除肿瘤面临的最大困难，因此，通过供血动脉的栓塞，可明显减少术中出血，是顺利完成手术的重要保证。如果肿瘤同时有颈内动脉系统血管供应，目前尚无有效方法栓塞。需要在手术中有效止血，迅速切除肿瘤。

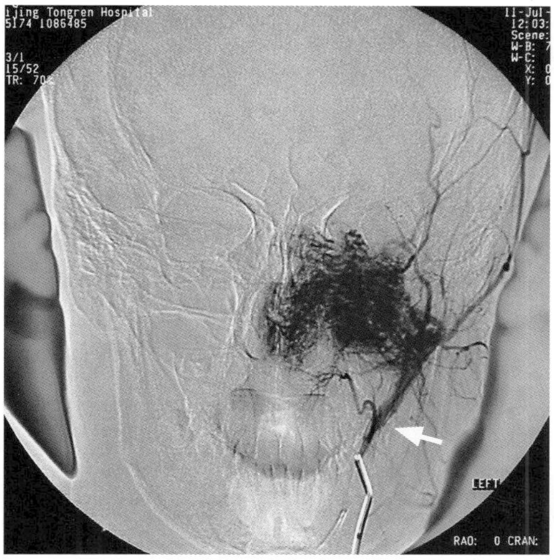

图3-5-105 图3-5-98患者DSA，正位，栓塞前。肿瘤滋养血管为上颌动脉（→），肿瘤造影剂充盈良好

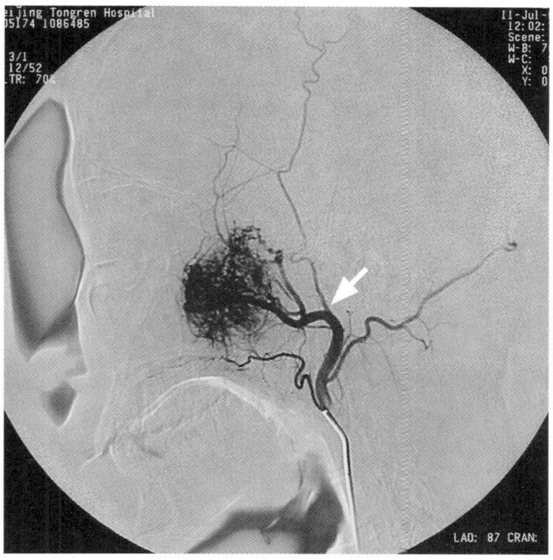

图3-5-106 图3-5-98患者DSA，侧位，栓塞前。肿瘤滋养血管为上颌动脉（→），肿瘤造影剂充盈良好

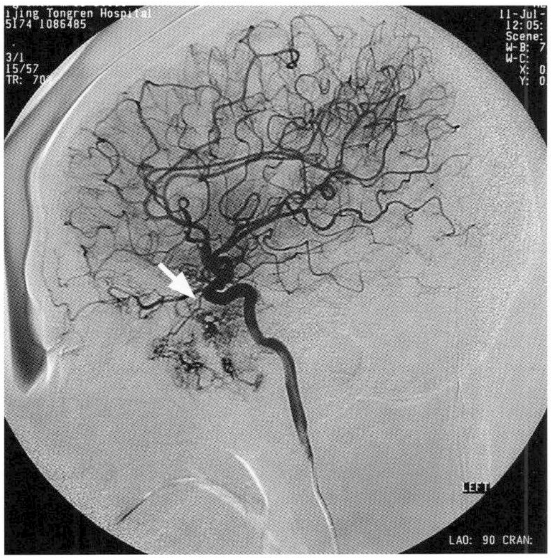

图3-5-107 图3-5-98患者DSA，侧位，颈内动脉造影，肿瘤有来自颈内动脉系统分支供血（→）

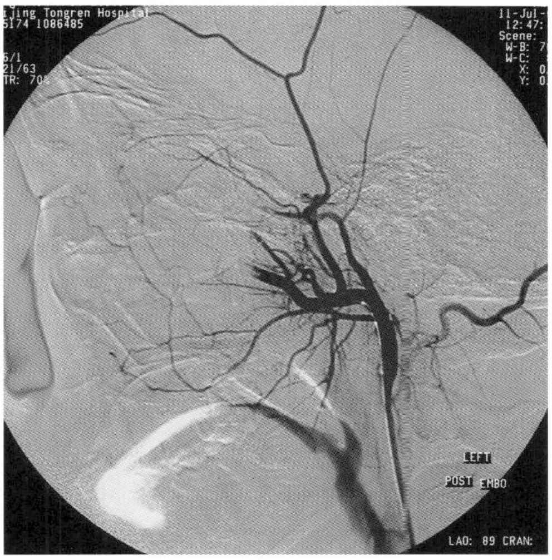

图3-5-108 图3-5-98患者DSA，侧位，栓塞后。肿瘤完全不显影，提示栓塞效果良好

三、诊　　断

诊断依据病史、鼻腔检查和影像学检查。如果病史和局部检查提示有可能是鼻咽纤维血管瘤，禁忌术前活检，否则容易导致严重出血，处理困难。应该在充分准备的基础上，在手术切除的同时获得肿瘤标本。

四、治疗概况

目前，治疗有手术、放疗药、激素和激素拮抗剂、硬化剂、冷冻等各种方法，手术为主。其他手段尚不能单独治愈鼻咽血管纤维瘤，放疗一般可使肿瘤缩小30% ~ 50%；激素、硬化剂和冷冻只能使瘤体变小或血管成分减少，减小手术难度。

手术进路主要有：①经鼻内镜手术：在鼻内镜监视的情况下，经鼻切除肿瘤，已经成为目前首选的手术方法；②经口腔硬腭进路：临床使用较多；③经鼻侧切进路：单独经鼻侧切开切除肿瘤已经较少使用，而更多与上颌骨掀翻等其他术式结合，切除较大肿瘤，尤其对一些复发和范围大者仍有用；④颅面联合进路：侵犯海绵窦、中颅窝等肿瘤，可以与开颅手术结合，切除侵犯范围较大的肿瘤。

其他进路如经颈侧、经舌骨上等，因损伤大和视野小，应用者很少。

（一）手术治疗

1. 肿瘤分期与手术适应证　尽管鼻内镜手术治疗JNA在国内外已经成为首选方法，但手术适应证尚未统一，原因在于影响JNA手术适应证的因素很多，尤其是病变范围与能否采用鼻内镜手术方法，取决于术者的技术熟练程度、器械水平、影像诊断技术（如DSA）和麻醉技术等。因此，JNA的分期对指定手术方案有重要参考意义，分期的依据主要为鼻腔检查和影像学检查，影像学检查内容包括鼻窦CT扫描、MRI和DSA。目前，常用的有3种分期方法：Chandler分期法、Andrew分期法和Radowski分期法。为了便于说明下文中结果的讨论，本文详细解释各种分型方法。

大部分作者认为JNA起源于翼腭窝的上壁。Lloyd 等分析了72名JNA患者影像学表现后认为JNA起源于翼腭窝，该隐窝位于蝶腭神经节的后方，翼管的出口处。这些肿瘤大部分可能具有雄激素依赖性，所以其仅好发于男性，而且肿瘤可能起源于动脉弓第一分支形成的血管丛的残端。这一结果可以解释尽管肿瘤的主要血供来源于颈外动脉系统，但是肿瘤的部分血供还可能来源于颈内动脉系统的现象。

常见分期方法见表3-5-3 ~ 3-5-6。

表3-5-3　Andrew（改良Fisch法）分期法

分型	肿瘤范围
Ⅰ	局限于鼻咽部和鼻腔，骨质破坏轻微，或局限于蝶腭孔
Ⅱ	侵犯翼腭窝或上颌窦，筛窦或蝶窦，伴有骨质破坏
Ⅲa	侵犯颞下窝或眶内，未侵犯颅内
Ⅲb	侵犯颞下窝或眶内，并侵犯入颅内硬膜外
Ⅳa	侵犯入颅内硬膜内腔，未累及海绵窦，垂体窝或视交叉
Ⅳb	侵犯入颅内硬膜内腔，累及海绵窦，垂体窝或视交叉

表3-5-4　Radkowski（改良Sessioni）分期法

分期	肿瘤范围
Ⅰa	局限于后鼻孔和（或）鼻咽穹隆部
Ⅰb	侵犯后鼻孔和（或）鼻咽穹隆部并侵犯至少一个鼻旁窦
Ⅱa	向外轻微侵犯入翼腭窝
Ⅱb	肿物完全占据翼腭窝，伴或不伴向上侵犯眶骨
Ⅱc	侵犯入颞下窝或向后侵犯至翼板
Ⅲa	侵犯颅底（中颅窝/翼突底），微小的颅内侵犯
Ⅲb	侵犯入颅内，累及或未累及海绵窦

表3-5-5　Önerci等（2006）分期法

分期	描述
Ⅰ期	位于鼻腔（或）鼻咽部，筛窦和蝶窦及最小限度扩展到翼腭窝的肿瘤
Ⅱ期	侵入上颌窦或前颅窝，占满翼腭窝，有限地扩展到颞下窝的肿瘤
Ⅲ期	肿瘤扩展到翼突底部的网状骨，蝶骨大翼和蝶骨体侧面侵入颞下窝或翼板的后面、眼眶或海绵窦
Ⅳ期	肿瘤扩展到颅内颈内动脉与垂体腺间，颅中窝、颈内动脉侧面及广泛颅内扩展

从上述分期的方法和内容看，在Ⅳ期或最高分期中，肿瘤多限定在侵犯海绵窦周围或侵入颅内，Ⅱ期或Ⅲ期则限定为侵犯翼腭窝或颞下窝。就目前手术方法而言，对侵入翼腭窝和颞下窝或部分侵入海绵窦

表3-5-6　Carrillo等（2008）分期法

分期	描述
Ⅰ期	累及鼻咽、鼻腔、上颌窦、前组筛窦、蝶窦
ⅡA期	侵犯翼腭窝、翼板前方的颞下窝并且直径小于6mm
ⅡB期	侵犯翼腭窝、翼板前方的颞下窝并且直径不小于6mm

的肿瘤，通过鼻腔-上颌窦-翼腭窝或颞下窝径路，可以达到切除肿瘤的目的。但对于切除广泛侵犯海绵窦及颅内的肿瘤，可能性则非常小。因此，根据分期内容，初步归纳JNA经鼻内镜手术的适应证为：①病变范围局限于鼻腔、鼻咽腔、蝶窦或筛窦以及侵及上颌窦或翼腭窝和颞下窝；②未广泛侵蚀侧颅底及涉及颅内；③手术后复发病例应慎重。

即便如此，我们仍然再次强调，术者的技术熟练程度、器械水平、影像诊断技术（如DSA）和麻醉技术等，对决定手术适应证起重要参考作用。

2. 器械选择和应用 一套鼻内镜监视系统，包括0°和30°窥镜、电视监视器等；一套鼻内镜手术器械，包括：各种开筛钳和咬骨钳等；单极或双极电凝；鼻腔切割吸引器（microdebrider）和圈套器。鼻腔切割吸引器的主要作用是利用其可迅速切割病变周围组织的特点，有利于暴露肿瘤根基部，在出血较多的术野中非常适用。要注意的是，由于肿瘤纤维组织多，无法借助动力系统切割肿瘤或达到减瘤的目的，相反，肿瘤切除过程中，应尽可能做到整块或大块切除；圈套器的作用在于肿瘤根蒂完全暴露后，用圈套器套住肿瘤的根蒂部，有助于止血；借助肿瘤纤维成分比较多的特点，在圈套器收紧后，将肿瘤从基底部经口腔撕脱拉出，通常能够完整地摘除肿瘤，减少手术时间和出血。但现在倡导充分剥离后切除肿瘤的方法。

3. 术前准备

（1）调整患者一般状态：特别是纠正贫血。

（2）动脉处理：术前24 ～ 72小时在DSA监视下行肿瘤供血动脉栓塞。

（3）配血。

4. 手术步骤

（1）麻醉：为保证呼吸道安全、麻醉效果和减少出血，患者应采用气管插管全麻加用控制性低血压技术。1 ∶ 1000肾上腺素盐水收缩鼻腔。

（2）手术方式：手术方式因肿瘤累及位点而略有不同，要点归纳如下：

1）建立手术视野的方法：①矫正鼻中隔偏曲和下鼻甲外移，暴露鼻腔后部。②从前向后开放筛窦，并经中鼻道扩大上颌窦开窗，显露腭骨垂直板。对于限于鼻咽腔、鼻腔和蝶窦的较小的肿瘤，仅切除中甲后端就可暴露瘤体；对较大和有筛窦侵入的瘤体，需先切除部分筛窦和中鼻甲才能充分暴露肿瘤。③翼突切除和（或）部分切除鼻腔外侧壁及上颌窦后外侧壁，建立进入翼腭窝和颞下窝手术入路。适于侵犯翼腭窝和颞下窝肿瘤。

2）剥离瘤体：原则上沿肿瘤边缘瘤外操作。①鼻腔部分：使用电刀沿肿瘤边缘在黏骨膜下切开，主要沿瘤体的上、内和下方黏骨膜下剥离，剥离完成部位随即用高浓度（50%）肾上腺素盐水纱条压迫。②翼腭窝和颞下窝部分：部分或全部切除翼突及上颌窦后外侧壁后，剥离肿瘤表面骨膜及结缔组织至瘤体表面，松解周围后，将翼腭窝、颞下窝处瘤体向鼻咽部方向旋转缓慢拉出，此时常会将已栓塞责任血管（上颌动脉）带出，用银夹或电凝处理后，再将瘤体推至鼻咽部。③蝶窦及鼻咽部分：谨慎将瘤体由蝶窦向鼻咽部推，如果与颈内动脉有可疑粘连，则用双极电凝自粘连处切断后剥离。黏膜下向口咽方向用力剥离附着鼻咽部瘤体，并将瘤体整块从鼻腔或口腔取出（图3-5-109，为图2-3-89 ～ 2-3-96病例）。④侵犯海绵窦或颈内动脉周围的肿瘤：部分侵及海绵窦病例，需要切开瘤体表面纤维结缔组织，在瘤体表面剥离后，谨慎将瘤体由海绵窦拉出。

上述操作的目的是将瘤体完整剥离，并将鼻咽部作为“储瘤池”，避免向外牵拉肿瘤而影响内镜观察。

3）颅底骨质处理：翼突根受累局部骨质呈蜂窝状，以刮匙处理肿瘤残余并用电钻磨除可能受累的骨质。对于有翼板后方受累的病例，在充分磨除翼突根后，注意在翼肌间隙内寻找残余肿瘤。受累的蝶骨大翼及蝶骨体

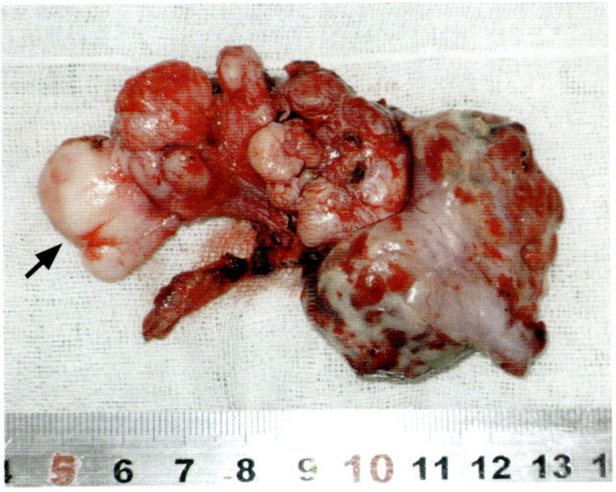

图3-5-109 图3-5-98患者鼻内镜手术后标本。呈分叶状，箭头示侵入蝶窦部分

需用电钻广泛磨除。

（3）术腔填塞：手术结束检查术腔时，可以用电凝器凝固黏膜创缘，充分止血。鼻腔后段和鼻咽部的填塞手段可根据条件选择。如果电凝止血充分，创面仅填压止血纱布或喷生物蛋白胶即可。出血较重者，特别是有不易止的动脉出血，可压碘仿纱条。

5.术后处理

（1）适当使用抗生素。

（2）观察术腔出血或渗血情况，静脉应用止血药。

（3）术后2 ～ 3天抽出鼻腔填塞物。抽取填塞物后立即复查MRI增强扫描（图3-5-110），既可观察是否有瘤体残留或分析肿瘤切除是否彻底，又可以作为手术随访基线。

（4）常规鼻腔护理同其他鼻内镜手术。

6.并发症　鼻内镜手术治疗鼻咽血管纤维瘤的并发症与病变范围、技术和经验等有关。严重并发症有颈内动脉损伤、颅内出血等，其他包括面部麻木、张口受限及出血等。出现麻木的原因是肿瘤侵犯翼腭窝，切除肿瘤时，牵拉或损伤三叉神经的上颌神经，导致神经支配区域感觉障碍；同样，因肿瘤侵犯翼腭窝或颞下窝，切除肿瘤时，刺激或损伤咬肌，可致术后张口困难，但多为一过性，可逐渐恢复。

对侵犯颈内动脉周围的病灶，术前必须有足够的难度评估，准备相应的设备和器械，必要时请血管介入学科支持；毗邻颈内动脉的肿瘤，即便比较局限，在取出瘤体时，切忌硬拉，而应分块逐渐切除。

出血本身不能认为是并发症，出血量仅为参考。鼻内镜手术治疗鼻咽血管纤维瘤的术中失血量与术前动脉栓塞、低压麻醉的应用、术者的经验和技术、器械水平有关。经鼻手术的出血量比传统手术方式明显减少，且由于损伤小，患者恢复更快。

7.随访疗效和预后　术后随访中应常规使用内镜检查，可以早期发现残留的肿瘤。但鼻内镜下检查常常只观察到手术局部局限隆起或可以见到表面血管纹比较明显的黏膜瘢痕，应提高警惕，高度怀疑局部复发的可能（图3-5-111）。由于肿瘤复发常常在黏膜下，局部内镜观察可无任何发现。因此，针对JNA手术后的随访，除了定期鼻内镜检查之外，影像学检查（尤其是增强MRI）是必不可少的，通常在手术后6个月进行首次MRI复查。此后每一年应行一次MRI扫描，但CT扫描的意义不大。

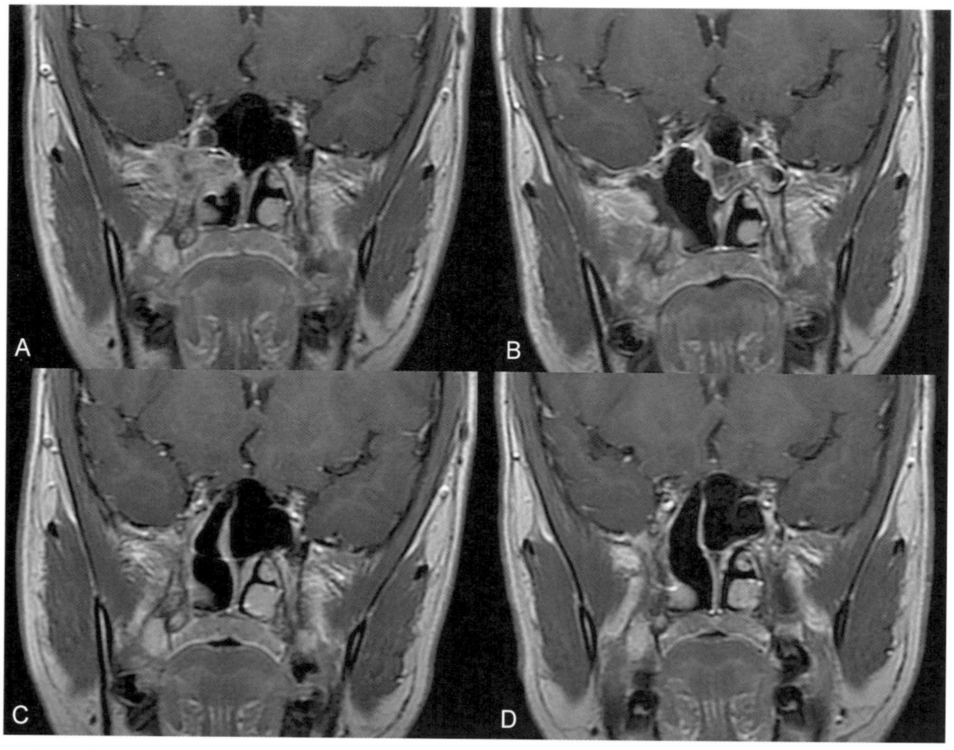

图3-5-110　复发鼻咽纤维血管瘤术后随访MRI。采用T_1WI增强扫描。A.术前，病灶位于右侧；B.术后3天，无残留；C.术后6个月，无复发；D.术后2年，无复发

鼻内镜手术后效果或复发的相关因素包括：①病例选择或病变分期有关；②骨质受累程度；③前期手术史；④术前准备是否充分及术者技术。北京同仁医院2002—2009年完成59例JNA手术，随访资料完整的51例，复发6例（11.8%），对归纳出的包括既往手术史、颈内动脉分支供血、术前栓塞、特定的解剖位点受累（包括翼突根海绵状骨、蝶骨大翼、颞下窝、翼肌间隙及眼眶等）8项可能影响预后的因素进行分析后发现，翼突根海绵状骨受累与术后复发相关（图3-5-112、3-5-113）。

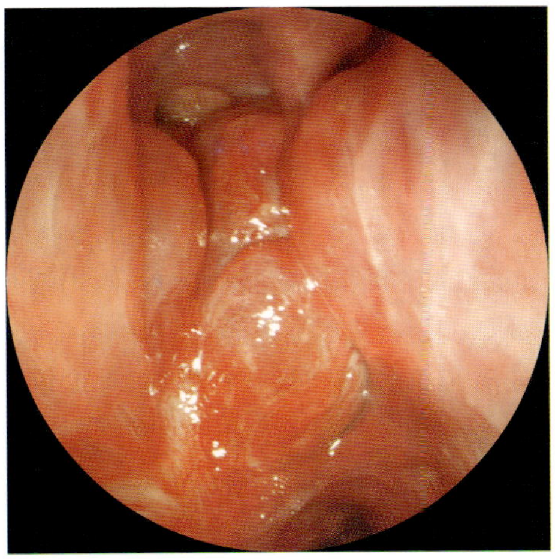

图3-5-111 患者鼻内镜下所见位于鼻腔后部分叶状粉红色肿瘤，血管纹明显，自蝶窦突入鼻腔

（二）其他治疗

1. 激素治疗 前述从发病机制上，JNA可能与雄激素有关。故采用雌激素治疗有一定作用。雌激素可以对抗睾酮，外源性雌激素应用于男性可抑制垂体分泌黄体生成素，导致睾酮水平下降。但雄激素不能够完全被抑制，肾上腺皮质也能分泌少量的雄激素，这部分不能被雌激素抑制，而且这些少量的雄激素可充分支持肿瘤的生长。目前，尚无循证证据表明雌激素的治疗有效。

2. 硬化剂注射治疗 采用无水乙醇或鱼肝油酸钠局部注射，针对无手术机会或局灶性复发病例，可采用此方法。但是，并非如想象中会使肿瘤明显缩小而有利于手术。由于JNA肿瘤纤维成分多，局部硬化剂注射之后会变得非常硬，反而不利于手术切除。

3. 放射治疗 是否采用放射治疗或放射治疗的适应证尚有不用意见。Reddy（2001）和Lee（2002）分别发表大样本病例研究结果，文章报告采用传统放疗方法治疗鼻咽纤维血管瘤。两篇文献都报道局部肿瘤控制率达到85%。

Reddy等治疗了15例患者，其中10例患者为Chandler Ⅳ期。15例患者中，9例先接受了手术治疗，6例仅采用放疗。患者均接受了30 ~ 35Gy的放疗剂量，随访时进行CT或MRI检查。检查结果可看到肿瘤出现萎缩，患者伴或不伴有出现放疗的副作用。2例患者需要进一步治疗，均采用手术治疗；1例患者在放疗14年后放疗区皮肤出现基底细胞癌；3例患者放疗5 ~ 10年后出现白内障；1例患者出现延迟的短暂中枢神经系统症状。

中枢神经系统症状是放疗对脑组织损伤的一种临床表现。它可是急性的，在放疗5 ~ 6小时内发生或是延迟性发生：早期，放疗后2 ~ 4个月出现脑病；晚期，放疗后数月或数年发生，可出现痴呆或可能出现放疗诱发的肿瘤。

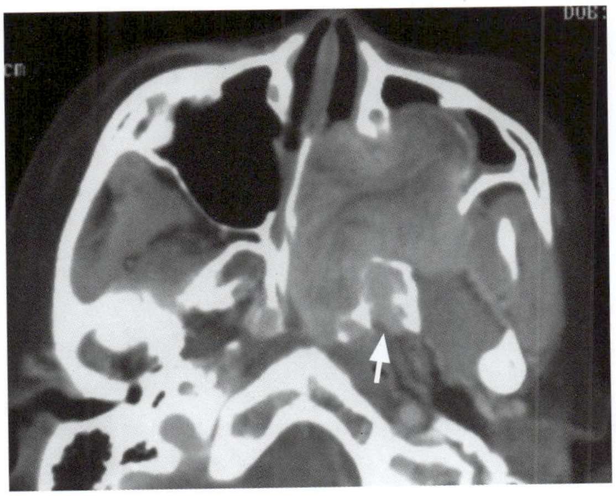

图3-5-112 轴位CT增强扫描，软组织窗。肿瘤侵犯翼腭窝，并突入上颌窦。翼突根内侧及后部骨质破坏

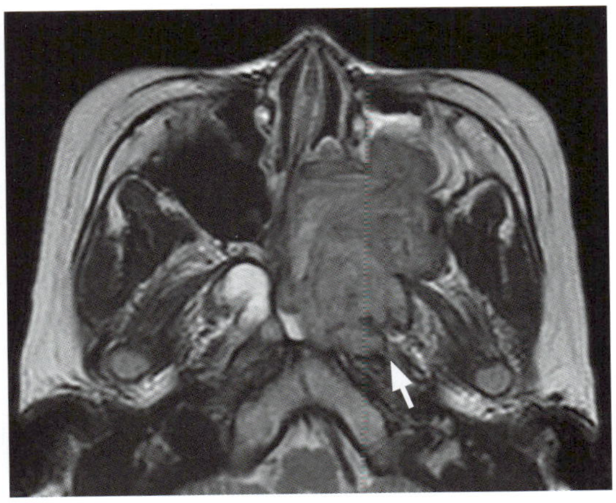

图3-5-113 患者MRI轴位T_2WI扫描。左侧翼突根脂肪信号消失（一）

Lee等采用3000 ~ 5500Gy剂量治疗27名患者，其中23例（85%）为Radowski Ⅲb期。他们认为，对于侵犯广泛的肿瘤，放疗出现严重并发症的可能性要低于手术治疗的并发症和死亡率。他们指出，治疗后MRI的异常表现并不少见，但并不提示肿瘤残余或复发。1例患者MRI有异常表现，对其进行细针穿刺细胞培养，发现仅是慢性炎性改变。他们认为，除非有新的影像学阳性发现或治疗前症状复发，不必进行进一步治疗。4例患者需要进一步治疗，2例患者进行手术治疗，2例患者进行放疗。其中1例进行手术治疗的患者需要进一步放疗控制病情。4名患者都出现了放疗的副作用，包括生长缓慢、垂体功能减退、颞侧耳垂坏死、白内障、放射性角膜病等。文中指出放疗后需要监测内分泌功能。另外，随着更先进技术的发展，如CT投影扫描和剂量调控性放疗的发展，可避免出现放疗后遗症。

上述报告是基于病变侵犯广泛，如颅内或海绵窦周围，无论采用什么方式都难以彻底切除肿瘤。因此，放射治疗多针对无法彻底切除或侵犯海绵窦及颅内的肿瘤的一种挽救措施。在北京同仁医院完成的59例JNA手术中，有2例前期手术史，再次手术后，仍有瘤体残留，补充放疗45Gy或50Gy，患者载瘤生存3年以上，瘤体略变小。提示放疗对控制肿瘤生长起到一定的作用，可以载瘤生存，但需随访观察（图3-5-114、3-5-115）。

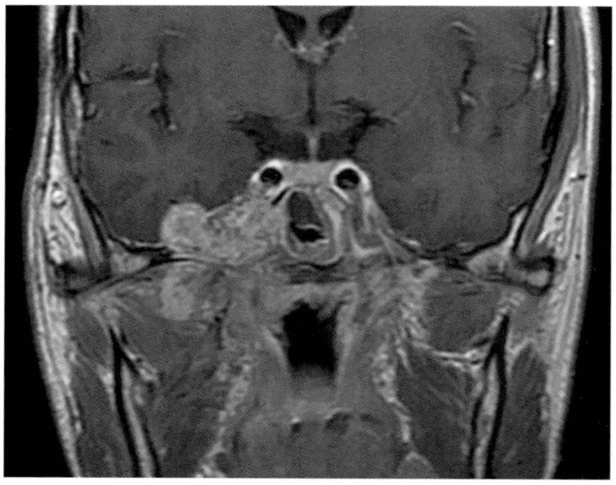

图3-5-114 复发性鼻咽纤维血管瘤（右侧）。男性，38岁，曾接受3次包括硬腭入路和经鼻内镜手术。放疗前MRI冠状位T_1WI增强扫描。右侧颞下窝、侧颅底及海绵窦有肿瘤残留

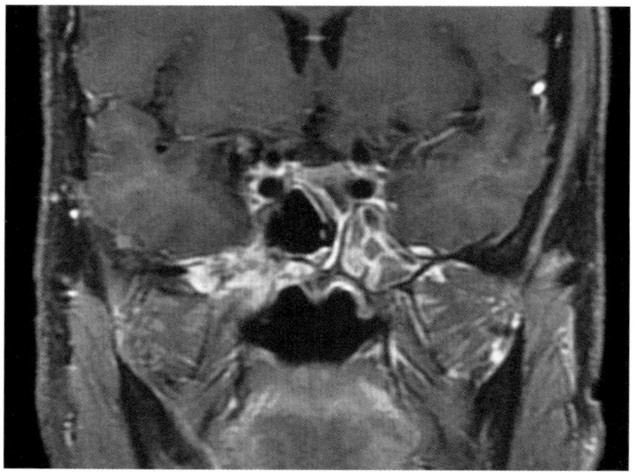

图3-5-115 患者放疗后2年。MRI冠状位T_1WI增强扫描。残留肿瘤明显挛缩，无症状

参考文献

1. Martin H，Ehrlich H，Abels J. Juvenile nasopharyngeal angiofibroma. Ann Surg，1948，127：513-536

2. Marshall AH，Bradley PJ. Management Dilemmas in the Treatment and Follow-Up of Advanced Juvenile Nasopharyngeal Angiofi broma. ORL，2006，68：273-278

3. Schiff M. Juvenile nasopharyngeal angiofibroma. A theory of pathogenesis. Laryngoscope，1959，69：561-580

4. 韩德民，陈学军，王景礼，等. 鼻内镜引导下鼻咽血管瘤切除术. 中华耳鼻咽喉科杂志，1998，33：358-360

5. Abraham SC，Montgomery EA，Giardiello FM，et al. Frequent β-catenin mutations in juvenile nasopharyngeal angiofibromas. American Journal of Pathology，2001，158：1073-1077

6. Nagai MA，Butugan O，Logullo A，et al. Expression of growth factors，proto-oncogenes and p53 in nasopharyngeal aniofibromas. Laryngoscope，1996，106：190-195

7. Mann WJ，Jecker P，Amedee RG. Juvenile Angiofibromas：Changing Surgical Concept Over the Last 20 Years. Laryngoscope，2004，114：291-293

8. Reddy KA，Mendenhall WM，Amdur RJ，et al. Long-term results of radiation therapy for juvenile nasopharyngeal angiofi broma. Am J Otolaryngol，2001，22：172-175

9. Lee JT，Chen P，Safa A，et al. The role of radiation in the treatment of advanced juvenile angiofi broma. Laryngoscope，2002，112：1213-1220

10. Onerci M，Oğretmenoğlu O，Yücel T. Juvenile nasopharyngeal angiofibroma：a revised staging system. Rhinology，2006，44：39-45

11. Carrillo JF，Maldonado F，Albores O. Juvenile nasopharyngeal angiofibroma：clinical factors associated with recurrence，and proposal of a staging system. J Surg Oncol，2008，198：75-80

12. 周兵，蔡莩，黄谦，等. 鼻内镜下鼻咽血管纤维瘤切除术及疗效随访. 中华耳鼻咽喉头颈外科杂志，2010，45：180-185

13. 蔡莩，周兵，黄谦，等. 鼻内镜下鼻咽纤维血管瘤切除术预后因素分析. 临床耳鼻咽喉头颈外科杂志，2010，24：1035-1039

第六节　先天性后鼻孔闭锁鼻内镜手术治疗

1755年，Johann Roederer首次描述了先天性后鼻孔闭锁（posterior choanal atresia，PCA），为鼻腔后部发育异常所致，临床少见。常伴其他先天性畸形（10%～50%），被认为是综合性病症的一部分，最常见的是Charge综合征，这种患儿50%会有某种形式的后鼻孔闭锁，与之相伴的一系列异常有眼部的缺陷、心脏畸形、后鼻孔闭锁、出生后生长迟缓、生殖器发育不良及耳畸形。双侧后鼻孔闭锁的患儿，半数有其他先天性异常。有后鼻孔闭锁的患者，也要考虑同时合并Treacher Collins综合征的可能。

一、病　　因

迄今尚不清楚后鼻孔闭锁发生的胚胎学基础。目前，有4种有关先天性后鼻孔闭锁形成的学说。

1. 颊咽膜未吸收而形成。

2. 颊鼻膜的残留所致，颊鼻膜在胚胎第6周时自行穿透，与口腔相通，形成原始后鼻孔。若颊鼻膜未完全吸收，残留的颊鼻膜形成未来的闭锁间隔。残留颊鼻膜的多少决定了以后闭锁板是膜性还是骨性或混合性。

3. 异常或局部的中胚层形成后鼻孔区的粘连带。

4. 因局部的某种因素导致周围的中胚层增生，形成后鼻孔闭锁。

二、发病率及分型

先天性后鼻孔闭锁的发病率为1 ：7000～8000，女多于男，约为2 ：1，单侧多见，单侧：双侧也为2 ：1。双侧后鼻孔闭锁的患儿，半数有其他先天性异常。闭锁板大部分是骨性（90%），膜性为10%。正常情况下，儿童的后鼻孔几乎呈环状，成人时，由于鼻腔的发育生长，后鼻孔变为高和宽为1 ：2的状态。

后鼻孔闭锁的闭锁板斜行，位于鼻腔后部软、硬腭交界处至蝶窦底之间。根据其位置可分为三型：

1.鼻腔内闭锁　即闭锁板位于后鼻孔前数毫米。

2.边缘性闭锁　闭锁板位于后鼻孔缘。

3.鼻腔后部闭锁　即闭锁板位于后鼻孔后部的鼻咽部。

三、症　　状

1. 呼吸困难　新生儿若为双侧后鼻闭锁，窒息最为常见，可发生呼吸困难及喂养时误吸等急性症状，故早期诊断和治疗至关重要。新生儿正常情况下使用鼻呼吸，如果有后鼻孔闭锁，则鼻呼吸受阻，必然出现呼吸困难或窒息，憋气后引起患儿哭闹，空气就可经口进入呼吸道，因此张口呼吸后症状缓解。单侧因症状较轻，一般不易被发现。

2. 鼻堵及脓涕　由于后鼻孔闭锁，鼻呼吸受阻，导致闭锁侧（双侧）鼻腔及鼻窦功能障碍，黏液分泌物无法经正常途径排除，加之多有鼻腔、鼻窦解剖结构异常，因此，后鼻孔闭锁患儿在闭锁侧常伴鼻窦炎及鼻息肉。闭锁侧脓性鼻涕较多，鼻孔、鼻前庭皮肤及鼻腔黏膜发红、糜烂和脱屑等。

因鼻腔阻塞，患儿说话时鼻音较重，睡眠时张口呼吸、打鼾。鼻腔、鼻窦的通气、引流功能障碍，长期张口呼吸以及鼻腔、鼻窦的长期慢性炎症，可致颅面骨发育异常，类似“腺样体”面容。

3. 少数后鼻孔闭锁患儿的闭锁侧咽鼓管功能障碍，听力下降，并有分泌性中耳炎发作史。

四、检查和诊断

所有出现窒息的新生儿或周期性呼吸困难、哭闹时消失并伴有哺乳困难者，首先要排除后鼻孔的闭锁。

1. 可用一橡胶导管经鼻腔插入，若橡胶导管不能经鼻到达鼻咽部，则表明极有可能患后鼻孔闭锁。另外，可用卷棉子沿鼻腔底部导入，可触及闭锁板，同时可明确闭锁板的性质（膜性或骨性）。

2. 鼻腔检查　小儿前鼻镜检查有一定的困难，年龄较大患儿可先用0.5%麻黄碱或1∶10 000肾上腺素棉片收缩鼻腔黏膜后检查，可窥视到鼻腔后部闭锁板的位置。

鼻内镜检查为最客观的鼻腔检查手段，可在充分收缩鼻腔黏膜后，在直视下用0°、直径4mm硬性鼻内镜检查鼻腔（新生儿可采用直径2.7mm鼻内镜检查），了解闭锁板的位置、范围、局部黏膜和毗邻结构以及分泌物的定位（图3-5-116、3-5-117），鼻腔多伴有鼻甲发育畸形或缺如。也可使用70°或110°鼻内镜经鼻检查鼻咽部，了解鼻咽部与闭锁板的解剖结构关系，有利于选择手术方式和方法。

3. 影像学检查　以往常用10%碘油注入鼻腔，行X线造影检查，可以明确闭锁的性质和部位。目前，X平片已为高分辨鼻窦CT扫描代替。冠状位结合水平位（轴位）CT扫描，层厚2～3mm，骨窗和软组织窗相结合，可清晰地显示后鼻孔闭锁的位置、侧别及闭锁的性质（骨性、膜性或混合性）。同时，可清晰显示头颅、鼻腔及鼻窦的解剖变异或异常，了解伴随疾病，如鼻窦炎、鼻息肉等。现已成为临床首选影像学检查手段，对选择治疗方法具有十分重要的参考价值（图3-5-118～3-5-120）。

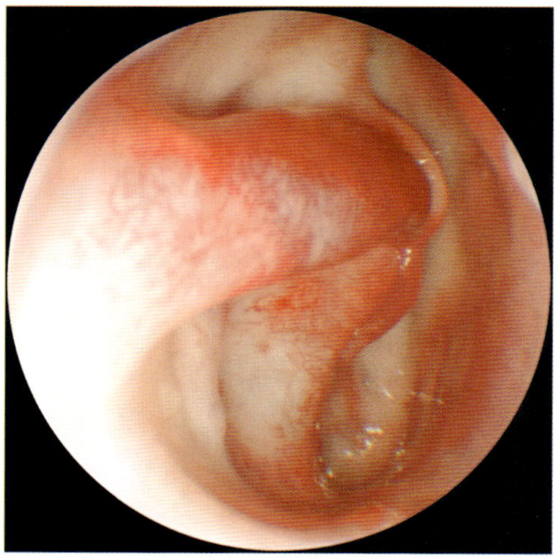

图3-5-116　先天性后鼻孔闭锁鼻内镜图（右侧）。伴下鼻甲发育畸形

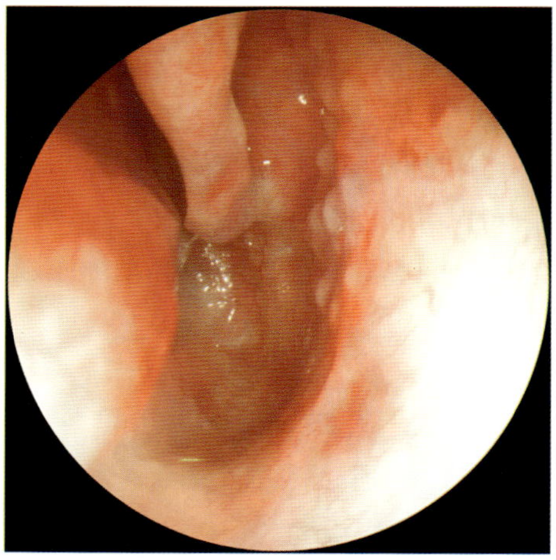

图3-5-117　先天性后鼻孔闭锁鼻内镜图（左侧）。伴下鼻甲缺如

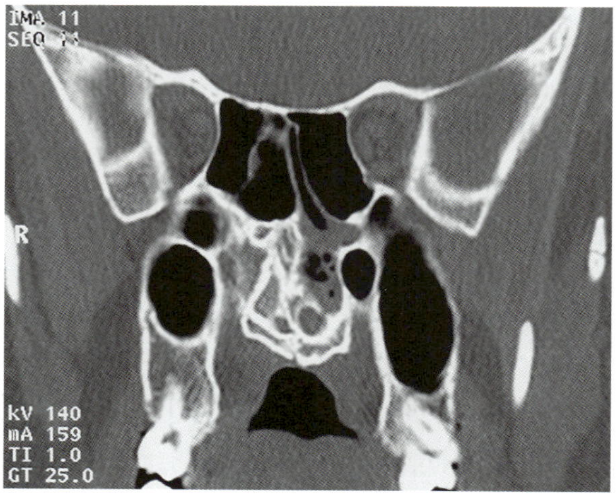

图3-5-118　先天性后鼻孔闭锁（双侧）。冠状位CT扫描，骨窗。右侧后鼻孔骨性闭锁，左侧位混合型

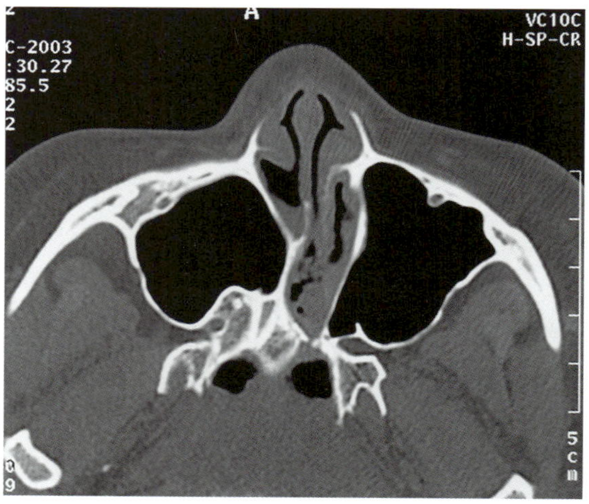

图3-5-119　先天性后鼻孔闭锁（双侧）。轴位CT扫描，骨窗。右侧后鼻孔骨性闭锁，左侧为混合型

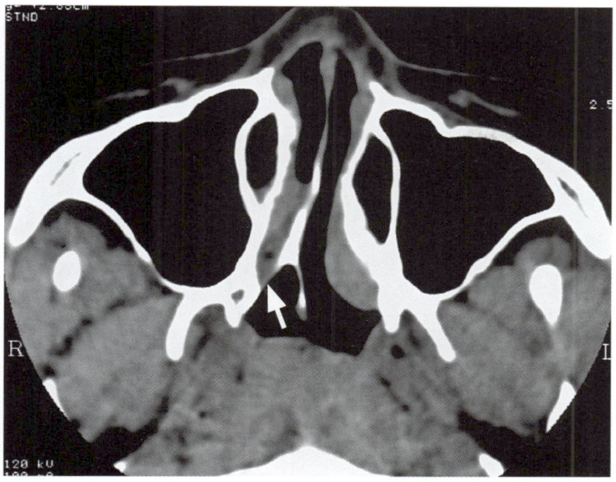

图3-5-120 先天性后鼻孔闭锁（右侧）。轴位CT扫描，软组织窗。箭头所示闭锁部位

五、治 疗

1. 一般治疗 对新生儿出生后，一旦确诊为先天性后鼻孔闭锁后，应按急诊处理，目的是首先要保持呼吸道通畅，防止发生窒息。有条件应行急诊手术解除后鼻孔闭锁，恢复鼻腔、鼻窦通气和引流。

急诊处理最有效的方法是帮助建立经口呼吸，可借助小号麻醉呼吸导管放置在口中或用头部剪开的奶嘴放在口中，用胶带固定在头部，以防脱落。无论怎样处理，必须有专人护理，防止发生窒息。一般无行气管切开术的必要。

2. 手术 通过手术去除后鼻孔闭锁板，恢复鼻腔、鼻窦通气引流功能是唯一的治疗方法和目的。手术应尽早进行，否则可能会影响患儿的生长和发育。传统的手术方法有4种：经鼻进路、经腭进路、经鼻中隔和经上颌窦进路。以上手术由于手术视野小，不能充分暴露鼻腔后部，手术损伤较大，出血多，对于年龄小的患儿，手术后有可能影响腭骨的正常发育。因此，以上手术方法已为鼻内镜手术所替代。Hengerer AS等（2008）回顾性分析了73例小儿后鼻孔闭锁的治疗结果，23例采用经鼻内镜手术，其余采用经硬腭或经鼻手术，随访发现1岁内采用经硬腭手术的患儿常表现为硬腭高拱和反颌等畸形。经鼻内镜手术则避免损伤硬腭，没有硬腭和反颌畸形的趋势，术后再闭锁率仅为12%。认为鼻内镜手术为首选。

（1）经鼻内镜后鼻孔闭锁造孔术手术适应证：①先天性后鼻孔闭锁；②后天性后鼻孔闭锁。

（2）经鼻内镜行后鼻孔闭锁造孔术优点：①直视下操作，手术视野清晰，观察准确，成功率高；②手术方法可应用于各个年龄的患者；③配有先进的各型内镜鼻窦外科手术器械；④手术中可同时处理鼻腔鼻窦疾病或在内镜下对存在的鼻腔、鼻窦变异进行矫形；⑤手术后在鼻内镜下的随访处理简便易行。

（3）手术方法：手术宜在全身麻醉下进行。仰卧位，头略偏术者。手术步骤为：①在0°、直径4mm或2.7mm（适用于鼻腔狭窄或年幼患儿）硬性鼻内镜观察下，用1 ∶ 10 000肾上腺素棉片充分收缩鼻腔黏膜后，仔细探查后鼻孔闭锁范围，周围黏膜及解剖结构状况，并触探闭锁板的性质。②用混有1‰肾上腺素的1%Lidocaine浸润闭锁板局部黏膜。③做十字或工字切开闭锁板黏膜做黏膜瓣，向周围翻转，暴露闭锁板。若为膜性，则可直接将闭锁板穿透。用电钻或骨凿将闭锁板做一孔后，沿此孔向周围扩大，注意尽可能避免或减少对鼻咽黏膜的损伤。扩大的范围上至蝶窦，下至腭骨水平板，内至鼻中隔，向外至腭骨垂直板或翼内板。④闭锁板去除后，将黏膜瓣翻转覆盖裸露骨面，经鼻孔放置直径约10 ~ 15mm的软硅胶或聚乙烯扩张管于后鼻孔，前端可缝合固定于鼻小柱皮肤上（图3-5-121）。

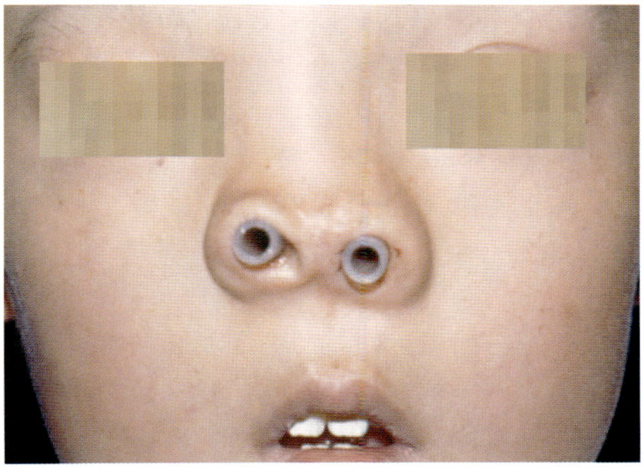

图3-5-121 先天性后鼻孔闭锁（双侧），鼻内镜手术后，面部照相。手术后术腔放置硅胶管扩张

（4）手术注意事项：①手术中尽可能保留闭锁板鼻腔及鼻咽部黏膜，用以修复因黏膜缺损后骨质裸露的区域，有利于术后恢复，减少瘢痕形成（图3-5-122，系图3-5-118、3-5-119病例）；②单侧，尤其是双侧后鼻孔闭锁，为获得更大后鼻孔空间，减少再闭锁，可部分切除鼻中隔后部；③扩张管选取要合适，充分固定。

（5）手术后处理：①术后常规应用抗生素2周；②术后2 ~ 3天定期用生理盐水清洗鼻腔；③术后每2周在鼻内镜下清理鼻腔的干痂及肉芽等；④后鼻孔扩张管应放置3 ~ 6个月后在全麻下取出。扩张管取出后仍应定期随访，手术后通常要较术后缩窄约三分之一，术后6个月黏膜上皮化，局部形态趋于稳定（图3-5-123），但部分患者在扩张管取出6个月之后仍会出现瘢痕增生闭锁的现象，需再手术处理。

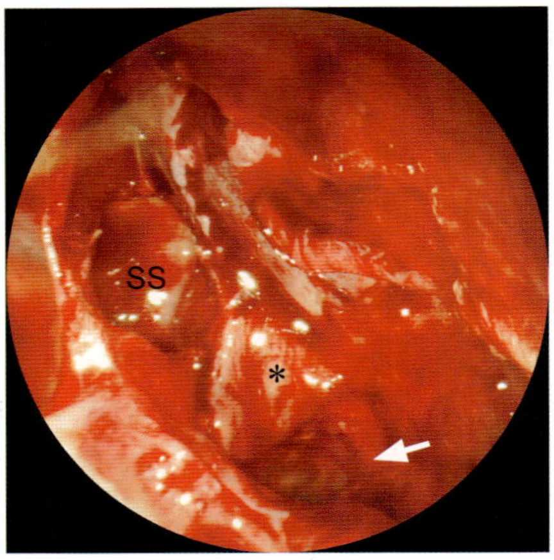

图3-5-122 图3-5-118病例，术中切除骨性闭锁板，并部分切除鼻中隔后端，形成后鼻孔，利用鼻中隔黏膜（*）修复后鼻孔骨性创面。SS：蝶窦

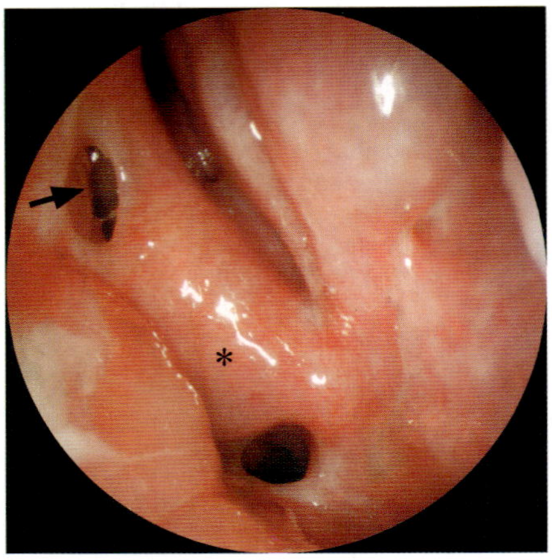

图3-5-123 图3-5-118病例，术后6个月，后鼻孔黏膜上皮化，鼻中隔黏膜瓣（*）光滑。→：蝶窦

参考文献

1. Szeremeta W，Parikh TD，JS. Congenital nasal malformations. Otolaryngol Clin N Am，2007：4097-4112

2. Hengerer AS，Brickman TM，Jeyakumar A，et al. Choanal Atresia：Embryologic Analysis and Evolution of Treatment，a 30-Year Experience. Laryngoscope，2008，118：862-866

3. Samadi DS，Shah UK，Handler SD，et al. Choanal Atresia：A Twenty-Year Review of Medical Comorbidities and Surgical Outcomes. Laryngoscope，2003，113：254-258

第七节 眶爆裂骨折治疗

眼眶爆裂骨折指眼眶内、下壁骨折，即筛、蝶窦外侧壁及上颌窦上壁骨折，属鼻眼相关疾病。尽管眼眶仅占人体表面的2%，但在人类日常活动中，头面部经常遭受外伤（如车祸外伤等），往往在外伤的抢救中易被忽视而漏诊或误诊，直到现在，仍有一些眶底骨折的患者被误诊为眼肌麻痹而延误治疗。眶壁骨折可以单独发生，也可以是复合性颜面外伤的一部分。该病由Mackenzie于1884年首先描述。1957年，Smith等通过在尸体上做损伤试验，明确了该病的发病机制，从此把这种由纯外伤引起的眶壁骨折而不合并眶缘凹陷性骨折者命名为眶爆裂骨折。

随着交通的发展，车辆增多，交通事故和其他意外事故的发生率有上升的趋势。随着CT断层对骨折定位诊断水平的提高，耳鼻咽喉科及眼科医生对它的认识越来越深入，临床诊断率明显提高，并得到及时治疗，其治愈率亦大大提高了。

一、眼眶应用解剖及与鼻窦间解剖结构关系

眼眶为一个四棱锥体，尖端向后与颅内相通，以宽大的底面向前向外，从形状上看，如果以视神经作为把柄，整个眼眶恰似一个鸭梨，眶容积为30ml，眼球容积为6ml。

眶口宽40mm，高35mm，眶深由眶尖算起40mm。故球后麻醉时或进入眶内器械勿超过40mm。否则，有可能损伤视神经或误入颅内。眶壁由7块骨头组成，包括额骨眶部、蝶骨大翼、颧骨眶面、上颌骨眶面、腭骨眶突、筛骨纸板、泪骨。眼眶分上、下、内、外四个壁，其中上、下、内三个壁分别被额窦、上颌窦

及筛窦、蝶窦所包围，上壁也称眶顶，下壁称眶底，眶内壁主要为筛骨纸板，很薄。眶内壁骨折，眶组织很容易嵌入在筛、蝶窦内。眶下壁由上颌骨、颧骨及腭骨组成，眶底并非是一个平坦之面，稍向外侧倾斜，中央部稍隆起，在外力作用下这部分很容易发生骨折。眶下壁的下方为上颌窦，其骨壁厚度为0.5～1mm，眶下缘内角处有一浅凹，为下斜肌起始部分。眶下裂的内侧为眶下沟，由后向前变成一骨管，此管在前方沉没于下壁中，约在眶下缘下方4mm处开口，即为眶下孔，有同名血管与神经通过。

二、病因及发病机制

眼眶基本是密闭的腔隙，当眶缘受到比眶入口面积为大的冲击时，使眶压急剧升高，升高的眶压使眶壁的薄弱部位骨折，如同蛋壳破碎一样。眶下壁并非一平坦之面，斜向下向外承受压力更大，最易发生骨折。眶内壁为菲薄的筛骨纸板，也易发生骨折。眶内脂肪或眼外肌等眶内容物嵌顿在上颌窦腔或筛窦的筛房内而出现某些临床症状与体征。根据临床病理改变，Converse将外伤性眶内、下壁骨折分为3种类型：Ⅰ型为眶底壁型；Ⅱ型为眶内壁型；Ⅲ型为眶底内壁型。有的学者认为这好像一种保护机制，幸好在眼球破裂之前发生骨折，眶压缓解，眼球免遭破损。尽管眶壁骨折严重，而患侧视力往往良好。Smith等做尸体试验时，将大于眶口的橡皮球置于眶部，然后用一定力量击球，到一定压力时，则发现眶缘完全而眶壁爆裂骨折，从而明确了该病的发病机制。致伤的冲击均为纯的外力，常见的有拳击伤、撞伤、跌倒、车祸等。

发病年龄以青少年为多，这可能与青少年活动多有关，男性明显多于女性。

三、临床症状

1. 复视、眼球运动障碍　为本病的主要症状，其程度视骨折部位及范围大小，软组织嵌顿情况而定，轻者可于极度向上或向下注视时方出现复视，平视时可无复视。重度者，平视时即有明显复视，转动时伤眼不能过中线，眶底骨折时出现垂直性复视，眶内壁骨折出现水平位复视，复杂的眶壁骨折可出现全方位复视。眶底骨折时，患者向下注视时有复视，常主诉下楼梯或阅读困难，小儿可出现代偿性头位。

眼位检查可发现眼球运动障碍，眶底骨折可发现伤侧眼球在上下转动时落后于健侧，严重者可出现上下运动根本不能过中线。眶下沟前端至眶下缘之间的眶底前部骨折多产生眼球上转障碍；眶下沟前端以后的骨折多产生眼球下转障碍；以眶下沟为中心，前、后部都发生骨折，则产生眼球上下运动障碍。

Hess屏检查比复视像检查更可靠，单靠复视像检查分析有时可误诊。例如眶内壁骨折，内直肌嵌入筛窦，引起外展受限，此时向患侧的颞侧注视时复视像分离最大，并不是由于外直肌麻痹，而是由于内直肌受到牵制而引起外展运动障碍。多数学者认为，从眼外肌到眶壁的骨膜面有很多纤细的纤维组织连接，呈网状结构穿行于眶脂肪间，正常状态下，此网状结缔组织呈松弛状态。而当骨折发生时，眶脂肪脱入鼻窦，局部产生水肿、出血，这些纤维结缔组织呈紧张状态，限制了直肌的伸张或收缩，对直肌的运动产生制约，因而引起眼球运动障碍及复视的出现。CT片上往往可见到相应直肌肥大增粗，眶壁骨折及眶组织嵌顿在筛蝶窦或上颌窦内的阴影。

2. 眶下神经分布区感觉异常　90%左右的眶底骨折发生部位与眶下沟或眶下管有关，其中2/3在眶下沟内侧，这将不可避免地对眶下神经产生损伤。眶下神经为三叉神经第二支，损伤后可出现患侧颊部、鼻翼、上唇齿龈等部位的麻木感、感觉迟钝，两侧对照刺激检查痛觉迟钝会更加突出。

3. 眼球内陷　受伤的早期1～2周内，由于眶内出血，软组织水肿可出现短暂的眼球突出。随着出血吸收，水肿消退逐渐自行恢复缓解，甚至出现眼球内陷，其原因：一是眶腔增大；二是眶内容物减少。眶腔增大是由于外伤后骨壁发生变化，造成容量增大，原有的眶内容物显得相对不足，眼球的后支撑相对不足造成内陷，眶内、下壁严重骨折塌陷及伴有颧骨向外下方移位，都可致眶腔增大。眶内容物减少是眶壁骨折后，眶内容物向鼻窦脱出而致眼球内陷。眼球内陷的程度因外伤情况而定，眼球内陷可出现睑裂变小，上睑内2/3凹陷，上睑沟形成。文献上报道一例眶底骨折眼球通过骨洞完全嵌入上颌窦，手术复位后尚保持一定视力及眼球运动功能。这可谓最严重的眼球内陷。

4. 上下睑及眶周围皮下淤血　上下睑及眶周围皮下呈青紫色，早期明显，2～3周后可完全吸收而消退。

5. 鼻出血及鼻骨骨折　眶壁骨折可致鼻窦黏膜损伤。复合外伤除眶壁骨折外，同时合并有鼻骨骨折、鼻梁塌陷、上颌骨额突骨折、上颌骨骨折、筛骨骨折和面部中段骨折以及颅前窝、颅底等处骨折，致使鼻腔鼻窦黏膜损伤或损伤血管而致鼻出血。筛骨水平板及垂直板骨折可致脑脊液鼻漏。

6. 影像学检查 X线平片柯氏位及瓦氏位片可显示正常眶缘和眶底的“双线消失”，患侧上颌窦密度增高或患侧上颌窦内可见嵌入的眶内容物，眶内气肿、气泡影在上方近眶缘部、筛骨纸板骨折筛窦密度增高提示眶内壁骨折。

CT断层检查的普及是目前对骨折定位诊断最可靠的方法。CT检查可确定骨折大小、位置及软组织嵌顿的程度。一般拍眼眶、鼻窦水平位、冠状位及矢状位，应用2mm层厚扫描。CT扫描可见眶内、下壁骨质不连续，软组织通过骨缺损区嵌入在筛窦或上颌窦内，嵌入在上颌窦的组织，典型的呈“泪滴状”，即在上颌窦顶有半圆形软组织阴影，边缘光滑。其边缘可见破碎骨片影。亦可见到增粗、肥大、弯曲、移位及嵌顿的内、下直肌。由于出血和组织的嵌顿，使筛窦和上颌窦窦腔变窄或密度增高。根据断层所标数据，可测算出骨折的部位及深度，为手术方案提供良好的资料。在复合外伤中还能显示出神经管骨折、颅骨骨折和筛骨、上颌骨及颧骨骨折（图3-5-124、3-5-125）。

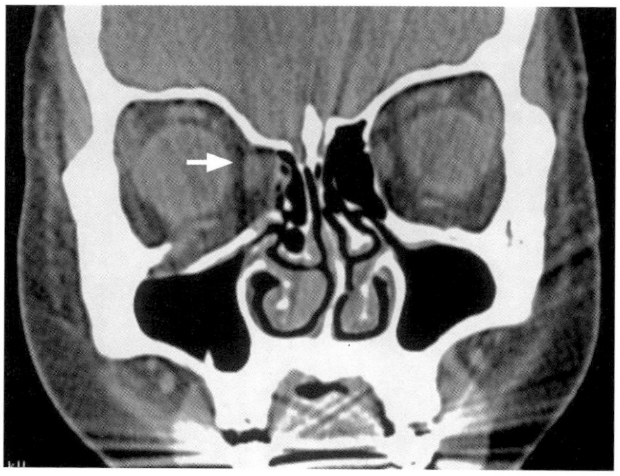

图3-5-124 眶爆裂骨折（blow-out fracture）。冠状位CT扫描，软组织窗。箭头所示右侧内直肌向筛窦内疝出。眶下壁骨折

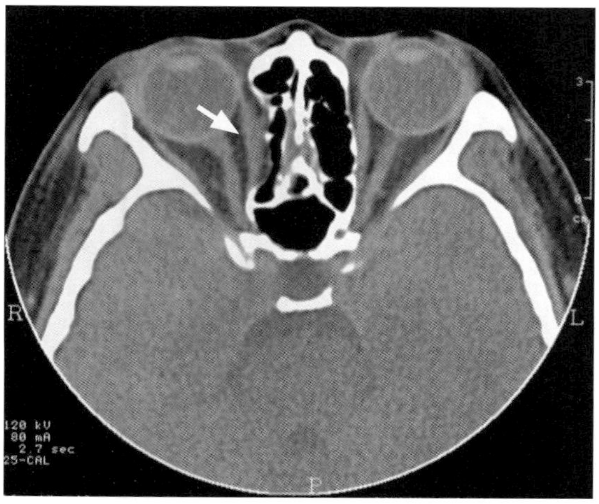

图3-5-125 眶爆裂骨折（blow-out fracture）。横断位CT扫描，软组织窗。箭头所示内直肌大部分疝至筛窦内，眼球外展受限

四、诊 断

眶爆裂骨折根据典型的外伤史、临床症状、牵拉试验及肌力试验、CT扫描所见，诊断不困难。

无论是拳击或身体某一部位的撞击或跌倒坠落，均为钝的外力作用在眶口，使眶压骤然升高，致眶壁爆裂骨折。细小的锐器外伤，即使造成眼球穿通，也不致诱发眶壁爆裂骨折。但是，在车祸等复杂的外伤中，患者昏迷，不能回忆具体撞伤部位，这就要靠CT扫描及临床症状检查帮助诊断。

牵拉试验也称被动运动试验，表面麻醉后，用有齿镊夹持下直肌上端，让患者平视，双眼自然放松，牵拉眼球做上转运动，正常人被动上转自如、无抵抗，若下壁骨折，下直肌嵌顿，运动受限，称为牵拉试验阳性，轻度受限为（+），重度受限为（+++）。此试验应双侧进行，先行健侧，以利对照。怀疑内直肌嵌顿时，实行内直肌牵拉试验。

肌力试验同上述牵拉试验方法，患者平视，固定肌肉止端后，手持镊子不动，嘱患者眼球下转运动，其健侧即感到有一种力量在牵拉镊子向下运动，而且这种力量较大，当下直肌嵌顿，下直肌收缩受到限制，这种主动对镊子牵拉感减弱或消失。通过以上两个试验认协助诊断。

五、鉴别诊断

1. 眼外肌麻痹 眶底骨折，易被误诊为上直肌或下直肌麻痹，而忽视骨折的存在。眶内壁骨折，伴有外展受限，易误诊为外展神经障碍致外直肌麻痹。有的甚至转神经科会诊，而延误正确的治疗。CT断层

对诊断为最有效的方法。但牵拉试验在二者区分上易有极大的帮助，眶壁爆壁骨折，牵拉试验阳性，而眼肌麻痹，牵拉试验为阴性，可帮助诊断及鉴别诊断。

2. 肌肉断离　在车祸中眼眶受到撞击，受伤后诉复视、眼球上斜、下转受限，疑为眶爆壁骨折，CT断层未见骨折，再检查患者下睑皮肤有瘢痕，行下直肌探查，发现下直肌断离，考虑为外伤中被玻璃划伤，此种情况，CT扫描可帮助鉴别诊断。

六、手术适应证

眼眶爆壁骨折自1957年Smith等明确了该病的发病机制后，即引起耳鼻咽喉科及眼科学界的重视并主张早期手术治疗。但1974年，Putterman报告对74例眶底骨折患者实行保守治疗，未予手术，仅9例残留复视。以后对于是否早期手术有两种意见。深道义尚强调，眶脂肪在眼球运动中起到类似润滑油的作用，伤后时间过久，脂肪及被膜瘢痕化，即使整复彻底，眼球运动也不会恢复到正常水平，主张早期手术。牧野惟男报告伤后一周即开始眼球运动训练取得良好的效果。田道由纪夫报告，伤后为治疗目的，反复行下直肌牵拉，大部分获得良好的效果。据北京同仁医院观察治疗500例患者认为：所有患者在伤后不需急诊手术，可观察2～3周，给予保守治疗，包括药物治疗和眼球牵引治疗及眼球运动训练。3周后复视不改善，眼球运动受限，眼球内陷，牵拉试验阳性，并详细观察CT扫描显示骨折损伤的范围，眶组织嵌顿的程度、下直肌和内直肌是否嵌顿在骨折区内、是否增粗以及鼻窦腔内软组织阴影及积血等决定是否手术治疗。早期手术可以避免由于眼眶容积扩大，眶脂肪等软组织脱出、炎症和血肿致脂肪坏死以及嵌顿的肌肉纤维化，使眼球处于陷没的位置。

七、手术方法

1. 眶底骨折整复术　其目的是使嵌顿的眶组织脱出，恢复眼外肌正常运动功能，消除复视，矫正眼球内陷，修补骨缺损区。眶底骨折的手术方法有4种：

（1）从下睑下皮肤切口径路。

（2）柯-陆氏手术（Caldwell-Luc operation）上颌窦径路。

（3）以上二者联合径路。

（4）鼻内镜下下鼻道开窗入路。

从下睑下皮肤切口径路，其优点是适用于眶底骨折不重者，操作方便，瘢痕不明显，视野暴露清晰，直视骨折部位，能准确地把修复材料插入骨膜下，减少术后并发症。术中找到骨折部位，沿骨折缘轻轻游离嵌入上颌窦内软组织，注意保护好肌纤维及眶下神经束。若软组织呈球状或泪滴状嵌入上颌窦，而基底较窄者，较易产生机化，给术中整复造成困难，这类患者应尽早手术方能痊愈。较小的孔洞可用自身的骨片修复，较大的骨孔应用硅胶片或人造骨修复孔洞，其厚度约为1～2mm，硅胶片大于孔洞，剪成“凹”形，以免嵌顿压迫眶下神经束。硅胶前端固定缝合于眶缘骨膜下。当眶底骨折范围较大、嵌顿于上颌窦内眶组织较多时，此时应采用联合径路，需行上颌窦根治术帮助还纳嵌顿的眶组织。其优点是可直视嵌顿的眶组织及骨折区，应用上拉下顶法，使眶组织及骨折复位，可以从上颌窦内填塞硅胶板于骨缺损处，使其固定，同时可清除窦腔腔内积血或窦内其他病变，窦腔内置水囊或气囊充填，以固定支撑骨折部位并矫正眼球内陷达到最佳位置。

眶下壁骨折轻，仅有部分眶内容疝出，可采用内镜下经鼻下鼻道上颌窦开窗，充填碘仿纱条，30～40天后取出，局部黏膜机化后，可起到固化整复作用。

2. 眶内壁骨折整复术

（1）鼻外径路：手术在显微镜下进行，鼻外径路内眦角皮肤弧形切开深达骨膜，钝性分离暴露眶纸板，距眶缘1.5～2.0cm可见筛前动脉，结扎或双极电凝固，开放部分筛房，将嵌顿在筛房内眶组织及内直肌还纳回眶内，应用硅胶板及人造骨修复孔洞，代替筛骨纸板。优点：视野大，易复位，同时可进行鼻骨整复术。手术时注意硅胶板不要超过筛后动脉水平，不要接触视神经，以免损伤视神经而失明。

（2）鼻内镜下筛窦开放行眶内壁骨折整复术：

1）患者仰卧位。手术全部在局麻下进行。

2）患侧眼内直肌处带线缝合一针。

3）鼻内镜手术：常规方法由前向后开放筛窦，可见筛房破碎和窦内陈旧性积血，内镜下仔细检查纸样板破碎和从眶内嵌入的眶组织及内直肌的情况。同时，用线牵引内直肌，观察嵌顿的组织是否向眶内移动。

4）沿嵌入的眶组织四周钝性分离，将嵌顿的眶组织还纳回眶内，用1mm厚的硅胶板或筛骨垂直板修补孔洞，将修补材料沿孔洞的四周压入眶内铺平（图3-5-126、3-5-127）。或者简单地用软硅胶板垫覆眶壁后，用碘仿纱条填塞固定即可。

5）填塞：充分止血后，嵌入法整复后，术腔填塞庆大霉素明胶海绵和其他支撑材料；硅胶板外支撑法，则同上填塞碘仿纱条。

6）嵌入法术后2～3天取出术腔填塞物；外支撑法则需要4周后取出，眶壁局部愈合固定，眼球复位良好（图3-5-128～3-5-130）。

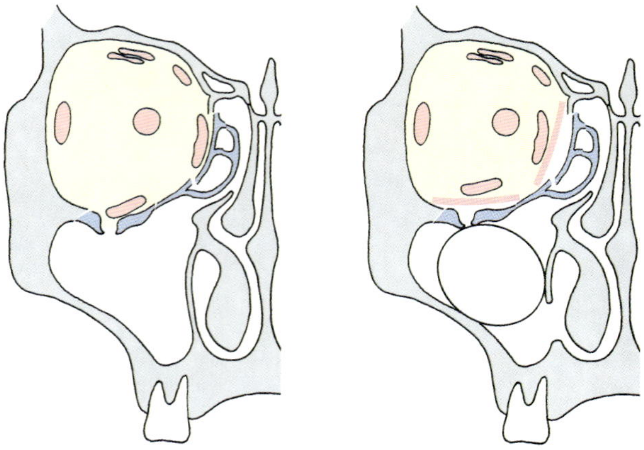

图3-5-126 眶爆裂骨折眶壁修复手术示意图。眶下壁及眶内壁骨折，可用硅胶板、羟基磷灰石或自体鼻中隔骨性支架垫于骨折的眶内面，将眶内容物还纳。眶下壁修复后，可经下鼻道上颌窦开窗或唇龈切口径路，放置油纱条或水囊，将眶下壁顶起固定

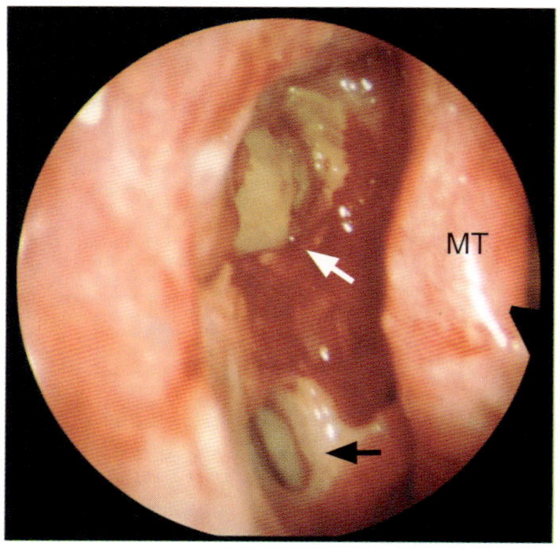

图3-5-127 眶爆裂骨折眶壁修复手术后（右侧）。MT：中鼻甲。（白色）箭头所示眶壁骨折处，显露的是硅胶板。黑色箭头为上颌窦口

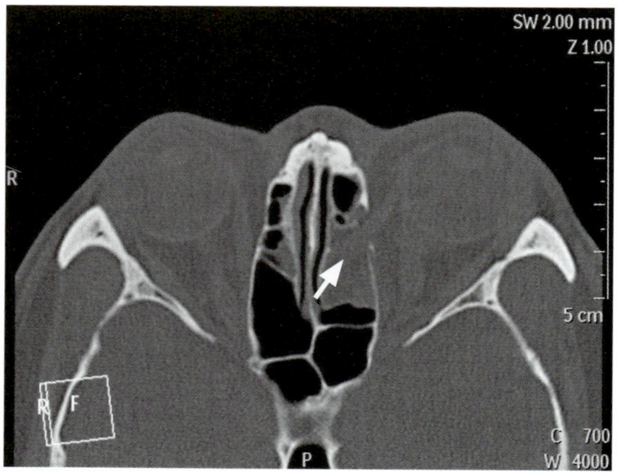

图3-5-128 眶爆裂骨折（左侧）。男性，43岁，面部撞伤后复视，双眼视力正常。轴位鼻窦CT，骨窗。左侧眶壁纸板不连续，内直肌嵌顿（→）

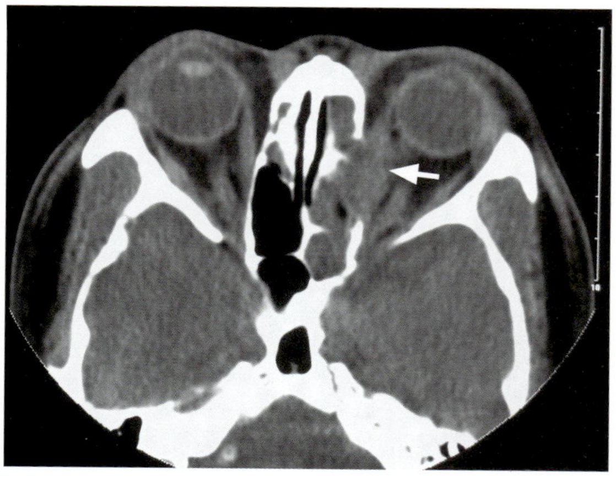

图3-5-129 患者术后2个月，内直肌复位（→），局部轻度肿胀

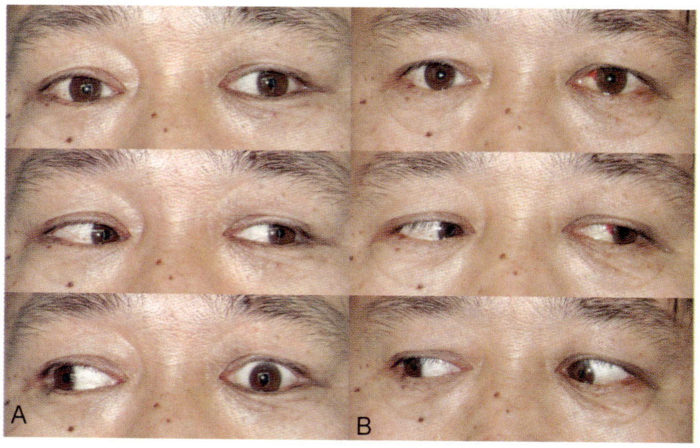

图3-5-130 患者手术前后眼位图对比。A. 术前，左眼轻度外斜，运动受限；B. 眼位基本正常，运动基本恢复正常，复视消失

八、手术并发症及处理

1. 出血　术中出血多由于骨折片伤及眶内较大血管，取骨片时血管破裂出血，找到出血部位，结扎或双极电凝。

2. 视力减退或丧失　术中视力丧失多由于器械分离时触及视神经或使用肾上腺素止血致视网膜中央动脉痉挛、阻塞；术后视力减退或丧失多由于充填物硅胶板移位、压迫视神经所致。故手术时要观察患者视力情况，手术操作不可粗暴，不要损伤视神经，硅胶板填充后要缝合固定在眶缘骨衣下，防止移位。

3. 眶下神经损伤　较多见。表现为颊部、鼻翼、上唇、齿龈麻木感，痛觉迟钝。骨折本身可造成眶下神经损伤，手术刺激或手术损伤以及充填的硅胶板压迫眶下神经均可引起，手术时操作要小心，不要损伤神经，充填硅胶板剪成“凹”形，使之不嵌顿压迫眶下神经。

4. 硅胶排异反应　下睑肿胀，局部压痛。硅胶板填充之后，其上缘不能高出眶缘，骨衣缝合要严密，使硅胶片全部在骨衣与骨面之间，固定牢靠，可避免排异反应发生。

硅胶板置入法已经发现有部分患者出现继发鼻窦真菌感染及深部感染，形成皮下窦道的远期并发症（图3-5-131 ~ 3-5-134）。

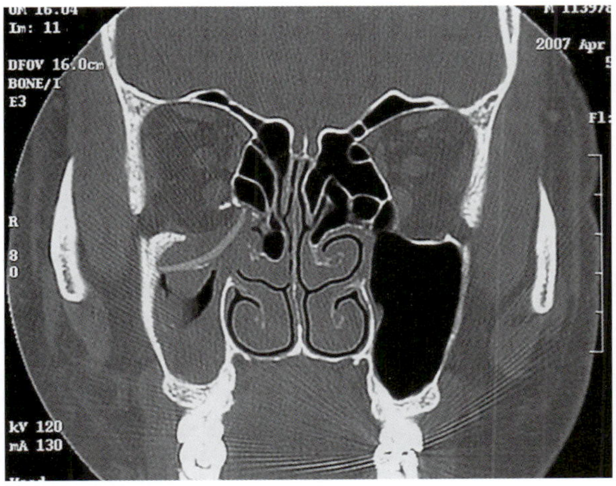

图3-5-131　眶底壁整复术后6年继发上颌窦真菌感染（右侧）。无复视，脓涕倒流。冠状位CT扫描，骨窗。右侧上颌窦软组织密度，有钙化斑。眶底壁可见规则高密度影，为硅胶板

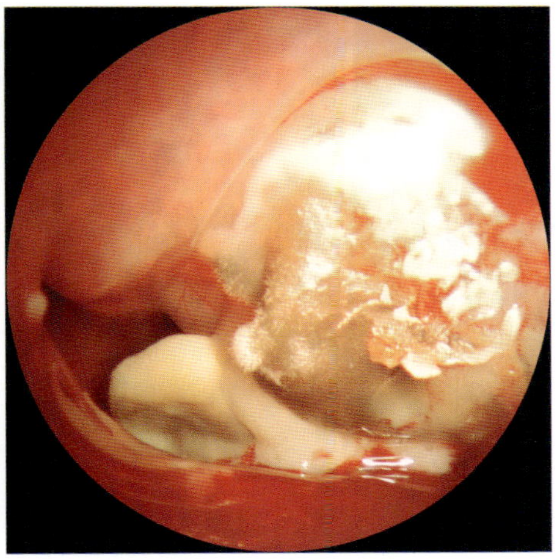

图3-5-132　患者鼻内镜术中70°镜下经中鼻道上颌窦开窗口观察窦内干酪样物，有真菌菌丝

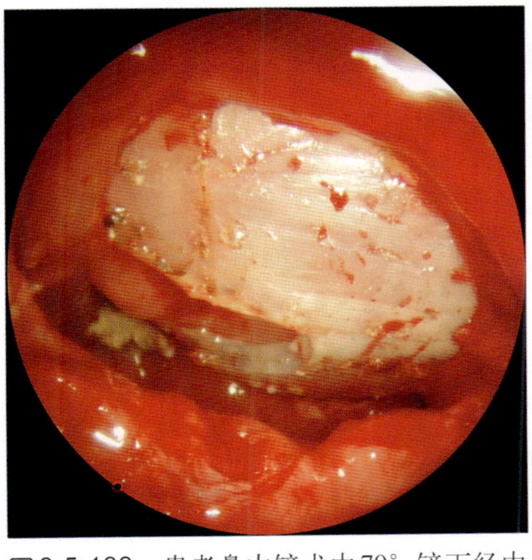

图3-5-133　患者鼻内镜术中70°镜下经中鼻道上颌窦开窗口清除干酪样物后，可见前期手术垫于眶底壁之硅胶板

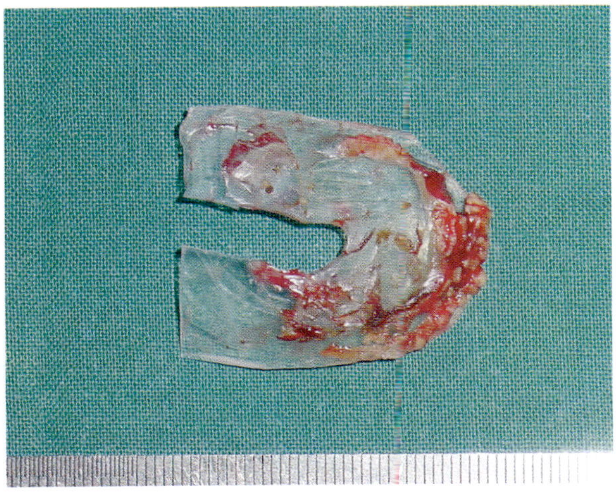

图3-5-134　经上颌窦取出的硅胶板，呈马蹄形

5.术后复视残留 其原因取决于多方面因素,外伤的轻重、骨折范围的大小、肌肉及眶组织嵌顿的程度、伤后接受治疗的时间等。据北京同仁医院治疗经验，术后残留复视的主要原因为：

（1）诊断不及时、治疗不及时是导致复视残留的主要原因。

（2）骨折范围大或复合型骨折，手术整复不完全或修复眶壁缺损处，应用的人工材料镶嵌牢靠程度也是复视残留的原因之一。

九、术后运动训练

当嵌顿的肌肉及软组织从鼻窦还纳回眶内后，局部不可避免地产生水肿。若术前嵌顿时间长，可使肌肉水肿变形，术后早期复视不会立即消失，有的反而略有加重。术后运动训练有助于肌肉运动功能恢复、复视消失。

眼球运动训练,即让患者仰卧,距面部1.5m高处悬吊一有色彩的圆球,让患者双眼注视往返摆动的圆球,双眼随球的运动而反复运动。眶底骨折的患者术后行垂直方向摆动训练，眶内壁骨折的患者术后行水平方向摆动训练。训练为每天3 ～ 5次，每次5 ～ 10分钟，摆动频率为40 ～ 60次/分。

运动训练是强制性地让肌肉收缩、舒展，可以改善局部血液循环，有利于水肿渗出的吸收消退。反复地运动，可以使刚刚从嵌顿中解脱出来的肌肉舒展开，有利于双眼单视的重新建立，复视尽快消失。

第八节 鼻内镜下经鼻视神经管减压术

额部及眉弓部的闭合性颅脑外伤常常造成额筛蝶复合体骨折,这类患者通常伴有伤侧视力障碍或失明,多数系因视神经管骨折导致视神经受压引起，也由视神经鞘膜下出血、凝血块压迫引起，少数患者则是由于视神经断伤或轴索离断导致永久性失明。1879年，Berlin首先对此病描述，并将此种视力障碍称之为视神经管骨折，此后逐渐引起耳鼻喉科及眼科医师的重视和注意。由于视神经管骨折导致视功能障碍，也称外伤性视神经病。近年来，由于交通事故不断增加以及体育事业的发展，外伤性视神经病也呈不断上升趋势，有关外伤性视神经病的报道也越来越多。Walsh和hoyt将外伤性视神经病定义为除外外眼和早期眼底镜所见的眼和视神经损害的外伤性视力丧失，人们又将其称为视神经间接损伤、创伤性视神经病或视神经管骨折。目前，尚无满意的保守治疗方法。临床上对于视神经管减压开放术已经取得一定的疗效，但针对外伤性视神经病手术治疗或药物治疗仍有争议。

一、应 用 解 剖

视神经按解剖部位可分为颅内段、管内段、眶内段和球内段四部分。颅内段为自视交叉至视神经管的一段，长约10mm，有颅骨和脑组织保护，除严重的颅中窝底中央部骨折外，一般不易损伤。两侧视神经越向后越向中央接近，最后进入视交叉前臂的左右两侧角。视交叉位于前床突外侧，下方为蝶窦，上方有额叶覆盖。当前床突骨折时，有可能挤伤该段视神经。在颅内段视神经的骨管开口处，由于硬膜返折形成一个3mm 的镰状皱襞，外伤中镰状皱襞易压迫视神经而造成损伤。眶内段亦称球后段，位于视神经管以外的眶内深处，周围有脂肪保护，且有活动余地，也不易受到损伤。球内段是指视神经与眼球的连接部，很少受到损伤。管内段穿行视神经管。

视神经管位于眼眶内侧壁的后部，由蝶骨小翼两根合抱而成，长约4 ～ 10mm，在蝶骨体内向内向后走行。视神经管是一不规则的圆柱形，有两口四个壁。眶口开口于眶尖部，颅口开口于颅中窝，眶口的高度略大于颅口的高度,平均相差约0.8mm。上壁由蝶骨小翼构成,下壁由视柱构成,内壁由蝶窦和筛窦构成,外壁由前床突构成。有时下壁不明显，有人认为视神经管由上壁、内壁和外下壁构成。在视神经管各壁中,内侧壁最长，且最薄；下壁最短，但较内侧较厚。在视神经管的眶口处四壁增厚，此区呈环状，被称为视环。视环曾被认为是视神经管最狭窄部位，所以Uemura（1978）认为视神经管减压时应将其纤维总腱环切开，以达到充分减压的目的。但是，Chou等的研究认为视神经管最狭窄的部位并不是在视环部，而是在视神经管的中部，因为经计算管中部的横截面积最小；并认为管中部的视神经在间接损伤后继发水肿及鞘膜出血时，伤害可能最严重。国内陶存山等对视神经管的研究也表明视神经管的最狭窄部位是视神经管中部。

视神经管与蝶窦和筛窦关系密切，为鼻内镜下行视神经管减压提供解剖基础。视神经管内侧壁紧邻蝶窦和筛窦，变异较大。内侧壁可以全部由蝶窦或筛窦，或前为筛窦、后为蝶窦组成，这与筛窦气化程度有关。但是，80%视神经管内壁与蝶窦相邻。当筛窦高度气化，其向后延伸至蝶窦上方形成蝶上筛房或Onodi气房，而蝶窦则被挤向下方或前下方，此时视神经紧邻后组筛窦（图3-5-135、3-5-136）。视神经管在蝶窦或筛窦外侧壁上向窦腔内隆起形成视神经管隆突，视神经管隆突是鼻内镜下寻找视神经管的一个重要标志。VanAlyea（1941）观察到40%的标本有视神经管隆突。国内李健及李源观察到视神经管隆突存在率分别为55%和77.0%。

在视神经管内走行有视神经和眼内动脉，视神经和眼内动脉外由三层鞘膜紧紧包绕，由外到内依次是硬脑膜、蛛网膜和软脑膜（图1-1-38）。硬脑膜由内外两层构成，外层构成视神经管骨膜层，内层为脑膜层，两层紧密相连不易分离。骨膜层与视神经管的骨膜牢固结合，尤其是上方骨壁结合最紧，所以管内段视神经被牢固地固定于视神经管内而无活动的空间。当头颅受外伤时，颅骨将外力传给视神经管，而此段视神经无活动的空间，其承受的外力作用较眶内段弱，造成骨质变形的冲击力很容易损伤该段视神经。在视神经的损伤中，其中95%以上为管内段的间接损伤。

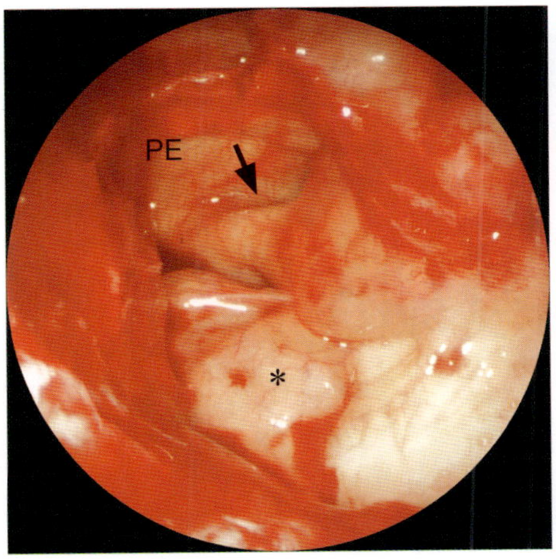

图3-5-135 鼻内镜下所见Onodi气房。Onodi为蝶窦后上或后外之最后部筛房（PE），气房内可见特征性视神经管隆突（→），该气房底壁（*）即为蝶窦顶壁，蝶窦在该气房下方

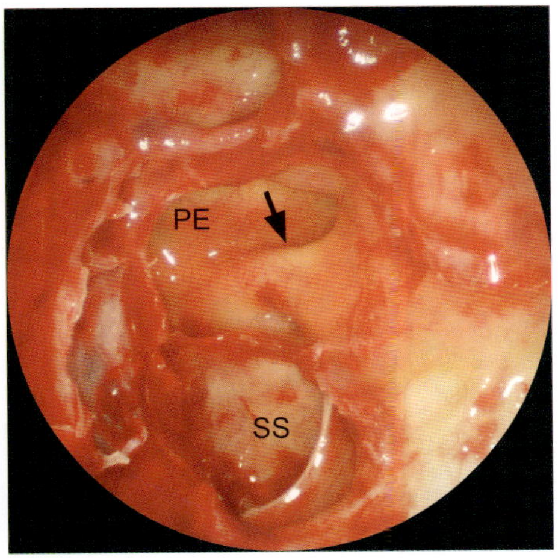

图3-5-136 鼻内镜下Onodi气房与蝶窦结构关系。开放后筛（PE）后，可见视神经管隆突（→），开放的蝶窦（SS）在其下方

二、病 因

外伤，特别是额部及眉弓部钝挫伤或打击，是本病的直接原因。

首都医科大学附属北京同仁医院耳鼻咽喉头颈外科分析130例管内段视神经损伤患者，其致伤原因见表3-5-7。

表3-5-7 130例管内段视神经损伤原因

致伤原因	例数	百分比（%）
交通事故	74	56.92
坠落或跌倒	38	29.23
碰撞和打击	18	13.85

三、发 病 机 理

外伤性视神经损伤最常见部位是视神经管，其次是视神经进入颅内处。经激光全息干涉量度学研究提示，视神经管的走行并非与头颅呈水平或垂直方向，其通向颅内的走向与头颅的矢状面呈36° 角，与头颅的水平面呈向下15°角。这一特殊的走行方向决定了当有外力（特别是来自眉弓颞上方的外力）作用于额骨和颧突时能够传递并集中于视神经管区。目前，视神经损伤的机制尚不完全清楚，主要是机械性损伤和缺血、缺氧损伤两方面。Walsh将视神经损伤分为原发性损伤和继发性损伤。①原发性损伤：指视神经和脉管系统的剪切伤，包括视神经断裂、视神经挫伤、视神经鞘及邻近空腔出血压迫，多在外伤后立即出现失明。当头面部受冲击时，瞬间减速的剪切力被传递给视神经，由于管内段视神经固定于视神经管内无法移动，受到传递而来的能量最大，造成其损伤程度也最重，致使管内拥挤的视神经发生变形和扭曲，导致视神经水肿、出血或离断，从而影响视神经的传导。②继发性损伤：是在原发性损伤基础上发生的所有改变，包括视神经水肿、局部血管受压或循环障碍，随着病变发展继发视神经缺血性梗塞，炎性反应、变性及坏死等。临床认为，外伤后10分钟内出现的视力丧失或视敏度下降为原发性损伤，而数十分钟、数小时或数天后出现的视力损害为继发性损伤。继发性损伤的视力减退出现较晚，一般呈进行的下降，如能及时行视神经管减压手术解除压迫，改善循环，视力可能得到改善或提高。

Kennerdell 和Hughes 等通过研究发现，绝大多数视神经损伤是由供血不足和管内段视神经变性坏死等造成的。王守森等认为，颅脑损伤时，脑、眼球移位的牵拉，视神经管受力变形、扭曲，均可造成视神经挫裂伤、出血、水肿或断裂。当头颅受到外伤，眼球剧烈的转位牵拉视神经造成视神经完全或部分与眼球分离而造成视神经的损伤。由于视神经缺血以及缺血再灌注产生的各种因子（如自由基和脂质过氧化物、Ca^{2+}超载、激肽和缓激肽、NO以及细胞介导的炎症反应等）相互作用造成视网膜节细胞及视神经纤维的损伤。

通过研究兔的视神经间接损伤发现，损伤后12 ～ 24小时神经纤维出现水肿、毛细血管扩张、鞘膜下及神经实质出血和神经组织坏死，但仍有部分正常的神经纤维存在。随着病情的进展，神经的损伤进一步加重，出现脱髓鞘、髓鞘变性和神经纤维的坏死。损伤后4周，轴突开始慢慢恢复，进行修复。伤后12周，部分的轴突修复接近正常，不可逆损伤部位完全被胶质瘢痕取代。但这种修复并不是全部的神经纤维，只是那些损伤轻微、具有可逆性变化的纤维修复。

四、临床症状及诊断

1. 视力障碍　外伤性管内段视神经损伤视力障碍是极其严重的，往往是伤后立即发生或伤后数分钟、数小时出现。但在合并有严重的颅脑外伤中，患者伴有昏迷，在抢救时，人们全部注意生命体征，视力的丧失往往发现较晚。

2. 瞳孔反应异常　伤侧瞳孔直接对光反射迟钝或消失，间接对光反射存在。

3. 眉弓颞上方的皮肤伤痕。

4. 鼻出血或脑脊液鼻漏。

5. 视野缺损　轻者视野存在，形态不一，可呈中心暗点、旁中心暗点，重者视野不能测出。

6. 眼底检查　部分正常，一部分患者视乳头水肿、苍白。

7. 视觉诱发电位检查　患侧P波较健侧明显变低，时间延长。

8. 影像学检查　行双侧视神经管CT检查、冠状位及水平位扫描。显示视神经管壁有不同程度的骨折，典型的呈泪滴状阴影，有的骨片直接刺入或压迫视神经，后组筛窦和蝶窦外侧壁因骨折变形或筛、蝶窦内出血等（图3-5-137 ～ 3-5-139）。

根据以上的临床症状，诊断管内段视神经损伤并不困难。

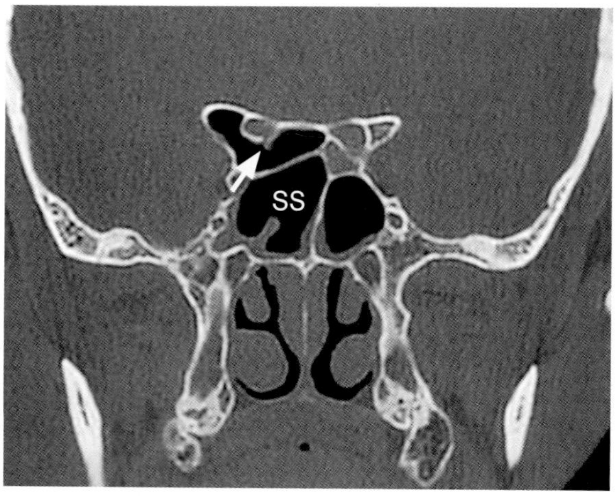

图3-5-137　外伤性视神经病(右侧)。冠状位CT扫描，骨窗。视神经管位于蝶上筛房，下壁骨质不连续

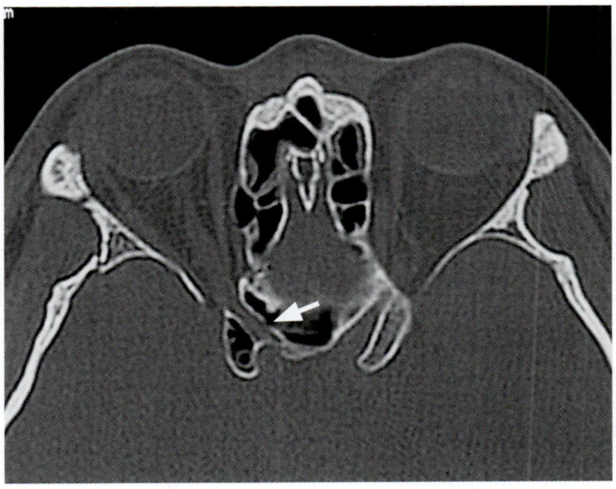

图3-5-138　患者横断位CT，骨窗。视神经骨管（→）不连续

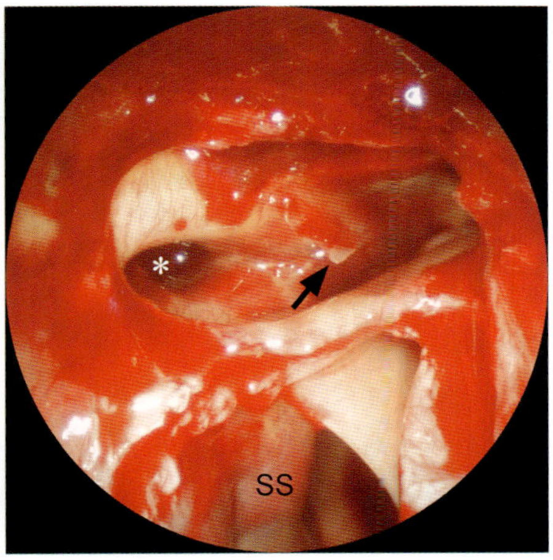

图3-5-139　患者鼻内镜下所见。视神经骨管下方可见骨折片（→）。*：颈内动脉-视神经隐窝；SS：蝶窦

五、治　　疗

目前，外伤性视神经病的治疗尚无统一标准，一般采用大剂量糖皮质激素、视神经管减压术或手术加激素及扩张微循环营养神经的治疗。但是，对于手术时机，手术适应证的选择仍存在争议，手术后视力恢复情况仍不肯定。

对待无光感患者，有的学者认为这是由于视神经纤维完全离断、视力难以恢复而放弃治疗。但事实并非如此，若仓雅登对2例无光感患者经手术治疗恢复部分视力之后，改变了以往认为无光感患者永不能恢复的观点。作者认为，伤后在4周以内，CT扫描有明确骨折，且骨折片对视神经压迫、管腔变形、视神经水肿无论有无光感，应立即手术；对骨折不明显的无光感患者，先行脱水（静脉滴注甘露醇250ml，每天2次）及冲击剂量皮质激素（地塞米松静脉滴注，泼尼松口服）治疗，经3～5天，光感有恢复者，即行视神经管开放减压术，治疗总有效率大大提高。对光感不能恢复者，放弃手术治疗，避免手术的盲目性，提高了手术的成功率。

外伤性视神经病的诊治流程如下：

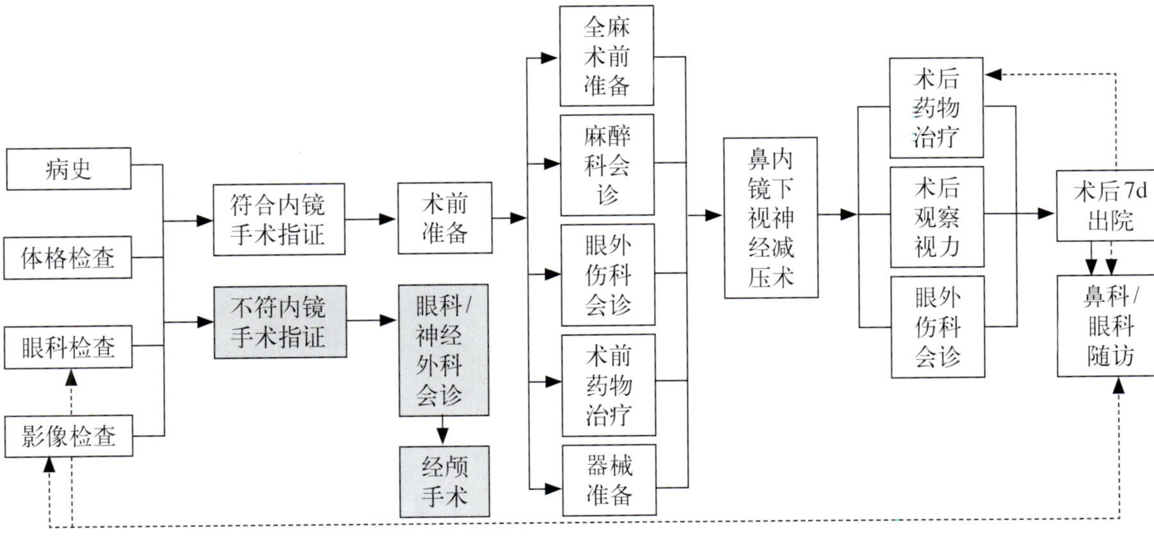

1. 药物治疗　无论手术与否或已接受手术的患者，药物治疗必须重视，包括口服激素、改善微循环药物、脱水剂及营养神经药物。

（1）糖皮质激素：早期大剂量激素冲击治疗，目前主要使用甲强龙15～30mg/ kg/d，通常使用甲强龙

500 ~ 1000mg/d。冲击3 ~ 5天后减为500mg/d，一周后逐渐减量，持续约1个月。用药期间注意全身状况和生化指标变化，尤其合并颅脑外伤患者。治疗主要机制是通过抗氧化作用对抗自由基，减少自由基的产生，减轻了自由基对细胞膜的损伤；阻断外伤性炎性介质和血管活性物质的产生，避免了再灌注对视神经的损伤，从而减轻视神经细胞的水肿程度和视神经管内压力，阻断视神经的进一步损害，保护有恢复潜能的神经元。

Seiff报道15例未用激素治疗中有5例视力提高（占33%），21例使用激素治疗中有13例提高（占62%），表明使用激素的治疗效果明显高于未用激素者。何勇武等报道，30例大剂量激素[甲基泼尼松龙10 ~ 30mg/（kg·d）]治疗中有效率占80%，20例常规激素（地塞米松10mg/d）治疗中有效率占50%；报道同时表明，3天内治疗的患者效果明显高于3天后治疗的患者，尤其是外伤后8小时内的治疗有效率达到百分之百，表明早期大剂量激素应用在治疗外伤性视神经病有明显作用。

（2）脱水剂：可以使用甘露醇250ml，Q×8小时或Q×12小时；也可以使用呋塞米。

（3）改善和促进微循环药物：扩张血管药物，如复方血栓通、丹参、脑通、尼莫地平等。

（4）营养神经、促进神经细胞生长：脑活素（20ml静脉滴注，1次/天，一般10天为一疗程）、维生素B_1、维生素B_{12}、肌苷、胞二磷胆碱等治疗。

（5）颞浅动脉皮下注射复方樟柳碱：外伤后早期治疗对恢复缺血区血管正常舒缩功能非常重要。

（6）其他治疗：中药和针灸治疗以及物理治疗（如高压氧治疗）等。

2. 手术治疗　目前认为，视神经管减压术越早越好，因为视神经水肿为渐进性发生，多在伤后数小时至数天内出现。据报道，在压迫导致视神经轴索传导中断8小时或完全缺血超过2小时，视神经细胞不能存活。早期手术可以减轻视神经的继发性损害，保存视神经节胞，保护视神经的功能恢复。多主张48小时内，超过3天者效果较差。所以，外伤性视神经病经鼻内镜视神经管开放减压手术适应证是：①迟发性视力损伤且在大剂量激素治疗48小时仍无效；②最初用类固醇激素有视力恢复，但在治疗过程中视力又下降者；③外伤后有残余视力并呈进行性下降者；④CT和MRI示视神经管骨折、视神经鞘膜内或视神经周围血肿。

手术在局麻或全麻下进行。

（1）鼻外经鼻窦行视神经管减压开放术：手术在显微镜下进行，鼻侧切开，距内眦角6 ~ 8mm，上起自眉弓内梢，弧形切开，长约2.5cm，切开皮肤深达骨衣，向眶壁钝性分离，经筛、蝶窦进入眶尖，用双极电烧器电凝切断筛前、筛后动脉，去除开放视神经管内下壁1/2周径，长度约5 ~ 7mm范围之骨壁，术中尽量清除视神经管周围的碎骨片及积血，减压后行视神经鞘膜切开。

（2）鼻内镜下筛、蝶窦开放行视神经管减压开放术：①患者仰卧位；②鼻内镜手术。

1）常规方法开放筛窦：清除筛房破碎和窦内陈旧性积血，检查筛顶、纸样板、蝶窦前壁有无骨折线或骨破坏，尤其在视神经管隆突，清理局部碎骨屑和凝血块；如果骨片附着紧，则需要磨钻磨平或磨薄后视周围情况再取。后筛常为Onodi气房，注意与蝶窦鉴别。观察有无脑脊液漏出。

2）开放蝶窦：开放蝶窦并充分切除蝶筛交界前壁骨质，获得局部大视野，使后筛眶纸板与蝶窦外侧壁延续。若Onodi气房发育大，且局部骨折局限，操作空间大，则不需要开放蝶窦。注意吸引器不要接触蝶窦外侧壁。鼻内镜下仔细观察蝶窦外侧壁骨折部位，判定骨折性质和程度，骨折线常需剥除局部黏膜后才能看到。处理方法视骨折情况而定。谨慎清除蝶窦外侧壁碎骨片，骨折片与视神经-颈内动脉间隔的骨质有连续时，不可盲目取除，否则有损伤颈内动脉和眼动脉的可能。可用锋利的小咬骨钳或鹰嘴钳咬断碎骨片，或用电钻磨薄局部骨折片，禁忌左右旋转咬钳来试图折断骨片。

3）定位和开放视神经管：视神经管总是位于蝶窦的外上，通常可以用作定位视神经管的解剖参考标志包括颈动脉-视神经隐窝、视上隐窝、蝶鞍、蝶骨平台及眶尖。其中，当上述标志都不清楚，特别是板障型蝶窦，需要首先经后筛确认眶尖后，沿眶尖到蝶窦外侧壁，磨除局部骨质后，可以找到视神经管。

开放视神经管：用金刚砂电钻磨薄视神经骨管，再用小镰状钩剔除视神经管隆突的骨质，同时开放此区部分纸样板，视神经被鞘膜包裹。视神经开放应由眶尖到蝶窦近中线，骨管开放应大于周径的二分之一，这是视神经管开放减压成功的两个要素（图3-5-140 ~ 3-5-143）。

4）选择切开视神经鞘膜：视神经管开放以后，如受压时间长，视神经充血水肿，则选择用小镰状刀切

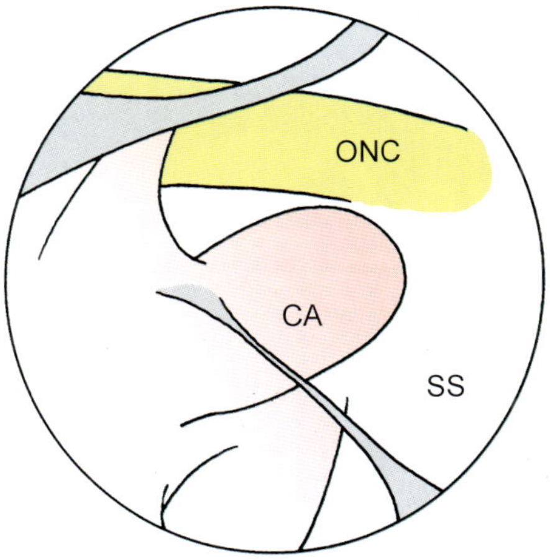

图3-5-140 视神经管减压手术示意图1。开放筛窦及蝶窦后，显露视神经管和颈内动脉。SS：蝶窦，ONC：视神经管，CA：颈内动脉

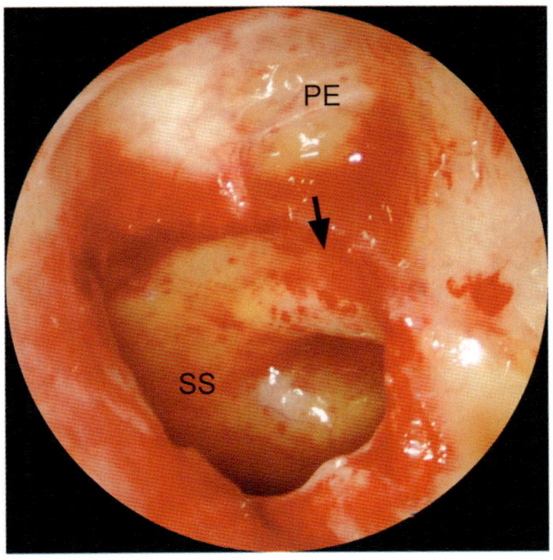

图3-5-141 视神经管减压手术中所见。开放蝶上筛房（PE）和蝶窦（SS）。暴露视神经骨管（→）

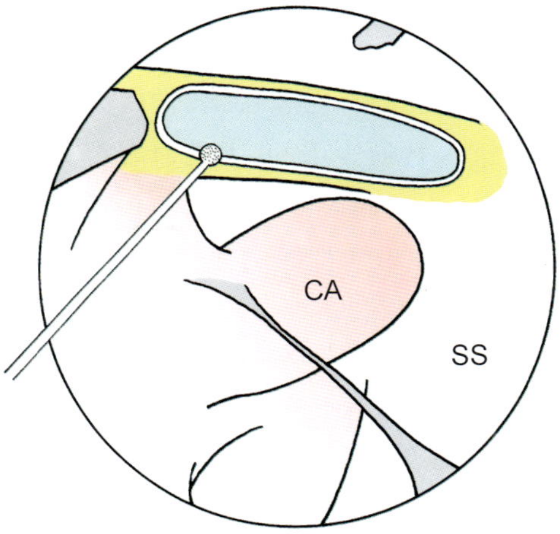

图3-5-142 视神经管减压手术示意图2。用电钻磨除视神经管骨性内壁及上方的蝶筛窦间隔，暴露视神经鞘膜

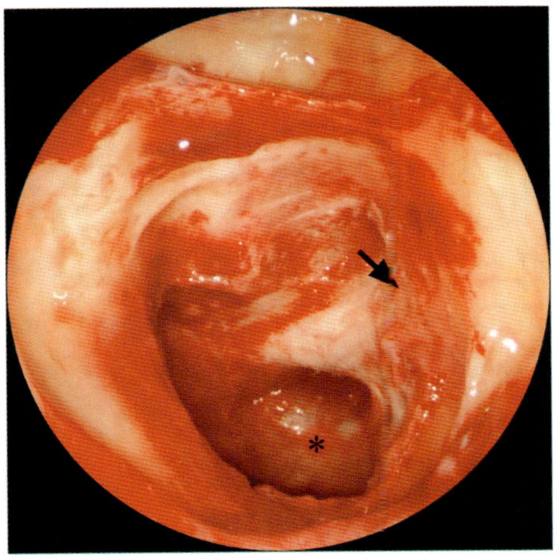

图3-5-143 视神经管减压手术中所见。磨除视神经管和眶尖（→）骨质，暴露视神经，鞘膜完整。*：颈内动脉隆突

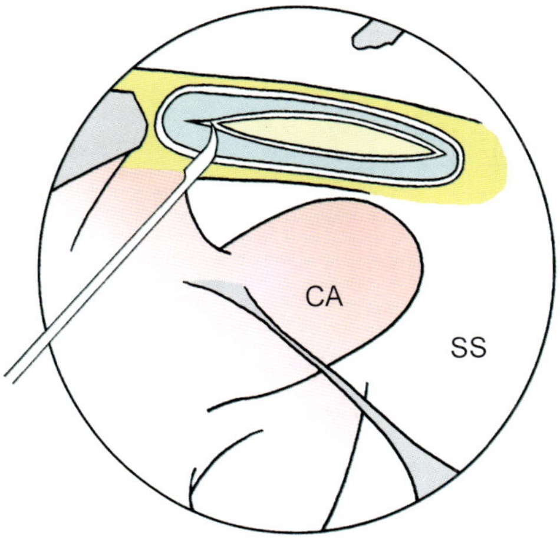

图3-5-144 视神经管减压手术示意图3。用镰状微刀切开视神经鞘膜，手术完成

开视神经的鞘膜和前端的总腱环，可有少量脑脊液流出（图3-5-144）。

5）填塞：检查无活动性出血后，用庆大霉素盐水冲洗术腔，裸露视神经需要用采自鼻腔（如钩突）黏膜覆盖保护，用浸有音米克令舒和抗生素明胶海绵轻填蝶窦和后组筛窦，术腔不需要其他填塞。

六、术后处理及随访

1. 常规体位，限制饮水量。

2. 药物治疗 预防性抗生素2周以及和前述相同的药物治疗内容。

3. 检查眼部情况 瞳孔大小、直接和间接对光反射、视力。

4. 随访和预后 手术后应长期随访，有些患者

术后即有视力改善，或有患者在术后3个月后才逐渐恢复，故应密切随访，且持续药物治疗。

北京同仁医院耳鼻咽喉-头颈外科2006—2010年收治外伤性视神经病变患者69例（69眼），其中67例（97.1%）接受视神经管减压术，59例显示视神经管骨折，同时行围术期激素冲击、营养神经及扩张血管等综合药物治疗。随诊2～44个月，术后视力改善30例（46.3%），显示出良好的治疗结果。

外伤性视神经病预后，除与手术时机有关，还与视神经损伤的范围、损伤程度及伤后视力损害出现的早晚有关。王剑等的研究发现，不同的受力部位其术后视力恢复不同，眉弓内侧和颧弓部位受力术后视力较眉弓外侧术后视力好，视觉诱发电位潜伏期延长较未引出者视力恢复好，合并颅脑外伤或意识障碍的术后视力恢复要好于单纯视神经损伤，因为颅脑外伤延缓了外力对视神经的间接损伤，视神经管骨折的严重程度对残存视力的恢复无明显影响。视功能的恢复与视网膜节细胞数有关。一般来说，术前视力完全丧失者，视力改善的希望很小，但不应放弃；而伤后视力逐步下降者，通常表示视神经未完全损伤，可能为视神经的缺血水肿、视神经周围血肿或骨折碎片压迫造成的病理改变，手术治疗效果好。

作为一项鼻内镜外科技术，除了外伤性视神经病，还可以用于蝶鞍区肿瘤、蝶窦囊肿、Graves病、球后视神经炎、眶内血肿及鼻窦炎眶内并发症等导致的视力损害，可以通过视神经管开放减压挽救视力。

第九节 鼻内镜下经鼻眶减压术

眼球突出即眼球在眼眶中的位置异常地前突，是很多疾病所共同具有的症状。以往眼科医师施行的传统眼眶减压术是采用眼外侧切口的Kronlein进路，用以治疗因各种原因引起的眶内压增高症。例如：①暴露性角膜炎：眶内压增高后可致眼球外突、上下睑无法闭合、角膜暴露，终致角膜炎、角膜溃疡甚至失明，多见于恶性突眼；②视神经受压：常见外伤或手术引起的眶内血肿对视神经造成直接的压迫。出现暂时性视力障碍，如压力不解除，将导致视神经萎缩，成为永久性视力障碍。

理论上，眶减压应该从内、外两个方向减压，较少引起术后斜视或复视等并发症，但手术创伤大。目前，对于甲状腺功能障碍引起严重突眼症，可以通过鼻内镜经鼻完成眶底-纸样板联合减压术，而不必再作通过鼻外筛窦切除术进路施行的眶内侧壁减压术及Caldwell-Luc进路从上颌窦施行眶底切除以达减压目的。其优点是：①不必作颜面部切口；②不必作上颌窦根治术；③手术可达到损伤范围小、疗效好、并发症少等。

一、手术目的

1. 使眼球周围组织疝入鼻窦腔内而减轻眶内压力，恢复或保存即将受累的视力、眼外肌功能和闭睑能力。

2. 获得满意的整容效果。

3. 避免受损眼再受创伤。

4. 预防近期和远期并发症。主要的目的是保护眼功能。

二、手术适应证

1. 恶性突眼症　它是因甲状腺功能障碍Graves病（一种自身免疫性疾病）引起的眼部病变，球后脂肪中黏多糖成分的增多以及后者与水分的结合，增加了球后脂肪的体积。肌纤维组织间液中淋巴细胞和肥大细胞浸润使眼外肌肥大并水肿12倍之多，这种病变导致眶内容体积增加、眶内压增高、眼球突出、眼睑回缩不能闭合、角膜溃疡、复视和视神经受压等。但是，这种病情的进展是比较缓慢的。

虽然恶性突眼性眼球外突较少引起视力方面的损伤，但是，如果较为严重的病例，可因3种因素对视力造成影响：

（1）眼睑无法关闭导致角膜病变。

（2）进展性的眼球外突导致眼外肌不对称性功能障碍。

（3）增厚或肥大的眼外肌可对视神经和相应的血管造成压力，进而影响视力，包括视神经萎缩、色盲和中心性视野缺损。

2. 引起视神经受压的眶内压增高症　常见为手术或外伤造成的眶内出血，较大的血肿可对视神经及其相应的血管造成压迫，引起暂时性视力障碍。如血肿不尽快清除，视神经会因长期受压、缺血、水肿而导致视力减退或永久性失明。

三、手术禁忌证

1. 甲亢未经治愈。

2. 有化脓性鼻窦炎。

3. 有血液系统疾病未治愈。

4. 病期太长，眶内软组织有广泛纤维化者。

四、术前准备

1. 眼科检查　包括：眼球突出度、活动度、上下睑不能闭合的宽度、角膜状态、视力、视野、辨色、瞳孔反射、眼底镜检查。

2. 鼻科检查　鼻内镜检查鼻腔和鼻咽部，上颌窦穿刺冲洗，对鼻腔和鼻窦的急性感染者应用抗生素治疗。

3. 影像学检查　眼眶和鼻窦CT扫描，水平位及冠状位，层厚2mm，了解眼眶与筛窦、上颌窦之间的解剖关系。

4. 其他　同鼻内镜手术。

五、手术方法

1. 全身或局部麻醉。

2. 1%丁卡因＋肾上腺素黏膜表面麻醉。

3. 鼻内镜下手术　患者仰卧位，充分行筛蝶窦开放术，确定眶纸板和前颅底的位置，其范围为：①后部：到达眶尖，确认视神经隆起和视神经管口；②前部：到达额突，找到额窦开口；③下部：到达下鼻甲的上界水平；④外部：完整暴露纸样板（图3-5-145）。

4. 从中鼻道施行较大的上颌窦开放术，上颌窦自然口开放，前达鼻泪管边缘，下至下鼻甲根部，后至上颌窦后壁。

5. 确定眶下神经位置，并据此判断眶下切开的位置和范围，勿伤及眶下神经。

6. 使用钝性神经钩、刮匙、筛窦钳将眶纸板尽可能大范围地切除，只留下视神经孔前方一较小边缘。去除眶底大部，向外侧去除至眶下神经。眶内壁的前方须保留额隐窝，以防术后鼻额管阻塞。

7. 使用小镰状刀切开眶骨膜，切口的位置应在上颌窦内，先由外侧，后在内侧，以免疝出的眶内脂肪影响手术视野（图3-5-146）。

8. 用钝性剥离子分开眶骨膜，让较多的眶内脂肪进入上颌窦内，达到眶充分减压。为判断眶内减压程度，可用手指按摸眼眶，同时在鼻内镜下观察手术视野内脂肪波动情况。

9. 筛窦内用含有抗生素的明胶海绵轻轻填塞。中鼻道轻压凡士林油纱条。

六、术后处理

1. 全身应用大剂量抗生素预防眶内感染。

2. 48小时后取出术腔填充物，用生理盐水加庆大霉素冲洗术腔，每天1 ～ 2次。

3. 一周后重复术前眼科检查并与术前对比。

注意事项：经鼻内镜手术后，部分患者可以遗留复视或斜视；另有一些患者的甲亢尚未有效控制，由于突眼引发并发症而不得不接受手术，保护或挽救视力，术前明确告知患者手术后应继续内分泌治疗，在内分泌病情得到有效控制后，可以做眶壁整复，矫正眼位，缓解复视。

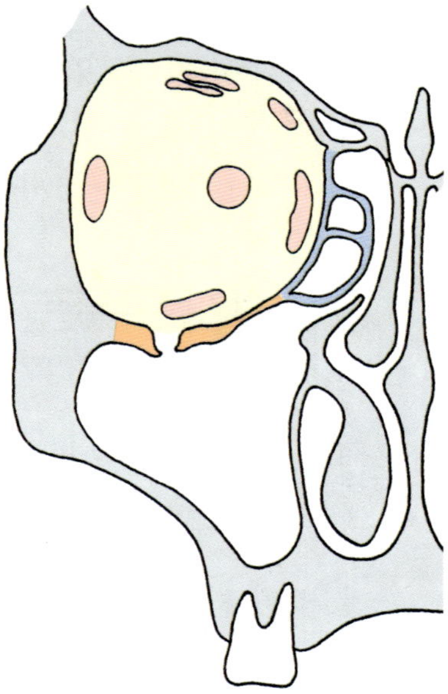

图3-5-145 眶减压手术示意图。眶下壁和眶内壁可作为经鼻眶减压的部位

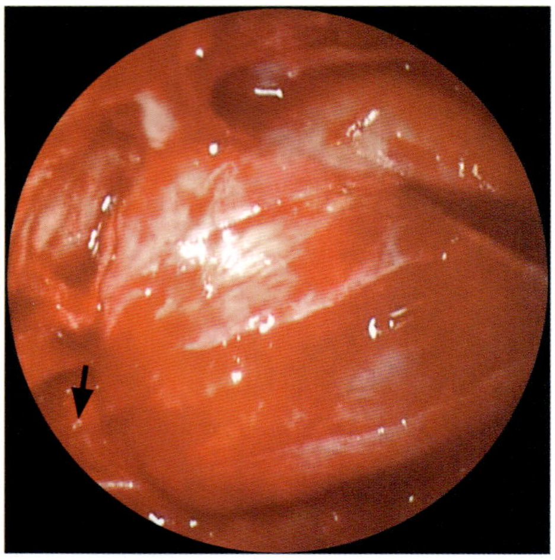

图3-5-146 眶减压鼻内镜下所见。去除眶纸板后，沿眶尖（→）向眼眶方向，切开眶骨膜

参考文献

1. Malik R，Cormack G，MacEwen C，et al. Endoscopic orbital decompression for dyscosmetic thyroid eye disease. J Laryngol Otol，2008，122：593-597

2. Metson R，Samaha M. Reduction of Diplopia Following Endoscopic Orbital Decompression：The Orbital Sling Technique. Laryngoscope，2002，112：1753-1757

3. Leung MK，Platt MP，Metson R. Revision endoscopic orbital decompression in the management of Graves' orbitopathy. Otolaryngol Head Neck Surg，2009，141：46-51

4. Chu EA，Miller NR，Grant MP，et al. Surgical treatment of dysthyroid orbitopathy. Otolaryngol Head Neck Surg，2009，141：39-45

5. Antisdel J，Sindwani R. The role of image-guidance technology in endoscopicorbital surgery. Opera Tech Otolaryngol，2009，20：101-105

第十节 鼻内镜下鼻窦异物取出术

鼻窦异物，尤其发生在后组筛窦、蝶窦的异物，因其位置深在、周围毗邻诸多重要解剖结构，不但手术取出有一定困难，且易于产生一些副损伤。既往的鼻窦异物取出手术方式可概括为以下3种，即经鼻内径路、经鼻侧切开径路以及经上颌窦径路（包括经上颌窦的筛、蝶开放术）。偶见经鼻中隔取出蝶窦异物及经异物穿通的窦道直接钳取出异物的报道。统计北京同仁医院1982—1991年成功治疗的28例鼻窦异物，手术经鼻侧切开和上颌窦径路为20例，占71.4%；经鼻内径路取出者为8例，仅占28.6%。经鼻侧切开及上颌窦径路手术视野较大，但手术造成组织损伤大，术后反应重，且鼻外切口遗有面部瘢痕。鼻内径路因解剖结构等因素，手术视野小，深部异物的取出往往带有一定的盲目性，故近年多在术中利用C型臂X线机在电视屏幕监视下协助异物定位，引导术者有目的操作以减少手术的盲目性。

鼻内镜技术的应用与发展为鼻窦异物的临床治疗开辟了一个新的途径。利用鼻内镜所具有的多角度及能直视的特点，可大大提高手术的准确性和成功率。自1991—2010年，北京同仁医院共施行经鼻内镜鼻窦异物取出手术27例，均一次手术取得成功，且无并发症的发生。其中，筛窦异物17例，上颌窦异物4例，额窦异物2例（图3-5-147～3-5-151），经上颌窦至翼腭窝异物1例。另有3例为鼻眶沟通异物，异物由眼眶进入鼻窦或镶嵌于眶与鼻窦之间（图3-5-152～3-5-154）。

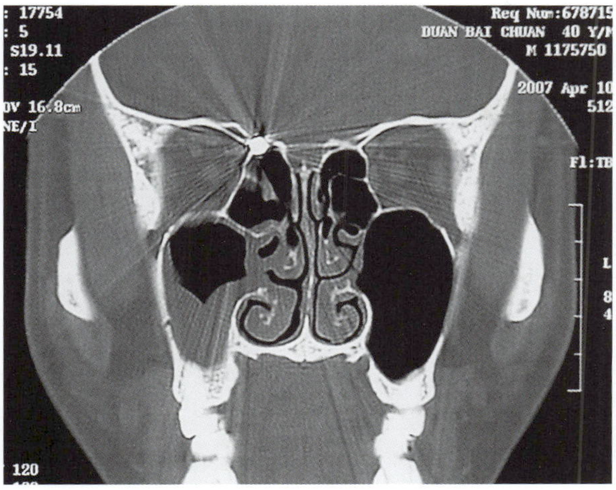

图3-5-147　额隐窝异物（右侧）。冠状位CT，骨窗。40岁男性，气枪子弹自前额部击中。金属异物影位于额隐窝后缘

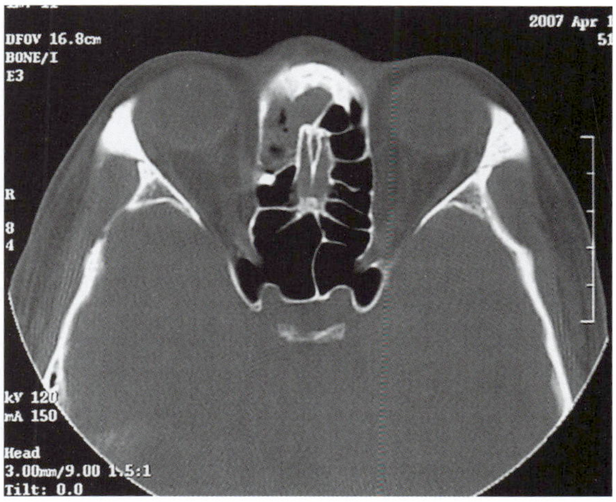

图3-5-148　患者轴位CT，骨窗。金属异物影位于右侧额窦口后缘

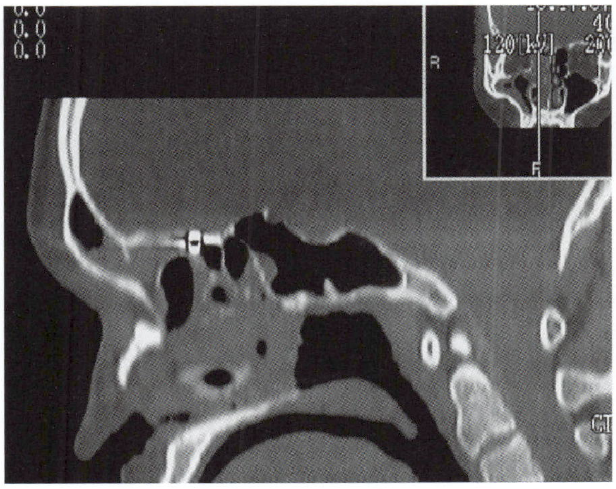

图3-5-149　患者矢状位CT，骨窗。金属异物影位于额窦口后缘的颅底

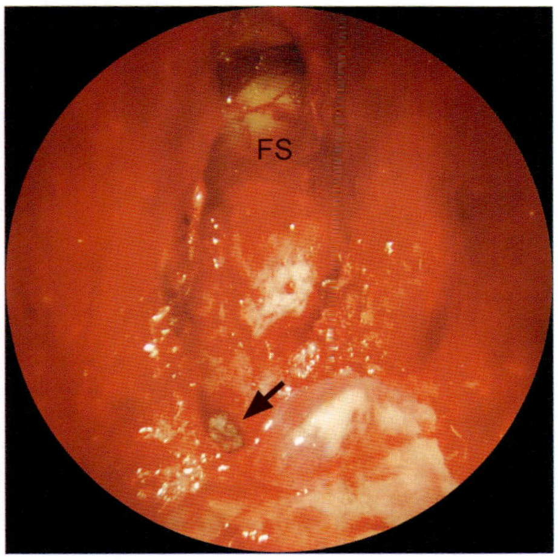

图3-5-150　患者鼻内镜术中图。开放额窦（FS）后，可见异物位于额窦后壁与眶纸板和颅底交汇处（→）

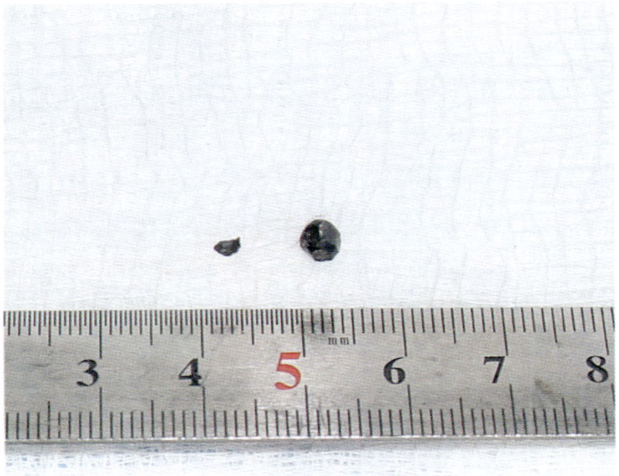

图3-5-151　异物（气枪子弹）照片

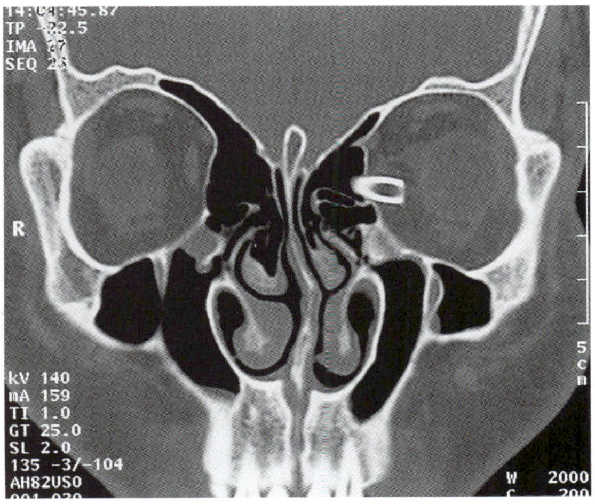

图3-5-152　眶鼻异物（左侧）。冠状位CT扫描，骨窗。19岁男性，手持玻璃管摔倒后，玻璃管由眼眶刺入，视力正常，无复视。CT示高密度管状异物位于左侧眶内，并穿透眶纸板进入后筛窦

鼻窦异物取出手术的成功与否与术前异物的准确定位有密切关系，除可采用常规的鼻窦正、侧位X线片及鼻腔设置金属标志再摄片的定位方法外，主要需通过鼻窦CT扫描（冠状位、平位和矢状位），可在术前较准确地判断异物位置及其与毗邻解剖结构的关系，而为异物的顺利取出奠定良好的基础；术中影响导航系统，可以起到很好的术中定位参考作用。

诸鼻窦异物所采取的手术方式可参照以下原则：筛窦异物采用Messerklinger术式，手术中依术前CT异物定位方向，逐个开放筛房直至异物暴露取出。蝶窦异物可选择采用Wigand术式或Messerklinger术式，对鼻腔狭窄或异物较大、不规则者原则上以采用Messerklinger术式为宜。额窦异物则根据异物的位置，采用Draf Ⅱ～Ⅲ术式。上颌窦异物则仅经下鼻道开窗取出，手术极为简便易行。

经鼻内镜鼻窦异物取出手术具有视野清晰、异物易于找寻的优点，大大减少手术的盲目性而避免发生并发症。由于鼻窦属于骨框架结构，异物一般不易移位，因此，要求手术中尽量保留鼻腔、鼻窦的正常结构，逐层和逐个气房解剖，一方面利于找到异物，另一方面组织损伤小，术后患者反应轻。即使发生在后组筛窦、蝶窦的异物，虽然部位深在、解剖结构复杂，但在内镜清晰观察下均可经鼻内取出，手术安全、便利，且无面部遗有瘢痕之虞。

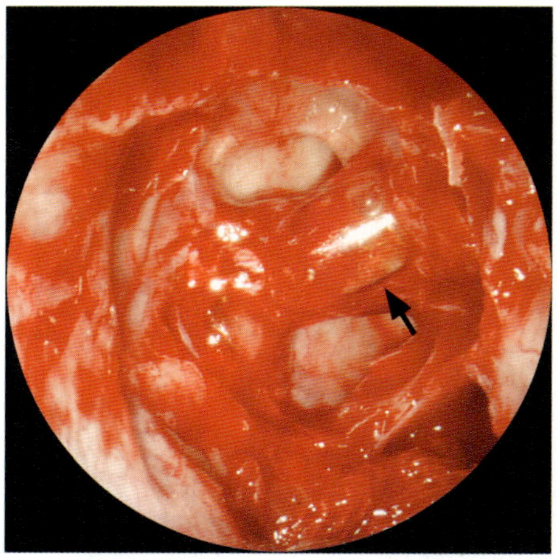

图3-5-153 眶鼻异物（左侧）经鼻内镜手术中镜下所见。开放筛窦后，见玻璃管异物穿过眶纸板进入后筛窦

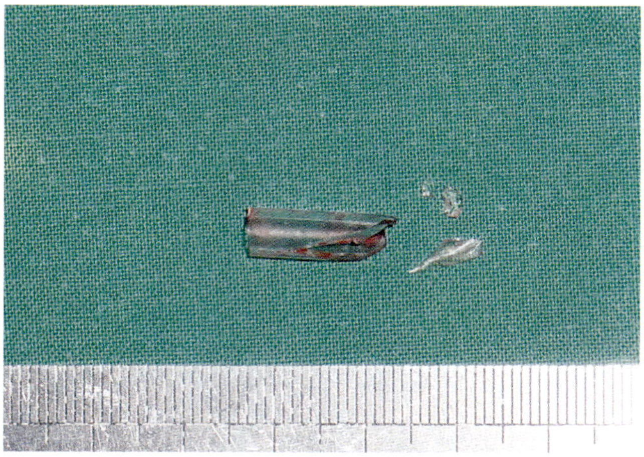

图3-5-154 经鼻取出的玻璃管异物及其碎屑

第十一节 鼻内镜下治疗鼻出血

鼻出血（epistaxis）是耳鼻咽喉科临床常见病，同时也是许多疾病的临床症状之一，因此，引起鼻出血的原因十分复杂。就鼻出血本身是耳鼻咽喉科急症之一，所以，治疗的基本原则是迅速查找鼻出血部位和快速、有效地终止鼻内出血。鼻出血的临床治疗可以追溯到一千多年以前，长期以来沿用的传统治疗方法多采用鼻腔填塞的方法进行止血，患者十分痛苦，一方面止血效果并不理想，另一方面会引起一些并发症，尤其是对伴有高血压和冠心病患者。对临床常见的顽固性鼻出血的治疗则通常采用前后鼻孔栓塞、动脉结扎和栓塞术等。数字减影血管造影术（digital substraction angiography，DSA）为微创检查、诊断和治疗技术，具有良好的临床应用前景，尤其是对动脉畸形或动脉瘤等造成的鼻出血，通过血管造影明确病变部位后，即可用栓塞的方法有效终止出血，但对其他因素造成的鼻出血则效果不明显。对比其他方法，DSA操作复杂，也存在较大风险，所以要严格掌握DSA适应证。

鼻内镜手术技术的临床广泛应用，为鼻出血的检查、诊断和治疗提供了一个先进和准确的技术手段，诊断和治疗水平显著提高。借助鼻内镜的照明、放大和观察作用，可准确地探明鼻内出血的部位和局部情况，同时在直视下通过微填塞、激光、微波、高频电凝器等手段完成止血的治疗。运用鼻内镜手术技术治疗鼻出血同样要了解出血的部位及造成鼻出血的常见原因。McGarry（1991）报告应用鼻内镜技术检查治疗鼻腔后部出血，并与传统鼻出血治疗方法比较，指出鼻内镜可直视及直接发现和处理通常难以发现和诊断的鼻腔后部出血点，操作时间短，止血效果良好。王娜亚（1995）报告在鼻内镜下微波治疗普通鼻出血56例，出血部位以鼻中隔黎氏区的动脉或毛细血管出血占58.9%，下鼻道后部出血占26.8%，成功率100%。郑军（1996）介绍66例鼻内镜下高频电凝止血，全部治愈，其中鼻腔后部出血占42.86%。

鼻内镜下鼻出血止血的方法如下：

（一）鼻出血的部位

鼻出血的部位依出现频率分别为：

1. 鼻中隔黎氏区（图3-5-155、3-5-156）。
2. 下鼻道后部吴氏静脉丛（图3-5-157）。
3. 鼻中隔后下部。
4. 蝶窦前壁（后鼻孔缘）。
5. 鼻顶部（嗅裂）。
6. 其他。

除了上述较为常见的部位，还要注意一些较为隐蔽或局部表现容易忽视的部位和体征，局部表现为血管瘤样隆起（图3-5-158、3-5-159），常常与反复出血有关，需要在检查中加以注意。

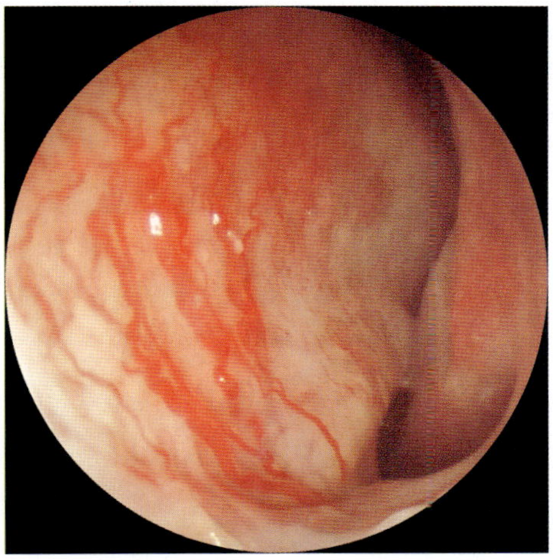

图3-5-155　鼻中隔血管扩张鼻内镜图

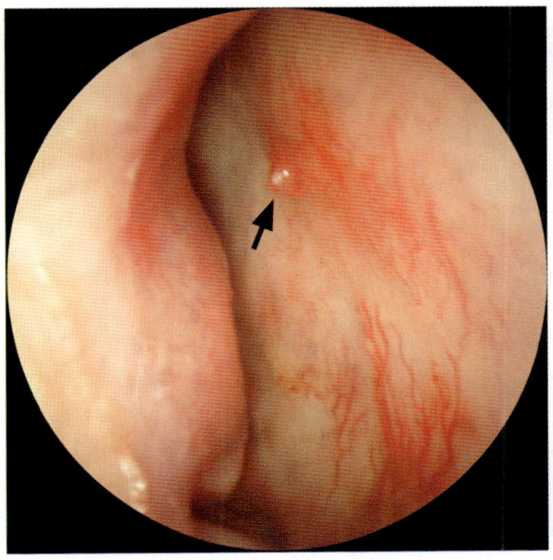

图3-5-156　鼻中隔动脉出血点（→）

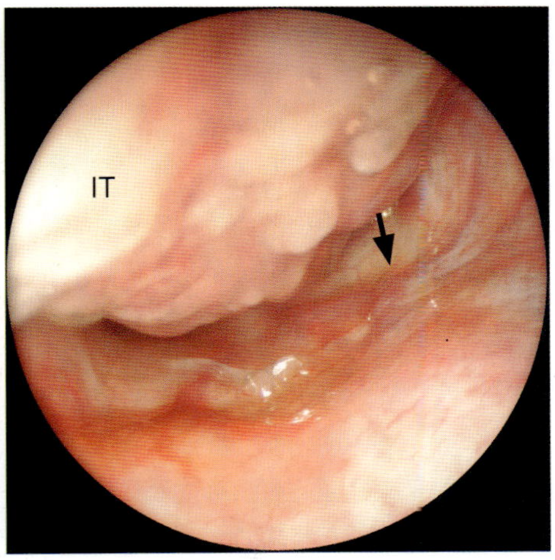

图3-5-157　鼻内镜下所见鼻腔底后部吴氏静脉丛（→）。IT：下鼻甲

（二）鼻内镜下止血适应证及方法

鼻内镜直视下终止鼻出血方法适于鼻腔各部位可明确部位的动脉或静脉出血。具体方法以下分别予以介绍：

1. 鼻内镜下鼻腔微填塞　利用鼻内镜可直视观察、照明清晰和定位准确的特点，在明确出血部位之后，用凡士林油纱条、止血纱布或止血纤维等进行局部的微填塞，效率高，同时又可维持鼻腔通气，患者痛苦明显减少，尤其是鼻腔后部的出血，可避免不必要的后鼻孔填塞。

2. 鼻内镜下高频电凝止血　明确出血部位后，尤其是小血管的残端，利用高频电极端与组织之间形成的电弧在出血局部产生的点状高温和碳化作用，封闭血管残端，达到止血目的。

3. 激光辅助鼻内镜下止血　鼻内镜下激光碳化和封闭鼻腔出血部位（血管）的方法越来越多地应用于临床。临床使用的激光装置包括Nd：YAG激光、CO_2激光、KTP/532激光、半导体激光及钬激光等。其中，临床应用较多的是Nd：YAG激光和KTP/532激光。

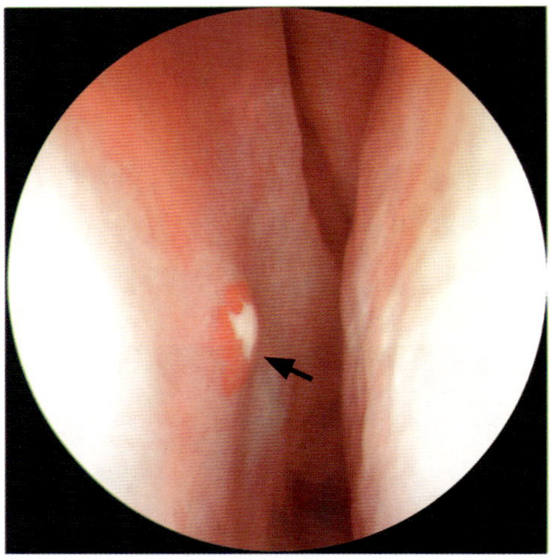

图3-5-158 鼻出血（左侧）。鼻内镜下见鼻中隔中部簇状毛细血管瘤样隆起，为出血点

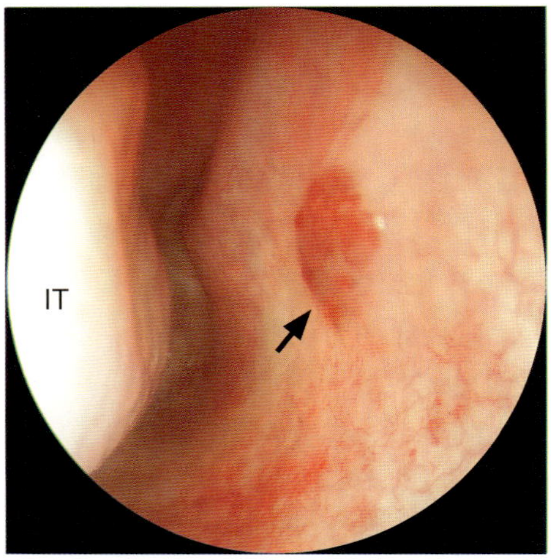

图3-5-159 鼻出血（左侧）。鼻内镜下见下鼻道后部鼻腔外侧壁簇状毛细血管瘤样隆起（→），为隐匿出血灶

4. 鼻内镜下微波凝固止鼻出血　微波是一种高频电磁波，可使组织在瞬间达到高温，产生变性凝固，起到止血的目的。微波探头可直接接触出血部位，止血迅速。

5. 低温等离子射频消融方法止血　其原理是低温凝固，即利用低温等离子射频的能量，在4～70℃之间，凝固出血点，达到止血的作用。但要注意，凝固的时间不要过长，黏膜变白或微黄即可停止。鼻中隔出血使用该方法，警惕鼻中隔穿孔并发症。

（三）鼻内镜下鼻出血治疗操作中有关注意事项

1. 肾上腺素棉片的使用　出血剧烈情况下难以找到出血部位。此外，在出血时无法实施电凝、激光或微波等止血措施，所以应在充分麻醉的同时，可应用肾上腺素棉片收缩控制活动性出血，并清理鼻腔内积血，根据出血方式和常见出血部位寻找出血部位。应用肾上腺素后无活动出血时，动脉出血部位局部仅表现为黏膜略隆起，用吸引器触之可诱发出血，藉此确认出血部位。

2. 选择适当输出功率　采用激光、微波或低温等离子射频消融等手段治疗时，应选择适当的输出功率。如Nd：YAG激光及KTP/532激光的输出功率约30W，距离出血部位3～5mm；微波输出功率约40～60W。凝固时应分多次进行，无论激光、微波，都应注意深层烧伤问题，尤其是用于鼻中隔的出血，否则可导致鼻中隔的穿孔。

（四）应用鼻内镜技术止鼻出血的优势

1. 易于明确鼻腔各部位活动出血点，尤其是鼻腔后部出血点。

2. 直视观察下精确操作，简便易行，止血准确和迅速，止血效果好。

3. 损伤和痛苦小，可避免不必要的前鼻孔或后鼻孔填塞，故该技术尤其适用于合并高血压、血管疾病及血液病等患者鼻出血的治疗。

第十二节　鼻腔扩容技术

睡眠上气道通气功能障碍，又称睡眠呼吸暂停低通气综合征（OSAHS）。在长期的临床实验研究中发现，咽腔阻塞是引起临床症状的主要部位。在OSAHS治疗中发现，部分患者解除咽腔阻塞后，并不能完全缓解睡眠中上气道通气功能障碍。通过鼻腔解剖学、影像学、病理生理学、空气动力学等研究发现：鼻腔狭窄时，呼吸气流增快，鼻通气阻力加大，软腭位移，咽腔塌陷、阻塞，引发张口呼吸。由此推测鼻腔狭窄是上气道阻塞的源头性启动因素。从缓解源头性阻塞的角度，2005年以来，在系列相关研究的基础上，北京同仁医院提出并开展了“鼻腔扩容术”，完成手术500余例。

鼻腔扩容术通过矫正鼻腔阻塞部位、扩大通气空间、恢复双侧对称通气，达到缓解或解除上气道鼻腔阻塞的目的。技术包括：鼻中隔三线减张成形术、中鼻道双侧对称开放术、中鼻甲内移固定术和下鼻甲外移固定术。

鼻腔扩容术基于近20年来北京同仁医院开展逾20 000余例鼻内镜外科手术的经验，经归纳总结，在认真研究OSAHS病理生理学以及睡眠上气道阻塞启动性因素的基础上提出并开展起来。鼻腔扩容术拓宽了鼻内镜外科技术应用范围，降低了OSAHS治疗中经咽腔软腭手术的实施率；联合Han-UPPP手术，可以明显提高上气道通气功能障碍的治疗效果，体现了OSAHS诊疗研究新的进展。

鼻腔是呼吸系统的门户，具有通气、加温加湿、清洁过滤、免疫防御和嗅觉等重要生理功能。睡眠状态下，通过调节鼻腔周期性正常通气变化，提供适宜的呼吸阻力，调节潮气量和血氧饱和度。深入研究鼻腔结构改变与功能变化之间关系，可以更清晰地认识到鼻腔功能障碍在上呼吸道通气功能障碍发病机制中的源头作用。

上呼吸道通气功能障碍是以通气功能障碍为特征，包括遗传和环境等多种致病因素参与发病，在引起机体代谢性障碍的基础上并发或加重诸多为社会熟知的慢性疾病（高血压病、脑卒中、冠心病和糖尿病等）。发病机制涉及鼻-鼻窦和咽腔阻塞两个关键环节，表现为解剖结构异常、炎性反应和神经肌肉调节功能障碍三个关联因素之间的相互作用和转化。炎性反应、发育异常以及占位病变等导致的鼻腔结构异常是上气道狭窄甚至阻塞的前提因素。发育过程中鼻中隔偏曲作为鼻腔结构异常的原发点，可以导致双侧鼻腔空气流动不对称；在狭窄侧通气不畅的基础上，由于宽敞侧过度通气，引发相关结构增生肥厚，进一步加重了鼻腔狭窄、鼻阻力增加。由此继发咽腔负压升高、塌陷；同时，也可以因为鼻腔气流量降低，咽部开大肌反射兴奋性下降，加重咽腔塌陷和阻塞。

一、鼻腔扩容技术概念及意义

针对鼻腔阻塞这一上气道阻塞的源头性因素，通过个性化的鼻腔扩容手术，扩展鼻腔、鼻窦有效通气容积，可有效降低鼻腔通气阻力，减轻或缓解上气道阻塞，提高生活质量。

鼻腔扩容技术是在不断深入理解睡眠呼吸障碍疾病的病理生理机制，伴随着鼻内镜外科技术的不断成熟逐渐孕育发展起来的，源于解决鼻腔阻塞源头因素的睡眠呼吸障碍疾病外科干预。鼻腔扩容术不是单纯的鼻内镜手术，其核心是以扩大鼻腔有效容积为目的，通过鼻部的系列手术矫正鼻腔异常结构，对称性开放鼻窦，降低了鼻腔通气阻力，缓解了上气道阻塞，从而有效解除上气道通气功能障碍的源头因素。意义在于降低上气道通气的前阻力，纠正并改善咽腔塌陷，恢复正常通气功能，促进机体恢复正常的代谢功能，调节睡眠结构。以扩大鼻腔通气容积、缓解鼻阻力的主要外科技术措施见表3-5-8。其中，鼻中隔三线减张成形手术、鼻窦对称开放手术和下鼻甲骨折外移术是核心内容。

表3-5-8 鼻腔扩容技术内容

手术类型		手术内容
	鼻中隔手术	鼻中隔黏膜下切除术
		鼻中隔三线减张成形手术
	鼻窦手术	中鼻道对称开放手术
鼻甲手术	中鼻甲手术	中部分切除术
		中鼻甲骨折内移手术
	下鼻甲手术	下鼻甲骨折外移术
		下鼻甲黏膜下骨切除手术
		下鼻甲黏膜（下）部分切除术

通过对鼻腔结构-功能-症状的研究，鼻腔扩容技术提出应用鼻腔扩大通气容积和通气对称原则，减轻上气道阻力，成功地将鼻内镜外科技术应用于阻塞性睡眠呼吸暂停低通气综合征（obstructive sleep apnea syndrome，OSAHS）治疗，丰富了鼻内镜技术的内涵，扩大了鼻内镜外科技术的应用范围。针对鼻腔阻塞这一上气道阻塞的源头性因素，通过个性化的鼻腔扩容手术，去除鼻腔的炎症及解剖结构异常，有效改善鼻腔的通气、加温加湿和嗅觉等生理功能。

二、鼻腔扩容手术

（一）术前评估与手术适应证

1. 鼻腔症状评估 主要采用VAS评分。

2. 鼻阻力及鼻声反射。

3. 睡眠呼吸监测（PSG）。

鼻腔扩容技术的适应证是伴有鼻堵症状的睡眠呼吸暂停低通气综合征和上呼吸道阻力综合征的患者。其中，轻、中度的OSAHS患者手术效果较好；重度的OSAHS患者，尤其是伴有重度的软腭肥厚和扁桃体肥大，手术效果不如前者，但应将鼻腔扩容手术视为咽腔软腭手术和CPAP正压通气呼吸机治疗的前驱治疗。鼻腔扩容手术可降低重度OSAHS患者的咽腔软腭手术率。

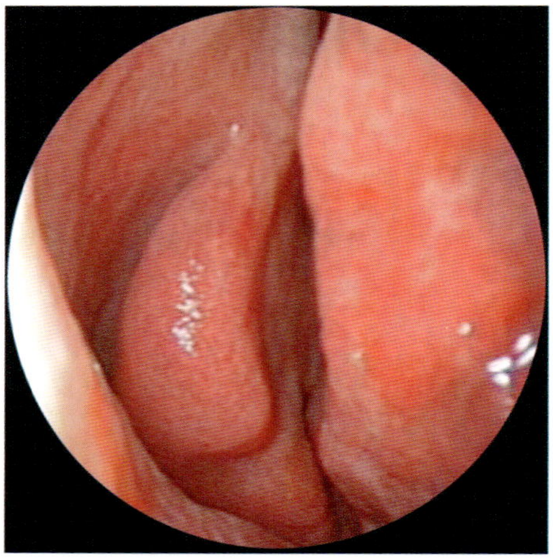

图3-5-160 中鼻甲骨折内移前。中鼻甲反张曲线

（二）手术

手术前准备见第二、三章。

1. 鼻中隔三线减张成形术 见本章第一节。

2. 中鼻甲内移固定术 中鼻甲的形态结构异常直接影响中鼻道的通气和鼻窦引流，泡状中甲、中甲反张、肥大，均可阻塞或压迫中鼻道，诱发或加重鼻鼻窦炎。中鼻甲内移固定可以简化处理上述问题，包括拓宽中鼻道以利于通气、改善中鼻道引流通道以减轻黏膜炎症性反应。内镜下用剥离子将中鼻甲自根部向内按压移位，扩宽中鼻道，中鼻道给予膨胀海绵或硅胶管填塞固定一周取出，如图3-5-160～3-5-162。操作简单、患者耐受性好、效果显著。

3. 双侧中鼻道鼻窦对称开放术 中鼻道以及鼻窦开放是鼻腔扩容的重要部分，钩突增生及筛泡过度发育会导致中鼻道狭窄，阻碍相关鼻窦的引流，影响通气。术前进行鼻窦影像学检查，评估中鼻道狭窄及鼻窦变异状况。根据评估结果，采用的手术内容包括：单纯钩突切除或切除钩突；对称开放筛泡、前后筛窦；对称开放或扩大上颌窦自然口等。中鼻道置入短硅胶管，可以7～10天后取出。必要时可以补充开放额窦或蝶窦。其意义在于扩大鼻腔通气容积、改善鼻腔加湿加温功能、避免张力头痛。

4. 下鼻甲外移固定术 下鼻甲是鼻腔的重要结构，多种因素可以引起下鼻甲增生、肥大，影响总鼻道通气。下鼻甲外移固定术：将圆钝剥离器经总鼻道置入压迫下鼻甲前下端，由前向后骨折下鼻甲根部，将

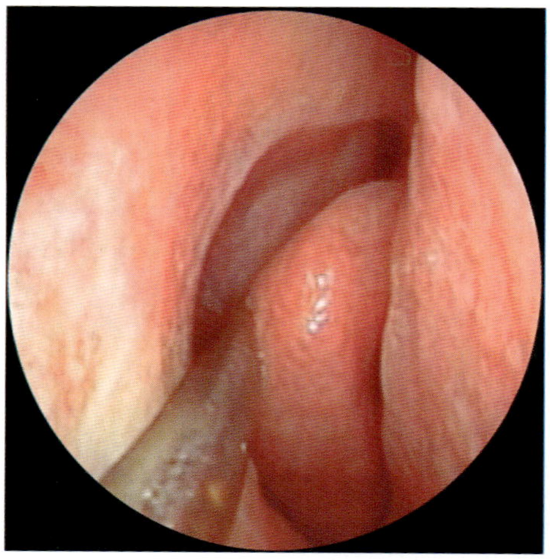

图3-5-161 剥离子将中鼻甲骨折

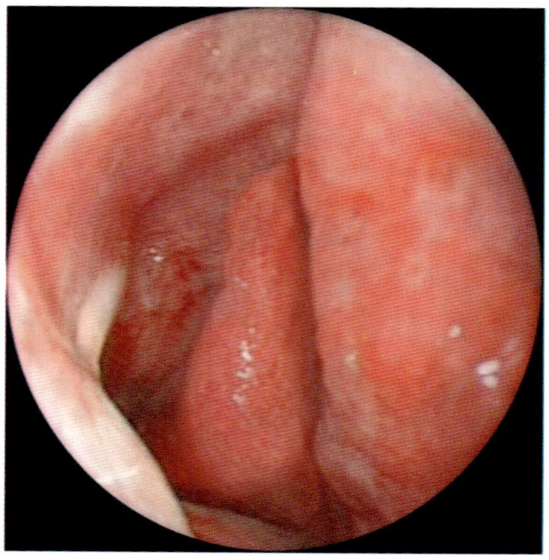

图3-5-162 中鼻甲骨折内移后，中鼻道拓宽

其鼻腔外侧壁移位，敞开总鼻道，总鼻道放置长硅胶管，48小时后取出。该手术具有方法简单、创伤小、疗效明显的优点，可以完好保护下鼻甲黏膜。如图3-5-163、3-5-164。

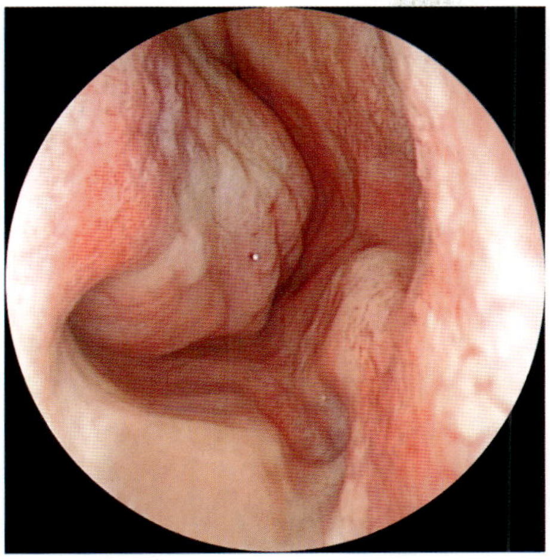

图3-5-163　下鼻甲骨折外移前

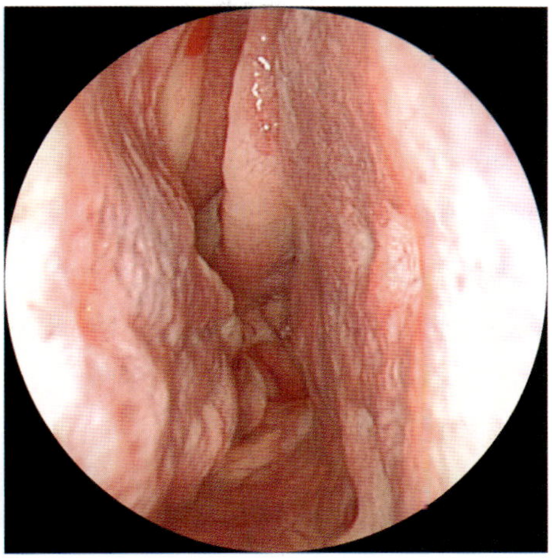

图3-5-164　下鼻甲骨折外移后，鼻腔总鼻道拓宽

（三）术后随访治疗

手术后的随访内容与术前评估对应，包括常规鼻内镜手术镜下随访处理和围术期用药，鼻部症状的VAS评分、鼻功能复查和PSG等定期复查。鼻腔通气功能和PSG的定期复查，应该在术后3、6和12个月进行，然后中长期随诊。

实施扩容治疗后不能解决所有问题，应根据术后评估情况，进行包括CPAP、H-UPPP或减肥等综合治疗。

三、鼻腔手术治疗OSAHS现状

目前，国内外越来越多的学者报道，通过手术纠正鼻腔结构的异常，改善鼻阻力应用于OSAHS的外科治疗。单纯鼻内镜手术对OSAHS的疗效是有争议的，特别是对于OSAHS的诊断金标准——多导睡眠监测各项参数的影响是多变的。目前，国内外学者的普遍观点是单纯鼻腔手术增加鼻部气流不能显著改善AHI，但是可以改善OSAHS患者的部分症状，如打鼾、白天嗜睡等。在临床实践中，通过对比鼻腔扩容术治疗患者术前及术后3个月主观症状及客观指标，发现术后患者鼻堵视觉模拟评分（VAS评分）及嗜睡评分显著改善，术后鼻阻力显著降低，最低血氧饱和度升高。研究发现，鼻腔扩容术可以通过增加鼻腔的有效容积和降低患者的鼻阻力，进而降低咽腔负压，减轻咽腔黏膜水肿，缓解咽腔塌陷，增加咽腔的顺应性，改善患者睡眠状态下的上呼吸道阻塞。不仅可以提高患者的夜间睡眠质量，减轻白天的嗜睡程度，提高生活质量；还能增加经鼻潮气量，促进机体代谢等。总体而言，鼻腔扩容技术解除了上气道通气功能障碍的源头因素，对于OSAHS的治疗是有效的。但有些学者报道单纯鼻腔手术增加鼻部气流不能显著改善客观指标，如AHI等。因此，单纯鼻内镜手术对OSAHS的疗效是有争议的，特别是对于OSAHS的诊断金标准——多导睡眠监测各项参数的影响是多变的。

出现上述争议的核心点在于鼻腔手术应用于OSAHS的外科治疗存在很多待解决的问题。首先，目前研究缺乏前瞻性的大样本多中心的临床对照研究，研究的证据级别有待提高。其次，既往研究的鼻腔手术的范围和方式不统一。部分研究采用单纯鼻中隔偏曲矫正手术；有的研究采用伴或不伴下鼻甲的部分切除；有的研究采用鼻窦开放术和息肉切除手术。而且，在一项研究中，这些术式多混合存在，影响了对鼻腔手术疗效的整体评价。再者，既往研究的鼻腔手术是否达到了鼻腔扩容的效果，即是否真正扩大了鼻腔通气的有效容积未做客观评价。另外，既往研究的患者选择多种多样，也对疗效的评价产生了很大影响。OSAHS患者的严重程度、鼻腔和咽腔的堵塞状态、软腭舌体的肥大情况、是否存在鼻窦炎或鼻息肉、是否只存在鼻腔结构异常等等都是需要考虑的重要因素。最后，术后患者客观观察指标AHI改善不显著，而主观症状（如嗜睡等）明显改善。这种主客观指标分离的现象可能与缺乏更合理、科学的睡眠监测指标有关，如微觉醒、呼吸暂停时间、血氧饱和度与睡眠结构关系等，这方面的研究还有待进一步深入。

四、展　望

随着基础研究的进展及临床经验的积累，在个体化治疗的原则上，应着眼于以下四个方面：

1. 深入鼻腔空气动力学研究　量化评估患者鼻腔结构与气流流场分布，分析和指导临床医生个体化选择和优化手术适应证及手术范围与程度。

2. 建立科学评估体系　针对微觉醒与睡眠结构、呼吸暂停时间、睡眠潜伏期和血氧饱和度监测等客观指标方面，建立细致而又科学的手术适应证和疗效评价体系。

3. 进行长期疗效评价　坚持中远期的临床随访观察，对生活质量和客观指标进行评估，有助于正确选择临床手术适应证和优化处理方式。

4. 临床实践与科学研究密切结合　鼻腔扩容技术的思想产生于减少鼻阻力，改善上气道低通气及OSAHS症状的临床实践，但需要根据患者特点个体化选择手术范围及程度，建立多中心的前瞻性临床研究，获得循证医学证据，丰富及完善鼻腔扩容技术。

参考文献

1. 韩德民. 关注上呼吸道阻塞性疾病的源头性作用. 中华耳鼻咽喉头颈外科杂志，2008，43：161-162

2. Goncalves SC，Martinez D，Gus M，et al. Obstructive sleep apnea and resistant hypertension：a case-control study. Chest，2007，132：1858-1862

3. McNicholas WT，Bonsigore MR. Sleep apnoea as an independent risk factor for cardiovascular disease：current evidence，basic mechanisms and research priorities. Eur Respir J，2007，29：156-178

4. Yaggi HK，Concato J，Kernan WN，et al. Obstructive sleep apnea as a risk factor for stroke and death. N Engl J Med，2005，353：2034-2041

5. Nagai T，Imamura M，Iwasaki Y，et al. Obstructive sleep apnea syndrome accompanied by diabetes mellitus. J Med，2003，34：23-30

6. 韩德民，臧洪瑞. 鼻腔扩容技术. 中国医学文摘-耳鼻咽喉科学，2009，24（3）：197-198

7. 韩德民，王彤，臧洪瑞. 三线减张鼻中隔矫正手术. 中国医学文摘-耳鼻咽喉科学，2009，24：103-105

8. Wang T，Han D，Zhang L，et al. A modified septoplasty with three high tension lines resection. Acta Otolaryngol，2010，130：593-599

9. Nakata S，Noda A，Yasuma F，et al. Effects of nasal surgery on sleep quality in obstructive sleep apnea syndrome with nasal obstruction. Am J Rhinol，2008，22：59-63

10. Koutsourelakis I，Georgoulopoulos G，Perraki E，et al. Randomised trial of nasal surgery for fixed nasal obstruction in obstructive sleep apnoea. Eur Resp J，2008，31：110-117

第六章 鼻及鼻窦真菌性疾病

“真菌性鼻窦炎”（fungal rhinosinusitis，FRS）作为一个独立的疾病概念于1791年首次见于文献报道。1893年和1957年分别有作者证实FRS的致病菌分别为曲霉和毛真菌。此后的文献中关于本病的报道都是以个案分析为主，或者以所感染菌种为主。1965年，Hora根据临床所见将FRS分为“侵袭性”和“非侵袭性”，被认为是在这一领域的“划时代”的分类。但至80年代，以组织病理学为根据对FRS的分类逐步取代了Hora的以临床所见为根据的分类方法。1976年，Safirstein首次报告变应性真菌性鼻窦炎（allergic fungal rhinosinusitis，AFRS）后，文献报告逐渐增多。1983年，Katzenstein等正式提出“变态反应性真菌性鼻窦炎”的概念。国内刘铭（2002）首次报告3例并提出临床诊断和治疗的原则。至20世纪90年代，文献中对鼻窦的真菌性感染的不同方式基本达成共识，即从组织学角度，真菌性鼻窦炎可以是侵袭性或非侵袭性；根据发病过程不同，侵袭性可以表现为急性暴发性、慢性无痛性或肉芽肿性，非侵袭性可以表现为真菌球，也可以表现为变态反应性。各不同亚型FRS的易感人群、临床表现、治疗及预后等都有各自不同的特点。近10年来，随着免疫及变态反应，细菌（包括真菌）生物膜等理论在慢性鼻及鼻窦炎临床研究中的应用，除鼻窦的真菌性炎症外，真菌与鼻及鼻窦细菌性炎症间的相关性也得到临床医生越来越多的重视。

Lackner等证实，20%新生儿鼻腔黏液中可以培养出真菌，出生2个月大的婴儿建立个体菌群，出生后4个月大的婴儿鼻腔真菌培养阳性率为94%(17/18)。许多试验也证实：无论是健康成人还是慢性鼻窦炎患者，其鼻腔中都存在着真菌，但机体健全的免疫系统能够防止可能出现的感染。因此，真菌成分在鼻腔中存在与否以及数量的多少可能都不重要，重要的是：①是否存在某些与疾病发生有关系的真菌；②宿主对鼻腔-鼻窦存在真菌所发生的免疫反应。

在已知的400 000种真菌中，大约400种是人类病原菌种，其中50种可导致人体全身或中枢神经系统感染。虽然存在着明显的地域差别，迄今报道的鼻窦的真菌性感染仍以不同类型的曲霉为主，包括黄曲霉、黑曲霉、构巢曲霉、毛霉、暗色真菌等。

由于宿主机体全身或局部的代谢或免疫状态等的不同，同样的真菌会导致完全不同的感染性损害，造成这些损害的病理学机制完全不同，其性质、程度及预后也完全不同。因此，临床上多数病例都可以根据上述5种不同亚型分类判断预后并进行相应的诊断、治疗。但随着观察病例的增加，临床上发现虽然侵袭与非侵袭性真菌性鼻窦炎的组织学特点理论上很明确，但非侵袭性真菌性鼻窦炎有可能衍化为侵袭性者。

鼻窦真菌性疾病的诊断原则上离不开患者的病史、鼻腔局部内镜所见、影像学、组织学、微生物学、免疫学等方面的检查结果，但是不同类型真菌性感染的诊断仍需进行更具针对性的检查。由于病理特点不同，各类型的真菌性鼻窦炎治疗原则及具体治疗手段也有很大差别。

第一节 非侵袭性真菌性鼻窦炎

一、鼻窦真菌球

（一）发病机制

鼻窦真菌球（fungal ball，fycetoma）是鼻窦真菌性感染中最常见者，预后最乐观。多发生在全身免疫代谢状态正常者，与鼻腔或鼻窦局部解剖结构异常关系密切。但近来也发现，许多患者并无系统性疾病或反复发作的鼻窦病史。目前，被广泛接受的病因学理论为：首先是病变部位出现了鼻窦黏膜纤毛清除系统的清除机制功能障碍，局部微生态环境发生变化，这一障碍及局部微生态环境的变化，导致鼻窦黏膜表面存在的真菌在窦腔内定植，繁殖并最终引起黏膜炎症。真菌菌丝在鼻窦中导致的是感染性炎症过程，而非局部免疫反应。

（二）临床特点

迄今为止，报道中的性别比男女比例约为2∶3，女性发病明显高于男性。无儿童发病的报道。单侧上颌窦为最好发部位，其次为蝶窦、筛窦，原发于额窦者罕见。单侧、单窦发病为主，也可逐渐累及一侧全组鼻窦，非医源性干预而累及双侧或者多窦者罕见。

（三）主诉及症状

无论原发于哪个鼻窦，75%以上患者主诉中都会有少量多次新鲜血涕。值得注意的是，主诉中鼻堵、分泌物增加等鼻窦炎常见的鼻科症状多不典型，但却与受累鼻窦的部位明显相关。如发生于上颌窦的真菌球的症状为一侧面部疼痛或牙痛，发生于蝶窦者可以表现为单侧头面部疼痛、视力改变等，发生于后筛者可以出现突然无诱因的视力下降或上睑下垂。因此，鼻窦真菌球患者的首诊部门常常可能是神经科、眼科、齿科等症状相关学科，经影像学怀疑后才有可能转至鼻科，期间易出现误诊误治。

（四）体征

鼻腔内镜检查可以见到中鼻道黏膜水肿或息肉，或见钩突水肿，向内侧隆起，或表现为整个鼻腔外侧壁内移；局部略稀薄脓性分泌物（图3-6-1）。许多病例局部体征隐匿，中鼻道或后鼻孔可见线状脓性分泌物，分别源自半月裂和蝶筛隐窝，需要收缩黏膜后仔细检查。少部分病例在中鼻道可以见到黄褐色或黑褐色干酪样蓄积物（图3-6-2），其性质或颜色取决于所感染真菌的种类。约1/3患者的鼻腔检查无任何阳性体征。

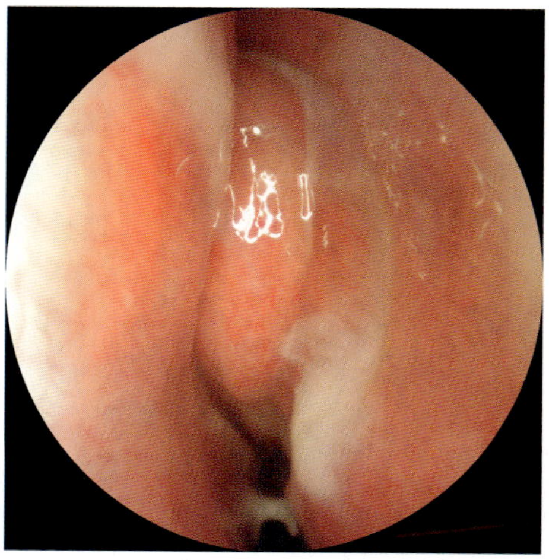

图3-6-1 真菌球性鼻窦炎鼻内镜图。左侧中鼻道黏膜水肿，局部有稀薄黏白色分泌物

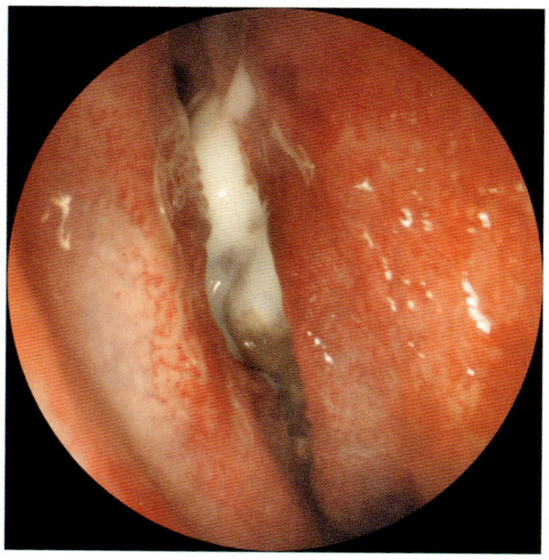

图3-6-2 真菌球性鼻窦炎鼻内镜图。充分收缩黏膜后可见中鼻道黏脓和黄绿色干酪样真菌团块

（五）影像学特点

鼻窦真菌球首选的影像学检查为CT扫描检查，通常选用骨窗。在鼻窦软组织密度影中，70%以上病例可见到颗粒状或斑点状高密度影，在有骨质吸收或破坏的同时，可伴有窦壁的骨质增生。骨质增生尽管非特异，但常作为提示真菌感染的重要影像表现，尤以上颌窦和蝶窦明显（图3-6-3 ～ 3-6-5）。部分患者鼻窦含气好，仅仅有部分软组织密度影或有斑点状高密度阴影，但软组织密度影不规则，称之为“土坷垃”样影像表现（图3-6-6、3-6-7），常提示为真菌感染。

（六）组织病理学特点

经特殊银染后，可见附着在鼻窦黏膜表面的真菌团块呈“洋葱球样”生长繁殖，在黏膜、骨组织或血管内都没有真菌成分侵入（图3-6-8）。与真菌球接触的黏膜内以中性粒细胞或巨噬细胞为主，其间有轻度或中度的淋巴细胞、浆细胞及嗜酸性粒细胞浸润，但是没有纤维组织增生，无肉芽组织形成，嗜酸性粒细胞较少。

（七）治疗及预后

1. 手术方式　鼻窦真菌球的治疗原则是彻底清除鼻窦腔内蓄积的真菌团块，重建鼻腔和鼻窦通气引流通道，并确保长期和充分的引流及通气，恢复黏膜纤毛清除系统功能，彻底改变真菌赖以生存的微环境。因此，保留窦腔黏膜的内镜下鼻窦开放手术是最佳选择。不同鼻窦的手术方式略有不同。

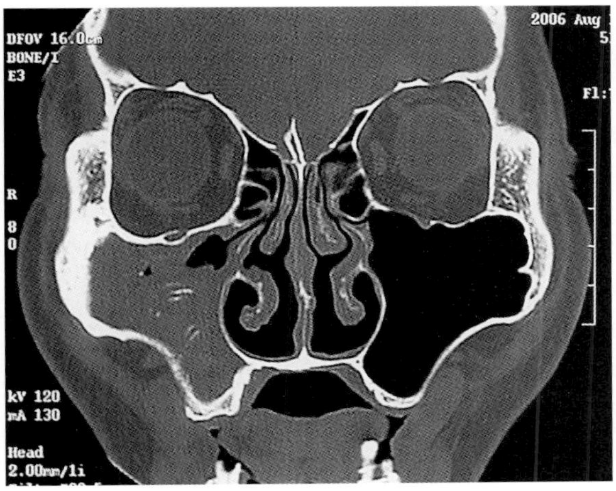

图3-6-3　真菌球性上颌窦炎（右侧）。冠状位CT，骨窗。右侧上颌窦软组织密度影，部分含气，软组织中有散在钙化影

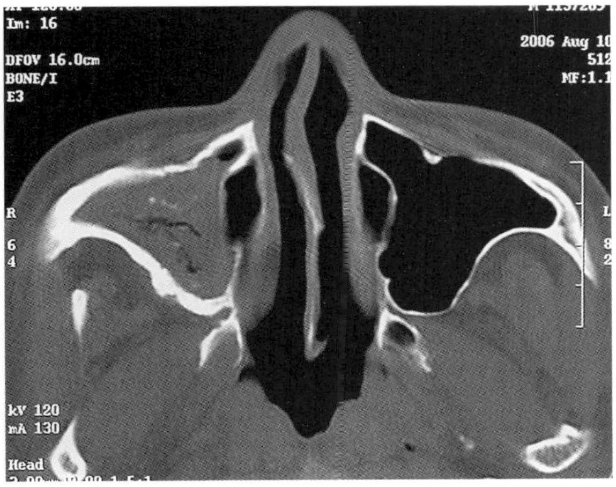

图3-6-4　患者轴位CT，骨窗。右侧上颌窦窦壁骨质增厚

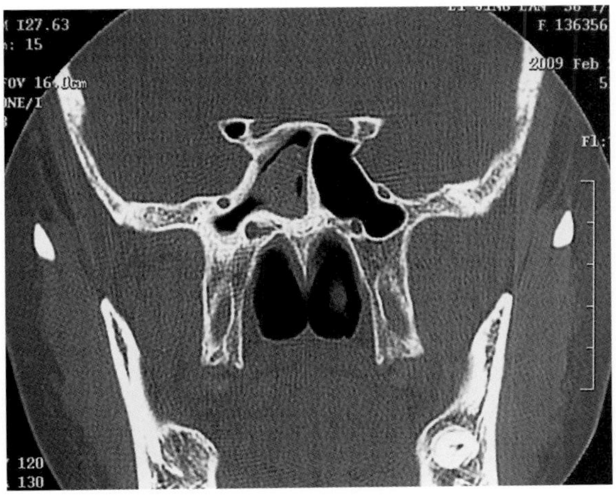

图3-6-5　真菌球性蝶窦炎（右侧）。蝶窦内软组织密度影，有钙化斑，部分含气，蝶窦骨壁向心性肥厚

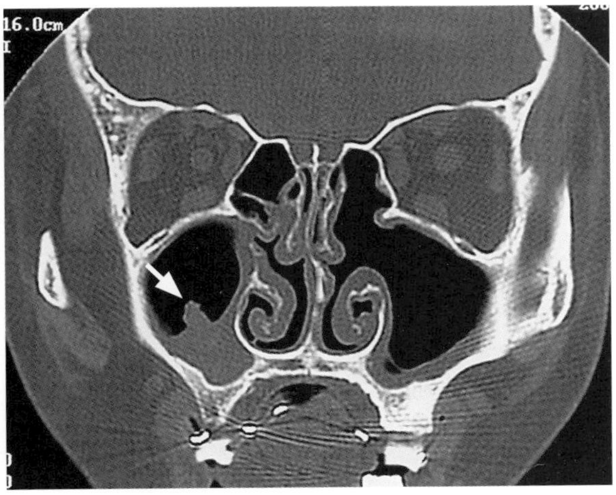

图3-6-6　真菌球性上颌窦炎（右侧）。右侧上颌窦含气好，下部不规则软组织影，（→），呈“土坷垃”样征，可见钙化斑

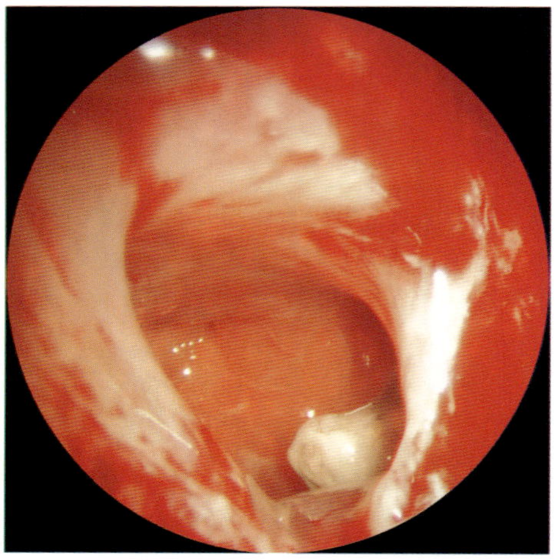

图3-6-7 患者鼻内镜术中经中鼻道70°镜下见上颌窦底黏膜水肿，有黄绿色小块真菌团

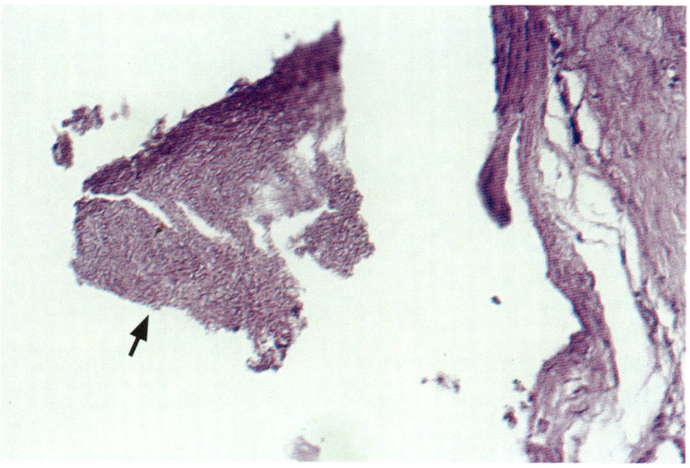

图3-6-8 真菌球组织病理切片。HE染色，箭头示由真菌包裹形成的真菌球，组织内无真菌。×40

（1）上颌窦：通常采用经中鼻道上颌窦开窗，清除窦内真菌团块，黏膜则保留，常常为轻度充血肿胀（图3-6-9、3-6-10）。黏膜的炎症常与近期是否有明显感染有关。如若上颌窦发育较为明显，且真菌球位于窦腔底部，如前齿槽隐窝。必要时，可以行下鼻道上颌窦开窗，辅助清理。临床上有些轻症病例，病灶恰在窦底，可以单纯经下鼻道上颌窦开窗清理病灶，并建立上颌窦的通气引流。不主张采用Caldwell-Luc的手术方式。

（2）筛窦：相对上颌窦容易，常规的筛窦开放即可（图3-6-11）。

（3）额窦：原发少见，术中根据额窦开放后所形成的额窦口大小，决定是否采用额窦底切除的方式；继发额窦真菌球，则常伴额隐窝局部骨质增生，常需要采用经鼻改良Lothrop手术（图3-6-12、3-6-13）。

（4）蝶窦：蝶窦孤立的真菌球常见，多伴窦壁的向心性增厚，窦腔变小（图3-6-5），术后因骨质增生及瘢痕形成易闭锁，故蝶窦前壁的扩大切除并充分开放蝶窦是十分必要的（图3-6-14 ~ 3-6-16）。手术中可以借助蝶窦Karrison咬骨钳或电钻清除增厚的蝶窦骨壁。

2. 真菌团块处理　在真菌球的鼻窦开放手术当中可以见到受累鼻窦腔内大量干酪样物蓄积，随感染菌种不同，干酪样物、泥沙样、块状或呈黄褐色、黑色等不同质地及颜色（图3-6-17），这些干酪样蓄积物需要清理。但术中应完全保留黏膜，除明确的息肉外，即便有些黏膜表现为轻度的水肿也应予以保留，禁止撕扯或搔刮等根治性术式常用的手法，尤其应注意避免因撕扯等造成连带的眶或颅壁骨质损伤，尽可能使用对黏膜刺激少的清理方式，如将真菌团块剥碎后吸引出，然后进行生理盐水盥洗。曾经有作者报告用

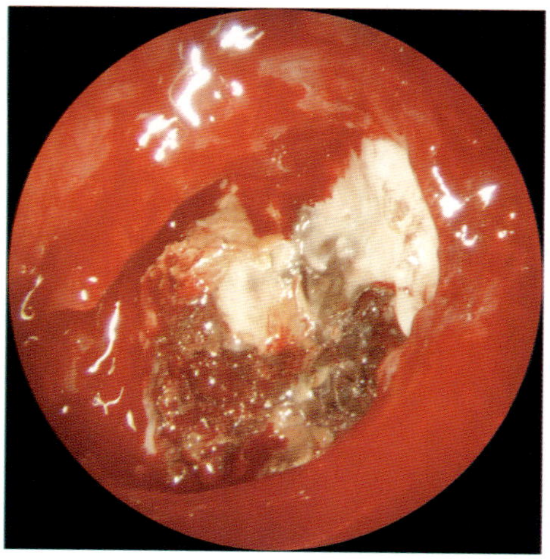

图3-6-9 70°鼻内镜下经中鼻道观察上颌窦内黄褐色干酪样真菌团块

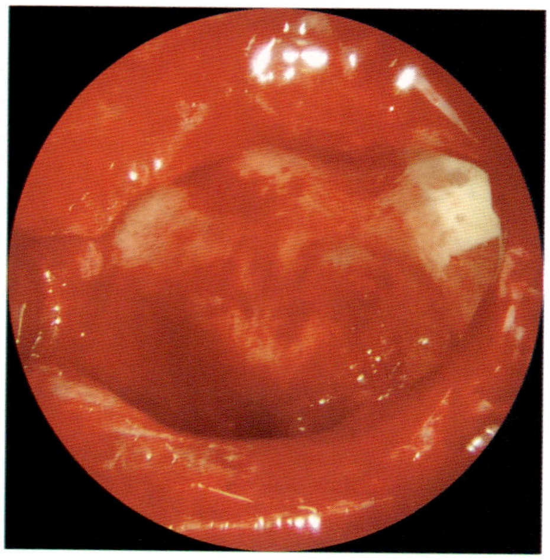

图3-6-10 鼻内镜下清除真菌团块后观察上颌窦黏膜充血，轻度水肿

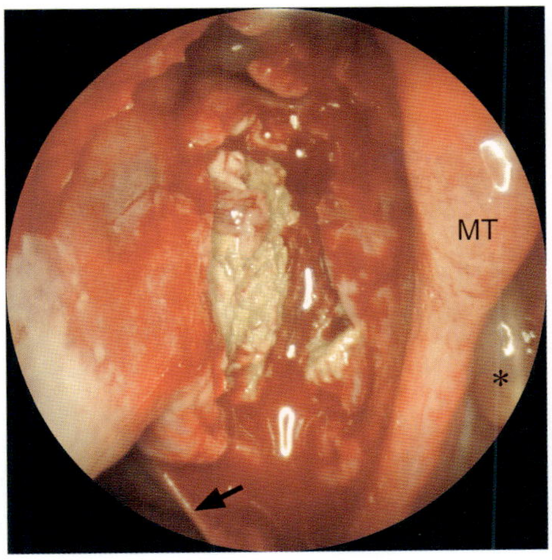

图3-6-11　筛窦真菌球（右侧）。开放筛泡后见黄绿色干酪样真菌团。MT：中鼻甲

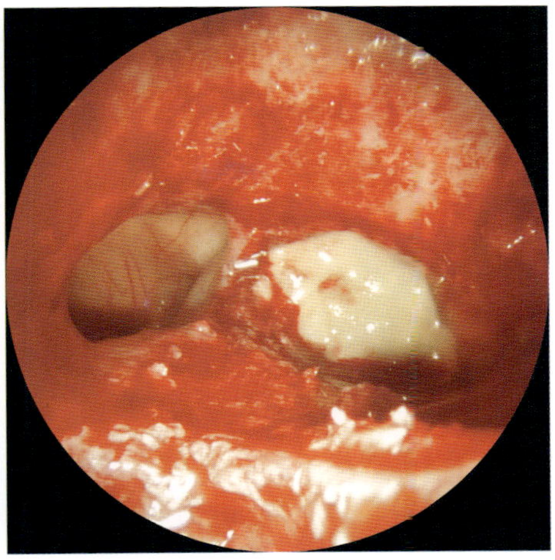

图3-6-12　鼻内镜手术后继发额窦真菌球性鼻窦炎（左侧）。经鼻内镜下Draf Ⅲ手术后，见左侧额窦内充满黄褐色干酪样物

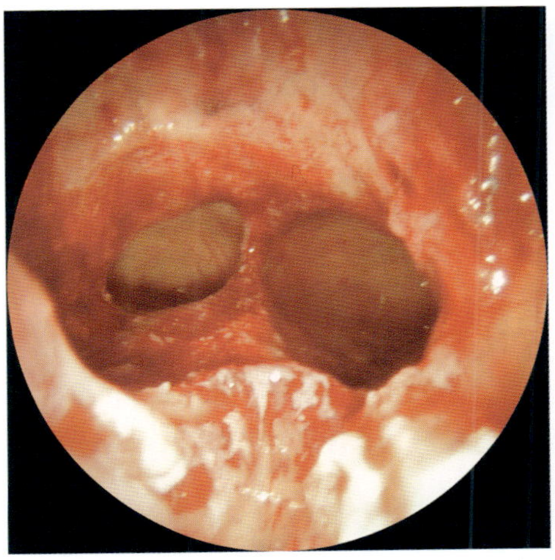

图3-6-13　清除干酪样物后，见左侧额窦黏膜较右侧充血明显，尚光滑

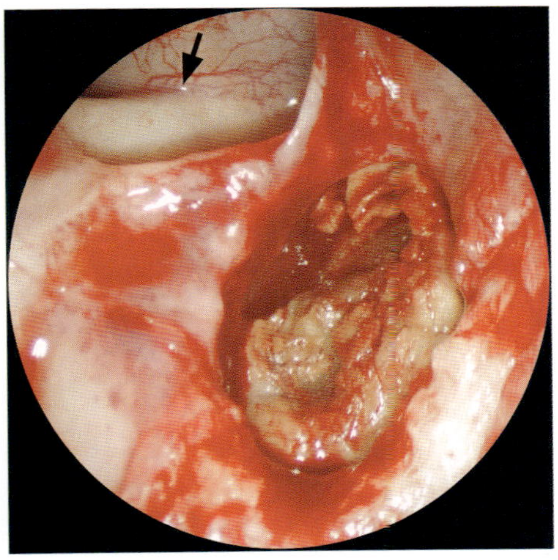

图3-6-14　真菌球性蝶窦炎（右侧）鼻内镜术中所见。开放蝶窦后见蝶窦内充满黄绿色干酪样真菌团块（箭头示右视神经管隆起）

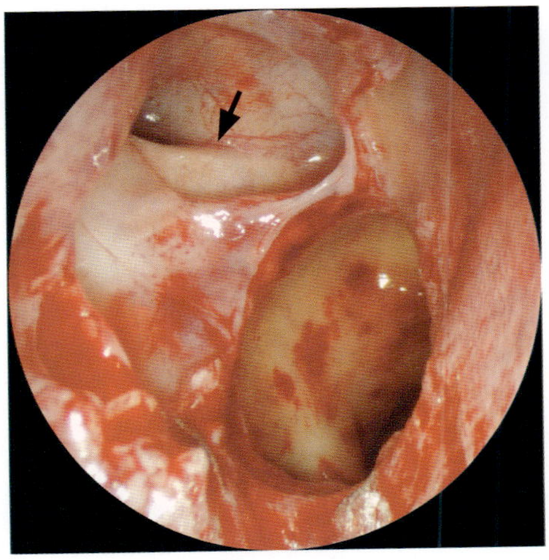

图3-6-15　清除蝶窦内干酪样真菌团块后鼻内镜下观察右侧蝶窦黏膜轻度充血水肿（箭头示右视神经管隆起）

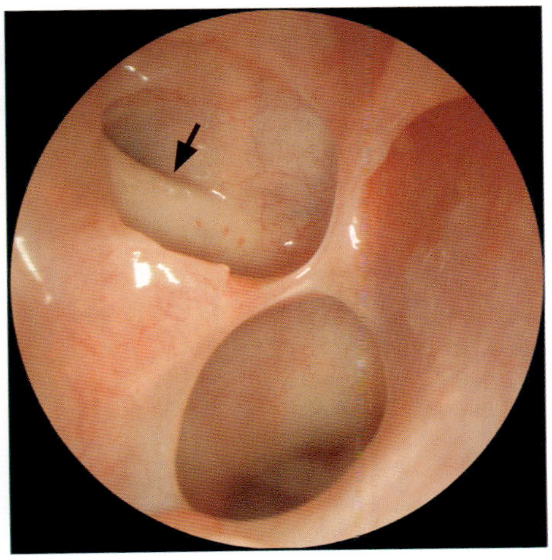

图3-6-16　鼻内镜术后6个月鼻内镜下随访所见。蝶窦口宽敞，黏膜上皮化。外上位Onodi气房，可见视神经管隆突（→）

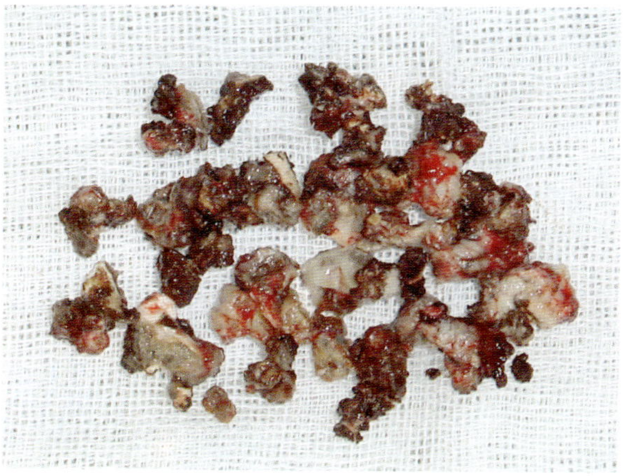

图3-6-17 干酪样真菌团块标本

纱条“打滚”的方式清除真菌团，但不应提倡这种挤压的方式，该方式像砂纸一样对黏膜的损伤十分明显。

3. 预后 真菌球预后良好。理论上手术的治愈率为100%，实际上术后复发率低于3% ～ 5%。通常没有必要进行局部或全身的抗真菌药物治疗。但应进行长期内镜随访，重点观察手术窦口开放状态、窦内黏膜恢复状态。对于不易观察的鼻窦，可以根据症状定期复查鼻窦CT。

在各种类型的真菌性鼻窦炎中，真菌球属于非侵袭性的腐生性感染性炎症，预后良好，不应累及邻近组织或器官。但实际上，临床上仍然能够观察到这样一些病例：早期的各种临床表现均符合真菌球的诊断特点，但最终却逐步衍化为侵袭性真菌性鼻窦炎，且引发眶内、颅内组织内侵袭性真菌感染，甚至致残或死亡。通过分析这些病例的逐步转归演变过程可以发现，可能的原因归纳为：①宿主全身疾病，特别是免疫功能状况低下。如当患者合并糖尿病时，真菌球的发展速度更快，且能够通过局部骨质破坏而直接侵入邻近部位而造成侵袭性损害，典型的病例如长期糖尿病合并蝶窦真菌球造成的颅内侵袭。②处置不当。临床医生对真菌性鼻窦炎的认知程度、诊断及治疗原则，缺乏全面和正确的认识。如手术未能彻底清除真菌团块，同时未能充分建立鼻窦通气引流通道或手术方式不准确，导致窦内真菌生长而最终形成对周围结构的侵蚀。

二、变应性真菌性鼻窦炎

（一）发病机制

慢性鼻窦炎中，有4% ～ 7%的变应性真菌性鼻窦炎的发病率。真菌作为变态反应原，通过免疫介导机制造成组织内sIgE增高，鼻窦黏膜发生非感染性炎症，引发分泌物增加及纤毛清除率下降，由此导致真菌在窦腔内滞留时间延长，变态反应性黏蛋白蓄积，并进一步造成黏膜持续水肿，甚至息肉形成，随后整个过程进入恶性循环。

（二）临床特点

AFRS以中、青年男性为主，常有家族过敏史。部分患者可同时或分别伴有长期、反复发作的哮喘及多次鼻息肉摘除史，但很少伴有阿司匹林过敏。AFRS常发生于双侧多个鼻窦，极易被临床考虑为慢性细菌性鼻窦炎鼻息肉。有作者估计，需手术解决的鼻窦炎鼻息肉病例中，AFRS发病远高于报道的病例数。

（三）主诉及症状

AFRS的症状几乎没有特异性，主要表现为鼻堵、嗅觉减退或消失、分泌物黏稠不易擤出。当病变导致骨质破坏使邻近部位或器官受累时，患者可能出现相应的症状如视力下降、动眼障碍或眼球突出等。

（四）体征

鼻腔局部检查最容易见到的是弥漫的黏膜水肿以及多发息肉，部分病例可以见到“变态反应黏蛋白”——一种极其黏稠，不易抽吸，外观呈“油灰样”，黄色或绿色（图3-6-18），其间混有许多颗粒，且常伴有恶臭的分泌物。这种黏蛋白是AFRS最具特异性的重要提示。

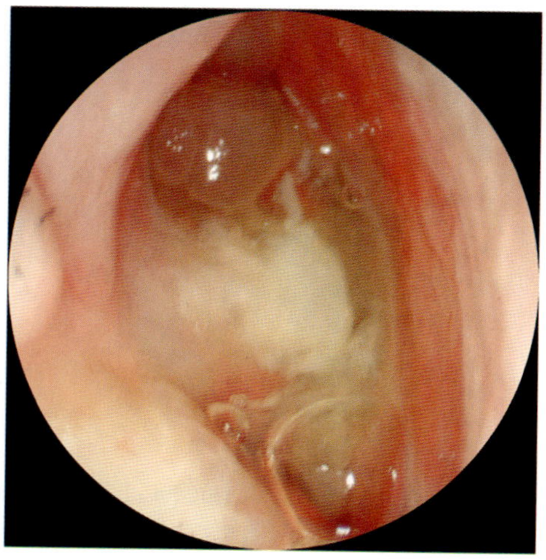

图3-6-18 变应性真菌性鼻窦炎鼻内镜图。鼻腔黏膜水肿，多发鼻腔息肉，伴黄色果酱样黏着分泌物

（五）影像学特点

典型的AFRS的CT表现为一侧为主的双侧、多窦充满窦腔的透过度下降，其间可见云雾状高密度影，常伴有窦腔扩大，软组织窗扫描中，上述特征较为“夸张”。19% ～ 64%可见到骨质破坏，

眶壁或颅底骨壁大面积消失，鼻窦腔可扩展至眶或颅内，其间仅有眶骨膜或硬膜相隔。周兵等（2004）报告选择根据手术前后实验室和组织病理学检查确诊的21例变应性真菌性鼻窦炎CT扫描资料中，突出的影像表现为单侧或双侧多窦腔内密度均匀的高密度阴影，似毛玻璃状，但阴影周边（即毗邻鼻窦骨壁处）为软组织密度阴影（图3-6-19、3-6-20），并且在软组织窗扫描中更为明显（图3-6-21、3-6-22），术中所见鼻腔或鼻窦内分布黏蛋白与CT显示毛玻璃样高密度影一致。CT扫描中，伴鼻窦骨质吸收成为另一特征，表现为伴不同程度骨质吸收或结构不清。骨质吸收中，筛窦最常受累，毗邻结构中，眶纸板最常见骨质吸收，因此，眶内侵犯也最多见，以下依次为前、中及后颅窝。常见的骨质受压吸收是由病灶压迫骨质重塑过程形成的，而非真菌侵犯所致，即主要是变应性真菌性黏蛋白的积聚，形成了变应性真菌性鼻窦炎典型影像特征，黏蛋白积聚膨大的结果，导致窦腔扩大、窦壁变薄或重塑，从而在影像上表现为骨质吸收或破坏。即便如此，病灶与周围组织有明显的界限，即无组织内真菌侵犯。

AFRS的MRI信号强度随着受累鼻窦内容物成分的不同及分泌物含水或含蛋白量的高低而出现很大差异。T_1W可以表现为低信号、等信号或高信号；由于黏蛋白内高浓度金属离子的作用或蛋白浓度较高而自由水成分较低，T_2常会表现出信号流空，窦壁周边呈长T_2信号（图3-6-23，24）。由于这种信号的不稳定性，

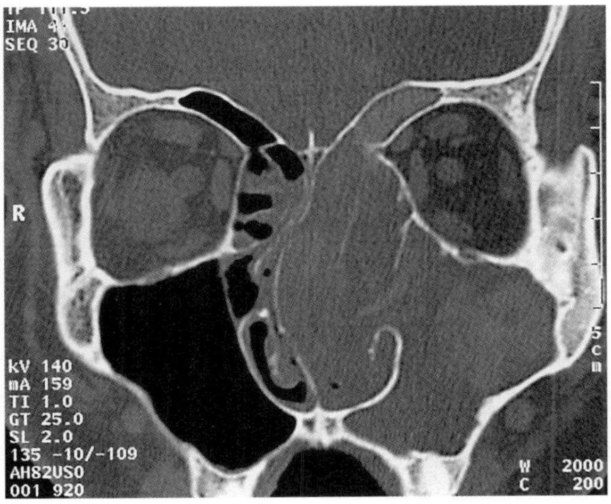

图3-6-19　变应性真菌性鼻窦炎（左侧）冠状位鼻窦CT扫描，骨窗。鼻腔、上颌窦及额窦可见散在片状高密度阴影，筛窦骨间隔部分吸收；鼻中隔受压突向对侧

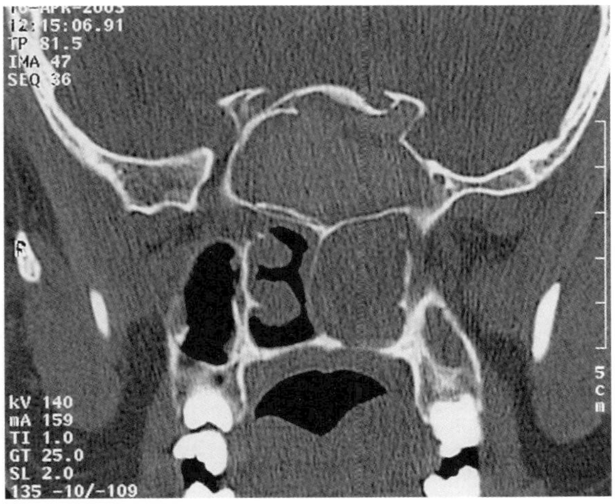

图3-6-20　患者冠状位鼻窦CT扫描，骨窗。蝶窦间隔骨质吸收，窦内片状高密度阴影，周围有密度略低软组织影

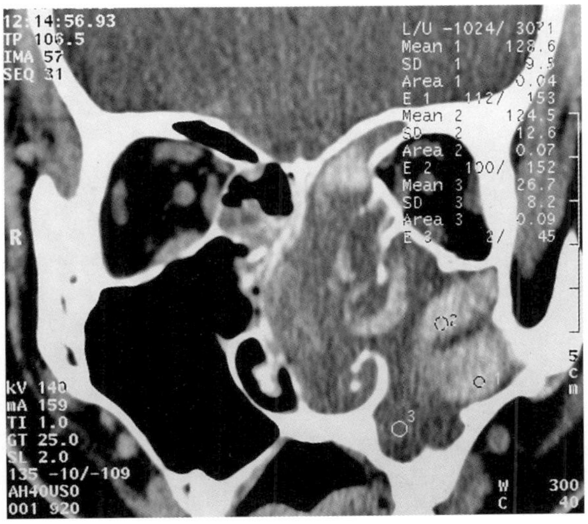

图3-6-21　患者冠状位CT扫描，软组织窗。骨窗所见高密度影被“夸张”，形成典型高密度片状阴影，周围为软组织密度阴影

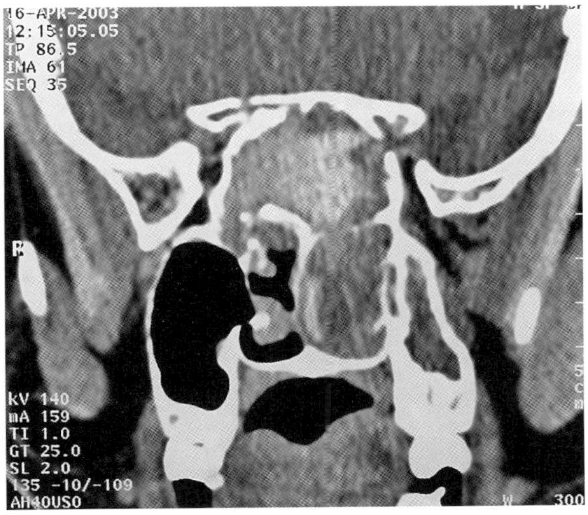

图3-6-22　患者经蝶窦冠状位CT扫描，软组织窗。蝶窦内明显高密度片状阴影，伴周边骨结构吸收

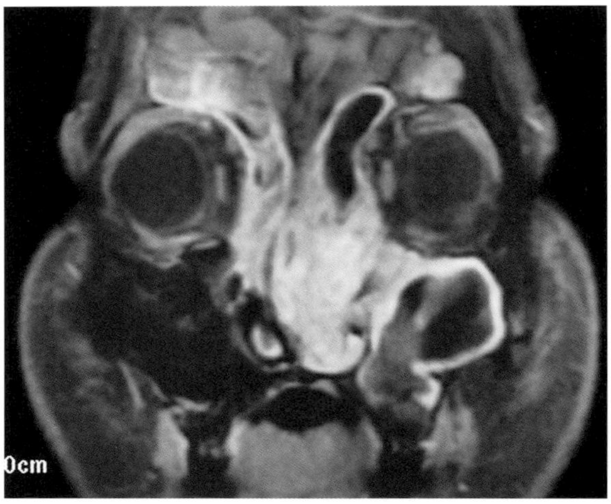

图3-6-23 患者MRI冠状位T_1WI增强扫描，鼻腔及上颌窦和额窦黏膜强化明显，左侧额筛区及上颌窦呈明显低信号

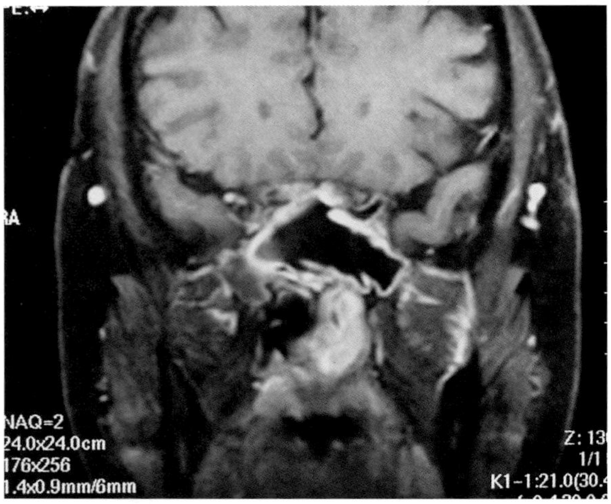

图3-6-24 患者MRI冠状位经蝶窦T_1WI增强扫描，蝶窦周边强化明显，蝶窦内呈明显低信号

MRI虽然有很强的参考价值，相比较下，AFRS的影像学诊断仍然以CT为主。

（六）组织病理及免疫学特点

AFRS黏膜的组织学检查可见到由大量嗜酸性粒细胞组成的非特异性炎细胞浸润，但不会见到真菌成分。AFRS变态反应黏液中可以发现大量不同阶段的嗜酸性粒细胞及其降解产物——Charcot-Leyden晶体，还可以发现存在于黏膜外的变形并重新排列的真菌菌丝成分，虽然与真菌球者相比菌丝的量很少，但如果经过培养分泌物中如果有真菌生长，则非常有助于诊断。由于实际操作的限制，真菌检测的阳性率多在60%左右，因此没有检测到真菌成分也不应完全除外AFRS。

（七）诊断

1994年，Bent和Kuhn在15例病例基础上提出了AFRS的5个诊断标准：①鼻息肉；②变态反应性黏液；③特异性CT表现；④真菌涂片或培养阳性；⑤病史、皮肤点刺试验或血清学诊断的对真菌的Ⅰ型变态反应。Marple（2002）总结变应性真菌性鼻窦炎的特点：①多发于具有特应性体质的青少年；②单侧或双侧鼻息肉；③总IgE及特异性IgE升高；④影像学检查特征：CT扫描为窦腔内高密度影，周边为软组织影，MRI表现为信号减弱或消失，周边软组织（黏膜）呈短T_1和长T_2信号；⑤皮肤变应原试验：一种或多种真菌++～++++，分泌物涂片嗜酸性粒细胞增多；⑥窦腔内为果酱或油灰样黄色或黄褐色分泌物（黏蛋白），涂片可见真菌菌丝或真菌孢子；⑦组织病理学：大量嗜酸性粒细胞浸润，可见Charcot-Leyden晶体，组织内无真菌浸润；⑧综合治疗：包括局部和全身糖皮质激素和免疫调节治疗、抗真菌药物及手术。但此后不断发现一些相关的检测结果的不确定性使其中一些项目受到怀疑，如：血清或皮肤检测到的结果不一定能准确地反应鼻腔鼻窦黏膜局部产生的IgE，血清总IgE升高不总能够正确反应AFRS与变态反应间的关系；真菌培养阳性不能证实AFRS的诊断，真菌培养阴性不能除外AFRS的诊断等等。同时，很多作者发现，与血清sIgE以及真菌培养结果比较，组织内的sIgE测试更敏感、更准确，而且还可以给局部组织受累后产生真菌特异性IgE的病理机制提供证据。因此，今后对AFRS的诊断中，也许更应强调对真菌的组织sIgE阳性反应的作用。

目前，得到普遍认同的AFRS的诊断包括必要及辅助条件。必要条件：①包括病史、皮试及血清学证实的Ⅰ型变态反应；②鼻息肉；③特征明显的CT表现；④特异性黏液涂片中可见大量嗜酸性粒细胞及真菌成分；⑤组织学检查无真菌成分组织侵袭。辅助条件：①影像学检查可见骨侵蚀；②真菌培养阳性；③一侧为主的双侧鼻窦病变；④有哮喘病史；⑤Charcot-Leyden晶体；⑥末梢血嗜酸性粒细胞计数升高。复发的AFRS只需涂片见到真菌成分和特异性黏液中大量嗜酸性粒细胞就可以证实。

（八）治疗及预后

综合治疗是原则，包括局部和全身糖皮质激素和免疫调节治疗、抗真菌药物及手术。

1. 手术治疗　由于其高复发率，而且大面积骨质吸收及鼻窦内容物向眶及颅内的突入在AFRS中很常见，传统上AFRS的治疗主要是根治性的手术治疗+术后全身抗真菌治疗，包括上颌窦根治、蝶筛窦开放、鼻侧切开、面中部接翻甚至颅面联合手术等，但这些方法都没有降低其高复发率，且术后并发症严重，甚至有颅面联合进路术后肺栓塞的报道。随着对免疫及组织学在AFRS中的逐步深入的了解及内镜技术的完善，进入20世纪90年代以来，完全依赖于内镜技术的"保守但却彻底的手术方式"已经完全取代了上述传统的手术方式。皮质激素、局部抗真菌治疗以及免疫治疗也取代了术后全身抗真菌治疗。

AFRS并不单纯属于感染性疾病，而是一种对真菌变态反应引起的一系列阻塞性病变。在手术开放引流的基础上，完整、周密的抗变态反应及局部抗真菌治疗是迄今为止已被证明很有成效的治疗原则。

手术的原则是彻底开放所有受累鼻窦，其中窦口充分扩大的方法与常规的鼻窦炎的手术有明显区别。手术的目的是既要清除形成阻塞的息肉及严重水肿组织，还需要清除积蓄在窦腔内的变态反应性黏蛋白，清除变应原并防止新生变应原蓄积。在彻底或充分开放的基础上，对于黏膜的处理，AFRS的手术方式与常规鼻窦开放手术相同，即同样应禁止撕扯或搔刮等方法。水肿严重，尤其是形成息肉的黏膜，可以用动力系统除去水肿组织，保留黏骨膜；当影像学已经证实有眶壁或颅底骨壁的骨质吸收时，更应注意清理息肉及水肿组织时所使用的器械以及手法，尽量采用咬切及电动切割吸引器等锐切割方式。如有条件应考虑计算机影像导航技术以尽量避免眶或颅内的损伤。在所有鼻窦的处理上，额窦具有某种特殊性，由于其解剖结构的特征，单纯做额隐窝的手术，难以获得像筛窦、上颌窦及蝶窦那样开放成较宽畅的引流口，在明确额窦积聚较多黏蛋白的情况下，可以采用额窦底切除，即经鼻改良Lothrop手术方式（Draf Ⅲ）。换言之，变应性真菌性鼻窦炎，额窦受累，是经鼻改良Lothrop手术的适应证之一（图3-6-25 ～ 3-6-28）。

2. 药物治疗　手术不可能完全清除鼻窦内的真菌成分，更不可能控制患者局部及全身的变态反应状态。因此，除手术外，药物治疗也是AFRS治疗中的重要部分。药物治疗中包括抗变态反应及抗真菌两部分治疗。

（1）糖皮质激素：通过糖皮质激素口服及鼻腔局喷激素进行全身及局部的抗变态反应治疗。

（2）抗真菌治疗：由于AFRS中真菌属于变应原，因此，消灭或减少鼻腔内的真菌、减少或阻滞变应原刺激、阻断变态反应炎症过程是抗真菌的主要目的。抗真菌药物主要通过鼻腔冲洗途径局部用药。具体给药剂量为两性霉素B溶液（50 ～ 100μg/100ml生理盐水，避光保存）鼻腔冲洗，每日两次。在手术开放引流的基础上，完整、周密的抗变态反应及局部抗真菌治疗是迄今为止已被证明很有成效的治疗原则。

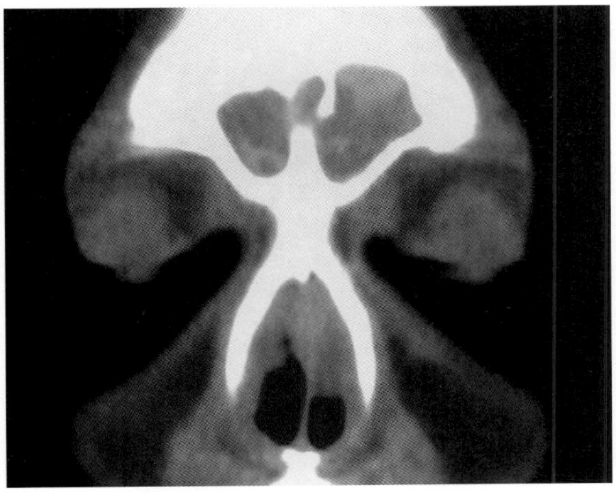

图3-6-25　变应性真菌性鼻窦炎（双侧）经鼻Draf Ⅲ手术。术前冠状位CT，软组织窗。双侧额窦片状高密度阴影

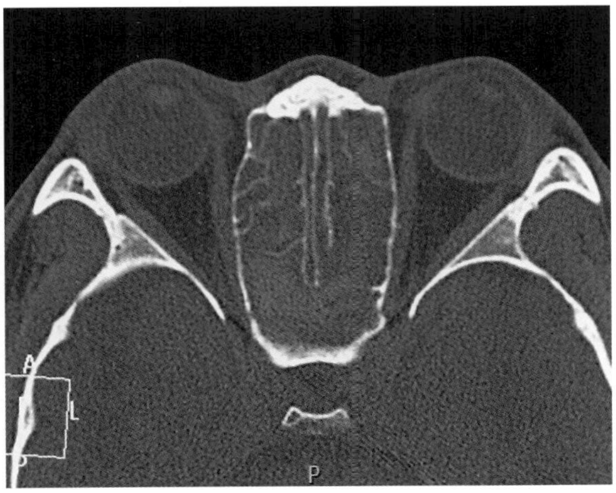

图3-6-26　患者术前轴位CT，双侧筛窦及蝶窦可见高密度片状阴影

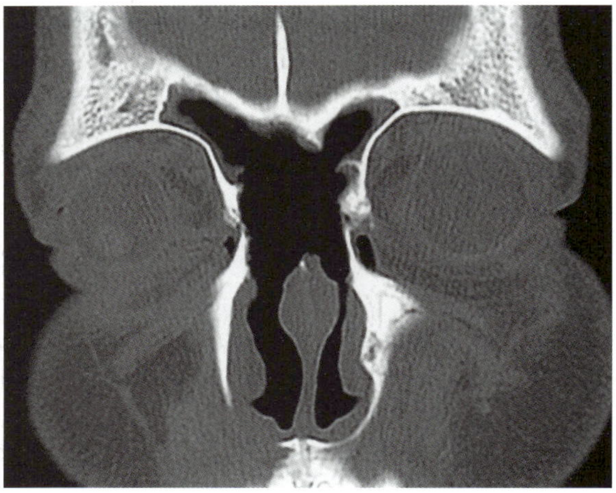

图3-6-27 患者经鼻Draf Ⅲ手术后冠状位CT示切除额窦底后，形成中线额窦引流通道，额窦含气好

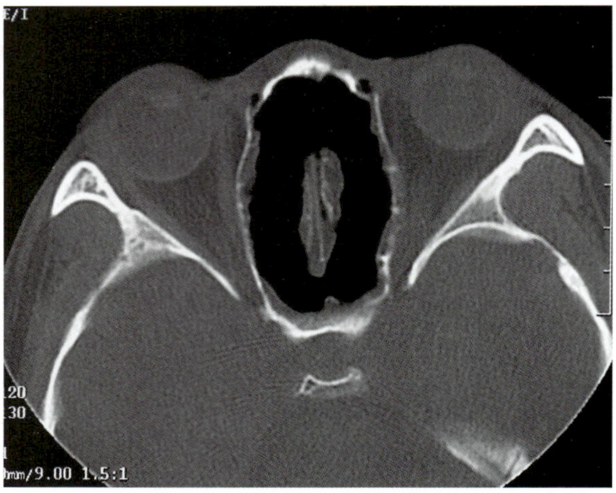

图3-6-28 患者经鼻Draf Ⅲ手术后轴位CT，额窦、筛窦及蝶窦融合，轮廓化

第二节 侵袭性真菌性鼻窦炎

一、急性暴发型真菌性鼻窦炎

（一）发病机制

与非侵袭性者的真菌成分仅停留在黏膜表面不同，在急性暴发型真菌性鼻窦炎（acute fulminant fungal rhinosinusitis，AFFRS）发病过程中，真菌易于侵入小静脉或小动脉而形成血管内膜炎，真菌性栓子形成，局部组织缺血及酸中毒。而酸中毒环境反过来又有利于真菌生长。这种循环造成局部组织坏死，并可致邻近组织结构受累。

AFFRS罕见于健康个体，常见于未能完全控制的糖尿病，并发酮症性酸中毒的患者高发。80%的致病菌源于接合菌亚纲，如根霉、根毛霉、犁头霉及毛霉等。这类真菌的毒性较高，糖尿病患者微血管灌注减少导致的组织局部缺血会限制吞噬细胞进入感染灶。

AFFRS另外一个高发的群体是由于严重的中性粒细胞减少造成的免疫抑制患者，致病菌以曲霉为主，包括血液病、全身化疗、全身类固醇治疗以及因骨髓移植或器官移植而进行免疫抑制治疗以及艾滋病患者。

（二）临床表现

经血管入侵并沿血管播散决定了其急性暴发型的临床特点。真菌仅于数天至数周内即可侵入黏膜、黏膜下、血管以及鼻腔及全部鼻窦的骨壁。局部麻木感是真菌侵袭性感染的早期症状，可以早于缺血性坏死造成的黏膜或皮肤变化。同时，对于一些早期治疗的病例，局部麻木感消失是治疗发生效果的重要临床标志。面部扩散会出现颌面部软组织肿胀、坏死，包括硬腭坏死或穿孔（图3-6-29）。其他症状包括发热、面部疼痛或麻木、鼻堵、清涕、鼻出血等。单侧蝶窦或筛窦更易受累，易向眶或颅内侵袭。眶内扩散会导致眼球突出及视力障碍；颅内扩散导致头痛、精神状态改变、癫痫发作及神经精神障碍和昏迷等，迅速的颅内播散是导致死亡的直接原因。一旦出现颅内播散预后

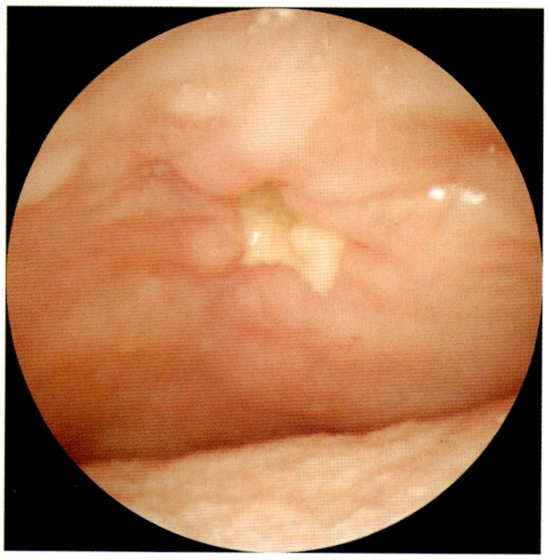

图3-6-29 急性暴发型侵袭性真菌性鼻窦炎。鼻内镜下见硬腭黏膜局灶性伪膜，为局部坏死

凶险，死亡率约73%。

鼻腔检查可以见到鼻中隔或鼻腔其他组织的伴有溃疡及焦痂的无痛性坏死（图3-6-30），但随着血管阻塞部位的不同，侵袭性真菌感染可以没有黏膜改变。鼻腔是感染的原发部位，中鼻甲真菌活检阳性率约为2/3。一旦诊断成立，AFFRS都已处于疾病的后期阶段，病情发展迅速，死亡率高。AFFRS死亡率约50% ~ 80%。

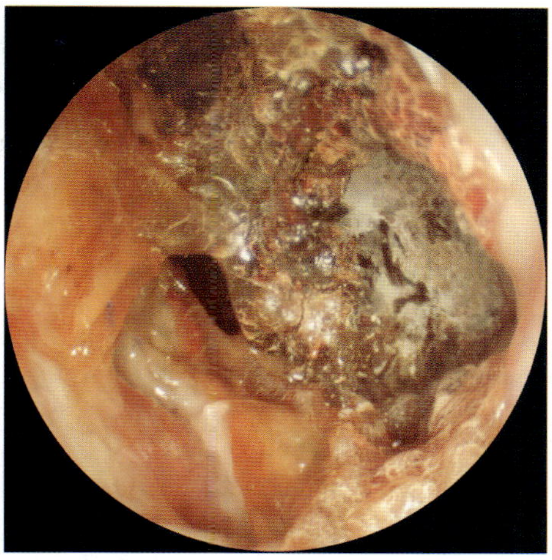

图3-6-30　患者鼻腔内镜下所见。鼻腔外侧壁干性坏死，伴较多黏脓性分泌物和大量结痂，死骨裸露

（三）影像学检查

病变早期影像学多表现正常。随着病情加重及病灶侵犯范围加大，可以表现为鼻窦炎影像特点，不具特异性。在病变后期阶段，可出现骨质侵蚀。

AFFRS真菌扩散易沿血管途径而非骨壁侵蚀，感染有可能在骨壁完整情况下进入颅或眶内，影像学上可能仅有很轻微甚至没有骨质破坏；另一方面，鼻窦炎症也可通过进展迅速的侵蚀性骨质破坏扩散至颅内或眶内。

CT、MRI以及血管造影在AFFRS诊断中的作用不同。CT能够更准确地判断骨质改变，显示出骨壁破坏以及与其相邻的软组织表现，如颜面部软组织肿胀、上颌窦后壁脂肪组织消失或者眶脂肪及眼外肌出现炎症性改变导致眼球突出等（图3-6-31）；MRI则能够更准确地判断感染向毗邻结构扩展的详细表现（图3-6-32）。

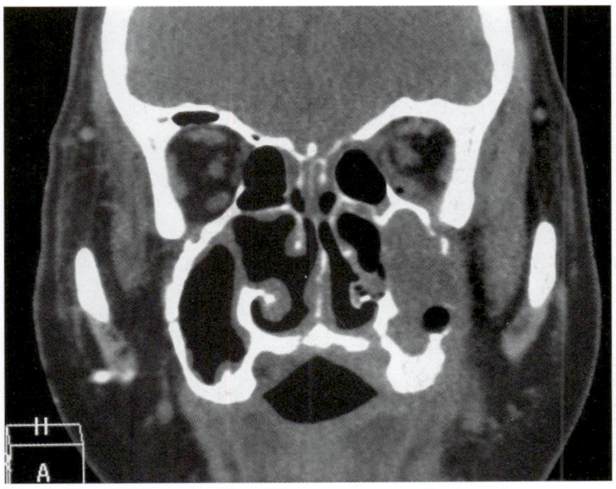

图3-6-31　患者冠状位CT扫描，软组织窗。左侧上颌窦软组织密度影，伴上颌窦后外侧壁及硬腭骨质破坏

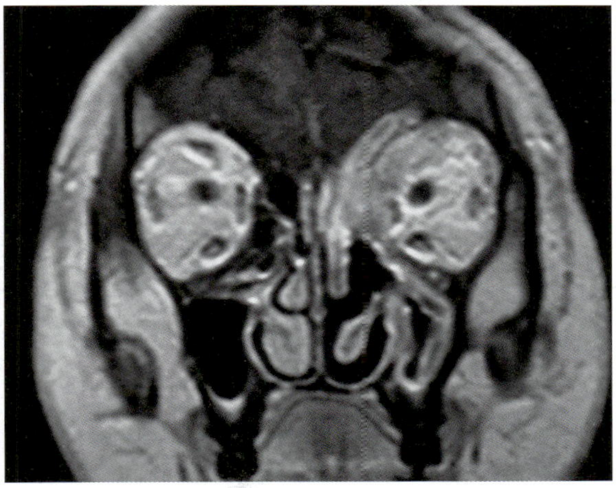

图3-6-32　急性暴发型侵袭性真菌性鼻窦炎（左侧）。冠状位MRI（T_1WI增强）扫描。左侧筛窦及邻近眼眶可见明显强化软组织影，与内直肌及上直肌群分界不清，提示眼眶受累

蝶窦病变扩展至颅内时会造成海绵窦栓塞及颈内动脉闭塞。海绵窦栓塞在增强CT中显示患侧海绵窦不增强，平扫MRI的T_1像海绵窦区域软组织信号增高；一侧颈内动脉出现阻塞时，常规血管造影可见来自健侧颈动脉造影剂经交通动脉进入患侧血流系统，MRI的T_2像颈动脉流空消失。

颅内侵犯早期阶段会出现软脑膜密度增高，但这种改变非常细微而不易察觉。随着感染加重，毗邻部位可能会陆续出现脑炎、肉芽肿甚至脑脓肿等。MRI的T_1及T_2像中，颅内肉芽肿呈现低信号，造影加强后仅轻度增强（图3-6-33）。此外，随着感染加重，可能陆续会出现假性动脉瘤和不同范围的急性脑梗死或脑出血等。

（四）组织病理学

黏膜组织内可见到大量真菌成分。菌丝侵犯小血管壁、小动脉，导致血管内皮细胞肿胀，内膜增厚、管腔狭窄甚至闭塞，血管内真菌性血栓，最终形成沿血管走行的组织梗塞坏死、凝固性坏死。炎性反应取决于宿主的免疫状态。通常可以见到伴有中性粒细胞、浆细胞或巨细胞聚集的组织或水肿（图3-6-34）。

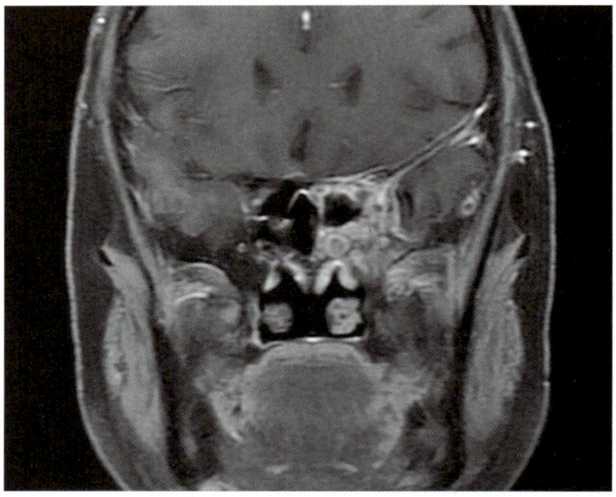

图3-6-33 患者MRI冠状位T_1WI增强扫描。左侧海绵窦及眶尖见明显强化软组织影，提示两区域受累

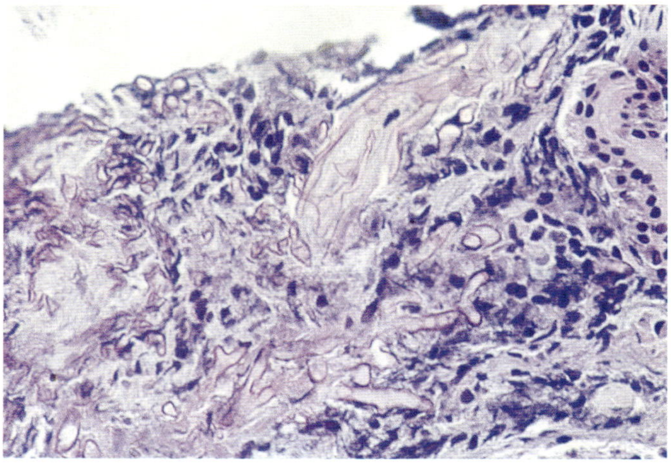

图3-6-34 患者组织病理切片。HE染色，组织内可见大量粗短真菌菌丝，提示毛霉菌感染。×40

（五）治疗

约96%的AFFRS发生在免疫抑制或代谢紊乱的患者，且发展迅速。早期诊断、综合治疗是提高生存率的关键。随着诊断治疗手段的进步，目前报道的最高的生存率为81%。

1. 根治性清创手术 根治性手术意为清理全部坏死组织直到完全暴露出新鲜创面，目的在于减轻组织内真菌负载，提高药物治疗效果。与曲霉感染比较，接合菌病需要更彻底的清创手术。

2. 全身及局部抗真菌药物治疗 药物治疗应包括全身用药及局部用药。两性霉素B、氟胞嘧啶、曲康唑及伏立康唑都是目前侵袭性真菌感染的常用药物治疗选择。

（1）全身用药：两性霉素B是曲霉及接合菌病治疗主要用药的首选用药。由于其肝肾毒性明显减低，现在临床上多已采用脂质体两性霉素B。用量为1～1.5mg/（kg·d），1mg/d开始。根据患者药物反应情况每天剂量递增，至50mg/d固定剂量。可隔天应用。总量至2.5～3g，同时局部组织病理及真菌培养作为停药的参考。除治疗性用药外，围术期应用两性霉素B可以预防手术中随黏膜损伤而发生的真菌创伤性组织入侵。两性霉素B口服不吸收。

药物治疗期间，局部真菌培养可以作为药物治疗的参考指标，培养结果阴性并不一定是组织内已没有真菌侵袭，而可能是由于全身应用两性霉素B后真菌活性减低而导致，实际上真菌仍然有可能在宿主的局部组织内生长。

由于毒性小，患者耐受力提高，伊曲康唑可作为与两性霉素B的联合用药，也可单独用于预防性用药。

伏立康唑由于比两性霉素B更有效，毒性更小，可作为免疫抑制患者侵袭性曲霉的主要抗真菌药。

（2）局部用药：全身抗真菌治疗不能抑制位于血管阻塞远端的鼻腔黏膜表面真菌的生长繁殖，全身用药的同时，还应配合局部用药。①两性霉素B鼻腔雾化吸入：剂量为4ml/鼻孔，2～6次/天，浓度及剂量可以参考雾化吸入要求进行。②鼻腔冲洗：每天2次，两性霉素B参考浓度配制方法为25mg：250ml生理盐水。

3. 控制基础病及并发症 糖尿病等伴随疾病是否得到控制和预后有明显关联。伴糖尿病患者的生存率约为60%，伴随其他全身疾病时仅为20%。中性粒细胞减少基础上合并AFRS时，如中性粒细胞减少得到控制，则患者的生存率可明显提高；反之，即便采取手术清创和抗真菌治疗，如中性粒细胞减少未能控制，则患者生存率仍很低。

4. 全身支持疗法 一些重症急性侵袭性曲霉菌感染对常规两性霉素B治疗的反应率约为35%，且有报道证实，多种方式治疗确实能够改善治疗效果。因此，配合药物治疗的一些辅助治疗在近10年来逐步被应用到临床实践中，包括静脉营养、成分输血、高压氧等。

从理论上推测，高压氧治疗可以使组织局部缺血性酸中毒的情况发生逆转，以改变真菌生长环境。高压氧治疗量为2大气压/（1小时·天），共计30次。

近年来，临床采用的各种细胞因子治疗旨在提高宿主被抑制的免疫应答反应。其中重组巨噬细胞粒细胞集落刺激因子（recombinant granulocyte macrophage -colony stimulating factor，GM-CSF）治疗曾收到明确的治疗效果。但用量控制不佳有可能导致急性毛细血管渗漏综合征或急性肺损伤等并发症，因此临床应用应非常慎重。

（六）预后

面部麻木者约72%，视力障碍或眼肌麻痹时超过50%，出现眶周围坏死时约为1/3，海绵窦栓塞时约40%，伴偏瘫者28%，面部坏死者约31%，精神状态改变者约32%，发热41%。此外，当出现症状超过6天后开始治疗，生存率明显减低。与没有扩散或其他邻近结构的扩散相比，AFRS一旦形成颅内扩散，其死亡率明显提高。

二、慢性侵袭性真菌性鼻窦炎

慢性侵袭性真菌性鼻窦炎（chronic invasive fungal rhinosinusitis，CIFRS），又称“无痛性真菌性鼻窦炎”（indolent fungal rhinosinusitis）。

真菌定植于鼻腔及鼻窦黏膜，在数月甚至数年内隐匿性侵入黏膜、黏膜下、血管及骨壁，这种隐匿性侵袭是造成高死亡率的主要原因。常见致病菌为毛霉、根霉、曲霉、双极霉及念珠菌等。真菌作为致病菌存在于鼻窦内。

（一）发病机制

患者多为健康个体，但糖尿病、免疫功能减低和有慢性鼻窦炎病史的个体易感。慢性侵袭性真菌感染大多发生在免疫抑制或患有糖尿病的个体，但也可以发生于免疫功能正常的健康个体，真正的病理机制迄今仍无明确解释。值得注意的是一些可能相关的因素：①社会经济学及气候地理学因素：多发生于植物丰富的农业为主的务工者，多发生于潮湿、温暖的地区；②局部机械性阻塞因素：如鼻中隔偏曲、鼻息肉等；③解剖部位：上颌窦及蝶窦为这一类型感染最常见的原发部位；④真菌生物学特性：真菌个体无角化酶，对健康生物体不具侵袭性，但一旦真菌聚集后，这一特点会发生改变。曲霉中，尤其以黄曲霉更容易导致免疫正常个体发生侵袭性真菌感染；相比之下，烟曲霉的侵袭性感染似乎更容易发生在免疫抑制个体。近年来，对分子水平的真菌对脑组织损伤机制的研究发现，曲霉可以分泌对神经细胞及神经胶质细胞具有毒性及溶解活性的各种坏死因子。

宿主的机体免疫功能状态决定真菌侵袭性感染的发病过程。健康个体会表现为慢性无痛性或肉芽肿性过程，免疫抑制或糖尿病个体很可能表现为急性暴发性过程。

侵袭性感染向周围组织（如眶内、颅内、翼腭窝、面颊等）播散的途径包括：①沿血管蔓延：主要发生于伴糖尿病的急性暴发性感染。真菌首先侵入小静脉或小动脉而致血管内膜炎，血管内真菌性栓子形成造成局部组织缺血及坏死以及邻近组织器官受累。②直接骨壁侵袭：主要发生于免疫功能正常、慢性无痛性感染的个体。③沿神经走形播散：目前，报道的个案均发生于免疫功能正常的个体。如：蝶窦内病变经圆孔进入翼腭窝并向前进入眶尖；翼腭窝经眶下裂直接扩展至眶尖；翼腭窝经圆孔及翼管进入海绵窦及颅内等。在不破坏颅底骨质的情况下，真菌感染可以经过翼管沿翼管神经鞘膜仅在颞骨内累及管内段面神经。

（二）临床特点

1. 症状 数月至数年不等的反复发作或持续性鼻窦区疼痛、清涕、鼻出血、鼻息肉、发热等。伴随着颌面骨的骨壁侵蚀，可出现颌面部软组织肿胀、硬腭破坏。眶壁骨质侵蚀可出现一侧眼球突出、眶上裂或眶尖综合征：Ⅲ、Ⅳ、Ⅵ颅神经麻痹伴视力障碍。临床表现类似眶内假瘤，应用类固醇激素后症状明显缓解。

筛板受侵蚀后可表现为慢性偏头痛、癫痫发作、意识淡漠等。翼腭窝、颞下窝及颅底受侵时，可出现相应的颅神经受侵的表现，如面部麻木或面部感觉异常等。

2. 鼻腔检查　可见慢性充血及黏膜息肉样变与大量霉菌形成的干酪样蓄积物同时存在。部分病例可见到软组织团块。

（三）影像学特点

1. CT扫描　可见单窦或多窦软组织密度不均匀增高影、不规则骨质破坏或鼻窦慢性病变过程特有的骨硬化征（图3-6-35、3-6-36）。当伴有骨壁破坏及病变越过骨界侵入周边结构时应考虑侵袭性病变的可能，此时易被首先考虑为恶性肿物而误诊。仅根据影像学表现很难将CIFRS与恶性肿瘤鉴别。

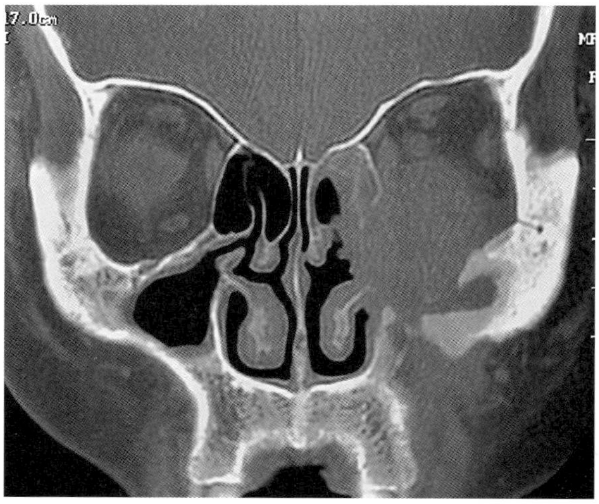

图3-6-35　慢性侵袭性真菌性鼻窦炎（左侧）。冠状位，骨窗。左侧上颌窦及眼眶受累，上颌窦后外侧壁及眶底壁骨质增生明显

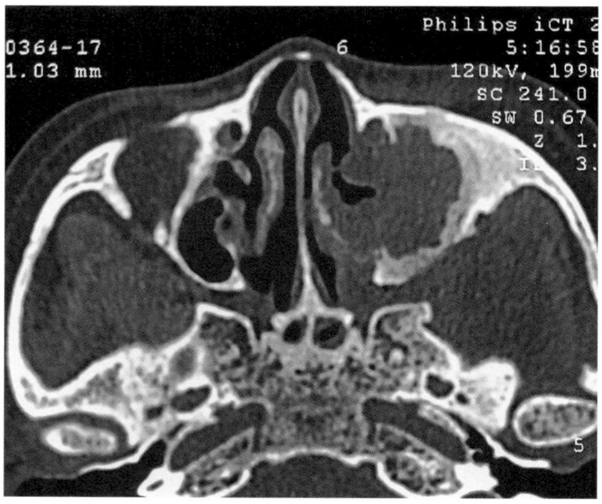

图3-6-36　慢性侵袭性真菌性鼻窦炎（左侧）。轴位，骨窗。左侧上颌窦及眼眶受累，上颌窦后外侧壁及眶底壁骨质增生明显（眶底壁未显示）

2. MR　T_1WI及T_2WI中均表现为低信号。T_2的信号减低更明显，可能是真菌导致的铁聚集现象。CIFRS通过神经通路的传播可在影像上表现为神经走向的骨裂隙、骨管扩大、骨孔内的神经组织信号过度增强、正常部位的脂肪组织信号减弱等。结合多排螺旋CT，可以更清楚地观察到因软组织扩张导致的圆孔、翼管、翼腭窝、眶下裂及腭管等扩大的这种传播方式。

（四）组织病理

存在于息肉或黏膜组织甚至血管中稠密的霉菌成分以及组织坏死。同时，可见到不同程度的巨噬细胞、淋巴细胞、浆细胞等炎性反应细胞。大量的霉菌繁殖并且有局灶性组织侵袭，非干酪样坏死性肉芽肿，可伴有巨噬细胞、淋巴细胞、浆细胞及组织细胞浸润，嗜酸性粒细胞肉芽肿、纤维蛋白样坏死、纤维增生及血管炎等病理性改变。

（五）治疗及预后

原则上，CIFRS的治疗也应该在根治性清创手术基础上配合全身抗霉菌药物治疗。但是，如果病变已经蔓延到一些外科手术死亡率很高的部位（如颅内），手术也只能采取“亚根治（Subradical excision）”的方式。反复多次清理鼻腔可以改变鼻腔及鼻窦内利于真菌生长的微氧环境，使原有的致病真菌在不利环境中逐步消亡。对于一些影像学证实真菌颅内侵袭非常典型的病例，即使组织病理学或微生物学证据不足，药物治疗也可以先于手术清创，但应密切注意临床上患者对药物治疗的反应。

由于早期诊断困难，CIFRS预后较差，生存率基本与AFFRS相同。

有作者基于影像学反映出的解剖位置及扩散范围，将鼻窦曲霉菌侵袭性感染扩散至颅内分为三型，并观察到这种分型与预后间的相关性：

1型：颅内型。源于鼻窦的侵袭性曲霉同时伴有颅内真菌感染，但二者间没有融合。死亡率最高。

2型：颅内硬膜外型。源于鼻窦的侵袭性曲霉与颅内硬膜外真菌感染融合。死亡率低于1型。

3型：眶颅骨壁型。源于鼻窦的侵袭性曲霉伴颅或眶壁骨质破坏。预后好于1型及2型。

参考文献

1. Lackner A，Stammberger H，Buzina W，et al. Fungi：a normal content of human nasal mucus. Am J Rhinol，2005，19：125-129

2. 刘铭，周兵，刘华超，等. 变应性真菌性鼻窦炎. 中华耳鼻咽喉科杂志，2002，37：169- 172

3. Marple BF. Allergic Fungal Rhinorhinosinusitis：Current Theories and Management Strategies. Laryngoscope，2001，111：1006-1019

4. Thakar A，Sarkar C，Dhiwakar M，et al. Allergic fungal rhinosinusitis：Expanding the clinicopathologic spectrum. Otolaryngol Head Neck Surg，2004，130：209-216

5. Khan DA，Cody T，George TJ，et al. Allergic fungal rhinosinusitis：An immunohistologic analysis. J Allergy Clin Immunol，2000，106：1096-1101

6. Dhiwakar M，Thakar A，Bahadur S. et al. Preoperative Diagnosis of Allergic Fungal Rhinosinusitis. Laryngoscope，2003，113：688-694

7. Ebbens FA，Georgalas C，Rinia AB. The fungal debate：where do we stand today? Rhinology，2007，45：178-189

8. Aribandi M，McCoy VA，Bazan III Carlos. Imaging Features of Invasive and Noninvasive Fungal Rhinosinusitis：A Review1. RadioGraphics，2007，27：1283-1296

9. Hora，JF. Primary aspergillosis of the paranasal sinuses and associated areas. Laryngoscope，1965，90：748-773

10. Axelsson H，CarlsÖÖ B，Weibring J，et al. Aspergillosis of the maxillary sinus. Acta Otolaryngol，1978，86：303-308

11. de Carpentier JP，Ramamurthy L，Denning DW，et al. An algorithmic approach to aspergillus rhinosinusitis. J Laryngol Otol，1994，108：314-318

12. Katzenstein AA，Sale SR，Greenberger PA. Allergic Aspergillus rhinosinusitis. A newly recognized form of rhinosinusitis. J Allergy Clin Immunol，1983，72：89-93

13. Washburn RG，Kennedy DW，Begley MG，et al. Chronic fungal rhinosinusitis in apparently normal hosts. Medicine (Baltimore)，1988，67：231-247

14. deShazo RD，Swain RE. Diagnostic criteria for allergic fungal rhinosinusitis. J Allergy Clin Immunol，1995，96：24-35

15. deShazo RD，O' Brien M. Chapin K，et al. Criteria for the diagnosis of sinus mycetoma. J Allergy Clin Immunol，1997，99：475-485

16. deShazo RD，O' Brien M. Chapin K，et al. A new classification and diagnostic Criteria for invasive fungal rhinosinusitis. Arch Otolaryngol Head Neck Surg，1997，123：1181-1188

17. Chen I-How，Chen Tsung-Ming. Isolated frontal sinus aspergillosis. Otolaryngol Head Neck Surg，2000，122：460-461

18. 王振常，韩德民，田其昌，等. 鼻腔鼻窦霉菌病CT表现. 耳鼻咽喉-头颈外科，1994，4：200-203

19. Eloy P，Bertrand B，Rombeaux P，et al. Mycotic rhinosinusitis. Acta Otorhinolaryngol Belg，1997，51：339-352

20. Stammberger H. Endoscopic surgery for mycotic and chronic recurring rhinosinusitis. Ann Otol Rhinol Laryngol，1985，119 (suppl)：1-11

21. 刘铭，周兵，张盛忠，等. 真菌性鼻窦炎一例. 中华耳鼻咽喉头颈外科杂志，2006，41：141-142

22. Jonathan D，Lund VJ，Milroy C. Allergic aspergillus rhinosinusitis- an overlooked diagnosis? The Journal of Laryngology，1989，103：1181-1183

23. Reitzen S D，Lebowitz RA，Jacobs J B. Allergic fungal rhinosinusitis with extensive bone erosion of the clivus presenting with diplopia. Laryngol Otol，2009，123：817-819

24. Carter KD，Graham SM，Carpenter KM. Ophthalmic Manifestations of allergic fungal rhinosinusitis Am J Ophthalmol，1999，127：189-195

25. 周兵，刘铭，韩德民，等. 变应性真菌性鼻窦炎CT影像特征. 中华耳鼻咽喉头颈外科杂志，2006，41：493-496

26. Nussenbaum B，Marple BF，Schwade ND. Characteristics of bony erosion in allergic fungal rhinorhinosinusitis. Otolaryngol Head Neck Surg，2001，124：150-154

27. Chang YT，Fang SY. Tissue-specific immunoglobulin E in maxillary sinus mucosa of allergic fungal rhinosinusitis. Rhinology，2008，46：226-230

28. 张盛忠，刘红刚，刘铭. 鼻-鼻窦侵袭型真菌病的临床和病理学观察. 中华耳鼻咽喉头颈外科杂志，2005，40：37-40

29. Safdar A，Dommers MP，Talwani R. Intracranial Perineural Extension of Invasive Mycosis：A Novel Mechanism of Disease Propagation by Aspergillus fumigates. Clinical Infectious Diseases，2002，35：50-53

30. Ferguson BJ. Mucormycosis of the nose and paranasal sinuses. Otolaryngologic Clinics Of North America，2000，33：349-365

31. Kandpal H，Aneesh M K，Seith A，et al. Symptomatic perineural extension of fungal rhinosinusitis in an immunocompetent person：imaging features. Singapore Med J 2008，49：e171

32. Siddiqui AA，Shah AA. Bashir SH. Craniocerebral aspergillosis of sinonasal origin in immunocompetent patients：clinical spectrum and outcome in 25 cases. Neurosurgery，2004，55：602-613

第七章
经鼻内镜颅底外科

第一节 经鼻内镜颅底外科概论

一、概 述

经鼻内进路颅内手术的代表性颅底疾病是垂体腺瘤，经鼻完成垂体瘤手术技术起源于20 世纪初叶。1907年，Schloffer 就采用鼻腔途径切除垂体瘤。此后，Kanavel（1909）、Hirsch（1910）、Fein（1910）、Chiari（1957）等先后报道了不同的方式从鼻腔、鼻窦或鼻中隔进路到达鞍区。经鼻到达垂体，一个天然和便捷的解剖通路浑然天成。随着微创技术的推广，多个外科领域都进行着变革。在耳鼻咽喉-头颈外科领域，鼻内镜外科已经成为治疗炎症和肿瘤性疾病的常规治疗方法。随着鼻内镜外科技术的发展，包括手术技术发展和相关设备及器械的专业化和多样化，鼻内镜外科手术已被应用于颅底疾病的内镜外科治疗。以往，这一技术大部分随着内镜技术的发展而发展，目前则日益随患者的要求而发展。因为内镜外科的局限性已经经过考验，进行内镜颅底外科手术的可能性进一步扩大。如果简单地以为该项技术微创外科是错误的，就局部操作而言，它实际是最大限度的侵袭性内镜手术操作。用英文表述似乎更直白易懂，即不是minimally invasive内镜手术，而是maximally invasive内镜手术，或扩大鼻内径路（expanded endonasal approach，EEA）手术方式。EEA被誉为当今鼻内镜外科的最重要进展之一。

近20年，颅底外科的发展得益于多外科专业的合作，这一点在颅底外科领域就更显而易见。不再像开颅手术中那样按步骤依次进行，不同领域的外科医生同时共同手术、相互合作，形成手术团队：一位医师持镜保证稳定的手术视野，另一位医师双手操作切除病变组织。同时，也形成了团队的优势：手术视野更好，效率提高，并具有应对紧急情况（如血管损伤）的能力。"共同操作"的意义还在于可解决问题，避免手术并发症的出现，并调整手术热情。

内镜技术与其他手术技术相比，主要的优势在于有清晰的手术视野。清晰的手术视野可使手术范围扩大到以往难以达到的部位，更利于完整切除肿瘤和避免因视野不清而导致的并发症的出现。内镜手术的其他优势还有可增加美容效果，降低组织创伤和对血管神经操作损伤引起的死亡率。降低术后发病率可加快术后恢复，缩短住院时间，降低医疗费用。

熟悉内镜下解剖，准确运用恰当的器械，密切合作的团队，严格遵循的内镜手术原则，都是避免手术并发症的重要因素。内镜颅底手术的基本原则是从肿瘤内部切除肿瘤组织、缩小肿瘤体积以及从外部切除肿瘤边缘时可早期判断神经和血管结构，且切除肿瘤边缘时不应牵拉肿物，这一原则与开颅手术是相同的。严格遵循这一基本手术原则可最大限度降低损伤神经血管的风险。

Kassam AB等（2005）总结自1998年至今，美国匹兹堡大学医院内镜神经外科（耳鼻咽喉头颈科学与神经外科共同组成）已经完成700多例不同组织类型的内镜颅底手术（表3-7-1）。最常见的手术路径是经蝶鞍和经蝶骨平台入路切除垂体腺瘤和脑膜瘤，经斜坡入路切除脊索瘤。颅面联合径路切除鼻窦恶性肿瘤。

EEA是一种完全经鼻内镜径路的手术，提供了一种进入整个腹侧颅底的路径。可以根据在矢状位（中线）和冠状位（旁正中线）的方向定义术式名称（表3-7-2）。

表3-7-1 内镜手术径路的分类

矢状位（中线）	冠状面（旁正中位）
经额径路	经眶径路
经筛径路	经岩尖（经岩尖内侧径路）
经面（蝶鞍上/视交叉下）	经海绵窦
经蝶径路（经蝶鞍/经海绵窦）	经翼突
经斜坡径路	经翼突上
经后床径路/背侧径路	经翼突下
经斜坡中径路	经咽旁间隙
经颈髓连接径路	
经枕骨大孔	
经齿径路	

表3-7-2 EEA方式切除病变的病理类型

外伤	脑脊液漏
	视神经减压
感染	硬膜外脓肿
	骨髓炎
鼻窦炎症性疾病	黏膜潴留囊肿
	变应性真菌性鼻窦炎
良性肿瘤	垂体腺瘤
	骨纤维异常增殖
	脑膜瘤
	颅咽管瘤
	纤维血管瘤
恶性肿瘤	鼻窦恶性肿瘤
	鼻腔神经胶质瘤
	脊索瘤
	软骨肉瘤
	转移瘤
其他各种类型	Rathke囊肿
	Dermoid囊肿
	动静脉畸形
	表皮样囊肿

蝶窦是手术的中心部位，是所有手术径路的起点。蝶窦的关键性手术解剖标志是视神经和颈内动脉。从矢状面上（由前向后），手术范围由额窦和鸡冠至第二颈椎；冠状面看，则由蝶鞍经颞下窝骨嵴到颈静脉孔。在颈髓连接水平，冠状位手术范围可从C_1外侧组织扩大延伸。

这些手术径路是鼻内镜手术到达垂体窝径路手术技术与传统显微镜颅底外科技术相结合发展的结果。EEA提供的到达腹侧颅底切除硬膜内、外不同组织病理类型的病变的手术方式，并修复创面。这一技术的发展得益于特殊鼻内手术器械的发展，影像导航技术和用于修复创面的新的生物材料的发展。而对手术效果的分析又促进不断改进手术技术和手术适应证。

二、历史回顾

在20世纪早期，Halstead首先经鼻内径路到达垂体，这一技术被Cushing发扬光大。这期间，一条更宽敞的通路是经唇下-鼻中隔-蝶通路。通路的宽敞十分必要，这可以获得足够的照度和图像放大率，在当时条件下，是由头灯提供光线、放大镜放大图像。接着，提出了经鼻内鼻中隔路径手术方式，该路径不必切开唇龈沟和面正中掀翻。然而，经鼻中隔路径是一条较窄的径路，限制了光线的进入并局限了手术操作范围。因早期的鼻内径路手术的死亡率较高且视野受限而没有被广泛接受。

显微镜作为手术工具的出现是一个里程碑。来自蒙特利尔的Jules Hardy向法国的Guiot医生学习了经鼻入路垂体瘤切除术，是积极使用并规范手术显微镜使用的代表性人物，建立了采用显微镜经鼻中隔径路到达蝶鞍的手术方式。这一路径至今仍是鞍内切除垂体瘤的金标准。其他学者进一步扩大了经鼻中隔径路的适应证可用于切除鞍上病变。因此，适应证可扩大到切除其他组织病理学疾病。这些新的适应证仍受显微镜的特性（如发出锥形光束汇聚于术野的特点）所限制。尽管显微镜有很多优于使用头灯和手术放大镜的特性，但显微镜手术需要相对较宽的路径以利光源的进入，并且因视野的局限而限制了手术范围。球面透镜内镜的出现是鼻内径路手术发展史上的另一个里程碑。20世纪80年代，Messerklinger和Wigand及相继出现的Stammberger、Kennedy和其他学者是这项开拓性工作的先锋，球面内镜成为鼻窦手术的主要显像工具。鼻窦外科医生在狭小的手术通路中利用内镜输送光源并放大术野图像。内镜的光学特点使得不必需要更大手术通路且可视范围超过了显微镜术野的限制。早期使用鼻内镜经鼻手术的先驱们如Sethi、Jho和Carrau、Frank和Pasquini、Cappabianca和de Devitiis，但手术范围仍局限于垂体窝内的病变。其实，法国医生Guiot早在20世纪50年代曾尝试经鼻内镜垂体瘤手术，但由于当时的设备限制而放弃，但末后两者提供了重要的启示。

我国鼻内镜外科发展涉足颅底外科领域，实际是随着鼻内镜手术技术的推广应用和不断成熟中逐渐和必然性地跨进的。许庚等1995年首次报告经鼻内镜颅底手术临床应用。他介绍1例复发前颅底脑膜瘤经鼻内镜手术，术中切除肿瘤及受累筛板和硬膜，术中完成颅底重建修复。韩德民等（1996）报告内镜手术技术应用于10例头颈部疾病，其中3例颅底或侧颅底病变，采用内镜下或内镜辅助下彻底切除。张秋航等与神经外科共建颅底外科，较为系统开展内镜颅底手术。1999年，韩德民系统阐述鼻内镜外科技术向头颈外科及颅底延伸的必然性。目前，国内内镜颅底外科不仅在耳鼻咽喉-头颈外科领域，而且在神经外科领域广泛开展，并有很好的合作和交流，涉及的疾病包括脑脊液鼻漏修补、前颅底异物取出术、视神经减压术、侵犯颅底的岩尖及海绵窦周围霉菌病、垂体瘤、脊索瘤、神经鞘瘤、硬膜外的脑膜瘤和嗅神经母细胞瘤、鞍内颅咽管瘤以及生长或转移至该区的某些恶性肿瘤。

一些因素限制了鼻内镜手术的适应证的扩展。其中重要的一个因素是内镜下观察缺少双眼图像立体感，影响对内镜下观察到颅底解剖结构的正确理解。引进计算机导航系统可将鼻内镜二维图像整合为三维数字图像模型。同时，随着特殊设计的专用手术器械的发展，能够到达EEA所需要的部位，增加了安全切除腹侧颅底深部隐窝处病变的能力。其他因素包括神经外科医师（和颅底组）缺乏鼻内镜手术经验和鼻科医师缺乏有效处理出血和内镜下颅底重建的能力。

到达腹侧颅底的手术径路的提出取决于4种关键因素的相互作用：手术通路、观察装置、手术器械和重建[如分隔鼻与蛛网膜下腔和（或）颅腔]。术中需要知道这些因素都是可变的。所以，随着各种因素的改变，手术径路还在不断发展。

三、颅底手术基本技术

（一）患者的选择

选择经鼻EEA的依据包括以下几个方面：

1. 病变类型　采用EEA治疗肿瘤或非肿瘤性疾病（表3-7-2）。在临床中，最常见的非肿瘤性的诊断（除鼻窦炎外）是脑脊液漏（外伤性、医源性和自发性脑脊液漏）。最常见的良性肿瘤是垂体腺瘤、脑膜瘤、颅咽管瘤和骨化纤维瘤。脊索瘤、鼻腔神经胶质瘤和鼻窦癌累及颅底是最常见的采用EEA治疗的恶性肿瘤。采用内镜技术治疗良性肿瘤和脑脊液鼻漏已经广泛确立，并且在大多数中心都是首选的治疗方法。但是，内镜在治疗鼻腔鼻窦良性或恶性肿瘤侵犯颅底及脑膜内的作用目前临床资料还很少。尽管早期临床资料是鼓舞人心的，但是在作出结论前还需要更多的多中心的长期随访结果。

采用EEA进行腹侧颅底手术的绝对禁忌证很少。位于神经血管结构远端或深在部位的任何病变通常最好采用不同的手术路径。所以，位于视神经外侧的病灶通常不推荐采用内镜切除，除非病变已转移到重要的解剖结构并创建出足够宽敞的通路。EEAs是治疗周边有重要血管神经结构的肿瘤的理想手段，其可直接进入肿瘤并对正常神经血管结构进行微创操作。目前，手术需要切除或重建重要血管结构是EEAs的禁忌证。若肿瘤侵犯表皮组织，开放径路更有可行性，也可联合鼻内镜径路。

EEA可辅助颅底病变的初步诊断并避免因术前不能确诊而行开放手术路径进行诊断和治疗的死亡率。内镜下活检可降低死亡率并有助于恰当的诊断和治疗计划的提出，尤其是主要采用其他治疗方式的病变（浆细胞瘤、淋巴瘤、感染性疾病等）或病变范围过大不适合手术治疗的病变。

2. 肿瘤生物学特性　术前需要评估患者全身情况和相关发病率并改进相关治疗。患者必须能够耐受全麻下手术治疗。鼻窦炎症需要控制，不论是药物治疗还是手术治疗，鼻内镜手术前需要将引起颅内感染的风险降到最低。恶性肿瘤需要剜除眶内容物、切除面部软组织或侵犯额骨或额窦侧隐窝时最好采用传统手术方式。然而，经鼻内镜手术也起到附着作用。侵犯脑膜和（或）脑组织的病变都具有局限性，所以可采用传统或其他微创径路手术。脑组织受累目前不是手术的特殊禁忌证。

3. 手术团队和技术　现已认识到颅底手术限制因素中，一方面神经外科医师（和颅底组）缺乏鼻内镜手术经验；另一方面，鼻科医师未掌握有效处理出血和颅底重建的方法和能力。因此，如果有多学科合作的手术团队，技术优势互补，是开展颅底手术的可靠保障，肿瘤大小对选择合适的病例来说就不是制约因素了。

手术团队成员的培训和经验对于选择手术方式来说是至关重要的。可以按照逐层递进的方式进行系统培训，这需要掌握了一个层级技术后才能进入下一个层级的训练（表3-7-3）。除了掌握基本内镜技术（止血、脑膜修补）外，基本技术方法的培训可以加强对解剖知识的了解，并使医师体会到团队的作用。同时要强调，这个团队中的内镜医师必须要具有能做相对开放性手术的能力。如果手术小组不能采用传统开放径路进行病灶切除，就不能从根本上了解内镜技术的优势，才能够保证选择采用这些手术方式而不偏倚。

团队的成员应该还包括熟练操作和保养手术设备的专职人员、辅助科室的人员，如放射科、神经介入科、眼科及病理科等。

表3-7-3 鼻内镜颅底手术培训程序

水平Ⅰ	鼻内镜鼻窦手术 鼻内镜蝶筛窦开放手术 蝶腭动脉结扎术 鼻内镜额窦开放术	水平Ⅳ 硬膜内	A皮质完整 蝶骨平台入路 筛板入路 漏斗前颅咽管瘤
水平Ⅱ	脑脊液鼻漏 蝶窦外侧隐窝 垂体手术		B进入皮质（直接接触血管） 蝶骨平台入路 筛板入路 漏斗或漏斗后颅咽管瘤 经斜坡入路 枕骨大孔入路
水平Ⅲ 硬膜外	眶内壁减压 视神经减压术 岩尖（内侧） 斜坡径路（硬膜外） 齿突径路（硬膜外）	水平Ⅴ 脑血管手术	A冠状面（旁正中） 岩上和岩下颈动脉入路 经翼突入路 颞下窝入路 颈静脉孔入路 舌下管入路
			B血管病变 动脉瘤 血管畸形

（二）术前评估

1.影像检查

（1）CT扫描：分为两部分。

1）鼻窦CT扫描：通过冠状位、矢状位和轴位三个层面的扫描信息，显示和主要观察鼻窦、前颅底和鞍区的骨和软组织及其相关毗邻关系（图3-7-1）。通过三维重建技术，可以获得鼻颅底三维结构的重建图像，不仅有助于立体理解病变及其周边毗邻解剖结构关系，而且有助于手术策略的制定（图3-7-2 ~ 3-7-5），尤其是颅底骨性肿瘤，通过重建和提取技术，有助于了解肿瘤与周围结构的解剖结构关系以及手术切除和术后重建的策略。

2）CT-A：高选择性CT血管造影。可同时显影骨质、血管和软组织结构（图3-7-6 ~ 3-7-8）。无论软组织和骨性肿瘤，术前选择CT-A，可以有效评估颈动脉系统与病变的关系，并且可以在术前了解和评估手术风险，选择有效方法来规避手术风险。

（2）MRI：MRI对软组织的分辨率更好（见影像诊断章节）。可以将CT和MRI的影像结合，充分利用两种影像检查方法彼此的优点：CT用于分辨颅底骨性结构，MRI用于分辨颅内肿瘤的范围。颅底软组织肿瘤更重要的是参考MRI（图3-7-9、3-7-10）。

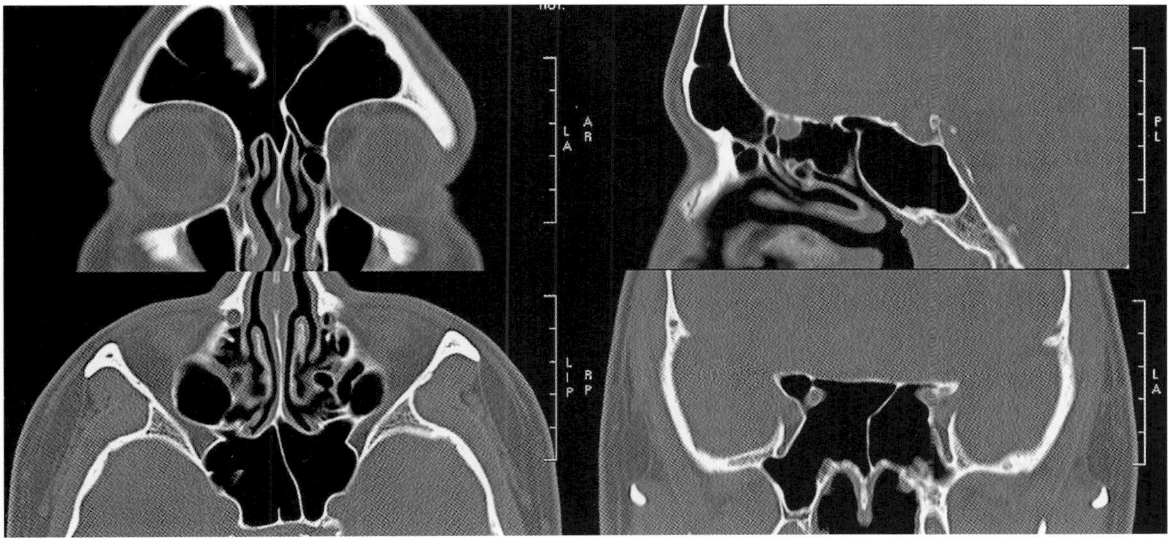

图3-7-1 冠状位、矢状位和轴位CT三个层面扫描信息，可显示和观察鼻窦、前颅底和鞍区的骨和软组织及其相关毗邻关系

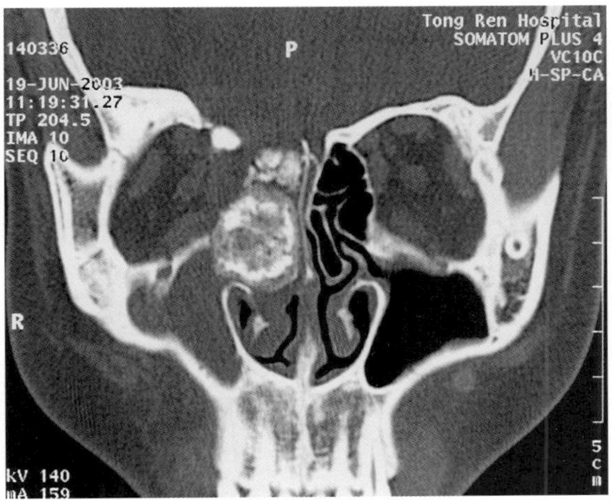

图3-7-2 复发颅底骨软骨瘤（右侧）。冠状位CT，骨窗。颅底骨质不连续（前期手术结果），筛窦见密度不均匀骨性高密度影

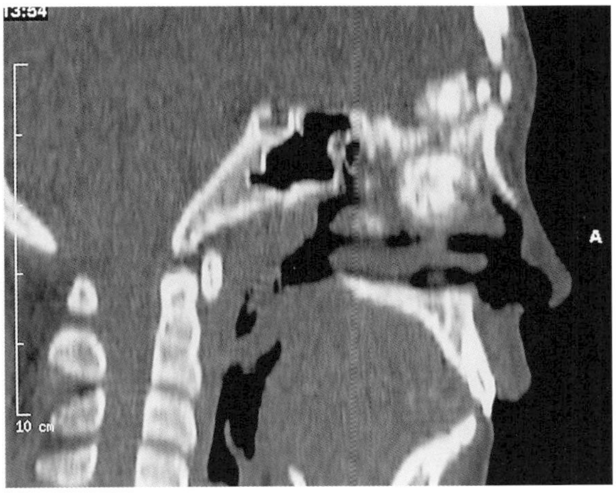

图3-7-3 患者矢状位CT，显示颅底肿瘤侵犯较大范围，额隐窝及筛窦受累

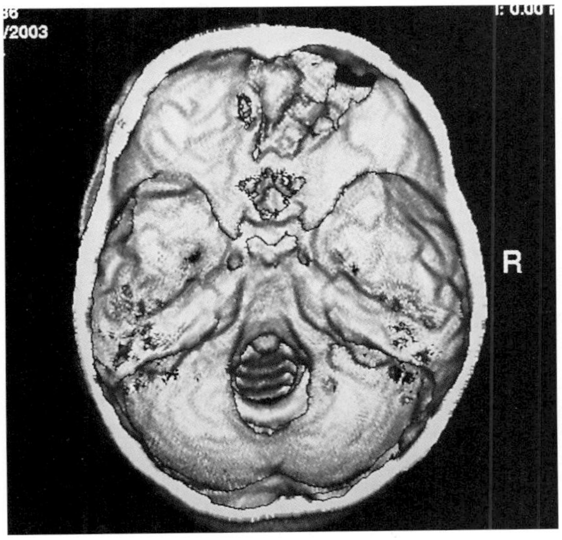

图3-7-4 鼻窦CT三维重建。轴面，观察颅底颅面

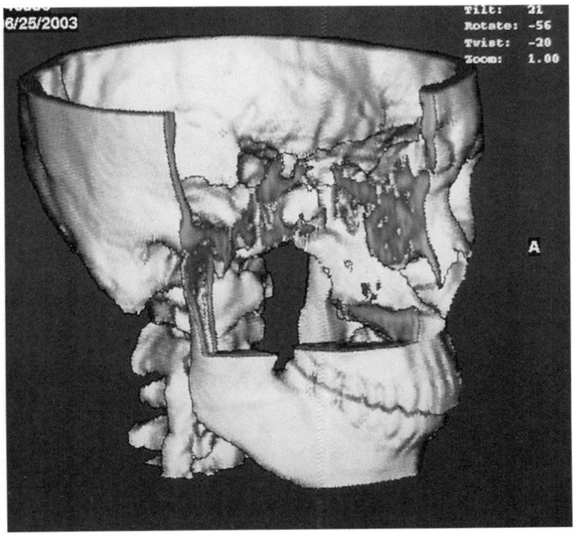

图3-7-5 鼻窦CT三维重建。斜矢状面，观察颅底与额隐窝和筛窦的解剖结构关系，便于设计手术切除策略

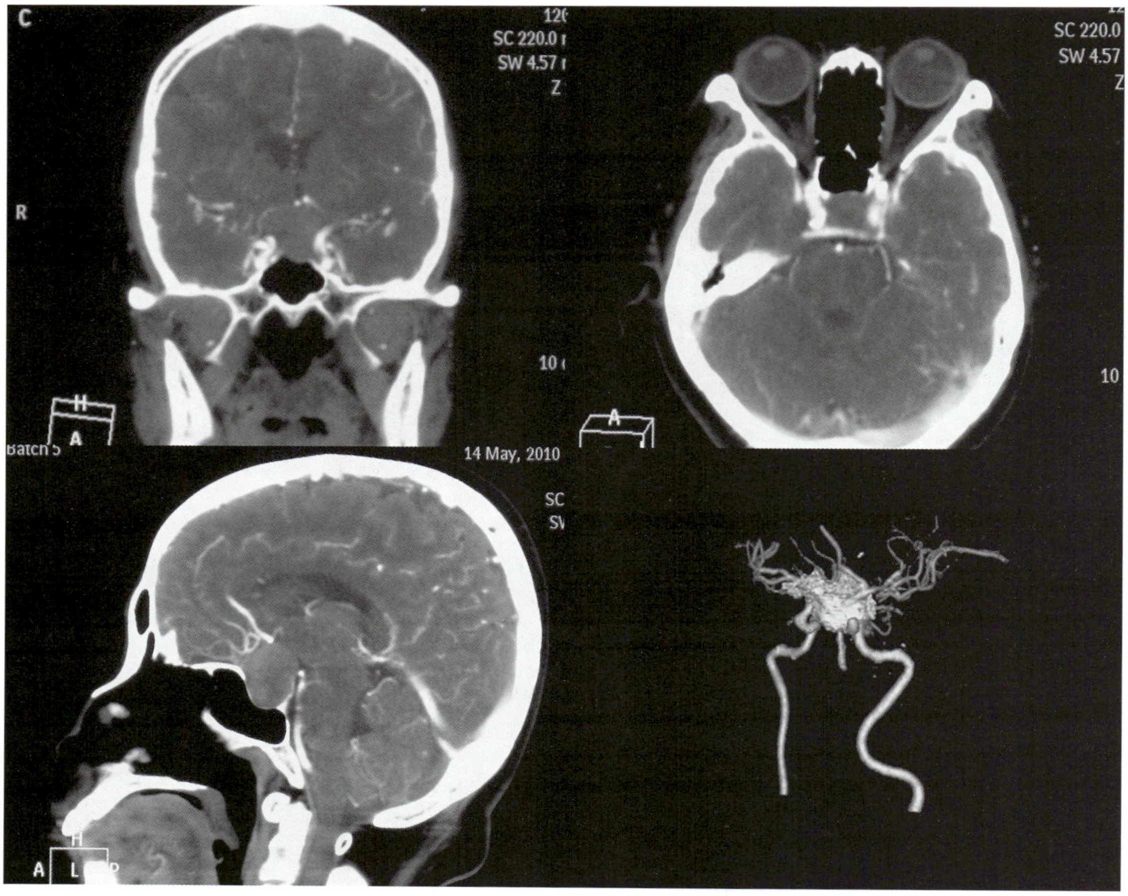

图3-7-6 垂体腺瘤CTA。显示肿瘤与周围动脉血管三维结构关系

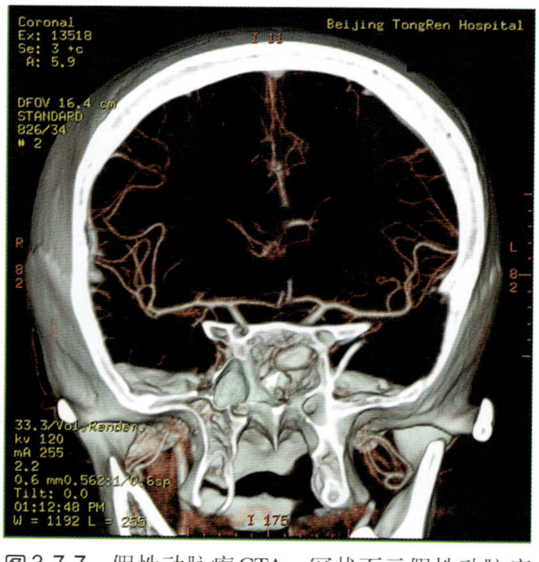

图3-7-7 假性动脉瘤CTA。冠状面示假性动脉瘤位于蝶窦外上部

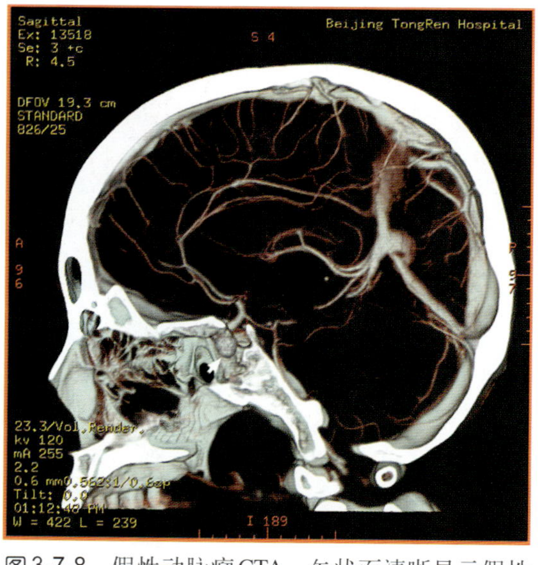

图3-7-8 假性动脉瘤CTA。矢状面清晰显示假性动脉瘤与颈内动脉的关系

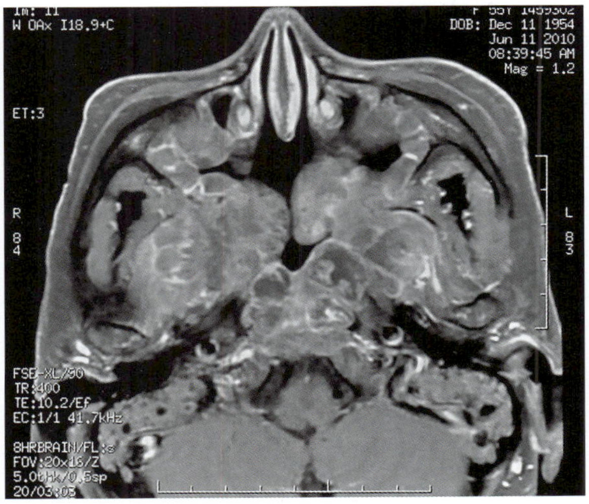

图3-7-9　复发脊索瘤。MRI轴位T_1WI增强扫描，颅底广泛受累

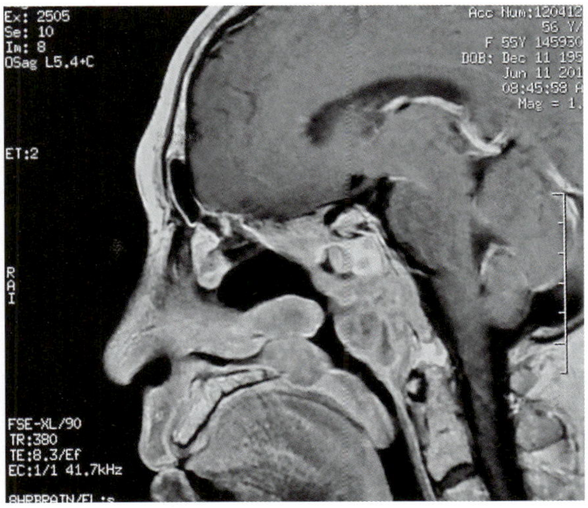

图3-7-10　复发脊索瘤。MRI矢状位T_1WI增强扫描，鼻中隔、软硬腭交界及斜坡区广泛受累

2. 患者基本状况评估　尽管内镜下经鼻颅底手术相对开放式手术损伤减少，但就手术本身，损伤及相关风险并未因此减少。因此，以下所列患者的基本状况需要在手术前作出系统评估：

（1）呼吸系统和心血管系统疾病。

（2）全身性系统疾病，如免疫功能、电解质、营养状况等。

（3）头颈部解剖及病变程度和范围，及与手术策略相关的病变生物学特点。

（4）心理状况。对于较大或复发肿瘤，手术带来的影响可能不仅影响机体本身，还会包括心理状况。缺少必要的评估和引导，会直接影响手术恢复的质量。心理评估对于普通医生比较难以完成，应会同心理医生共同完成，也是术前准备的一部分。

（三）手术设备和器械

1.颅底手术器械

（1）显微器械：包括咬骨钳、显微器械和专用器械，如垂体环形刮匙（图3-7-11 ～ 3-7-13）。

（2）电钻：采用长柄高速颅底钻是十分必要的（图3-7-14），熟练者可以使用速度更快的气钻。

目前，有为鼻内镜手术设计的电钻。鼻内镜手术可引进带角度可延伸的电钻．电钻的钻头设计突出于手柄顶端之上，这样可在用电钻进行细致操作时有清晰的视野。3mm粗金钢钻头完美结合了金钢和切割的特点。在去除齿状骨质时，可使用加长的电钻钻头，其距鼻孔约13cm。

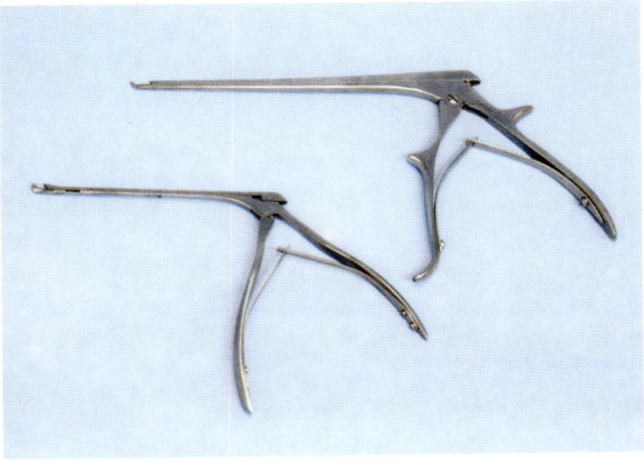

图3-7-11　蝶窦Kerrison和Kofler咬骨钳

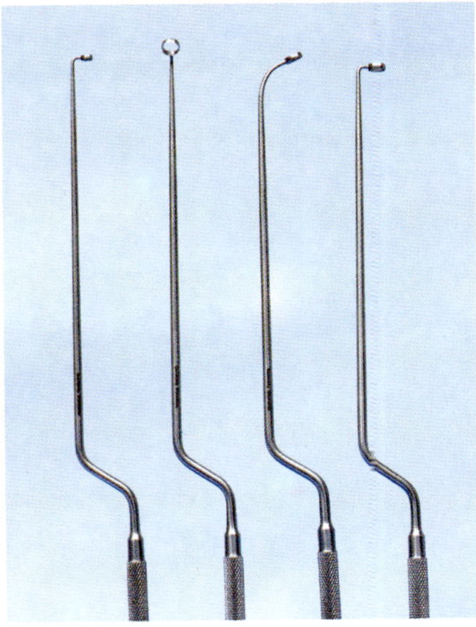

图3-7-12　垂体环形刮匙

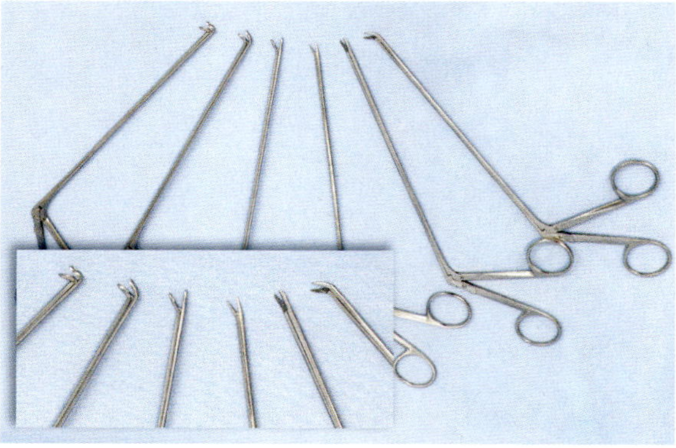

图3-7-13 颅底显微器械。包括各种角度剪刀和组织钳（旋转180°）

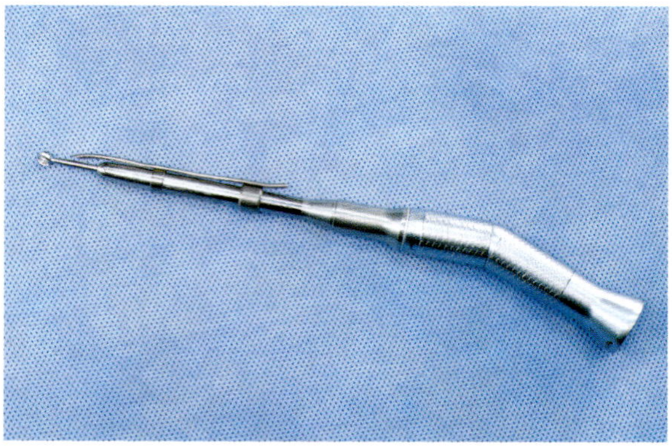

图3-7-14 高速颅底骨钻

（3）内镜支架：不建议常规使用内镜支架，因为使用支架可能会限制内镜的上方的视野，并妨碍术者操作。最佳办法是成立手术小组，包括具有微血管技术的神经外科医师和具有鼻窦手术经验的鼻科医师。2位术者4只手的技术可灵活地放置内镜和器械，在狭窄空间内保持视野清晰，尽量减少内镜与黏膜接触，血液污染和其他器械造成视野不清。动态操作可帮助术者补偿缺乏距离感的不足。另外，2个操作者可更便于处理出血或其他重要的并发症。

（4）超声吸引器：改良的具有带角度附件和吸头的吸引器在鼻内镜手术中处理软组织时非常有用。超声EEA吸引器（integra radionics，burlington，massachusetts，USA）处理紧贴于骨质的组织时非常有效，并能辅助止血。新改良的吸引器甚至可去除密致骨，如翼骨板。

（5）双极电凝：颅底（包括鞍区），特别是用于硬膜和颅内止血的电凝器，应该使用双极电凝。目前采用的双极电凝有许多种类。适用于经鼻颅底手术的双极电凝器见图3-7-15。

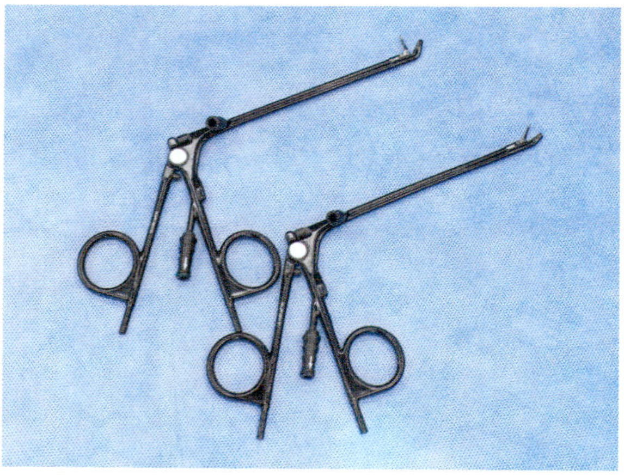

图3-7-15 颅底双极电凝

（6）经颅血管多普勒系统：可以在手术中辅助判断手术操作局部，包括经瘤判断毗邻大血管，减少手术操作损伤的风险。

2. 影像导航系统（image guidance system，IGS） 已经证实，术中解剖重要的神经血管结构时，IGS具有重要的价值，并有助于准确判断切除范围，采用CT和MRI融合技术，导航下骨和软组织关系更明显。由于实时影像导航还不普及，对软组织肿瘤，在开放颅底或切开（除）部分肿瘤后，肿瘤的实际位置（包括与其相邻的结构关系）发生了变化，此时，影像导航的作用则会相反。

实时影像导航是未来的趋势，可以建立在手术时，在关键部位操作前，随时做导航，指引和评估手术操作的结果，探明肿瘤是否已经切除，或重新定位，或显示残留的部位和大小，并对后来的处理提供有效的信息。

（四）手术

基本原则

(1) 暴露术野基本原则：对于内镜下术野的暴露有以下两个观念十分重要。

1）鼻内双径路通道（binarial）：习惯鼻内镜手术的医生，通常左手持镜，右手单手操作，助手帮助吸引或清洗，即所谓“三手技术”。但应该训练为术者双手操作，即充分开放蝶窦后，切除鼻中隔后部，形成左右鼻孔提示进入的双径路，有利于两位术者进行四手操作，实现术者双手进行切除操作。

鼻内镜放置于鼻孔的12点位置（通常为右鼻孔），靠在鼻前庭上部，作为支点，可扩大鼻孔，为其他手术器械的进出提供空间。吸引器放在同侧鼻孔6点位置。手术器械可通过左鼻孔进入鼻腔，由助手或第二术者使用吸引冲洗套管或持续冲洗镜头，使术野图像保持清晰，以减少内镜频繁擦洗，上述即为“四手技术”。

2）宽敞视野：最大限度地去除颅底骨质，创造宽敞的手术通道；最大限度地暴露重要解剖结构，减少手术器械间的相互干扰，减少内镜镜头的污染，便于无障碍观察和处理神经血管结构。

若术中存在出血的并发症时，这一观念更加重要，宽敞的视野可使术者在止血过程中视野保持清晰，避免和减少损伤周围结构。

扩大视野的辅助手段包括在手术开始时将下鼻甲骨折外移以扩大鼻内通道，或切除一侧或双侧中鼻甲为内镜操作提供空间。常规的鼻中隔矫正术不是很必需的。

（2）蝶窦手术：在蝶窦开放前要探查并扩大蝶窦自然口，或通过鼻中隔与蝶骨嵴相连接处进入蝶窦。切除与蝶骨嵴相连的鼻中隔后部，鼻中隔后部边缘（1 ~ 2cm）也可用反张咬钳切除。完全去除蝶骨嵴还需要用到Kerrison咬骨钳和（或）骨钻。广泛的双侧蝶窦开放术，向外可扩大到翼突内侧板和蝶窦的外侧壁水平，向上到大蝶骨平台水平，向下到蝶窦底，扩大的双侧蝶窦开放术和鼻中隔后部切除术可提供双侧进路并暴露重要解剖结构（视神经和颈内动脉）（图3-7-16 ~ 3-7-18）。

鼻中隔后部的切除有利于双侧手术器械操作。鼻中隔后部切除的多少，可以根据切除后一侧进入器械，不会将中隔压向放置内镜一侧的鼻腔而影响内镜的观察和操作来判断，如此处理扩大了视角，也增加了手术器械活动的范围。

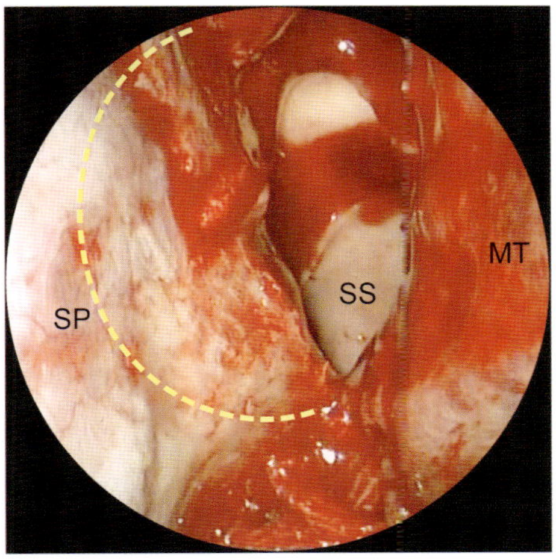

图3-7-16 虚线示切除鼻中隔后端做扩大蝶窦开放手术及形成双鼻腔入路。MT：中鼻甲；SP：鼻中隔；SS：蝶窦

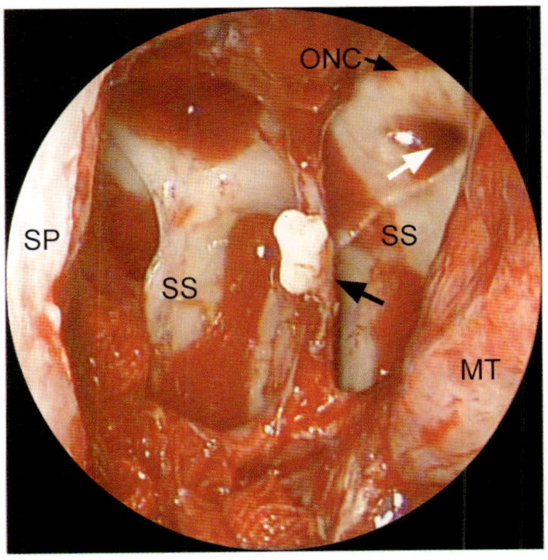

图3-7-17 切除鼻中隔后端及蝶窦前壁，形成蝶鞍区宽大手术视野。SS：蝶窦；SP：鼻中隔；MT：中鼻甲；ONC：视神经管；黑→：蝶窦中隔；白→：颈内动脉-视神经隐窝

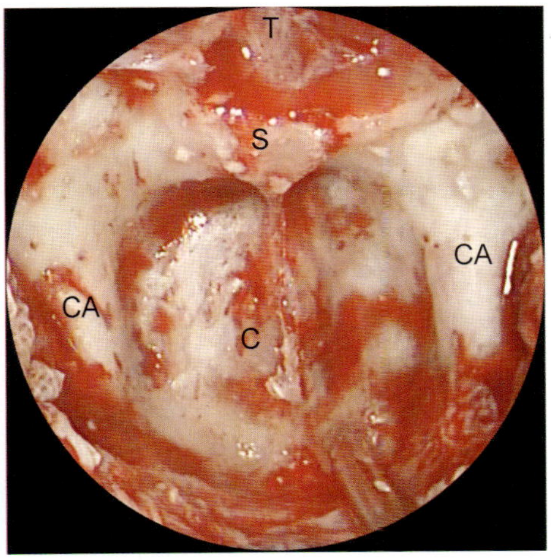

图3-7-18 磨除蝶窦间隔及清除黏膜后，形成蝶鞍区理想手术视野。CA：颈内动脉隆起；C：斜坡；S：蝶鞍；T：鞍结节

（3）硬脑膜内内镜神经外科切除技术：显微神经外科技术切除肿瘤包括从肿瘤内部减容（debulking）肿瘤，接着从肿瘤外膜松动肿瘤，从而初步证实并分离肿瘤与周围重要神经血管结构，并进一步止血和切除残留的肿物外膜。内镜神经外科切除肿瘤遵循开放径路切除肿瘤的原则，并避免盲目地从血管神经中切除肿瘤。任何情况下都不能在未看清肿瘤内结构时将肿瘤拖出。如果所述的手术技术不能实施，肿瘤切除

行为必须终止。

术中可以采用2个吸引器减容技术，事实证明这是一个最安全和轻柔的切除肿瘤的技术。左手（非优势手）持小口径的吸引器保持轻微的吸引状态，同时右手持切除或减容的器械。带有吸引器头（tip）的超声吸引器是专为EEA设计的器械，可用于较硬的肿瘤。应该强调的是，对肿瘤包膜的牵引应该使用吸引器而不是使用任何钳夹的器械。这样可防止出现撕裂肿瘤背面血管外膜的重要并发症，避免出现血管收缩入软组织内出血。在分离肿瘤内部间隔和在肿瘤囊外切割时均采用锐性切割。

可用小拭子探查和保护重要的神经血管结构。可以使用硬膜胶（Duragen），其更易操作，也不会与器械相粘。肿瘤外膜采用合适的内镜双极电凝器进行止血。进行持续冲洗在避免电凝器械对重要神经血管结构的热损伤是十分必要的。

（五）止血方法

1. 血管栓塞　术前阻断肿瘤血供的方法包括血管造影栓塞肿瘤供血血管。然而，当肿瘤的主要供血血管来源于颅内血管（颈内动脉、眼动脉）时，血管栓塞的风险太大。曾经采用动脉内乙醇栓塞方法，但这种方法不易预测栓塞结果，且可能是手术后死亡的一个原因。采用EEA技术，大部分病例可从周围分离暴露肿瘤，从而避免使用血管栓塞。

2. 电凝　在进行EEA过程中，术中能够充分止血，尤其是硬膜内肿瘤，是这一技术重要的进展之一。第一步阻断肿瘤血供，在肿瘤切除过程中，可作为手术进路之一或相继步骤。鼻腔内较大的肿瘤应该首先部分切除，暴露硬脑膜底。使用双极电凝进行初步止血。接着可从肿瘤四周游离切割肿瘤，在证实滋养动脉后可结扎或电凝血管。这一手术观念可用于切除前颅底脑膜瘤这种有丰富血供的肿瘤。双侧筛窦开放和局部眶内壁减压时可采用内镜下筛前、筛后动脉结扎。前颅底骨质增生可用电钻去除，电凝硬脑膜可有效阻断肿瘤血供。肿瘤囊内切除一般在出血相对较少的部位进行。

3. 毛细血管和静脉止血　使用温盐水（40℃）冲洗术野时，黏膜或骨组织中可控制和减少弥漫性毛细血管或静脉出血。硬膜外冲洗可用任何冲洗装置如注射器，但硬膜内冲洗多使用脑室引流管。局部静脉出血（如海绵窦出血）可局部使用止血材料控制，如将微纤维蛋白原涂于小片干燥棉片上填塞于局部，这个技术对于所有静脉出血非常有效。骨面或黏膜面对渗血可用止血凌剪成小块，用小块干纱条衬垫送达局部后加压贴附，可以起到止血的作用。

4. 动脉止血　动脉出血可分为大量和小量。当出现大量出血时，分离出动脉出血的部位十分重要，以便于直接用双极电凝止血。没有明确出血部位时，广泛的电凝通常是无效的。动脉出血时，可用吸引器直接吸引，避免血液污染内镜镜头，使视野模糊。一旦视野相对干燥（吸引器将出血吸净）时，血管破裂处则暴露清晰，这时可用双极电凝有效地进行止血。对于小量出血的止血，可用前面所提及的所有器械进行止血。应该知道的是，小量出血的出血点往往与重要的神经血管结构相邻。避免对周围重要结构造成热损伤是十分重要的。

肿瘤组织通常在切除前进行电凝止血，这样可减少出血。即使骨质内动静脉畸形的血管也可分别电凝止血。为避免出现难以控制的大出血，必须有颅底解剖的全面知识，并且进行手术切除时要从术野暴露好的区域逐渐进入需要进一步更好暴露的区域（从已知到未知）。

（六）颅底重建方法

1. 重建一般原则　重塑的基本原则是将颅内腔与鼻腔鼻窦进行分隔。早期重塑可暂时封闭术腔的缺损处，随着进一步的愈合，可形成永久性分隔。暂时封闭颅腔的作用力必须能抵抗重力，脑组织的搏动和脑脊液压力可使移植物粘连并形成防水屏障。颅底缺损区贴覆移植物仍会因脑脊液压力而形成CSF通路，可妨碍术腔缺损处进一步愈合和形成永久瘢痕。内镜下脑部手术后的颅底重建是一项仍在发展的关键技术。

2. 颅底重建方法和移植物的选择

（1）颅底重建方法：主要的原则是“三明治法”，当然，并非局限于就是三层。具体方法见脑脊液鼻漏修补章节。

颅底移植物的放置分为内置和外贴。实际上，内置相当不易，所以目前以外置为主。当放置外置移植物时，最重要的是将缺损处周围骨质表面的黏骨膜去除，即做移植骨床，以便于移植物与四周的骨质可直接接触。移植物的上方可放置腹部脂肪作为支撑物，纤维蛋白胶可用于固定脂肪移植物。膨胀海绵填塞产生的压力可支撑脂肪移植物。

（2）颅底重建材料选择：颅底重建的材料与脑脊液鼻漏基本相同，颞肌筋膜或阔筋膜等，游离鼻腔黏膜片也很常用。但对于较大的颅底缺损（直径通常大于3cm）或伴有高颅压的病例，则需要一些特殊的处理，可选择的材料介绍如下：

1）自体骨：包括鼻中隔筛骨垂直板、鼻甲骨或钩突骨片等，都可以用于颅底重建。

2）人工赝复体：包括人工硬脑膜、人工骨或钛网等。刘海生和张秋航等（2007）报告8例颅底手术后，应用钛网修复颅底，取得理想的效果。

3）鼻后中隔动脉鼻中隔黏膜瓣：使用带血管的组织可促进术后的愈合过程，尤其是术前有放疗病史的患者，同时还可使患者术后早期放疗过程中感觉更舒适。

2006年，阿根廷医生Hadad和Bassagasteguy发明带蒂鼻中隔黏膜瓣（nasoseptal pedicled flap，或Hadad-Bassagasteguy flap，H-BF），其解剖基础是由鼻后中隔动脉供血（图3-7-19）。鼻后中隔动脉供应整个鼻中隔，中隔上方与筛后动脉吻合，腭大动脉供应中隔下方，面动脉供应前方。黏软骨膜瓣或黏骨膜瓣由鼻后动脉供血，可形成较长的带蒂瓣，旋转的范围较大，可修补较大的缺损范围，可覆盖整个前颅底，从额窦至蝶鞍，或覆盖斜坡缺损处从蝶鞍至C2。因为颅底的手术中要广泛开放蝶窦，并要切除中隔后部，会切断血管蒂，所以，黏膜瓣应该提前准备。制作黏膜瓣时，注意顶部嗅区要留出上下约10mm，前后对应上鼻甲的黏膜，藉此保护嗅觉（图3-7-20～3-7-22）。这种黏膜瓣很可靠，可放置于移植物外或脂肪组织移植物外，并在涂布纤维胶和放置气囊导管时不移位。术后采用软硅胶片贴附鼻中隔裸露骨面，硅胶片前端固定在鼻小柱，术后1个月左右，中隔黏膜可重新上皮化。

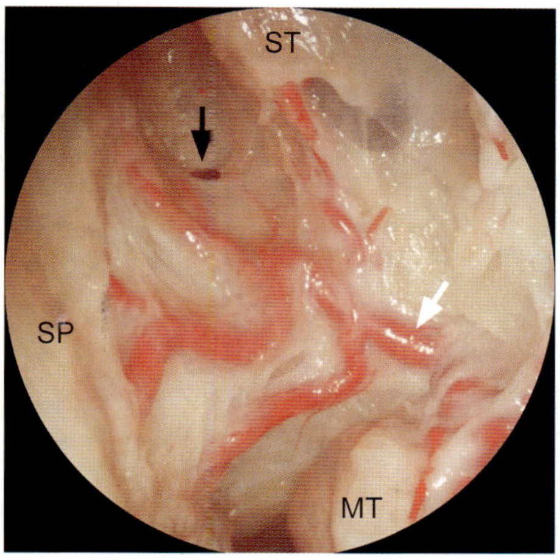

图3-7-19　H-B黏膜瓣解剖基础。蝶腭动脉分出鼻后中隔动脉（白→），穿行于蝶窦口（黑→）下缘，呈对根状，分布于鼻中隔（SP）后下二分之一。ST：上鼻甲；MT：中鼻甲

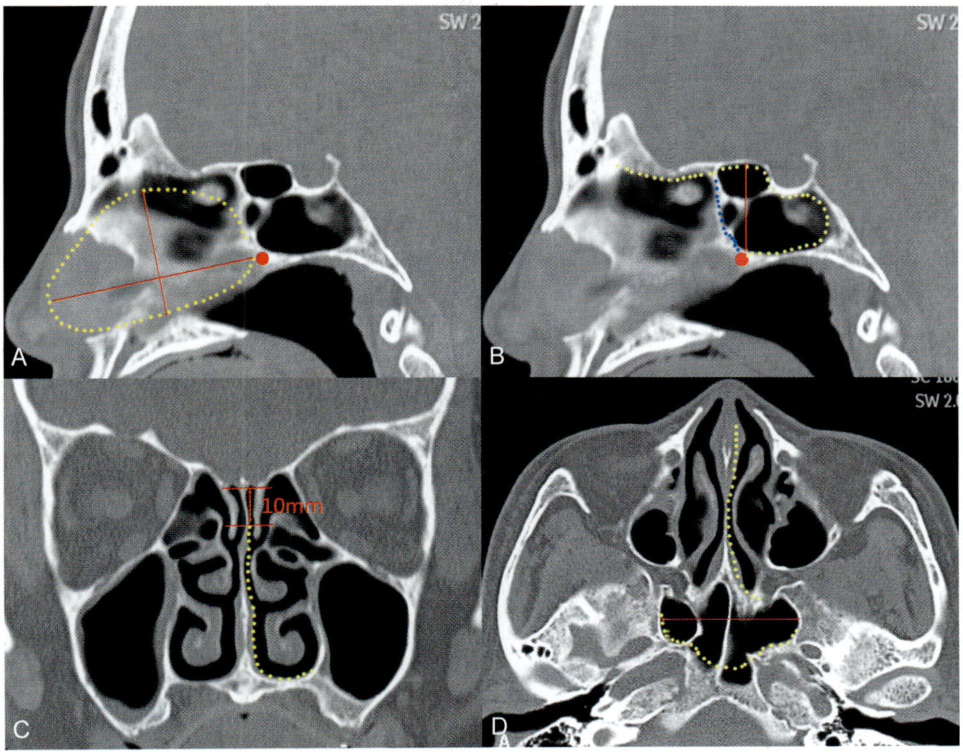

图3-7-20　H-B黏膜瓣设计。根据CT扫描，A. 黏膜瓣的范围，判断前后和上下径；B. 矢状位判断黏膜瓣用于蝶窦及颅底的长度（黄色虚线）；C. 冠状位提示黏膜瓣后上至少留10mm，保护嗅觉，下方可以向鼻底延伸，获得最大黏膜瓣的宽度；D. 轴位提示可以获得的黏膜瓣长度（鼻中隔黄色虚线）及需要的黏膜瓣的宽度（蝶窦腔虚线）

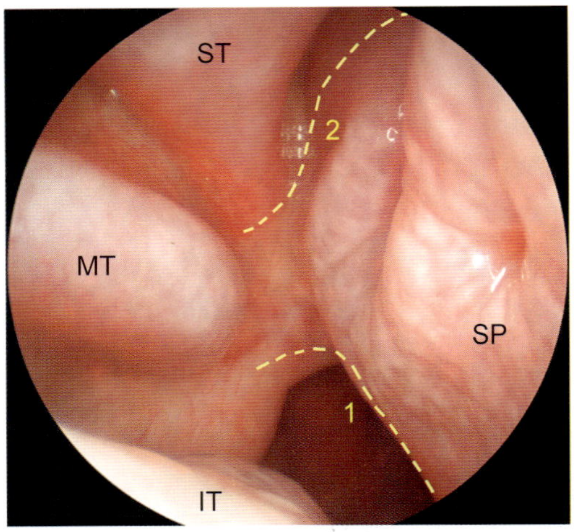

图3-7-21 鼻内镜图示H-B黏膜瓣蒂自中鼻甲（MT）后端，蝶窦口下缘。1.第一切口，为鼻中隔后端；2.第二切口，位于蝶窦口下缘至鼻腔顶。SP：鼻中隔；IT：下鼻甲；ST：上鼻甲

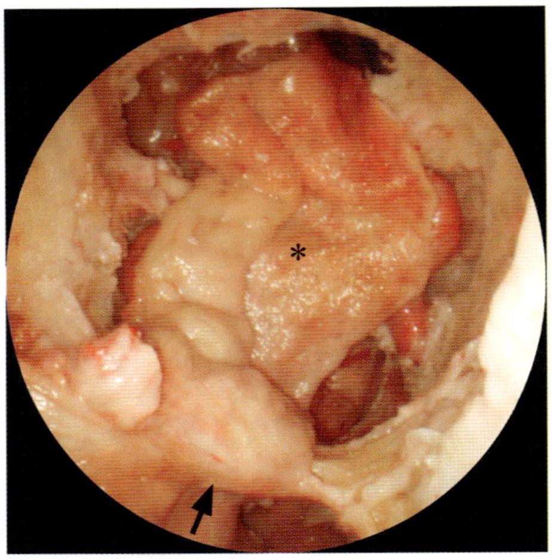

图3-7-22 鼻内镜下标本H-B黏膜瓣（*）修复颅底示意图。→：黏膜瓣之蒂

4）其他带蒂黏（骨）膜瓣：①外侧颞顶筋膜瓣：可通过颞下窝和翼腭窝进入鼻腔，广泛覆盖于前颅底。②前方颅骨膜瓣：可用于修补额窦或前颅底颅骨切除后的缺损处，但需要为血管蒂在颅底水平自鼻根部经额窦构建一个骨性通道。③带蒂下鼻甲黏膜瓣：解剖基础为源自蝶腭动脉的鼻后外侧动脉分支，即下鼻甲动脉。主要用于鞍区颅底缺损，且不能获得或不能获得足够鼻中隔黏膜瓣的时候。④带蒂中鼻甲黏膜瓣：解剖基础为源自蝶腭动脉的鼻后外侧动脉分支的中鼻甲支。

3. 颅底重建辅助技术

(1) 椎管引流或脑室腹腔分流：高颅压患者术后如果使用脱水剂无法有效控制颅压，可以使用椎管引流；脑脊液压可能增高和脑池开放的患者，可采用脑脊液分流。

(2) 球囊或水囊填塞：在手术操作完成后，鼻腔放置12 ~ 24Fr Foley导尿管，注入5 ~ 10ml水以压迫脂肪组织，4 ~ 7天后撤除。在直视下放置和球囊注水很重要，警惕由于水囊压力导致的颅压增高。

(3) 移植物-脑膜缝合术：目前，可以开始采用将外置表面的移植物边缘与硬脑膜边缘相缝合的技术，虽然这项技术非常有效地减少脑脊液漏的发生，但在技术上还是很有挑战性和繁琐的。使用动脉夹（Medtronic U形夹，）可使这项操作简单化，这种螺旋形缝合夹常用于动脉血管的缝合。

第二节 脑脊液鼻漏修补术

公元2世纪，Galen首次记载了脊髓液体经鼻漏出，即脑脊液鼻漏（cerebro-spinal fluid rhinorrhea），并提出脑脊液通过垂体和筛区定期向鼻内排出，这种存在鼻脑自由交通的概念持续了几个世纪。1655年，Schneider对此予以否定。17世纪，Bidloo报告了第一例脑脊液鼻漏临床病例。1826年，Miller曾报告一例间歇性脑脊液鼻漏脑积水患儿。到19世纪后期，Thompson首次报告了一组自发性脑脊液鼻漏的患者，并命名鼻漏（rhinorrhea），但无手术治疗记载。在这些早期报告中，均为非外伤性鼻漏。

第一次世界大战后才出现目前使用的脑脊液鼻漏分类。1937年，Cairns第一次对脑脊液鼻漏进行分类，即急性、迟发性、外伤性、手术性及自发性脑脊液鼻漏。

Wigand（1981）首次报道内镜下修补脑脊液鼻漏。需要提出的是，Wigand是在鼻窦手术中发生颅底损伤的同时进行修补成功，而有目的地在内镜下修补脑脊液鼻漏者应首推Papay等，他于1989年报告4例病例均获得成功。国内许庚等（1994）报道了5例筛蝶窦脑脊液鼻漏修补术，全部一次手术成功。这一方法拓展了鼻内镜手术的适用范围，推动了我国鼻内镜技术的发展。鼻内镜下脑脊液鼻漏修补术已成为外科治疗脑脊液鼻漏的首选术式。

一、脑脊液鼻漏分类

（一）外伤性脑脊液鼻漏

脑脊液鼻漏中，90%为外伤性，占全部头部外伤并发症的2%，30～50岁的男性最常见。主要原因有严重头部外伤，骨和硬脑膜缺损大，非经手术不能愈合，症状一般在48小时内出现（80%）。95%在事故3个月内有症状。脑脊液漏入鼻内的途径有：额窦、筛板、蝶窦、蝶鞍或颞骨中耳经咽鼓管至鼻腔（图3-7-23）。

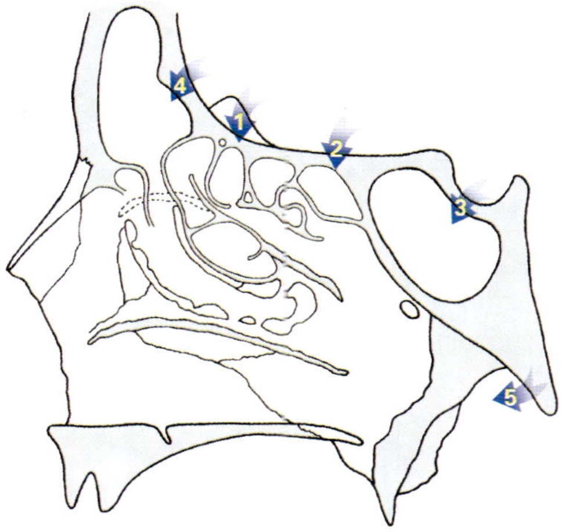

图3-7-23　矢状位示意图显示颅底脑脊液鼻漏的常见位置：1. 前筛顶；2. 后筛顶；3. 蝶鞍；4. 额窦；5. 咽鼓管或鼻咽部

尚不知外伤后迟发性脑脊液鼻漏现象的原因。有学说认为，骨折不伴硬脑膜撕裂，最后，产生自发性脑脊液鼻漏，造成脑脊液鼻漏的延迟发生。另一理论认为脑脊液鼻漏的迟发与创伤处收缩、软组织或外伤骨缘缺血坏死以及外伤后水肿的吸收等有关。

外伤性脑脊液鼻漏当然包括手术造成的脑脊液鼻漏，如鼻外或鼻内鼻窦开放手术、乳突手术及肿瘤手术，包括垂体肿瘤手术、颅内手术等。

（二）自发性脑脊液鼻漏

自发性脑脊液鼻漏有分为常压和高压性鼻漏。女性多于男性（2∶1），40岁最常见。多在咳嗽、喷嚏或高度紧张后突然出现。脑膜炎的发生率有不同报告。高压性漏出起因于颅内压（ICP）长期持续增高，占自发性脑脊液漏的45%。病理生理为蛛网膜下腔压力增高，使脑脊液通过薄弱或潜在通路（一般是筛板或蝶窦外侧隐窝）漏出。其中84%由缓慢生长的肿瘤引起，最常见的是垂体瘤。颅骨X线平片上可有神经科征象和异常。高压性脑脊液鼻漏非颅底的直接损害所致。16%的高压性脑脊液漏与脑积水有关。其他与高压性脑脊液鼻漏有关的疾病有Crouzon病和Albers-Schonberg病。

常压性脑脊液鼻漏占自发性脑脊液鼻漏的55%，为继发由ICP正常波动引起颅底的缓慢侵蚀，导致局部侵蚀破坏和脑脊液鼻漏。但Wise等指出，传统认为脑脊液鼻漏的ICP正常，即常压性脑脊液鼻漏，现在已经证明多存在良性颅压升高，90%经先天性或潜在通路，如经遗留的颅咽管脑膜膨出或脑膜脑膨出。其他潜在通路包括嗅神经、垂体柄或发育不良的筛板、过度气化蝶窦外侧隐窝以及鞍膈（空蝶鞍综合征）。10%为肿瘤或感染直接侵蚀颅底造成脑脊液鼻漏，如额-筛骨瘤、鼻咽癌以及继发鼻窦炎、梅毒和黏液囊肿的骨质侵蚀破坏。

二、诊　　断

（一）病史和体征

详细了解和询问病史，包括鼻漏的部位、体位及鼻漏增加的方式、外伤史、脑膜炎史、视力改变及失嗅等（图3-7-24）。反复发作的脑膜炎，尽管无脑脊液鼻漏，亦应考虑有硬脑膜破损或潜在的颅内外沟通。另外，颅腔积气可提示硬脑膜有缺损。临床与脑脊液鼻漏最常见的现象是脑膜炎和颅腔积气。约10%～25%外伤性脑脊液鼻漏并发脑膜炎，常见致病菌为肺炎球菌。

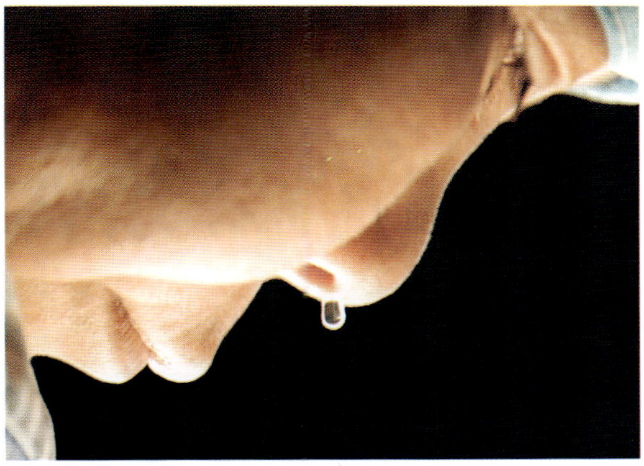

图3-7-24　脑脊液鼻漏。头低位时经鼻孔滴出透明清水样液体

（二）检查

包括头颈部的全面检查、鼻溢液的生化学定性检查。脑脊液鼻漏诊断的关键点包括：①明确鼻溢液为脑脊液；②确定脑脊液漏入鼻腔的部位。

1. 鼻溢液性质的确定

(1) 简便测试方法：如果外伤后鼻溢液滴在纱布上，中央为血色斑点，周围形成透明的“晕”，通常考虑为脑脊液，但与血混在一起的唾液或泪水也会形成该现象，造成假阳性，因此，这只是粗略却是经典的测试方法。

(2) 实验室检查：糖定量可准确判定脑脊液。脑脊液的糖含量＞30mg/100ml。许多患者讲述有甜味。一些作者提倡蛋白含量分析（脑脊液＞45mg%），且比糖含量更可信。

(3) β2转铁蛋白（T 转铁蛋白）：β2转铁蛋白存在于脑脊液、眼球玻璃体和外淋巴液中。所以，如果鼻腔分泌物中出现β2转铁蛋白，是具有高度特异性的监测指标，即提示脑脊液经鼻漏出。该方法的优势在于仅需很少标本（0.7ml），而且无需对标本进行特殊处理。标本可通过免疫色谱仪、气相色谱仪或银染等方法分析。

2. 脑脊液鼻漏定位　X线平片（包括断层）已被证明在鼻漏部位的定位上没有什么价值。

(1) 鞘内注射示踪剂：历史上，就有人用鞘内注射染料，再观察鼻内是否有染色剂来定位诊断。

1）靛胭脂和亚甲蓝：20世纪30 ～ 40年代曾使用，但因出现并发症及定位不确切而被禁止使用。

2）荧光素钠：(1ml，鞘内注射10分钟后观察）亦被用于定位诊断，手术前椎管内注入后，术中借助蓝光在内镜下可良好地指示和辅助观察脑脊液漏出及骨折部位，目前文献中多报道使用荧光素钠椎管内注射示踪脑脊液漏出部位。但也有神经系统并发症的报告。

3）CT脑池造影：碘苯酯（pantopaque）非水溶性，不能流经小的裂孔。气脑造影术在鼻腔和鼻窦内没有对比效果，而且不舒服。

北京同仁医院放射科采用鞘内注射欧乃派克，行CT脑池造影，比较好地显示脑脊液漏出部位，为选择手术径路和方式提供很好的影像依据（图3-7-25、3-7-26)。

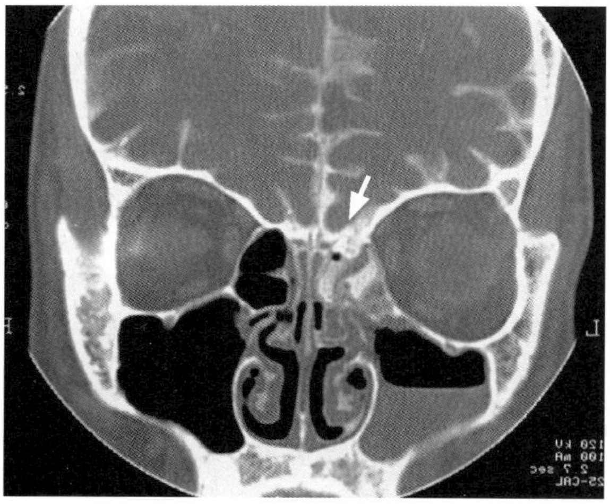

图3-7-25　外伤性脑脊液鼻漏脑池造影。椎管内注射造影剂欧乃派克后，行CT扫描。冠状位，骨窗。箭头所示筛板缺损处，有造影剂漏出到筛窦内

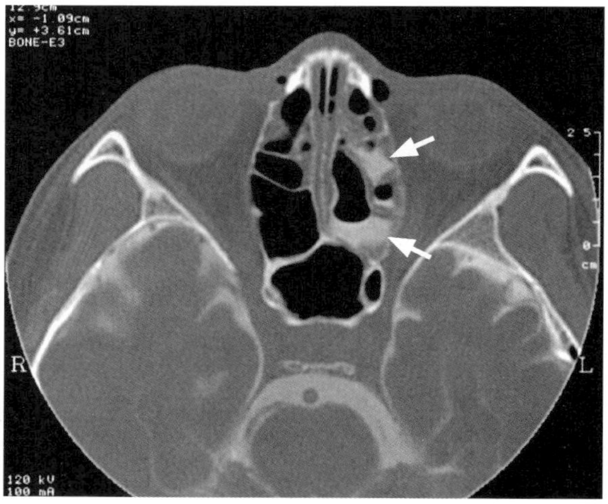

图3-7-26　外伤性脑脊液鼻漏脑池造影。箭头分别示后组筛房内有造影剂显影。提示漏出部位偏后部

CT脑池造影（CT cisternography with Omnipaque dye，CTC）方法：术前做碘造影剂皮试。患者腰穿后，穿刺针流出脑脊液明确进入椎管内后，放出10ml脑脊液，然后向椎管内注入欧乃派克10ml，胸膝卧位15 ～ 20分钟。然后按照常规行轴位和冠状位CT扫描。

在CT扫描的同时，鞘内注射放射性核素示踪剂，定位观察清楚，即便是很小的裂孔，副作用少。另一优势是示踪剂为非离子性的和半衰期短。

放射性核素脑池造影有助于定位，碘^{131}已广泛用于临床，但接触放射剂量较高，多有不良反应（24%)，使其应用受到一定限制。铟^{111}半衰期短（2.8天)，临床最为常用，放射线吸收较少。它的优点（也是缺点）是其高敏感性。由于非常敏感，常导致阳性表现过强。锝^{99}标记的清蛋白鞘内注射在连续扫描中有助于

定位，但半衰期短，需要脑脊液漏出明显，以便观察。

4）泛影葡胺：CT扫描时鞘内注射泛影葡胺利于活动性脑脊液鼻漏的解剖定位，采用头高位（head-up position）扫描，同时可做Valsalva屏气动作，即便是小的裂孔也可显示。

Kirchner等介绍了鞘内荧光素注射，然后在手术中鼻内放置棉片辅助定位脑脊液鼻漏部位，并发症很少。鞘内注射示踪剂后，鼻内放置棉拭子辅助定位，放置拭子时应注意：①避免拭子沾湿过度，和污染周围衬垫物；②取拭子时避免污染周围；③避免使用过大的拭子，使定位难以精确。

可以在鼻腔内放置3个拭子：一是在筛板和蝶窦口区；二是在中鼻甲额窦口下部；三是在咽鼓管咽口下方。

（2）MR：MR检查是有效和精确的脑脊液鼻漏定位方法，无侵袭性，可清晰显示解剖结构及不接触放射线。在T_2加权像可显示脑脊液漏出部位。亦可行MR脑池造影。

（3）MRC：磁共振脑池造影（MR cisternography，MRC）是指重度T_2加权像（T_2WI），当回波时间（TE）大于150毫秒（常选择250毫秒）时，脑脊液、水呈很高信号，其他组织（如脑组织、鼻黏膜等）呈低信号。脑脊液鼻漏在MRC表现为颅内脑脊液高信号影与含脑脊液的鼻腔或鼻窦高信号影之间有线状高信号影相连，线状高信号影的直径即为漏口大小（图3-7-27、3-7-28）。

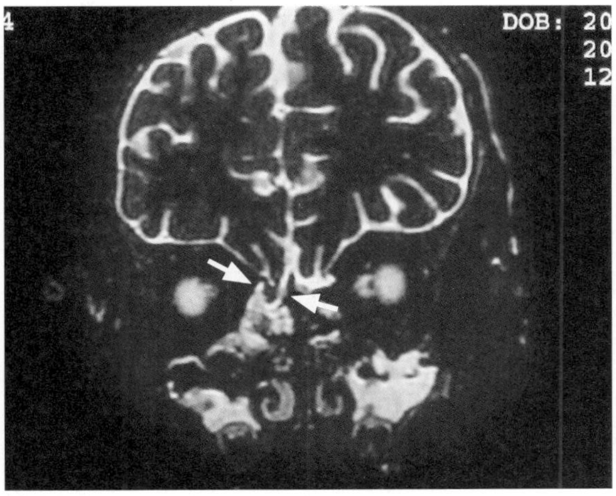

图3-7-27 脑脊液鼻漏及脑膜脑膨出（右侧）MRI水成像。右侧前筛顶可见高信号颅内外连续（→），包裹脑组织疝于颅外

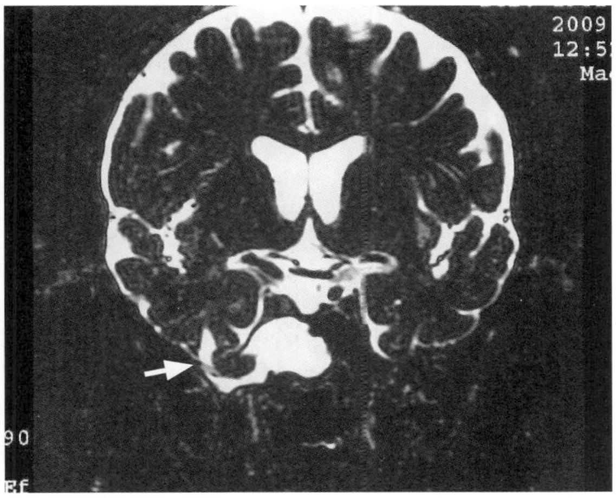

图3-7-28 蝶窦外侧隐窝脑膜脑膨出伴脑脊液鼻漏（右侧）。MRI冠状位水成像。右侧蝶窦外侧隐窝有高信号颅内外沟通，局部有软组织与脑组织连续（→）

（4）鼻内镜检查：在充分收缩鼻腔黏膜后，使用鼻内镜依次检查鼻顶前后部、中鼻道、蝶筛隐窝及咽鼓管咽口等部位。检查时，可压迫颈内静脉，促使颅内压增高，脑脊液漏出增加。鼻内镜下可观察到清亮液体自上述某部位流出。但临床常见有清亮液体流至鼻腔，只能大致判断来源，却不能精确判定漏出部位，需要手术中开放鼻窦后仔细寻找。若鞘内注射示踪剂，则手术中在鼻内镜直视下几乎可百分之百找到脑脊液漏出部位。

三、脑脊液鼻漏治疗原则

（一）保守治疗

对脑脊液鼻漏首先提倡保守处理，等待身体自然修复，患者保持头高位，避免咳嗽、打喷嚏、擤鼻和极度紧张等，同时给予缓泻剂和限制液量。外伤后保守治疗观察时间为2～6周，目的是减轻颅压。对使用广谱抗生素尚有不同意见，多数主张对有并发症和颅底骨折伴感染者使用抗生素，有主张使用激素和利尿剂者，但效果可能很小。对脑脊液压力增高者的最有效处理是通过重复腰穿经蛛网膜下腔放置导管放液，或将导管与低压吸引器连接持续放液来降低脑脊液压力，通过腰穿定期放出脑脊液有助于减小颅压促进硬脑膜裂孔的愈合。对轻中度闭合性头外伤、Le Fort Ⅱ骨折及术后性脑脊液鼻漏等提倡保守治疗。

（二）手术治疗

脑脊液鼻漏的手术治疗指征包括开放性外伤、颅内出血、颅内积气、迟发性鼻漏、自发性鼻漏及保守治疗无效的脑脊液鼻漏。伴有脑脊液鼻漏的面部骨折没有必要推迟处理，在保守治疗期间进行的面部骨折片段的复位修复有助于加速脑脊液漏出部位的愈合。

脑脊液鼻漏的手术治疗分为颅内法和颅外法，后者又分为鼻内法和鼻外法。1899年，Thompson首次报告了脑脊液鼻漏。直到30年后，Dandy采用开颅的方法修补了脑脊液鼻漏，但该方法死亡率高。颅内径路采用单侧或双侧额骨瓣，该技术的优点是直视下观察，同时可检查和修复相邻的骨皮质，填塞由于脑脊液压力增高导致的鼻漏。缺点包括死亡率增加、手术时间和住院时间长及失嗅。后来，Dohlman（1948）和Hirsch（1952）开创颅外径路修补脑脊液鼻漏的方法。脑脊液鼻漏的颅外径路修复可减少死亡率和减少失嗅，可良好地暴露蝶窦、蝶鞍旁和后筛区。局限性是无法探查颅底皮质，难以修复高压性鼻漏，对过度向外侧气化扩展的额窦和蝶窦观察较困难。

目前认为，除非有颅内修复的手术指征，脑脊液鼻漏最佳手术径路是颅外经鼻修复。颅外径路包括额窦肌骨膜瓣切口术（眉弓切口），修复额窦后壁骨折；唇下经鼻中隔蝶窦开放术，修复蝶窦区鼻漏；若累及筛区，则可行鼻侧切开术或经鼻筛窦开放术。做鼻侧切口视野暴露好，易于修复筛板和筛窦骨折，上述手术方法在用筋膜片覆盖颅底缺损处后，需用肌肉或脂肪充填鼻窦，应用纤维蛋白胶（fibrin glue）有助于筋膜片贴附缺损部位，减少复发。手术后填塞，并在围术期使用抗生素。有作者对术后感染者采用填塞物中浸抗生素和持续全身应用抗生素。

1981年，德国学者Wigand首先报告在鼻内镜下修补脑脊液鼻漏。1989年，Papay等经鼻内镜下用筋膜和肌肉修补脑脊液鼻漏，在直视下观察清楚定位准确，成功率高。国内许庚1995年报告鼻内镜下修补脑脊液鼻漏，成功率100%。首都医科大学附属北京同仁医院耳鼻咽喉-头颈外科1992—2006年应用鼻内镜修补脑脊液鼻漏137例，其中2例为手术后鼻漏，其余为自发性或外伤性脑脊液鼻漏，成功率98.5%。周兵等报告了5例外伤性脑膜脑膨出经鼻内镜手术，手术成功率100%。经鼻内镜手术已经是脑脊液鼻漏及脑膜脑膨出的“默认”手术方式，拓展了鼻内镜外科技术的应用范围，同时也丰富了鼻内镜手术技术。

1. 鼻内镜下脑脊液修补手术适应证

（1）筛顶及蝶窦区域的脑脊液鼻漏。

（2）外伤性（包括手术损伤）脑脊液鼻漏，经保守治疗无效。

（3）自发性脑脊液鼻漏，经保守治疗无效。

（4）肿瘤性脑脊液鼻漏。

2. 经鼻内镜手术修补脑脊液鼻漏的优点

（1）可直视筛板、蝶窦、筛窦及鞍区进行修补，损伤小，最大程度地保护嗅觉功能，操作精确，手术效果好。

（2）不损伤脑组织，可避免传统开颅手术易出现的并发症及危险。

3. 经鼻内镜手术修补脑脊液鼻漏的局限性及所依赖的技术基础　鼻内镜手术不能同时处理颅内病变或切除颅内肿瘤；较大面积硬脑膜缺损经鼻内镜手术修补有一定困难。如Gjuric等（1996）介绍鼻内镜手术修补脑脊液鼻漏通常适于修补的缺损面积约为10mm×10mm。但在临床实践中，已经有比较大面积（如直径大于30mm）的颅底缺损经鼻手术成功。对外伤性脑脊液鼻漏，须根据面部外伤程度及脑脊液漏出部位决定采用相应的手术径路。就手术医生而言，应有熟练的鼻内镜操作技术、熟识鼻及颅底解剖和拥有相应的手术器械；同时，也应掌握颅内重建的基本技术，在此基础上，一些比较大的颅底缺损应可以经鼻完成。

四、脑脊液鼻漏手术修补方式

（一）基本步骤

1. 体位　患者取仰卧位。

2. 麻醉方式　通常采用全身麻醉。

3. 开放鼻窦探查并寻找漏孔 开放鼻窦探查范围主要根据手术前影像学检查定位确定。探查时，对可疑漏出部位，应彻底开放和清理窦间隔，便于观察。有时漏点很小，被窦间隔遮盖。必要时压双颈静脉，促使脑脊液流出。寻找漏点的方法：

（1）循漏出脑脊液寻找：通常，在开放鼻窦的基础上，可以观察到有清亮脑脊液流出，沿清亮液体流出路径找到漏出部位。

（2）局部特征：由于长期漏出脑脊液的刺激，漏点局部的黏膜往往表现为水肿状态的苍白隆起（图3-7-29），吸引器刺激后，即有脑脊液流出。由于漏出部位常见于筛板，所以，在寻找过程中，注意中鼻甲根部内侧（嗅裂区）的探查。需要注意的是，黏膜隆起漏脑脊液的地方，并非完全与颅底缺损位置对应，有时在黏膜下形成隧道，所以，要仔细探查追踪。

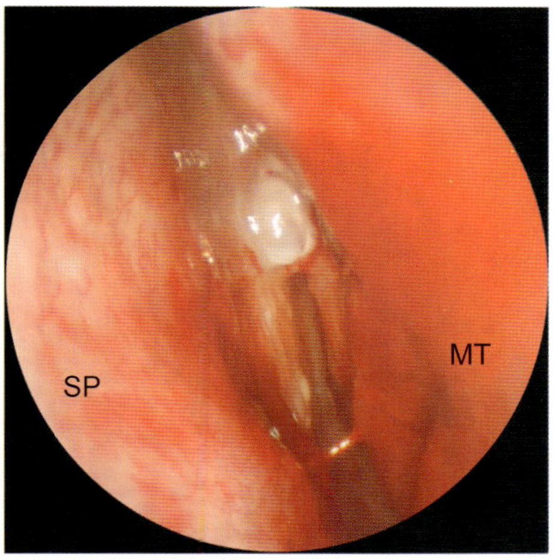

图3-7-29 脑脊液鼻漏鼻内镜下漏点定位。鼻腔顶局部粉白色半透明组织突起，搏动，触之常有清亮液体流出，提示为筛板漏点。SP：鼻中隔；MT：中鼻甲

（3）示踪剂：若椎管内注射荧光素钠，则十分便于手术中漏孔的定位，漏出部位表现为含绿色荧光的脑脊液流出。

（4）骨折线：外伤性骨折伴发脑脊液漏，可以根据影像提示骨折部分，指导术中沿骨折线多可以寻找到漏点。注意，外伤后由于瘢痕形成，可能会遮盖漏出部位，或在清理瘢痕探查漏点时，加重漏出程度，需要手术中准备应对修补措施。

4.颅底修补和重建方法 确认漏点后，应清除漏点周围的黏膜，做出超过漏孔边界约5mm的骨性移植床，然后用以下方法修补。

（1）外贴法：Kennedy等用转移鼻中隔带蒂黏膜瓣筛顶脑脊液漏孔；Gjuric（1996）主要采用的是自体游离下鼻甲黏骨膜瓣。对于比较小的颅底缺损或裂孔，采用游离或转移黏膜片，包括鼻甲、鼻中隔黏膜或鼻中隔转移黏膜瓣，贴覆后，喷涂生物胶，再压明胶海绵及其他可吸收填塞物。

（2）“三明治”方法：对漏孔（颅底缺损）比较大或漏出明显的病例，可以采用多层方法，即所谓“三明治”法。可以取颞肌、腹直肌或其他部位肌肉及相应肌筋膜，也有作者采用脂肪材料。将肌肉剪碎填入漏孔，再将筋膜平铺在肌肉表面，此时可使用生物胶，外压浸有抗生素的明胶海绵和碘仿纱条。

筋膜可以外贴（underlay），也可内衬（inlay），但后者必须将颅底硬膜小心剥离后才能够塞入颅底骨板与硬膜之间。有时，为起到加强作用，在肌肉填塞后，内衬一层筋膜，或在内衬筋膜外面填塞肌肉，然后在外贴一层筋膜（图3-7-30）。

（3）“浴缸塞法”：Wormald PJ等（1997，2003）介绍采用脂肪栓子封闭漏孔的方法，即将取用的脂肪用可吸收缝线在一端打结，然后穿过脂肪长轴，用额窦探针将脂肪栓子塞入漏孔，展开并封闭漏孔，用探针配合拉紧缝线，形成对漏孔的封闭作用；然后，用缝线穿透移植黏膜片或筋膜，沿缝线引导移植物封闭漏孔，外涂生物胶，完成颅底修补（图3-7-31）。该方法适用于直径15mm以下的颅底缺损修补。

对较大的颅底缺损，有学者提倡，在肌肉或脂肪填塞后，用自体筛骨垂直板或筛骨片进行颅底重建，起支撑和加固作用，并可防止远期再次发生颅底破损或脑组织膨出。

（二）手术径路的选择

手术径路包括常规筛窦开放、额窦开放等，主要依据脑脊液漏出部位定位诊断选择。

1. 筛窦脑脊液鼻漏 筛窦区域颅底缺损最常见，筛骨水平板和垂直板，尤其是前者，在先天性发育过程中常有缺损。可选择从前向后开放筛窦手术探查方式。如果有前期手术或外伤，鼻腔鼻窦标志被破坏，可以选择Wigand手术方式，在开放蝶窦后，从后向前探查颅底。

2.蝶窦脑脊液漏 发生在蝶窦（包括蝶筛交界处）的颅底缺损，如果影像检查比较明确漏出部位在蝶骨平台，可直接开放蝶窦。若非如此，应选择开放筛窦后充分开放蝶窦，既有利于观察，又有利于修补操作。

3.蝶窦外侧隐窝脑脊液鼻漏 临床所见发生于蝶窦脑脊液鼻漏常伴脑膜脑膨出，多为先天性，主要表现为颞叶脑组织从中颅窝的颅底缺损区疝入圆孔和翼管外侧的蝶窦外侧隐窝（图3-7-32、3-7-33）。这些患者的翼突根部广泛气化，使得蝶窦外侧壁和颅底的骨质菲薄。Castelnuovo等（2007）描述蝶窦外侧隐窝颅

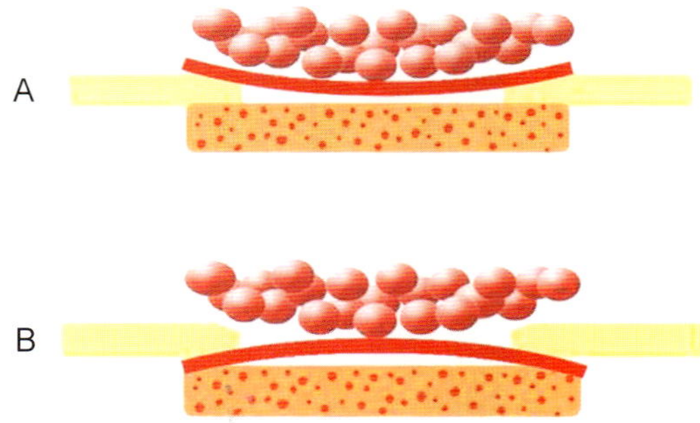

图3-7-30 脑脊液鼻漏修补方式。A. 内置法：即将筋膜置于颅内、硬膜内或颅骨与硬膜之间；B. 外置法：即将移植物、筋膜或黏膜等贴附于颅外

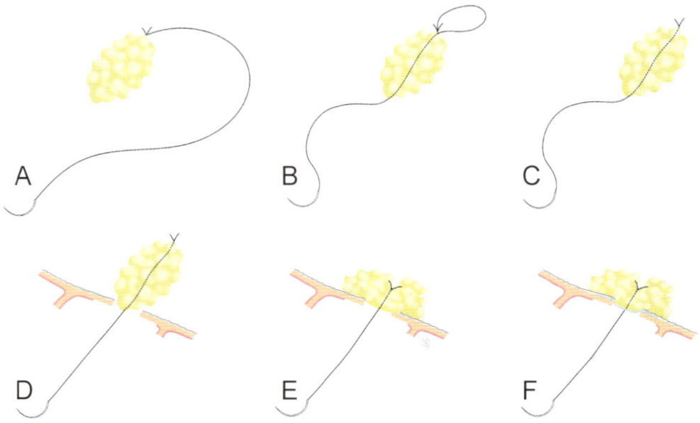

图3-7-31 “浴缸塞”法修复颅底缺损。A. 根据颅底缺损大小取脂肪，并用缝线缝扎脂肪团一端；B和C. 沿脂肪团长轴穿透至另一极引出；D.将脂肪团塞入颅底，注意缝扎结在远端；E. 将缝线拉紧，脂肪团变成扁平状，封闭缺损处；F. 若用筋膜加强，可将缝线由筋膜中心穿过后，顺缝线推至颅底，或内置，或外置

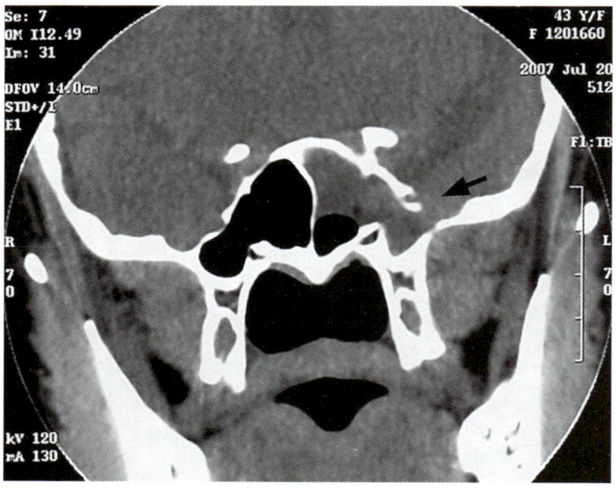

图3-7-32 蝶窦外侧隐窝脑膜脑膨出伴脑脊液鼻漏（左侧）。女性，43岁，流清水样涕3年，伴头痛。冠状位CT，软组织窗。左侧蝶窦外侧隐窝颅底不连续（圆孔外侧），局部软组织与脑组织连续（→）

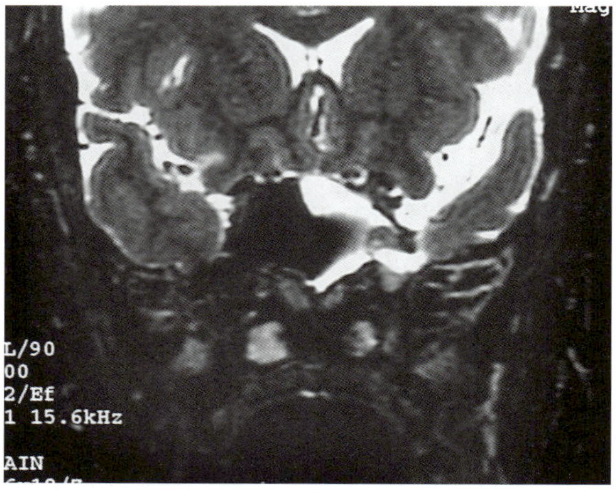

图3-7-33 患者MRI冠状位水成像。左侧蝶窦高信号与颅内沟通，局部软组织与脑组织连续

底缺陷以圆管为界，内侧之颅底缺陷称为Sternberg管，即为蝶窦外侧的一颅咽管，由蝶骨不同成分的不完全融合形成。该先天性颅骨异常被认为是在中心颅底骨化复杂过程中，正常骨结构不完全或不成熟融合形成，所以，蝶窦颅底缺损多是先天而非后天形成的。作者同时强调颅压的作用，由于上述缺陷的存在，在正常或高颅压等作用，硬膜或蛛网膜及脑组织逐渐从有缺陷的颅底疝出，形成脑膜脑膨出。

Lai（2002）和Castelnuovo（2007）认为脑膜脑膨出与肥胖有关，Lai报告12例蝶窦外侧隐窝脑膜脑膨出患者，10例体重指数BMI $\geq$ 25kg/m^2（正常BMI < 25），后者报告15例，13例BMI为（30±5）SD kg/m^2。肥胖可导致良性颅压增高，也是肥胖与蝶窦外侧隐窝脑膜脑膨出相关的病理基础。周兵等（2007）报告了9例蝶窦外侧隐窝脑脊液鼻漏伴脑膜脑膨出，5例患者肥胖，2例有明显侧脑室扩大（图3-7-34），7例合并不同程度空蝶鞍（图3-7-28）。Bolger等分别在1999年和2005年介绍了经鼻上颌窦开窗后，通过上颌窦后壁进入翼腭窝，经翼突进入蝶窦外侧隐窝，行颅底修补的手术方法。

手术方式归纳为以下步骤：

第一步：完成从前向后的前后筛窦开放，经中鼻道完成宽大的上颌窦开窗，开窗口后缘至腭骨垂直板，剥离上颌窦后外侧壁黏膜留置于窦腔前下。

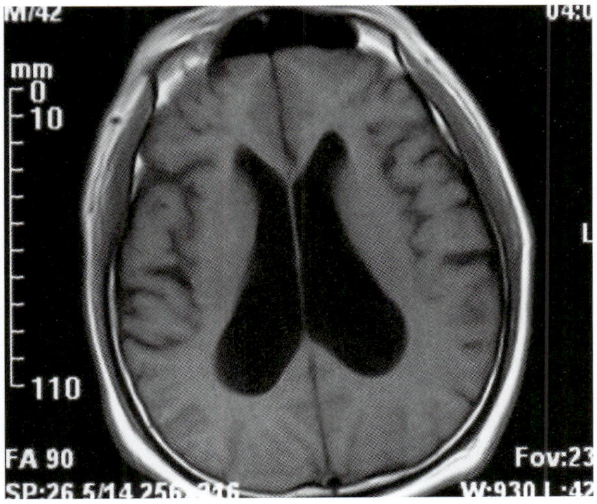

图3-7-34　蝶窦外侧隐窝脑膜脑膨出常伴良性高颅压。轴位MRI示侧脑室明显扩大

第二步：开放蝶窦，扩大切除蝶窦前（外侧）壁后，自中鼻甲根部与鼻腔外侧壁附着处，分离黏膜暴露蝶腭孔，咬除腭骨垂直板，解剖蝶腭动脉（图3-7-35、3-7-36）。

第三步：外侧以眶下神经管隆突为界，去除上颌窦后外侧壁骨壁后，以蝶腭动脉为标志，解剖暴露翼管前口、翼管神经、动脉、蝶腭神经节等血管神经束，在蝶腭动脉下方，电凝切开并凝固部分翼腭窝脂肪，钝性剥离，显露翼突根部和蝶窦前壁，上外分离至圆孔（图3-7-37），以此为标志在其下方磨开蝶窦外侧隐窝前壁，暴露外侧隐窝膨出脑组织（图3-7-38）。

第四步：双极电凝凝固并切除脱出脑膜脑组织后，剥离蝶窦腔内黏膜，完整显露颅底骨质缺损区（图3-7-39、3-7-40）。用脂肪或肌肉组织填入缺损区，用骨片嵌于缺损处颅内面（图3-7-41），外铺肌筋膜和（或）黏膜（图3-7-42），喷生物蛋白胶，外敷明胶海绵和（或）碘仿纱条。复位上颌窦后，外壁黏膜瓣覆盖翼腭窝创面。

4.额隐窝（额窦）脑脊液鼻漏　如果发生在额隐窝，采用Draf Ⅱ a或b方式，可以完成修补（图3-7-43 ~ 3-7-48）；如果漏点或膨出脑组织在额窦内，可以采用Draf Ⅲ手术（图3-7-49 ~ 3-7-52）；如果漏出部位在额窦外侧或缺损较大，则可以采用Draf Ⅲ + 鼻外额窦钻孔联合径路或颅鼻联合径路。

（三）手术后治疗和处理

1.一般处理　手术后常规应用可以透过血脑屏障的抗生素10 ~ 14天，半坐位卧床5 ~ 7天；低盐饮食，限制饮水量；高蛋白和高纤维饮食，避免便秘；避免用力擤鼻、喷嚏及用力咳嗽。

2.脱水剂应用　先天性或自发性脑脊液漏，包括伴发脑膜脑膨出患者，应考虑伴有良性高颅压，或脑脊液漏出比较严重者，手术后应常规静脉输入25%甘露醇250ml，Q×8小时、Q×12小时及Qd各3天的阶梯递减使用。手术后注意观察眼底视乳头变化和头痛症状，防止高颅压引起脑积水或导致手术失败。通常，不需要手术后椎管引流降颅压。

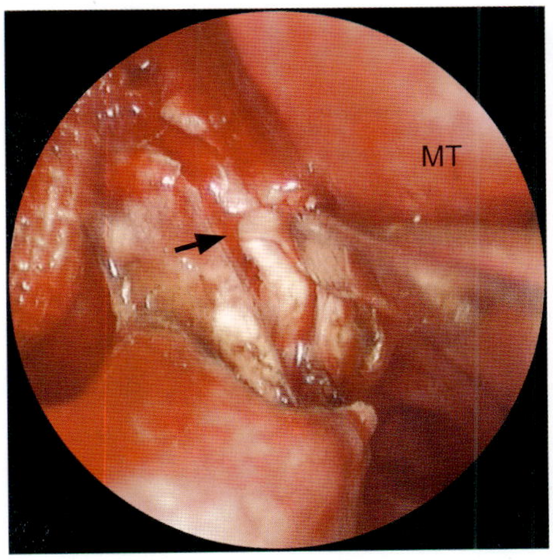

图3-7-35　中鼻道上颌窦开窗后，在开窗口后缘腭骨垂直板中鼻甲鼻腔外侧壁附着处，剥离并解剖出蝶腭动脉（箭头）。MT：中鼻甲

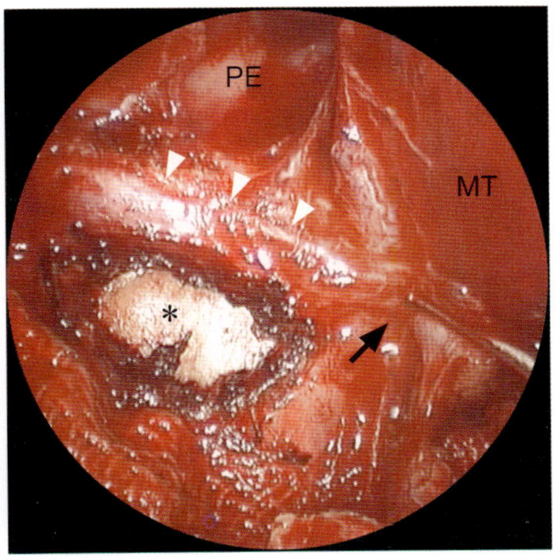

图3-7-36　以蝶腭动脉为标志（箭头），解剖出包含上颌窦动脉及其分支、翼管神经和上颌神经所组成的血管神经束，在其下方电凝翼腭窝脂肪，暴露蝶窦前壁外侧和翼突气房前壁（*）。PE：后筛　MT：中鼻甲

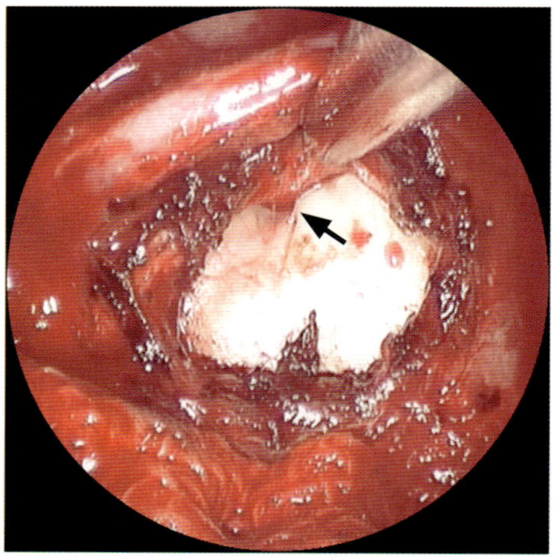

图3-7-37 以蝶腭动脉为参照，在血管神经束下方电凝翼腭窝脂肪，暴露翼突和蝶窦前壁后，将血管神经束上推，剥离至圆孔（→），定位颅底标志

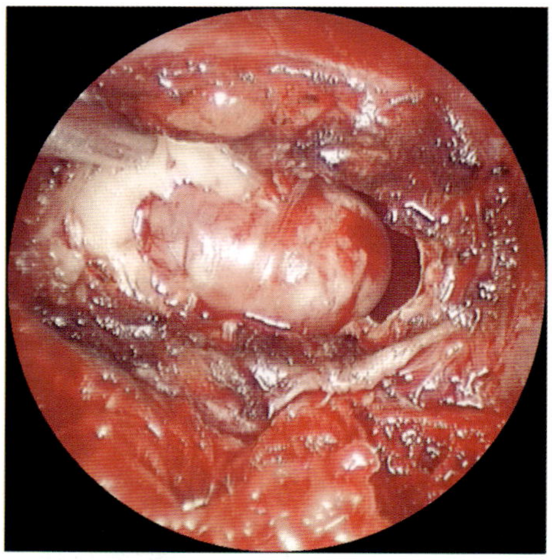

图3-7-38 采用电钻和Kerrison咬骨钳去除蝶窦前壁和翼突气房开放蝶窦外侧隐窝后，可见卵圆形组织，蒂自蝶窦外侧壁，有搏动。确定为脑膜脑膨出

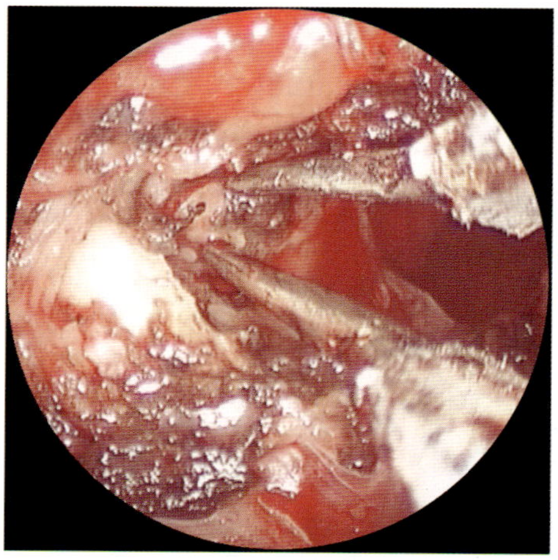

图3-7-39 膨出脑组织采用双极电凝凝固切除

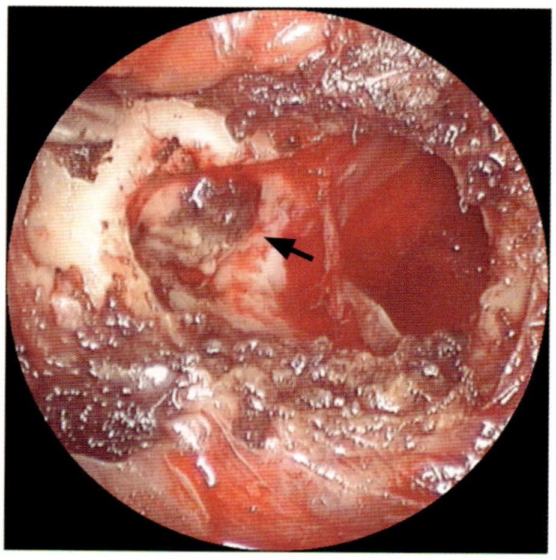

图3-7-40 箭头显示膨出脑组织电凝至与颅底平面相同，便于颅底重建和修补

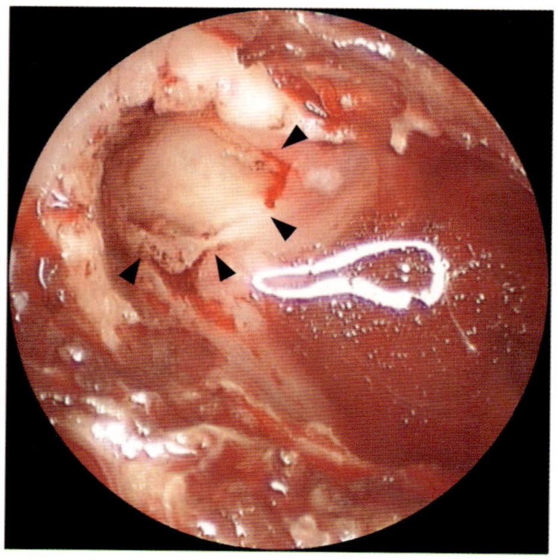

图3-7-41 取筛骨垂直板修剪后，置入硬膜和颅骨之间。箭头指示蝶窦外侧隐窝颅底缺损范围，较多脑脊液漏入窦腔

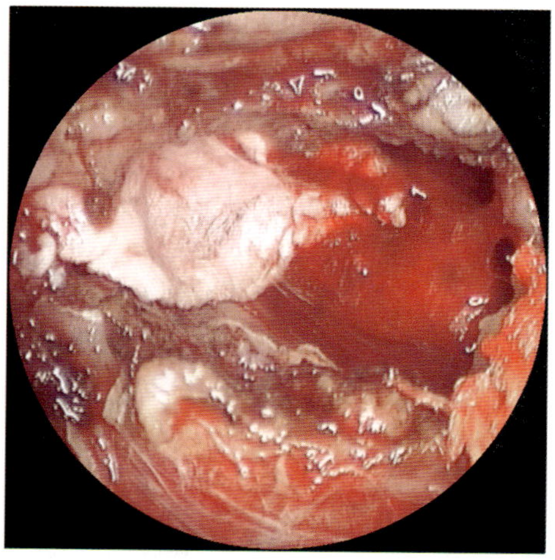

图3-7-42 取颞肌筋膜贴补颅底，上缘夹在颅底骨质和翼腭窝组织间，便于固定

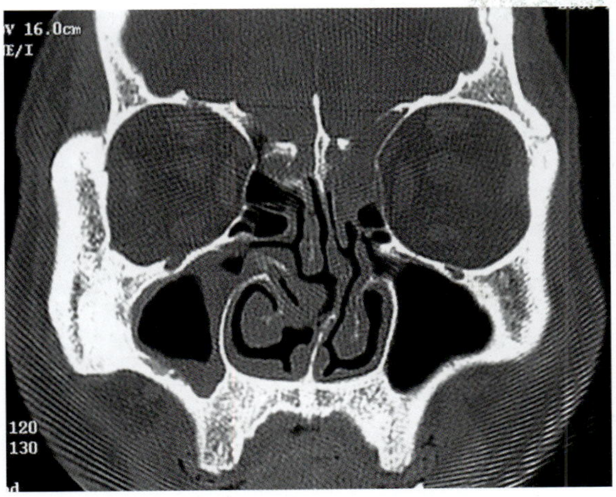

图3-7-43　脑脊液鼻漏伴脑膜脑膨出（左侧）。男性，66岁，间断左侧鼻腔流清水涕2年，无外伤史。冠状位CT，骨窗。双侧筛顶骨质不连续，左侧筛窦软组织影

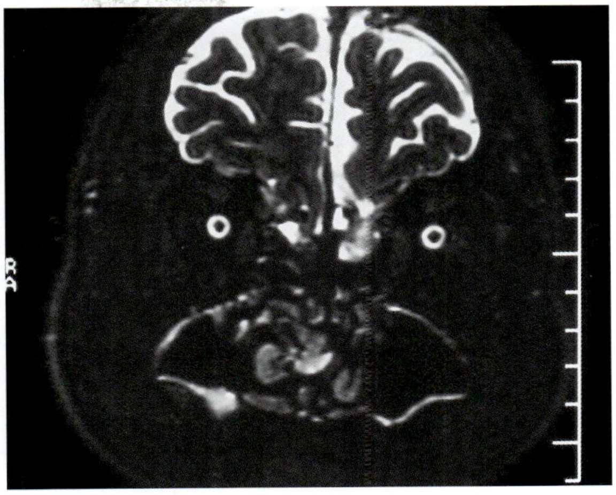

图3-7-44　患者冠状位MRI水成像。左侧筛顶（额隐窝后缘）颅内外高信号沟通影，局部软组织与颅内连续

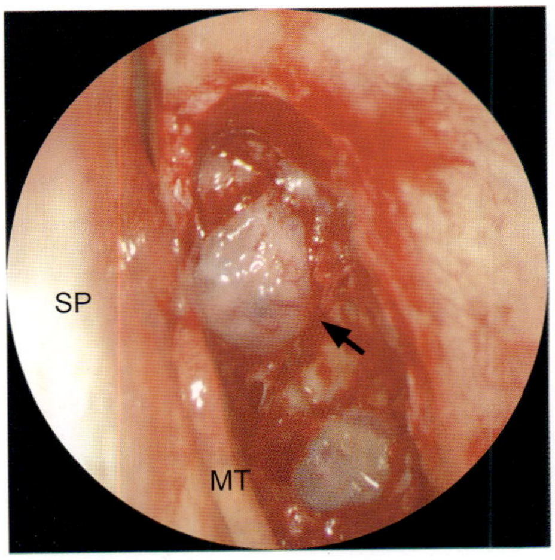

图3-7-45　患者经鼻内镜下手术。开放前筛可见半透明灰白色软组织（→），搏动。提示为膨出脑膜组织。MT：中鼻甲；SP：鼻中隔

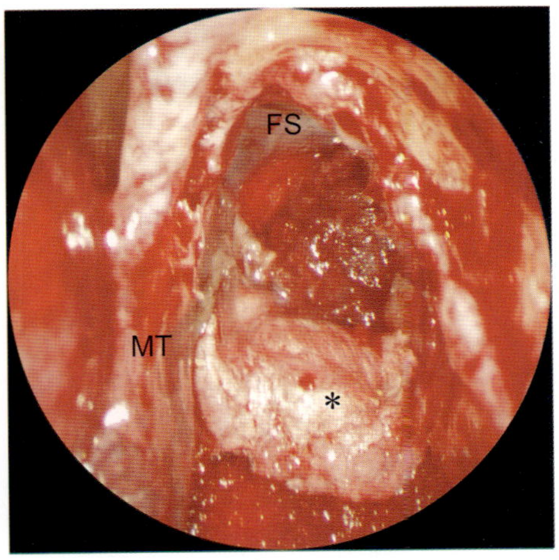

图3-7-46　鼻内镜下开放额窦（FS），并切除膨出黏膜组织后，用颞肌块塞入颅底缺损。MT：中鼻甲

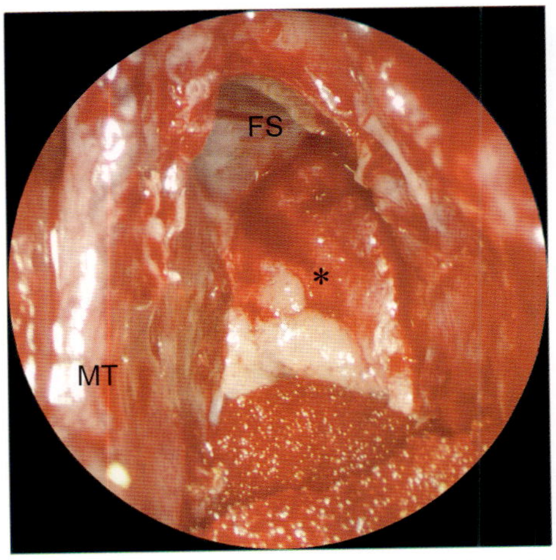

图3-7-47　鼻内镜下用颞肌筋膜（*）外置法贴覆颅底缺损，外覆明胶海绵和碘仿纱条。FS：额窦；MT：中鼻甲

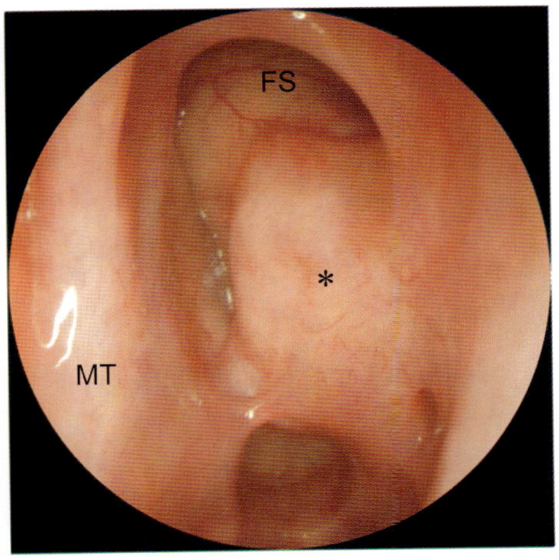

图3-7-48　患者鼻内镜手术2年，颅底修复筋膜上皮化（*），额窦引流通畅。MT：中鼻甲

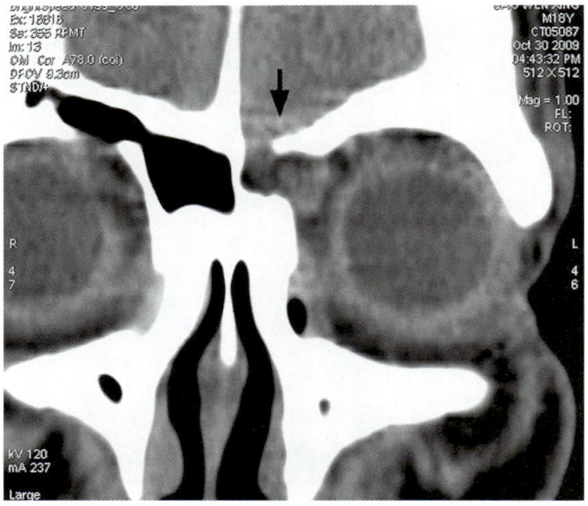

图3-7-49 先天性额窦脑膜脑膨出伴脑脊液鼻漏（左侧）。18岁男性，左鼻反复流清水2年。冠状位CT，软组织窗，提示左侧额窦发育小，颅底骨质不连续（→），有软组织颅内外沟通

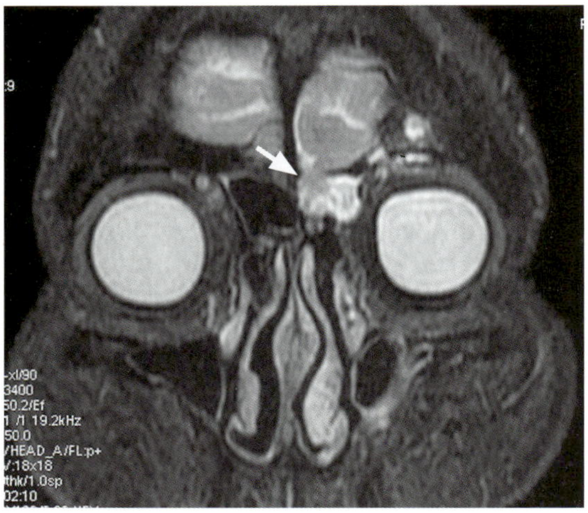

图3-7-50 患者MRI水成像。左侧额叶脑组织突入额窦，→为脑组织膨出之颅底缺损位置

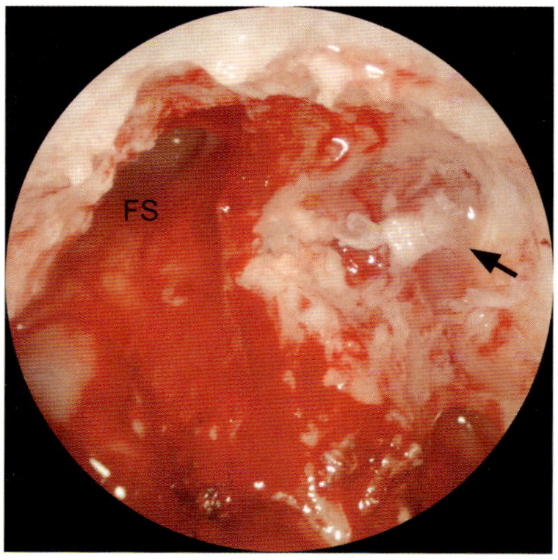

图3-7-51 鼻内镜下Draf Ⅲ手术，开放左侧发育不良额窦，见膨出脑组织（→），局部有清亮脑脊液漏出。FS：额窦

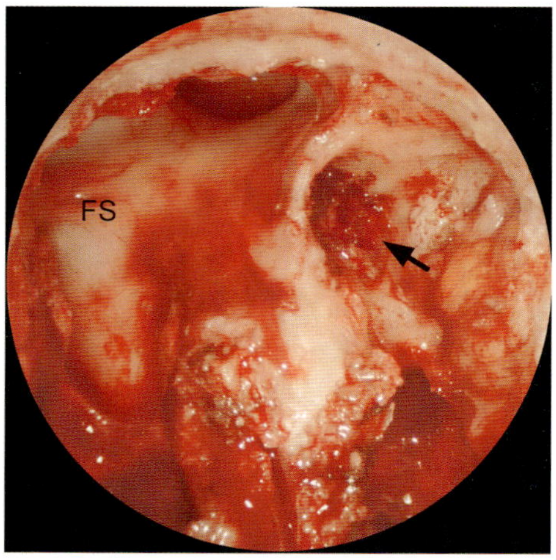

图3-7-52 双极电凝左侧额窦膨出脑组织至颅底缺损位置（→）。FS：额窦

3. 填塞物处理 鼻腔填塞碘仿纱条物在手术后3～4周取出，明胶海绵则在手术4周后未吸收的部分逐渐取出。手术修补区域原则上不做局部清理。

第三节 脑膜脑膨出经鼻内镜手术

脑膜脑膨出（meningoencephalocele）是指中枢神经系统部分组织自颅骨缺损处向颅腔外疝出。若疝出物只包含脑脊液和脑膜称为脑膜膨出（meningocele）；若同时含有脑膜和脑组织则称为脑膜脑膨出（encephalocele）；最严重的是脑积水脑膜脑膨出，内容物包括脑膜、脑组织和脑室。导致颅骨先天缺损的病因解释很多，包括胚胎发育期神经管闭和不全、颅骨骨化中心融合失败、颅咽管道持续存在等。先天性脑膜脑膨出的发生率是脊髓脊膜膨出的1/5～1/10，在西欧和北美的发病率是1∶40 000新生儿，东南亚和俄罗斯部分地区达到1∶5000新生儿，暗示基因和环境因素在病因中起到重要作用。男性发病率高于女性，且男性多见于前颅底，女性多见于后颅底。患者少有家族史。

按颅骨骨质缺损部位（即膨出的解剖位置）可分为三大类：囟门型（15%，3种亚型）、颅底型（10%，7种亚型）、枕后型（75%），鼻部脑膜脑膨出主要涉及前两型，常发生于鼻-筛骨、鼻-额骨、蝶-筛骨之间和筛板。由于鼻部脑膜脑膨出经常发生于前颅底，学者Suwanwela又将其分为前顶部型、筛板型、蝶筛型、经蝶型、蝶眶型。现将突入到鼻腔、鼻窦的脑膜脑膨出统称为鼻内型。

后天性脑膜脑膨出可以为外伤性、医源性，如继发于鼻窦手术等，多伴发脑脊液鼻漏。周兵等（2003）报告5例外伤性脑膜脑膨出，经鼻内镜手术修补获得成功，无复发。由于鼻内镜手术技术的优势，鼻内型脑膜脑膨出首选经鼻内镜下完成膨出脑组织切除和颅底缺损修复。

一、临床表现

鼻部脑膜脑膨出囟门型在早期多向鼻外膨出，形成异常肿物，在婴幼儿期便可被发现，容易诊断；颅底型常起病隐蔽，在婴幼儿期仅表现为哺乳困难，对于儿童和成年人，当出现不明原因的单侧清水样鼻涕、持续性鼻塞、中枢神经系统反复感染、内分泌异常和视力视野障碍时，需高度怀疑脑膜脑膨出。有时，脑脊液鼻漏是其唯一的临床表现。经蝶窦的脑膜脑膨出由于经常伴发唇或腭裂、眼距增宽征、眼球移位或萎缩、视网膜病变、视神经发育不全等颅面联合畸形表现，往往于出生后一年内便可明确诊断。

二、检　查

囟门型表现为颅面中线鼻根处或近内眦囊性肿物，皮肤甚薄，可触及与脉搏一致的搏动感，压迫颈内静脉可见肿物张力增高，体积增大（Furstenberg征阳性）。

鼻内镜检查鼻腔时，应在充分收缩鼻黏膜后，依次检查筛顶、中鼻道、蝶筛隐窝等所有可能的手术区域。经筛窦的脑膜脑膨出，可见单侧鼻腔内灰白色类圆形柔软光滑肿物，蒂在筛顶区（图3-7-53）；而经蝶窦和额窦的脑膜脑膨出，内镜往往不能窥及。

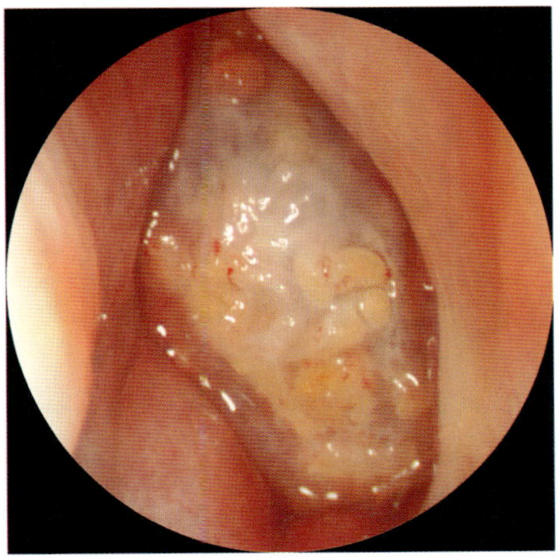

图3-7-53　先天性脑膜脑膨出鼻内镜下所见。13岁儿童，左侧鼻腔灰白色新生物，表面欠光滑，触之囊性，有搏动，与心跳一致

辅助检查：

1. 影像学检查　鼻内镜和一般查体虽然在很多病例中已经提供了足够的信息供诊断、治疗和预后判定，但是影像学在鉴别疝出到鼻的内容物成分方面仍然具有不可替代的作用。

鼻窦CT扫描和MRI检查可显示颅底缺损的形态和大小，鼻腔或鼻窦内软组织与颅内软组织的连续性。参考本章第二节。

2. 脑脊液检查　当间断或持续存在一侧流清水涕时，需鉴别是否伴发脑脊液鼻漏。可以通过简单测试方法或实验室检查，如糖定量和蛋白定性（Pandy test）实验。β_2转铁蛋白（T转铁蛋白）具有高度特异性，阳性即提示脑脊液。

三、诊　断

鼻内型脑膜脑膨出的诊断，依靠病史、体征及检查，特别是影像检查。可参考以下内容诊断：

1. 新生儿鼻根部见突出的囊性有搏动感肿物或儿童、成年人存在单侧清水样鼻涕，持续性鼻塞，脑膜炎反复发作、内分泌异常或视力视野障碍等颅面联合畸形。

2. 影像学发现鼻腔鼻窦肿物与颅内脑组织相沟通，疝囊内有脑脊液成分。

3. 鼻腔清水样液体葡萄糖含量高于3.3mmol/L或β_2转铁蛋白（+），可诊断合并有脑脊液鼻漏。

鼻部脑膜脑膨出需与单侧鼻腔鼻窦肿物相鉴别，包括鼻息肉、鼻部神经胶质瘤、嗅沟脑膜瘤、鼻窦黏液囊肿、鼻根皮样囊肿，鼻部血管瘤等。

四、治　疗

鼻部脑膜脑膨出一经确诊，宜早期手术（2岁左右），以减少脑组织损害。手术原则：于蒂部切除变性的脑组织，封闭颅骨缺损的裂孔，而突入鼻腔的脑组织通常有炎症或已经变性，不能回纳颅内。常见的手术径路包括颅内修补、颅外修补和鼻内镜下鼻内径路。

1. 颅内修补 适用于骨质缺损直径大于2cm者，常为神经外科医师采用，分为硬脑膜外和硬脑膜下径路。

2. 颅外修补

（1）鼻外入路：鼻内镜技术未引入前，耳鼻喉科医师多选择鼻侧切开或颅鼻联合径路。前者于面部骨面分离眶骨膜，切除部分筛房，由前部进入鼻腔，后者经额骨开窗在硬脑膜外分离，寻找缺损部位和疝出脑组织。

（2）鼻内镜手术：目前，是治疗鼻内型脑膜脑膨出的首选方法。具体方法与广泛开展的鼻内镜下脑脊液鼻漏修补术相似，根据颅底缺损大小可选用游离或血管带蒂黏膜瓣、结缔组织瓣、筋膜瓣、软骨、肌肉、脂肪等进行修复（图3-7-54、3-7-55）。小儿的脑膜脑膨出，从根蒂部切断后，局部常不需要特殊处理，便可瘢痕愈合，因为局部膨出的筛骨孔非常小。

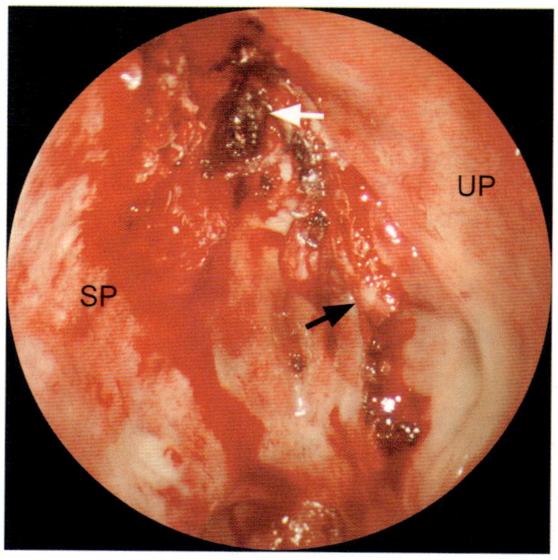

图3-7-54 先天性脑膜脑膨出鼻内镜术中所见。脑膜膨出位于左侧筛板，双极电凝切除膨出脑组织后，见颅底缺损直径约6mm×4mm（白箭头）。UP：钩突；SP：鼻中隔。黑→：中鼻甲残根

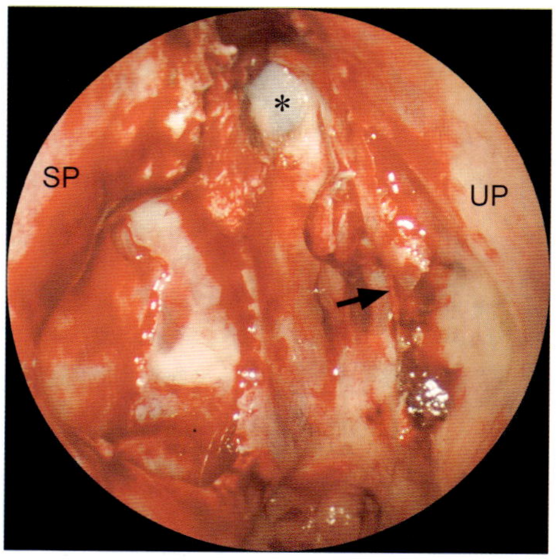

图3-7-55 先天性脑膜脑膨出鼻内镜术中修补颅底缺损所见。取鼻中隔软骨（*）及其黏膜修补颅底缺损。UP：钩突；SP：鼻中隔

关于脑膜脑膨出的处理。由于膨出脑组织多无功能，并伴发炎症，故不能还纳，而需将膨出脑组织切除。切除的关键是使用双极电凝，充分止血，防止脑组织出血缩回颅内，导致颅内积血，引起并发症，且经鼻无法处理，需要开颅手术。

需要指出的是，对于先天性脑膜脑膨出，多伴有良性高颅压，因此，建议对颅底缺损做“硬修补”，即所谓用硬性材料进行颅底重建，避免远期由于高颅压的缓慢作用，导致脑组织重新疝出到颅外。

第四节 经鼻内镜垂体瘤切除术

垂体腺瘤(pituitary adenoma)是一种较常见的颅内肿瘤,发病率约为1/10万人,占颅内肿瘤的8% ~ 15%,居第3位。近年来，由于内分泌检查与显微神经外科的发展，特别是影像诊断学水平的提高，患者多能早期确诊，因而发病率有增高趋势。

正常垂体完全位于鞍内，为椭圆形或圆形。大小：前后径9.9mm（7.0 ~ 13.0mm），横径13.9mm（10 ~ 17mm），垂直径5.5mm（2.5 ~ 9 mm）。位于前中后颅底的交汇处，部位深在，是临床上较难处理

的部位之一（图3-7-56）。垂体瘤多位于蝶鞍内，也可向鞍上、鞍旁、海绵窦和蝶窦内发展。患者多为成年人，男女性别无明显差异。

根据目前分类，垂体腺瘤可产生2种蛋白激素（生长素和催乳素）、2种多肽激素（促肾上腺皮质激素和黑素细胞刺激素）和3种糖蛋白激素（促甲状腺激素、卵泡刺激素和黄体生成素）。垂体腺瘤主要发生于垂体前叶，1974年、1975年将垂体腺瘤分为内分泌活性和无内分泌活性两大类，每一类又分为数种。

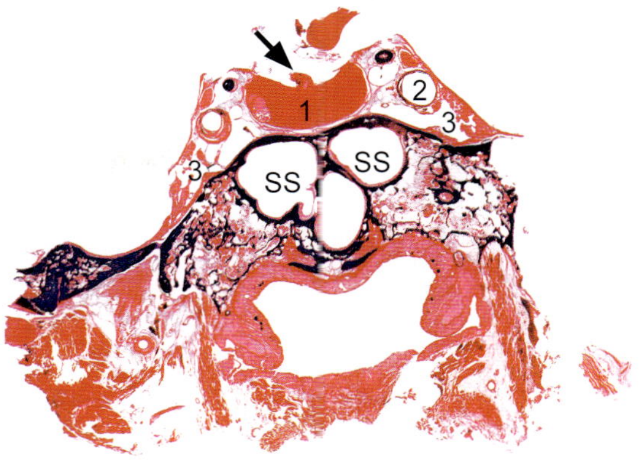

图3-7-56 经垂体冠状位标本解剖切片。1.脑垂体；2.颈内动脉；3.海绵窦；SS：蝶窦；→：垂体柄

（一）垂体腺瘤分类

1. 有分泌活性垂体腺瘤

（1）促生长激素腺瘤（嗜酸性粒细胞腺瘤）：临床上表现为肢端肥大症或巨人症。

(2)催乳素腺瘤(嫌色细胞腺瘤,最常见)：临床上表现为溢乳、闭经、血中催乳素升高和卵泡刺激素降低。

（3）促皮质激素腺瘤（嗜碱性粒细胞腺瘤）：临床上表现为柯兴综合征。

（4）促甲状腺激素腺瘤：极少见，临床上表现为甲状腺功能低下或甲状腺亢进。

（5）卵泡刺激素腺瘤：极少见。

2. 无分泌活性垂体腺瘤　瘤细胞瘤；有分泌颗粒但无分泌活性的腺瘤。

（二）垂体瘤的治疗

主要包括：手术治疗、放射治疗和药物治疗。放射治疗虽然有一定疗效，但由于放疗后副作用大，不作为首选疗法。药物治疗目前仅作为手术及放疗的辅助疗法。手术是该治疗的首选方案。

垂体瘤的手术途径大体上可分为经额开颅与经蝶窦入路两种。开颅手术由于创伤大，手术后患者术后反应重，并发症多，患者多有恐惧心理。

经蝶手术有：鼻中隔黏膜下经眶筛窦-上颌窦-蝶窦入路、经唇下鼻中隔碟窦入路。过去，由于受条件（包括抗生素、手术设备、诊断技术等）的限制，术后并发症多、死亡率高、手术切除不能达到满意效果。随着科技的发展、外科技术的进步以及外科观念的转变，垂体瘤手术向低创伤高精度“既能彻底切除肿瘤，又能保存垂体功能”方向发展。

随着临床、病理及检测技术的发展，目前公认的血清内分泌激素测定、免疫组化及电镜检查所获的肿瘤内分泌功能情况进行分类：①内分泌功能活跃的肿瘤或功能性腺瘤，包括生长激素腺瘤、催乳素腺瘤、促肾上腺皮质激素腺瘤、甲状腺刺激素腺瘤、混合性腺瘤；②内分泌不活跃的腺瘤或非功能性腺瘤，包括瘤细胞瘤、滤泡性腺瘤等。

垂体的色泽：前后叶不同，前叶为橘黄色，质地较为坚韧结实，表面有闪光的被膜，压迫时呈白色；后叶为灰红色，胶冻状；前后叶间的中间叶含有许多胶冻样物质，并有许多微血管，结构较疏松，可作为手术标志。

垂体瘤的色泽：垂体瘤一般无包膜，镜下无法分辨其与正常垂体的分界，肿瘤呈结节状，为灰白色鱼肉状，如血运丰富则呈紫红色。

由于诊断技术的提高，垂体腺瘤的治疗水平日益增高。70年代以前，确诊的垂体瘤常属晚期，瘤体较大，有严重的内分泌、视力、视野改变及蝶鞍部骨质破坏等；手术治疗常限于切除延伸到蝶鞍上方压迫视神经、视交叉的瘤体，目的在于挽救视力，其疗效判断也仅以视力、视野的恢复情况为指标，内分泌症状很难改善。近20年来，由于内分泌和影像学检查的进步，有些垂体腺瘤只有数毫米大小，尚未出现视力、视野损害时就能确诊，经显微手术可将腺瘤完整切除，术后无视力、视野损害，垂体功能恢复正常。疗效判断上，除视力、视野外，更重要的是内分泌恢复情况。标准：①优良：术后内分泌水平达到正常，临床症状消失，月经来潮，泌乳停止或妊娠；②有效：术后激素水平下降50%以上，临床症状改善；③无效：术后激素水平下降不足50%，临床症状改善不显著。综合各家报道：微腺瘤或小型腺瘤全部切除后，疗效优良或有效者达70%～90%；大腺瘤如切除彻底，疗效优良或有效者达30%～70%。更大或侵袭性腺瘤很难全部切除，手术只能挽救视力或改善内分泌症状，术后配合放疗、药物及放射外科的辅助治疗。

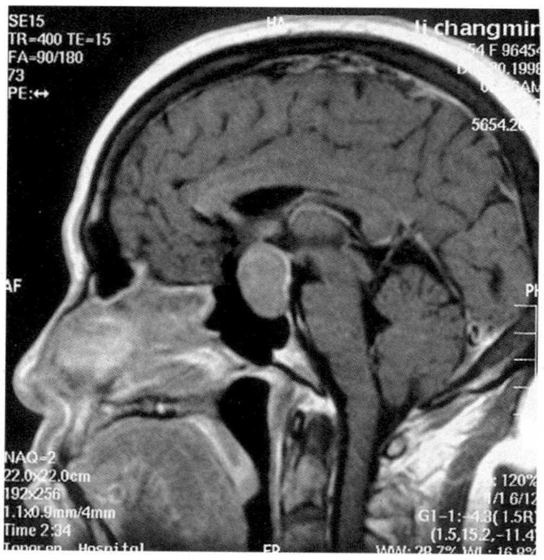

图3-7-57 垂体腺瘤。矢状位MRI T_1WI增强扫描。肿瘤向蝶窦内突起，肿瘤信号增强，内部信号不均匀

垂体影像学表现：X线蝶鞍球状扩大，前后径超过正常值（前后径11.5mm，深度9.5mm），鞍底骨质白线局限性侵蚀，一侧骨质吸收变薄或消失，蝶鞍倾斜、下陷，鞍背变薄，骨质破坏等间接影像外，还可见肿瘤本身的表现：等密度或高密度影，密度均匀或坏死囊形变等；CT：除X线的表现外，可见视神经上抬或第三脑室压迫表现；直接征象有鞍内出现＞3mm或超过垂体体积1/3的低密度区；间接征象除X线的表现外，还包括：①垂体高度：男性＞7mm，女性＞8mm，生育期女性＞9mm（垂体高度生理变化在1～2mm之间）；②垂体腺上缘饱满、膨隆或不对称；③冠状位上观察垂体柄偏斜＞2mm；④视神经上抬或第三脑室压迫表现；此外，动态CT显示次级毛细血管床移位，即“丛征”也是腺瘤的重要征象。MRI：T_1等信号或略低信号强度占位病变；T_2等信号或略高信号强度占位病变，强化肿瘤明显增强（图3-7-57～3-7-59）。

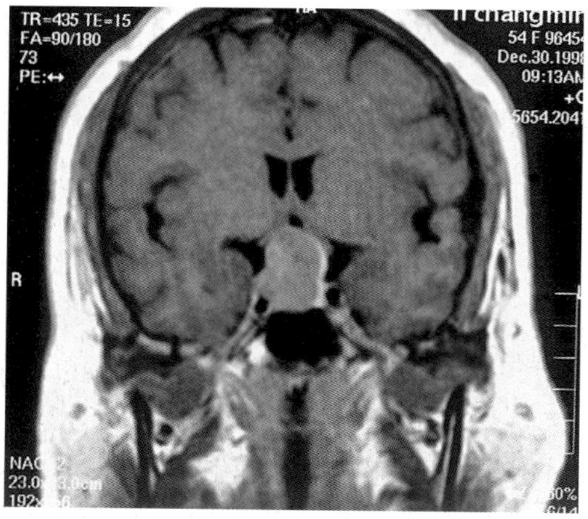

图3-7-58 垂体腺瘤。冠状位MRI T_1WI增强扫描，肿瘤周边有增强

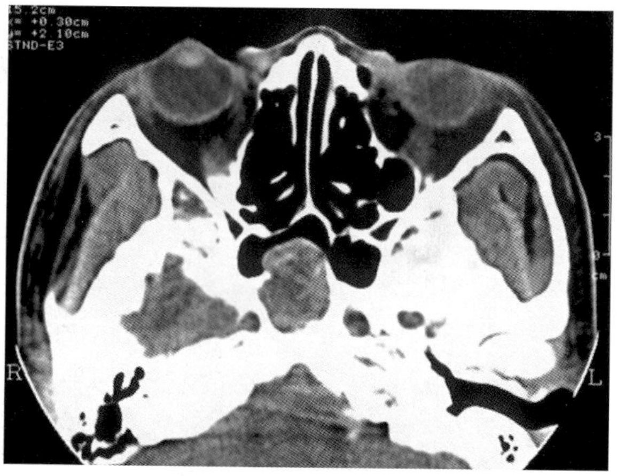

图3-7-59 垂体腺瘤。轴位CT扫描，软组织窗。垂体窝软组织肿物向蝶窦内生长，肿瘤大部分突入蝶窦腔

为更好地选择手术入路，根据垂体大小及生长特性，分以下几种：

根据腺瘤在鞍膈下方的生长情况可分为：

1. 封闭型 肿瘤未破坏蝶鞍骨质，鞍底完整，肿瘤限于骨及硬脑膜内，依其大小分为：①Ⅰ级：蝶鞍大小正常，肿瘤直径小于10mm，为微腺瘤（Ⅰa：蝶鞍正常，肿瘤直径小于5mm；Ⅰb：蝶鞍正常，肿瘤直径小于10mm）；②Ⅱ级：蝶鞍扩大，但鞍底骨质无破坏。

2. 侵袭型 肿瘤破坏鞍底向蝶窦内突出，向下分为：①Ⅲ级：蝶鞍稍增大，鞍底骨质有局限性破坏；②Ⅳ级：鞍底骨质广泛破坏消失，肿瘤充满整个蝶窦；③Ⅴ级：肿瘤在鞍区可为上述任何一型，但合并脑脊液或血行转移。

根据肿瘤向鞍膈上方扩展的情况可分为：

0级：肿瘤仅在鞍膈下生长，无鞍膈上扩展。

A级：肿瘤侵及鞍上池，但未达第三脑室底。

B级：第三脑室底被肿瘤推移，CT及其他影像检查可见三脑室底充盈缺损。

C级：第三脑室底明显受压变形，达脑室间孔。

D级：肿瘤由硬脑膜内侵至前颅窝（D1）、中颅窝（D2）或后颅窝（D3）。

E级：肿瘤侵及海绵窦。

（三）鼻内镜下经蝶垂体腺瘤切除术

鼻内镜下经蝶垂体腺瘤切除术是一种在传统经蝶手术的基础上进行的一种新型手术，手术在全麻状态下，利用现代的鼻内镜外科技术，在无需外表任何切口的条件下，直接显露蝶窦暴露垂体腺瘤，在监视系统监视下直接将肿瘤切除，术中可清楚显露肿瘤及正常腺体，可将肿瘤完整切除，达到根治的效果。手术操作精确、创伤小、术后恢复快（患者术后12小时可下床活动，术后一周出院）。此外，近年来，经鼻内镜下操作与影像导航技术相结合，使手术的可靠性、安全性大大提高。明显优于传统的开颅手术和常规的经口-鼻-蝶手术，是鼻内镜外科技术在鼻颅底外科应用延伸的成果之一。严格掌握手术适应证是手术成功的关键，适应证与经蝶垂体瘤显微手术大致相同：①无明显鞍上扩展的Ⅰ、Ⅱ、Ⅲ、Ⅳ级，或0、A级肿瘤，尤其是内分泌功能活跃的肿瘤；②明显向蝶窦侵犯的Ⅲ、Ⅳ级肿瘤，无视力视野改变或稍有改变者；③向海绵窦侵蚀的E级腺瘤而无明显视力、视野改变者；④有明显鞍上扩展的A-B级肿瘤，影像学检查呈非哑铃形肿瘤。

禁忌证：鼻腔、鼻窦严重感染患者，在感染没有得到有效控制的前提下，禁忌经鼻手术。

相对禁忌证包括：①未满成年或蝶窦气化不良；②蝶窦气化过度，视神经管、颈动脉管明显暴露在蝶窦黏膜下的患者；③肿瘤在鞍上与蝶窦内的肿块呈哑铃状，影像学检查示鞍膈口较小，鞍上瘤块不易在颅内加压时降至鞍内；④广泛的肿瘤（C、D级）肿瘤。

上述情况对有经验术者，且有良好设备条件（包括影像导航系统），仍可以考虑经鼻手术。后两者可以考虑分期手术。

1.术前准备　全麻前的常规准备及鼻内镜手术器械同鼻内镜下鼻咽纤维血管瘤切除术。术前对患者进行详细的内分泌（生长激素、泌乳素、卵泡刺激素、黄体生成素、甲状腺激素、皮质腺激素等）、视力及视野检查。影像学检查（包括CT、MRI）对垂体瘤的大小、位置及瘤内状态以及与视神经、颈内动脉、海绵窦关系、鼻窦发育情况、骨质情况等与手术进路相关解剖进行评估。

2.手术方法　全身麻醉：经口腔插管，施全身麻醉，术中根据出血情况可采取控制性低血压，并用1∶1000肾上腺素鼻腔黏膜收敛。结合术前影像学检查，选择肿瘤主体侧及蝶窦发育好的一侧鼻腔进路，将手术侧中鼻甲后端1/3切除，注意保存好黏膜的完整性，并用盐水纱布妥善保存，将切下的中鼻甲骨自黏膜上剔除，保留好黏膜以备术后填塞。使用0°镜清楚辨认蝶窦开口或蝶窦前壁，沿鼻中隔后端自上而下行黏膜弧性切开，用剥离子将黏膜向后外翻，暴露蝶窦前壁骨质，沿蝶窦开口扩大蝶窦前壁开口，特别是蝶窦下壁和蝶窦中隔及犁骨后缘的切除，必要时使用骨凿或蝶窦咬骨钳。30°或0°镜观察蝶窦各壁，注意保护蝶窦外侧壁的颈内动脉管及视神经管等重要结构。有条件的情况下，可结合导航系统进行术中定位，确定重要结构的术中位置。切开蝶窦黏膜并向外侧分离，使用吸引器管试探着触破鞍底或凿开鞍底，用咬骨钳逐渐扩大鞍底骨窗，鞍底骨质较厚时，用金刚砂钻磨薄后，剥离骨质，暴露硬脑膜。硬脑膜暴露的面积应根据术前对垂体瘤大小的判定决定，以有利于手术操作和垂体瘤的切除为原则。硬脑膜常规消毒和试行穿刺后，用镰状刀十字形切开，充分暴露肿瘤，以小剥离子、吸引器分离肿瘤，并仔细观察肿瘤与周围组织关系，用小刮匙、筛窦钳或专用垂体电动切割头（无齿小孔）将肿瘤细心切除。术中瘤体出血用肾上腺素棉球轻轻压迫止血。术终将蝶窦黏膜恢复原位，或将备用的中鼻甲黏膜修剪后与生物胶填塞于蝶窦腔，外压碘仿纱条（图3-7-60 ～ 3-7-67）。

北京同仁医院耳鼻咽喉科自1996年开展经蝶鼻内镜垂体瘤切除术，至2004年已为43例患者成功完成手术治疗，收到良好治疗效果。其中，男性13例，女性30例。年龄13 ～ 69岁，平均47岁。初治39例，3例有手术史（2例开颅手术，1例经口-鼻-蝶手术）。主要症状有：头痛（26例）、视力下降（18例）、闭经（21例）、泌乳（16例）、多饮多尿（5例）、无症状（2例）、肢端肥大（2例）、单眼失明（1例）、单眼失明伴动眼神经麻痹（1例）。所有患者进行了CT和MRI检查，瘤体最大为45.5mm×40.0mm，最小8mm×8mm。患者

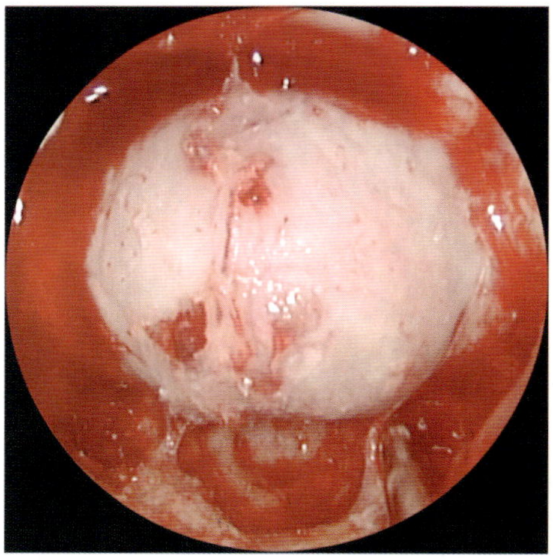

图3-7-60 鼻内镜下经鼻垂体腺瘤切除术。开放双侧蝶窦，暴露蝶鞍并去除局部蝶窦黏膜

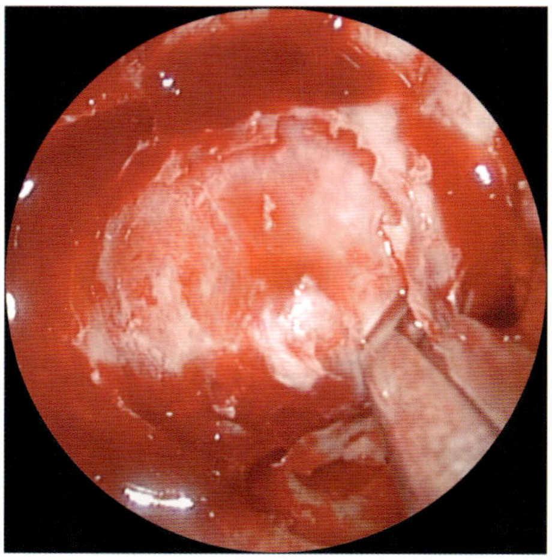

图3-7-61 鼻内镜下经鼻垂体腺瘤切除术。电钻磨削薄蝶鞍骨质后，Kerrison咬除骨质，暴露硬脑膜

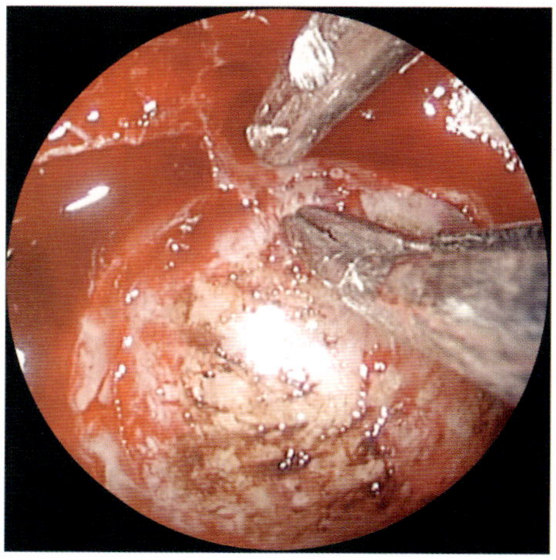

图3-7-62 鼻内镜下经鼻垂体腺瘤切除术。双极电凝硬脑膜

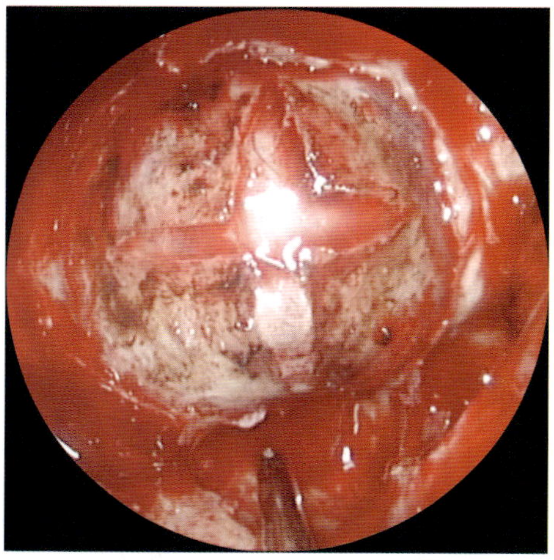

图3-7-63 鼻内镜下经鼻垂体腺瘤切除术。十字切开硬脑膜

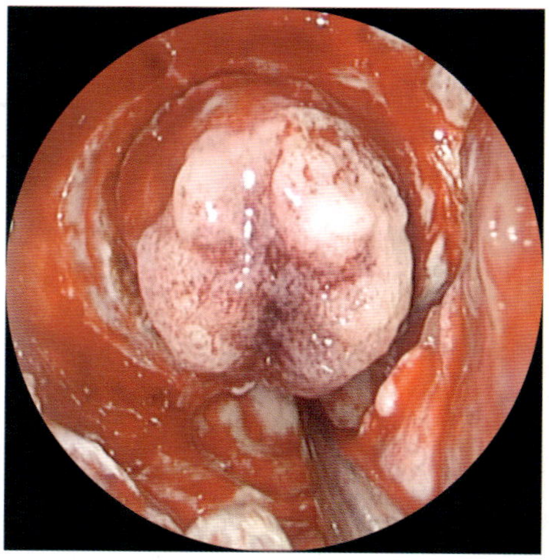

图3-7-64 鼻内镜下经鼻垂体腺瘤切除术。切开瘤体表面被膜后显露瘤体，借助环形刮匙或吸引器清除肿瘤

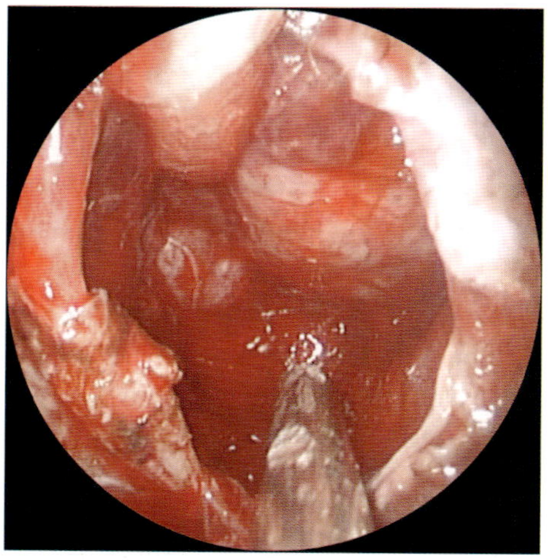

图3-7-65 鼻内镜下经鼻垂体腺瘤切除术。用棉签将鞍膈抬起，便于清理鞍膈外角残留肿瘤

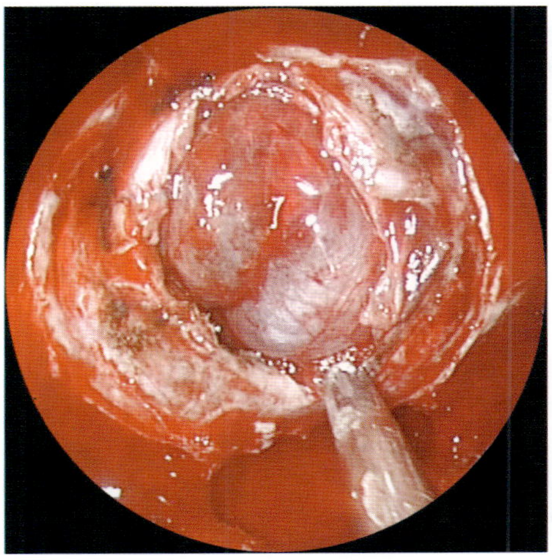

图3-7-66　鼻内镜下经鼻垂体腺瘤切除术。肿瘤全切后，鞍膈下降，半透明状

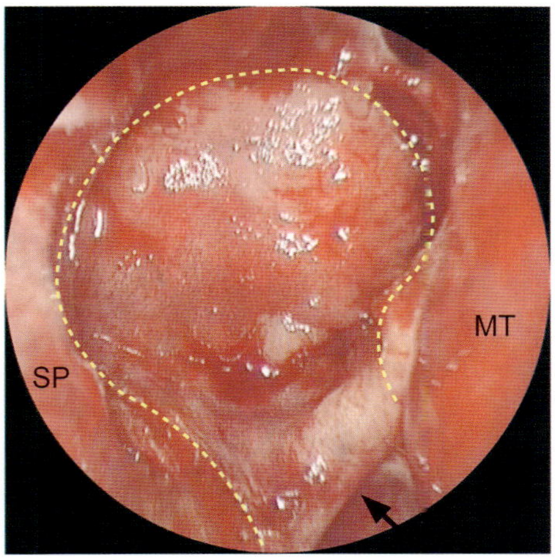

图3-7-67　鼻内镜下经鼻垂体腺瘤切除术。应用H-B黏膜瓣修复颅底（虚线范围），MT：中鼻甲；SP：鼻中隔；→：黏膜根蒂

全部实施经鼻蝶内镜切除术，37例患者瘤组织得到了全部切除（图3-7-68、3-7-69），6例得到大部切除，术后辅以放疗，其中1例放疗后服用溴隐亭治疗。1例在术后6个月时发现脑脊液鼻漏，经鼻内镜手术修补治愈；1例术后出现一过性视力下降、视野缺损，经治疗后好转；1例出现术后一过性尿崩、电解质紊乱，治疗后痊愈。余未见明显并发症发生。术后1～2年复查，除3例垂体巨大腺瘤患者带瘤生存以外，其余患者均未出现复发。

3. 术中注意事项　①蝶窦前下壁打开后，注意蝶窦黏膜的保护，切不可因手术操作方便，将蝶窦内所有黏膜剥离，这将影响蝶窦术腔术后的上皮化过程。②鞍底硬脑膜暴露时，应根据术前影像学的判断进行，并非暴露的越大越好，以有利于手术操作和切除肿瘤为原则，以避免术后并发症的发生。③硬脑膜切开时，常常遇到海绵间窦的出血，可轻度压迫止血，必要时应用双极电凝。提倡切开硬膜前，用双击电凝凝固硬膜，减少切开过程中的出血。④垂体瘤与周围组织无明显边界，对较大的肿瘤，可先用专用垂体切割吸引钻将肿瘤的大部切除，进行瘤内切除减压，再对边缘的肿瘤组织进行分离，以减少手术操作的盲目性；必要时应用角度镜，观察处理一些“死角”残留的肿瘤。⑤对鞍上难以操作部分瘤体，可与麻醉师配合采用过度通气或颈内静脉压迫等方法增加脑脊液压力，促进瘤体下移后再进行手术，或采取分期手术。

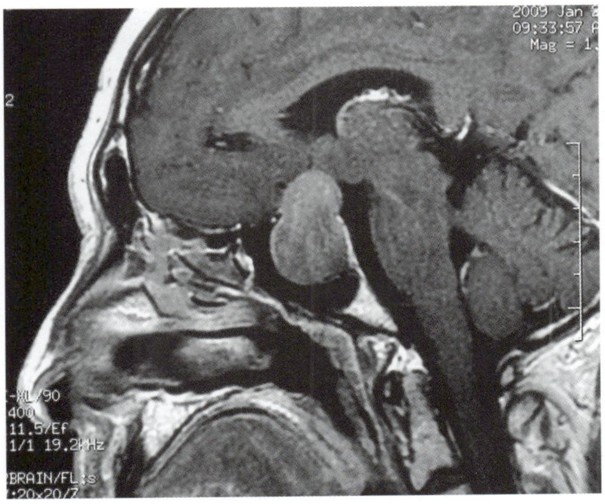

图3-7-68　垂体腺瘤术前。MRI矢状位

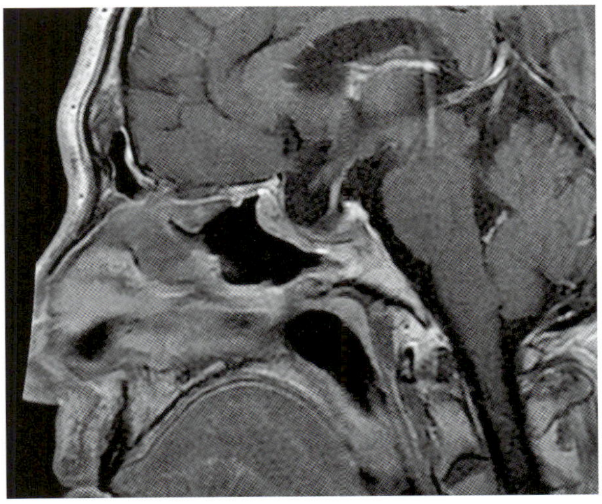

图3-7-69　垂体腺瘤术后1年。MRI矢状位，肿瘤全切除，无复发

4. 术后处理 ①术后大量抗生素7 ～ 10天；鼻腔碘仿纱条术后5天开始松动并逐渐抽出，根据术中情况7 ～ 10天抽净，必要时可延长用药时间和纱条滞留时间。②对ACTH肿瘤术后出现水及电解质紊乱，可给以替代治疗。③有尿崩症者，需给予神经垂体激素治疗。

5. 并发症 ①脑脊液漏；②脑膜炎；③尿崩症；④海绵窦、颈内动脉与颅神经损伤；⑤视神经、视交叉损害。

6. 经鼻内镜垂体瘤切除术的优势 ①手术入路直接，切除中隔后端及开放蝶窦，可形成左右鼻孔双径路，操作便捷；②鼻内镜下观察处理精确，可通过不同角度辨别颈动脉管、视神经管及骨壁生理性缺损等重要结构的变化；③借助带角度内镜，观察处理残存肿瘤组织；④手术关闭方法简单；⑤手术创伤小，术后恢复快，达到外科微创的要求。

第五节 脊 索 瘤

颅底脊索瘤（chordoma）占整个颅底肿瘤不到0.1%，是一种起源于脊索胚胎性残余组织的原发性骨肿瘤，颅底脊索瘤多起自斜坡中线部位，位于硬膜外，缓慢浸润性生长。位于蝶枕部占35%，脊柱部占15%，骶尾部最多，占50%。发病年龄高峰为30 ～ 40岁，男女比例约为2∶1。组织学表现为低度恶性，尽管生长缓慢且较少转移，但临床生物学行为表现为高度恶性。肿瘤多位于中间颅底，毗邻脑干、海绵窦、颈内动脉等重要结构。早期多隐匿，患者耐受时间长，一旦出现症状，瘤体已相当大，难以彻底切除，术后易复发。

脊索瘤的治疗有百余年的历史，一般神经外科参与较多，且一直是神经外科医师的一个难点，提高斜坡脊索瘤全切率是患者获得良好预后的关键。

随着经鼻内镜外科技术在颅底外科领域的广泛应用，特别是EEA及颅底缺损修补技术的进步，使内镜下处理斜坡脊索瘤和脊索肉瘤逐渐显现出优势。颅底脊索瘤由中线发生，其向两侧生长时将重要血管神经结构推向两侧。内镜下经鼻可以沿中线从前方可以安全快捷地到达鞍区、斜坡中部、颈内动脉管及颞下窝的内侧部分，不必穿行重要的血管神经结构，避免了对脑组织的牵拉。美国的Jho及Kassam、意大利的Cappabianca及我国的张秋航等，对在内镜下完成斜坡脊索瘤切除做了非常有益的探索。

一、临 床 症 状

脊索瘤的临床表现：病程长，平均在3年以上，头疼为最常见症状，头疼性质是持续性钝痛，常为全头疼，也可向枕部或颈部扩展，因肿瘤部位、肿瘤的发展方向不同，其临床表现各有所不同。

1. 鞍部脊索瘤 垂体功能低下，主要表现为阳痿、闭经、身体发胖等；视神经受压产生原发性视神经萎缩、视力减退以及双颞偏盲等。

2. 鞍旁部脊索瘤 主要表现第Ⅲ、Ⅳ及Ⅵ脑神经麻痹，以第Ⅵ脑神经受累较为常见。

3. 斜坡部脊索瘤 主要表现为脑干受压症状，即步行障碍、锥体束征、第Ⅵ及Ⅶ脑神经功能损害。由于肿瘤发生于颅底，可造成交通性脑积水，如肿瘤向桥小脑角发展，出现听觉障碍、耳鸣、眩晕；若起源于鼻咽壁远处，常突到鼻咽造成鼻不通气、疼痛，可见脓性或血性分泌物。

二、诊 断

依据病史和临床症状，尤其是颅神经症状，并结合内镜和影像检查等，完成诊断。

1. 鼻内镜检查 可以见鼻腔后部或鼻咽部软组织肿块，表面可为结节状或光滑，常被覆鼻腔或鼻窦黏膜，触之略韧，见图3-7-70、3-7-71。

2. 影像检查 影像检查包括CT、CT-A及MRI，具体见影像诊断篇。

3. 活检 高度怀疑斜坡脊索瘤者，可以经鼻腔活检做组织病理学检查。

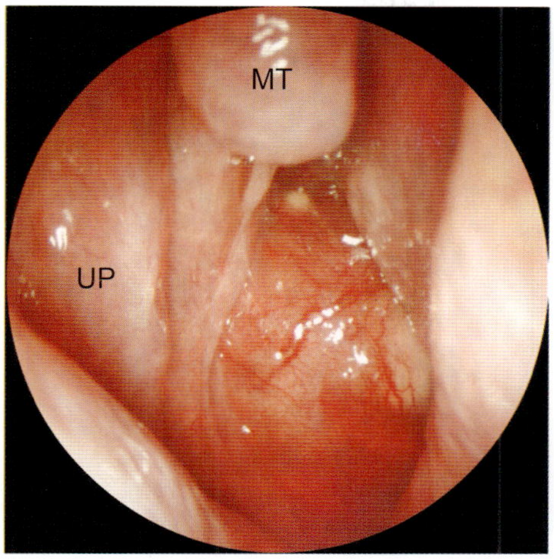

图3-7-70 复发脊索瘤鼻内镜图。中鼻甲（MT）部分切除，UP：钩突。右侧鼻腔后部空间表面光滑淡红色肿瘤，表面血管纹明显

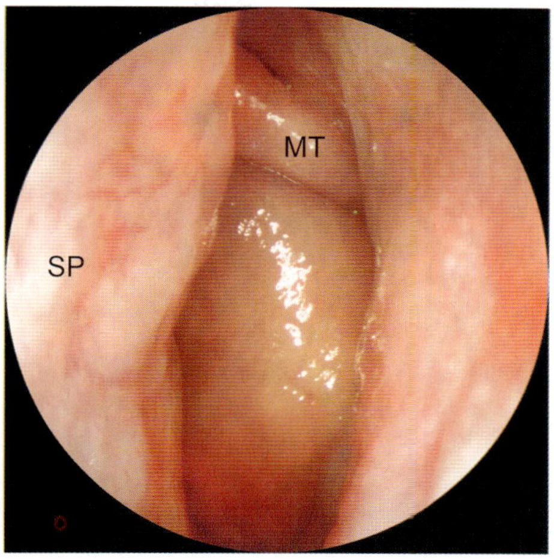

图3-7-71 脊索瘤（左侧）。鼻腔后部光滑肿瘤，中鼻甲（MT）受压向上卷曲。SP：鼻中隔

三、治 疗

1. 手术 根据影像检查，选择恰当的手术入路十分重要，主要采用EEA，有时需要联合入路。但应根据术者经验、病变范围及手术器械等因素综合决定，如广泛累及鞍旁和岩斜坡，毗邻重要血管神经，出血多且风险大，应慎重。

手术后应常规行MRI，一方面看手术结果，另一方面作为是否采用放疗的依据及随访基线（图3-7-72 ~ 3-7-76）。

2. 放疗 脊索瘤最理想的放疗是质子治疗。脊索瘤对于传统的放射治疗不敏感，一般经过手术或传统放射治疗会在短时间复发，而通过质子束治疗，可以使肿瘤得到理想的控制，延长复发时间，提高了患者生存时间。Noël等对90例脊索瘤和脊索肉瘤两组患者实施高能光子与质子束治疗，3年的局部控制率两组分别为69.2%（±6.0%）和91.6%（±8.4%）。Frank等（2006）提倡手术后

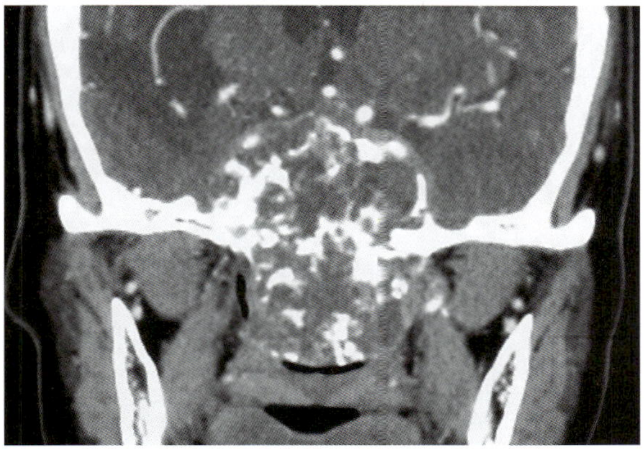

图3-7-72 脊索瘤。女性，48岁，渐进性视力下降伴视野缺损。冠状位CT，软组织窗。蝶鞍区肿瘤，海绵窦及鼻咽部受累，瘤中较多散在钙化影

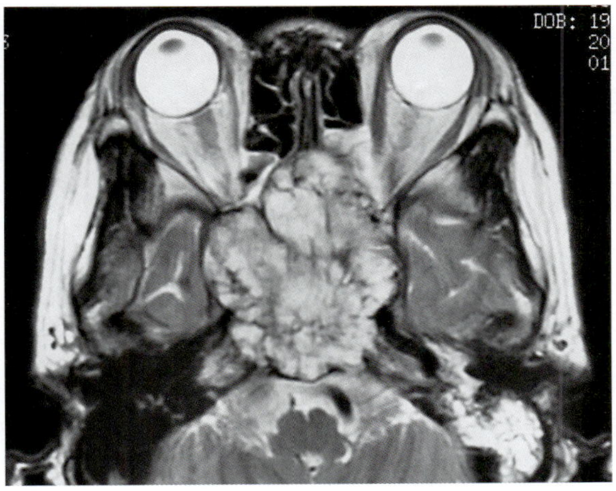

图3-7-73 患者MRI轴位T_2WI扫描。肿瘤占据蝶鞍区，眶尖、后筛及海绵窦受累，主要呈长T_2信号，混杂部分短T_2信号

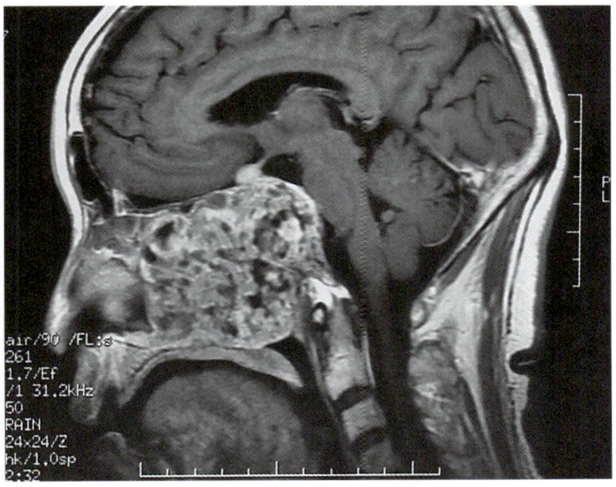

图3-7-74 患者MRI矢状位T_1WI增强扫描。肿瘤呈混杂信号，肿瘤累及鼻腔、蝶鞍斜坡区

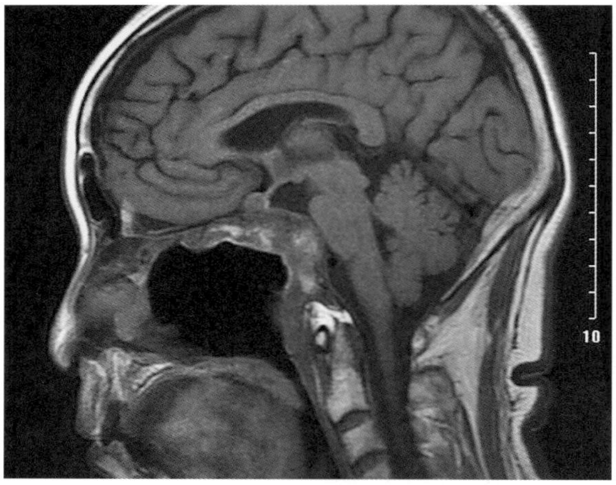

图3-7-75 患者经鼻内镜手术后1周。MRI矢状位T_1WI扫描，蝶鞍斜坡少量肿瘤残留

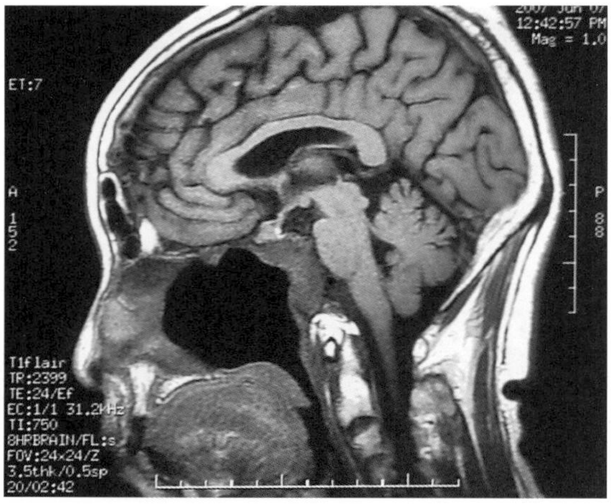

图3-7-76 患者经鼻内镜手术后并放疗后2年，MRI矢状位T_1WI扫描，无肿瘤复发

残留病灶，应采用质子束放疗。复发后仍再次接受质子治疗。目前，质子治疗脊索瘤5年生存率可以达到80%左右。

四、预　后

脊索瘤已知为良性肿瘤，但却具有恶性肿瘤的生物学特性，单纯手术无法切除干净。提高手术切除效果，并结合质子放疗，可以有效控制复发。

第六节　颅咽管瘤

颅咽管瘤是由外胚叶形成的颅咽管残余的上皮细胞发展起来的一种常见的胚胎残余组织肿瘤，为颅内最常见的先天性肿瘤。在鞍区肿瘤中占第二位，略低于垂体瘤的发病率，好发于儿童，成年人较少见。好发于鞍上，占整个颅内肿瘤的5% ～ 7%，占儿童颅内肿瘤的12% ～ 13%。王忠诚等报道，在15岁发病者为最多，最大年龄为56岁，最小年龄为1岁3个月。男女之比2∶1。诱发因素可能为：遗传因素、物理和化学因素以及生物因素等。

根据影像，颅咽管瘤分为鞍内型和鞍上型。前者起源于鞍膈下的上皮细胞巢。鞍上型起源于鞍膈上的上皮细胞巢。瘤体小时都呈实质性，大时多呈囊性。

颅咽管瘤组织病理学分3种类型：黏液上皮细胞型、鳞形上皮细胞型以及牙釉质细胞型。其中牙釉质细胞型最为常见。

1. 临床表现　主要为颅内压增高征，肿瘤向鞍上发展，累及第Ⅲ脑室前部，室间孔阻塞，脑脊液循环受阻引发脑积水，出现头痛、恶心、呕吐、意识障碍、嗜睡。其次是双侧视力减退和视野缺损，内分泌功能障碍及下丘脑症状受累症状，包括发育迟缓、性功能障碍、性欲减退及阳痿；体温调节失常、多饮、多尿、消瘦及精神异常等。

2. 检查

（1）实验室检查：促性腺激素与生长激素明显下降，甲状腺激素及TSH均减低，基础代谢率降低及糖耐量常减低。腰穿提示脑脊液压力增高，白细胞数及蛋白量可轻度增高。

（2）影像学检查：头颅X平片已经少用。主要为CT、MRI扫描。

CT扫描可见肿瘤瘤本身特征性的征象，表现为斑点状的钙化，这种钙化可为单个，也可为多个，可散在，也可互相融合而呈囊性分布，甚至表现为蛋壳状。肿瘤的钙化以儿童为多见，可分布于鞍上或鞍内。有时，钙化形成骨性隆起紧贴于颅底。王忠诚等报道颅咽管瘤有钙化者占所有患者的66%。蝶鞍常呈盆形、球形扩大，后床突及鞍背变短或消失。鞍上肿瘤位置较高者较少发生蝶鞍的变化。

MRI可以显示蝶鞍区囊性占位，由于肿瘤实质变化比较大，MRI信号也有多样（图3-7-77、3-7-78）。瘤体实质T_1加权像多为等信号，T_2加权像则为长信号；如果囊内较多蛋白质或胆固醇结晶，则T_1加权像多为略短信号，T_2加权像为略长或长信号；钙化的存在使肿瘤在T_1加权像或T_2加权像表现为信号不均，钙化区为信号减弱或消失；增强扫描，若为囊性，则瘤体周边信号增强，若为实性，在瘤体本身中等程度强化。

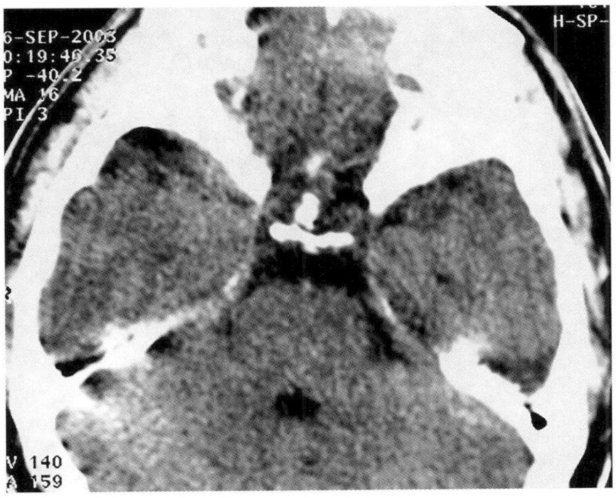

图3-7-77　颅咽管瘤。轴位CT扫描，软组织窗。鞍区低密度占位，有钙化影

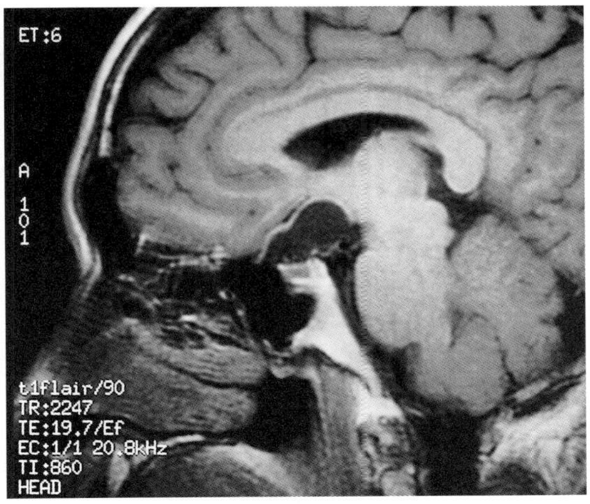

图3-7-78　颅咽管瘤。矢状位MRI T_1WI扫描。鞍上可见边界清楚占位病变，周边为高信号影，中间信号与脑脊液一样被抑制，提示为含水囊性；脑垂体受压轻度变形

3. 鉴别诊断　应与垂体腺瘤、视交叉部神经胶质瘤、鞍结节脑膜瘤、第三脑室肿瘤、鞍部软骨瘤、鞍区胆脂瘤及空蝶鞍等鉴别。

4. 治疗　EEA是颅咽管瘤手术的首选。全部切除适合于鞍内肿瘤，视神经受压不重及颅压不高者，可行部分切除，避免阻塞室间孔形成高颅压，但复发率较高。

第七节　Rathke囊肿

Rathke囊肿是起源于垂体Rathke囊的先天性发育异常，是由于Rathke裂上皮残留、扩大，液体积聚形成的。Rathke囊是胚胎发育第3、4周由覆盖单层纤毛柱状上皮的原始口腔向外突出形成的，和神经管结合在一起形成垂体，Rathke囊的前壁形成垂体前叶和结节部，后壁形成中间部，囊壁上皮可为立方上皮、纤毛上皮、柱状上皮，并分泌黏液。正常情况下，Rathke囊在成年后会闭合。否则覆盖中间叶的上皮分泌黏液，充填于Rathke囊内，其扩大并在垂体前、后叶之间形成Rathke囊肿。Rathke囊肿又称垂体囊肿、上皮黏液囊肿、上皮样囊肿、Rathke袋囊肿和垂体胶样囊肿等。

1. 临床表现　大部分垂体Rathke囊肿无症状，常规尸检发现率为13%～22%，有症状的Rathke囊肿仅占脑内原发肿瘤样病变的1%。临床上多见于中年女性，男女比为1：2，平均年龄38岁，常见症状为垂体功能障碍69.4%，视功能障碍55.8%，头痛49.0%。

2. 诊断　该病是起源于垂体Rathke囊的先天性发育异常，有症状性发生率低，表现缺乏特异性，术前明确诊断较难。

（1）CT扫描：CT表现多为圆形、卵圆形，边缘清晰无分叶的鞍内低密度肿物，部分向鞍上延伸，增强扫描时，可呈环形或边缘增强，增强的部分为受压迫的正常垂体组织、复层鳞状上皮或炎症组织（图3-7-79）。Rathke囊肿CT表现不具特异性，常难以与鞍区其他病变（如颅咽管瘤、垂体腺瘤）相鉴别。垂

体腺瘤特征性表现为“雪人征”，肿瘤多为实质性，增强后实质性部分均匀增强，正常垂体组织不易发现；颅咽管瘤多为分叶状，向鞍上发展压迫三脑室，实质性和囊性成分都有，实质性部分呈网状增强。

（2）MR：MRI表现上信号变异较大，T_1加权像可呈高、低、等信号，甚至两种不同的信号；T_2加权像多为高信号，当囊内蛋白积聚较多时则表现为T_2加权像为等信号或低信号；增强扫描囊壁多不强化，如囊壁鳞状上皮化生和（或）合并感染时，囊壁增厚并可强化；囊内结节及囊内不均匀沉积物无增强表现。信号特点多种多样，取决于囊液中的蛋白质浓度。因此，Rathke囊肿的MRI信号在一定程度上可以反映囊液的化学成分。囊肿伴有出血时，常可见出血的MRI信号改变特点，一般表现为T_1加权像和T_2加权像，均表现为高信号。囊内漂浮结节（病理学成分为黏蛋白块、胆固醇和蛋白质）可作为Rathke囊肿定性诊断的重要指征，通常T_1加权像呈高信号，T_2加权像呈低信号（图3-7-80 ~ 3-7-82）。

（3）组织病理学：囊肿主要由纤毛柱状上皮、很少量的杯状细胞和腺垂体细胞衬覆，也可见鳞状上皮分化的细胞灶。衬覆细胞显示对低分子量角蛋白免疫反应强阳性，对S-100蛋白局灶性阳性，少数细胞GFAP和波形蛋白阳性；部分囊肿边缘出现钙化，易与颅咽管瘤混淆，β-catenin免疫组化分析可用于囊性颅咽管瘤和Rathke裂囊肿的鉴别；40%病例可见陈旧性出血（图3-7-83、3-7-84）。

3.治疗 经蝶窦入路手术切除Rathke囊肿的部分囊壁是最好的手术方法（图3-7-85 ~ 3-7-89），通过手术减轻Rathke囊肿对视神经和下丘脑-垂体轴的压迫，可以有效地改善视觉功能和内分泌障碍，尤其对

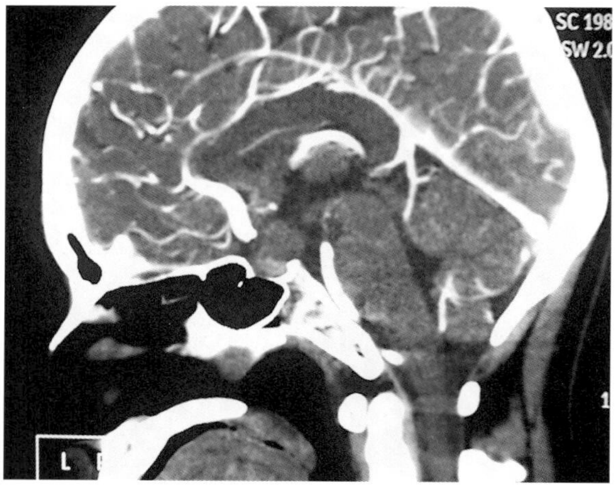

图3-7-79 颅咽管瘤。CTA，矢状位，提示鞍上占位与椎基底动脉的解剖结构关系

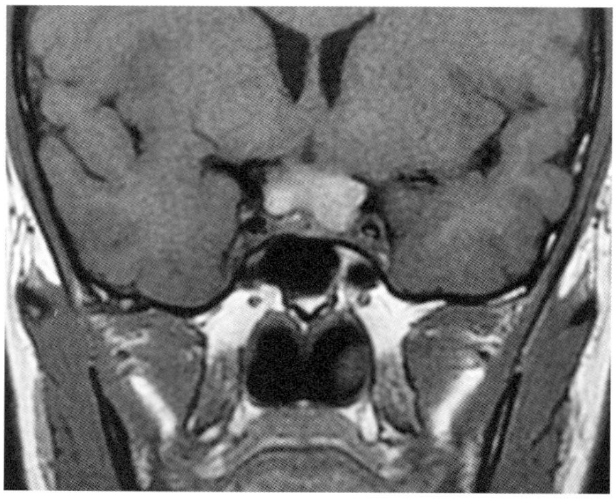

图3-7-80 Rathke囊肿。MRI冠状位T_1WI扫描。鞍上病灶呈高信号，因毗邻垂体柄而呈哑铃状

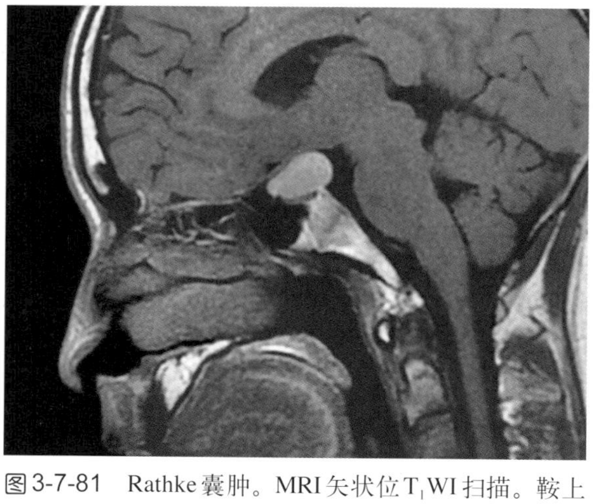

图3-7-81 Rathke囊肿。MRI矢状位T_1WI扫描。鞍上病灶呈高信号，类圆形

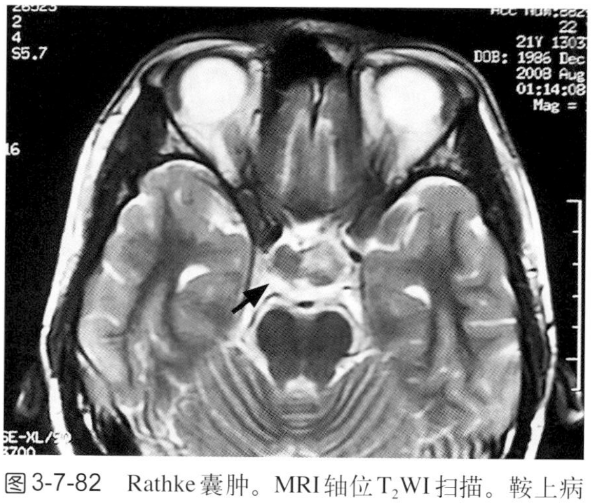

图3-7-82 Rathke囊肿。MRI轴位T_2WI扫描。鞍上病灶周边呈长T_2信号，中间呈等信号或短信号

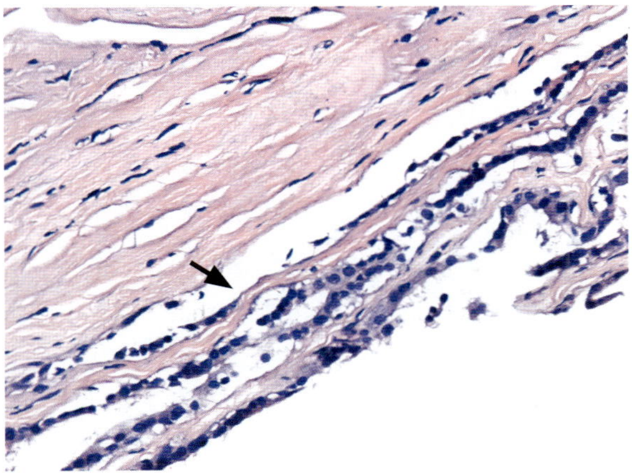

图3-7-83　Rathke 囊肿。HE染色，箭头示薄层结缔组织性囊壁。×100

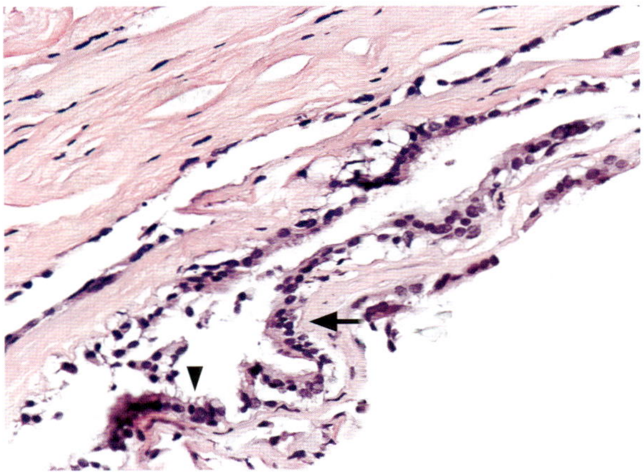

图3-7-84　Rathke 囊肿。HE染色，箭头示为囊壁内衬的立方上皮，▲所示为上皮上的纤毛。×200

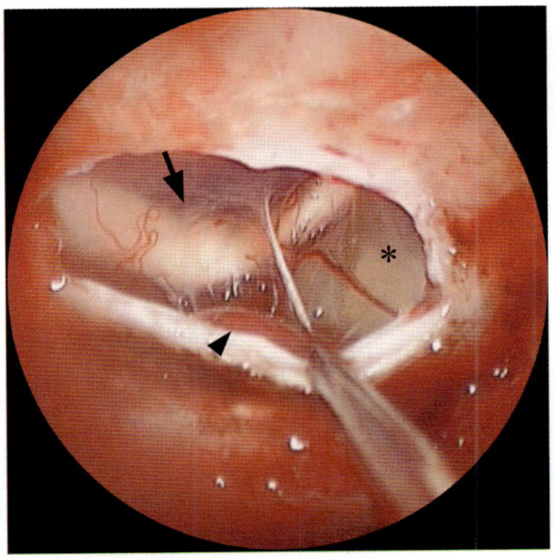

图3-7-85　经鼻内镜蝶骨平台入路Rathke囊肿切除术。打开硬脑膜后，可见：*：淡黄色囊肿，位于漏斗后；→：视交叉；▲：垂体

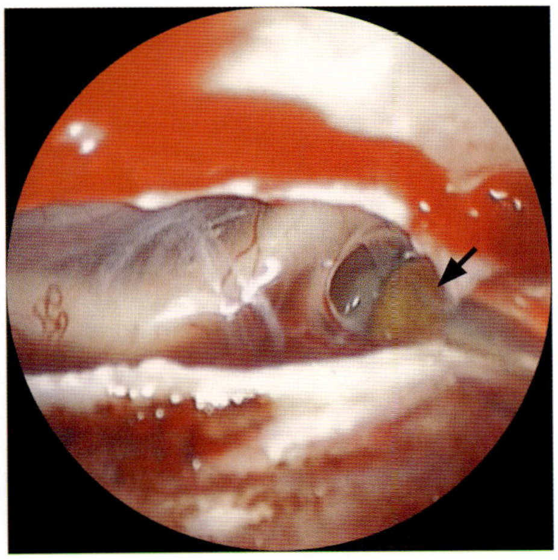

图3-7-86　经鼻内镜蝶骨平台入路Rathke囊肿切除术。→：吸引器吸出之囊肿中的胆固醇晶体。

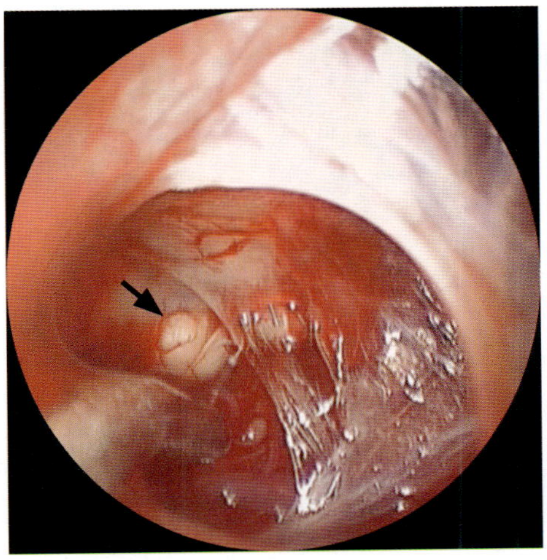

图3-7-87　经鼻内镜蝶骨平台入路Rathke囊肿切除术。清除囊内容物并切除部分囊壁后，可见乳头体（→）

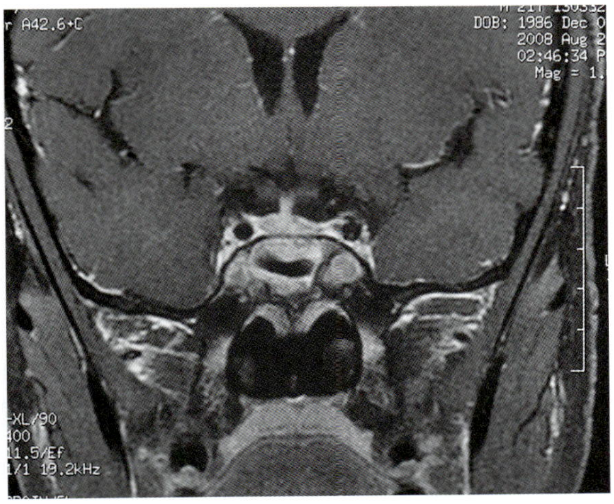

图3-7-88　Rathke囊肿术后MRI冠状位T_1WI增强扫描。术前鞍区肿块影未见，垂体及垂体柄形态正常

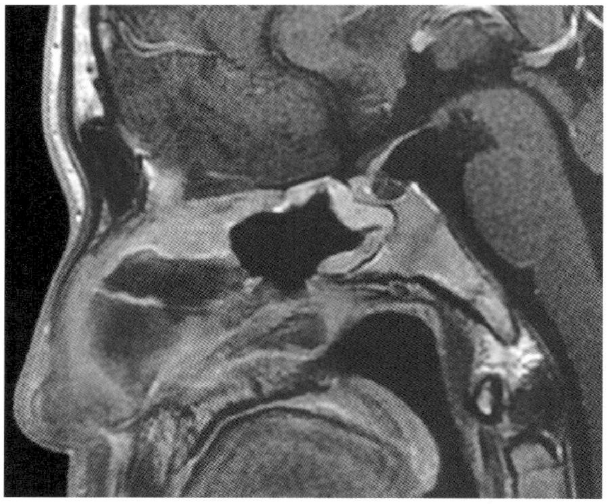

图3-7-89 Rathke囊肿术后MRI矢状位T_1WI增强扫描。鞍区肿块消失，可见修复鞍底H-B黏膜瓣位置良好

前者，不建议囊肿全切，因为这会增加术后并发症的发生率，如部分性或完全性垂体功能减低、尿崩症等，并增加死亡率。

在治疗方法的选择上，症状性的鞍内Rathke囊肿应手术治疗；对无症状的Rathke囊肿要慎重考虑手术治疗，建议定期（6个月）MRI动态观察，出现肿物增大或出现症状者再行手术；Rathke囊肿为先天性良性病变，术后不需放射治疗。

4. 预后和复发　Rathke囊肿复发率为18%，术中应用脂肪或筋膜填塞，囊壁为鳞状上皮化生的病例容易复发，而术中囊壁切除程度和复发无关；也有学者认为，复发的高危因素为鳞状上皮化生和炎症，鞍内填塞物、鞍底重建、无水乙醇冲洗等不会引起囊肿复发。鉴于其复发率较高，长期随访是必要的。

第八节　颅面骨纤维病

一、纤维结构不良

属于颅面骨纤维病（fibro-osseous lesion）的范畴。颅面骨纤维病主要包括纤维结构不良（fibrous dysplasia，FD，又称骨纤维异常增殖症）及骨化纤维瘤（ossifying fibroma，OF）。尽管二者在临床及组织学上有许多相同之处，但遗传学研究表明，两者既非同一种疾病，亦非同一种疾病的两种表现。

FD为先天性骨发育异常，由本应发育为成骨细胞的间叶组织发育异常而导致，女性多于男性。这类异常增殖更易发生于膜性成骨的骨质，如上颌骨和下颌骨等。亦可见于蝶骨及筛骨。可恶变成为骨肉瘤，恶性变率约0.5%。

1. 分型及发病率　分为单骨FD、多骨FD、McCune-Albright综合征。多骨型不是从单骨型发展而来。单骨与多骨型在组织学上无明显区别。

（1）单骨FD：最常见，占FD总发病的70% ～ 80%。仅累及单骨，如肋骨、股骨、胫骨、上颌骨等。发生于颌面部者约30%。临床表现为无痛性局部肿大（图3-7-90）。

（2）多骨FD：占总发病的20% ～ 25%。累及2处或2处以上骨质。约50%累及颅面部。低龄发病，持续时间长（图3-7-91、3-7-92）。FD恶变者仅发生于多骨型的颌面部骨。

（3）McCune-Albright综合征：多骨FD同时伴有内分泌疾患及患病同侧的皮肤色素增多症（图3-7-93、3-7-94）。

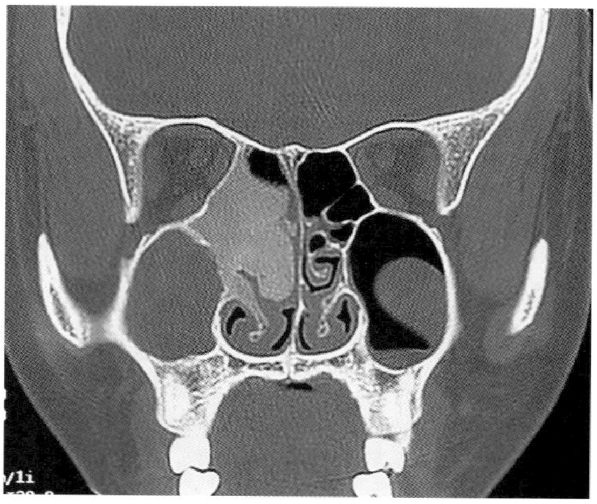

图3-7-90　骨纤维异常增殖症（右侧）。筛窦受累

2. 临床特点　常在体检时无意中被发现；或在出现面部或眼部等相应症状后发现。青少年时期表现明显，至成年时期生长减缓或停止生长，有自限性。瘤体可以侵犯鼻腔、鼻窦、眼眶、内听道等，引起相应部位功能障碍及面部畸形。发生在颌面部者，临床表现为缓慢生长的面颊部无痛性肿大或畸形；累及眼眶时，可表现为眼球突出和视力障碍等。

3. 影像学特点　CT影像学表现为无明确边界的毛玻璃样均匀的骨性密度增高影，呈膨胀性生长，骨皮质完整、变薄，无骨膜反应，周围结构受压变形或移位（图3-7-90 ～ 3-7-94）。CT可以作为手术范围及

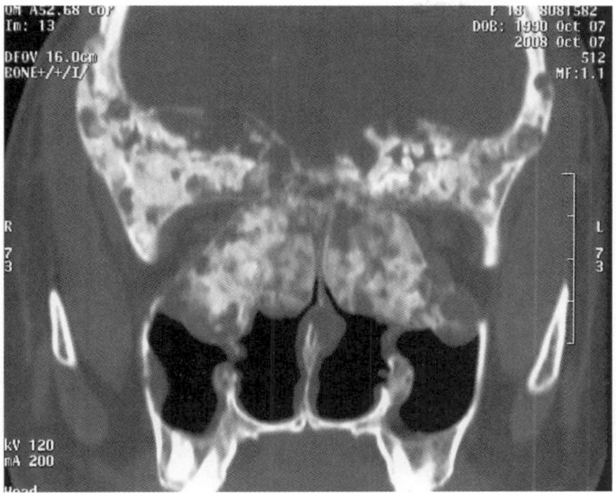

图3-7-91　骨纤维异常增殖症（双侧）。16岁，女性。双眼视力渐进性下降，眼距增宽。有家族史。冠状位CT，骨窗，示颅骨多结构和多骨受累

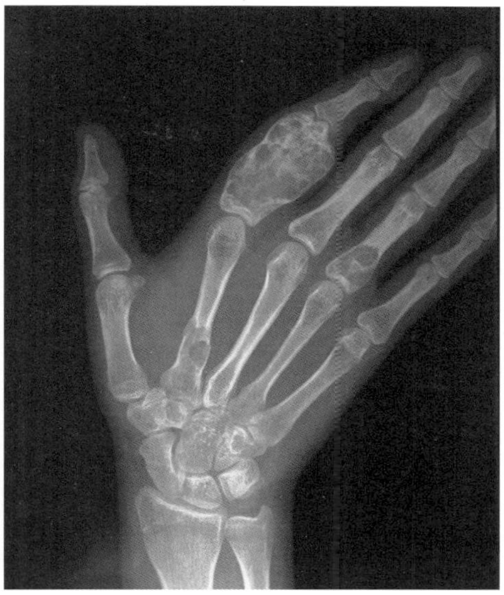

图3-7-92　掌骨X线平片。示食指、无名指及掌骨可见骨密度减低之溶骨及膨大增殖骨样改变。患者胸骨亦有同样病灶

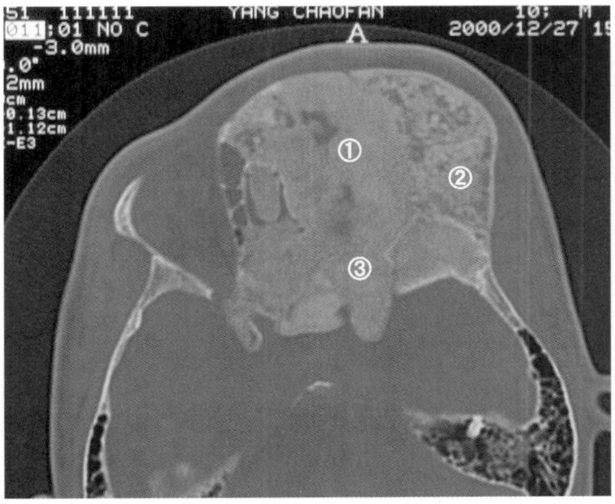

图3-7-93　McCune-Albright综合征。10岁男性，肢端肥大伴面部畸形。轴位CT，骨窗。颅骨多骨，包括筛骨、额骨、蝶骨、颞骨及枕骨等多骨呈毛玻璃样骨质增生，边界不清

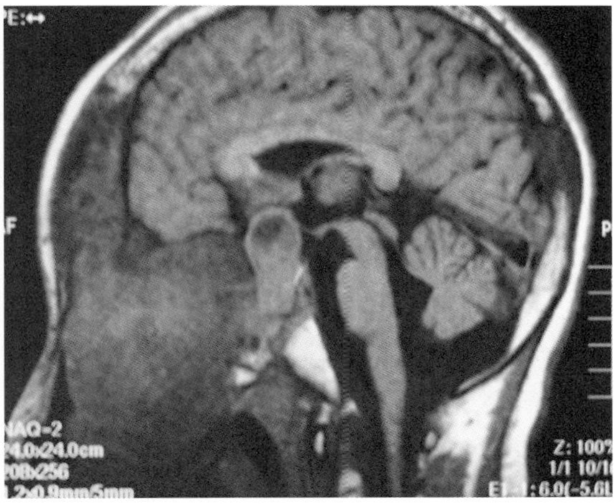

图3-7-94　患者MRI矢状位T WI扫描可见垂体肿瘤。实验室检查示生长激素明显增高

随访观察的参考。诊断需结合影像学检查及包括病变部位边缘的组织病理学检查。

4. 治疗　对FD的治疗，总体手术适应证原则是：仅在有功能障碍、面部畸形（有美容要求）或疑有恶变时，采取手术，且以保留功能及外观的保守手术为原则，否则定期观察。放疗不敏感，且有诱发恶变的可能。发生在颅面骨的FD手术治疗难度大，若受累部位局限，可以彻底切除；如果累及多骨，尤其蝶骨、岩骨等颅底重要结构受累，根本无法彻底切除，此时以缓解症状为目的。

北京同仁医院近年在影像导航引导下，针对出现复视或视力下降的患者，经鼻内镜下全部或部分切除，有效缓解症状和提高视力（图3-7-95、3-7-96）。术中的关键是在影像导航引导下，寻找安全边界，沿眶骨膜或硬脑膜切除肿物；视神经管及眶尖则需要在影像导航引导下，在明确定位后，首先用金刚砂电钻磨削至菲薄骨壳，再用显微剥离子剥除视神经表面的骨管骨质，未发生术后视力下降或失明的并发症，手术后视力普遍提高或恢复正常（图3-7-97）。

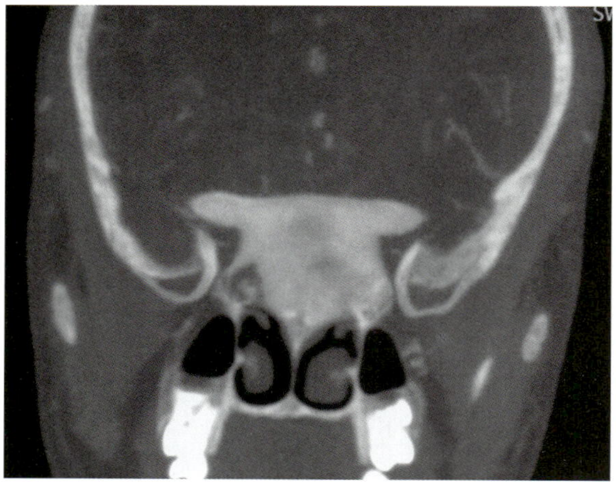

图3-7-95 蝶骨骨纤维异常增殖症。男性，17岁，左侧视力进行性下降6个月。术前左侧视力0.2。冠状位CT，骨窗，蝶骨为典型毛玻璃样骨性密度影

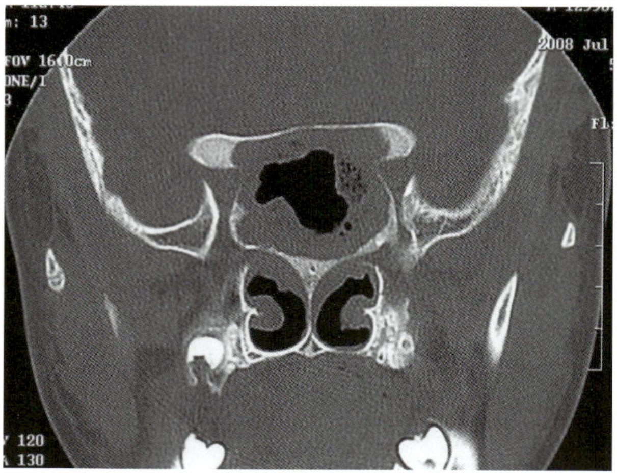

图3-7-97 患者术后冠状位CT扫描，是增生骨质切除大部分，视神经管减压充分。术后6个月后左眼视力恢复至1.2

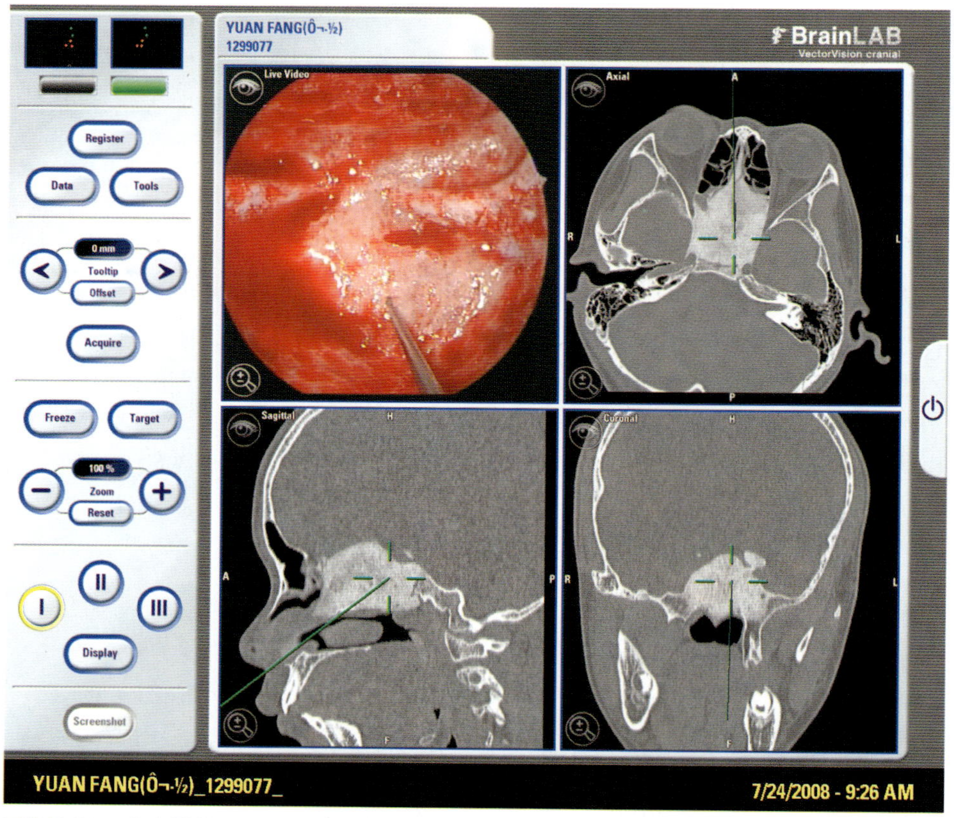

图3-7-96 患者影像导航引导下经鼻内镜手术切除增生骨质并视神经管减压。图中内镜下可见双侧视神经充分暴露并减压

二、骨化纤维瘤

骨化纤维瘤（ossifying fibroma，OF）与纤维结构不良同属于颅面骨纤维病的范畴，通常被认为起源于牙周膜间充质母细胞，形成由牙骨质、纤维组织及板状骨构成的肿瘤。是由纤维骨组织和骨样组织混合构成的一种骨源性纤维骨损害性新生物。OF主要发生于颌面部，蝶骨最多见。累及头颈部的肿瘤常见于下颌骨（约75%）和上颌骨（约10%～20%），累及鼻腔、鼻窦的肿瘤相对少见。占据鼻腔、鼻窦的骨化纤维瘤，生长缓慢，早期常无明显症状，较大时压迫邻近骨质，鼻窦骨质、眼眶及颅底骨结构皆可受累，且呈膨胀生长。患病年龄跨度较大，从青少年到成年，发病年龄在10～40岁之间。男女之比约1∶5。单骨发病为其特征。罕有恶性变。OF有多种亚型或不同称谓，包括青春期、活动性、侵袭性、沙砾样、水泥样骨化纤维瘤等，但这些分型与预后无明显相关。

鼻窦骨化纤维瘤属于良性肿瘤，但临床上则具有侵袭性，肿瘤常常侵犯到眶眶、颅底及颅内，引起眼部及颅脑症状。早期手术切除肿瘤是唯一肯定有效的治疗方法，受部位所限，部分肿瘤难以全切，术后复发率较高。

1. 临床特点　非对称性，无痛性面颊部肿块，生长缓慢。累及眼眶（包括眶尖）、鞍区或鼻窦时，可出现突眼、视力障碍、溢泪、鼻堵、鼻出血。也可因瘤体过大而造成面部畸形。

2. 影像学特点　骨化纤维瘤的CT影像具有一定的特征性，表现为鼻腔鼻窦内单发、类圆形或不规则形肿块，密度不均匀，含有不规则骨化呈斑点状或团块状，形态不一，窦腔结构消失，有融合现象。肿块边缘可见蛋壳样骨化，其下方可见环形或弧线状低密度影（图3-7-98、3-7-99）。

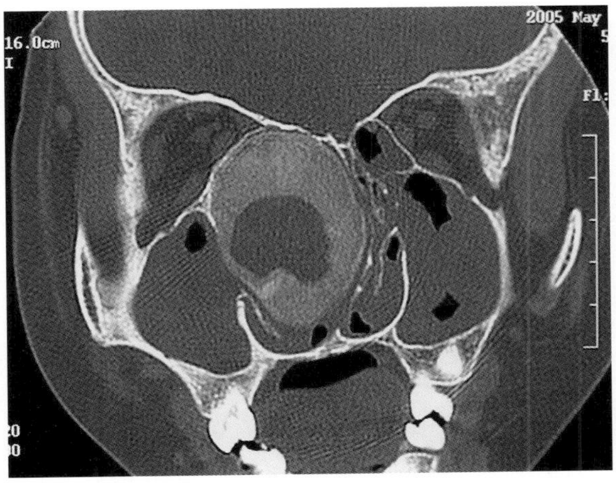

图3-7-98　骨化纤维瘤（右侧）。冠状位CT，骨窗。右鼻腔鼻窦肿物为类圆形，内部密度不均匀，大部分呈毛玻璃样，内含低密度影，与周围组织分界尚清。鼻中隔受压向对侧偏移

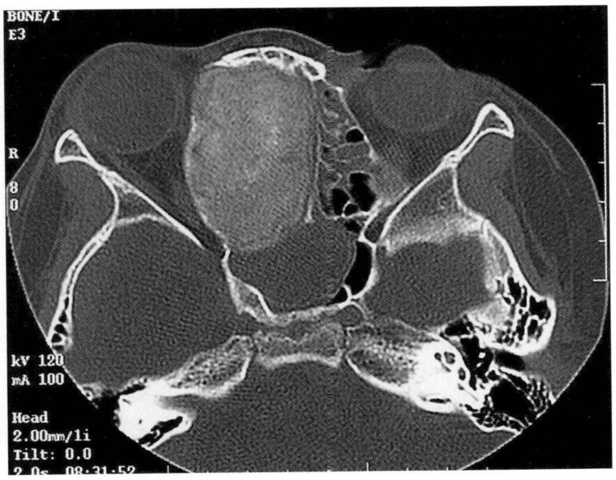

图3-7-99　患者轴位CT，骨窗。右眼球受压向前外突出。蝶窦软组织密度影，考虑为阻塞性炎症

3.治疗　手术彻底切除。手术方法包括鼻外入路和经鼻手术。目前，对于大部分肿瘤，可以采用经鼻内镜下应切除包括骨壳在内的肿瘤。由于肿瘤富含血管或因肿瘤累及范围广，完整切除常很困难，并且经鼻手术只能经瘤操作，故对肿瘤边缘或安全界的判断，常非常困难和面临风险，是具有挑战性的内镜鼻颅底手术。影像导航的引导作用，可以在最大程度上规避风险，并指导肿瘤边界的判断，有利于安全切除肿瘤。不主张放射治疗，可能会诱发恶变。主要的并发症是出血、脑脊液鼻漏和视神经损伤等。

北京同仁医院鼻科2007年以来，采用BrainLab影像导航引导下，完成了22例复杂鼻颅底OF经鼻内镜手术（表3-7-4）。术中通过使用导航探针或者已经注册的手术器械观察到达的解剖部位，判断肿瘤切除的界限（图3-7-100）。切除大块鼻腔鼻窦肿瘤后，毗邻颅底和眶纸板肿瘤在导航指示接近边缘时，借助骨钻磨至肿瘤外壳，去除骨壳，暴露硬脑膜或眶骨膜。累及视神经管肿瘤使用骨钻磨除受累骨质，保护视神经鞘膜。无法清除骨壳的部位，则用电钻磨至光滑骨皮质。

表3-7-4 鼻窦OF病变范围和特点（22例）

受累部位	筛骨水平板和眶纸板	20
	鼻中隔	18
	额隐窝	12
	眶尖和视神经	11
	翼腭窝	9
	蝶鞍和斜坡	5
	蝶骨大翼	5
	上颌骨	2
侧别	左侧	14
	右侧	8
	双侧	6
手术史		4
并发疾病	额窦黏液囊肿	6
	蝶窦黏液囊肿	2

临床经验表明，OF术中呈软木质感，但血供丰富，出血较多，22例患者术中出血150～8000ml，平均2200ml。因此，一方面需要在术前根据病灶范围备血；另一方面，术中要快速去除肿瘤主体，接近骨壳后，出血明显减少。一旦剥离大部分骨壳后，通常出血很少，手术或不填塞。手术后，要在第一次鼻腔清理后拍摄CT扫描，了解病灶切除情况，并作为随访基线。20例术后CT扫描表明手术切除彻底（图3-7-101、3-7-102），2例姑息手术，术后残留无明显增长。随访仅1例复发（图3-7-103）。无严重手术和术后并发症。

应该指出，包括FD在内的颅面骨纤维病手术切除具有相当的风险，并且需要术者的经验和技术、相关器械和设备以及麻醉等支持系统，同时需要包括影像科、眼科、神经外科等学科的密切合作，经鼻可以完成大部分OF病灶的切除；广泛累及斜坡和蝶鞍等中颅底的肿瘤，可以以缓解症状为主，切除肿瘤的主体，定期随访观察。

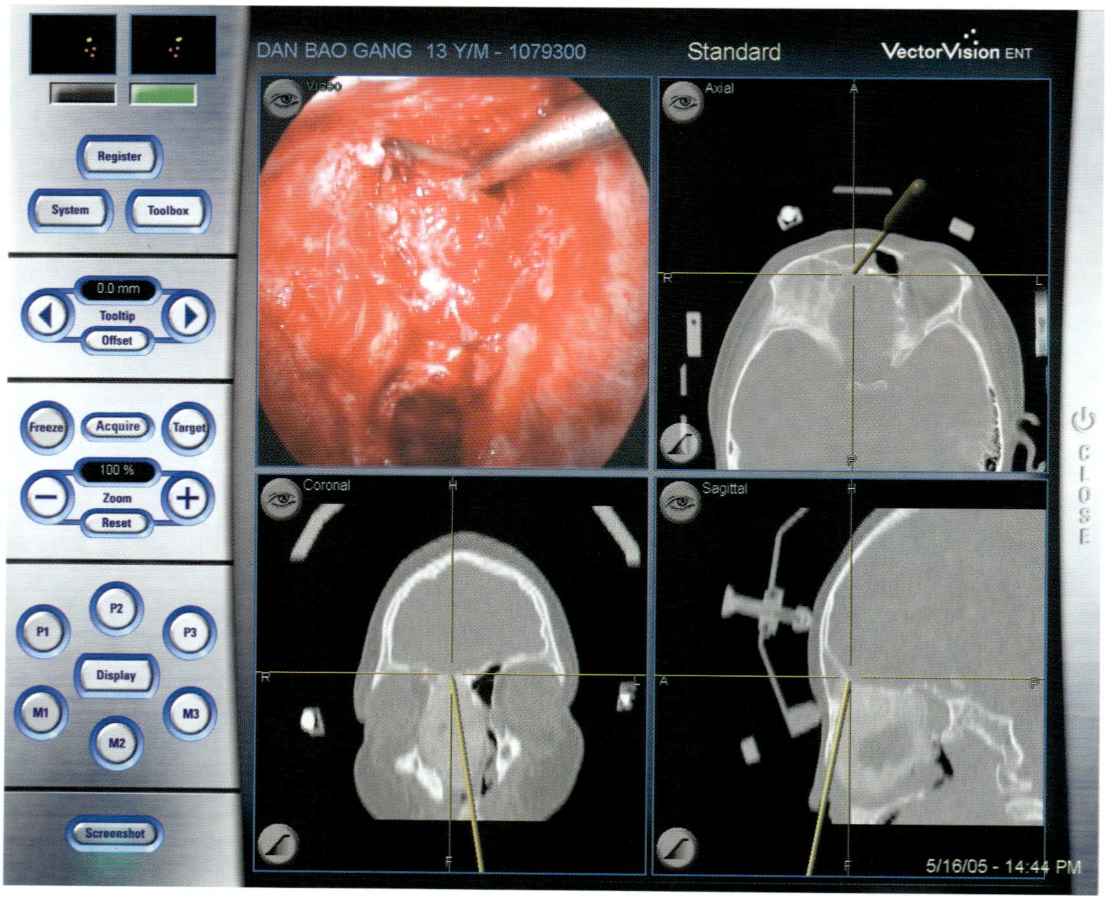

图3-7-100 患者影像导航引导下经鼻内镜切除肿瘤（右侧）。导航图示探针判断手术切除部位和明确肿瘤边界

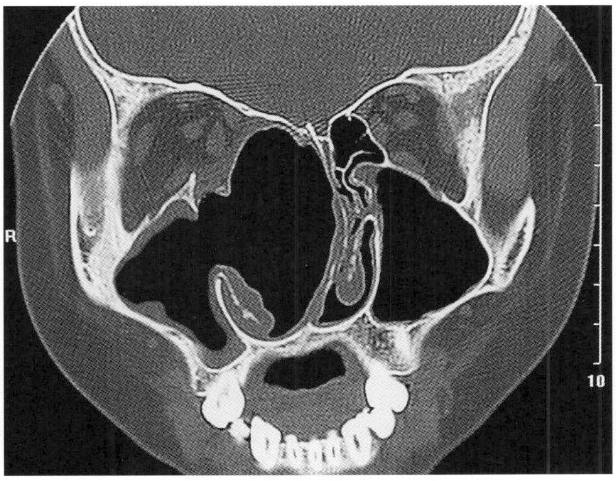

图3-7-101 患者术后冠状位CT扫描，骨窗。肿瘤切除彻底

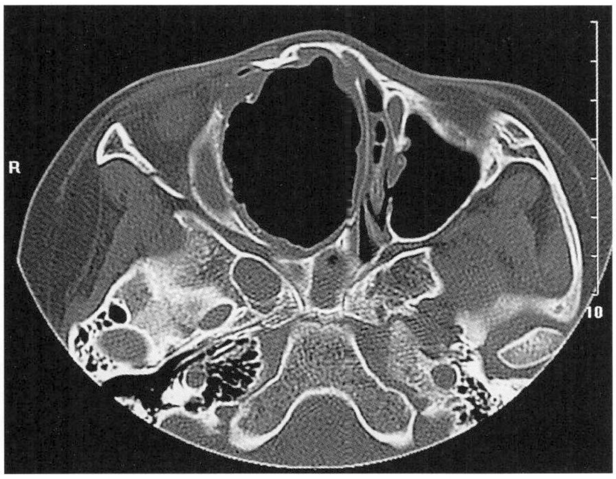

图3-7-102 患者术后轴位CT扫描，骨窗。肿瘤切除彻底

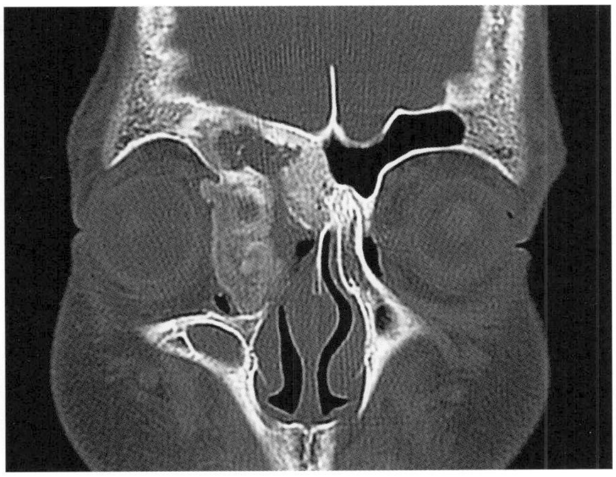

图3-7-103 骨化纤维瘤手术2年复发。冠状位CT，骨窗。肿瘤自右侧额窦内侧及眶纸板复发。术后CT发现局部分别有骨壳残留

第九节 鼻腔鼻窦恶性肿瘤与经鼻内镜手术

鼻腔鼻窦恶性肿瘤约占头颈肿瘤的11.9%，主要包括嗅神经母细胞瘤、鳞癌、腺样囊腺癌、黑色素瘤、鼻腔鼻窦未分化细胞癌等。传统治疗方法主要是综合治疗，手术作为综合治疗策略的一种，包括鼻侧切开、Weber-Fengusson入路、面中掀翻、颅面联合等。这些进路大部分都留下面部瘢痕、畸形、面颌骨骼缺损等术后并发症。现代鼻内镜外科技术于20世纪90年代初期在国内兴起，到中期，适应证就从单纯的炎症性疾病扩展到良性肿瘤，但当鼻内镜技术的触角一接触恶性肿瘤的治疗的同时，争议就伴随而来，国内如此，国外亦然。正是这些学术争鸣促进了鼻内镜技术在我国的良性发展。对于良性肿瘤，鼻内镜技术的优势不再赘述，但回顾鼻内镜手术开始用于鼻腔鼻窦良性肿瘤的时候，比如鼻腔鼻窦内翻性乳头状瘤，引发的质疑或争议，与鼻内镜技术开始用于恶性肿瘤所面临的问题有非常相似的地方，但良、恶性肿瘤毕竟有着质的区别。

在内镜技术发展的起步阶段，国内就有很多学者尝试选择性鼻腔鼻窦恶性肿瘤的内镜下手术治疗。但到目前为止，国内外还没有多中心、大样本、前瞻性研究验证内镜技术处理鼻腔鼻窦的恶性肿瘤的临床疗效。国内研究基本上是散在病例的回顾性分析，国外直到近两年才分别有Nicolai P等（2008）和Hanna E等（2009）2篇公开发表的大样本回顾性分析文章。

2010年6月，在瑞士美丽的城市日内瓦召开了第23届欧洲鼻科会和第29届国际世界鼻部感染与变态反应大会，这次会议的一项重要内容（或者是亮点）是关于经鼻内镜手术切除鼻鼻窦及颅底肿瘤的指导性建议书（European position paper on endoscopic management of tumours of the nose，paranasal sinuses and skull base）的颁布和讲解，参考了1322篇文献，由英国VJ Lund做首席牵头人，H Stammberger、P Nicolai及P Castelnuovo代表欧洲鼻科学顾问委员会，并有包括W Fokkens、PJ Wormald、C Snyderman、A Kassam及A Stamm等43位来自16个国家并涵盖耳鼻咽喉科、头颈外科、神经外科、肿瘤科、病理科及放射科等多学科教授参与完成，主要目的是就相关问题达成共识并推动前瞻性收集数据。文章包括16个章节，涉及解剖、发病率及流行病学、内镜手术入路、良性肿瘤、恶性肿瘤、垂体瘤、颅底肿瘤、儿童颅底肿瘤、疗效与预后和分期及重建等，最后重点介绍了非手术辅助治疗、流程、研究重点及未来关注要点以及鼻窦和颅底肿瘤数据库等。这本重要的文献涉及鼻鼻窦及颅底肿瘤的多学科问题，用循证医学方法分析和归纳总结鼻内镜技术处理鼻窦及颅底肿瘤的优势、存在的问题，并对临床应用和科学研究的方向提出建议。

文章指出，内镜手术技术已经广泛用于鼻鼻窦及颅底肿瘤手术，但有关内镜手术切除鼻鼻窦及颅底肿瘤文献的循证水平多为3级（回顾性资料）和4级（专家意见或建议），且推荐等级只能是C或D。众所周知，我们需要大样本和前瞻性的对照及内镜手术和传统手术的对比研究，但由于伦理学问题的约束，目前要设计和完成鼻鼻窦及颅底肿瘤（尤其是恶性肿瘤）的内镜手术治疗的随机、双盲和对照研究非常困难。

传统肿瘤手术后十分重视术后生活质量的评价，但内镜手术后对生活质量影响的评估少见，应引起重视；就肿瘤的预后来说，已有证据表明，en bloc切除与分块切除（piecemeal resection）并未导致预后的差异。虽然肿瘤分期应与预后相关并有助于制定手术策略，但目前标准的肿瘤（UICC-AJCC）分期应用少且难与内镜手术预后对应，主要是现行的分期系统对内镜手术所面临的特定的难点强调不充分。

颅底恶性肿瘤须采用改良en bloc（modified en bloc）切除，即分块切除；辅助治疗非常重要，如放疗和化疗等，术中需冷冻切片。目前，内镜用于恶性肿瘤治疗数据的循证级别多为3或4级。来自荷兰的W Fokkens谈到未来科学研究和临床应用亟待解决的问题包括：①鼻窦肿瘤的流行病学；②收集良性肿瘤大样本数据，特别是少见病例；③临床分期有助于良、恶性肿瘤决策？④组织学或分子生物学技术是否能够预测肿瘤生物学行为？⑤大样本良、恶性肿瘤内镜手术疗效是什么？⑥内镜手术的局限性是什么？⑦鼻窦肿瘤内镜是否必须整块切除？⑧达到和传统开放入路一样精确切除程度的内镜下手术能否获得阴性切缘？⑨能否针对生存率及生活质量组织和开放式手术进行比较的随机对照研究来评价内镜手术切除恶性肿瘤的可能性？为了达到上述目的，需要多中心合作获得高级别循证证据。第一步是建立良、恶性肿瘤大型数据库（database for the collection and analysis of clinical data and images of neoplasms of the sinonasal tract，网址http：//www.nsntsoftware.com，已在Annals of Otology，Rhinology & Laryngology杂志主页登出，可以免费进入和使用）；第二步是通过协作获得可用于统计分析的恶性肿瘤大样本；第三步是组织多中心随机对照研究，比较内镜与非内镜手术疗效。就内镜手术治疗鼻窦恶性肿瘤而言，多中心和数据库可能发挥中心作用，为的是获得可靠和科学的数据，最终使那些不做内镜手术的头颈外科医生信服。

由上可以看出，对于一个技术的应用，应该具有几个条件，即需要获得具有循证医学基础的证据支持，但这必定是一个不断地符合医学伦理的持续探索过程；第二是需要鼻内镜技术本身有所发展，包括与肿瘤生长或浸润特征相符合的一些入路的设计与应用；其三是建立与内镜技术应用有关的肿瘤切除原则，包括如何判定或获得切缘以及从en bloc到改良en bloc所产生的预期结果；第四是如何根据肿瘤生物学特性，合理运用内镜技术完成瘤体切除。

一、鼻内镜处理选择性鼻腔鼻窦恶性肿瘤的探索

在鼻内镜选择性处理鼻腔鼻窦恶性肿瘤的文献报道中，国内有散在文献报道。这些研究中，大部分是内镜辅助处理，仅以鼻内镜下切除作为手术处理的恶性肿瘤超过10例的只有1篇（2006）。该研究报道，17例鼻内镜下处理的上颌窦恶性肿瘤中，恶性黑色素瘤3例，胚胎性横纹肌肉瘤3例，低分化鳞癌6例，腺样囊腺癌4例，中分化1例；临床分期：Ⅰ期1例，Ⅱ期13 例，Ⅲ期3 例。术后随访6个月～3年半，生存期：Ⅰ期3年生存率100%（1/1），Ⅱ期2年生存率21%，Ⅲ期1年生存率5.2%，死亡原因均为局部复发。由于早期片面地把用于鼻窦炎手术原则照搬到恶性肿瘤手术中，结果局部复发率非常高，达到100%。切除方式的不合理导致结果不好，所以，本文内镜手术不适于恶性肿瘤治疗的结论就不符合逻辑了。应该讲，经鼻恶性肿瘤手术局部的根治性切除是必需的，早期的许多临床实验显然不符合恶性肿瘤的处理原则。上

述情形多见于早期临床实践中，也是被肿瘤科医师反复质疑的关键。

国外已经有陆续经鼻内镜手术切除鼻窦及颅底恶性肿瘤的报告。近期的2组大样本的病例资料回顾性对照分析，其资料分别来自欧洲和美国。意大利Nicolai和Castelnuovo等（2008）一起总结了1996—2006年患者，134例EEA（exclusively endoscopic approach，EEA），50例CEA（cranioendoscopic approach，CEA），其中37%为腺癌。肿瘤特异性的5年生存率是（91.4±3.9）%和（58.8±8.6）%（P=0.0004），结果显示选择性内镜治疗鼻腔鼻窦恶性肿瘤的预后良好，但与开放组无法直接比较，因为后者的分期晚。而来自美国Hanna等（2009）的120例资料显示：5年和10年的生存率分别是76%和50%　EEA和CEA两组间比较没有差别。值得注意的是，来自美国的资料显示（表3-7-5）：CEA组5年生存率达到76%，而欧洲只有58.8%。分析差异形成的原因，可能是因为病例分布不同，欧洲样本37%患者是腺癌，在美国比例最大的是嗅神经母细胞瘤（占17%），腺癌占14%；另外，CEA组的纳入标准不同，在美国肿瘤侵犯脑膜后即转入CEA组。

表3-7-5　120例鼻腔鼻窦恶性肿瘤接受内镜手术患者资料总结

一般特征		值		一般特征	值
治疗的患者数（百分数）				神经内分泌癌	4
EEA		93（77.5）		鼻窦未分化肿瘤	2
CEA		27（22.5）		肉瘤	15
平均随访月份		37		辅助治疗，%	
先前处理率（%）		59		未处理	50
T分级，%	EEA	CEA	所有患者	术后放疗	37
T1	32	0	25	术后放化疗	13
T2	31	5	25	新辅助化疗	6
T3	17	36	21	疾病复发，%	
T4	20	59	29	局部	15
组织学诊断，%				区域性	6
嗅神经母细胞瘤		17		远处	5
腺癌		14		疾病特异性生存率%	
黑色素瘤		14		5年	87
鳞状细胞癌		13		10年	80
腺样囊腺癌		7			

二、鼻内镜选择性处理鼻腔恶性肿瘤和传统肿瘤外科治疗理念的差异

传统的肿瘤外科观点认为，恶性肿瘤必须整块切除（en bloc excision）。Snyderman等（2008）认为，并非所有的病例都需要瘤体整块切除，而是要对其所侵犯的区域完全切除。例如，恶性肿瘤局灶性侵犯脑膜，术中可以分次切除瘤体，然后镜下从正常脑膜切入，完整切除侵犯的脑膜，术中送检冷冻切片，确保切缘安全性。实际上，在开放式手术中，当肿瘤贴近大血管和重要神经时，很难做到整块切除，包括激光切除喉癌和下咽癌；当病变范围过大时，分块切除也是常用的策略。整块切除不是肿瘤外科的目的，而是方式；肿瘤外科的目的是要完全切除(complete excision)。鼻内镜肿瘤手术完全可以通过术中反复送检切缘，术腔的浸泡和冲洗（蒸馏水），充分利用内镜提供放大清晰的视野，力求完全切除。内镜手术还有一个优点，术中创面小，理论上减少肿瘤种植的概率。

（一）选择性内镜下鼻腔鼻窦恶性肿瘤手术原则

目前，内镜手术适应证仍处在探索之中，原则是相对的。手术适应证的依据：①肿瘤生物学特性；②病变程度和范围；③术者的经验和技术；④多学科团队协作水平。

1. 严格选择病例

（1）选择早期病变：Hanna等的资料显示，完全内镜下处理的病例以早期为主，选择在T_1-T_2期为63%，T_3-T_4期为37%。

（2）倾向低度恶性病变：多数学者认为，低分化肿瘤、B期以上的黑色素瘤和肉瘤不宜作为手术适应证，嗅神经母细胞瘤是最常见的适应证。Hanna报道，120例内镜或内镜辅助处理的患者中，17%为嗅神经母细胞瘤，15%为肉瘤，14%为腺样囊腺癌。

（3）肿瘤部位：位于蝶窦、后筛和颅底的肿瘤侵犯视神经、颈内动脉和海绵窦时，被认为是高危区域，内镜下很难获得安全切缘，手术风险极高。然而，这不是内镜手术的禁忌。事实上，即便采用外入路，也不可能做到整块切除及获得安全切缘。所以，强调肿瘤部位或侵犯范围，基于内镜技术而言，是指运用内镜技术究竟能够到达或切除什么部位的肿瘤；或者内镜手术相比传统手术更具优势。目前，比较一致的是，如果瘤体侵犯眼眶、面部软组织或脑组织（不包括硬脑膜），不宜采用经鼻内镜手术（图3-7-104、3-7-105）。有些肿瘤即使分期很早，恶性度很低，肿瘤范围也不大，但位于内镜难以直视或操作困难的部位，就应列为禁忌。

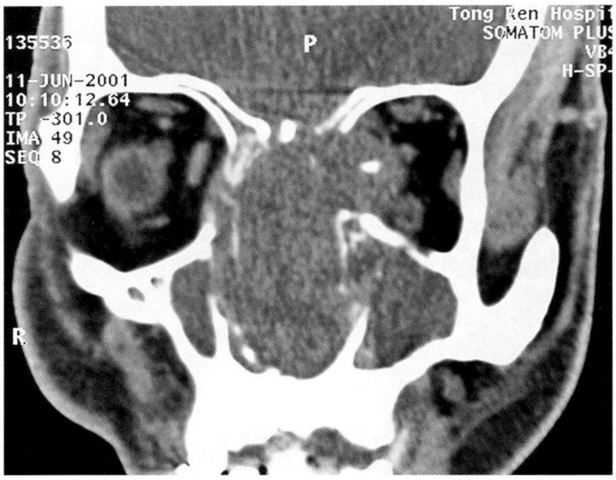

图3-7-104 嗅神经母细胞瘤。冠状位CT，软组织窗。肿瘤侵及颅底和左侧眶内，局部骨质破坏

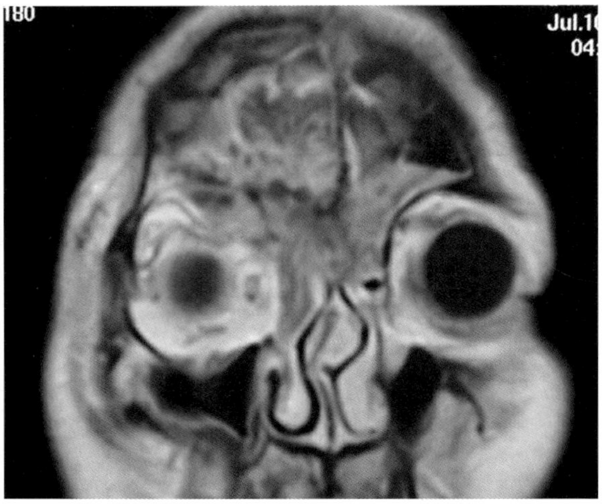

图3-7-105 额窦鳞癌。冠状位鼻窦MRI T_1WI增强扫描，额窦肿瘤信号增强，边界不清楚，侵及眼眶及额叶

（4）局灶性复发病例：对于局灶性复发病例，采用内镜手术切除（或称挽救手术）是可行的。如局限于上颌窦的复发性恶性黑色素瘤或鼻咽癌放疗残灶（图3-7-106、3-7-107），可在内镜下，采用激光或射频切除。但术前评估非常重要，有些复发肿瘤并非真正孤立性的，同时，手术中应该有三维切缘证实无肿瘤。需要注意，现在的影像学检查很难证实小于1cm的复发病灶，尤其是对放疗后复发与炎症的鉴别。

（5）术者因素：术者必须具备丰富的内镜操作经验和掌握肿瘤外科的基本原则，两者缺一不可。由于不同术者的内镜操作经验差别很大，适应证的解读因术者不同而产生主观性差异；同样的病例，在临床实践中有不同的预后，所以内镜经验应作为手术适应证的重要参考指标。例如，对于脑膜受侵犯的颅底病例，有学者认为是内镜手术的禁忌，但也有学者主张局限性侵犯病例可以在内镜下完整切除，镜下从正常脑膜切入，术中送检切缘，见图3-7-108 ~ 3-7-111。

2. 完善的术前准备

（1）术前详细询问病史，仔细阅片，准确分期。腺样囊腺癌很容易沿着神经血管筋膜表面蔓延生长，如果筛窦的腺样囊腺癌病例发现腭大管或腭小管扩大，或者患者有牙痛的症状，提示肿瘤已经沿这些管道的神经向下浸润，内镜手术完全切除的风险增大。

（2）中转的准备：更多的中转准备是应对术中意外，特别是较大血管的意外损伤出血。涉及颈内动脉的镜下处理要格外谨慎，必要时要有介入科和头颈外科的保驾护航。有些肿瘤术前读片并不能准确判断肿

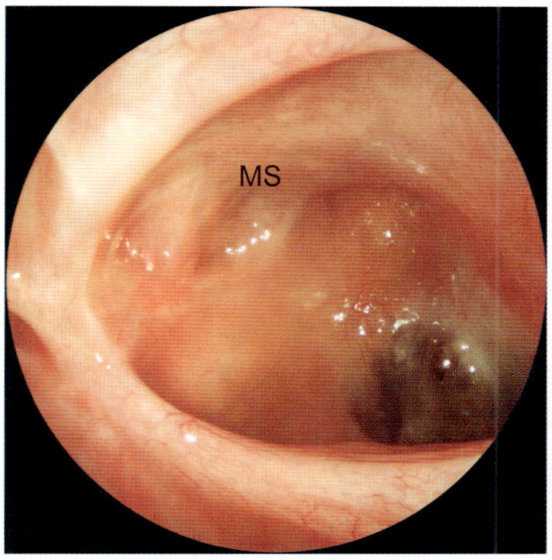

图3-7-106　恶性黑色素瘤鼻侧切开术后上颌窦局部复发。70°鼻内镜下经中鼻道上颌窦开窗口观察上颌窦（MS）前外下黏膜呈黑褐色，提示为局灶复发

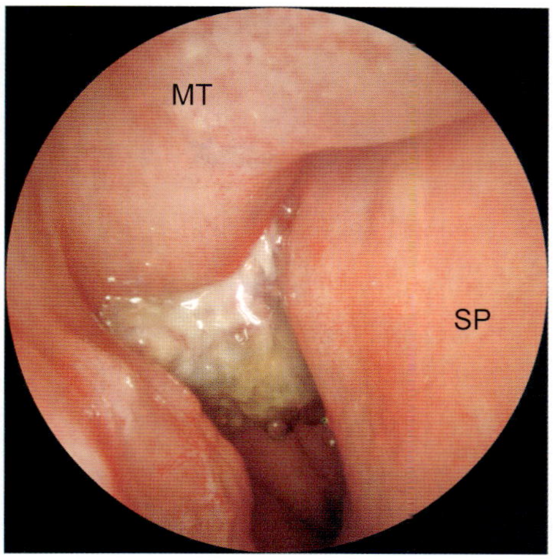

图3-7-107　鼻咽癌放疗后局灶复发(右侧)。鼻内镜下见鼻腔后部后鼻孔与鼻咽部延续处，黄褐色肿物，表面污秽，触之易出血。组织病理提示鼻咽癌

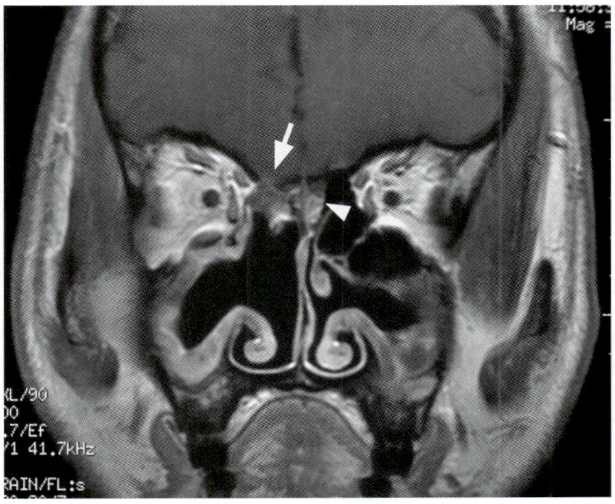

图3-7-108　嗅神经母细胞瘤手术及放疗后复发。MRI冠状位T_1WI增强扫描。△：左侧鼻中隔上部信号强化；→：示硬脑膜局部受累。术前右侧鼻腔顶组织病理提示肿瘤复发

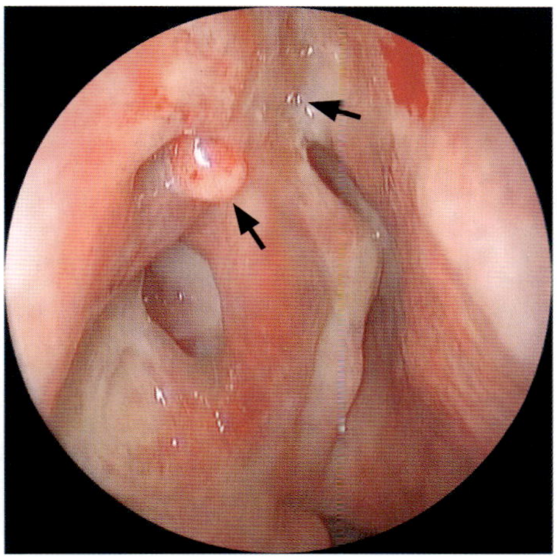

图3-7-109　嗅神经母细胞瘤手术及放疗后复发。鼻内镜下所见右侧鼻腔术后状态，→：分别示肿瘤复发位点

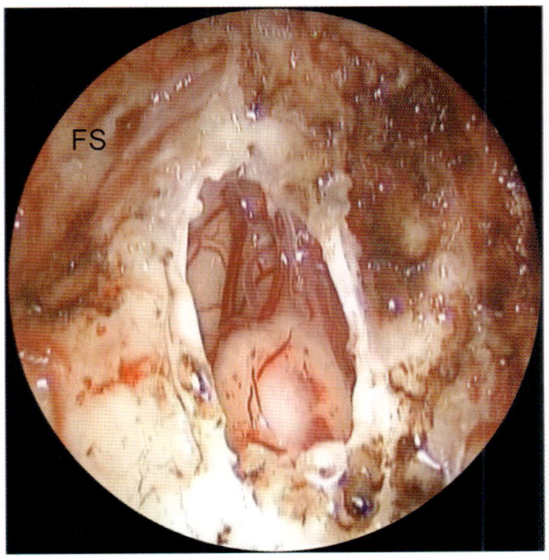

图3-7-110　患者经鼻内镜术中所见。Draf Ⅲ手术后切除筛板及受累硬脑膜，嗅球暴露

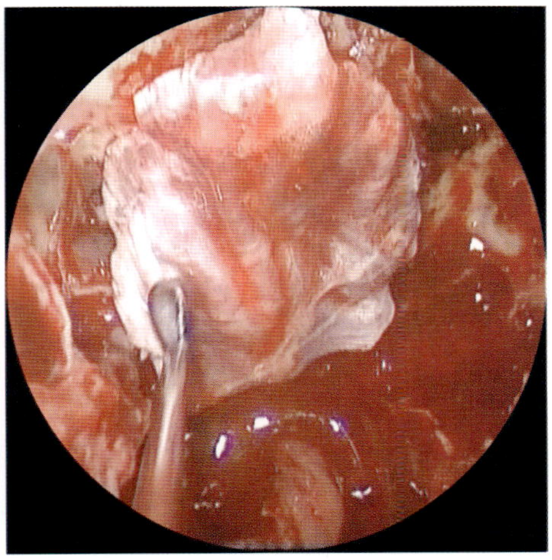

图3-7-111　患者经鼻内镜术中所见。采用脂肪和阔肌筋膜多层修复颅底

瘤范围，如果术中冷冻切片发现肿瘤超出术前估计或内镜所能达到的范围，必须术中立即中转开放式手术，尽量避免二次手术。文献报道（Hanna，2009），二次手术的预后水平显著降低。

（3）多学科的协作：对于恶性肿瘤，多学科密切配合至关重要。与肿瘤科合作，明确放化疗适应证；与头颈外科协作，准确评估及合理处理颈部淋巴结处理；与神经外科合作，降低颅底高危区的手术风险。

3. 术中处理　鼻内镜处理恶性肿瘤不应降低传统肿瘤外科的肿瘤切除标准，即肿瘤完全切除。手术切除时从正常鼻窦入路，一方面可利用正常鼻窦开放空间暴露重要的骨性标志，另一方面可将瘤体与正常组织在安全界线内分离。预先双极电凝离断供应瘤体的血管，如蝶腭动脉、筛前筛后动脉。如果瘤体太大，可从肿瘤中心减瘤（debulking），逐步暴露肿瘤边界。有些病例，可以采取吸割器术中吸切肿瘤，以减少肿瘤和正常创面的接触。关闭前，反复冲洗术腔；等待切缘组织冷冻结果。

对于鼻窦及颅底恶性肿瘤的处理中，常难以获得符合科学意义的安全切缘，或鼻颅底肿瘤安全切缘是什么尚需研究，但术中应该有意识地获取安全缘。我们处理一例腺样囊腺癌患者，原发病灶位于鼻泪管开口处，大小约1cm，术中内镜下切除前筛，下鼻甲、中鼻甲前1/2，送检切缘安全，但是送检鼻泪管黏膜是切缘阳性，一直往上，送检4次切缘阳性，最后内镜下切除内囊，获得安全切缘。术后适形调强放疗，患者随访2年半局部没有复发。该病例术前仔细读片，鼻泪管骨质完整，值得借鉴的是术中一定送检切缘；腺样囊腺癌很容易沿神经血管筋膜表面生长，术中一定要多部位送检。

4. 术后综合治疗　恶性肿瘤的综合治疗是根本。Dulguerov总结嗅神经母细胞的治疗，通过Meta分析嗅神经母细胞瘤疗效。5年生存期：单纯手术48%，单纯放疗37%，手术加放疗65%，手术加放疗及化疗47%，放疗加化疗51%。手术加术后放疗可以获得最佳疗效。即使鼻内镜肉眼完全切除肿瘤，术后放疗对提高生存率也是非常有意义的。

术后放疗主要应用于肿瘤分期晚，组织分级高，侵犯骨质、周围神经以及脑膜和脑组织，切缘阳性的患者。术后放疗90%的患者采用三维适形调强放疗，以减少周围组织的放疗副作用以及使放疗区域达到最大杀伤效果。辅助性化疗主要用于神经内分泌肿瘤、分级差的肉瘤及未分化肿瘤。这里特别强调并非所有的患者都需要放疗。这组病例中，50%（60/120）患者仅单纯手术治疗，在37%（44/137）的患者术后放疗，13%的患者术后放疗加化疗的综合治疗。特别强调的是，术中不送检切缘，术后切缘阳性，寄希望放疗弥补手术不足的做法是极其错误的。对于绝大多数低度恶性的早期肿瘤，手术仍然是最好的治疗方法，而且早期病变在内镜下规范处理是能够完全切除的。

5. 并发症及处理　常见的并发症包括脑脊液鼻漏、大出血、颅内感染、眶内损伤等，这些并发症常发生在肿瘤侵犯颅底时。脑脊液鼻漏见内镜下鼻内镜脑脊液鼻漏处理章节，颈内动脉损伤等致命性并发症关键在手术适应证的准确把握，要权衡手术风险和患者受益的权重关系。

总之，在过去的40年，鼻腔鼻窦恶性肿瘤的疗效提高显著，这归功于更加有效地手术处理和综合治疗。回顾内镜技术由诞生到临床广泛应用，也只有区区30余年，就鼻窦炎治疗而言，该技术的普及程度已经很广，但应用于鼻窦及颅底肿瘤，特别是恶性肿瘤治疗，内镜技术则显得很年轻。临床医生所掌握的技术，包括所应具备的肿瘤学的知识，差距仍然较大。所以，目前也许更应该强调提高鼻内镜手术技术，学习和丰富肿瘤学知识，内镜技术应用于恶性肿瘤的治疗水平才会有根本的提高。与此同时，倡导科学地评估和实施手术与多中心的临床探索研究，以期可获得更高水平的循证医学证据。

参考文献

1. Kassam AB，Gardner P，Snyderman C，et al. Expanded endonasal approach：fully endoscopic，completelytransnasal approach to the middle third of the clivus，petrous bone，middle cranial fossa，and infratemporal fossa. Neurosurg Focus，2005，19：1-10

2. 韩德民. 鼻内镜外科技术及其延伸. 中华耳鼻咽喉科杂志，1999，34：271-273

3. Zanation AM，Snyderman CH，Carrau RL，et al. Minimally Invasive Endoscopic Pericranial Flap：A New Method for Endonasal Skull Base Reconstruction. Laryngoscope，2009，119：13-18

4. Fortes FSG，Carrau RL，Snyderman CH，et al. The Posterior Pedicle Inferior Turbinate Flap：A New Vascularized Flap for Skull Base Reconstruction. Laryngoscope，2007，117：1329–1332

5. Hadad G，Bassagasteguy L，Carrau RL，et al. A Novel Reconstructive Technique After Endoscopic Expanded Endonasal Approaches：Vascular Pedicle Nasoseptal Flap. Laryngoscope，2006，116：1882–1886

6. Francisco P，Joan M，álex R，et al. Patients with Diffusion Weighted Imaging acute ischemic lesions higher risk of further vascular events among transient ischemic attack. Stroke，2004，35：2313-2319

7. 韩德民，黄志刚，王景礼，等. 内镜手术治疗耳鼻咽喉-头颈外科疾病10例报告. 临床耳鼻咽喉科杂志，1996，10：85-87

8. Oppenhen C，Grandin C，Samson Y，et al. Is there an apparent diffusion coefficient threshold in predicting tissue viability in hyperacute stroke? Stroke，2001，32：2486-2491

9. Barber PA，Demchuk AM，Zhang J，et al. Validity and reliability of a quantitative computed tomography score in predicting outcome of hyperacute stroke before thrombolytic therapy. ASPECTS Study Group. Alberta Stroke Program Early CT Score. Lancet，2000，355：1670-1674

10. 周良辅. 现代神经外科学. 上海：复旦大学出版社，2004：477-478

11. Voelker JL，Campbell RL，Muller J. Clinical，radiographic and pathological features of symptomatic Rathke's cleft cyst s. J Neurosurg，1991，74：535-544

12. Sumida M，Uozumi T，Mukada K，et al. Rathke cleft cysts：correlation of enhanced MR and surgical findings. AJNR，1994，15：525-532

13. Mukherjee JJ，Islam N，Kaltsas G，et al. Clinical，radiological and pathological features of patients with Rathke cleft cysts：tumors that may recur. J Clin Endocrinol Metab，1997，82：2357-2362

14. Shin JL，Asa SL，Woodhouse LJ，et al. Cystic lesions of the pituitary：clinicopathological features distinguishing craniopharyngioma，Rathke cleft cyst，and arachnoid cyst. J Clin EndocrinolMetab，1999，84：3972-3982

15. Hayashi Y，Tachibana O，Muramatsu N，et al. Rathke cleft cyst：MR and biomedical analysis of cyst content. J Comput Assist Tomogr，1999，23：34

16. Barber PA，Demchuk AM，Zhang J，et al. Validity and reliability of a quantitative computed tomography score in predicting outcome of hyperacute stroke before thrombolytic therapy. ASPECTS Study Group. Alberta Stroke Program Early CT Score. Lancet，2000，355：1670-1674

17. Rother J，Fiehler J，Foth M，et al. Severe ADC decreases do not predict irreversible tissue damage in humans. Stroke，2002，33：79-86

18. Montaner J，Alvarez Sabín J，Molina C，et al. Matrix metalloproteinase expression after human cardioembolic stroke：temporal profile and relation to neurological impairment. Stroke，2001，32：1759-1766

19. Juan FA，álex R，Carlos AM，et al. Prediction of early neurological deterioration using Diffusion and Perfusion Weighted Imaging in hyperacute middle cerebral artery ischemic. St 2205

20. 张冬，邹利光，戴书，等. Rathke 囊肿的影像学诊断. 中国临床医学影像杂志，2007，18：465-467

21. 王国军，张建林. 鞍区Rathke 囊肿的诊断与治疗. 中华神经医学杂志，2006，11：1146-1148

22. Juan Rosai. 外科病理学. 北京：北京大学医学出版社，2006，3：2697

23. Hofmann B M，Kreutzer J，Saeger W，et al. Nuclear beta catenin accumulation as reliable marker for the differentiation between cystic craniopharyngiomas and rathke cleft cysts：a clinicopathologic approach. Am J Surg Pathol，2006，30：1595-1603

24. Voelker JL，Campbell RL，Muller J. Clinical，Radiographic and pathological features of symptomatic Rathke's cleft cysts. J Neurosurg，1991，74：535-544

25. Oka H，Kawano N，Suwa T，et al. Radiological study of Rathke's cleft cysts. Neurosurgery，1994，35：632-637

26. Ikeda H，Yoshimoto T. Clinicopathological study of Rathke's cleft cysts. Clin Neuropathol，2002，21：82-91

27. 阎学江，秦进喜，只达石，等. 鞍区Rathke's囊肿的诊断及经蝶显微外科治疗. 中华神经外科杂志，2001，17：246-248

28. Aho CJ，Liu C，Zelman V，et al. Surgical outcomes in 118 patients with Rathke cleft cysts. J Neurosurg，2005，102：189-193

29. Benveniste RJ，King WA，Walsh J，et al. Surgery for Rathke cleft cysts ：technical considerations and outcomes. J Neurosurg，2004，101：577-584

30. Stippler M，Gardner PA，Snyderman CH，et al. Endoscopic endonasal approach for clival chordomas. Neurosurgery，2009，64：268-278

31. Jho HD，Ha HG. Endoscopic endonasal skull base surgery：Part 1-The middline anterior fossa skull base. Minim Invasive Neurosurgery，2004，47：1-8

32. Noël G，Feuvret L，Ferrand R，et al. Radiotherapeutic factors in the management of cervical-basal chordomas and chondrosarcomas. Neurosurgery，2004，55：1252-1262

33. Frank G，Sciarretta V，Calbucci F，et al. The endoscopic transnasal transsphenoidal approach for the treatment of cranial base chordomas and chondrosarcomas. Neurosurgery，2006，59（ONS Suppl 1）：50-57

34. 倪志立，刘海生，曲秋懿，等．颅底术后骨质缺损的钛网重建．中华耳鼻咽喉头颈外科杂志，2006，41：351-354

35. 许庚，彭蔼璇．经鼻内镜前颅底进路切除脑膜瘤一例．中华耳鼻咽喉科杂志，1996，31：11

36. 张秋航，刘海生，孔锋．经鼻内镜岩斜坡及颞下窝肿瘤的外科治疗．中华耳鼻咽喉头颈外科杂志，2005，40：488-492

37. 韩德民，于振坤，黄志刚，等．经蝶窦鼻内镜下垂体腺瘤切除术28例临床分析．耳鼻咽喉-头颈外科，2002，9：72-74

38. 许庚，杨占泉，彭霭璇，等．经鼻内镜筛蝶窦脑脊液鼻漏修补术．中华耳鼻咽喉科杂志，1994，29：231-233

39. 王琪，韩德民．鼻内镜颅底外科．中国医学文摘耳鼻咽喉科学，2007，22：199-201

40. 周兵，韩德民，黄谦，等．外伤性脑膜脑膨出诊断与经鼻内镜手术．耳鼻咽喉-头颈外科，2003，10：67-70

41. Bolger WE. Endoscopic transpterygoid approach to the lateral sphenoid recess：surgical approach and clinical experience. Otolaryngol Head Neck Surg，2005，133：20-26

42. 周兵，韩德民，崔顺久，等．蝶窦外侧隐窝脑膜脑膨出鼻内镜下经翼突径路手术．中华耳鼻咽喉头颈外科杂志，2007，42：328-333

43. Mattox DE，Kennedy DW. Endoscopic management of cerebrospinal fluid leaks and cephaloceles. Laryngoscope，1990，100：857-862

44. Marshall AH，Jones NS，Robertson IJ. Endoscopic management of basal encephaloceles. Laryngol Otol，2001，115（7）：545-547

45. Mao VH，Keane WM，Atkins JP，et al. Endoscopic repair of cerebrospinal fluid rhinorrhea. Otolaryngol Head Neck Surg，2000，122：56-60

46. Wormald PJ，McDongh M. The bath-plug closure of anterior skull base cerebrospinal fluid（CSF）leaks. Am J Rhino，2003，17：299-305

47. Woodworth BA，Neal JG，Schlosser RJ. Sphenoid sinus cerebrospinal fluid leaks. Operative Techniques in Otolaryngology，2006，17：37-42

48. Bolger WE，Osenbach R. Endoscopic transpterygoid approach to the lateral sphenoid recess. Ear Nose Throat J，1999，78：36-46

49. Lai SY，Kennedy DW，Bolger WE. Sphenoid Encephaloceles：Disease Management and Identification of Lesions Within the Lateral Recess of the Sphenoid Sinus. Laryngoscope，2002，112：1800-1805

50. Tosun F，Carrau RL，Snyderman CH，et al. Endonasal endoscopic repair of cerebrospinal fluid leaks of the sphenoid sinus. Arch Otolaryngol Head Neck Surg，2003，129：576-580

51. Castelnuovo P，Dallan I，Pistochini A，et al. Endonasal Endoscopic Repair of Sternberg's Canal Cerebrospinal Fluid Leaks. Laryngoscope，2007，117：345-349

52. Bleier B，Govindaraj S，Palmer JN. State of the art cerebrospinal fluid leak and encephalocele repair. Operative Techniques in Otolaryngology，2006，17：49-57

53. Gibbons MD，Sillers MJ. Minimally invasive approaches to the sphenoid sinus. Otolaryngol Head Neck Surg，2002，126：635-641

54. Statham MM，Tami TA. Endoscopic anatomy of the pterygopalatine fossa. Operative Techniques in Otolaryngology，2006，17：197-200

55. Wise SK，Schlosser RJ. Evaluation of spontaneous nasal cerebrospinal fluid leaks. Curr Opin Otolaryngol Head Neck Surg，2007，15：28-34

56. Dalpra L，Malgara R，Miozzo M，et al. First cytogenetic study of a recurrent familial chordoma of the clivus. Int J Cancer，1999，81：24-30

57. Stippler M，Gardner PA，Snyderman CH，et al. Endoscopic endonasal approach for clival chordomas. Neurosurgery，2009，64：268-278

58. Frank G，Sciarretta V，Calbucci F，et al. The endoscopic transnasal transsphenoidal approach for the treatment of cranial base chordomas and chondrosarcomas. Neurosurgery，2006，59（ONS Suppl 1）：50-57

59. Noël G，Feuvret L，Ferrand R，et al. Radiotherapeutic factors in the management of cervical-basal chordomas and chondrosarcomas. Neurosurgery，2004，55：1252-1262

60. 魏永祥，韩德民．鼻内镜微创治疗鼻颅底肿瘤36例临床报道．中华耳鼻咽喉头颈外科杂志，2008，36：915-918

61. 李文，王力红，安惠民．经鼻内镜鼻腔上颌窦恶性肿瘤19例治疗体会．华西医学，2006，21：13-14

62. 刘良发，王雷，韩东一，等. 内镜下或内镜辅助下的鼻腔-鼻窦恶性肿瘤手术. 中华耳鼻咽喉科杂志，2004，39：520-523

63. Nicolai P，Battaglia P，Bignami M，et al. Endoscopic surgery for malignant tumors of the sinonasal tract and adjacent skull base：A 10-year experience. Am J Rhinol，2008，22：308-316

64. Hanna E，DeMonte F，Ibrahim S，et al. Endoscopic resection of sinonasal cancers with and without craniotomy：Oncologic results. Arch Otolaryngol Head Neck Surg，2009，135：1219-1224

65. 李友忠，曾益慈，罗小巍，等. 应用鼻内镜或鼻内镜辅助下鼻腔鼻窦低度恶性肿瘤手术探讨. 中国耳鼻咽喉颅底外科杂志，2008，14：52-54

66. Castelnuovo P，Bignami M，Delu G，et al. Endonasal endoscopic resection and radiotherapy in olfactory neuroblastoma：Our experience. Head Neck，2007，29：845-850

67. Suriano M，De Vincentiis M，Colli A，et al. Endoscopic treatment of esthesioneuroblastoma：A minimally invasive approach combined with radiation therapy. Otolaryngol Head Neck Surg，2007，136：104-107

68. Dave SP，Bared A，Casiano RR. Surgical outcomes and safety of transnasal endoscopic resection for anterior skull tumors. Otolaryngol Head Neck Surg，2007，136：920-927

69. Fortes FS，Carrau RL，Snyderman CH，et al. The posterior pedicle inferior turbinate flap：A new vascularized flap for skull base reconstruction. Laryngoscope，2007，117：1329-1332

70. Levine PA. Would dr. Ogura approve of endoscopic resection of esthesioneuroblastomas? An analysis of endoscopic resection data versus that of craniofacial resection. Laryngoscope，2009，119：3-7

71. Snyderman CH，Carrau RL，Kassam AB，et al. Endoscopic skull base surgery：Principles of endonasal oncological surgery. J Surg Oncol，2008，97：658-664

72. Devaiah AK，Andreoli MT. Treatment of esthesioneuroblastoma：A 16-year meta-analysis of 361 patients. Laryngoscope，2009，119：1412-1416

73. Bristol IJ，Ahamad A，Garden AS，et al. Postoperative radiotherapy for maxillary sinus cancer：Long-term outcomes and toxicities of treatment. Int J Radiat Oncol Biol Phys，2007，68：719-730

74. Dulguerov P，Jacobsen MS，Allal AS，et al. Nasal and paranasal sinus carcinoma：Are we making progress? A series of 220 patients and a systematic review. Cancer，2001，92：3012-3029

75. Ganly I，Patel SG，Singh B，et al. Craniofacial resection for malignant paranasal sinus tumors：Report of an international collaborative study. Head Neck，2005，27：575-584

76. Lund VJ，Stammberger H，Nicolai P. et al. European position paper on endoscopic management of tumours of the nose，paranasal sinuses and skull base. Rhniology，2010，suppl 22：1-144

第八章 儿童鼻内镜手术

第一节 鼻及鼻窦发生发育

一、鼻 的 发 育

胚胎第4周，额突（鼻额突）下方出现外胚层增厚部分，即为鼻基板或称嗅基板。左右各一，为嗅上皮的始基。鼻基板周围中胚层不断增殖，渐成深凹，称为鼻窝、鼻凹或嗅凹。凹向背深部延伸演化成鼻囊，为鼻腔和前鼻孔的雏形。

嗅凹两侧突起部分为内侧鼻突和外侧鼻突。两侧上颌突向中线伸展的过程中，逐渐与外侧鼻突、内侧鼻突相接触融合，左右内侧鼻突向中线靠拢，最后融合形成切牙骨和唇中；中间的间质组织演化为鼻中隔，内侧鼻突与上颌突相接成为上唇和部分上颌。外侧鼻突组成鼻翼和鼻腔外侧壁。额突的突起部分最后形成鼻尖部。

胚胎第6周，鼻囊与原始口腔之间的上皮板发展成为原始腭，其后方变薄，形成一薄膜，称为颊鼻膜。第7周时颊鼻膜破裂，形成原始后鼻孔。若因某种原因颊鼻膜未吸收破裂，则会形成先天性后鼻孔闭锁。

胚胎时期，鼻腔外侧壁的上皮增生，形成一些矢状隆突，以后间充质生长伸入其内，形成鼻甲软骨，又逐渐骨化成为菲薄的鼻甲骨。在胎儿的鼻甲中，上颌甲突发生最早，而且最大；然后，又发生5个自上而下排列、依次由大变小的筛甲突。筛甲突前端的前方有一隆起，称为鼻甲突。以后由上颌甲突发展为下鼻甲，第一筛甲突发展为中鼻甲，第二和第三筛甲突演变成为上鼻甲，最后两对筛甲突和鼻甲突退化，有的只留一根小的突起。鼻甲的下方间隙称为鼻道。

二、鼻窦发生与发育

鼻窦的发生多为鼻道上皮向外生长，侵蚀邻近的骨质，使之气化，形成小腔，发展为鼻窦。鼻窦内黏膜为鼻腔黏膜的延续。后组筛窦从筛甲突之间的沟内开始发生。上颌窦和前组筛窦从上颌甲突和第一筛甲突之间的中鼻道发生。从中鼻道的上部或前组筛窦的气房发生额窦。蝶窦不是从鼻道的上皮发生而成，而是从鼻腔后上开始发生，由鼻软骨囊吸收而成。

组成鼻窦的4对鼻窦腔充满气体，藉一些小开口（即窦口）与鼻腔相连。这些空腔在儿童时很小，在不同年龄段，发育速度不同，最后发育至成人大小。和成人一样，窦腔内衬假复层纤毛柱状上皮，混有杯状黏液细胞。

（一）筛窦

前、后筛窦一般为双侧，前筛在胚胎第3个月时由在额隐窝的凹陷外翻形成，稍后是后筛出现。与成人形成对照的是在X线平片上，儿童观察筛窦比上颌窦更困难。筛窦从出生到成人大小，增大将近400%，大约在12岁的时候。

（二）上颌窦

上颌窦首先发育。胚胎第3个月时，在中鼻甲和下鼻甲之间向外凹陷而成。原始上颌窦气房是位于钩窦和筛泡之间的沟，在出生～3岁间增大迅速，3～7岁间增大缓慢。然后，在7～12岁时再次迅速增长。在青少年时达到成人大小，上颌窦容积约为出生时的2倍。随着生长和发育，上颌窦底板，从出生时高于鼻底4mm，降到成人时低于鼻底4～5mm（图3-8-1）。

上颌窦口一般位于上颌窦内壁上方、筛泡中点的后方。分泌物从窦口流出后，流经筛漏斗，然后从半月裂引流出。其大小、形状和位置可因筛泡气化程度和钩突结构形态而变化。尸解标本有15%～40%可见上颌窦副孔，有作者推测，上颌窦副孔的形成类似鼓膜穿孔，上颌窦后囟无骨质，可以因某次上颌窦的感染导致穿孔，可以达到上颌窦引流的目的。

（三）额窦

额窦的发生被认为是多源的，但最为大家所接受的是每侧额窦从额隐窝的凹陷或沟起源的。出生时与前筛房难于区分；4岁时，额窦开始侵入额骨的垂直部；到6岁时，气化程度可在影像上观察到。通常，在20岁前，额窦气化完成。

发育完善后，额窦一般在额骨的垂直部，为成对的锥状气房。但在形状和大小上确实存在着变异，甚至发生在同一个体身上。4%的人额窦完全缺如。

（四）蝶窦

每侧的蝶窦从各自的蝶筛隐窝外翻而成。3岁时开始出现，5岁后增长迅速。成人时，蝶窦可发育扩展至蝶鞍上方、蝶骨底后方（图3-8-2）。

重要的结构，如视神经、颈内动脉及垂体腺紧靠蝶窦的两侧，可在窦壁形成凸起。蝶窦口位于蝶筛隐窝，在蝶窦底壁上方10～15mm。

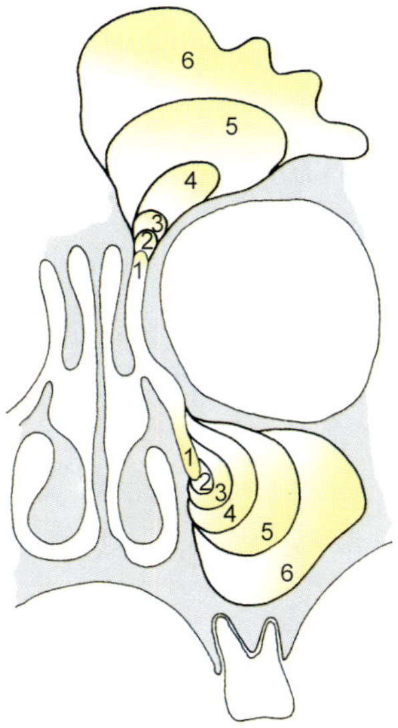

图3-8-1　鼻窦发育模式图。1～6分别从0、1、4、7、12岁及成人等不同阶段的上颌窦和额窦发育形态

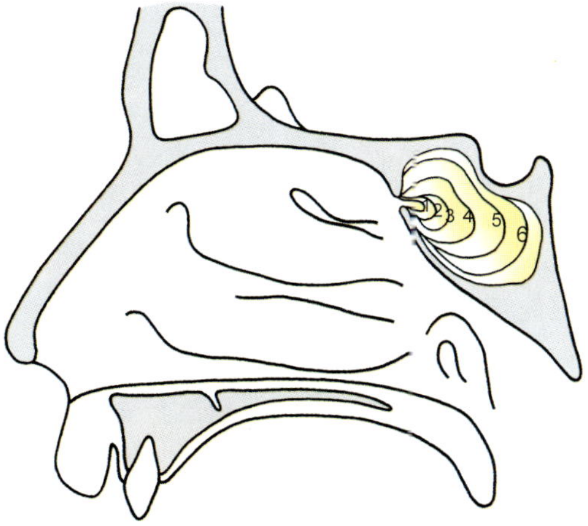

图3-8-2　蝶窦发育模式图。1～6分别从0、3、5、7、12岁及成人等不同阶段的蝶窦发育形态

第二节　儿童鼻窦炎病因及病理生理学

儿童鼻窦炎是儿童临床常见多发疾病，尽管尚没有确切的流行病学数据，但由于常继发于上呼吸道感染，所以，儿童鼻窦炎和上呼吸道感染一样普遍，但却未得到应有的重视。儿童鼻窦炎不仅可以引发鼻塞、流涕和继发听力损害，而且可以导致儿童认知能力和学习能力的下降，同时也有可能继发下呼吸道反复感

染及小儿鼾症等，严重影响患儿及其家庭的生活质量。儿童鼻窦炎的病因和发病机制尚未清楚，已有文献和临床实践表明，儿童鼻窦炎常常由急性呼吸道感染迁延所致，并且与儿童期天然免疫发育尚不完善有关。近年来，遗传因素（如天然免疫异常、先天性呼吸道纤毛结构异常等因素）得到重视，一些获得性免疫功能障碍、腺样体或扁桃体肥大等，在儿童鼻窦炎发病中也起一定作用。现在已经认识到感染不是鼻窦炎的主要因素；临床随访发现，儿童鼻窦炎有自愈倾向。因此，提出儿童鼻窦炎是药物治疗还是手术治疗的问题。

目前，在国内外，内镜鼻窦手术（endoscopic sinus surgery，ESS）已经是成人鼻窦炎的成熟的首选手术方法，并且已经较为广泛地用于儿童鼻窦炎的治疗。但由于随着个体的生长和发育，鼻窦变化得很明显；儿童的天然免疫和获得性免疫功能也逐渐发育，因此，对该儿童的正常鼻窦解剖及儿童慢性鼻窦炎的病因和病理生理有深入的了解有助于正确诊断和治疗儿童鼻窦炎，包括如何确定药物治疗方案和确定手术适应证。

健康的鼻窦功能需要：鼻窦口开放、发挥功能作用的纤毛装置及正常鼻窦黏液分泌。黏液不断地在鼻窦中产生，健康的纤毛器将黏液运送至开放的自然窦口，引流至鼻腔和鼻咽部，咽下或吐出。对以上一个或多个步骤有所妨碍的话，即可通过以下将讨论的机制引起鼻窦炎。

（一）病因

1. 多因急性鼻窦炎未能及时或有效的治疗，或反复发作迁延所致。

2. 增殖体肥大或感染　增殖体肥大和感染引起鼻阻塞，影响鼻腔和鼻窦黏膜和纤毛的正常功能和活动。

3. 变态反应　65%的儿童鼻窦炎与变态反应有关。变态反应常引起鼻腔和鼻窦的黏膜水肿，鼻窦引流功能障碍，导致鼻窦炎。

4. 下呼吸道感染及慢性炎症　儿童慢性鼻窦炎常伴慢性气管炎和支气管扩张，是慢性咳嗽的主要原因。慢性鼻窦炎与慢性气管炎及支气管扩张常互为因果、互相影响。

5. 胃食管反流性疾病（gastroesophageal reflux disease，GERD）是儿童耳、鼻窦疾病的一个重要原因。

6. 遗传因素及全身性疾病　如原发和继发免疫缺陷及免疫球蛋白亚群缺陷。常见的是免疫球蛋白G（IgG）亚群缺陷。其他有囊性纤维病（cystic fibrosis，CF）及原发纤毛功能不良综合征等。

（二）病理生理

1. 窦口阻塞　窦口鼻道复合体（ostiomeatal complex，OMC）是鼻窦炎病理生理的关键，因为这个中鼻道区域包括了额窦、上颌窦和筛窦的开口。多种因素造成的窦口鼻道复合体的病理改变，最后的结果是窦口阻塞，通过严重妨碍鼻窦分泌物的黏液纤毛流动运输引起鼻窦炎。

儿童急性鼻窦炎最常见的原因是由于炎症反应导致窦口阻塞，通常是因为急性上呼吸道感染或变应性疾病，或两者皆有。炎症反应导致鼻窦黏膜肥厚肿胀，引起窦口阻塞、炎性渗出、分泌物蓄积和继发细菌感染。气体交换亦被破坏，引起乏氧，促使某些菌群（如厌氧菌）生长。除了窦口阻塞外，以上这些症状可导致黏液纤毛清除功能异常。

其他因素亦可通过机械性阻碍窦口鼻道复合体的黏液纤毛清除功能而引起儿童鼻窦炎，如鼻息肉、鼻中隔偏曲、反常曲线中鼻甲（向外过度弯曲）或泡性中鼻甲（中鼻甲显著膨大，在鼻窦炎患者中的发生常是无鼻窦炎者的3倍）；大筛泡使半月裂狭窄；钩突显著翻转使窦口狭窄。

2. 黏液纤毛功能不良　黏液纤毛系统为鼻窦局部防御机制。当黏液中溶菌酶、分泌型IgA及其他表面酶处于正常水平和活性，鼻窦黏膜纤毛活动正常时，分泌物通过纤毛摆动输送到远端。但黏液的任何量或质的改变及纤毛功能、数量、形态或动力性能变化，均可导致黏液纤毛功能不良或鼻窦口阻塞，引起鼻窦炎。

（1）黏液变化或异常：产生过多黏液或黏液黏稠可致纤毛活动障碍，黏稠黏液甚至可以浓缩。患囊性纤维病的儿童以黏液样分泌物为特征，鼻窦容易感染。

（2）黏液纤毛功能不良：病毒感染后的细胞毒作用能够导致暂时的黏液纤毛功能障碍，冷空气及某些药物亦可如此。黏液纤毛功能不良也可继发于先天异常，如不动纤毛综合征（图3-8-3 ～ 3-8-5）。

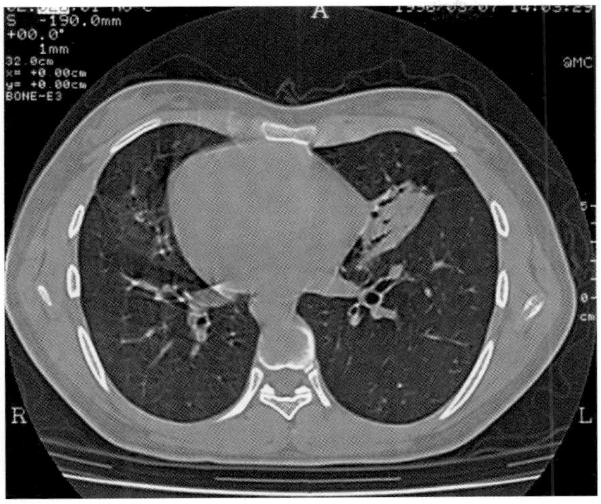

图3-8-3　Katargener综合征。女性，16岁，全内脏转位、慢性鼻窦炎和鼻息肉及支气管扩张。横断位胸部CT扫描示心脏右位

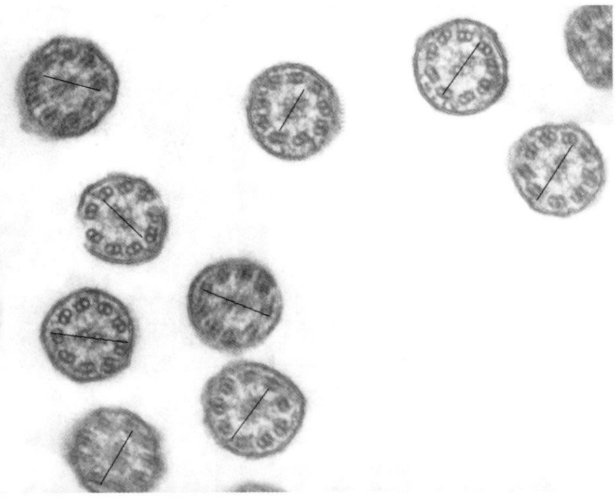

图3-8-4　鼻黏膜纤毛横断面透射电镜检查（放大倍数21000×4.2）。显示纤毛中心微管排列紊乱（黑线显示）

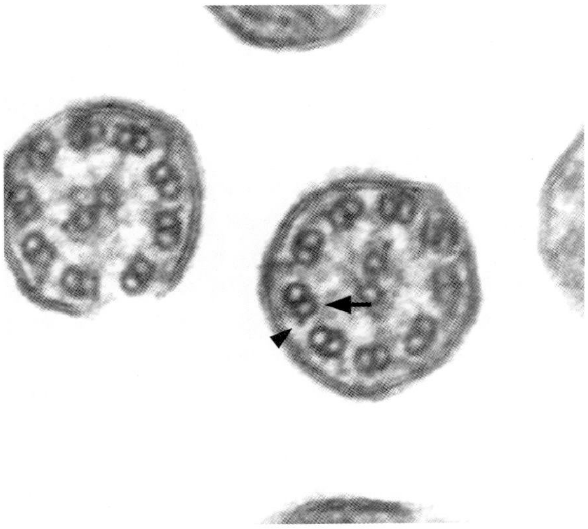

图3-8-5　鼻黏膜纤毛横断面透射电镜检查（放大倍数21000×9）。▲：外动力臂显示清楚；↑：内动力臂缺失，是纤毛功能障碍的主要原因

第三节　儿童鼻窦炎诊断与药物治疗

一、诊　　断

在诊断儿童鼻窦炎的过程中，要树立全局观念。鼻窦炎的诊断主要包括5个方面：①确定是否存在鼻窦炎；②确定急性、慢性；③确定病因；④确定病程分级；⑤其他疾病的确诊，如糖尿病、支气管扩张、肿瘤等。儿童鼻窦炎不是一个孤立的疾病，可伴随其他疾病出现于儿童人群中，常伴有腺样体肥大、变应性疾病、慢性中耳炎和哮喘等。

临床医生在作出诊断时，还应结合儿童鼻窦的发育特点以及某些少见因素：过敏、免疫缺陷、囊性纤维化、原发性纤毛不动综合征（PCD）、胃食管反流（GER）、阿司匹林耐受不良和HIV等，最终做出诊断。

值得注意到是，儿童的症状与成人有区别，特别是年龄比较小的儿童，无法准确叙述自己的感受，而此时，应该重视家长或主要看护人的介绍。儿童鼻窦炎在急慢性两种类型中，70% ~ 100%的患者表现有鼻塞和张口呼吸，71% ~ 80%的患者表现为流涕，其次是咳嗽（50% ~ 80%），约有40% ~ 68%的患者有耳部问题，如反复发作的慢性化脓性中耳炎。

（一）临床表现

1.鼻塞及脓性鼻涕 前组鼻窦炎的脓性鼻涕多由前鼻孔流出，后组鼻窦炎的脓涕则常倒流入鼻咽部。小儿不会擤鼻涕，脓涕倒流入喉或气管内引起刺激性咳嗽，夜间较为严重。

2.面部或头痛 年龄大者可说出头痛部位，年龄较小患儿一般不会叙述，常表现为烦躁，较小儿易激惹和哭闹。

3.慢性咳嗽 一方面与脓涕倒流有关，另一方面与慢性气管炎或支气管扩张有关。

4.行为变化 小儿精神萎靡、不思活动、记忆力差等，少数儿童有恶心、呕吐。若出现高热、惊厥或抽搐及喷射性呕吐等，应警惕出现颅内并发症的可能。

5.听力减退 因咽鼓管水肿或增殖体肥大导致其功能障碍，引起分泌性中耳炎。

（二）检查

1.鼻腔检查 年龄较大儿童可进行鼻内镜检查，年龄较小患儿则不能配合和耐受，可以0.5%麻黄碱收缩鼻黏膜后进行前鼻镜检查。注意脓涕定位，鼻腔内是否有鼻息肉，注意增殖体是否肥大。

2.变态反应学检查 Parsons等报告在接受功能性鼻内镜手术儿童中有80%对吸入组的皮肤试验阳性。对考虑手术治疗的患儿，术前应作食物组和吸入组变态反应试验，并进行适当的治疗。由于鼻窦炎患者变应性疾病的发生率很高，所以，对最初药物治疗不理想者，不管是否有变态反应病史，均应作变态反应调查。

儿童作皮肤试验难以配合。皮内试验被认为是最敏感的，但一项体外血液研究表明Pharmacia CAP（免疫性CAP）比皮内试验敏感5% ~ 8%。

3.影像学检查 影像学检查对诊断起十分重要的作用。儿童鼻窦平片可显示某些异常，但参考价值不大，X线平片已为鼻窦CT扫描所取代。冠状位CT扫描是最敏感的影像学检查方法，可清晰显示鼻窦病变及鼻腔、鼻窦的解剖结构状况。鼻窦腔黏膜肥厚、窦口阻塞或窦腔透过度下降，可诊断为鼻窦炎。

二、药物治疗

慢性鼻窦炎是感染性疾病。目前，越来越多的证据表明，儿童慢性鼻窦炎为一般可通过药物治疗的疾病，且发现在青春期后有自愈倾向，并非必须手术。鼻窦炎治疗的主要目的：①重建鼻窦的正常生理；②快速消灭分泌物中的细菌；③预防迁延成慢性鼻窦炎及发生并发症。任何年龄的儿童鼻窦炎患者的首选治疗是药物。只有在药物治疗失败后，才考虑手术。如果检查发现有鼻息肉，则必须手术治疗。

儿童鼻窦炎的药物治疗通常包括抗生素、糖皮质激素、黏液促排剂、减充血剂、湿化空气吸入及鼻腔清洗等。

1.抗生素治疗 抗生素治疗是鼻窦炎一切治疗措施的基础，抗生素的选择要基于其对致病菌的敏感性。急性鼻窦炎的常见致病菌是肺炎双球菌、流感嗜血杆菌或卡他球菌，慢性鼻窦炎中可能以厌氧菌为主，在选择抗生素时应予以充分考虑。

现在，有相当多的抗生素能够有效治疗鼻窦炎。Wald等研究认为羟氨苄西林在治疗急性鼻窦炎上与头孢克洛相似。因此，对无并发症的儿童急性鼻窦炎，无青霉素过敏者的治疗可首选氨苄西林［100mg/（kg·d）］，或羟氨苄西林［40mg/（kg·d）］，最少14天。青霉素过敏者的首选药物是红霉素［50mg/（kg·d）］、磺胺红霉素及复方磺胺甲噁唑等，尽管后者对甲型链球菌可能无效。

小儿病例中，将近有20%首次治疗无效，可能是β-内酰胺酶阳性（羟氨苄西林耐药）菌簇的缘故。若首选药物治疗无效后，可应用头孢克洛或头孢克肟等。这些药物治疗须用21 ~ 30天不变，避免导致慢性鼻窦炎。

在手术治疗效果不理想或不能以糖皮质激素治愈的慢性鼻窦炎有较好的疗效，可选择不少于12周的长期、低剂量大环内酯类抗生素，在不同研究中，其有效率为60% ~ 80%。具有抗炎性的仅限于十四元环的大环内酯类。

儿童用量采用常规抗菌剂量的1/2，罗红霉素每天2.5 ~ 5mg/kg，克拉霉素每天10 ~ 15mg/kg，疗程需要持续12周以上。大多数治疗策略为用药3 ~ 6个月后停药，观察病情变化。部分患者停止治疗后，症状改善仍可持续较长时间，而部分患者病情可在停药1个月后复发。若病情复发可重新开始治疗；如患者首次治疗反应较好，复发后重新治疗同样有效。

药物不良反应均以消化道反应多见。罗红霉素药物副作用发生率相对较低，大多为消化道反应；克拉霉素药物副作用发生率相对较高，主要是消化道反应，少见过敏性反应。应重视其对肝功能和中枢神经系统的副作用，尤其是听神经功能的损害。对于12岁以下的儿童，用药应该慎重。由于药物仍有抑菌效应，长期口服应用可能造成消化道菌群失调，应配合使用调节消化道菌群制剂。

2. 糖皮质激素

（1）鼻用糖皮质激素：鼻-鼻窦黏膜变应性和免疫异常是慢性鼻窦炎发生和发展的另一重要因素。鉴于局部糖皮质激素强大的抗炎、抗水肿作用及在炎症各个阶段都发挥效应，已成为鼻腔和鼻窦黏膜炎症的第一线药物，局部糖皮质激素联合抗生素同时使用，可缩短病程和延长第二次发作周期。有学者报道标准治疗剂量的鼻用皮质类固醇激素对儿童骨密度无明显影响。并且，有学者通过全面系统地收集全世界有关鼻腔局部应用皮质类固醇药物的安全性随机对照试验进行评价后认为，儿童鼻腔局部长期应用类固醇（布地奈德、丙酸氟替卡松、糠酸莫米松）是安全的，与安慰剂比较无统计差异。

使用方法为：儿童每天1次，每个鼻孔各1喷，以早晨用药为好，某些患者需每天2次，每鼻孔各1喷，每天最大剂量为每鼻孔不超过2喷，应采用能够使症状得到有效控制的最小剂量。急性鼻窦炎治疗时间为4 ～ 8周，对慢性鼻窦炎的治疗至少应该维持3 ～ 6 个月以上。局部糖皮质激素治疗无法缓解症状的可能原因是由于依从性差、使用不当、药物不能充分到达病变部位（鼻甲肥大、息肉、感染、结痂），对此类患者应给予具体的咨询和指导。

在临床研究中，报道的局部不良反应包括鼻出血、咽炎、鼻灼热感及鼻部刺激感。鼻出血一般具有自限性，同时程度较轻。少见有速发或迟发的过敏性反应，包括荨麻疹、皮疹、皮炎、血管性神经水肿和瘙痒。对于长期使用局部糖皮质激素的患者，应示范正确的喷雾技巧并定期检查鼻腔，减少不良反应。

（2）雾化吸入糖皮质激素：由于某些患者鼻喷雾剂药物不能充分到达病变部位，对于鼻腔鼻窦黏膜急性炎症或较重水肿的患者，可以采用雾化吸入型糖皮质激素雾化吸入，可减轻鼻腔黏膜水肿、渗出，有利于鼻腔通气和引流。长期呼吸道局部雾化反复使用普米克令舒无蓄积作用，安全性好。

（3）口服糖皮质激素：对于严重、复发性鼻息肉，合并严重哮喘、变应性鼻炎或阿司匹林不耐受的患儿，可以短期口服糖皮质激素。有文献报道，短期全身应用糖皮质激素对鼻息肉的所有症状都有效果，甚至与鼻息肉切除术的效果一致。因此，有人将全身应用糖皮质激素称为药物性息肉切除术（medical polypectomy）。对于严重的难治性鼻窦炎、鼻息肉，如果先给予全身糖皮质激素治疗，使息肉快速缩小，可以使局部应用糖皮质激素更好地发挥作用。

长期口服可引起多种不良反应如糖耐量下降、骨质疏松症、血压升高、白内障、免疫抑制，尤其是儿童可造成生长发育迟缓，所以全身给予糖皮质激素治疗时应慎重，需注意全身使用激素的禁忌证，密切观察用药过程中可能发生的不良反应，并应密切随访。

推荐使用半衰期较短的糖皮质激素，如泼尼松、泼尼松龙或甲基泼尼松龙等。可采用每天清晨顿服给药的方式，以减少外源性激素对下丘脑-垂体-肾上腺轴的抑制作用。常用泼尼松（或泼尼松龙），推荐剂量为0.5mg/（kg·d），早晨空腹顿服，每天1次，疗程5 ～ 10天，最长14天。

3. 黏液促排剂　鼻黏液纤毛消除功能对保证鼻窦引流和排除鼻腔异物有明显作用，在鼻炎、鼻窦炎发病中有重要意义，慢性鼻窦炎一个最重要的病理改变是纤毛运动功能的损害。近年来，吉诺通（标准桃金娘油）和仙璐贝等被广泛应用于治疗儿童慢性鼻窦炎。主要作用有调节腺体的分泌，改善纤毛的活性，促进黏液的溶解，对黏液纤毛清除系统的各个部分均有修复作用。该类药物罕见胃部不适或者过敏反应，使用安全，一般可以较长时间使用。

4. 其他药物治疗

（1）减充血剂：不推荐长期使用，急性期鼻塞严重者可以短时间（7天以内）低浓度使用，以利于通气和引流，以低浓度麻黄碱（0.5%）或盐酸羟甲唑啉为主，应杜绝使用盐酸萘甲唑啉（滴鼻净）。

（2）抗组胺药：对有变应性因素的儿童，可以使用新一代抗组胺药，具有抗组织胺作用，缓解鼻痒流涕的同时，尚有抗炎作用。可以根据症状选择使用。鼻用抗组胺药在国外的应用历史已有10余年，通常起效快速（15 ～ 30分钟内），鼻用剂型的疗效一般略好于口服剂型。有Meta分析研究显示：鼻用抗组胺药在缓解鼻部症状方面不及鼻用皮质类固醇。

（3）白三烯受体拮抗剂：抗白三烯治疗对鼻-鼻窦炎患者的主要意义是改善鼻腔通气状况，且有抗炎作用。作为联合治疗中的一种药物，本品可减少中～重度哮喘患者每天吸入糖皮质激素的剂量，并可提高吸入糖皮质激素治疗的临床疗效。适用于慢性鼻窦炎合并哮喘及变应性鼻炎的患儿的治疗。

目前，常用药为孟鲁司特，通常口服给药，6 ～ 14岁儿童，5mg/d；2 ～ 5岁儿童，4mg/d。本品较为安全，目前推荐使用剂量下尚无不良反应。

（4）抗胃食管反流治疗：胃食管反流是复发性上呼吸道感染和慢性鼻窦炎的一个可能原因。国外有学者对28例儿童慢性鼻窦炎的药物治疗计划中加入抗反流治疗，其中25名避免了手术。因此，对于伴随有胃食管反流的患儿，采用抗反流治疗有助于儿童慢性鼻窦炎的治疗。

主要是用抑酸剂和促动力剂。抑酸剂中质子泵抑制剂最为常用，其中奥美拉唑在国内外有长期的临床安全使用经验，在儿科可作为首选。建议1mg/（kg·d），最大不要超过2mg/（kg·d）。组胺受体阻滞剂的使用要注意年龄。促动力剂可供儿科选择的主要有多潘立酮，儿童用量每天3 ～ 4次，每次0.3mg/kg。

5. 辅助治疗——鼻腔冲洗　鼻腔冲洗具有机械的清除作用，去除鼻腔黏膜表面的病原微生物以及产生的各类化学物质，从疾病的起源上阻断疾病发生和发展；可以降低胶体层的黏液，稀化黏液，增加纤毛的摆动频率，加快黏液层向鼻咽部的移动，提高黏膜纤毛摆动功能，减轻黏膜水肿。

有学者对鼻腔灌洗、鼻腔喷洗和鼻腔雾化式冲洗三种不同方法对鼻腔的冲洗效果进行评价，他们发现鼻腔灌洗法在冲洗液弥散度上要优于其他两种方法。但鼻腔灌洗这种方法，冲洗水流大，会有呛水的感觉，在儿童中应用会有一定的难度。

雾化式鼻腔冲洗器，采用雾化脉冲式原理，将冲洗液雾化成柔和的小水珠并以脉冲的形式冲入鼻腔。这种鼻腔冲洗方法将药液雾化为小颗粒，弥散范围更广，冲洗药液更易扩散至鼻腔深部及裂隙，直接作用于鼻腔黏膜，起效迅速，药物利用度提高，水流轻柔，喷雾均匀、柔和、舒适，无局部刺激，儿童易于接受，依从性好，儿童在使用过程中感到舒服而能主动、规律地进行治疗。

鼻腔盐水冲洗液的浓度通常采用1% ～ 3%，使用高渗盐水时注意一些不良反应，如冲洗后鼻腔黏膜有干燥感等情况。

三、充分药物治疗方案选择和评估

所谓充分药物治疗是指以治愈为目的的药物治疗，其核心是联合药物和足够长时间的治疗，且在充分药物治疗之前不应作CT检查和手术干预。有资料显示，40%的儿童急性鼻窦炎可以不治而愈，大多数慢性鼻窦炎对恰当的药物和保守治疗比较敏感而可以治愈（图3-8-6、3-8-7）。而且，儿童慢性鼻窦炎在成年后可能有自然痊愈倾向，这在某些未经治疗的儿童慢性鼻窦炎、成人后CT图像显示正常得到依据。上述观点为儿童慢性鼻窦炎阶梯性治疗方案奠定了理论基础。

儿童慢性鼻窦炎的治疗方案首选为充分的联合药物治疗。联合使用各种旨在抑制慢性鼻-鼻窦疾病临床症状的药物，包括抗生素、局部类固醇激素，剂量和时间要足够，抗生素首选第2、3代头孢类药物和阿莫西林/克拉维酸钾，局部类固醇激素至少2个月以上。局部类固醇激素对缩短病程、延长再次发作时间的效果是肯定的。对严重的鼻阻塞者，可适当间断使用低浓度鼻黏膜血管收缩剂。通过皮肤试验，可对变态反应作出诊断，并给予抗变态反应治疗。也可附加鼻腔冲洗、药物雾化吸入等治疗。抗胃食管反流的使用也应考虑在治疗计划之内。

药物治疗是否有效，需要进行系统的评估，近期疗效评估时间为3个月，远期疗效评估时间为1年。评估方法采用主观评估和客观评估，包括症状评分、鼻内镜检查和鼻窦CT扫描；还可以进行生活质量评估，考虑到儿童的理解和表达能力，需要综合考虑患儿和家长的意见进行评估。

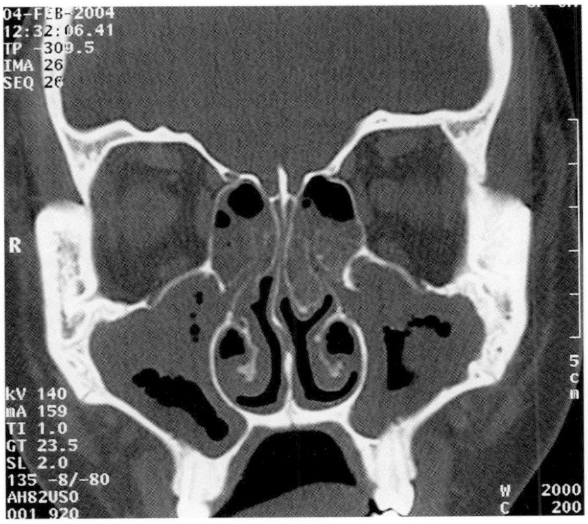

图3-8-6 儿童慢性鼻窦炎（双侧），鼻中隔偏曲伴左侧气化中鼻甲。冠状位CT，骨窗。治疗前，筛窦及上颌窦软组织密度影，含气少

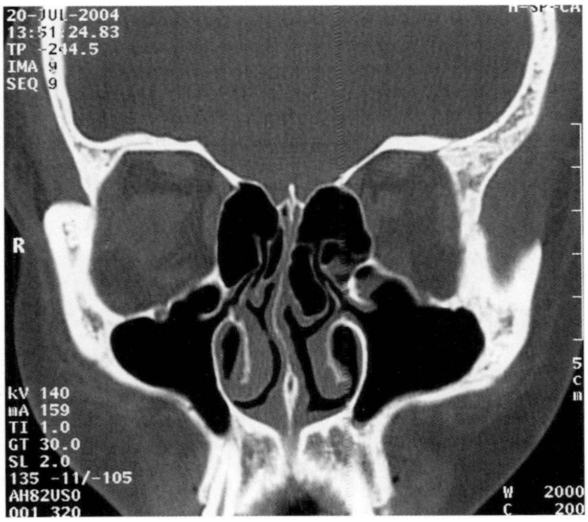

图3-8-7 儿童慢性鼻窦炎（双侧），鼻中隔偏曲伴左侧气化中鼻甲。冠状位CT，骨窗。治疗后4个月，鼻窦无鼻窦炎征象

第四节 儿童鼻内镜手术

当鼻窦急性感染的药物治疗无效后，为预防迁延成慢性或复发性鼻窦炎，应手术治疗。以往对药物治疗无效的儿童鼻窦炎所采取的方法通常是上颌窦灌洗、鼻内上颌窦开窗、扁桃体切除术和增殖体切除术及局限性鼻中隔矫形，其指征和效果不肯定。但现在对儿童慢性和复发性鼻窦炎的首选手术治疗是内镜手术，与成人相同，但适应证要严格掌握。

1. 术前检查

（1）术前鼻内镜检查：鼻内镜手术前，必须明确鼻腔鼻窦的病变范围。儿童可在麻醉成功后进行详细的鼻内镜检查，结合影像学诊断制定手术方案。

（2）鼻窦CT扫描：鼻窦CT扫描是最敏感的影像学检查方法，并常是正确诊断鼻窦病变的唯一手段。儿童鼻窦平片虽可显示某些异常，但和CT扫描相比，平片对鼻窦病变的显示不准确。

CT扫描甚至可显示常孤立出现在鼻腔鼻窦的微细的黏膜水肿，须注意这些异常与患者症状及近期上呼吸道感染的相关性。儿童常有上呼吸道感染的症状，相应的鼻腔炎症亦可导致鼻窦黏膜肿胀，在CT扫描上表现为“鼻窦炎”，故在对儿童CT扫描分析时必须注意几乎有一半人鼻窦出现异常。这可以解释许多患儿鼻窦黏膜水肿而无鼻窦炎症状，或随上呼吸道感染的治愈而消失。若影像学检查有阳性所见，须明确是否为亚急性、慢性鼻窦炎及上呼吸道感染，因此，CT扫描阳性所见本身并非手术指征。反复发作的急性和慢性鼻窦炎患儿CT扫描所见之解剖异常有两者类型：骨性和黏膜异常。骨性结构异常可导致鼻窦引流通道阻塞。

1992年，Ummat等CT扫描观察196例（1 ~ 16岁）少年儿童鼻腔鼻窦，发现儿童窦口鼻道复合体已经发育，可通过CT扫描观察。其特点为筛漏斗宽度恒定0.2cm，提示这一数值为保证黏液流出的最小宽度；钩突角度相对恒定（142° ~ 149°），10岁后接近成人角度（平均140°）；中鼻甲气化约4.2%，比成人少；儿童眶下气房约为82%，较成人多见。

作者对99例（174侧）少儿慢性鼻窦炎患者的鼻窦CT扫描结果进行了分析，发现鼻腔、鼻窦解剖变异与少儿慢性鼻窦炎明显相关，鼻腔、鼻窦变异侧多伴较严重鼻窦炎，并且可以影响窦口鼻道复合体及颌面骨的发育。针对儿童慢性鼻窦炎经适时和合理的药物治疗后不缓解，CT扫描提示存在解剖变异，且与鼻窦炎有相关性，应认为有鼻内镜鼻窦手术的适应证（图3-8-8、3-8-9）。

总之，在关注CT扫描所显示的解剖变异及鼻窦病变程度，特别是鼻窦黏膜和骨的关系的同时，更应

该注重药物治疗反应程度，换言之，只有当不少于12周的药物治疗无效后，才考虑采用手术治疗的可能。

与鼻窦手术适应证相关的鼻窦CT扫描观察主要内容：①鼻窦黏膜病变程度和范围（图3-8-8、3-8-9）；②黏膜病变的可能的性质，如黏膜潴留囊肿和息肉等（图3-8-10）；③鼻窦引流通道通畅程度。对鼻窦口通畅程度的影响因素包括黏膜和骨质；④鼻腔鼻窦解剖变异，包括鼻中隔偏曲、气化中鼻甲或上鼻甲及眶下气房等（图3-8-11）。

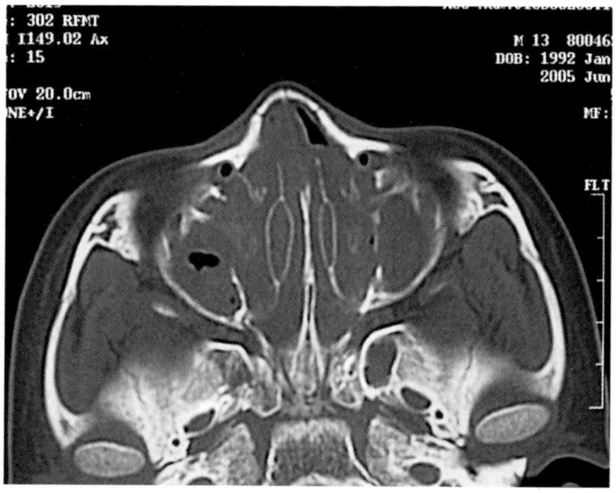

图3-8-8 慢性鼻窦炎伴鼻息肉（双侧）。轴位CT，骨窗。双侧鼻窦软组织密度影，鼻窦骨质增生明显，伴气化中鼻甲

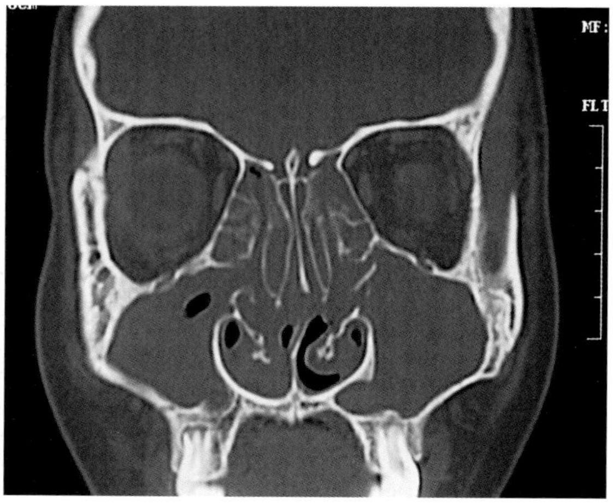

图3-8-9 慢性鼻窦炎伴鼻息肉（双侧）。冠状位CT，骨窗。双侧鼻窦软组织密度影，筛窦骨质增生明显，伴气化中鼻甲和鼻中隔偏曲

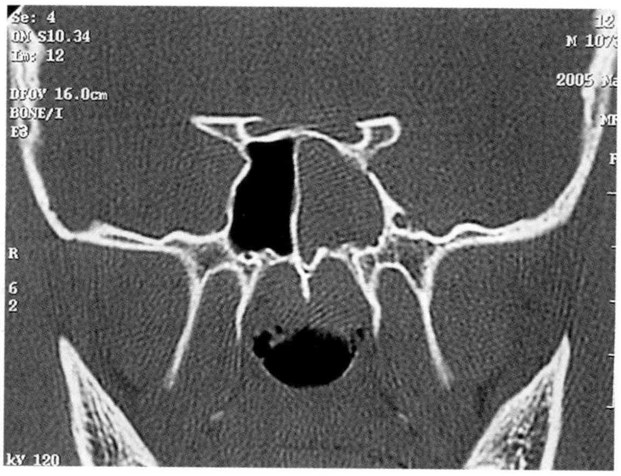

图3-8-10 慢性鼻窦炎（双侧）。12岁男性，反复头痛。冠状位CT，骨窗。左侧蝶窦软组织密度影，不含气。术中探查为蝶窦炎，伴黏膜潴留囊肿和积脓

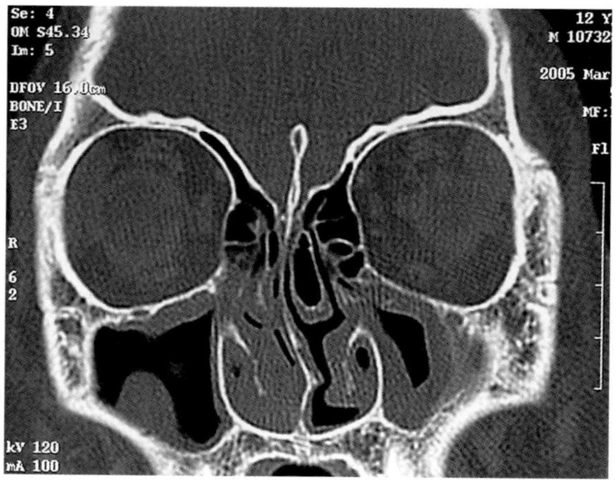

图3-8-11 慢性鼻窦炎（双侧）。冠状位，骨窗。伴双侧上颌窦黏膜肥厚，伴鼻中隔偏曲和气化中鼻甲，伴左侧蝶窦炎（图3-8-10）

应注意CT扫描并非完美诊断方法。Lazar在对300例接受鼻内镜手术的CT扫描分析中发现，将近20%病例的术中所见病变范围比术前CT扫描要重；7%的儿童术前CT扫描正常，但术中发现有比较严重的鼻窦病变。

2. 儿童内镜鼻窦手术方法 已经明确儿童鼻窦炎经过恰当和实时的药物治疗（不少于12周）后症状不缓解，考虑经鼻内镜手术治疗。但针对儿童鼻窦炎的手术，并非仅限于鼻窦，在易患因素中已经阐述扁桃体和腺样体对鼻窦炎发病的影响，所以，儿童鼻窦炎的手术方式或内容也存在一个阶梯的选择，主要的类型见表3-8-1。对伴有腺样体和（或）扁桃体肥大的患儿，如果药物治疗不缓解，首先应该考虑扁桃体或腺样体切除，即阶梯选择的第一级。只有在第一级治疗无效后，无扁桃体及腺样体肥大或合并比较严重的鼻窦病变，才考虑采用第二或第三级手术方式。

习惯于成人鼻内镜手术的医生，在给儿童实施手术时，应记住儿童的鼻窦比较小，其深度和腔隙小，

表3-8-1　儿童慢性鼻窦炎手术类型

第一级	扁桃体切除
	腺样体切除（引发鼻塞、流涕、打鼾等症状）
	上颌窦穿刺灌洗
	下鼻道上颌窦开窗术
第二级	中鼻道上颌窦开窗术
	前后筛窦开放
第三级	蝶窦开放
	额窦开放
	鼻中隔手术

毗邻结构关系亦不同于成人。手术操作必须轻柔，组织处理仔细，以大幅度减少手术创伤，减少术后水肿、粘连和肉芽组织的形成，降低并发症，手术效果会更好。实施手术的同时，应随时参阅术前CT扫描。

（1）麻醉：儿童鼻内镜手术采用全身麻醉。麻醉吸入剂的选择应由小儿麻醉师决定，特别是吸入剂的类型会影响用于血管收缩的肾上腺素的聚集。

（2）血管收缩剂：进手术室前，鼻内局部应用减充血剂，如麻黄碱和羟甲唑啉等。全身麻醉后，手术部位局部注射1%或2%Lidocaine+1：100 000肾上腺素。然后，鼻内塞入浸有肾上腺素的棉片或纱条，最少放置10分钟，最大限度收缩黏膜和止血。

（3）手术器械：目前，许多厂家都研制了用于小儿手术的细小手术器械，针对儿童手术可选择适当的器械。年龄较大儿童一般用普通器械可完成手术。

（4）操作方法：儿童手术方法与成人基本相同。手术的目的是通过开放狭窄或阻塞的鼻窦开口，去除筛窦病变，若其他鼻窦有病灶，则开放额窦、上颌窦及蝶窦自然口，重建正常的鼻窦黏液纤毛清除功能。几乎所有儿童在术中都用0°、4mm硬性鼻内镜观察，甚至14个月的幼儿也可适用，极少数病例需要用0°、2.7mm的内镜。

手术中的注意事项：①在去除病变的基础上，尽可能保留鼻腔鼻窦结构，特别是中鼻甲；但肥大中鼻甲或泡性中鼻甲阻塞或遮蔽手术视野，可行及中鼻甲部分切除术，以充分暴露手术视野和促进鼻窦的通气引流。对于儿童鼻窦炎手术中中鼻甲的处理，在某种程度上较成人要更为积极。因为，在手术后，儿童本来就比较狭窄的中鼻道，由于中鼻甲水肿和增生，极易发生手术后鼻腔粘连，导致手术失败。所以，必要时做中鼻甲的矫形、拓宽中鼻道以及在手术后中鼻道放置硅胶管，中鼻道的塑性才比较稳定，保持足够宽敞引流通道，从而减少局部年连发生的几率；②儿童应尽量避免下鼻道开窗，减少和避免对颌面发育的不良影响；③手术操作较成人精细，避免过黏膜多副损伤，防止术后发生粘连；④鼻中隔偏曲时，必要时可行局限性鼻中隔切除矫形手术，对年龄较小儿童，可用骨折的方法矫正鼻中隔。

手术结束时，在手术区域涂布抗生素-类固醇激素软膏，或选择可吸收填塞材料填塞，一般不需要过多填塞。如果鼻腔狭窄，可以采用短硅胶管填塞，放置2～3周后取出，既可减少术后随访处理次数，又可防止术腔粘连，尤其是常见的中鼻甲-鼻腔外侧壁粘连。

3.术后处理和随访　手术后处理和随访与术中去除病灶对于鼻内镜手术的成功具有同等重要的作用。

术后患儿药物治疗的地位和手术一样重要。儿童鼻窦炎手术后术腔的变化比成人要迅速，水肿、增生或分泌物增多等，需要药物治疗，而非不断地局部处理。药物治疗的主要原则和手术前一样。

（1）鼻用激素：手术后的第2周开始应用，持续时间应该在3～6个月。

（2）抗生素：选择广谱抗生素，通常持续2周即可。

（3）鼻腔盐水冲洗：选择等渗或高渗盐水清洗鼻腔非常重要，如果不超过3%的浓度，在一定程度上有减轻黏膜水肿和促进纤毛功能作用。

（4）黏液促排剂：手术后使用黏液促排剂有利于黏液纤毛清除系统功能的恢复，小儿可以选择口服标准桃金娘油胶囊或仙璐贝等。

（5）减充血剂：尽管强调减充血剂不能连续使用超过7天，但必要的应用可以在手术后有效缓解术后反应，维持鼻腔通气引流。因此，可以选择小儿用羟甲唑啉。

（6）随访处理方法和要点：鼻内镜手术最初的数周内，原则上应每周复查一次，间隔时间随恢复过程而逐渐延长。鼻内镜检查和鼻腔清洁处理是手术后随访的基本处理内容，原则上应在全麻或地西泮镇痛麻醉下进行。在镜下清除凝血块、干痂、肉芽组织或粘连及检查上颌窦。鼻腔填塞的硅胶管通常可以放置2～4周后再取出。检查和处理结束时和手术结束时一样，术腔涂布抗生素-类固醇激素软膏。

(7) 儿童内镜鼻窦手术结果和疗效：儿童内镜鼻窦手术的疗效已十分肯定。文献报告有效率为75%～90%。周兵等（2003）报告少儿鼻窦手术后随访疗效，其中，慢性鼻窦炎89例（147侧），慢性鼻窦炎、鼻息肉86例（142侧），鼻窦黏液囊肿13例（16侧）。治愈132例（70.2%），好转43例（22.9%），无效13例（6.9%）。术后头痛缓解率（175/188，93.1%），其次为鼻堵（160/188，85.1%），脓涕60.1%（113/188）。11例手术前后无变化，2例症状较术前加重。术前56例失嗅者，术后34例（60.7%）改善或恢复。术后症状完全缓解123/188例（65.4%），部分缓解52/188例（27.7%），总有效率为93.1%。8例（4.3%）接受再手术。Kim HY等（2005）对97例儿童鼻窦炎的鼻内镜手术的预后因素进行了分析。针对变态反应、腺样体及扁桃体增生、前期手术史、家庭吸烟环境、鼻息肉大小、术前CT扫描病变范围评分、血液嗜酸性粒细胞及鼻黏膜嗜酸性粒细胞浸润情况等，与预后相关性作分析。研究发现，在上述多种因素中，家庭吸烟、鼻息肉大小及CT扫描病变评分等是影响手术疗效的重要预后相关因素。经过长期随访观察发现，经过合理和恰当的药物治疗，许多儿童慢性鼻窦炎是可以治愈的。Verwoerd-Verhoef HL等（2003）的动物实验表明，如果保留鼻部的软骨、鼻腔侧壁（包括筛窦）的手术，不会影响鼻部，包括上颌骨的发育。也有作者报告，在接受鼻窦手术后，儿童的腭骨及颅面的发育会受到不同程度的影响，故目前总体上对儿童慢性鼻窦炎多主张保守治疗。在经过系统的药物治疗无效后（需医师和家长共同确认），才采取内镜鼻窦手术治疗，而不论药物治疗还是手术治疗，目前更加关注鼻窦炎疾病本身所带来的对儿童的生活质量的影响，治疗前后（包括手术前后）的生活质量评估是应该做的。

参考文献

1. 周兵，韩德民，黄谦，等. 青少年鼻内镜鼻窦手术. 中华耳鼻咽喉科杂志，1995，30：267-269

2. Lazar RH，Younis RT，Gurucharri MJ. Endoscopic Sinus Surgery in Children. Thieme Medical Publidhers，1993：244-256

3. Milczuk HA，Dalley RW，Wessbacher FW，et al. Nasal and Paranasal Sinus Anomalies in Children with Chronic Sinusitis. Laryngoscope，1993，103：247-252

4. Lusk RP，McAlister B，Fouley A. Anatomic variation in pediatric chronic sinusitis：A CT study. Otolaryngol Clin North Am，1996，29：75-91

5. April MM，Zinreich SJ，Baroody FM，et al. Coronal CT Scan Abnomalities in Children with Chronic Sinusitis. Laryngoscope，1993，103：985-990

6. 韩德民，周兵，刘华超，等. 1000例鼻窦鼻内镜手术疗效分析. 中华耳鼻咽喉科杂志，1996，31：358-362

7. 周兵，韩德民，刘华超，等. 鼻内镜鼻窦手术前CT检查与术中所见的比较研究. 临床耳鼻咽喉科杂志，1994，8：328-332

8. Parsons DS. Chronic Sinusitis-A Medical or Surgical Disease? Otolaryngol Clin North Am，1996，29：1-9

9. Kim HY，Dhong HJ，Chung SK，et al. Prognostic factors of pediatric endoscopic sinus surgery. Int J Pediatr Otorhinolaryngol，2005，69：1535-1539

10. Sobol SE，Samadi DS，Kazahaya K，et al. Trends in the Management of Pediatric Chronic Sinusitis：Survey of the American Society of Pediatric Otolaryngology Laryngoscope，2005，115：78-80

11. O' Reilly RC，He ZP，Bloedon E，et al. The Role of Extraesophageal Reflux in Otitis Media in Infants and Children. Laryngoscope，2008，118（Suppl. 116）：1-9

12. Verwoerd-Verhoef HL，Verwoerd CDA. Surgery of the lateral nasal wall and ethmoid：effects on sinonasal growth-An experimental study in rabbits. Int J Pediatr Otorhinolaryngol，2003，67：263-269

13. 周兵，韩德民，刘华超，等. 儿童和少年慢性鼻窦炎鼻腔鼻窦解剖变异的CT扫描. 中华耳鼻咽喉科杂志，1998，3：375-376

14. 周兵，韩德民，黄谦，等. 少年儿童鼻内镜手术远期疗效及相关临床因素探讨. 中华耳鼻咽喉科杂志，2003，38：367-369

15. 马晶影，周兵. 少年儿童慢性鼻窦炎患者生活质量量表的编制和检验. 中国耳鼻咽喉头颈外科，2006，12：821-826

第九章
鼻内镜下鼻窦手术并发症

第一节 总　　论

一、分　　类

（一）根据所造成后果的严重程度分类

分为严重并发症（major）及轻微并发症（minor）（表3-9-1）。

（二）根据解剖部位分类

分为颅内并发症、眶及眶周并发症、血管并发症、鼻内并发症及全身并发症等。

表3-9-1　鼻窦手术中及术后并发症分类

轻微并发症：	严重并发症：
暂时，且不需处置：	可修复：
眶周皮下淤血	眶内积血（眶隔后）
眶内积血（眶隔前）	视力下降
牙或唇疼、麻木	复视
暂时，需处置：	溢泪
支气管哮喘	颈动脉损伤
引起症状的粘连	需输血的术中出血
需要填塞的鼻出血	感染中毒性休克
大窦腔的感染	脑脊液漏
永久：（超过一年以上）	脑膜炎、脑脓肿
失嗅	局灶性脑出血
牙或唇疼、麻木	不可修复：
	死亡
	失明
	复视
	卒中
	中枢神经系统损伤

二、鼻内镜鼻窦手术并发症发生率

从理论上讲，内镜鼻窦手术比较传统手术的风险应该明显下降。虽然各作者对并发症统计标准尚不统一，但实际上通过近10年来对文献的统计，相关科室的会诊记录以及各种医疗诉讼的调查发现，鼻内镜手术的术中及术后并发症（尤其是严重并发症）的总的实际发生率并没有如想象的那样降低。并发症在不同医院、不同医生中的实际发生率有很大不同，即使是在同一个医生，在不同时间的实际发生率也有明显区别。比较普遍的规律是初学者“学习曲线”（learning curve），即并发症的发生率随着手术例数的增加而下降（表3-9-2）。

三、相 关 因 素

鼻内镜鼻窦手术并发症的种类、严重程度以及发生率受很多因素影响。在以下介绍的各种与并发症发生相关的因素中，术者（人）因素是占主导地位的。

（一）术者个人因素

在诸多影响手术并发症发生率的因素当中，术者的个人因素显然是最主要的。术者鼻窦手术的临床经验、内镜下的手术操作技巧、对于不断迅速更新的特殊手术器械的适应及使用熟练程度等，均占很重要的地位。尤其是最后这一点，即使对于有丰富传统鼻科手术及鼻内镜手术经验的医生也非常重要。例如，虽然很少见诸于文献报道，但近年来通过事故鉴定等法律渠道仍然可以得知，由于对电动切割吸引器手术器

表3-9-2 不同作者手术并发症报告

作 者	统计发表时间	严重并发症	轻微并发症
Stammberger	1990	0.2%	6.2%
Vleming M	1992	0.3%	3.9%
Cumberworth VL	1994	0.44%	0.6%
May M et al	1994	0.85%	6.9%
Kennedy DW	1994	0.4%	
Ramadan HH	1995	1.5%	15.1%
韩德民	1996	1.6%	0.2%
李源，许庚	1998		
韩德民	2000	0.6%	0.2%
马有祥	2000	0.6%	1.7%
时光刚等	2007	1.91%	

械使用不当而造成的严重并发症日渐增多，出现较多问题的原因是动力系统虽然是把“利器”，使鼻内镜手术质量有了根本性的提高，但它同时也应是“双刃剑“，如果没有经过专门和严格训练，因使用不当所导致的并发症则是严重的。此外，术者的一些自身不易察觉的不良手术动作以及心理状态往往是某些并发症的隐患。上述这些因素很少会没有任何先兆地突然一次造成严重并发症。对多起事故的分析证实，在造成一次严重的并发症之前，手术医生常常有连续多次侥幸发生轻微并发症的经历。而这一特点不同于多数初学者都要经历的所谓“学习曲线”。

（二）鼻窦解剖复杂程度

1. 先天因素 由于鼻窦及与相邻解剖结构（如眼眶和颅底等）的结构关系特点，存在一些易出现并发症的“高危”区域：筛板、眶纸板、筛前动脉及蝶窦外侧壁等（图3-9-1、3-9-2）。其他先天解剖变异如窦口狭窄、位置异常，重要结构（如筛骨水平板）先天性位置异常，鼻窦发育不良或者过度气化使重要结构骨壁变薄（如Onodi气房）或缺如，已经多在事后分析被证实，一些严重并发症的发生正是由于没有在术前充分估计到这些先天异常，尤其是不重视读片或者读片的水平不高，甚至有些患者术前没有鼻窦CT扫描作为参考，术者轻率地按照常规的手术进路或手术方式进行操作，尤其是当术者存在着一些习以为常的不良操作习惯（如撕扯、盲目探查等）时，患者局部存在的这些先天性缺陷很有可能成为不可预知的陷阱而最终酿成巨大灾难。

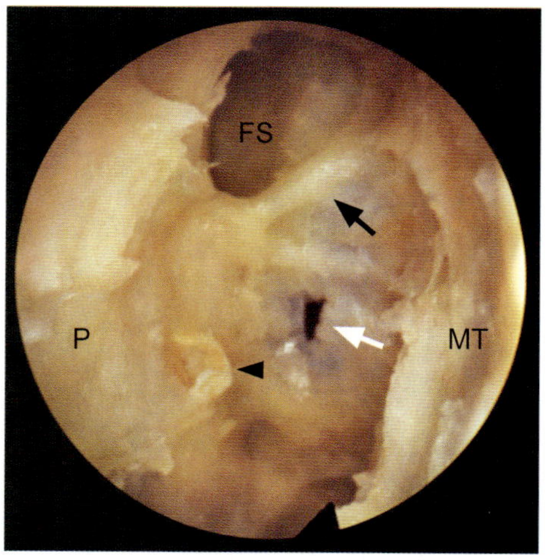

图3-9-1 鼻内镜下标本解剖示并发症高危部位：黑→：筛前动脉；P：眶纸板；白→：颅底。▲：眶纸板损伤后眶脂肪脱出。FS：额窦；MT：中鼻甲

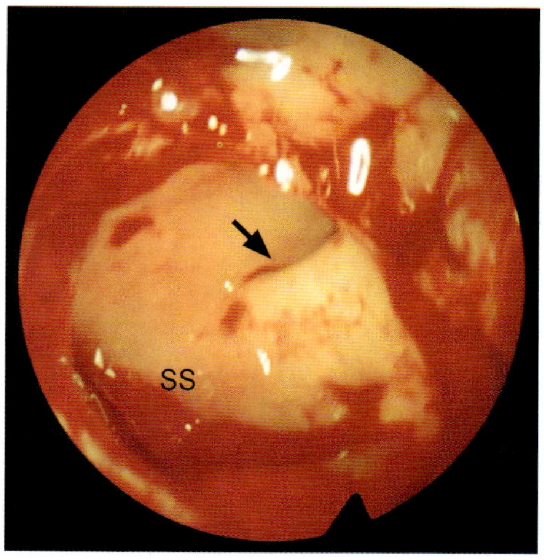

图3-9-2 左侧蝶窦（SS）开放后，箭头示蝶窦外侧壁视神经管隆起

2. 后天因素

（1）解剖异常：陈旧外伤造成的眶壁或颅骨骨折；前期手术后造成鼻甲残缺、鼻窦骨质增生、窦腔残余黏膜组织严重瘢痕化、手术后病变复发等。这些因素破坏了手术区域作为标志的正常解剖结构或造成一些解剖结构间毗邻关系发生明显变化，容易在手术中造成术者判断失误，从而加大手术的复杂程度。

（2）病变性质及范围：范围广泛的病变，如多组鼻窦病变，位于后筛及蝶窦的病变，造成与眶或颅邻近的鼻窦骨壁吸收的炎症、囊肿、肿瘤或假性动脉瘤等，这些因素因极易模糊手术边界而增加手术风险。

（三）术中出血

1. 创面持续而弥漫的出血　原因包括：①由于炎症或者变态反应等因素在术前未能得到控制；②病变范围广泛；③全麻手术的病例术中未能够有效地控制血压；④长期应用某些药物，如抗凝药和皮质激素等；⑤严重的慢性全身性疾病等；⑥血液病，包括白血病、血友病及其他凝血功能障碍性疾病。

2. 术中或术后迅速而剧烈的出血　多由于手术野内的血管损伤或患者猛烈地咳嗽、打喷嚏引起。术中出血常见的部位和对应动脉血管包括：①筛前动脉损伤：额隐窝操作时，突然的搏动出血，需考虑是筛前动脉损伤引起的出血；②蝶腭动脉囟门支损伤：经中鼻道上颌窦开窗，向后囟咬除时，常遇见比较明显的出血，为蝶腭动脉鼻后外侧支的一小分支及囟门支损伤出血；③鼻后中隔动脉损伤：开放蝶窦时，穿行蝶窦前下的鼻后中隔动脉易损伤，引起较为明显的出血；④蝶腭动脉中鼻甲支损伤：部分切除中鼻甲（尤其是切除中鼻甲后端）的时候，常常损伤中鼻甲支，引起出血。

术中出血导致视野不清，必然要加大手术操作的盲目性，使术者不易判断解剖或病变结构，同时也容易使血液迅速通过先天性、病理性或医源性等任何一种骨壁缺损进入眶或颅内，导致发生相应并发症。

（四）麻醉方式

手术可以在局部麻醉或全身麻醉下完成。与全麻相比，处于局麻状态下的血管紧张度更高，术中出血量较少。在局麻状态下，一些术者认为可以凭借患者的（疼痛）反应来判断手术的深度或范围，但局麻患者的痛苦或疼痛反应恰是局部麻醉的缺点，可以设想，一旦患者出现所谓疼痛反应，有可能已经出现问题了，而一些并发症的出现，初期没有明显的疼痛反应，因此，依靠患者的疼痛反应对手术深度的判断既危险又不可靠。另一方面，局麻状态下手术，患者的恐惧心理状态以及疼痛反应，对于有心血管疾病的人更危险。局麻手术并不必然减少并发症的发生率。全身麻醉下手术，无论操作范围、处理质量，都是局部麻醉不能比拟的，换言之，全麻下手术更安全。从出现并发症的根本因素来说，主要是术者未熟练掌握解剖知识，特别是内镜下解剖特征的识别。

（五）右侧鼻腔手术

近20年来的文献统计表明，右侧鼻腔手术的并发症发生率，尤其是严重并发症，明显高于左侧（表3-9-3）。其平均比例约为右/左=13/2。

表3-9-3　右侧鼻内镜鼻窦手术并发症发生率

作　者	右/总并发症例数
Maniglia AJ　et al	9/11
Stankiewicz JA	7/8
Maniglia AJ	3/5
Corey JP	4/7
Lawson W	12/12

第二节　各　　论

一、颅内并发症

（一）造成颅内并发症的局部因素

1. 先天因素　将前颅底硬脑膜与蝶、筛窦分隔的骨壁先天性缺损，这些缺损多位于嗅裂、筛凹、颈内动脉隆突及筛前动脉管。这些骨缺损呈裂隙状，影像检查很难检出。前颅底（尤其是筛凹）形态特征，可以根据术前的影像学检查来判断。

2. 后天因素　既往鼻窦内手术中的颅骨骨壁撕脱或外伤后愈合的颅骨骨折都给再次手术造成隐患；开放前、后筛至顶壁（筛凹）时，误认为筛房；中鼻甲缺如，或手术没有按照中甲内操作的原则，误入筛骨水平板；撕扯中鼻甲时，造成中甲上附着缘-筛水平板及筛凹区域的颅底骨质撕脱，硬脑膜破裂（图3-9-3、3-9-4）。

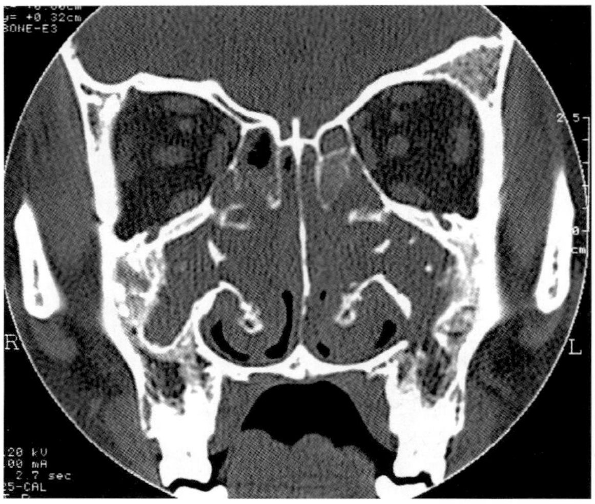

图3-9-3 慢性鼻窦炎、鼻息肉（双侧）（3型），Caldwell-Luc手术后（双侧）。冠状位CT显示双侧中鼻甲残缺，上颌窦腔狭小，窦壁骨质增生明显

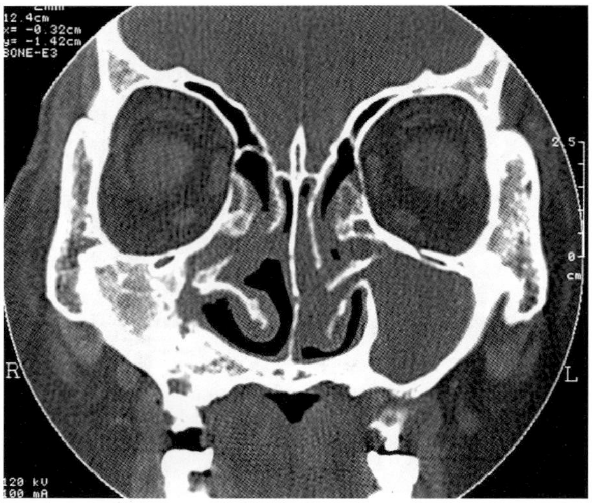

图3-9-4 慢性鼻窦炎、鼻息肉（双侧）（3型），Caldwell-Luc手术后（右侧）。冠状位CT扫描显示右侧上颌窦闭锁，骨质增生明显。双侧中鼻甲和钩突骨化严重

（二）颅内并发症种类、预后及治疗

1. 颅内血肿　颈内动脉或大脑前动脉的手术外伤性破裂出血。一旦发生，死亡几乎不可避免。治疗：蝶窦内压迫止血的同时，行介入放射治疗，导入球囊止血。

2. 颅内积气　少量的颅内积气可以在控制感染的同时被逐步吸收，但是面积较大的颅内积气极易导致严重的颅内感染。治疗：采用可以透过血脑屏障的抗生素控制颅内感染，同时定期通过影像学检查观察颅内积气的变化，治疗观察期间，忌用力擤鼻。

3. 脑脊液鼻漏、脑膜膨出及脑实质损伤　较轻微的非功能区的脑实质损伤或脑积液鼻漏可通过手术修复，且不遗留后遗症，但是严重的脑实质损伤很可能在短期内导致死亡。治疗：经颅或者经鼻前颅底修补。

二、眶及眶周并发症

（一）视力障碍

视力障碍可以出现于术中，也可以出现于术后数天内；可以是一过性的，也可能是永久性的；可以表现为视力下降，也可以表现为完全视力丧失，这些不同的结果完全取决于造成视力障碍的原因以及发生后处理是否及时得当。

1. 视神经直接损伤

（1）手术中损伤：使用动力系统直接将视神经切断（图3-9-5、3-9-6），术中盲目夹取或术后暴力填塞造成视神经骨管骨折等。亦有术者习惯使用吸引器经蝶筛交界骨板（蝶窦前壁）直接穿透开放蝶窦，因用力过猛直接导致视神经骨管骨折，损伤视神经（图3-9-7 ～ 3-9-9）。

（2）解剖变异或异常：后筛区鼻窦变异主要是蝶上筛房（Onodi气房），视神经骨管常突出（图1-1-35），损伤的发生多因术者未认真读片和手术中操作粗暴引起（图3-9-7 ～ 3-9-9）；先天或病理性视神经骨管及眶纸板缺损或变薄更易在上述情况下促成视神经的直接损伤。

（3）使用电凝器：有报道手术中及手术后鼻腔内单极电凝止血也可由于局部热效应造成视神经直接损伤。

特点：局麻患者突然感觉眼痛，视力迅速下降，瞳孔直接对光反射消失，间接对光反射存在。多不伴眼球突出，但常伴有内直肌损伤，球结膜水肿或球结膜下血肿。迄今为止，视神经直接损伤造成的视力障碍均为不可逆的完全视力丧失。

2. 视神经间接损伤　视神经对物理刺激（如牵拉、压迫等）而作出的反应，如眶内积血或水肿压迫视神经，同时临床上患者出现相应症状。

特点：受刺激后立即或数小时后出现不同程度的视力障碍。治疗：立即终止操作，应用激素、脱水剂、

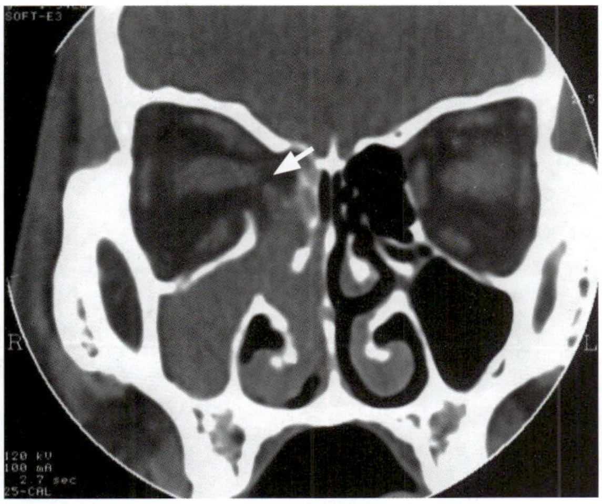

图3-9-5　鼻内筛窦手术后（右侧），视神经损伤（右侧）。冠状位CT扫描，软组织窗。→：示右侧眶纸板缺损，右侧视神经离断，被牵拉横向筛窦

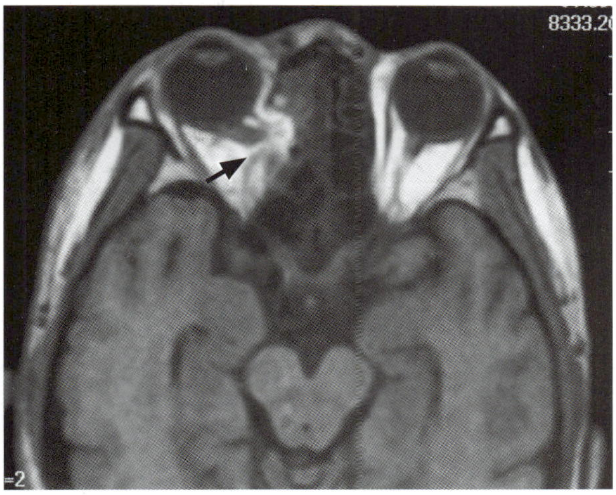

图3-9-6　鼻内筛窦手术后（右侧），视神经损伤（右侧）。轴位MR显示右侧眶内容物疝入筛窦，→：示右视神经离断，断端朝向筛窦

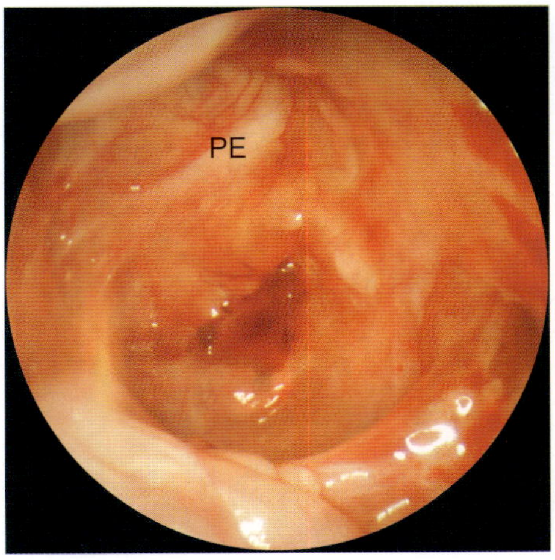

图3-9-7　鼻内镜手术后左眼失明。鼻内镜下见左侧后筛（PE）术后状态，局部黏膜水肿，外下黏膜淤血

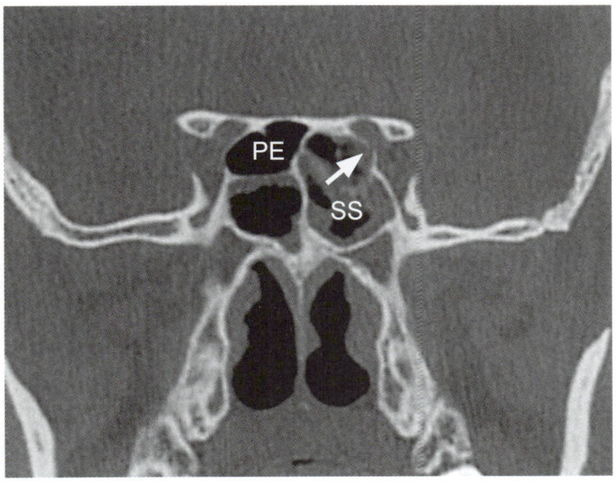

图3-9-8　患者冠状位CT，骨窗。→：示左侧视神经骨管下缘骨质不连续。PE：后筛；SS：蝶窦

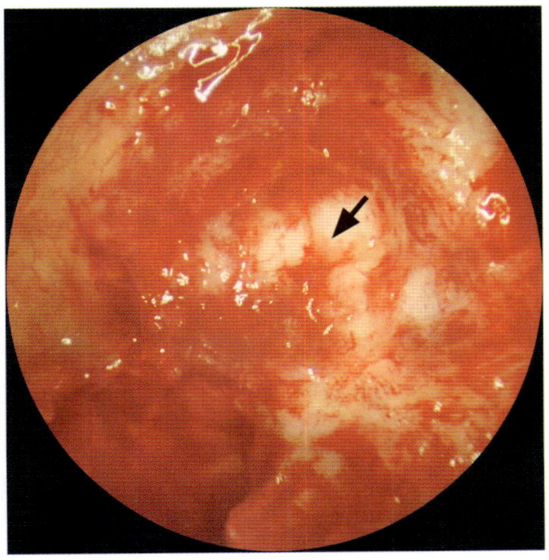

图3-9-9　患者经鼻内镜手术清除后筛黏膜，见视神经骨管纵行骨折线（→）。提示为手术中损伤导致失明

神经营养药物及促微循环药物等，在有条件的情况下，可以考虑通过对视神经骨管开放以达到视神经减压。

视神经间接损伤的预后不良，并且与治疗时机和方法密切相关。

3. 中央眼动脉痉挛　通过血管收缩剂或间接性的骨反射引起迅速的视网膜中央动脉痉挛，造成视网膜缺血缺氧，进而导致视力障碍。多为一过性，但也可为永久性。

特点：偶有眼球后疼痛，并伴有不同程度的视力下降。常可自行缓解，但一旦发现即应用血管扩张剂积极治疗。

（二）眼球运动障碍

原因：手术直接损伤或眶内血肿压迫而造成内直肌或上斜肌的肌束或其支配神经损伤。

动力系统的使用，使鼻内镜技术水平和手术质量有根本性提高，但随之而来的是相关并发症也增加，且多为严重并发症。由于动力系统吸引过程中的切割作用，常在术者没有意识到已经到达眶壁或颅底时，损伤就已经形成。Graham SM等（2003）报告了3例使用动力系统损伤内直肌的病例，其中，1例伴失明，可能继发眶内出血；1例眶内探查未找到肌肉断端。作者强调动力系统的使用要规范，且应在使用前培训。

临床表现：不同程度的复视，眼球运动障碍，可伴有视力障碍、瞳孔反射障碍。随损伤程度不同，复视可以暂时或永久（图3-9-10、3-9-11）。

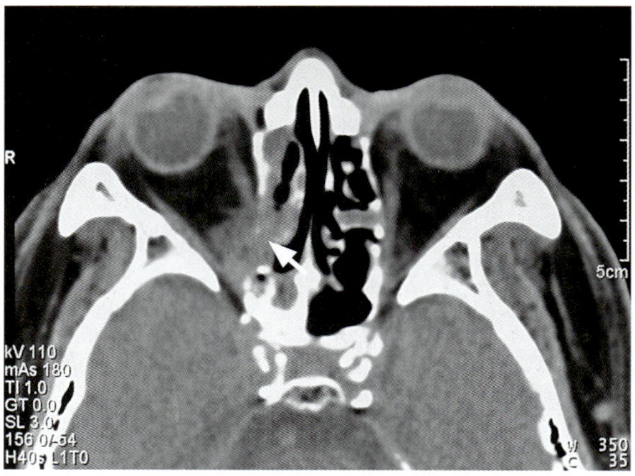

图3-9-10　鼻内镜手术后左眼失明伴眼球外斜（右侧）。横断位CT，软组织窗。→：示右侧眶纸板不连续，局部（包括眶尖）软组织结构紊乱，内直肌偏向眶纸板侧。提示术中损伤内直肌及视神经间接损伤

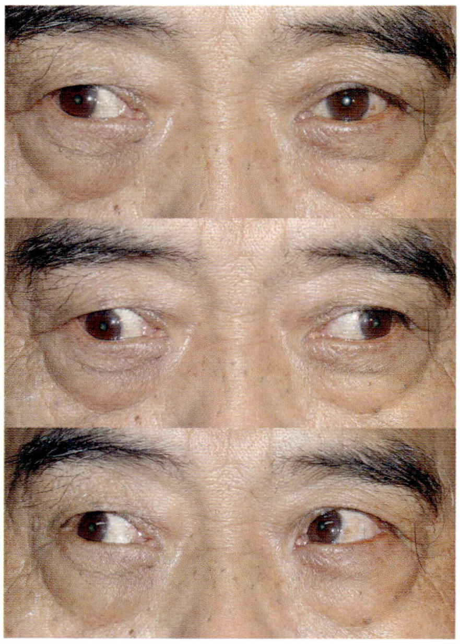
图3-9-11　患者眼位相。右眼外斜，运动受限

治疗：神经损伤可以在6 ~ 12个月内恢复。直接肌肉损伤，常见的是内直肌。部分损伤或水肿，但肌肉完整，通过糖皮质激素、脱水剂等，可以逐渐恢复肌肉功能；如果完全离断，有报告手术连接肌肉断端的方法，对肌肉损伤较多，则只能通过离断外直肌腱后，将内直肌腱和外直肌腱分别固定，矫正外斜眼位，但不能水平运动。

（三）泪道损伤

鼻泪管损伤发生于：①钩突切开：钩突垂直部分附着泪骨，毗邻泪囊下部，切开钩突时，用剥离子或镰状刀切开钩突时，向外侧用力过猛，直接损伤泪囊下部或鼻泪管。②开放鼻丘气房：鼻丘气房毗邻泪囊，有泪气房之称。开放鼻丘气房时，注意其外侧泪囊；③中鼻道上颌窦开窗：扩大开窗口时，用反张咬骨钳向前反咬时，直接损伤或咬断鼻泪管。鼻泪管距离上颌窦自然孔平均为9mm。骨性鼻泪管骨质较厚，反咬时可以作为术中提示，一旦损伤应避免进一步损伤膜性鼻泪管。预防：上颌窦开窗前界不应超过中鼻甲前缘，下界不应低于下鼻甲上缘，后及上界不超过眶底；④下鼻道上颌窦开窗：术中损伤鼻泪管鼻腔开口，术后黏膜瘢痕闭锁，引发泪囊炎（图3-9-12 ~ 3-9-14）。因此，下鼻道开窗时，首先寻找和定位鼻泪管开口，可避免损伤之。

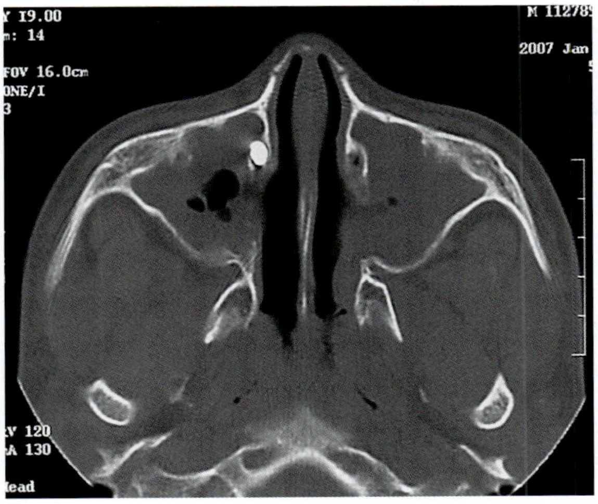

图3-9-12　鼻内镜术后继发泪囊炎（右侧）。横断位CT，骨窗。右侧鼻泪管造影剂潴留，鼻泪管骨质不连续

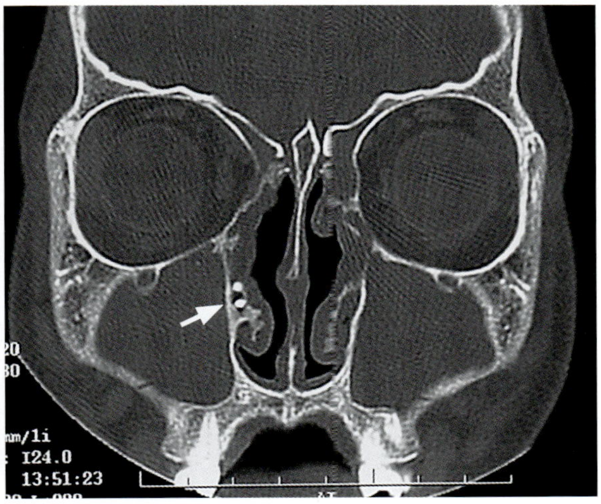

图3-9-13　鼻内镜术后继发泪囊炎（右侧）。冠状位，骨窗。筛窦呈术后状态，结构消失。→：示鼻泪管下段阻塞，造影剂潴留

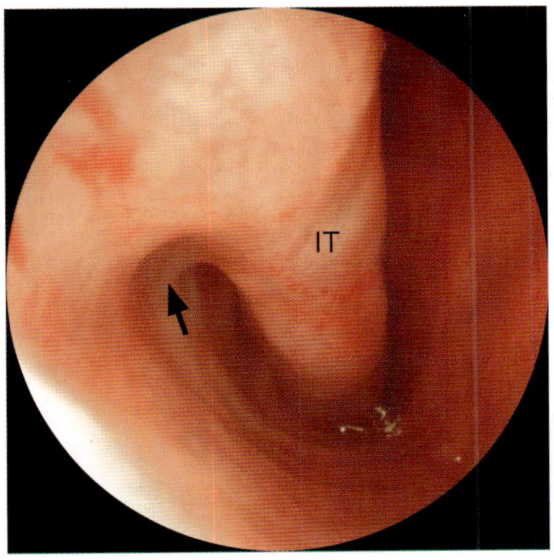

图3-9-14　鼻内镜术后继发泪囊炎（右侧）。鼻内镜下见下鼻道前部黏膜瘢痕形成（→），示局部泪道开口瘢痕阻塞。IT：下鼻甲

泪道损伤的临床表现为溢泪。骨性及膜性鼻泪管的实际损伤率约为15%，须手术解除的溢泪发生率大约为0.3% ～ 1.7%。大多数的泪引流系统损伤可自愈或通过重新建立至中鼻道的引流通道而不发生溢泪。溢泪可以立即出现，也可以出现于术后1 ～ 2周。若持续溢泪不缓解，可以经鼻行泪囊鼻腔造孔术。

（四）眶内血肿或气肿

前述视力、动眼障碍等均为手术并发症的最终后果，但是在造成这些后果之前，都要有眶内或者眶周的血肿或气肿作为伴随过程。这一过程在临床上除表现为眼睑或球结膜的血肿或气肿外，还可能出现眼肌麻痹、眼球突出、瞳孔散大及Marcus Gunn征阳性。这个过程的病理基础只能是眶壁骨质、骨膜以及眶内组织的损伤。这些眶组织损伤造成的出血量如果比较大，而且迅速进入球后，则有可能导致眶内压迅速增高，并进一步导致中央视网膜动脉闭合或静脉回流受阻，最终导致视网膜缺血而产生视力障碍。动物试验证实，视网膜中央动脉完全阻断后，视网膜对缺血的耐受时间不超过98分钟，一旦超过此时限，完全失明即为不可逆。事实上，这些临床表现的严重程度不一定能够预示并发症最终可能达到的严重程度，但术者却应清醒地意识到，一旦出现眶内血气肿，应该尽可能地积极诊断及治疗，而不是待其自愈。

1. 原因　①眶内血管损伤：手术中损伤眶纸板，误入眶内并损伤眶内血管。②筛动脉损伤：主要是筛前动脉。实际上，筛前动脉损伤的几率很小，损伤后引起眶内血肿的可能性也小。但如果近眶侧损伤，动脉血管缩进眶内，往往迅速出现症状。③眶内积血：前提是眶纸板损伤或既往有眶壁损伤的基础。术后喷嚏、剧咳或全麻复苏过程不稳定，血压突然升高，术腔内大量渗血，但因已填塞，使渗血或空气经眶壁损伤之裂隙进入眶内。

2. 临床表现及诊断　①眼球渐进性突出，严重时突出迅速，伴瞳孔扩大，对光反射迟钝或消失；②眼

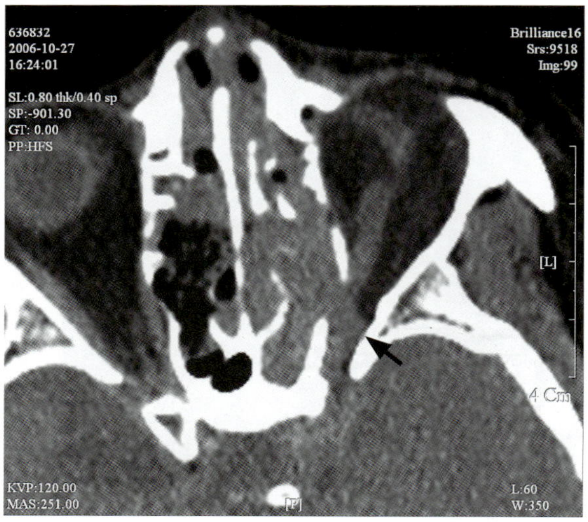

图3-9-15 鼻内镜手术后眶尖综合征（左侧）。轴位CT，软组织窗。左侧眶尖区纸板不连续，眶尖软组织密度影。提示术中损伤眶尖，眶尖积血，导致睑下垂、瞳孔对光反射消失及失明

底检查：早期可以无变化，严重者眼底视网膜明显苍白缺血；③球结膜水肿，伴眼睑淤血或青紫，按压眼球硬，提示眶压增高；④影像检查：眼眶或鼻窦CT以及MRI了解眶组织损伤部位及血肿或其中情况（图3-9-15），有助于判断预后。眼眶B超有助于诊断，VEP可以提示视神经受损程度。

显然，损伤部位越接近眶尖，对后期视力的影响就越明显；而如果伴有眼内肌的直接损伤甚至断离，则眼球运动障碍几乎是不可逆的。伤后短时间内通过反复多次对眼底的动态观察可以判断血肿对视神经、视网膜等重要结构造成影响的严重程度，临床所采取措施的有效程度以及预后是否良好等。

3. 预防与治疗　发生眶内血肿或气肿的解剖基础是眶纸板有破损。因此，一旦眶壁有损伤，一方面术中注意保护，勿扩大；另一方面，在手术结束填塞时，切勿过紧；在全麻复苏过程中，要保持血压稳定，切忌引发剧烈咳嗽。大多数轻度的眶内气肿或血肿有自限性，临床上可以采取严密观察同时保守治疗的措施。进行性加重的眶内血肿需要眶减压手术。

（1）取出填塞物：出现症状后，及时部分或全部抽出填塞物减压，随时注意瞳孔及视力的变化。

（2）按摩眼球及冰敷：使球后的血液重新分布，从而缓解视网膜中央动脉以及视神经的压力，减少活动性出血及组织水肿。

（3）控制血压：包括术中及手术后（尤其是复苏之后）的血压控制。

（4）药物治疗：利尿剂、缩瞳剂、皮质类固醇激素等。

（5）手术治疗：60 ~ 90分钟后，症状仍不缓解，甚至出现视力下降及瞳孔的变化，即应采取手术治疗；若术中迅速出现眼球突出，眶压急剧增高，则应即刻行眶壁切开减压。手术方式包括内镜下眶壁切开减压术，外眦切开术（lateral canthotomy）及鼻外进路眶减压术等。

（五）“石蜡瘤”

石蜡瘤（paraffinoma）：继发于术中眶壁损伤，并在手术后使用含有石蜡的凡士林油膏填塞，含有石蜡的油膏经损伤孔道进入眶内，尤其是眼睑的疏松结缔组织，引起局部异物反应，可形成异物性肉芽肿。主要的机制是异物（石蜡）引起的局部免疫反应。通常，在眼睑青瘀吸收后，可以出现反复局部结节性肿胀。常在疲劳及呼吸道感染等状态下加重。该结节被称为“石蜡瘤”（Keefe MA等，2002）。激素治疗有效，但对反复发作的结节可以经手术切除。

三、鼻内并发症

（一）术腔粘连闭锁

以中鼻甲、筛顶和眶纸板为界的术腔，部分或完全封闭。这种闭锁可以是膜性的，如瘢痕及纤维组织；也可以是骨性的（图3-9-16）。

原因：①手术中对于筛窦间隔及中鼻甲骨质的取舍把握不足，使得术腔过于狭窄，因而易形成粘连；②手术中操作粗暴，形成大面积黏膜裸露或严重擦伤的创面；③手术后术腔局部处理不及时，对术后形成较多且封闭术腔的纤维素膜未及时清理；④黏膜素质。部分患者的黏膜素质表现为术后明显的瘢痕形成，即便黏

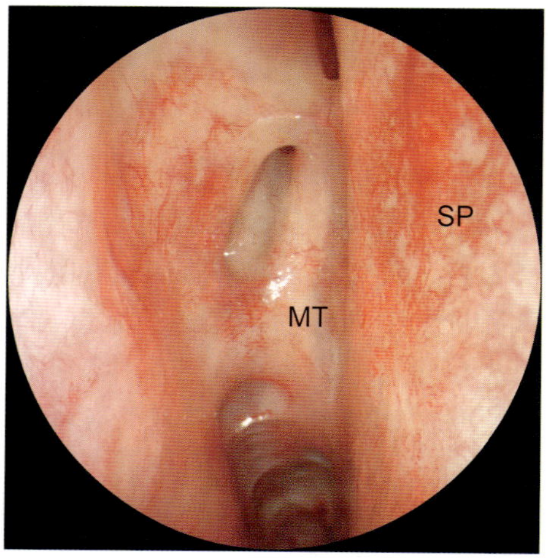

图3-9-16 鼻内镜手术后筛窦黏膜瘢痕闭锁。MT：中鼻甲；SP：鼻中隔

膜保留完整。原因不明，可能与黏膜不可避免的局部刺激有关。

（二）窦口闭锁

包括额窦、蝶窦及上颌窦。原因：①手术中黏膜撕脱，严重破坏了窦口黏膜及黏膜下结构，且没有充分扩大；②窦口局部引流通道严重闭锁，进而引起窦口闭锁，如额窦或蝶窦的窦口闭锁实际上很可能继发于额隐窝或嗅裂的瘢痕粘连（图3-9-17、3-9-18）；③手术后对窦口局部瘢痕或肉芽增生处理不及时，方法不得当。

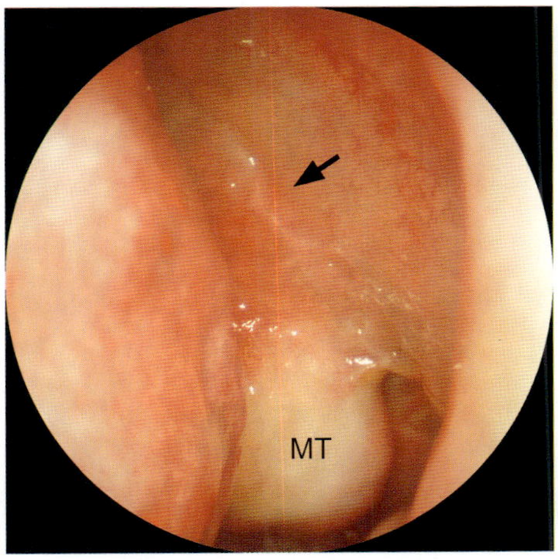

图3-9-17 鼻内镜手术后继发额窦炎。鼻内镜下见额隐窝黏膜瘢痕增生闭锁（→）。MT：中鼻甲

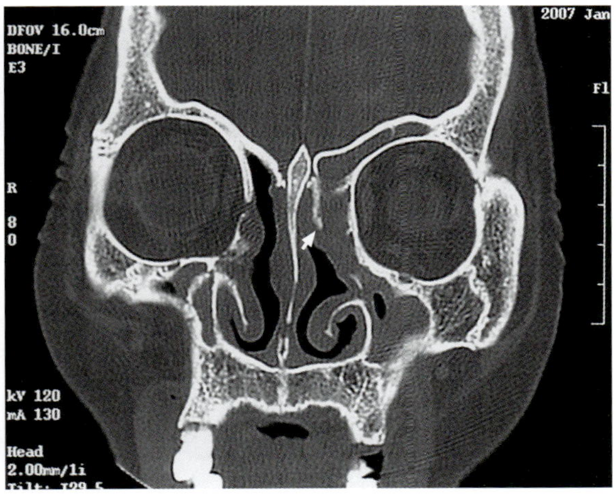

图3-9-18 患者冠状位CT，骨窗。左侧额隐窝软组织密度影，封闭额窦，残留中鼻甲骨质增生（→）

四、全身并发症

鼻内镜鼻窦手术的全身并发症发生率极低，且个体差异极大，包括感染中毒性休克综合征、哮喘发作、恶性高热、局麻或全麻导致的心律失常及心搏骤停等。

第三节 鼻内镜鼻窦手术并发症预防

一、严格培训

系统培训是预防和减少并发症的根本。

（一）解剖训练

解剖训练是培训中重要的一环。系统的鼻腔鼻窦解剖知识应该包括大体解剖和内镜下解剖理论基础；标本训练是解剖训练中基本知识的实践和鼻窦手术的综合运用，非常重要。国外已经开发出计算机鼻内镜手术模拟器，可以反复实践。

（二）操作训练

操作训练可以在标本解剖手术中反复强化。操作的原则应包括：

1. 运用解剖参考标志定位操作区域 鼻内镜下操作，由于内镜放大的作用以及镜下观察到的区域只是局部放大的图像，所以，对局部解剖结构的判断，需要借助鼻内、外解剖参考标志，明确手术野所在的空间位置。例如，以钩突为标志可以辅助定位额窦口，从而以克服内镜手术无法借助立体视觉判断术区空间深度的缺陷。

2. 中线操作原则 解剖上看，坚持以中甲为界的近中线操作原则，损伤眼眶、蝶窦外侧壁（视神经）及颅底的风险较小。因此，对于解剖尚不十分熟悉的术者，手术进展的方向宜尽量从中线向外侧、从前向后、由内向外、从下向上推进。

3. 宽敞手术视野 外科手术的基本原则，需要宽敞视野和明示下操作。内镜下同样需要有良好的观察视野和直视下操作，不同手术内容要求的视野是不同的。过分追求小孔洞，恰恰是出现一些并发症的原因。

手术尽量避免凭借“手感”定位来进行手术，始终都应在直视下进行。除了切除必要的结构获得操作空间外，保证直视下手术的条件首先是要有足够的照明，即内镜系统的光源应该达到标准。另外，一个非常重要，也是比较困难的条件即手术中控制出血。控制出血实际上是一项严谨的系统工程，包括选择适应证、手术时机、各类术前用药、麻醉方式及麻醉用药的选择、术中患者体位、手术者的手术技巧等。

（三）正确选择和使用手术器械

无论是与传统手术还是与鼻内镜手术技术的早期阶段比较，近年来，临床上应用于鼻内镜手术的器械均有很多方面的改进，许多甚至是质的飞跃。这些特殊器械或者是更加便于操作，或者是提高手术精确程度，或者明显改善手术效果。这些器械则需要使用者付出专门的时间与精力，经过培训并被证实确实已经熟练掌握后，才能够在手术实际中使用。不同手术器械的机械性能、操作原则和要点是不同的，其中电动切割吸引器的使用就必须经历这样一段专门的掌握过程。

二、选择麻醉方式

首先应根据疾病严重程度选择麻醉方式。轻症患者可以选择局麻，局麻较便捷，手术范围小，更容易控制出血量，提高术野的清晰程度，有助于减少操作盲目性，减少并发症的发生。复杂病例则首选全麻手术。对于技术成熟的麻醉医师和术者，选择全麻更有助于提高手术质量，减轻患者痛苦，减少并发症的发生。

三、手术风险预估

术前对手术并发症风险的预估十分重要，如果估计有出现并发症的可能时，不应勉强手术；术中估计可能出现并发症的部位，无把握时不勉强切除，可改用其他术式或二期手术。可以从以下几个方面评估：

1. 疾病严重程度 包括病变范围以及周围重要结构受累程度或解剖毗邻关系。

2. 解剖结构 根据影像了解鼻窦解剖特征，包括解剖变异，尤其是颅底、蝶鞍区。

3. 全身状况 患者全身疾病状况，常成为并发症的潜在危险因素，如哮喘、心血管疾病、血液病以及脏器移植后等。

4. 术者经验和技术 术者个人经验和技术是否能够承担手术及处理可能出现的并发症。

5. 支撑条件 客观分析所具有的各种设备、麻醉和相关科室条件，能否承担相应手术以及应对可能出现的并发症。

四、重要解剖参考数据

1. 当器械进入鼻腔的深度＞5.5cm时，损伤筛动脉的危险增加；若此时与鼻底间角度＞40°时，颅底损伤的危险增加。

2. 基板距前鼻孔距离6cm。

3. 鼻额管距前鼻孔距离6～6.5cm。

4. 筛前动脉距前鼻孔距离7cm。

5. 当器械进入鼻腔的深度＞6.5cm时，损伤视神经的机会增加。

6. 蝶窦前壁距前鼻孔7cm，蝶窦的下壁距后鼻孔上缘的距离不超过1cm。

这些数据多来自实体或尸体测量，它们只能作为临床的参考，但从中可以归纳出的一个重要结论是，术者在手术当中需要随时注意的几个方面，即深度、角度以及参照物，参照物是首要的，但当以前鼻孔、鼻底作为参照物时，深度及角度越大，则危险性相应增加。

五、鼻窦影像学诊断技术在预防手术并发症中的作用

对于大多数并发症的预防来说，手术前CT检查几乎是唯一的可靠依据。CT可以提示先天生长发育过程中骨过度气化而导致的视神经或颈内动脉骨管突入蝶、筛窦腔的程度，或这些骨壁的部分或全部缺失，筛窦骨间隔厚度异常，由于各种病理情况导致的骨质增生、骨质吸收、破坏，外伤后骨壁变形或移位，术者可以根据影像信息制定合理的手术策略，规避并发症和一旦出现并发症后的挽救措施。需要指出的是，对于肿瘤或已经有并发症的病例，需要结合MR，更清楚地了解病变范围和解剖结构特征，对于顺利实施手术、减少并发症是十分必要的。

参考文献

1. Graham SM，Nerad JA. Orbital Complications in Endoscopic Sinus Surgery Using Powered Instrumentation. Laryngoscope，2003，113：874-878

2. 马有祥，于德林，邢志敏. 内镜鼻窦手术1268例临床分析. 中华耳鼻咽喉科杂志，2000，35：29-31

3. 时光刚，李秀国，王昭迪. 慢性鼻-鼻窦炎鼻息肉内镜手术严重并发症分析. 中华耳鼻咽喉头颈外科杂志，2007，42：19-22

4. 李源，许庚. 鼻内窥镜手术并发症探讨. 中华耳鼻咽喉科杂志，1998，33：142-145

第十章
鼻内镜手术后随访和综合治疗

鼻内镜手术不同于以往的根治性手术。它通过改善鼻窦的通气和引流状况，促进病变鼻黏膜的上皮形态、黏液清除和腺体分泌功能的恢复，从而提高患者抵御感染的能力，缓解和消除黏膜的炎性反应，达到治愈鼻窦炎的目的。手术操作的一项重要原则是最大限度地保护和保留鼻窦黏膜，即贯穿于鼻内镜手术始终的“功能性”原则。在鼻内镜外科基本技术的章节中，就强调保护黏膜是该技术的核心内容。由此也可以看出，黏膜的保护和促进恢复始于术前，并且是围术期的重要内容，换句话说，上皮恢复和再生阶段的开始始于术前的治疗过程，而并非在手术过程结束的时候。被保留下来的病变黏膜功能的恢复，包括消除引起鼻腔、鼻窦黏膜病变的局部或全身因素以及鼻内镜手术后因感染（原发或继发性）、变态反应和其他一些影响临床治愈率、导致病程迁延的因素，需要合理和有效的术后综合治疗。基于这样的认识，可以认为手术仅为治疗疾病整体步骤的开始阶段，并且是清除病变、彻底治愈鼻窦炎的关键阶段；术后的随访和综合治疗则是鼻内镜手术治疗慢性鼻窦炎、鼻息肉整个过程中必不可少的重要环节。

临床实践表明，鼻内镜手术后，术腔内存在的多种不良因素因缺乏合理、有效和及时的治疗，不仅影响和延缓鼻窦疾病的治愈过程，发生术后并发症，严重者可致使手术失败。其中，手术后随访处理的质量直接影响鼻内镜手术的疗效。事实上，一些术后疗效不良正是由于忽视术后随访处理和治疗造成，这恰恰是鼻内镜手术技术所重点强调的内容。手术后随访综合治疗已成为当代鼻内镜外科技术中不可分割的重要组成部分。

第一节　鼻内镜手术后存在问题及处理原则

一、手术后术腔局部问题

（一）术后鼻腔、鼻窦黏膜征象

1. 纤维素膜和干痂形成　手术24 ～ 48小时之后，鼻腔内填塞物全部取出。由于手术造成的创面或黏膜损伤，术腔内可有纤维素渗出而形成纤维素膜，并可有大量的干血痂形成（图3-10-1 ～ 3-10-3）。

2. 黏液纤毛清除系统和功能受到严重破坏，原因是手术创伤和慢性炎症的影响。

3. 手术操作部位局部明显的组织反应，即水肿和渗出，出现常见的囊泡样改变（图3-10-4 ～ 3-10-6），多在2周后明显。如果黏膜保留较好，可不出现囊泡样改变或出现囊泡的时间缩短。

作者曾经对262例手术后患者术腔黏膜囊泡的形成进行观察，发现囊泡发生率为25.2%（66/262），囊泡发生的时间主要在术后一个月内（30/66），30.3%持续3个月以上（20/66），25.8% 6个月以后发生（17/66）。根据电镜观察和生化检验，囊泡为高度水肿的黏膜层细胞及渗出液组成。囊泡组织病理特征为：①黏膜下水疱，呈椭圆形，两端钝圆；②上皮层下伴有较多的淋巴细胞浸润；③嗜酸性粒细胞和组织细胞呈灶状或散在浸润（图3-10-7、3-10-8）。囊泡液和患者自身血清生化学检查对比发现，囊液中乳酸脱氢酶（lactate dehydrogenase，LDH）的含量显著增高。由于组织细胞中的LDH活性远远高于血清，所以在有组织损伤时，LDH活性都表现明显增高，而渗出液主要是由组织细胞损伤而致的积液，故在囊泡液中发现极高的LDH，说明组织损伤、细胞缺氧是囊泡形成的主要病理基础。

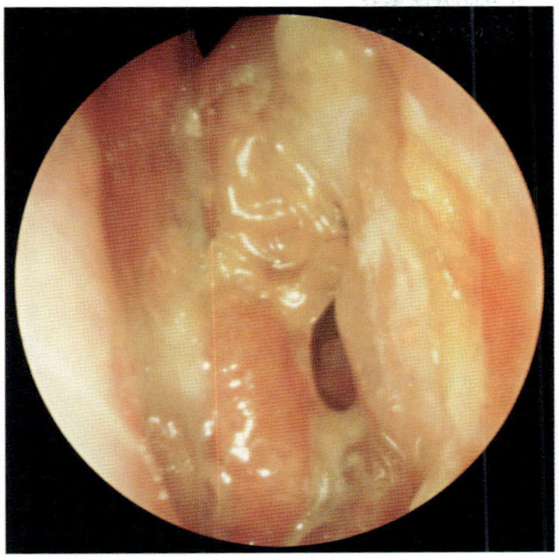

图3-10-1 鼻内镜手术后1周。左侧术腔大量结痂，阻塞中鼻道通气引流

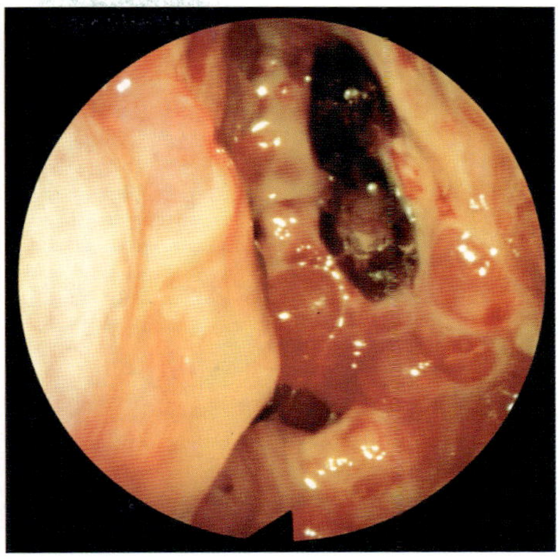

图3-10-2 鼻内镜手术后1周，左侧术腔内血痂，黏膜轻度水肿，囊泡形成

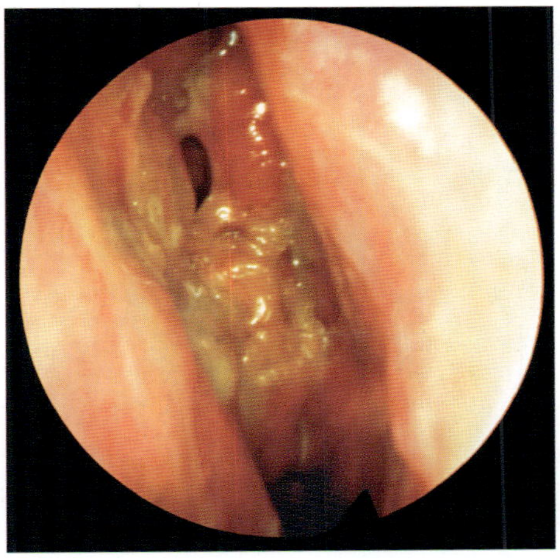

图3-10-3 鼻内镜手术后1周，右侧中鼻道前端结痂较多，影响中鼻道通气引流

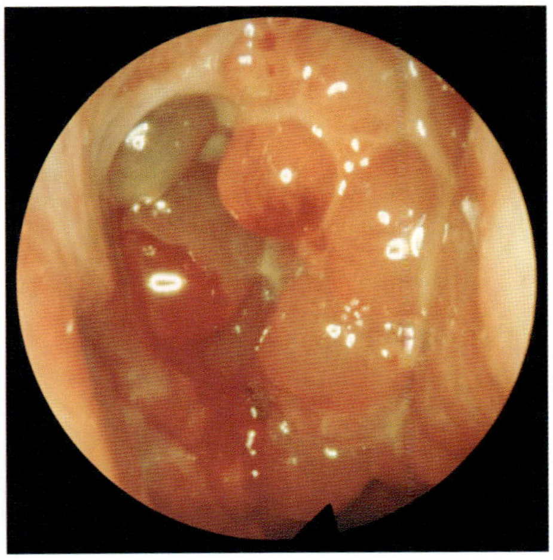

图3-10-4 鼻内镜手术后，术腔及残余中鼻甲黏膜较多囊泡形成，需及时清理

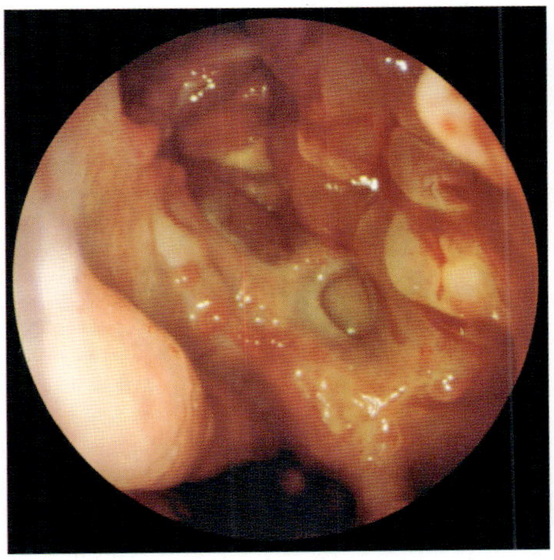

图3-10-5 鼻内镜手术后2周。术鼻腔外侧壁腔少量肉芽及囊泡形成

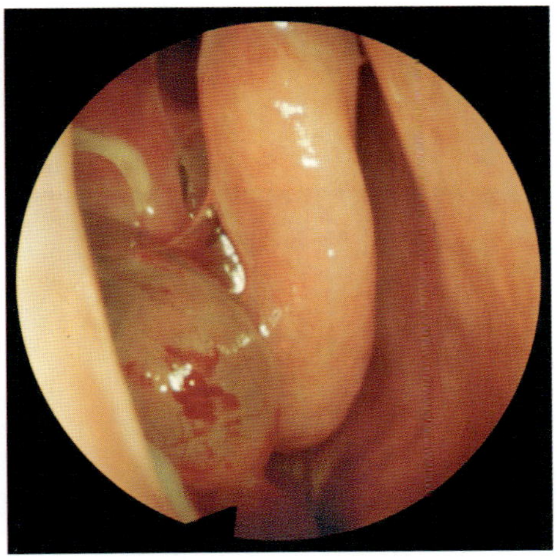

图3-10-6 鼻内镜手术后3周，中鼻道形成较大囊泡。患者在手术后未坚持随访处理

囊泡一方面是在组织损伤后水肿的基础上产生的，且往往出现在局部高度肿胀的黏膜处，属于张力性水疱；另一方面，压力不均也可导致张力性囊泡，局部软组织严重损伤，血管内膜受损，继而栓塞，淋巴回流障碍，组织毛细血管通透性增加，液体渗出增多，使液化坏死产生的内生水在表皮、真皮之间薄弱处

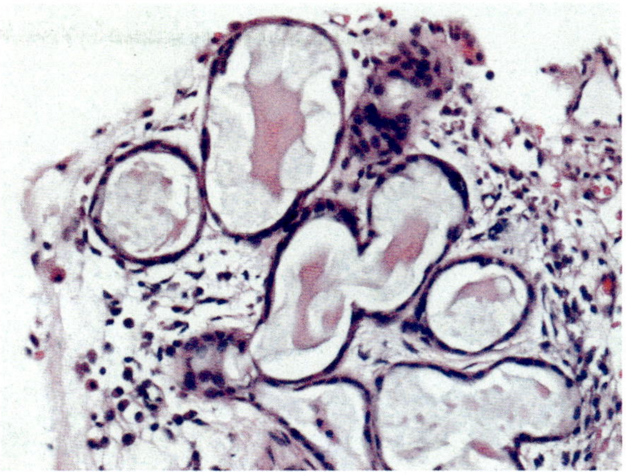

图3-10-7 囊泡组织病理切片，HE染色，×200。黏膜下水疱，呈椭圆形，两端钝圆

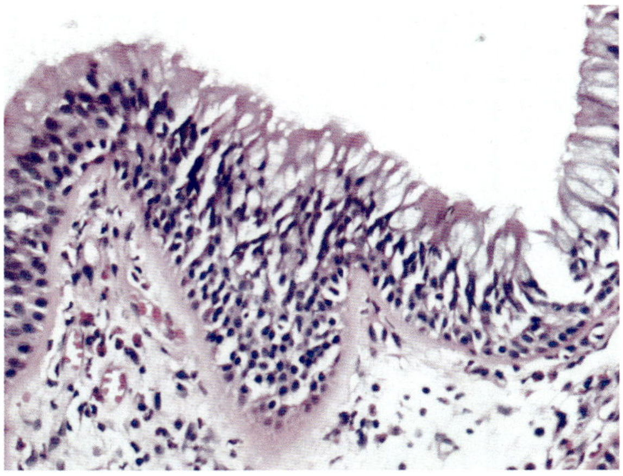

图3-10-8 囊泡组织病理切片，HE染色，×200。上皮层下伴有较多的淋巴细胞浸润，嗜酸性粒细胞和组织细胞呈灶状或散在浸润

积聚，给予外加压后，致使渗出液由受压处流向无压力的部位，引起张力性囊泡，也称去黏膜化反应。因此，手术损伤和术后鼻腔填塞压力不均都可导致术后早期囊泡形成。换言之，囊泡的产生是手术后机体对手术创伤产生的一种自然修复反应。

电镜检查表明，囊泡表面尽管仅有散在的纤毛或微绒毛（图3-10-9），但保留囊泡膜覆盖创面对局部可起到一层生物敷料的保护作用，能较好地维持局部细胞复苏的内环境，有利于局部细胞的生长和创面的愈合。当体液环境恢复平衡时，细胞水肿是可逆的，细胞功能可以完全恢复。很多情况下，囊泡会随着局部微环境的改善（包括炎症的消除）而自然消失（图3-10-10、3-10-11），因此，术腔清理时以尽可能保留囊泡膜为原则。

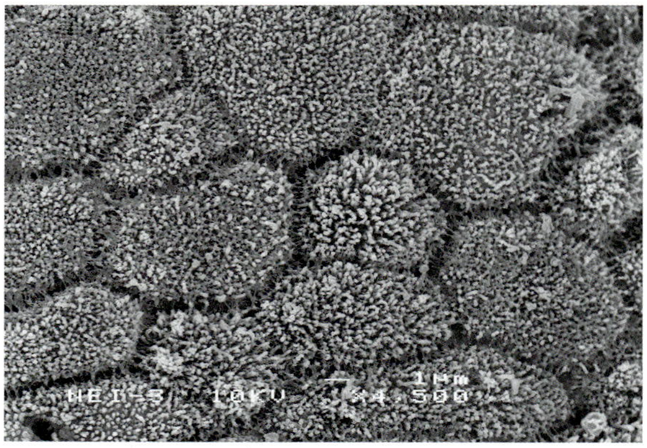

图3-10-9 囊泡上皮扫描电镜，×4500。上皮表面可见再生短纤毛

4. 黏膜上皮增生性变化 主要是黏膜水肿和不良肉芽生长（图3-10-12 ~ 3-10-15）。

5. 分泌物潴留 手术造成暂时性黏膜纤毛功能障碍，可使大的鼻窦内（尤其是上颌窦）有陈旧性血液及分泌物潴留（图3-10-16、3-10-17）。

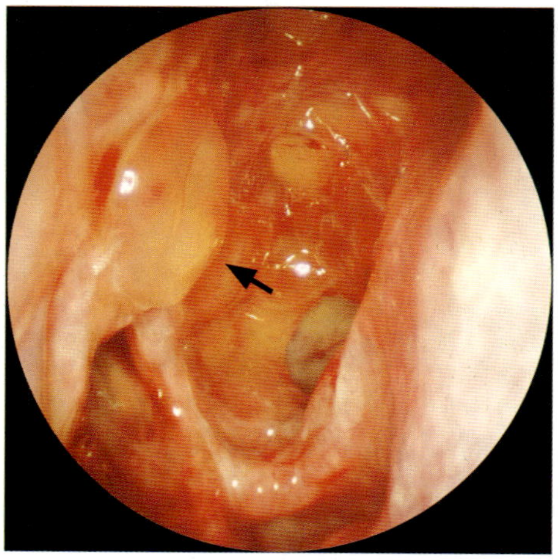

图3-10-10 鼻内镜术后3周，术腔散在囊泡。→：眶纸板囊泡

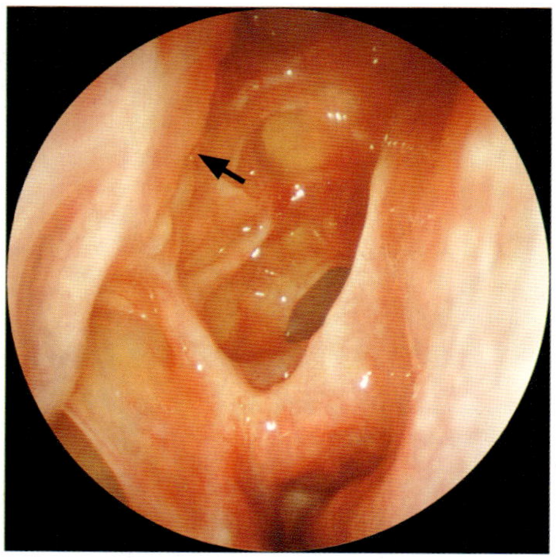

图3-10-11 鼻内镜术后6周，术腔上皮化良好，囊泡消失（→）

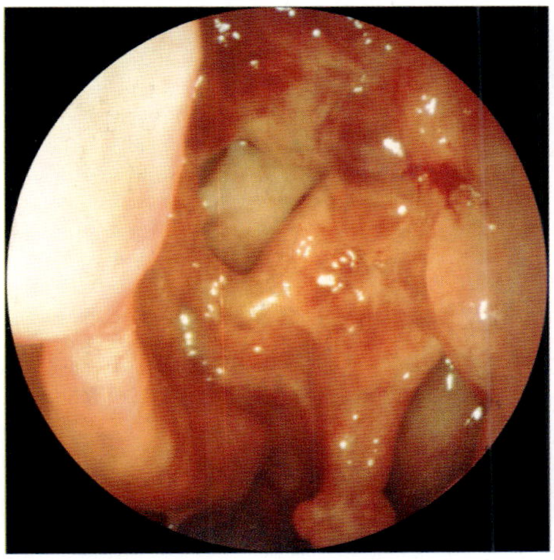

图3-10-12　鼻内镜手术后4周。术腔内散在小肉芽及小的囊泡生长，部分区域开始上皮化

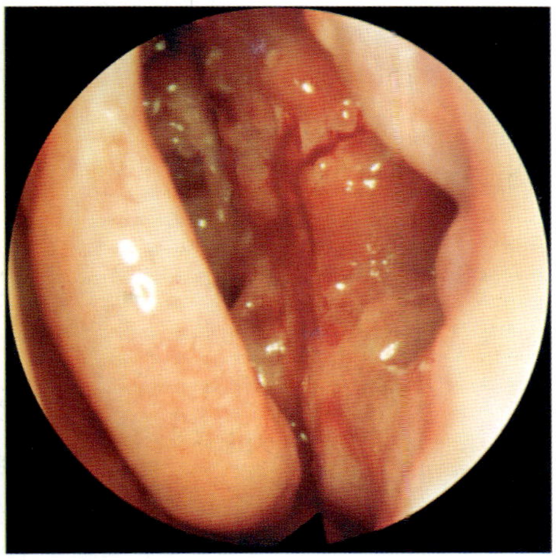

图3-10-13　鼻内镜手术后3周　术腔内少量黏脓性分泌物，中鼻道上颌窦开窗口水肿，周围有少量肉芽组织生长

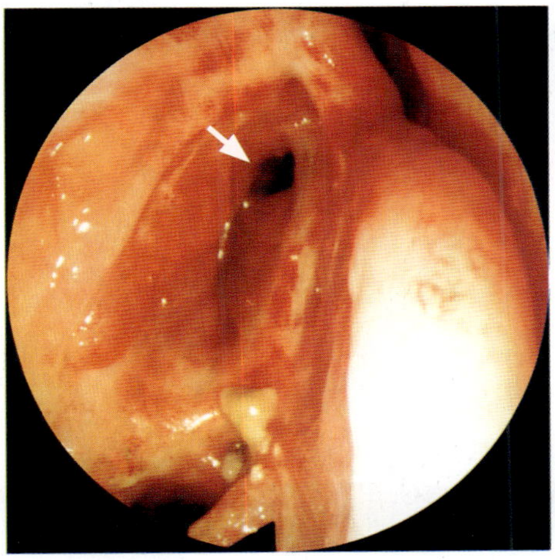

图3-10-14　鼻内镜手术后5周，→：示额窦开口，局部黏膜轻度水肿，少量肉芽生长

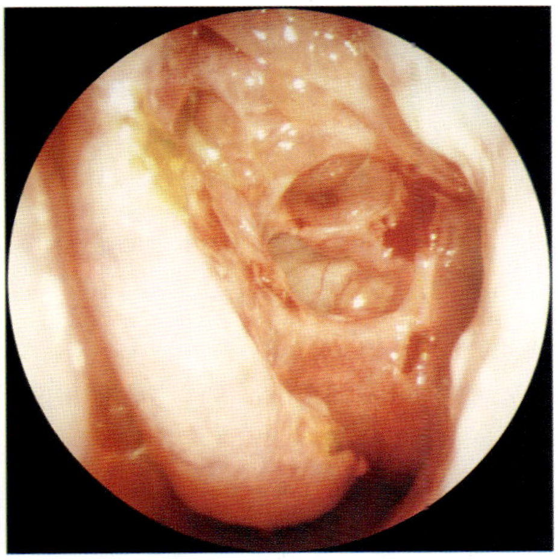

图3-10-15　鼻内镜手术后8周，术腔开始上皮化，部分区域有肉芽生长，中鼻甲形态良好

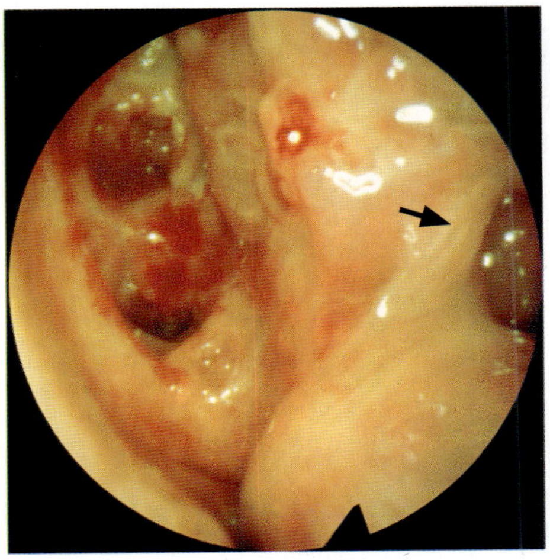

图3-10-16　鼻内镜手术后4周，术腔散在肉芽生长，箭头所示上颌窦术后潴留分泌物自中鼻道开窗口引流到中鼻道，提示黏液纤毛功能的部分恢复

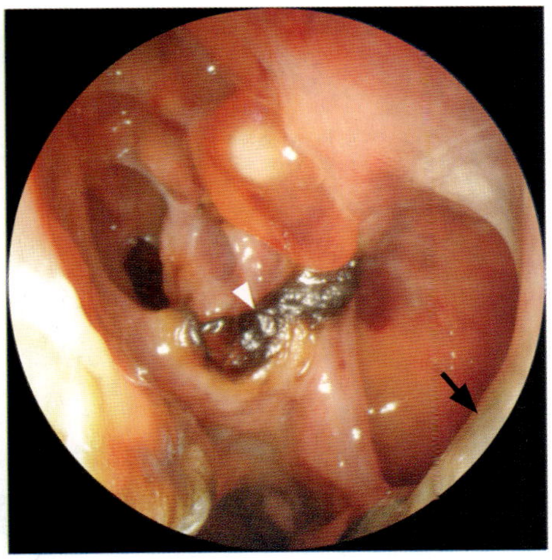

图3-10-17　鼻内镜手术后3周，有陈旧血性分泌物形成，筛窦术腔少量干痂（△），中鼻道上颌窦开窗口亦排出血性分泌物（→）

因而，在手术后的早期（术后2周内），术腔处理的首要任务即是积极进行术腔的清洁。

（二）鼻窦黏膜上皮的功能和形态学改变

1. 纤毛周围黏液总量变化。

2. 黏液纤毛运动减弱及分泌黏液质与量改变 手术后黏液毯的溶胶层减少，纤毛摆动能力下降，手术后形成的干痂和凝血块阻碍了黏液纤毛的运输。

3. 分泌细胞与纤毛细胞比例发生改变，其中杯状细胞显著增多。纤毛发生变性和脱落(图3-10-18)。

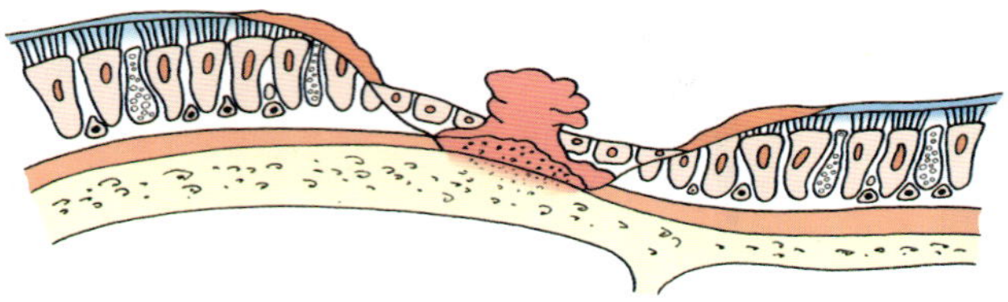

图3-10-18 黏膜上皮损伤修复模式图。上皮损伤后，分泌细胞与纤毛细胞比例发生改变，其中杯状细胞显著增多。纤毛发生变性和脱落。黏骨膜损伤处肉芽生长，覆盖损伤骨面，然后由分化较差上皮封闭损伤区，继之为分化良好的纤毛上皮取代

二、处理原则及常规

1. 清洁术腔 在手术后24或48小时取出鼻腔填塞物后的1 ~ 2天内，由于黏液清除功能障碍和术腔宽畅，术腔内的渗血、黏液分泌物及纤维素渗出较多，在手术创面凝固，形成硬性干痂，尤其是黏膜缺损处更易形成干痂；术腔的干痂和纤维素渗出多在手术后1 ~ 2周内。

取出填塞物的首次处理应该在一周以后为宜，不主张抽取填塞物的时候立即清理术腔，无异于二次手术，加重黏膜损伤。

2. 鼻腔清洗。

3. 局部及全身药物治疗。

三、鼻 腔 清 洗

1. 作用 历史上很早就认识到鼻腔清洗对清洁鼻腔和促进黏膜恢复和上皮化的作用。在欧洲，关于慢性鼻窦炎鼻息肉诊疗的指导性建议书（EPOS2007）中也指出，鼻腔清洗有改善鼻腔症状的作用，作为辅助治疗手段，其优点是：

（1）便于鼻腔清洁，减少术腔内结痂。

（2）促进分泌物的排出及黏膜炎症、水肿的消退。

2. 开始时间 术后鼻腔填塞物取出后的翌日。

3. 冲洗用具和药液 首都医科大学附属北京同仁医院耳鼻咽喉-头颈外科自行研制了鼻腔清洗器，并配制相应的鼻腔清洗液（图3-10-19）。

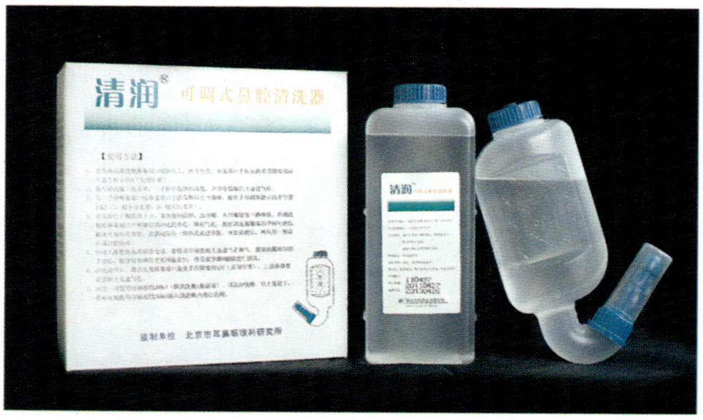

图3-10-19 鼻腔冲洗器具。包括鼻腔清洗液和鼻腔清洗器

4. 常规和方法 患者自行进行每天2次的鼻腔清洗。每次清洗时，用鼻腔清洗器，将橄榄头插在前鼻孔，另一端放在生理盐水中，头和上身前倾，与地面呈30°角。使用生理盐水500ml进行鼻腔清洗，张口，让清洗液自口或另一鼻孔自然流出，勿用力擤鼻或做吞咽动作，否则，容易使清洗液顺咽鼓管进入中耳腔，引发中耳炎。生理盐水清洗之后（图3-10-20）。

黏膜近恢复的时候，可以单纯只用生理盐水清洗即可。有报告使用高渗盐水（2% ~ 3%）清洗，鼻腔症状可以明显改善，但从鼻腔生理学的角度，等渗更符合黏膜生理。

5.持续时间 根据术腔黏膜恢复情况及分泌物的多少而定。如术腔黏膜已上皮化，鼻腔内分泌物明显减少或消失，可停止鼻腔清洗，反之则长期进行。

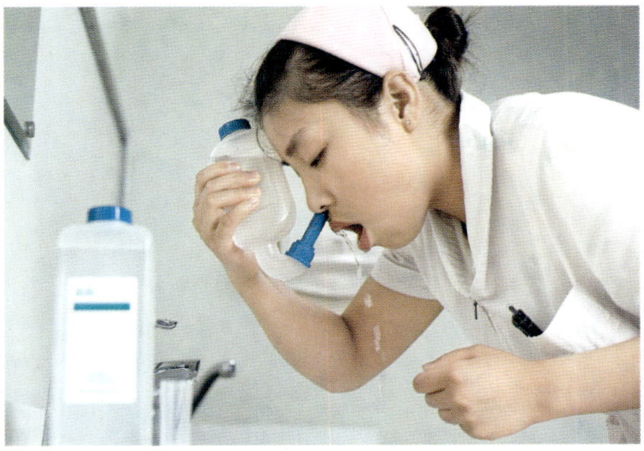

图3-10-20 鼻腔清洗方法演示图。患者头前倾，将鼻腔清洗器橄榄头塞入前鼻孔，挤压塑料瓶，即可完成鼻腔清洗。冲洗时张口，勿用力擤鼻

第二节 鼻内镜手术后综合治疗

一、局 部 用 药

（一）滴鼻剂应用

主要指减充血剂及一些对症性药物的局部应用。原则上不提倡长期使用减充血剂（连续使用不超过7天）。因手术刺激造成鼻腔黏膜反应性肿胀发生鼻塞时，或术腔有炎症及黏膜水肿性变化时，可选择使用减充血剂与抗生素或类固醇药物的混合制剂，以减轻鼻塞症状，有利于鼻腔、鼻窦的引流及炎症的消退。手术后的早期往往伴有鼻腔黏膜的干燥结痂，可使用油性滴鼻剂减轻症状，但同样连续使用不超过7天，过多或较长时间使用油性滴鼻剂，可导致鼻腔黏膜脆性增加而易出血。

（二）鼻用激素应用

在鼻-鼻窦息肉的治疗中，对大多数病例来说，手术是必不可少的，此为手术的本质。鼻-鼻窦息肉治疗的目的是双重的，手术本身的目的是切除大块退行性病变黏膜，重建鼻-鼻窦腔，以便有效和良好地通气和引流；手术可以使患者有效地实施鼻窦腔的局部激素治疗，并且对使用剂量无危险。目前，临床上使用的鼻内气雾剂多为类固醇制剂。如以二丙酸倍氯米松（BDP）为主要成分的Beconase、Aldecin，或作用较BDP强2倍的第三代类固醇制剂Budesonide（Rhinocort®）以及糠酸莫米松和氟替卡松等。另有一些属抗组胺制剂，如立复汀，为特异性H1受体阻断剂。鼻内局部用糖皮质激素剂型始于1950年，在70年代，BDP被首先应用于治疗变态反应性鼻病。大量研究证实，鼻用激素可有效治疗花粉症、常年性鼻炎及鼻息肉等疾病。在鼻息肉手术后使用鼻用激素可延缓或防止鼻息肉复发。因而，在内镜鼻窦手术后，选择适宜病例，适时、适量应用鼻用激素以控制变态反应症状发作，减轻术腔炎症及黏膜水肿，而达到防止鼻息肉复发的目的。Minshall E等（1998）研究发现，针对鼻黏膜炎症，使用激素后，可以对抗鼻窦炎病理改变过程，减轻黏膜炎症，防止细菌繁殖，增加机体免疫功能，不抑制或增强宿主天然免疫功能，促进上皮细胞分化和黏膜再生；目前研究还发现，鼻-鼻窦黏膜炎症适时应用糖皮质激素，不仅有抗炎作用，尚有抑制重塑作用，通过抑制成纤维细胞活性和TGF-β的产生，减少纤维连接素，抑制基质胶原纤维形成和炎性细胞浸润，加快黏膜上皮化或恢复过程。

用法：最好在鼻腔清洗后10分钟喷鼻。第1周：鼻用激素喷鼻每侧3下，每天2次；第2 ～ 4周：每侧2下，每天2次。鼻用激素的使用持续时间通常为术后3 ～ 6个月。

二、全 身 治 疗

（一）抗生素应用

手术后应选择适宜的广谱抗生素以治疗炎症或预防术后感染。目前，常用第二代或第三代头孢类、喹诺酮类抗生素以及咪唑类抗生素。其中，喹诺酮类抗生素如莫西沙星，还有穿透细菌生物膜的作用，而细

菌生物膜可能成为鼻窦炎难治的因素之一。可静脉给药2～3天后改用口服剂型。抗生素应用时间因人而异，常规在2周左右。对鼻窦感染严重或合并有全身疾病者可适时延长。若术后长时间鼻内脓性分泌物仍较多或存在继发感染，则在细菌学检查基础上根据药敏结果调整使用抗生素。

（二）黏液促排剂应用

以吉诺通（原名稀化粘素）为代表的新型黏液促排剂，采用植物提取物制成，副作用轻微，具有抗炎、促进浆液腺分泌和纤毛摆动的作用。对促进术腔内分泌物的排出和黏膜纤毛系统功能的改善起了积极的作用，可早期应用。另外一种促进黏液稀化而易于排出的药物是沐舒坦。

（三）糖皮质激素应用

基于变态反应因素是慢性鼻窦炎、鼻息肉疾病的相关病因之一，手术前后的糖皮质激素及抗组胺药的治疗为大多数学者所积极推崇。特别是在合并有哮喘、ASA三联症、术前查有明显变态反应因素者，类固醇及抗组胺药的应用尤为重要。当术后黏膜广泛水肿时，亦应采用系统的激素治疗。

临床研究已证实，手术前应用皮质类固醇可使鼻息肉缩小，鼻塞、嗅障症状改善，而手术后的应用则可减轻术腔水肿，防止或延缓鼻息肉复发。由于皮质类固醇长期应用可引起全身性副作用，故临床上多采用短期突击疗法。慢性鼻窦炎患者的治疗中，没有持续或每天进行全身激素治疗的指征，只是在哮喘的治疗配伍中有必要进行激素治疗。

1. 短期疗法　短期激素治疗对消除炎症（的治疗）足够长，而如此短时期不会引起任何损害作用。短期疗法遵循的6条原则：

（1）使用生物半衰期时间短的激素，最小程度地抑制下丘脑-垂体-肾上腺素轴。

（2）按体重决定药物剂量，中等量对成人及儿童每天每千克体重泼尼松为0.5～1mg。

（3）只在早晨空腹顿服，一次给足剂量，以便模仿形成氢化可的松的生理昼夜节律。

（4）持续用药10～14天。

（5）短期疗法无需减量迅速停药，肾上腺素轴的功能能够非常快地恢复。

（6）在炎性综合征中有感染存在的话，必须配合使用抗生素。

药物剂量必须按体重给予[0.5～1mg/（kg·d）]，药量和给药次数依病变情况和治疗时期决定，但在4个月内不应改变药物，一年内最多3次。短疗程突击疗法的目的是为了配合局部处理，并结合鼻用激素治疗，并在最大程度上减轻炎症、缓解症状。

2. 序列疗法　这是短期疗法的重复，尚不清楚重复（疗法）的次数或激素的适当增加量。如超过该剂量，可能会带来一些有害作用。

维持剂量按0.1～0.3mg/kg给药。按1、3、5、7天用药（每周隔天），头2个月为每2周用1周药，后2个月是每3周用1周药，第5、6个月时为每4周用1周药，只有泼尼松及泼尼松龙作用可靠。细心观察必不可少，必须实施无盐饮食并控制碳水化合物的摄入量。

3. 维持疗法　目的在于长期地稳定鼻窦的慢性炎症，5～10mg/d，1～6个月，或按短期疗法重复给药，但重复给药需局限于年内，或按照序列疗法给药。

4. 药物治疗的禁忌证　短期激素治疗的绝对禁忌证很特殊，限于以下几方面：

（1）特异性治疗未能控制的感染综合征。

（2）某些进行性病毒疾病，尤其是角膜带状疱疹病毒感染。

（3）乙醇肝硬化腹水。

（4）急性病毒性肝炎。

（5）进行性结核。

（6）进行性精神病患者（发作期）。

5. 药物治疗的危险性　某些情况下需要特别地注意，但并不看作是短期激素治疗的禁忌，如：

（1）动脉高血压：可用现代抗高血压药有效地治疗，但无盐饮食往往是治疗的一部分。

（2）胰岛素依赖型糖尿病：完全可以在特别监测和胰岛素可能增加的情况下与激素同时应用。

（3）非胰岛素依赖型糖尿病患者往往在实施胰岛素治疗后进行激素治疗是安全性的。

（4）精神病史。

（5）普通的急性感染不是短期激素疗法的禁忌证，但若是与抗生素应用有关，则必须使用激素。

（6）胃-十二指肠溃疡患者，若处病情进展期，应进行抗溃疡治疗。在这一点上，激素较非甾类抗炎药物更可取，因后者的消化道毒性十分明显。

（四）大环内酯类抗炎药物

手术后约有10%～15%的患者，术腔表现为持续黏膜炎症，黏膜水肿、增生，伴较多脓性分泌物。近来，较多研究表明，手术后症状持续或复发鼻窦炎与细菌生物膜有关。研究表明，以十四圆环为主的大环内酯类药物，具有抗炎和抑菌的双重作用，临床效果明显（图3-10-21、3-10-22）。使用方法是长期（不少于12周，建议6个月）和低剂量。罗红霉素150mg/d或者克拉霉素250mg/d，用药指征主要是常规抗生素、激素及其他治疗无明显效果时。研究提示，当炎症以中性粒细胞浸润为主且IgE水平较低的患者，使用大环内酯类抗炎药物效果比较好。主要不良反应是消化道症状。应服保护胃黏膜的药物，定期复查肝功。

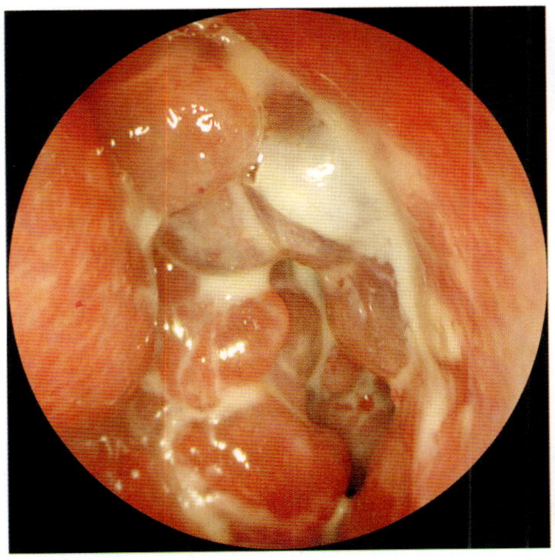

图3-10-21　鼻内镜手术后2个月。18岁男性，鼻塞伴头痛5年。有2次鼻腔内镜手术史。术后残余中鼻甲形成多发囊泡及肉芽，术腔水肿，伴大量脓性分泌物。常规抗生素和鼻用激素以及鼻腔清洗，无效

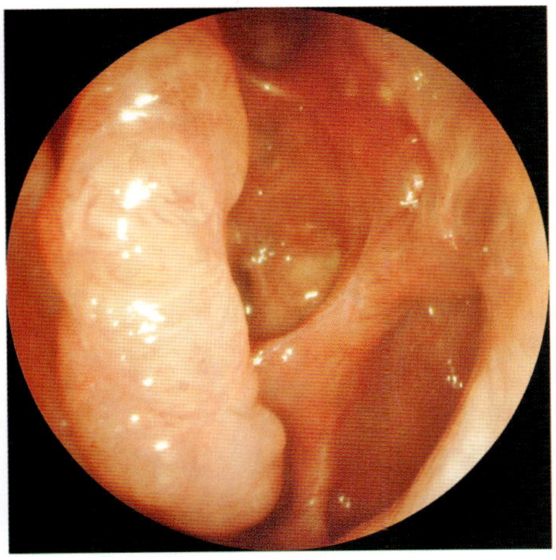

图3-10-22　大环内酯类药物治疗后2个月鼻内镜图，术腔上皮化良好，症状消失。方法：克拉仙250mg，每天一次，持续4个月未再复发

（五）抗组胺药

术后使用抗组胺药可有效地拮抗组胺引起的鼻痒、喷嚏和鼻分泌物增多症状，目前多使用长效且不通过或较少通过血脑屏障的新型抗组胺制剂，且新一代抗组胺药物具有抗炎作用。

（六）免疫治疗

免疫功能缺陷可能是慢性复发性鼻窦炎屡治不愈的潜在因素之一。在术前多项免疫功能检测的基础上，应用免疫调节剂对预后的转归会起到积极的作用。临床多选用由细菌或植物的提取物制成的具有双向调节作用的免疫制剂。

针对变态反应的免疫治疗（脱敏治疗）始于1911年，1954年证明了其在鼻变态反应治疗中的价值。Nishioka GJ（1994）针对功能性内镜鼻窦手术患者的免疫治疗进行了对比研究，认为过敏性患者手术后鼻息肉复发率较高，而手术前后接受免疫治疗可控制鼻息肉复发。因而，对于具有明显变态反应因素的病例，手术前后进行免疫治疗不失为一种控制鼻息肉复发的可行而较有效的方法。

第三节 鼻内镜手术后随访处理

一、建立随访制度的必要性

Stammberger（1986）认为随访应当在术后短期内即进行。森山宽（1996）提出术后多数病例黏膜完全恢复需3～5个月，故术腔管理至少需6个月，术后随访观察要2年时间。山下公一（1987）强调术后综合治疗及长期随访对于清除术后窦腔内分泌物、增生的肉芽或水肿黏膜、控制感染、解除鼻腔粘连以及及时调整治疗，对于提高临床治愈率，同手术本身比较有着同等重要的作用，并指出，为了防止并发症，手术后的数年间至少每年1～2次随诊观察。内镜鼻窦手术后一个月内，常规每周一次门诊内镜检查，之后酌情每2～3周一次直至黏膜上皮化。对于曾经历多次手术、病变严重、有明显变态反应因素的患者，往往术后病程迁延，故随访时间要相应延长。

二、建立随访制度的意义

随着鼻内镜鼻窦手术的广泛开展，人们愈发认识到术后系统随访的重要作用。随访处理应视为鼻内镜手术治疗鼻窦炎、鼻息肉整个过程的一个重要阶段，也是手术的延续。对鼻内镜手术后患者的长期严格随访治疗，加深了对慢性鼻窦炎、鼻息肉手术后疾病治疗和转归过程的认识。临床实践和经验表明，建立一整套严格的随访制度，对提高手术成功率和疾病治愈率具有十分重要的意义和根本保障。

1. 有利于系统地观察和治疗疾病，探索疾病发展规律。

2. 完善鼻内镜手术治疗措施，可针对手术后不同情况随时调整治疗方法，以缩短疗程，提高临床治愈率。

3. 便于补充和纠正手术之不足，总结经验，提高术者手术技巧和手术中操作和处理的合理性。

针对绝大多数患者迫切希望通过内镜鼻窦手术一次性根治疾病的心理，术前即要反复向患者讲解进行术后随访的重要性，这是医患之间所要达成的共识，可使患者能够密切配合和主动接受随访治疗。

三、随 访 方 式

手术后以来院就诊方式进行随访，建立随访病历。检查人员相对固定，以利于系统观察和治疗。因使用前鼻镜检查难以观察到手术所开放的窦腔深部情况，故必须使用鼻内镜进行检查，同时通过监视器显示并录像，不但可掌握术腔情况，又为今后对比不同时期治疗状况和客观评估疗效留下宝贵资料。

一般情况下，要求患者出院后一周首次复查，以后则根据患者恢复的情况确定随访间隔时间。术后的5～6周内是鼻窦内分泌物较多以及窦腔黏膜恢复较快的时期，也是防止鼻腔粘连、保持鼻窦引流通畅的重要时期，因此，密切随访检查至关重要。

四、随访中不同状况和处理

（一）鼻内镜手术后2周内

此期间是创面干痂易于形成及术腔内分泌物较多的阶段，以加强术腔清洁及抗感染为治疗原则。

1. 干痂的处理 干痂常见于黏膜缺损处，多由陈旧血凝物凝结而成。在干痂形成早期，因其与骨质紧密相贴，若强行撕剥，可能损伤周围结构并破坏痂下愈合的进程。所以，对不妨碍通气和引流的干痂，应待其逐渐与骨质分离后再去除。如果干痂位于通气和引流的关键部位，则应早期去除（图3-10-23、3-10-24）。

2. 分泌物的清除 保持术腔清洁状态，利于黏膜的恢复。筛窦术腔内的分泌物位于鼻内镜直视下，较易吸出。应特别注意吸除上颌窦、额窦和蝶窦内的分泌物，必要时选择30°或70°鼻内镜，以各种不同弯度的吸引器吸净窦腔内的分泌物。分泌物清除的过程中，切忌将吸引器深入窦腔反复抽吸，尽可能不接触黏膜吸引，减少对黏膜的刺激损伤。

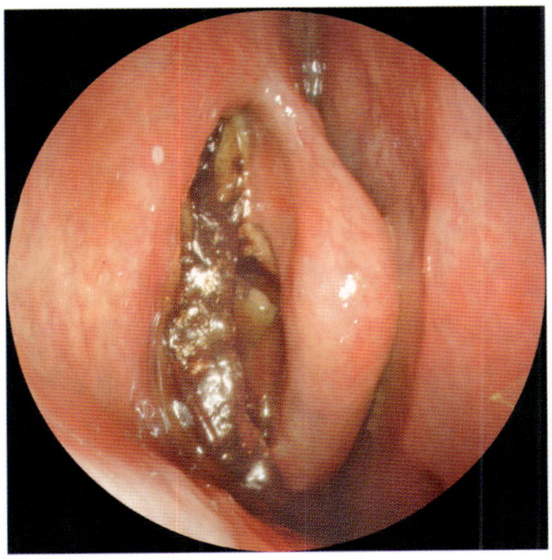

图3-10-23　鼻内镜术后1周，中鼻道术腔结痂，影响术腔通气引流

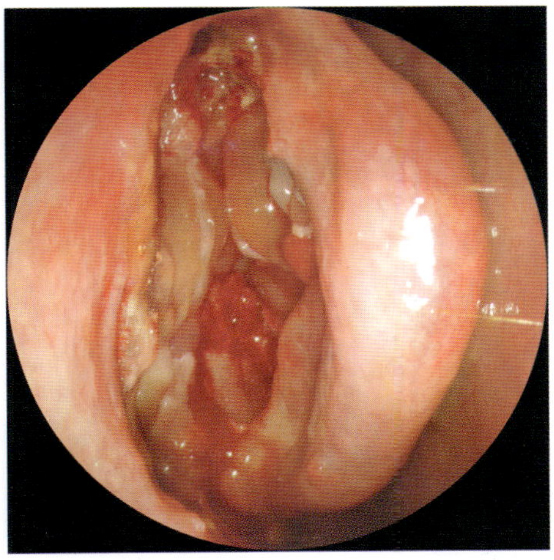

图3-10-24　鼻内镜术后1周，清除术腔干痂，黏膜轻度水肿，术腔通畅

（二）鼻内镜手术后2周后

手术后的3～6周是黏膜恢复较快时期。临床观察中已注意到此阶段术腔内最常见的是窦腔内所保留黏膜的水肿、囊泡样变；肉芽组织过度增生；鼻腔或中鼻道瘢痕粘连；已开放窦口的狭窄或闭锁。针对以上恢复期病变特点，此阶段的主要治疗措施在于：积极清理术腔内增生组织，保持已开放鼻窦的通畅引流，合理用药，促使黏膜上皮化。

1. 术腔黏膜水肿、囊泡增生的处理　大部分病例窦腔内可出现不同程度的黏摸水肿、囊泡样变，病变程度较重者上述情况尤易发生，且程度重而易迁延不愈。

黏膜水肿发生原因考虑与局部炎性刺激和变态反应因素有关。另有学者认为其发生可能与局部淋巴回流障碍和黏膜纤毛功能不全有关。鼻内镜术后鼻黏膜囊泡形成在鼻内镜手术开展早期是一种普遍现象，随着鼻内镜术后随诊治疗的规范化，囊泡形成较早期已明显减少。前述囊泡的产生与手术创伤或机械性刺激后的炎症反应有关。轻度黏膜水肿，未造成鼻窦引流障碍，随访中不宜急于处理，仅在保证术腔正常通气和引流的前提下，加强术腔药物治疗及清洗即可，4～6周后多可逐渐消退；黏膜水肿严重，有大的囊泡形成，肉芽组织增生明显，造成术腔有狭窄倾向或窦口阻塞，则需在内镜下采用放出囊液的办法处理，囊壁尽可能保留，有利于创面修复。增生明显且放液不能缩小的则需钳除（图3-10-25～3-10-27）。对水肿黏膜或囊泡的过分处理，势必造成新的创伤，导致黏膜修复过程中的再次水肿或囊泡增生。

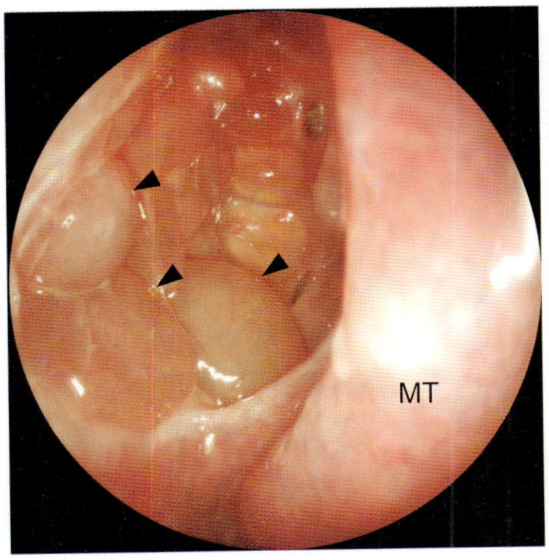

图3-10-25　鼻内镜手术后4周，术腔宽敞，散在囊泡（▲），中鼻甲（MT）无水肿。囊泡无需处理

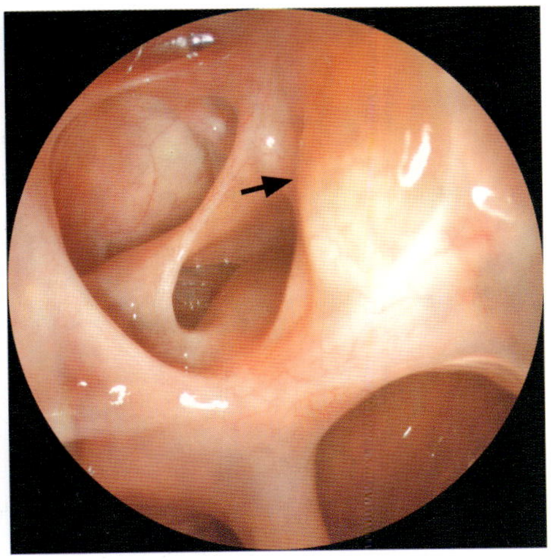

图3-10-26　鼻内镜手术后2个月，术腔基本上皮化，有孤立囊泡（→），无需处理

2. 术腔粘连 术腔粘连（中鼻道术腔或中鼻甲与鼻腔外侧壁的粘连等）是鼻内镜手术后的主要并发症，也是导致手术失败的重要原因之一，发生率为6%～7%。诱发因素除手术技能原因外，鼻腔狭窄、中鼻甲形态和黏膜愈合功能不良、术腔感染、水肿黏膜和肉芽组织的过度增生等与其不无关系。因此，随访中注意保持中鼻道术腔以宽敞状态、加强术腔清理、控制肉芽组织过度增生和术腔感染以及中鼻甲形态和位置的适度矫正为防止上述并发症的关键。随访过程中发现的轻度粘连，可在鼻内镜下分离粘连带，并酌情在创面上贴敷明胶海绵、止血纤维、止血纱布等，并注意收缩鼻腔，以促进创面愈合。对已造成鼻窦引流障碍的广泛粘连，则需在鼻内镜下再次手术治疗（图3-10-28 ～ 3-10-33）。

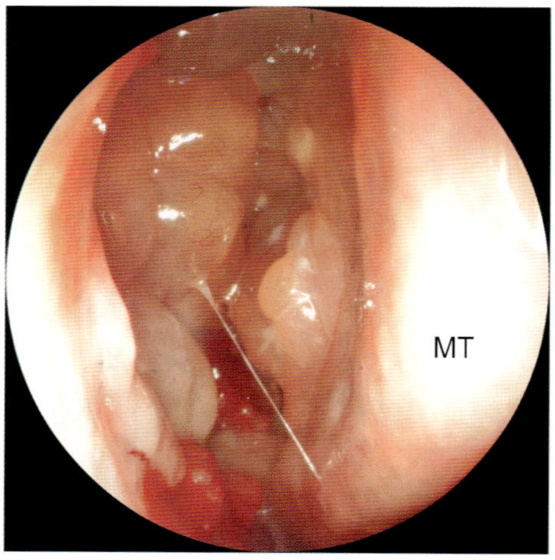

图3-10-27 鼻内镜手术后2个月，术腔形成较多囊泡和肉芽，术腔狭窄

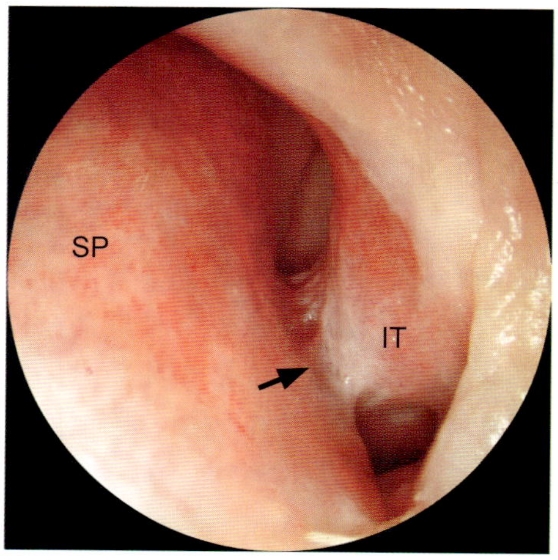

图3-10-28 鼻内镜手术后，下鼻甲（IT）-鼻中隔（SP）粘连

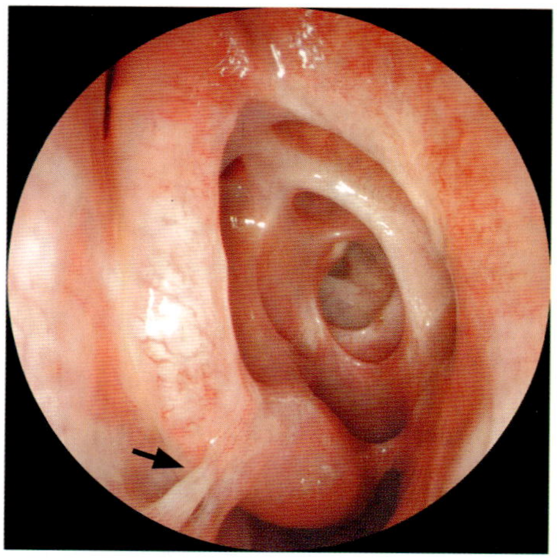

图3-10-29 鼻内镜手术后，术腔上皮化良好，中鼻甲与鼻中隔小粘连带（→），有固定中鼻甲作用

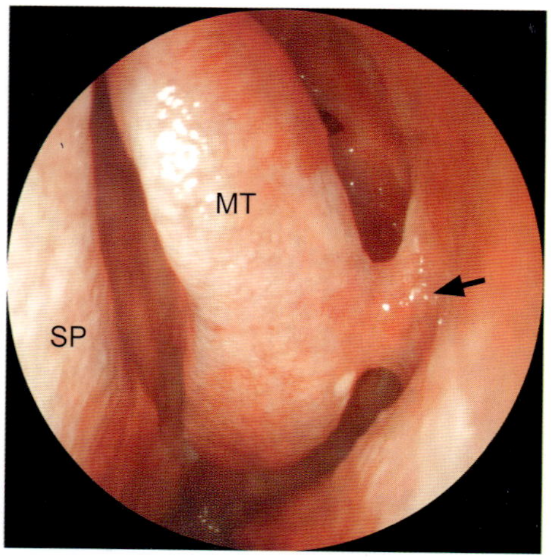

图3-10-30 鼻内镜手术后，中鼻甲（MT）-鼻腔外侧壁粘连（→），影响术腔引流。SP：鼻中隔

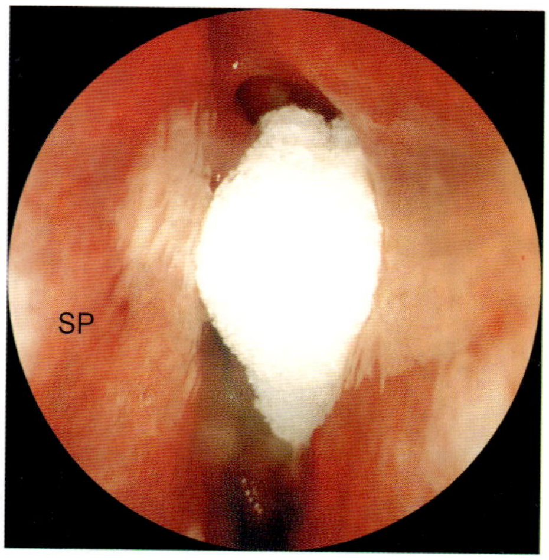

图3-10-31 鼻内镜手术后，剪开中鼻甲（MT）-鼻腔外侧壁粘连后，放置膨胀海绵3～5天后取出

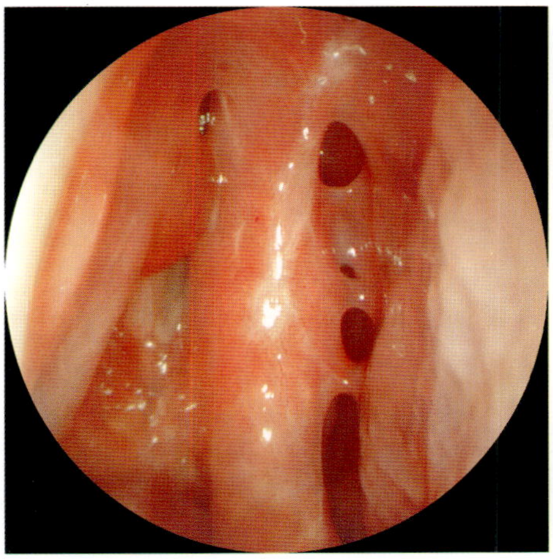

图3-10-32 鼻内镜手术3个月，嗅裂区和中鼻道术腔多发粘连带

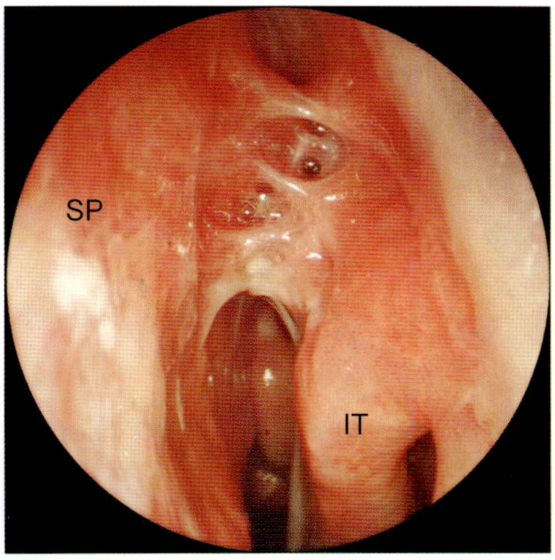

图3-10-33 鼻内镜手术4个月，鼻腔外侧壁-鼻中隔（SP）广泛粘连，影响鼻腔通气。IT：下鼻甲

根据粘连的位置、程度和作用，可以将粘连分为所谓“良性粘连”和“恶性粘连”。前者只是轻度，对鼻腔鼻窦通气引流没有影响，甚至在一定程度上有助于术腔通气，见图3-10-29。临床上可以人为造成中鼻甲-鼻中隔局部粘连，起到固定中鼻甲位置，防止其“漂移”，利于中鼻道术腔的通气引流。后者则因为粘连广泛，影响术腔通气引流，甚至症状复发，则需要适时处理。

鼻腔粘连处理的时机应可根据粘连本身的程度和位置适时处理。例如，当黏膜肿胀明显但尚未影响术腔的时候，应该先用药，待水肿基本消退后，再处理粘连。在炎症基础上处理术腔，不利于黏膜的恢复。

3. 中鼻甲的处理

（1）黏膜肿胀：由于手术和术后局部炎性反应的刺激，术后中鼻甲黏膜可发生不同程度的肿胀。有时，中鼻甲头端的肿胀黏膜遮挡中鼻道入口处，造成通气和引流障碍。在经过鼻腔收缩和类固醇激素喷鼻治疗后仍不好转的病例，可适当去除肥厚肿胀的中鼻甲黏膜。

（2）位置外移：①手术中过多地去除中鼻甲基板，造成维持中鼻甲正常形态的支撑体的破坏；②中鼻甲自身较薄，中鼻甲基板支撑力不足；③术后鼻中隔肿胀，将中鼻甲挤向并贴覆鼻腔外侧壁。上述原因导致中鼻甲处在“漂泊”状态，并向外侧移位，使术腔缩小，妨碍正常的通气引流，并可能与术腔外侧壁粘连（图3-10-34、3-10-35）。其中，连续随访观察发现鼻中隔术后肿胀是主要原因。尤其是实施了鼻中隔手术的患者，中鼻甲基板即便没有过多切除，也容易出现中鼻甲所谓“漂移”。防止漂移的方法，首先是手术中预见性地处理，即适度处理中鼻甲，包括部分切除中鼻甲或将中鼻甲内移，手术结束后，可以用短硅胶管支撑2 ~ 3周，尤其是少年儿童

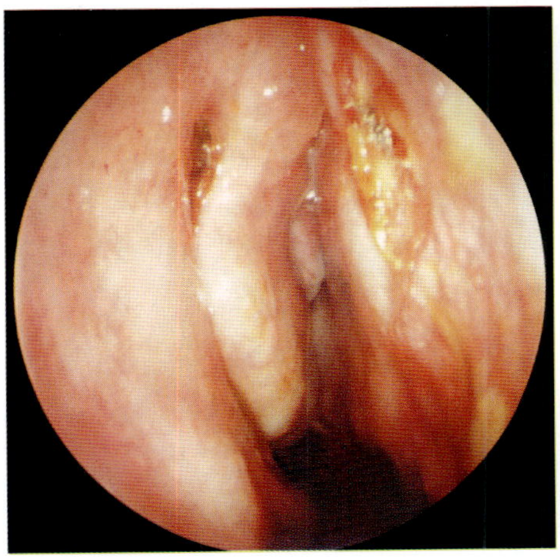

图3-10-34 鼻内镜手术后4周，中鼻甲与鼻腔外侧壁粘连，术腔封闭

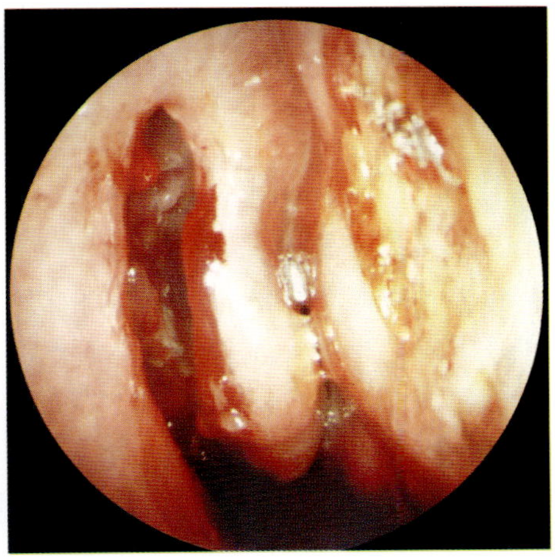

图3-10-35 鼻内镜手术后4周，将中鼻甲根部骨折后，把中鼻甲推向鼻中隔，分离粘连带，显露术腔

鼻窦炎手术后。如果在随访中出现，随访处理中可将中鼻甲向中隔侧剥离，并在中鼻甲根部放置膨胀海绵、硅胶管或油纱条等支撑物，待2～3天中鼻甲形态固定后取出。若经上述处理后仍不能固定中鼻甲，则应适当剪除。

4. 鼻中隔病变的处理　由于术中（尤其是前期手术）部分或全部剪除中鼻甲，鼻中隔黏膜对应中鼻甲处的黏膜不同程度的代偿性结节性增生肥厚，形成所谓“中隔鼻甲”，在一定程度上有替代中鼻甲的作用。但若其过度增生，则会妨碍中鼻道术腔的引流。但如果过度去除，可能引起更严重的增生。因此，随访中应适当地去除肥厚增生的“中隔鼻甲”，使其既适度代偿增生状态，又保持术腔的通畅。

5. 窦口闭锁的处理　发生率为13.3%，是造成手术失败的重要原因。由于经手术扩大的自然窦口或开窗口（包括被开放了的筛窦）在术后都有不同程度的缩小，所以术中必须将窦口或开窗口开放得足够大，为术后的缩小留下空间。术后由于黏膜水肿造成的窦口狭小，可在水肿消退后恢复。如果窦口的缩窄已阻碍窦腔的通气和引流，则应扩大之。若窦口闭锁，在随访处理时开放困难或患者不能耐受表麻下的处理，则需二次手术，重新开放闭锁了的鼻窦。

6. 激光在随访处理中的应用　在随访过程中，单纯对病变进行剥离、剪除、咬除和撕拉等操作，往往带来不同程度的副损伤。YAG激光体积小、操作灵活、损伤小，适宜辅助处理以下病变：短薄的粘连带；由于黏膜水肿导致的窦口轻度缩窄；中鼻甲黏膜水肿；鼻中隔黏膜增生肥厚等。应在鼻内镜直视下，根据病变的严重程度，选择适当的功率，在尽可能减少副损伤的前提下处理病变（图3-10-36、3-10-37）。

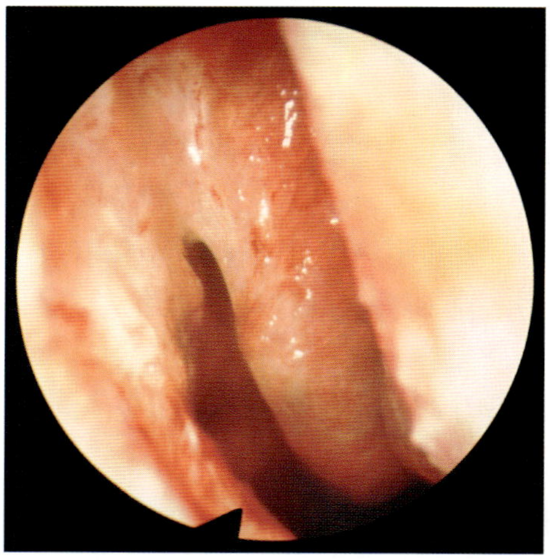

图3-10-36　鼻内镜手术后中鼻甲根部与鼻腔外侧壁粘连，影响中鼻道通气引流

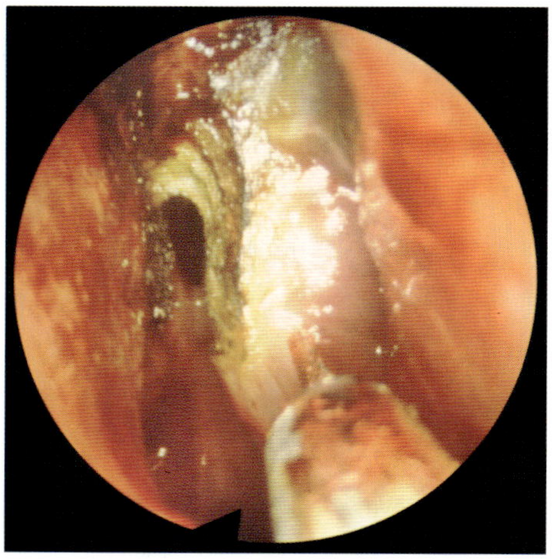

图3-10-37　YAG激光烧灼后，分离中鼻甲-鼻腔外侧壁粘连

第四节　鼻内镜手术疗效

在过去20多年中，世界（包括中国在内）耳鼻咽喉科文献中有许多关于鼻内镜手术疗效的报告。从Wigand、Kennedy、Schaefer等到Rice以及我国许庚（1991）、韩德民等（1992和1999）报告的手术疗效为38%～90%，有效率为70%～98%，并发症的发生率为0%～14%。在众多文献报告当中，许多作者针对影响慢性鼻窦炎、鼻息肉鼻内镜手术治疗疗效的相关因素做了深入细致的探讨，同时在强调综合治疗的前提下，从如何提高手术疗效、如何从主观和客观的角度准确评价手术疗效以及手术疗效的判定方法（标准）等方面广泛介绍经验和发表各自的见解。

（一）疗效判定标准

从国内外文献中的数字上看，各学者报告的手术疗效基本相似，但由于存在诊断和手术疗效评判标准上的差异，尤其是在国外文献中，更多记录的是手术的有效率或手术成功率，比较关注患者的主观感觉；国内报告的则多为治愈率，与手术成功率或症状改善情况分别记载。在以上评判方法和标准有差异的情况下，评定和比较国内外鼻内镜手术疗效缺乏科学性和可比性。因此，如何科学和在公认标准下判定手术疗效，成为国内外学者不断探索和讨论的课题之一。

1992年，韩德民等在其内镜鼻窦手术疗效分析中，提出手术疗效的判定标准，即分为治愈、延期治愈、迁延炎症和无效等四级（表3-10-1）。May和Levine（1993）报告了他们的鼻内镜手术疗效评价分级系统（表3-10-2）。在这个系统中，作者主要依据患者术后的症状缓解程度，而未充分考虑鼻内镜下的客观检查所见。其资料来源也主要依靠发放给患者的调查表、随访检查及电话调查等。1995年，国内20名专家会集广州，举行为期4天的研讨会。专家们在认真分析国内开展鼻内镜手术的基础上，对各专家及国内已有的疗效判定方法进行充分的交流和讨论分析，同时参考了国外有关资料，制订了适合我国国内具体情况的标准，被称为“广州功能性鼻内镜手术疗效评定标准”（表3-10-3），旨在规范和促进我国鼻内镜外科事业的健康发展，便于国内外学术交流。评判的依据是患者的主观感觉和鼻内镜检查的客观所见，并以鼻内镜检查为主要依据。在讨论和临床具体实践中，的确会遇到主观和客观不能一致的矛盾，如鼻内镜下所见术腔已上皮化，但主观症状缓解或改善不满意，或者症状完全缓解，但镜下检查术腔仍未上皮化，究竟以谁为准，尚有争议。其实，这正是广大鼻科学者需要进一步探讨和研究的课题之一。Kennedy指出，鼻内镜鼻窦手术疗效的判定需要从主客观两方面进行，但客观的鼻内镜下的评估更为重要。

同国外相比，我国慢性鼻窦炎、鼻息肉患者重症居多，为了能够比较科学和客观地评价鼻内镜手术疗效，在广泛开展鼻内镜鼻窦手术的基础上，经过集思广益，于1997年海口全国鼻科学术会议推出具有我国特色的鼻内镜鼻窦手术疗效判定标准（表3-10-4）。该疗效判定标准的颁布，有助于规范鼻内镜手术疗效的评定，有助于进行科学和客观的疗效比较，有助于国内外的学术交流。

表3-10-1　鼻内镜手术后疗效判定标准（韩德民，1992）

分类	内容
一期治愈	术后3个月内窦腔上皮化
延期治愈	术后术腔内再生肉芽或息肉，经处理后窦腔内黏膜上皮化（4～5个月）
迁延炎症	术后窦腔内继续感染，经多次处置仍有肉芽或息肉，时间超过6个月
无变化	迁延炎症持续一年，或短期内（3个月）需要二次手术

表3-10-2　鼻内镜鼻窦手术结果评价分级系统（May，Levine）

分级	内容
Ⅰ	症状消失
Ⅱ	在以下措施（之一）治疗后，症状消失
	A. 药物治疗
	B. 再手术
Ⅲ	症状改善（3个最主要症状）
Ⅳ	症状改善但继续以下治疗
	A. 药物治疗
	B. 再手术
Ⅴ	症状与术前相同或加重（手术失败）
Ⅵ	失随访

表3-10-3　内镜鼻窦手术疗效评定标准（FESS-95广州标准）

分类	内容
治愈	临床症状消失，窦腔黏膜上皮化，无脓性分泌物
好转	临床症状改善，窦腔内部分区域黏膜未上皮化，有迁延炎症及脓性分泌物
无效	临床症状无明显改善，术腔内较多炎性组织及脓性分泌物，窦口闭塞，鼻息肉复发

表3-10-4 鼻内镜手术疗效判定标准（海口标准，1997）*

分类	内 容
治愈	症状消失，内镜检查窦口开放良好，窦腔黏膜上皮化，无脓性分泌物
好转	症状明显改善，内镜检查见窦腔黏膜部分区域水肿、肥厚或肉芽组织形成，有少量脓性分泌物
无效	症状无改善，内镜检查见术腔粘连，窦口狭窄或闭锁，息肉形成，有脓性分泌物

注：随访：近期随访不少于6个月，远期随访一年以上。
*疗效评定标准（以鼻内镜检查为准）

2008年，经过对97海口标准颁布实施后开展鼻内镜手术的系统回顾，并经过充分酝酿和征求意见，中华耳鼻咽喉头颈外科杂志编委会会同中华耳鼻咽喉头颈外科学分会鼻科组，主持制定并颁布了《慢性鼻-鼻窦炎诊断和治疗指南》，建议疗效评定采用以下方法：

1. 主观评估 症状量化评估推荐使用VAS。

2. 客观评估 鼻内镜检查量化评估采用Lund-Kennedy评分法（表3-10-5）。鼻窦CT扫描量化评估采用Lund-Mackay评分（表3-10-6）。

3. 如果进行生活质量评估，推荐使用鼻窦炎专用量表——鼻腔鼻窦结局测试20（sino-nasal outcome test-20，SNOT-20）中文版；必要时，可同时结合普适量表——医学结局研究简表36项健康调查（medical outcome study short-form 36-items health survey，简称SF-36，临床科研适用）。

在新的指南已指出，如果要进行药物治疗和手术疗效评估，注意评估的时机，这与慢性鼻-鼻窦炎的病理生理和发病特点密切相关：

（1）药物治疗近期疗效评估时间为3个月，远期疗效评估时间为1年。

（2）手术治疗近期疗效评估时间为1年，远期疗效评估时间为3年。

（3）若患者近期患有急性上呼吸道感染，建议评估时间推迟至症状完全消失2周以后进行。

表3-10-5 Lund-Kennedy内镜黏膜形态评分系统

特征	侧别	基线	3个月	6个月	1年
息肉	左				
	右				
水肿	左				
	右				
鼻漏	左				
	右				
瘢痕	左				
	右				
结痂	左				
	右				
总分					

注：评分标准：①息肉：0=无息肉，1=息肉仅在中鼻道，2=息肉超出中鼻道；②水肿：0=无，1=轻度，2=严重；③鼻漏：0=无，1=清亮、稀薄鼻漏，2=黏稠、脓性鼻漏；④瘢痕：0=无，1=轻，2=重（仅用于手术疗效评定）；⑤结痂：0=无，1=轻，2=重（仅用于手术疗效评定）；⑥每侧0～10，总分0～20

表3-10-6 Lund-Mackay鼻窦CT扫描病变范围评分系统

鼻窦系统	左侧	右侧
上颌窦		
前组筛窦		
后组筛窦		
蝶窦		
额窦		
窦口鼻道复合体		
每侧评分		

注：评分标准：①鼻窦：0=正常，1=部分浑浊，2=完全浑浊；②窦口鼻道复合体（0分和2分）：0=无阻塞，2=阻塞；③每侧0～12分，总分0～24

（二）鼻内镜手术疗效

近十几年来，许多研究报告介绍了鼻内镜鼻窦手术的疗效，他们的手术成功率与早先Wigand、Stammberger、Kennedy等报告的结果相似。这些报告所使用的结果评判标准也不尽相同。其中Sobol等（1998）较为客观地报告了回顾性分析结果。他对393例接受鼻内镜鼻窦手术的慢性鼻窦炎进行了认真随访，有效率在术后6个月时为80.5%，手术后12个月时为69.7%，部分患者的症状加重。手术后12个月以后的结果表明，有41.6%病例手术失败，持续有鼻窦炎症状，但其中14.5%患者尽管症状加重，然而检查显示无鼻窦炎体征。

Parsons等（1998）回顾性报告34例慢性鼻窦炎的鼻内镜手术结果，平均随访13.9个月，91%的患者头痛强度减小，85%的患者头痛频率减少。只有2例患者手术前后没有变化。因此，作者认为鼻内镜手术可明显和有效地解除导致头痛的鼻内“触点”，达到缓解头痛的疗效。Winstead等（1998）近期报告125例鼻内镜鼻窦手术疗效。随访6～12个月，使用一种多因素调查表进行手术前后的对比分析。结果表明84%

患者在术后6～12个月后，症状明显缓解。

国外文献不同作者报告的鼻内镜手术疗效见表3-10-7。其中主要以病例数、随访时间、手术成功率和并发症发生率数字为主。

根据国内文献报告粗略统计，我国开展鼻内镜手术已超过10万例。首都医科大学附属北京同仁医院耳鼻咽喉科从1991—2010年开展鼻内镜鼻窦手术，已有19年临床基础，共完成鼻内镜手术近3万例，男女性别比例约为2∶1，与文献报告基本一致。其中，接受鼻内镜手术的最小患者为40天，最年长者已85岁。按照1999年系统总结6083例，有5382例慢性鼻窦炎、鼻息肉患者，其中，有前期手术史3488例（64.8%），

表3-10-7 国外不同作者报告鼻内镜手术疗效一览表

作　者	病例数	随访（月）	成功率（%）	并发症（%）
Wigand	84	12	88	–
Kennedy等	62	9	92	–
Schaefer等	100	5	83	14（轻）0（重）
Rice	100	2（年）	83	0
Wigand，Hosemann	–	–	82	–
Hosemann等	–	4.5（年）	82	–
Levine	250	17	80	8.7（轻）7（重）
Hoffmann等	100	9	79	–
Vleming，de Vries	165	10	73	–
Mathews等	155	12	91	1.5
Kennedy	120	18	97	0
Smith，Brindley	200	17	88	8（轻）0.05（重）
Senoir等	72	7.8（年）	98	–
Jacobs	101	–	85	0
King等	43	14.1	70	0

注：–未报告或没有提供

最多25次，平均3.7次。术前接受CT检查5112例。所有患者按照97海口标准进行分期。

能够按照医生要求完成随访治疗的患者有4305例。术后随防6个月～8年。失访1077例，随访率为80%。

对所有接受鼻内镜手术的患者，按照既定围术期和手术后随访综合治疗措施进行管理（图3-10-38），手术后则按照严格随访制度进行认真随访综合治疗。术后疗效评定标准按照97海口鼻内镜鼻窦手术疗效标准进行（图3-10-39～3-10-45）。

表3-10-8 1991～1999年完成鼻内镜手术病例分布

年代	例数
1991	2
1992	150
1993	398
1994	593
1995—1997	2050
1998—1999	1112
总数	4305*

注：*最后完成手术后随访总例数

4305例病例临床资料分析及疗效分析见表3-10-8～3-10-11。

全部病例的临床症状好转率为98%，手术治愈率为86.3%。

表3-10-9 4305例慢性鼻窦炎、鼻息肉分型和分期

	1型1期	1型2期	1型3期	2型1期	2型2期	2型3期	3型	总计
例数	138	1102	142	358	2204	1515	1557	6888
构成比（%）	2.0	16.0	2.1	5.2	32.0	22.1	22.6	100

表3-10-10 4305例慢性鼻窦炎、鼻息肉鼻内镜手术疗效

	治愈	好转	无效	总计
例数	3715	589	1	4305
构成比（%）	86.3	11.68	0.02	100

表3-10-11 鼻内镜手术疗效的比较（根据文献报告整理）

作者	年代	好转率（成功率）	治愈率
Kennedy	1987	59%（93%）	
Stammberger	1990	95%	
Wigand	1991	58%（79%）	
Lazar	1993	80%	
许庚	1991		79%
韩德民	1994		85%
Stankiewicz	1995	55%	38%
韩德民	1997	98%	84%
韩德民	1999	98.5%	90%
马有祥	2000		82.4%

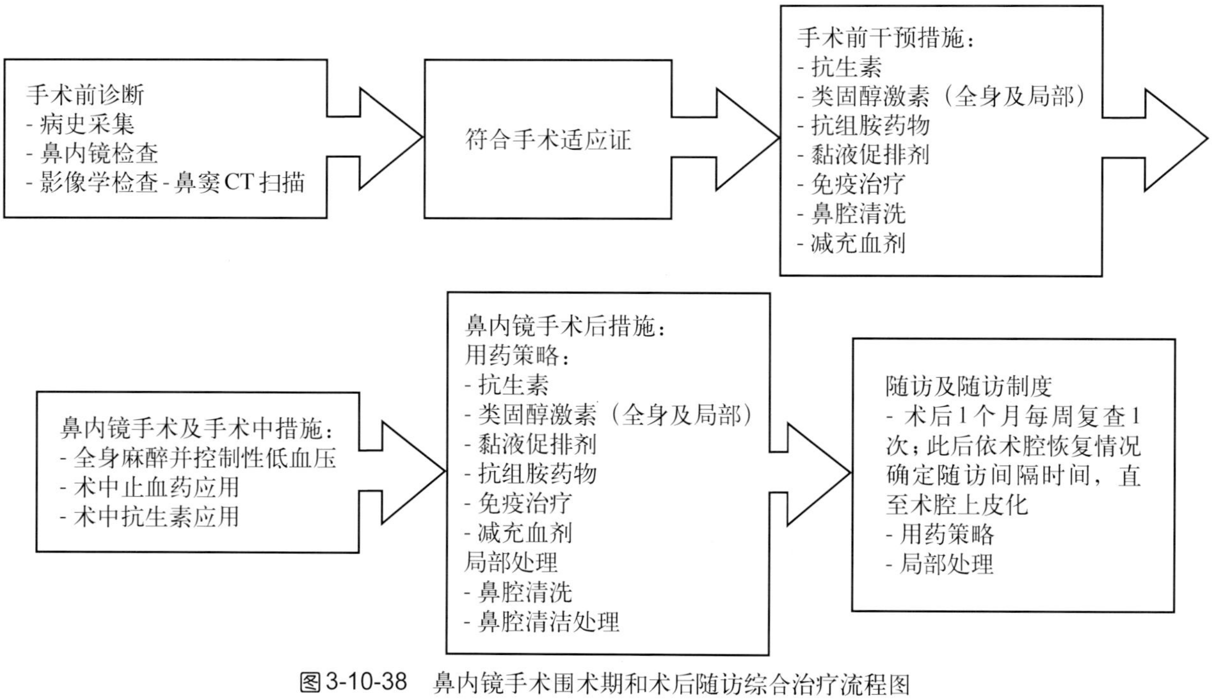

图3-10-38 鼻内镜手术围术期和术后随访综合治疗流程图

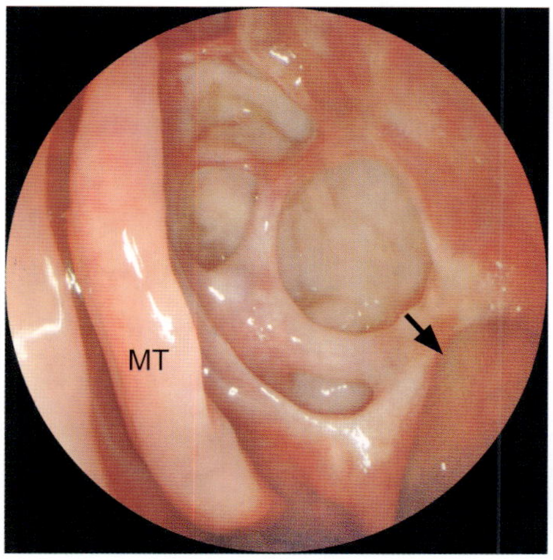

图3-10-39 鼻内镜手术后3个月，术腔上皮化良好。MT：中鼻甲；→：中鼻道上颌窦开窗口

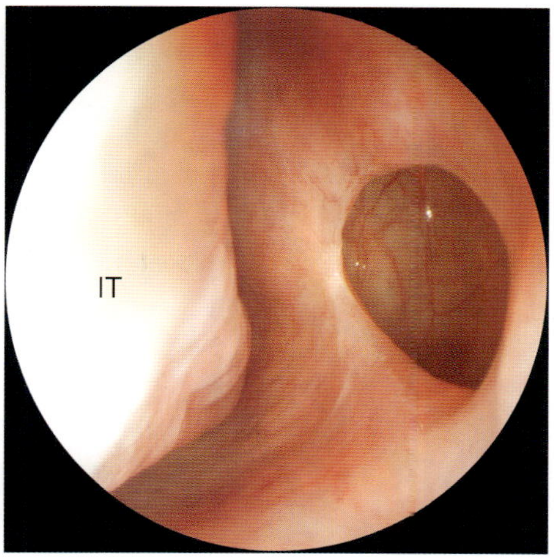

图3-10-40 鼻内镜下下鼻道开窗术后6个月，下鼻道上颌窦开窗口畅，上皮化良好。IT：下鼻甲

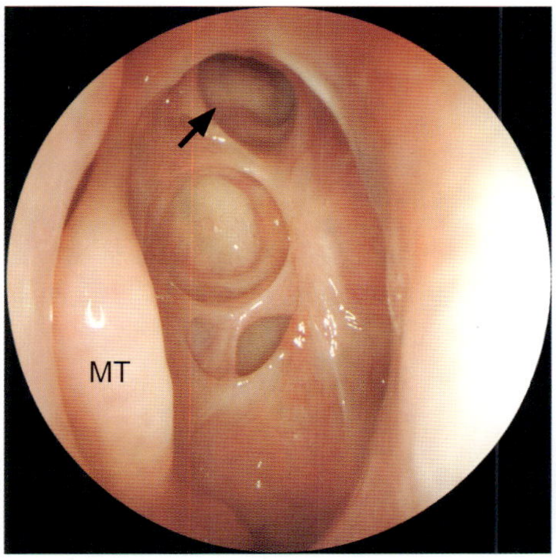

图3-10-41 鼻内镜手术2个月，术腔上皮化良好。MT：中鼻甲；→：额窦口

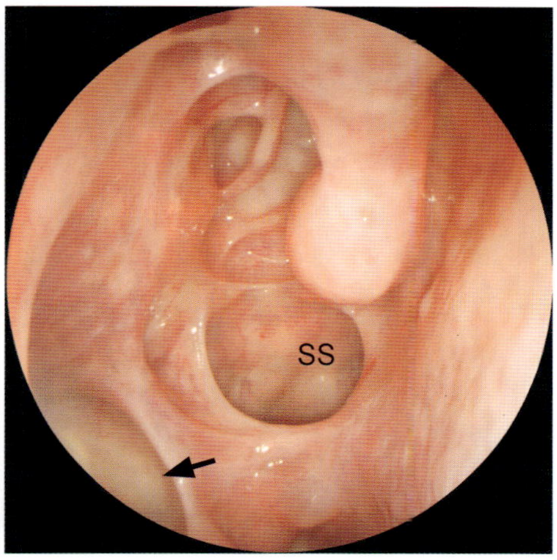

图3-10-42 复发鼻窦炎鼻内镜手术后5个月，术腔上皮化良好。SS：蝶窦；→：中鼻道上颌窦开窗口

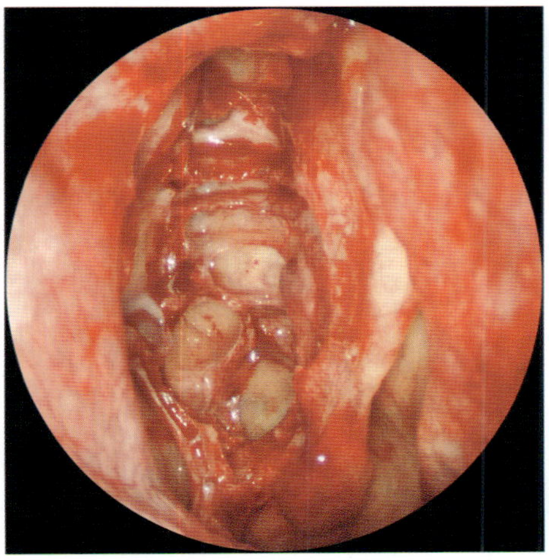

图3-10-43 鼻内镜手术结束时，术腔开放良好，黏膜轻度炎性肿胀

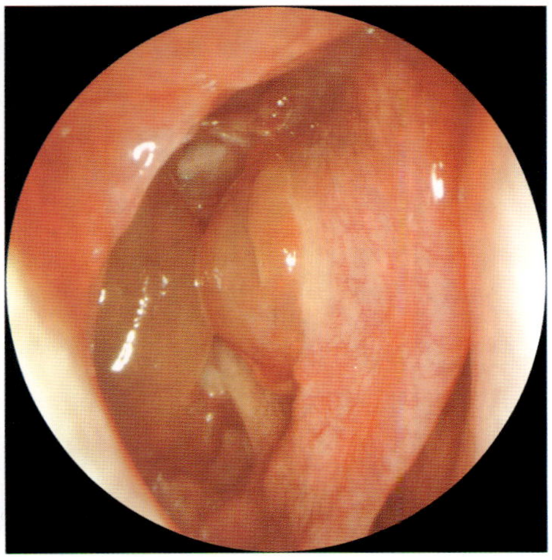

图3-10-44 鼻内镜手术后1个月，术腔形成较多囊泡，未处理。采取鼻用激素和鼻腔清洗治疗

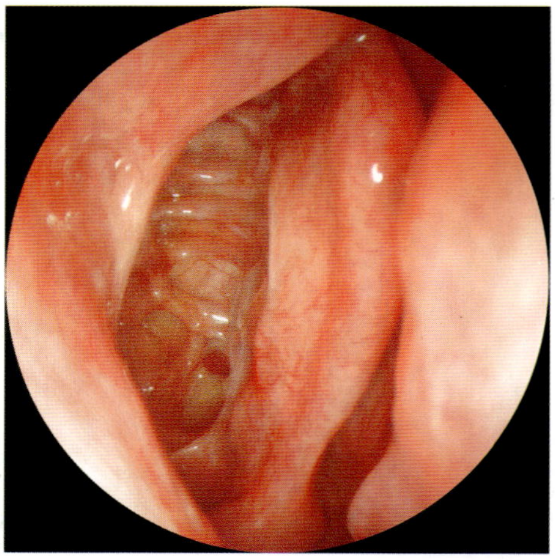

图3-10-45 鼻内镜手术后3个月，术腔上皮化良好，囊泡消失

（三）影响手术治愈率的因素

正如我们病因学中所认识的，慢性鼻窦炎、鼻息肉绝非是普通炎性疾病，而是包括了免疫因素、解剖因素、遗传因素、不合理手术、环境因素及精神心理因素等。在慢性鼻窦炎患者的发病原因调查中发现约有80%的患者不同程度地受变态反应因素的影响。为此，在成功手术的基础上，影响治愈率的因素莫过于术后随访及综合治疗。对于经过系统和规范的药物和手术治疗，症状仍无改善的慢性鼻-鼻窦炎，被称为难治性鼻窦炎（refractory rhinosinusitis）。针对上述因素，注重随访处理，清除术后窦腔内分泌物、增生的肉芽或水肿黏膜、控制感染、解除鼻腔粘连以及及时调整治疗，可以纠正手术处理的不足，对于提高临床治愈率，同手术本身比较有着同等重要的作用。

1. 病变程度和范围　疾病自身的严重程度与预后有着密切的联系，这在其他学科也有同样的现象和规律。在所统计的病例资料中提示，2型3期和3型患者占病例总数的44.7%，如果加上2型2期患者，则会占到病例总数的76.7%。表明病例组成中以重病患者为主。如果按照分型分期统计预后结果，可明显看出病变程度与手术疗效呈负相关，即病变程度重者，预后差，见表3-10-12。

表3-10-12　病变分型分期与预后

分型分期	治愈（%）	好转（%）	无效（%）
1型1期	96.0	4.0	
1型2期	90.0	10.0	
1型3期	86.2	13.8	
2型1期	85.0	15.0	
2型2期	85.1	14.9	
2型3期	82.9	17.1	
3型	79.3	20.7	0.1
总体（%）	86.3	11.68	0.02

能够体现病变程度的另一指标是筛窦骨化分型。针对病变筛窦进行的骨化程度分型，意义之一就是判断预后的价值。同样，按照分型，即空泡型、蜂窝型及骨质增生型，病变程度依次加重，与预后的相关性也呈负相关（表2-3-6）。

2. 手术技术　鼻内镜手术技术的引进，经历了20余年、10万多例鼻内镜手术的磨练，从手术技巧、器械的运用、适应证的掌握以及对病理生理、随访意义和预后转归规律的认识的深入，慢性鼻窦炎、鼻息肉的症状好转率和治愈率等有了明显的提高，并发症发生率逐年下降，表明手术技术在不断提高；同时，技术的应用领域和范围也在延伸。就应用于慢性鼻窦炎、鼻息肉的治疗而言，已从最初单纯开放前筛或上颌窦，解决窦口鼻道复合体的病理状况，到重症鼻窦炎、鼻息肉的治疗，手术的范围、处理方式发生很大变化。因此，从理论到临床实践，逐渐形成了新的认识。鼻内镜手术的内容应是：①电视监视下鼻内镜手术；②清除鼻腔、鼻窦病灶，恢复或重建鼻窦引流通道；③黏膜保留与结构重建；④术后随访及综合治疗。鼻内镜外科技术的有机组成应该包括：①影像学检查和诊断技术；②训练有素的鼻科医师，即熟悉鼻腔、鼻窦及头颈部解剖结构及与鼻内镜手术相关的器械特点和性能，包括手术操作；③严格的鼻内镜手术操作规范；④完善的随访治疗制度；⑤鼻内镜诊断治疗系统（鼻内镜、手术器械及影像记录系统）。

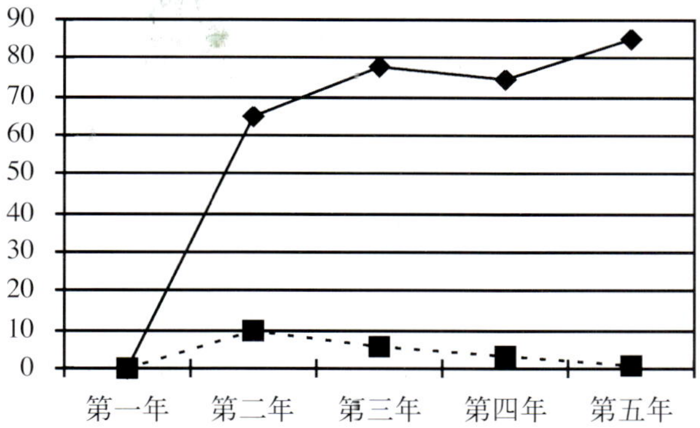

图3-10-46 学习曲线

临床经验和随访结果表明，是否认真和准确贯彻手术的基本原则，即针对不同病变程度的黏膜的术中取舍判断，即合理手术，是影响手术疗效达到的重要因素之一，更是鼻内镜鼻窦手术技术的核心。从初学者到经验丰富的医生的成长过程，其参与的手术病例的治疗结果，特别是并发症的发生率，可以清楚地显示技术成熟的过程以及技术成熟度对手术疗效的影响（图3-10-46）。图3-10-46以一初学者为例，实线表示手术治愈率，虚线表示并发症发生率。从第1～5年曲线的变化，印证了手术技术的成熟与疗效的相关性。该曲线也称为“学习曲线”。

3. 随访综合治疗与否　我们再次强调，完成手术仅为治疗疾病的开始，术后的随访和综合治疗是必不可少的重要环节。尽管文献报告的手术疗效已经相当满意，但就能够完成随访的患者比率而言，并不能令人满意。许多失随访的患者的治疗结果是我们应该认真关注的；能够实施随访计划，但未采取综合治疗措施，同样难以提高疾病治愈率。再手术及手术疗效不理想的一个重要原因是未坚持随访综合治疗或随访质量不高，因此会有粘连、窦口闭塞的较高发生率（图3-10-28～3-10-33）。尽管我们制订了一整套严格的随访综合治疗措施和规范，但能否得到认真贯彻执行则需要医患双方的共同努力。

影响患者及医生不能坚持鼻内镜手术后随访的因素包括：①医生、患者的思想观念，即是否认识清楚随访对手术成功和疾病治愈的价值和意义；②经济因素；③未建立随访制度或未向患者说明随访的要求；④心理因素，即患者因反复随诊处理或对疼痛的恐惧等，不愿按要求随访。

上述因素的①、③和④需要医生的努力去改善，②则是目前经常遭遇的尴尬，相信随着我国经济发展和人民生活水平的提高，一定会有所改观。

我们在认真执行随访制度的同时，加强围术期及随访综合治疗，手术疗效逐渐提高（表3-10-13）。

表3-10-13 不同随访阶段的手术疗效

年　代	例　数	综合治疗措施	治愈率（%）	并发症发生率（%）
1991	2			
1992	150			
1993	398			
1994	593	85%	1.8	
1995—1997	2050	√	84	1.6
1998—1999	1112	√	90	0.8

注：√实施手术前后围术期综合治疗措施

4. 全身因素　慢性鼻窦炎、鼻息肉的确切发生机制尚不清楚，遗传因素和免疫因素日益受到重视。鼻息肉被认为有可能影响临床治疗效果。但Bhattacharyya N（2007）报告，不伴鼻息肉鼻窦炎165例和伴发鼻息肉鼻窦炎86例，接受鼻内镜手术后，平均随访18.5个月，结果表明，两组在症状改善方面相似，无统计学差异，只是不伴鼻息肉患者鼻窦手术后的药物消费支出明显减少，较伴鼻息肉鼻窦炎患者统计学上有显著性差异。

越来越多的临床和基础研究表明，鼻腔、鼻窦的炎性疾病不是孤立存在的，即它常是全身疾病的一部分或是全身疾病的一个具体表现，如Kartagener综合征、哮喘及阿司匹林耐受不良甚至艾滋病等；鼻腔、鼻窦炎性病变可以引起呼吸道其他部位的病变，或成为其他呼吸道疾病难以治愈的根源，如化脓性支气管炎、细小支气管炎等。

哮喘被发现对鼻内镜手术疗效有负面影响。Kennedy和Senior等注意到伴发哮喘的鼻窦炎、鼻息肉患者的手术失败率高。King报告伴有哮喘的病例手术失败率高达53.9%。Lawson报告有哮喘的患者接受鼻内镜手术，手术失败率50%，无哮喘患者的手术失败率则为12%。Senior等（1999）研究了伴发哮喘的慢性鼻窦炎、鼻息肉患者的鼻内镜手术平均随访1.1年和6.5年的结果。在随访1.1年的时候，78%患者的哮喘改善；随访6.5年时，则有90%患者的哮喘症状改善，其中有74.1%患者的哮喘发作减少，14.8%无变化。长期随访表明，手术后的患者对激素用量和依赖减少；另一方面，激素依赖更可能需要接受再次手术。因此，对于伴有哮喘鼻窦炎鼻息肉的手术治疗，其更重要的目的是通过对鼻窦炎的治疗，控制和减轻哮喘发作，改善生活质量。为更好缓解鼻腔鼻窦炎症，减轻对下呼吸道的压力，Videler WJ等（2006）报告，针对上述同类型患者，采用经鼻Denker手术，获得手术后更满意的缓解率，提出根治性处理措施，对伴发哮喘或复发严重鼻窦炎等，是行之有效的方法。

目前，非变应性因素与鼻息肉发生的关系受到重视，这与以往的认识有所不同。Sobol等（1998）报告了鼻内镜手术疗效不佳，并非是起因于变态反应。统计学结果表明，尽管在临床观察到非变应性患者的手术疗效似乎更好，却未见变态反应与症状的缓解相关性。

某些先天或后天性免疫异常或缺陷，如IgG4缺陷、AIDS病等，手术预后不良。

5. 局部因素

（1）解剖畸形：常见的有鼻中隔偏曲、鼻丘过度气化、反常曲线中鼻甲及中鼻甲气化等，未在手术中加以矫正，成为术后症状不缓解或复发的因素。

（2）局部病变：额隐窝或嗅裂小息肉、齿列异常等口腔疾患、腺样体肥大、腺样体炎等。

目前，对鼻内镜鼻窦手术作出明确的结论还比较困难，尽管我们在这方面已经做出了巨大的努力，取得满意的临床疗效，但我们对手术后10年、15年甚至更长时间后的手术效果的认识还不全面和准确。慢性鼻窦炎、鼻息肉的发病机制及手术后疾病转归规律还有许多问题值得广大学者继续探讨，因而不可能制订出统一和具体的手术前后处理措施。各地在广泛开展鼻内镜鼻窦手术的同时，应因地制宜，探索有效提高疾病治愈率的综合治疗方法，寻找与治疗及转归相适应的科学依据。

长期随访结果已表明，鼻内镜手术是一安全、有效的治疗慢性鼻窦炎、鼻息肉的外科技术。

参考文献

1. Wigand ME，Steiner W，Jaumann MP. Endonasal sinus surgery with endoscopic control：from radical operation to rehabilitation of the mucosa. Endoscopy，1978，10：255-260

2. Stammberger H. Endoscopic endonasal surgery—concepts in treatment of recurring rhinosinusitis. Part 1. Anatomic and pathophysiologic considerations. Otolaryngol Head Neck Surg，1986，94：143-147

3. Stammberger H. Endoscopic endonasal surgery—concepts in treatment of recurring rhinosinusitis. Part 2. Surgical technique. Otolaryngol Head Neck Surg，1986，94：147-157

4. Kennedy DW，Zinreich J，Rosenbaum AE，et al. Functional endoscopic sinus surgery. Theory and diagnostic evaluation. Arch Otolaryngol，1985，111：576-582

5. Wigand ME. Transnasal ethmoidectomy under endoscopical control. Rhinology，1981，19：7-15

6. Kennedy DW，Zinreich SJ，Shaalan H，et al. Endoscopic middle meatal antrostomy：theory，technique，and patency. Laryngoscope，1987，97（suppl 43）：1-9

7. Schaefer SD，Manning S，Close LG. Endoscopic paranasal sinus surgery：indications and considerations. Laryngoscope，1989，99：1-5

8. Rice D. Endoscopic sinus surgery：results at two-year follow-up. Otolaryngol Head Neck Surg，1989，101：476-479

9. Hosemann W，Gode U，Wigand ME. Indications，technique，and results of endonasal endoscopic ethmoidectomy. Acta Otorhinolaryngol（Belg），1993，47：73-83

10. Levine HL. Functional endoscopic sinus surgery：evaluation，surgery，and follow-up of 250 patients. Laryngoscope，1990，100：79-84

11. Hoffman DF，May M，Mester SJ. Functional endoscopic sinus surgery：experience with the initial 100 patients. Am J Rhinol，1990，4：129-132

12. Vleming M，de Vries N. Endoscopic paranasal sinus surgery：results. Am J Rhinol，1990，4：13-17

13. Matthews BL, Smith LE, Jones R, et al. Endoscopic sinus surgery: outcome in 155 cases. Otolaryngol Head Neck Surg, 1991, 104: 244-246

14. Kennedy DW. Prognostic factors, outcomes and staging in ethmoid sinus surgery. Laryngoscope, 1992, 102 (suppl 57): 1-18

15. Senior B, Kennedy D, Tanabodee J, et al. Long term results of functional endoscopic sinus surgery. Laryngoscope, 1998, 108: 151-157

16. Smith LF, Brindley PC. Indications, evaluation, complications, and results of functional endoscopic sinus surgery in 200 patients. Otolaryngol Head Neck Surg, 1993, 108: 688-696

17. Jacobs JB. 100 years of frontal sinus surgery. Laryngoscope, 1997, 107: 1-36

18. King JM, Caldarelli DD, Pigato JB. A review of revision functional endoscopic sinus surgery. Laryngoscope, 1994, 104: 404-408

19. Friedman WH, Katsantonis GP. Intranasal and transnasal ethmoidectomy: a 20-year experience. Laryngoscope, 1990, 100: 343-348

20. Sobol SE, Wright ED, Frenkiel S. One-year outcome analysis of functional endoscopic sinus surgery for chronic sinusitis. J Otolaryngol, 1998, 27: 252-257

21. Parsons DS, Batra PS. Functional endoscopic sinus surgical outcomes for contact point headaches. Laryngoscope, 1998, 108: 696-702

22. Winstead W, Barnett SN. Impact of endoscopic sinus surgery on global health perception: an outcomes study. Otolaryngol Head Neck Surg, 1998, 119: 486-491

23. Lawson W. The intranasal ethmoidectomy: an experience with 1077 procedures. Laryngoscope, 1991, 101: 367-371

24. Senior BA, Kennedy DW, Tanabodee J, et al. Long-term impact of functional endoscopic sinus surgery on asthma. Otolaryngol Head Neck Surg, 1999, 121: 66-68

25. Bhattacharyya N. Influence of Polyps on Outcomes After Endoscopic Sinus Surgery. Laryngoscope, 2007, 117: 1834-1838

26. 左可军，方积乾，Piccirillo JF，等. 鼻腔鼻窦结局测试-20量表中文版的研制. 中华耳鼻咽喉头颈外科杂志，2008，43: 751-756

27. Videler WJ, Wreesmann VB, Knegt PP, et al. Repetitive endoscopic sinus surgery failure: A role for radical surgery? Otolaryngol Head Neck Surg, 2006, 134, 586-591

28. Mahoney EJ, Metson R. Palliative care for the patient with refractory chronic rhinosinusitis. Otolaryngol Clin North Am, 2009, 42: 39-47

第十一章
再次手术与复发

鼻内镜鼻窦手术后的再次手术或称二次手术，对术者的技术和经验是一个挑战，因为通常的解剖参考标志因前期手术、瘢痕及病变而改变。造成手术失败的原因是多方面的，即包括术者对鼻内镜手术技巧的掌握、患者鼻腔鼻窦局部因素和全身因素以及手术后随访综合治疗的质量等，在随访治疗有关章节已经做了充分讨论。Hinohira（1995）报告170例（301侧）鼻内镜手术患者中，15例（20侧）手术后症状不满意而需再手术，其中最主要的因素为中鼻道前端的粘连闭锁。北京同仁医院耳鼻咽喉科1995年统计1213例鼻内镜手术患者中，再手术患者28例，比例为2.31%，常见的原因是术腔或鼻窦闭锁、鼻中隔偏曲和变态反应因素等。关注再手术及相关问题的研究，有助于对慢性鼻窦炎和鼻息肉的病理生理、手术方法及综合治疗等方面认识的深入，特别是临床随访观察中可见到一部分患者，虽然经过成功的手术和严格的随访综合治疗，仍表现为术腔的迁延炎症及症状的复发，其中一些患者需要通过再次手术达到治愈或缓解术腔的炎症状况。因此，再手术所带来的课题，就不仅仅涉及手术本身及手术后治疗的经验总结，还要涉及对造成疾病迁延或复发的病因、病理生理机制的深入研究，从根本上提高手术成功率和疾病治愈率。

第一节　再次手术常见原因

一、局部因素

1. 中鼻甲因素　在随访中，最常见的鼻内镜鼻窦手术失败的原因是中鼻甲与鼻腔外侧壁粘连，妨碍额窦、上颌窦或前筛窦的引流。粘连发生在术中损伤过的中鼻甲外侧黏膜面。曾经认为中鼻甲由于其对于鼻腔的生理功能作用，过于强调保留中鼻甲，而没有根据中鼻甲自身及与周围结构解剖关系，对中鼻甲作恰当处理。如果存在中鼻甲骨质增生、气化中鼻甲或者中鼻甲息肉增生等，应作中鼻甲的部分切除。如泡状中鼻甲或中鼻甲骨质增生致中鼻道狭窄时，切除中鼻甲外侧壁可去除病因；当中鼻甲息肉、向外侧偏或卷曲时，可切除中鼻甲的前三分之二。

2. 自然窦口的处理　根据Mersserklinger研究，一个正常和有活力的黏液纤毛清除系统的存在，保证上颌窦通过自然窦口引流。因此，经下鼻道或后囟而不是自然口开窗引流，患者的症状通常不缓解，化脓性鼻窦炎持续存在。鼻内镜鼻窦手术后上颌窦口阻塞，常是患者持续有症状或出现新症状的问题所在，一般发生在手术最初的6个月内。

值得注意的是黏液循环（mucus recirculation），即便是中鼻道上颌窦开窗口宽大通畅。如果自然口未与上颌窦开窗口连通，黏液纤毛清除方向仍朝向自然口，一些从自然口出来的黏液会经手术窗口流回上颌窦（图3-11-1 ~ 3-11-3），然后由上颌窦黏液纤毛清除系统经自然口再次运送出

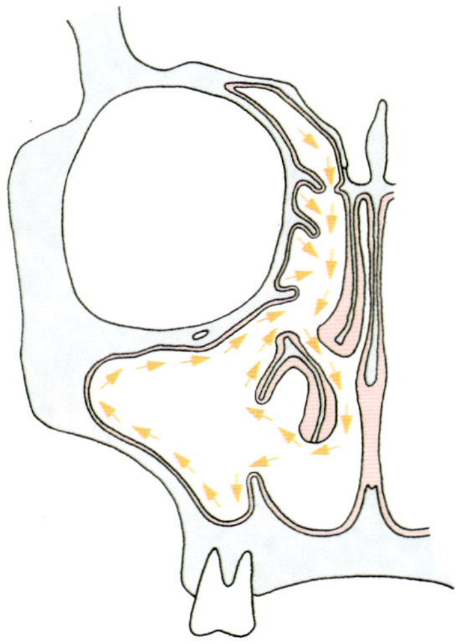
图3-11-1　鼻窦黏液再循环示意图。箭头所示筛窦，尤其是上颌窦的黏液排出后，经下鼻道开窗口回到上颌窦内

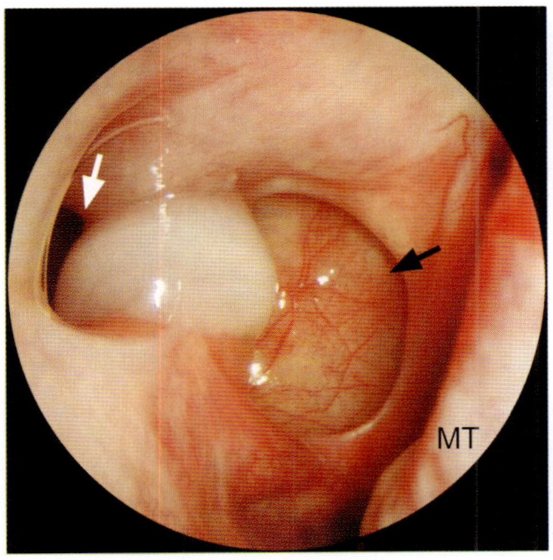

图3-11-2　鼻内镜手术后黏液再循环现象鼻内镜图。MT：中鼻甲。图中见上颌窦黄色黏着分泌物从上颌窦自然口（白↑，术中未处理）经中鼻道上颌窦开窗口（黑→）回到上颌窦内

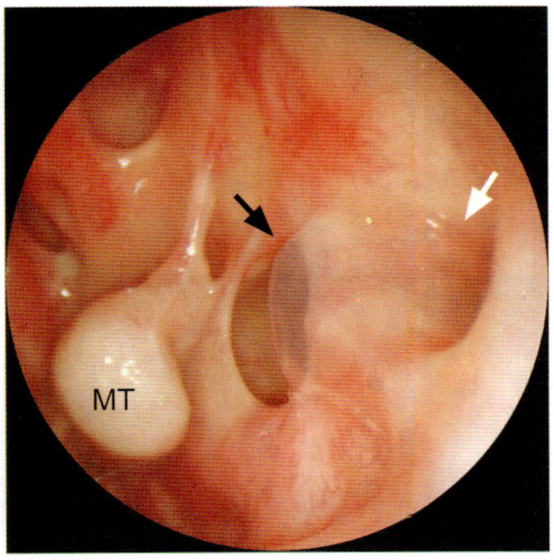

图3-11-3　复发鼻窦炎再手术后黏液循环现象鼻内镜图。MT：残余中鼻甲。上颌窦半透明分泌物从上颌窦自然口（白↑，术中未处理）经中鼻道上颌窦开窗口（黑→）回到上颌窦内

来。如果黏液持续循环，就无法彻底清除。上颌窦自然口和副孔之间偶尔也会出现黏液循环现象。因此，需要在二次手术中将自然口与中鼻道上颌窦开窗口连通或上颌窦开窗口狭窄、闭塞。二次手术中通过切除中鼻甲、去除阻塞自然口的复发息肉或开放狭窄上颌窦口。开放蝶窦前壁时未与蝶窦自然口连通，因自然口位置通常高于开窗口，也会发生黏液循环现象，导致蝶窦炎症不缓解。

许成利和许庚等（2008）对上颌窦黏液纤毛传输经上颌窦自然口排出的形式进行观察，发现上颌窦黏液主要经上颌窦自然口下缘排出。保留上颌窦自然开口下缘组全部通过下缘直接进入中鼻道（30/30，100%），与正常状态相同；而扩大或全面开放上颌窦自然口的病例，只有少数从自然开口下缘直接进入中鼻道，多数从上缘和（或）后缘弥散进入筛窦，部分积滞于上颌窦内难以排出。建议开放上颌窦自然口，注意保留下缘。但临床实践表明，大部分病例扩大开放中鼻道上颌窦口后，上颌窦炎症得到充分缓解，因此，影响术后效果的因素很多。Richtsmeier WJ（2001）列举了上颌窦手术失败的十大原因，见表3-11-1。

表3-11-1　128例上颌窦鼻内镜手术失败10大原因

1	窦口阻塞	43
2	筛窦或额窦病灶	31
3	耐药微生物	17
4	异物	7
5	原发黏膜病变	9
6	依从性差	9
7	误诊	6
8	骨炎	3
9	黏液传输障碍	2
10	免疫缺陷	1

如果上颌窦口过分开大，也有可能导致上颌窦黏膜迁延症（图3-11-4、3-11-5）。Kirihene R 等（2002）设计并对29例患者ESS切除后囟形成宽大上颌窦开窗口及22侧和仅切除钩突保留自然口30侧两组，分别测定了鼻腔鼻窦NO浓度，发现上颌窦开窗口大小直接影响鼻腔鼻窦NO水平，而丰富的NO对鼻-鼻窦宿主防御作用非常重要，具有抗菌特性，即抑制微生物（病毒、细菌和真菌）生长、提高纤毛活性、清除微生物和毒素、保持鼻-鼻窦黏膜健康的作用。因此，不能过分追求过大开放上颌窦自然口，除非为清除窦内病灶的需要。

3. 前筛窦和额隐窝残留病灶　前筛病灶的持续存在，可导致额窦口阻塞，也是鼻内镜鼻窦手术失败的另一常见原因。Von Alyea及最近的Kuln等对鼻额区的解剖介绍得很详细，并从鼻内镜鼻窦手术的角度探讨该区域的解剖。众所周知，额窦手术是鼻内镜手术最难以掌握的技术，手术中常遗留额隐窝的气房，或由于手术操作损伤，导致额隐窝气房的瘢痕闭锁，或由于黏膜水肿增生，最终导致额窦引流障碍。Chiu AG等（2003）在复发额窦炎手术病例中发现，67例手术病例中，53例（79.1%）鼻丘气房或筛泡残留；33例（49.3%）额隐窝瘢痕形成，其中，38.8%的

病例与筛房阻塞或钩突残留有关（图3-11-6、3-11-7）。

额窦向额隐窝的引流通道因钩突附着点不同而变化，后者更多的是附着于纸板，即额窦引流口位于漏斗的内侧。尽管以前术中处理此区较困难，但借助恰当的手术器械，并了解、熟知额窦自然口及其周围相邻结构的解剖关系，手术操作和开放自然口就容易成功。

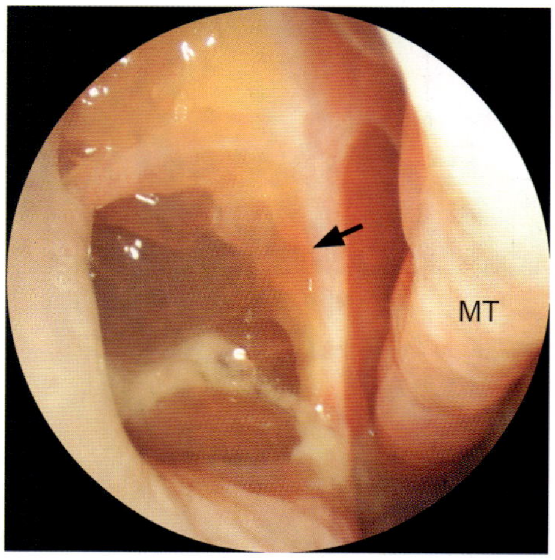

图3-11-4 上颌窦黏膜潴留囊肿经鼻内镜中鼻道开窗手术后，上颌窦开窗口（→）宽大，窦内黏膜弥漫水肿。MT：中鼻甲

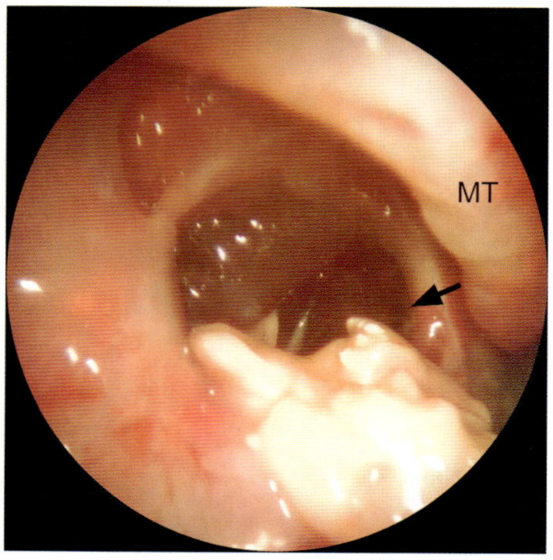

图3-11-5 上颌窦黏膜潴留囊肿经鼻内镜中鼻道开窗手术后，由上颌窦内清出黄白色干酪样分泌物（→）。涂片提示真菌感染

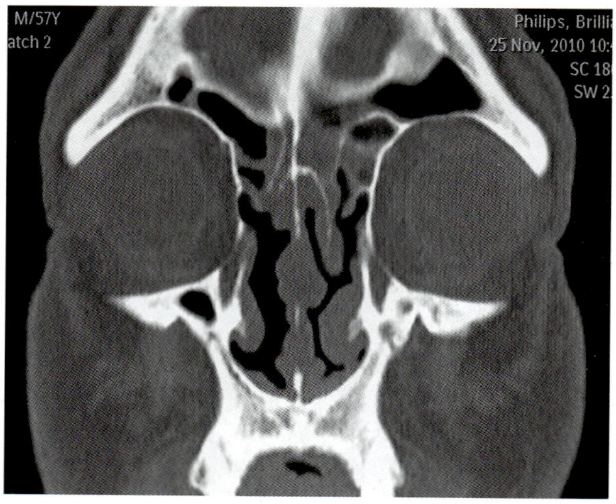

图3-11-6 鼻内镜手术17年，前额闷胀感2年。冠状位CT，骨窗。示额隐窝额气房残留，额窦阻塞，黏膜肥厚

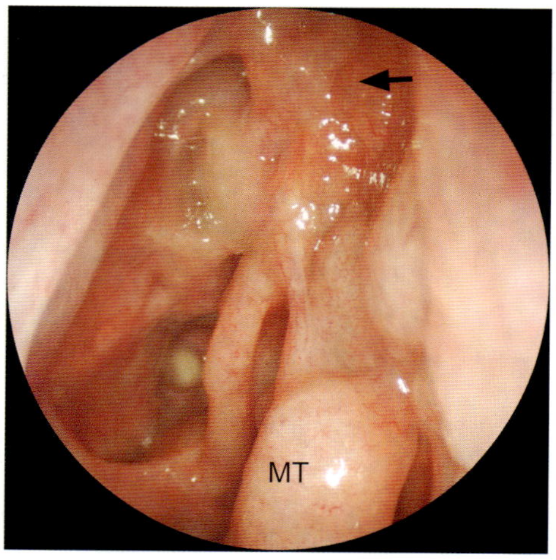

图3-11-7 患者鼻内镜下额隐窝（→）所见局部黏膜水肿，阻塞额窦引流。MT：中鼻甲

由于前期手术和复发鼻息肉造成额鼻管峡的阻塞，可通过二次鼻内镜手术解决。但手术中判断额窦口比较困难，此时，可以以开放所有额隐窝气房为原则，充分建立额窦-鼻腔引流通道，可以借助影像导航系统辅助定位（见第十二章）。对于复杂病例，如额隐窝骨质增生、广泛息肉形成等，以往再手术采用鼻外进路，现在可根据额隐窝局部瘢痕、骨质增生程度和额隐窝解剖宽窄程度，采用Draf Ⅱb或应用改良经鼻内镜下Lothrop术式（图3-11-8 ~ 3-11-12）；无法经鼻完成额窦引流通道重建的病例，也可采用额窦骨成形瓣技术。

4. 蝶窦残留病灶 有少数病例因术后蝶窦的问题导致鼻内镜手术失败。原因之一是手术并未开放蝶窦，而大部分病例术前影像检查蝶窦密度增高；其次是术中判断有误，术者相信已开放蝶窦，而实际上开放的是后筛；第三是术中操作损伤蝶筛隐窝黏膜，导致术后瘢痕闭锁；第四是病变因素，诸如真菌球型蝶窦炎，或伴蝶窦骨质增生的蝶窦，开放后，瘢痕狭窄的趋势比较明显，术后容易出现蝶窦口部瘢痕闭锁（图3-11-13、3-11-14）。因此，术者应十分熟悉鼻窦的解剖，尤其熟悉蝶窦及相邻结构的解剖结构关系，手术前仔细阅读鼻窦CT扫描。针对有骨质增生趋势的蝶窦，要扩大开放蝶窦；同时，减少黏膜损伤。

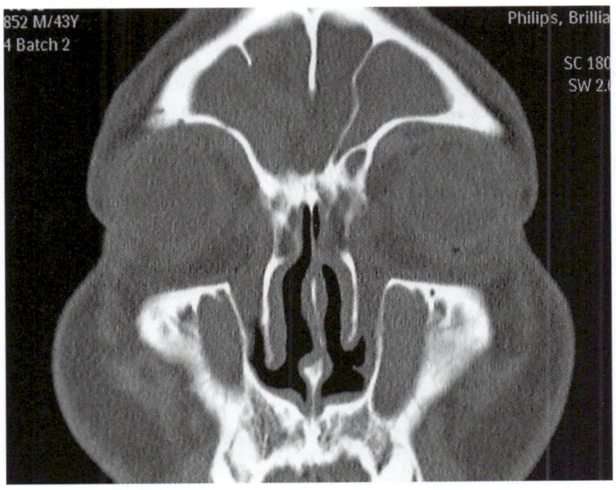

图3-11-8　复发变应性真菌性鼻窦炎（双侧）。43岁男性，有1次鼻内镜手术史。冠状位CT，骨窗。额窦发育好，充满软组织密度影

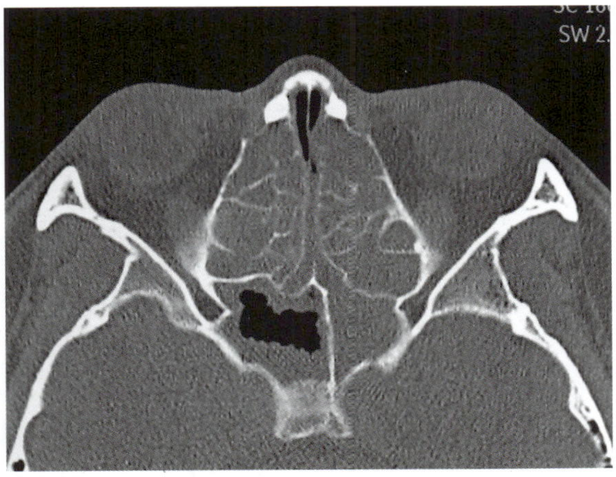

图3-11-9　患者轴位CT，骨窗。蝶窦及筛窦软组织密度影，少量含气。前筛骨间隔不清，提示前期手术仅部分开放筛窦

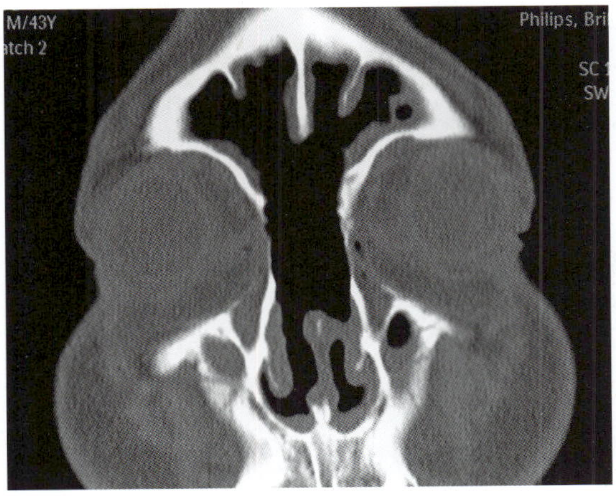

图3-11-10　患者Draf Ⅲ手术后，冠状位CT示额窦底通畅，额窦通气引流好

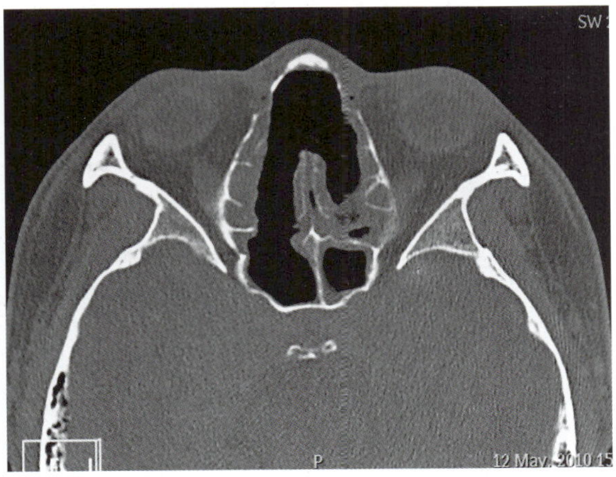

图3-11-11　患者Draf Ⅲ手术后，冠状位CT示额窦底通畅，额窦通气引流好

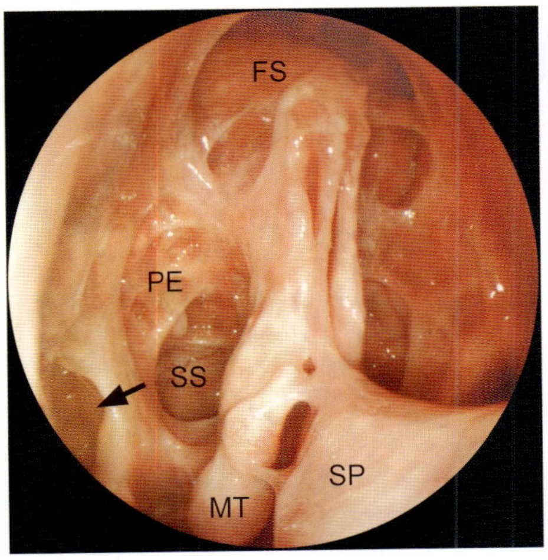

图3-11-12　复发鼻窦炎鼻息肉经鼻内镜手术后内镜下所见。有4次前期手术史。接受全部鼻窦开放并行Draf Ⅲ术式，术后3个月，术腔上皮化。短疗程激素（24mg甲泼尼龙，QD，晨起空腹顿服×10天；克拉仙25mg，QD×3个月）

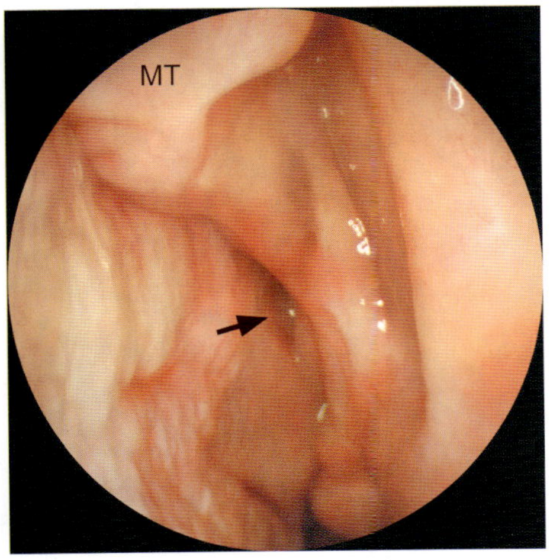

图3-11-13　鼻内镜所见真菌性蝶窦炎术后复发。女性患者，真菌性鼻窦炎手术后6个月，头痛复发。0°镜下见中鼻甲后端部分切除，后筛区黏膜轻度肿胀，蝶窦开窗口狭窄，局部黏膜瘢痕

5. 鼻中隔偏曲 有关章节已论述了鼻中隔偏曲与慢性鼻窦炎的相关性。偏曲的鼻中隔造成鼻腔鼻窦通气引流不畅，导致鼻内镜鼻窦手术后术腔愈合时间延长、随访次数增加和难度加大。手术后常见并发症，如粘连（图3-11-15），与鼻中隔偏曲未矫正有一定的关系，因此是手术失败和再手术的原因之一。

6. 复发鼻息肉 鼻息肉复发是再手术的常见原因。息肉复发与其复杂的病因有关；同时，也和随访综合处理不恰当和不及时有关。应当指出，严格意义上的鼻息肉复发的概念是在术腔上皮化基础上的鼻息肉再发。无论是鼻息肉的再发，还是在原有迁延炎症基础上的鼻息肉的增生，阻塞窦口，造成鼻腔鼻窦通气引流及黏液纤毛清除功能障碍，症状复发，手术失败。因此，一方面需切除全部息肉，并应用局部或肠外皮质激素治疗；另一方面需要二次手术，重新恢复鼻腔鼻窦通气引流和黏液纤毛清除功能。

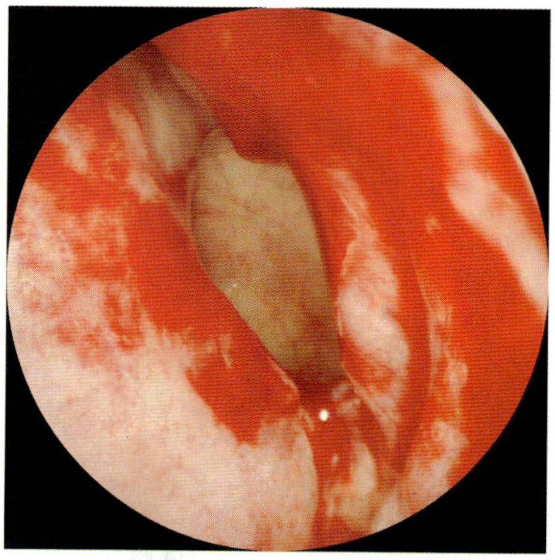

图3-11-14 鼻内镜所见真菌性蝶窦炎术后复发。扩大开放蝶窦，窦内黏膜轻度充血水肿，无真菌团。症状复发源自窦口瘢痕狭窄，继发蝶窦炎

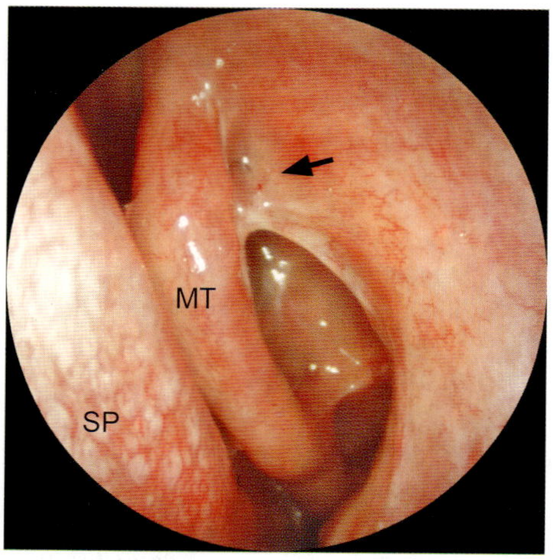

图3-11-15 鼻内镜手术后继发额窦炎。镜下见中鼻甲（MT）上端中鼻甲腋有粘连带（→），提示额隐窝瘢痕增生继发额窦炎。SP：鼻中隔

二、全身因素

1. 免疫功能异常 变态反应因素最常见，部分患者合并哮喘，主要影响鼻腔鼻窦黏液纤毛清除功能，是愈合不良的重要因素之一。其他免疫功能异常包括T细胞亚群异常、免疫球蛋白异常，如IgG（特别是IgG亚群）异常，造成机体（尤其是鼻腔黏膜）局部免疫屏障作用减弱或消失，不能发挥抵御感染的作用，使感染迁延不愈。另外，继发性或获得性免疫缺陷即AIDS病，合并鼻窦炎日益多见，但手术效果不佳，有关AIDS病患者鼻窦炎的处理尚需进一步探讨和研究。

2. 某些先天性遗传性疾病 如囊性纤维病、不动纤毛综合征等，后者包括原发纤毛功能障碍、Kartagener综合征等。北京同仁医院耳鼻咽喉科自1992年开展鼻内镜手术以来，曾遇见5例Kartagener综合征病例，表现为全内脏转位、支气管炎或支气管扩张、鼻窦炎和鼻息肉，可伴发中耳炎和不育。该病例纤毛形态大致正常，但纤毛超微结构异常，表现为纤毛内和（或）外动力臂数目减少，黏液纤毛清除功能异常，导致手术失败。

第二节 鼻窦CT扫描在再次手术中的作用

由于前期手术致结构改变、瘢痕或纤维化，常规X平片不能准确显示病变程度和范围。许多研究已证明CT可精确显示鼻窦的病变，尽管在CT影像上并不能区分纤维化和增生，但确能提供病变范围和病变部位，可以提供既往手术失败的部位和二次手术处理的部位。更为重要的是，可以根据影像寻找或确定对再手术有指引作用的解剖参考标志。

Katsantonis等（1990）研究认为CT在显示鼻窦炎性增生性病变、鼻窦的解剖结构有重要作用。其弱点是不能区分炎性病变黏膜和纤维化增生，故出现假阳性。CT扫描的特异性是88.2%，敏感性为100%。

CT所示既往手术失败的原因是筛窦开放不全或筛房残留，另一原因是黏膜增生，波及到整个鼻窦，尤其是合并有哮喘者。由于术后的纤维化和瘢痕增生，再手术的范围应局限于CT提示的复发区域，应避免大范围的手术。CT是复发性慢性鼻窦炎诊断不可缺少的影像学手段，对再手术有极重要的参考作用（图3-11-16 ～ 3-11-21）。

对于手术后少于6个月复查的CT扫描，原则上不能作为再手术的主要依据，除非手术后有明显的药物治疗和局部处理不能控制的症状。

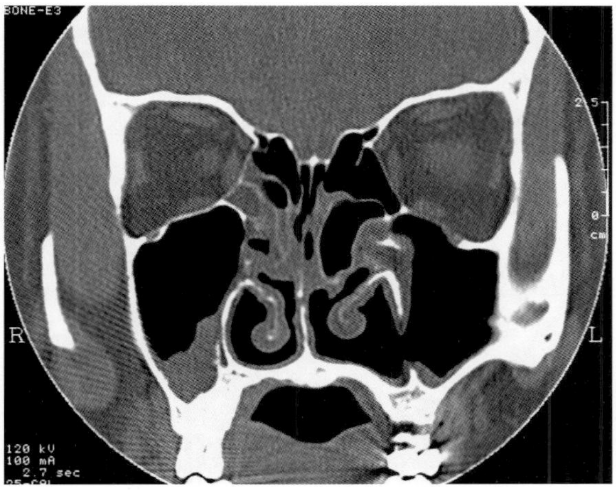

图3-11-16　鼻内镜下下鼻道上颌窦开窗手术后。冠状位CT扫描，骨窗。显示左侧下鼻道上颌窦开窗口通畅，但因有气化中鼻甲和中鼻道上颌窦口阻塞，患者术后症状无明显缓解

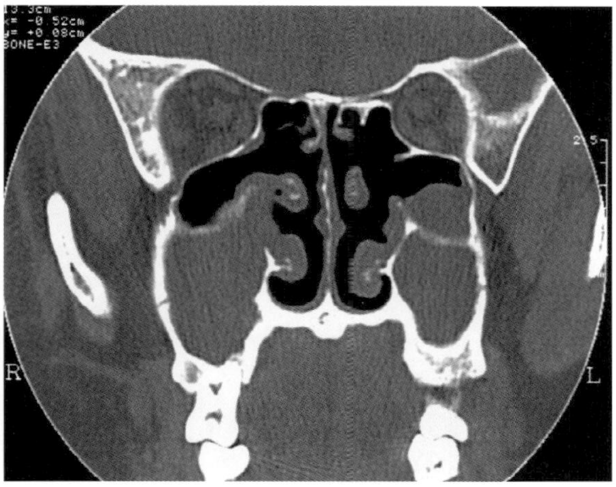

图3-11-17　鼻内镜手术后（双侧），脓性分泌物较多。冠状位CT显示筛窦开放良好，上颌窦软组织密度影，不含气。提示上颌窦引流不畅。鼻内镜下提示上颌窦中鼻道开窗口瘢痕闭锁

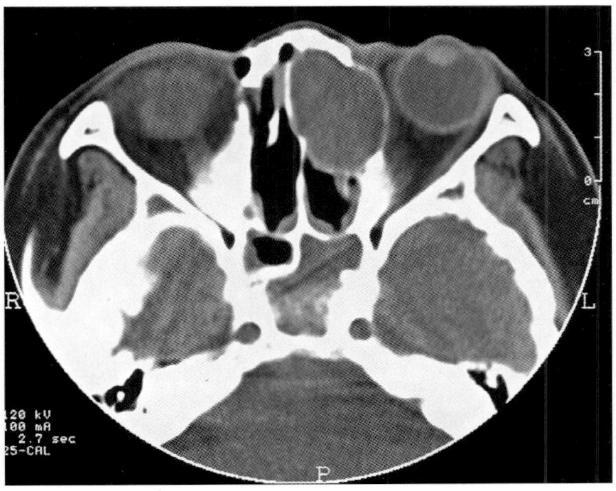

图3-11-18　鼻内镜手术后（双侧）。术后6个月左眼渐突出，无其他不适。轴位CT扫描（软组织窗）提示左侧筛区囊性软组织密度影，诊断：鼻内镜鼻窦术后黏液囊肿（左侧）。术中探察示囊肿起源于中鼻甲气房

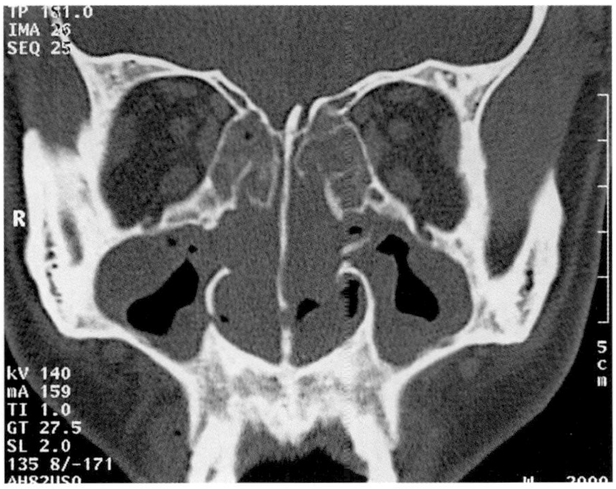

图3-11-19　Caldwell-Luc手术及鼻息肉摘除术（双侧）后。鼻塞，脓涕。冠状位CT扫描提示双侧筛窦软组织影，伴残留筛房和左侧钩突骨化增生

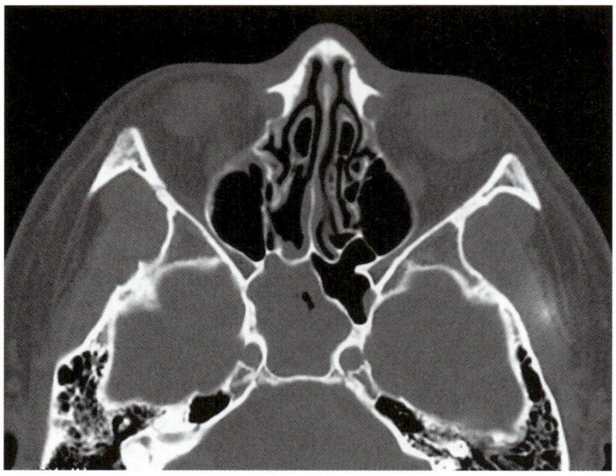

图3-11-20 慢性蝶窦炎经鼻内镜手术复发（右侧）。13岁男性，反复头顶部和枕部头痛。行鼻内镜手术蝶窦开放，术后2个月症状复发。轴位CT示右侧筛窦呈术后状态，蝶窦未见明显开放窗口，蝶窦内为软组织密度影，含气少

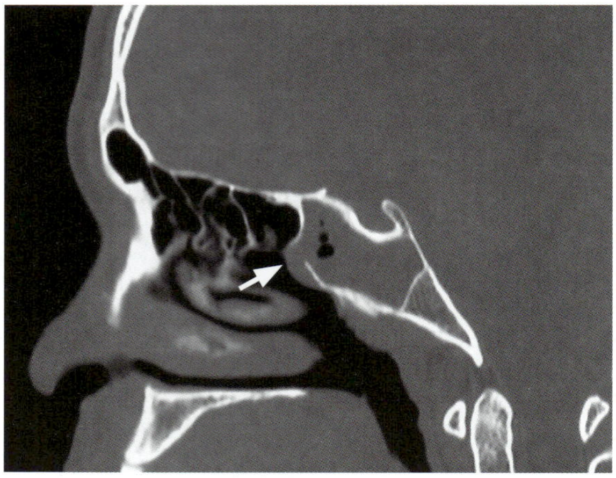

图3-11-21 慢性蝶窦炎经鼻内镜手术复发（右侧）。矢状位CT扫描，观察，蝶窦内为软组织密度影，含气少，蝶窦前壁骨质不连续处为前期手术开放窗口，并已被软组织封闭（→）

第三节 再次手术适应证与手术方法

一、再次手术适应证

如果手术后症状不缓解或加重，鼻内镜检查提示术腔有增生息肉、窦口狭窄、闭塞及感染，CT扫描提示有病灶或病变残留，经药物诊疗和局部处理无效，应认为有再手术的适应证。

二、手术方法

复发病例的再手术方法依据有两个方面，其一关键是术中解剖参考标志的确认。实际上，再手术的方法也是为术者在术中准确定位，避免和减少手术并发症的出现而设计的。有多个解剖参考标志点可供术者在手术中使用，准确的定位是再手术成功的可靠保证，并减少手术并发症。这些标志是术中常见并易于寻找的（图3-11-22、3-11-23）。其二是对系统因素的考虑。有系统因素者，全身状况如哮喘、阿司匹林耐受不良或不动纤毛综合征等，再手术的关键是范围。目前，已经有证据表明，采用术腔的轮廓化，切除中鼻甲，开放所有鼻窦及清理骨间隔，减轻炎症的负担（burden），对手术预后有积极的影响。

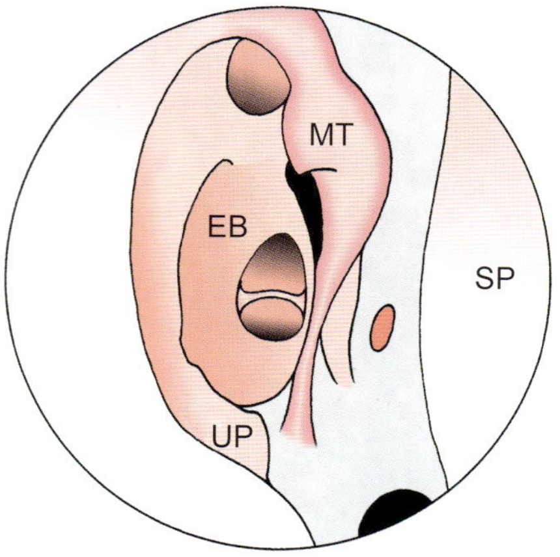

图3-11-22 再手术鼻腔解剖镜下参考标志示意图。MT：（残余）中鼻甲；EB：筛泡（部分开放）；UP：钩突；SP：鼻中隔。蝶筛隐窝处为蝶窦自然口

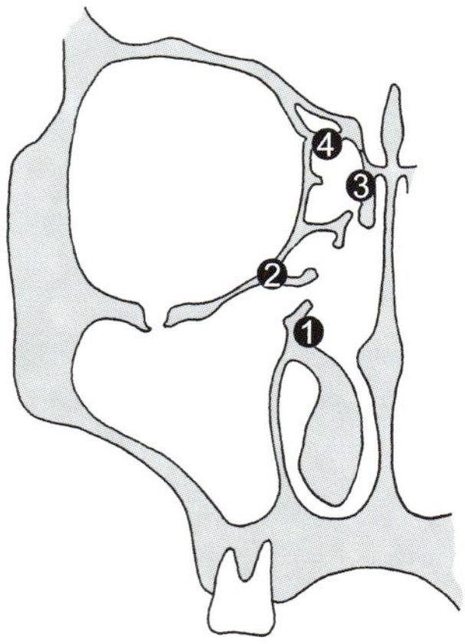

图3-11-23 再手术鼻腔解剖冠状位参考标志示意图。❶：钩突；❷：筛泡前下眶纸板附着缘；❸：残余中鼻甲；❹：筛顶

（一）解剖参考标志及作用

1. 前弓　第一个参考点是前弓，位于泪骨后上和中鼻甲前上附着缘之间。该骨性弓始终存在，即便是将中鼻甲全部切除之后。利用前弓是筛窦的前界和入口，使术者借此可避免向内进入筛板的外侧板，向外沿眶纸板操作，可避免穿透筛顶入颅的危险。

2. 上颌窦开窗口　临床常见即便中鼻道上颌窦开窗口宽大通畅，却仍有持续存在的鼻窦炎，经鼻内镜检查后发现有残余钩突或筛漏斗残留。残留的钩突及筛漏斗瘢痕化，可阻塞上颌窦自然口区。若上颌窦口被瘢痕或鼻息肉阻塞或遮蔽时，有两种定位的方法。压后囟，隐藏但开放的窦口可出现气泡，以出现气泡的地方为中心，可扩大上颌窦口。这对再手术是十分必要的。再者，后囟是一层软而活动的膜，位于下鼻甲的上方，容易定位。在比较困难的病例中，可直接经犬齿窝或下鼻道以Trocar穿刺，注染料或盐水后，中鼻道见到染料或水流出，可辅助定位。将上颌窦开窗口充分扩大，窗口从前方泪骨到后方的腭骨，包括上颌窦自然口，通过成角度鼻内镜可定位自然口。充分扩大上颌窦口之后，可以定位眶纸板和眶底壁，二者在上颌窦开窗口上缘的交汇处形成“嵴”（图3-11-23）。

3. 眶纸板　眶纸板术中的识别方法可以根据纸板的解剖特征，即当筛窦开放后，镜下见筛窦外侧的气房的底在一个平面上，常提示已经到了眶纸板（图3-11-24）。因为眶纸板总体上是平的，除非有外伤史或畸形。仔细阅读患者近期的鼻窦CT扫描可辨认由于病变或前期手术导致的纸板损伤。纸板位于上颌窦开窗口上方，沿眶底壁向内可寻找到。镜下观察纸板为一平骨板，微黄，因眶脂肪在它的后方。沿眶纸板向上到达筛顶，此处由额骨组成，骨板最厚，不易入颅。

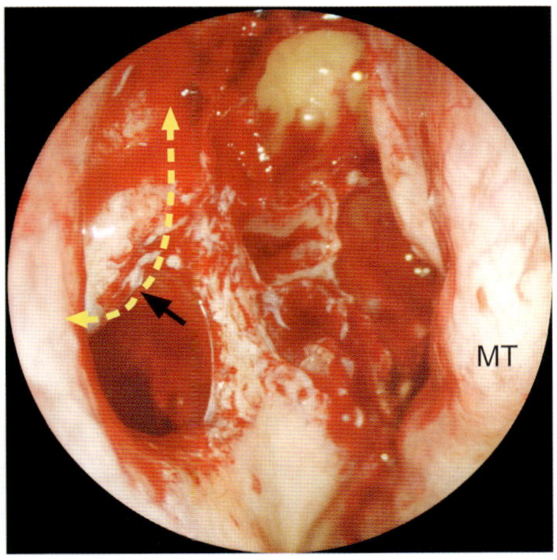

图3-11-24　鼻内镜图示上颌窦开窗口上缘形成的“嵴”（→），可以作为寻找眶纸板和眶底壁的解剖标志（虚线）。MT：中鼻甲

4. 嵴　眶底板下部的上颌窦开窗口和上方的纸板之间形成骨性隆起称为“嵴”。鼻内镜下观察后筛位于嵴的上方，蝶窦位于其下方。因此，嵴和开窗口本身有助于使术者确认是进入了后筛还是蝶窦，为一实用解剖参考定位标志（图3-11-24）。

5. 后鼻孔弓　鼻内镜鼻窦手术中，后鼻孔弓的辨认有助于术者定位蝶窦的前壁。在再手术或由于蝶筛隐窝病变广泛而难以找到蝶窦自然口时特别有用。后鼻孔弓和鼻中隔后份辨认清楚后，将蝶窦前面的黏膜向下剥离，使蝶腭动脉分支移位。经近中隔、弓上1cm处暴露的骨壁用直钳咬开，进入蝶窦，用蝶窦咬骨钳向下咬除蝶窦前壁，充分扩大开窗口。蝶窦内下部分是进入蝶窦的安全处。向上、外扩大时，参考水平和冠状位CT扫描并注意窦腔大小及与颈内动脉、视神经之间的关系。术中从蝶窦的前面开放至顶壁，包括蝶窦的自然口，即开放范围应包括蝶窦自然口，避免黏液的再循环现象。

6. 蝶窦顶壁与蝶窦口　蝶窦和筛窦之顶壁延续一致，从矢状位影像显而易见。用蝶窦顶壁作为向导，开放筛窦并确认颅底。蝶窦口依据残留上鼻甲或最上鼻甲，尤其是上鼻甲残留对定位蝶窦口极有帮助，确认蝶窦口后开放蝶窦，可准确辨认蝶窦顶壁，继之定为眶纸板和颅底（图3-11-25、3-11-26）。

7. 特征性筛气房

（1）鼻丘气房：鼻丘气房的底构成额窦底的前份，内壁为钩突上部，通常可以将鼻丘作为进入额窦的标志。复发鼻窦炎中，鼻丘气房多存在（或遗漏未开放），是复发的常见原因，同样可以作为定位额窦的标志。

（2）Onodi气房：复发病例中，蝶窦未开放的原因之一是将气化到蝶窦外侧或上方的后筛窦（即Onodi气房）误认为是蝶窦，Onodi气房外侧常有视神经管隆突。因此，判断是否Onodi气房或蝶窦的方法是看出现在后筛区的气房外侧是否有视神经管隆突（图3-11-27、3-11-28），借此判断或定位进入了后组筛窦，且为筛窦的最后方，同时又非蝶窦的位置，换言之，筛窦已经开放到最后部，蝶窦则应在其内下探寻。通常，Onodi气房的底为蝶窦的顶壁。

8. 病理性解剖结构

（1）筛窦骨瘤：慢性鼻窦炎常伴有单发或多发筛窦的小骨瘤，它们有非常好的指示作用，手术中如果

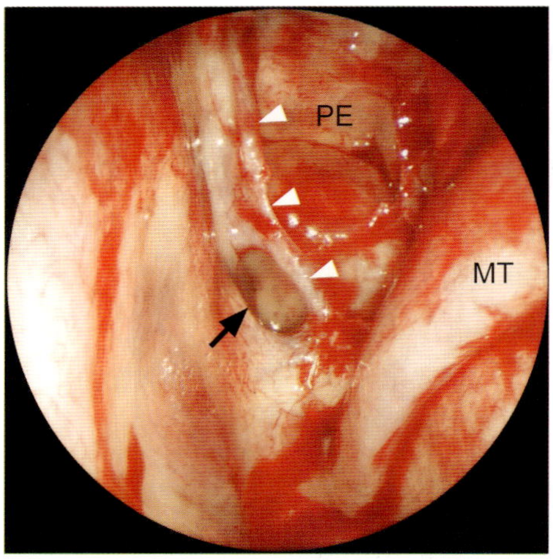

图3-11-25 鼻内镜图示切除上鼻甲后，其根部形成“嵴”（△△△），可在其内侧寻找和定位蝶窦自然孔（→）。MT：中鼻甲；PE：后筛

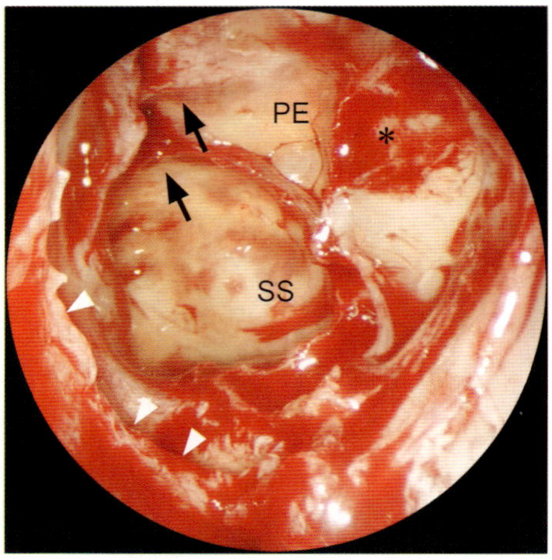

图3-11-26 鼻内镜图示开放蝶窦（SS）后，明确内上方为颅底（→）。PE：后筛；△△△：中鼻甲基板；*：眶尖

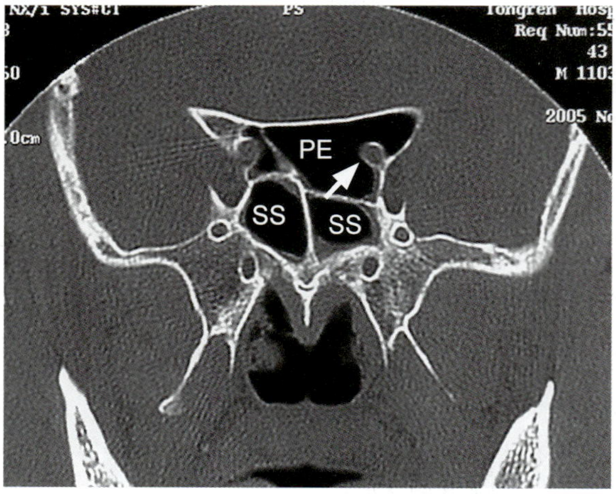

图3-11-27 视神经管隆突。经蝶窦冠状位CT，骨窗。PE 后筛，下方为蝶窦（SS），视神经管（→）位于后筛房（即Onodi气房）内

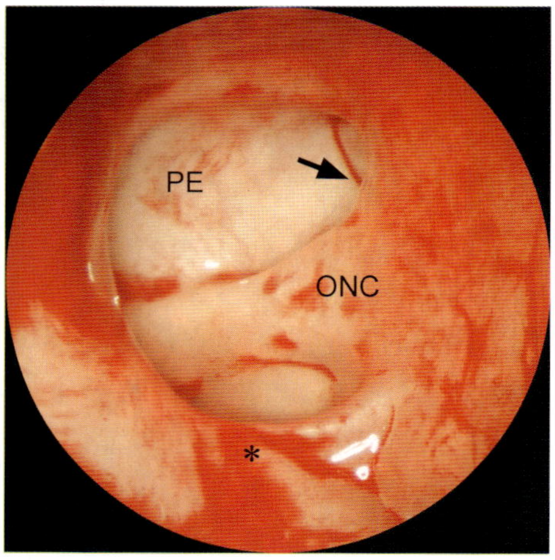

图3-11-28 视神经管隆突。鼻内镜下见视神经管（ONC）位于后筛（PE），提示筛窦开放至最后，并可以定位颅底和蝶窦。*：蝶窦顶壁；→：视上隐窝

遇见骨瘤，尤其是在失去正常解剖标志的情况下，结合影像，就可明确术中所处的位置。或者，根据影像确认骨瘤的位置，明确手术要达到的位置与骨瘤的毗邻解剖结构关系，术中只要解剖出骨瘤，即可明确其周围解剖结构关系并借此达到手术开放的目标（图3-11-29、3-11-30）。

（2）病变气房或鼻窦：判断的原则其实与上述内容相同。慢性鼻窦炎的影像可以提示，病变筛房可以用作参考标志的意义在其结构特征和含气与否；或者，作为大部分气房都含气，只有单个气房或鼻窦有不含气（病变），在该气房可以用作标志，即手术中若打开该气房，对比影像，即可知手术进行的范围，换言之，术中可以根据影像提示的气房形态，辅助辨别手术中已经到达的解剖区域（图3-11-31 ~ 3-11-33）。需要注意的是，鼻窦CT扫描的时间距离手术时间较久远时，气房含气与否不能作为判断的依据。

再手术中，在手术解剖参考标志辨认清楚后，最后暴露颅底，有助于避免出现颅内及潜在的并发症。为了充分暴露筛窦顶壁，需要清除所有连接眶纸板与中鼻甲和上鼻甲之间的残余基板和筛房，有利于清除所有残余病变。

在以上定位标志中，对定位最有意义的是上颌窦口和蝶窦口，二者肯定是恒定不变的，前者对于鼻腔外侧壁（矢状平面的最外界）有重要参考作用，后者则提示鼻窦的最深部位。

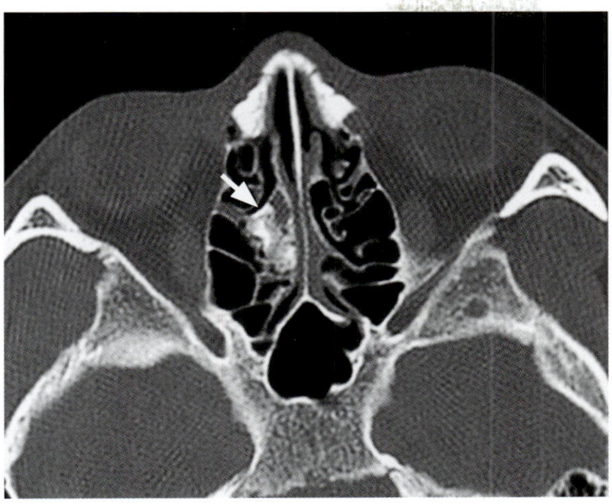

图3-11-29　慢性筛窦炎（双侧）。右侧筛窦中鼻甲基板后骨瘤（→）

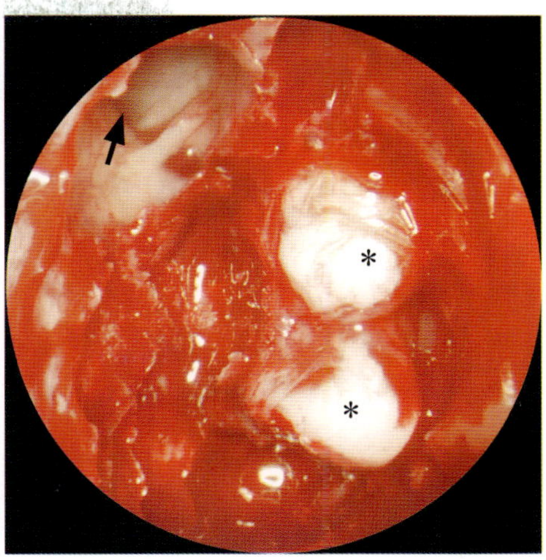

图3-11-30　慢性筛窦炎（双侧）。术中暴露骨瘤，即提示已开放中鼻甲基板并进入后筛

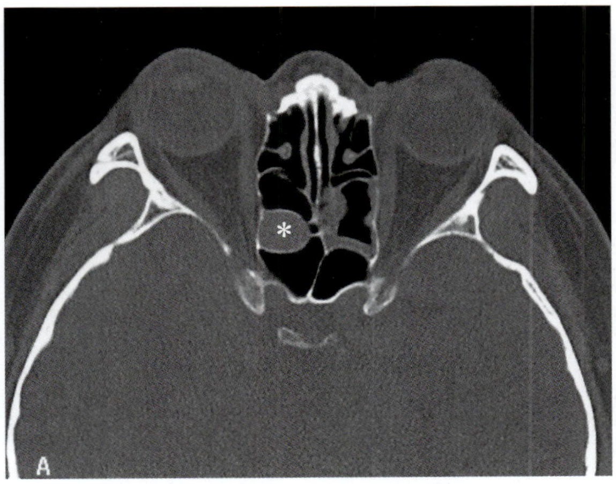

图3-11-31　筛窦黏脓囊肿（右侧）。轴位CT，骨窗。后筛孤立类圆形筛房不含气（*）

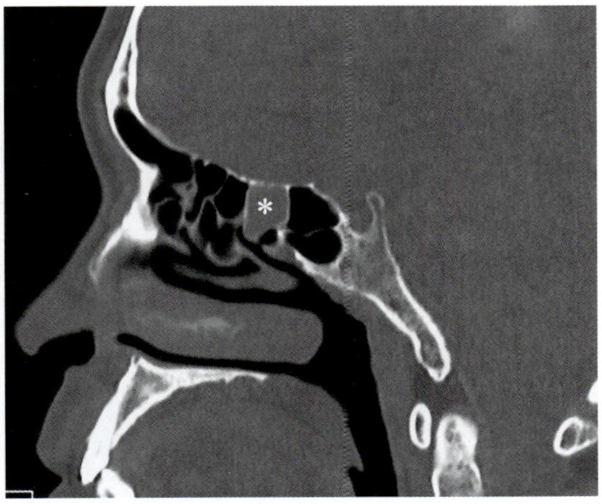

图3-11-32　筛窦黏脓囊肿（右侧）。矢状位CT，骨窗。毗邻蝶窦至最后筛房（*）不含气

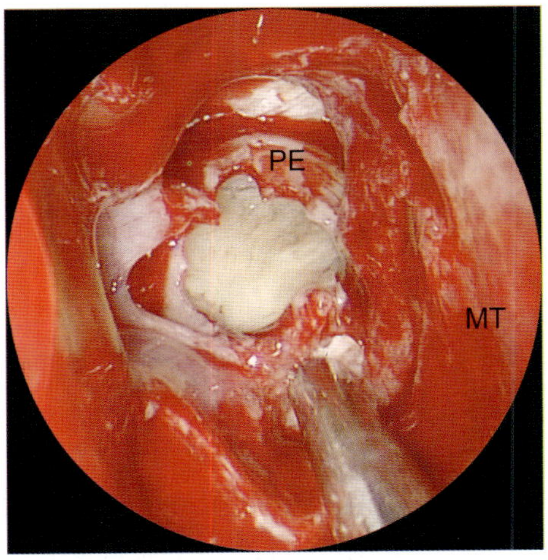

图3-11-33　筛窦黏脓囊肿（右侧）。经鼻内镜手术中找到一气房，积脓性分泌物，提示已经到达毗邻蝶窦之最后筛房。PE：后筛；MT：中鼻甲

（二）手术范围的确认

局部因素为主者，主要根据CT扫描和镜下所见，切除病灶即可。对于有全身系统因素影响的患者，可以采用根治性措施，切除包括中鼻甲在内的所有鼻腔结构，保留下鼻甲；切除增生骨质；扩大开放所有鼻窦口，额窦可以采用Draf Ⅱb到经鼻改良Lothrop术式。高度水肿黏膜或息肉样变的黏膜，可以切除。

三、再次手术焦点问题与处理

1. 下鼻道开窗后仍持续有上颌窦炎的关键是上颌窦自然口的阻塞。应实施中鼻道上颌窦开窗术。

2. 中鼻甲瘢痕粘连阻塞中鼻道，可行中鼻甲部分切除术。若中鼻道上颌窦开窗口存在，需检查其是否与自然口贯通；若没有，则在鼻内镜下将开窗口与自然口连通。

3. 阻塞上颌窦自然口的残余钩突瘢痕在鼻内镜

下去除，并将上颌窦自然口与开窗口连通。如果存在上颌窦开窗口与自然口的黏液循环时，处理是同样的。

4. 较少见的是当下鼻甲比较小时，中鼻道与下鼻道上颌窦开窗口间形成黏液循环（图3-11-1）。可将中、下鼻道窗口贯通，即切除两者间的间隔或部分切除下鼻甲，实际上是上颌窦内壁的部分切除术，El-Fattah HA等（2008）称之为内镜下根治性上颌窦开放术（endoscopic radical antrectomy），认为可以完全因此取代传统的Caldwell-Luc手术。

5. Caldwell-Luc手术后，一些患者并未缓解。主要是上颌窦自然口区的残留呼吸道上皮的作用，如水肿增生、窦口阻塞，需行中鼻道上颌窦开窗术。

6. 对所有异常都排除及经过对致病菌敏感的抗生素治疗后的病例，可以考虑Caldwell-Luc径路或内镜下根治性上颌窦开放术切除所有上颌窦黏膜。因为不可逆的上颌窦黏膜和内源性化学物质导致上颌窦丧失其功能，所以切除上颌窦黏膜，缩小上颌窦腔，使上颌窦变成无病变黏膜生长和无感染的窦腔；同时，可在鼻内镜下经Caldwell-Luc径路行中鼻道上颌窦开窗术。

7. 增生骨质的处理 病理生理研究表明，骨质增生为组织病理学中骨质重塑的表现，原因与慢性炎症、感染及手术等可能有关。此外，增生的骨质又可能是病灶炎症迁延不愈或复发的根源（图3-11-34、3-11-35）。因此，内镜下再手术，要根据影像提示，注意切除增生明显的骨质，尤其增生的残余中鼻甲、钩突、筛房骨壁以及肥厚的蝶窦骨壁，必要时可以使用电钻。

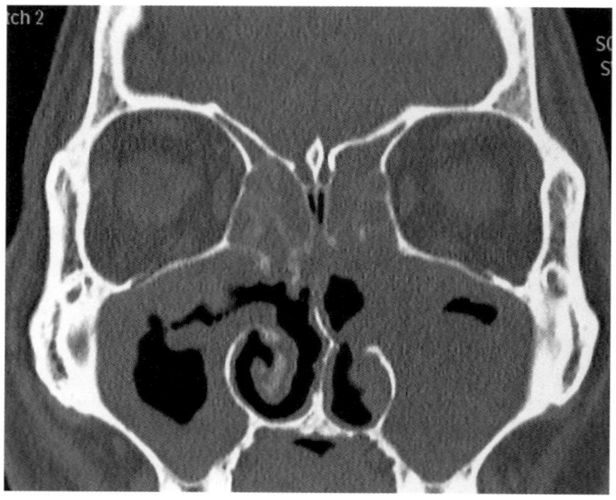

图3-11-34 复发鼻窦炎（双侧）。冠状位CT，骨窗。双侧筛房结构紊乱，骨质增生，术中开放筛窦同时，亦切除骨质增生中鼻甲

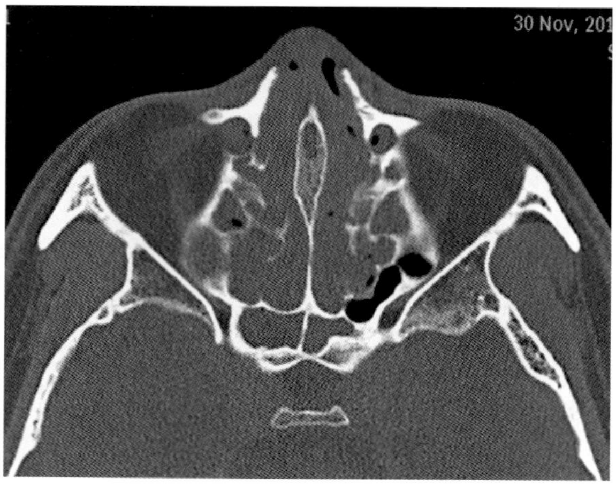

图3-11-35 复发鼻窦炎（双侧）。多次前期手术史。轴位CT，骨窗，参与筛房及鼻中隔骨质增生明显。再手术需切除增生筛房骨质及增生鼻中隔

参考文献

1. Katsantonis GP, Friedman WH, Sivore MC. The role of computed tomography in revision sinus surgery. Laryngoscope, 1990, 100: 811-816

2. Rice DH, Shaefer SD, Calver LE. Endoscopic sinus surgery. Raven Press, New York, 2nd ed. 1993: 247-250

3. Hinohira Y, Yumoto E, Hyodo M, et al. Revision endoscopic sinus surgery - long-term follow up and operative Nippon, Jibiinkoka Gakkai Kaiho, 1995, 98: 1285-1290 (Abstract)

4. Chiu AG, Vaughan WC. Revision endoscopic frontal sinus surgery with surgical navigation. Otolaryngol Head Neck Surg, 2004, 130: 312-328

5. Richtsmeier WJ. Top ten reasons for endoscopic maxillary sinus surgery failure. Laryngoscope, 2001, 111: 1952-1956

6. 许成利，许庚. 上颌窦纤毛输送系统形态与功能的研究进展. 临床耳鼻咽喉头颈外科杂志，2009，23：526-528

7. Kirihene R, Rees G, Wormald PJ. The Influence of the Size of the Maxillary Sinus Ostium on the Nasal and Sinus Nitric Oxide Levels. American Journal of Rhinology, 2002, 16: 261-264

8. El-Fattah HA, Nour YA, El-Ealy. Endoscopic radical antrectomy: a permanent replacement for the Caldwell-Luc operation. J Laryngol Otol, 2008, 122: 268-276

第十二章 影像导航系统在耳鼻咽喉头颈外科的应用

计算机辅助外科（computer-aided surgery，CAS）经过近20年的发展，已经渗透到越来越多的医学分支学科：普外科、神经外科、骨外科、耳鼻咽喉-头颈外科、整形外科等。1996年，国际计算机辅助外科学会（international society for computer-aided surgery，ISCAS）定义的CAS范围涵盖外科学各个分支，应用包括：手术导航（image-guided surgery，IGS）、虚拟现实（virtual reality）、计算机辅助影像浏览、立体定位手术、机器人手术、远程医疗等。影像导航鼻内镜手术作为CAS的一个重要组成部分，获得了鼻科医生很大关注。近年，随着以光感应型和电磁感应型定位技术为主流的影像导航系统的操作性能不断改善，在国内，鼻内镜手术中导航的使用日益增多，应用的范围不断扩大，被接受的程度也不断提高。

第一节　耳鼻咽喉影像导航系统发展历史

影像导航技术是在有框架立体定向技术基础上发展起来的。立体定向技术最早起源于19世纪末的俄国，最初是为了给神经外科医生手术中提供病变确切的位置而发展起来的。起初需要用头架固定患者的头部，很不方便，而且不能显示手术器械的具体位置。继而，随着计算机技术和医学影像技术的飞速发展，出现了以患者术前CT或MRI影像与术中手术器械位置结合的无框架立体定向、影像导航技术。德国Aachen大学医院的研究者最先对影像导航系统在耳鼻咽喉-头颈外科的应用进行了研究，开发了第一代机械臂型导航系统。该系统机械臂的各段之间由关节连接，计算机通过感受器获得关于各关节位置的数据，根据已知各段的长度推导出与机械臂前端相连的探针尖端的位置。由于当时的系统操作性差，准确率也达不到耳鼻咽喉手术的要求，从而限制了其应用。很快研究者们对设备进行了改进，开发了第二代机械臂型导航系统。该系统在术前CT影像的基础上重建了有X-Y-Z三维坐标的立体模型，使用皮肤标记定位，设计中强调了可操作性，实物与立体模型之间的对应准确率可达到1～2mm。1991年，来自同一机构的研究者Krybus等介绍了使用光感应型坐标定位技术的影像导航系统，该系统的探测头可以通过探测安装在手术器械上的红外发光二极管（IREDs或LEDs）而探知手术器械尖端的具体位置。1995年　Gunkel等介绍了电磁感应型导航系统，但当时的电磁感应型导航系统易受环境因素（如磁铁、金属器械、电磁辐射等）干扰。1996年，Fried MP 等介绍了另一种电磁感应型导航系统——InstaTrak系统，易受干扰的缺陷有所改善。近来，开发的第三代电子机械臂型导航系统更强调了可操作性。

第二节　影像导航系统原理和组成

影像导航技术的原理如下：患者头部任意一个点都可由一个X-Y-Z坐标表示，其在三维模型上对应的点由X'-Y'-Z'坐标表示，计算机在两个坐标之间建立一一对应的关系。由于三维模型是根据患者术前影像建立的，所以，患者头部任意一个点的位置都可以由十字交叉的中点在术前影像上指示出来。

耳鼻咽喉影像导航系统的设计思想是：术前获取患者手术部位的影像信息（CT或MRI），并将其记录在计算机中；麻醉后先进行配准（registration），在患者的实际位置与影像之间建立起一一对应关系；术中用不同的定位方法在术前影像上实时（real-time）显示手术器械尖端所在的位置及手术路径。

按照上述设计思想，耳鼻咽喉影像导航系统一般包括三部分：储存影像数据及进行数据处理的影像处理系统（包括计算机工作站及其外设）、数字化坐标定位系统（coordinate digitizer）和专用的计算机软件。

第三节 影像导航系统分类

影像导航系统各部分组成中最关键的部分是数字化坐标定位系统，影像导航系统是根据坐标定位系统的不同来分类的。发展至目前，共采用了4种不同类型的坐标定位技术，分别是声导型、机械臂型、电磁感应型和光感应型。目前，以光感应型和电磁感应型定位技术为主流的影像导航系统。

1. 声导型坐标定位技术　将声波发射器安置在手术器械上，计算机通过测量声波发射器发射的声波传至麦克风所需要的时间来确定手术器械的位置，并在术前影像上将手术器械尖端的位置指示出来。该技术的缺点是：精确测定声波位置需要恒定速度的声源，声源的不稳定会产生误差；声音的传播速度受温度的影响，探针和探测头间的温度差异可产生误差；回声和空气流动能够干扰声导型坐标定位系统的工作。上述影响导致定位准确率达不到实际手术的要求。

2. 机械臂型坐标定位技术　将手术器械连接在机械臂远端，位置感受器安置在机械臂内部，内置感受器可感知机械臂的运动，并将运动转换为电信号传至计算机，机械臂每一段的形状是已知的，因而计算机可测算出与机械臂相连的手术器械尖端的精确位置。耳鼻咽喉科使用该定位技术的最初经验来自德国，当时使用的是经改装的感应式机械臂。随后改用电子感应式机械臂，定位准确率更高。Viewing Wand系统（ISG technologies）是机械臂型坐标定位技术的代表。该技术的缺点是：患者的头部需被固定在手术台上，术中若头部移位则需重新配准；由于使用了与机械臂相连的探针定位，机械臂的体积过大限制了医生的操作。

3. 电磁感应型坐标定位技术　将磁场放在手术相关区域的上方，电磁感应器通常与手术器械相连，计算机能通过探测磁场中电磁感应器的位置而精确测算出手术器械的位置。与电子机械臂型坐标定位相比，优点是使用手柄操作，无需机械臂，操作灵活性更大。该定位技术的缺点是有时易受环境因素（如磁铁、金属器械、电磁辐射等）干扰，影响定位准确率。Insta Trak系统（GE Visualization Technology Inc.）使用的就是电磁感应型坐标定位技术。

4. 光感应型坐标定位技术　根据发光标记发光原理的不同，分为主动型与被动型两种。

主动型光感应坐标定位技术的方法是：将红外发光二极管（IREDs或LEDs）安置于探针或手术器械上，将探测头安放在距手术台不远的位置，通过探测头探测LEDs的位置，由于已知探针或手术器械的形状，计算机可以对与之相连的探针或手术器械的位置进行精确定位。另一方面，将LEDs安置在头架上，头架与患者头部相连，这样患者头部运动也可在计算机上反映出来。由于探针或手术器械上的LEDs在通电后才发光，要通过导线与电源连接，所以称之为主动型光感应坐标定位技术。

被动型光感应坐标定位技术的方法是：将反光标志安装在手术器械或探针上，将光源安置在探测头旁，反光标志反射光源发出的光，计算机依靠探测头探测反光标志的反射光来进行定位。由于发光标记是被动地反射光而不是自身发光，不用通过导线与电源连接，所以称之为被动型光感应坐标定位技术。

光感应型导航系统与电磁感应型导航系统比较，优点是：不受磁场干扰，手柄操作性好；缺点是：在探测头与LEDs之间必须没有阻挡，这样有时会影响操作；探测头与手术区域之间要有1.5 ～ 2.0m的距离，手术空间要求更高。LandmarX系统（Xomed）、Stealth Station系统（Sofamor Danek）都是使用该定位技术的。

第四节 影像导航系统配准

影像导航手术是一个复杂的过程：术前，获取的CT、MRI等医学影像被输入导航系统计算机，经过医学影像间配准和融合处理后，CT和（或）MRI等单模和（或）多模影像数据被统一在一个虚拟坐标系（virtual coordinate system，VCS）中；手术中，导航系统的定位装置和手术区域的解剖结构的实际空间位置构建了一个现实坐标系（world coordinate system）；影像导航系统通过医学影像和实物间配准，在两个坐标系之间建立准确的对应关系，使得导航定位装置可以"实时地"确定手术区域中感兴趣目标的空间位置。

（一）配准分类

准确的配准是影像导航手术成功的关键。根据算法不同，配准分为基于基准点的点对点转换（fiducial-based paired-point transformation）、表面轮廓匹配（surface contour matching）、点对点转换和表面轮廓匹配联合应用（hybrid transformation）。临床使用的皮肤标记（fiducial）配准、解剖标志配准（anatomic landmarks）属于点对点转换；表面配准（surface registration）属于表面轮廓匹配或点对点转换和表面轮廓匹配联合应用。见图3-12-1 ～ 3-12-3。

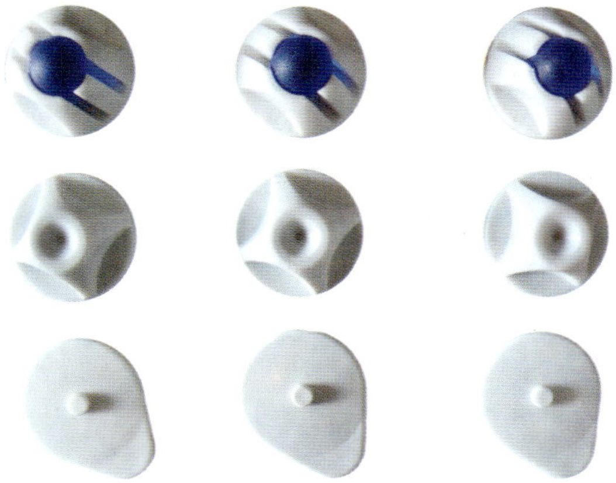

图3-12-1 第1排是供CT扫描时使用的基准点；第2排是供手术中使用的基准点；第3排是固定皮肤标记的贴片

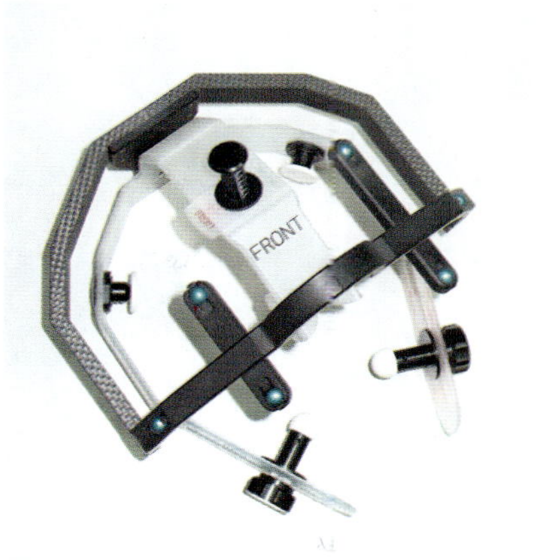

图3-12-2 固定基准点的头架(BrainLAB公司)，供CT扫描时使用，蓝色的金属球为基准点

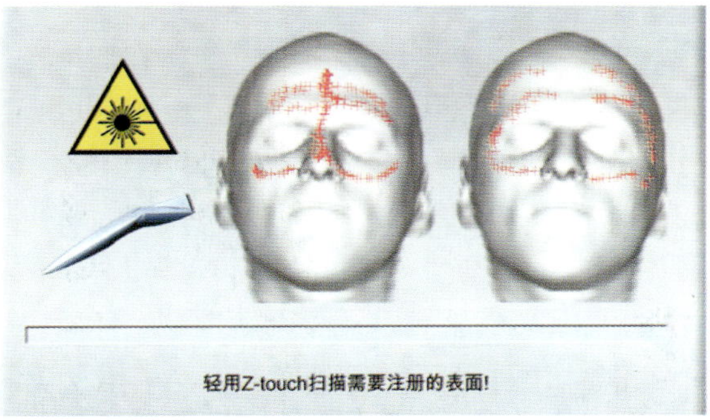

图3-12-3 Z-touch（BrainLAB公司）激光扫描表面配准过程示意图

（二）配准准确率

现实空间实体与虚拟空间三维模型之间对应点的吻合程度可以用准确率（accuracy）来表示，准确率越高，说明空间实体与三维模型吻合得越好，误差越小，术中定位越可靠。

配准准确率往往用配准误差表示，目前常用的配准误差有：①基准点配准误差（fiducial registration error，FRE）：是全部基准偏差的均方根误差，其产生是由于不能在现实和虚拟空间正确判断基准点的位置；②基准点定位误差（fiducial localization error，FLE）：是定位装置（探针等）与基准点之间不可避免地移位，既可以产生在现实空间，也可以产生在虚拟空间；③靶点配准误差（target registration error，TRE）：是由配准造成的目标点偏差，产生在虚拟空间。

影响配准准确率的因素包括：定位装置本身的误差、标记点类型与性质、皮肤标记点放置位置、探针指定基准点中心的偏差、指定显微镜焦距中心的偏差等。理论上讲，准确性应该是由带标记的骨性螺钉植入、皮肤粘贴标记法、基于表面的配准、解剖标志点配准依次递减。但是，实际操作中并不能机械地运用，还要考虑到手术的部位、时间、配准方法的创伤（表3-12-1）。

（三）基准与配准误差

基准中心的确认过程影响着配准的准确率。通常，基准中心的确认是由导航系统自动完成。由于基准点具有一定的几何形状，确认过程要比使用观察棒的有框架立体定向方法困难很多。然而，依照冠状和矢状位影像手动调节基准中心以及改进自动确认基准中心的算法均可以提高配准精确性。目前，常见的导航系统如Insta Trak™（GE公司）、LandmarX™（Xomed公司）、VectorVision™（BrainLAB公司），都具有手动调节基准中心的功能。

表3-12-1 手术导航中配准误差来源

误差来源	系统误差	偶然误差
影像上配准点的确定		√
患者身上配准点的选择		√
共线点的选择		√
配准特征的辨识和匹配	√	√
表面的拟合	√	√
数值误差	√	
影像插值方法	√	
显示速度	√	

（四）影像扫描与配准误差

配准准确率还取决于影像类型（CT、MRI、DSA）、影像分辨率、像素、层厚等因素。CT扫描的层厚是影响准确率的关键因素。Brinker用3mm层厚CT扫描两具尸头，采用光学式导航系统，测试体表及骨性标记配准的准确率，在颅底测到最小RMSE分别是（0.23±0.03）mm和（0.19±0.27）mm；Dorward发现2mm比3mm层厚更精确，CT比MRI更准确，因此导航手术前扫描的断层厚度应该尽量薄一些。当然，随着断层的厚度变薄，采集、存储和处理影像的代价越大；另外，MR影像有空间扭曲现象，会影响指定基准的准确性。Marmulla研究发现，CT扫描时运动产生的伪影也对配准误差有影响。

（五）不同配准方式比较

Quinones-Hinojosa比较发现：皮肤标记和有框架标记的配准准确度虽然均能满足手术要求，但是不同配准方法准确率是不同的，有些时候皮肤标记配准方法优于有框架标记配准方法。

Hardy等比较了临床常用的皮肤标记配准、解剖标志配准和表面配准三种配准方法。不同配准方法在系统显示的配准误差和配准时间上存在显著的差异，皮肤标记配准、表面配准和解剖标志配准的配准时间分别为5m 24s±27s、1m 1s±5s、11m 46s±45s；皮肤标记配准、表面配准和解剖标志配准的系统显示的配准误差分别为（0.48±0.21）mm、（1.05±0.06）mm、（3.1±0.25）mm。皮肤标记配准和表面配准方法准确率相似，均显著优于解剖标志配准，就时间而言，表面配准更便捷。

Knott通过模型测试，评估了影像导航鼻内镜手术时基于轮廓的配准和基于点对点的配准方法的TRE。通过对在前筛、蝶窦放置的钛靶点测试，基于点对点的配准方法的TRE明显小于基于轮廓的配准方法的TRE，采用125点的轮廓配准方法的TRE在临床可以接受的范围。

Woodworth等比较了激光配准和点接触表面配准2种配准方法的准确率和配准时间。激光配准时间（平均20秒）明显短于点接触表面配准时间（平均63秒）。在鼻额角、鼻唇角、上颌窦后壁、颅底和犁骨后端5个解剖靶点上，2种配准方法在三个维度测量误差均没有显著差异，97.7%的测量准确度＜2mm，均能满足手术要求。

（六）临床应用的准确率

上述配准误差的介绍有助于对影像导航系统误差的理解，但是，并不是所有导航系统生产商都遵照上述误差分类标准来提供临床误差分析。影像导航鼻内镜手术文献中描述准确率时往往方法不明确，没有提供误差种类。FLE、FRE、TRE在临床文章中并没有被很好地采用，使得术者比较不同导航系统变得非常困难。

因为TRE是术者最关心的误差，Labadie等比较了常见的商用影像导航系统的TRE平均值（表3-12-2）。

BrainLAB系统没有鼻窦手术导航误差的研究，但是有神经外科领域的类似研究。对36例手术研究发现，使用皮肤标记配准FRE（1.10 ± 0.53）mm，使用激光皮肤表面配准（1.36 ± 0.34）mm；使用皮肤标记配准TRE（1.31 ± 0.87）mm，使用激光皮肤表面配准TRE（2.77 ± 1.64）mm（图3-12-4）。

表3-12-2　用于鼻内镜手术的影像导航系统TRE比较

导航系统	TRE（mm）	配准方法	参考文献
BrainLAB™	1.31±0.87	皮肤标记	Schlaier等，2002
InstaTrak™	1.97，2.28（没有标准差）	激光配准/头架/皮肤标记	Fried等，1997
LandmarX™	1.69±0.38？	皮肤标记	Metson等，2000
Stryker™	＜2mm	皮肤标记	Synderman等，2004

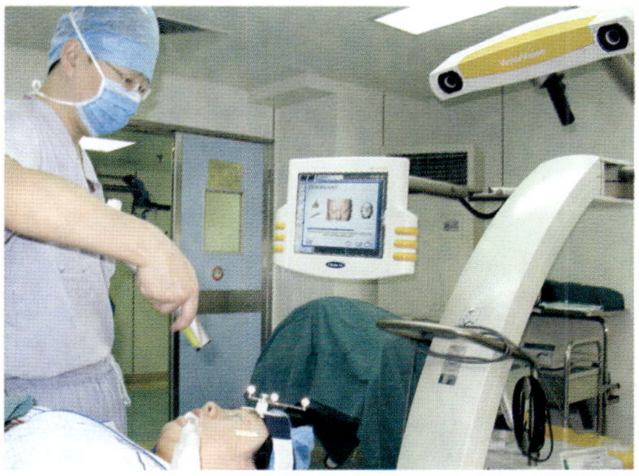

图3-12-4　Z-touch（BrainLAB公司）激光扫描表面配准操作过程

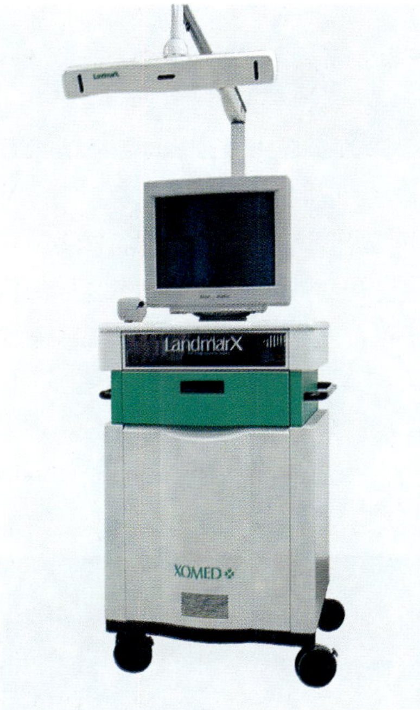

图3-12-5　LandmarX红外影像导航系统主机，由红外相机、摄像头、监视器、计算机组成

对InstaTrak系统多中心、多参与者的研究，没有报告FRE。6个皮肤标记配准，TRE为1.97mm，95% CI：1.75～2.23mm，最大6.09mm。头架配准：TRE为2.28mm，95% CI：2.02～2.53mm，最大5.08mm。

对LandmarX系统（图3-12-5）多参与者的研究，34位医生参与，共754例鼻窦手术，历时2年6个月。5个解剖标记配准，手术开始时准确率（1.69±0.38）mm［（1.53±0.41）mm～（1.79±0.53）mm］。没有提供具体测量方法，似乎是FLE而非TRE。

Stryker系统，50例前颅底手术，10个皮肤标记配准，没有提供TRE，使用了准确率范围的概念，术者可以直观地看到准确率范围，代表TRE＜2mm。

准确度与皮肤标记数量有关，降低FLE对于降低TRE至关重要。术者术前必须通过正确的放置皮肤标记的方法降低FLE。另外，术者必须知道，更好的准确度是通过增加固定标记降低FLE，避免标记线性排列，使标记均匀分布在手术区域周围获得的。系统提供的准确度只是参考，提示的只是范围，不是绝对精度。

Labadie等对干颅骨体外实验测试TRE可达0.73mm±0.25mm，但是临床上还是很难达到这样的准确率。

Knott等研究了配准头架上标记球的分布对影像导航内镜鼻窦手术的影响。通过尸头研究测定2种配准头架（CBYON和GEMS）的FRE和11个靶点的TRE。结果：①FRE：CBYON为0.69mm，GEMS为0.27mm；②TRE：CBYON为0.41mm，GEMS为0.30mm。在后组筛窦的靶点TRE要高些。

第五节　影像导航鼻内镜手术应用

影像导航系统可以应用于所有的鼻内镜手术，特别是：复杂的鼻窦炎、鼻息肉；额窦手术；儿童鼻窦炎、鼻息肉；鼻腔肿瘤手术治疗；鼻腔、鼻窦肿瘤切除术；视神经减压术；经蝶窦垂体手术；前、中颅底手术；脑脊液鼻漏修补术；颅-鼻-眶创伤手术。

纵观影像导航鼻内镜手术（或曰影像导航系统）在内镜鼻窦-颅底外科应用的20余年，大致可以分为两个阶段：临床应用探索阶段和其后的临床应用总结分析-再应用阶段。2003年以前发表的大量文献是临床应用研究、新技术应用、临床病例报告；2003年以后发表的文献回顾性分析、前瞻性研究、生活质量分析逐渐增多。

（一）临床应用举例

1. 影像导航鼻内镜下额窦开放术 患者，男性，52岁，既往有多次双侧鼻息肉切除手术史。2003年3月，突发头痛，眼睑下垂。CT检查：左侧额窦内软组织影，额窦前、后壁骨质破坏。诊断：额窦黏液囊肿。内镜下见中鼻甲缺失，额隐窝黏膜瘢痕，在导航引导下（图3-12-6、3-12-7），保护泪囊的前提下，定位并充分开放额窦，切除额窦囊肿。无术中、术后并发症。术后1年，内镜复查额窦开放好，窦内黏膜形态正常。

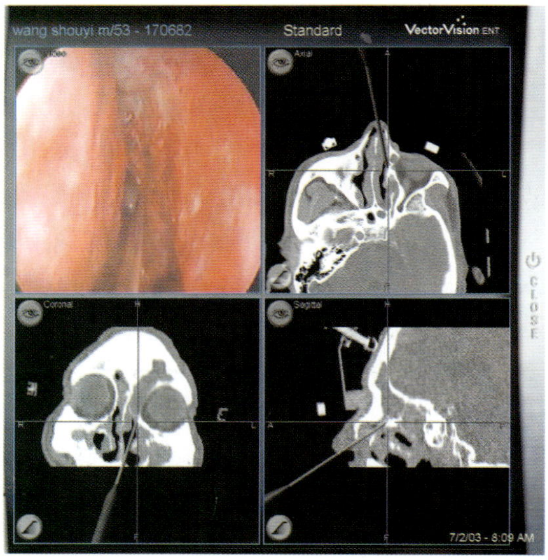

图3-12-6 术中导航探针指示下，定位和开放左侧额窦口

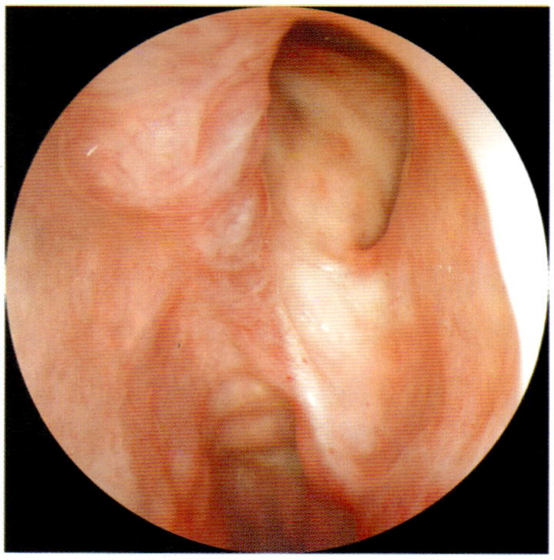

图3-12-7 术后1年复查，0°内镜下额窦口形态好

2. 影像导航鼻内镜下骨化纤维瘤切除术 男性患者，42岁，2000年10月曾接受鼻内镜下右筛窦骨化纤维瘤切除术，内镜观察肿瘤完全切除。2001年6月，内镜复查发现局部复发，CT显示右前筛、纸板、额隐窝受累。在导航定位下，从肿物最前端始沿眶纸板、筛顶肿瘤边缘用骨钳自瘤内切除肿物，去除部分受累的纸板，最终，导航判断肿瘤全部切除。无术中、术后并发症。术后内镜下随访1年余，局部无复发（图3-12-8 ~ 3-12-10）。

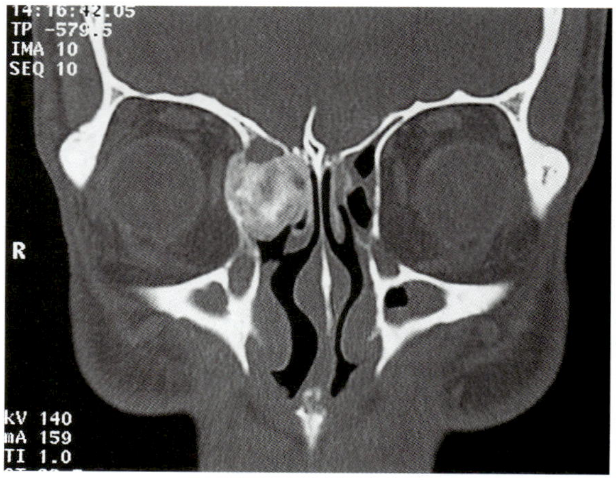

图3-12-8 复发骨化纤维瘤（右侧）。冠状位CT，骨窗

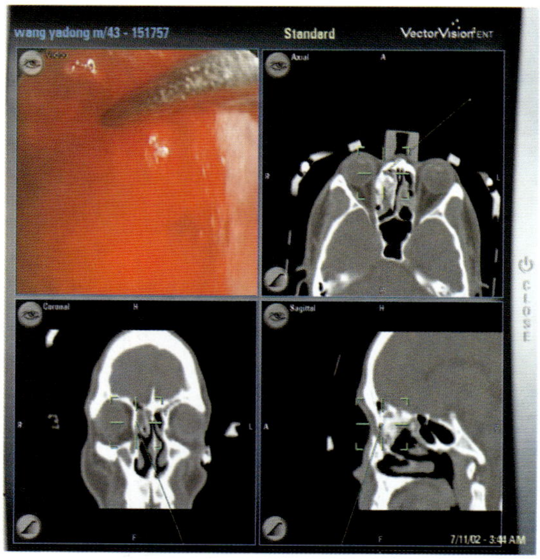

图3-12-9 术中导航引导切除肿瘤

男性患者，23岁。渐进性左眼球突出5年余，近1年加重，伴复视。鼻窦CT检查显示前中颅底及鼻窦骨性肿瘤，有完整骨壳，中间有低密度区，累及颅底、眶纸板及部分蝶骨骨质。左侧眼眶受压，眼球向前突出；肿瘤向颅底膨隆明显。术前诊断为左鼻窦及前颅底骨化纤维瘤。2008年8月，接受影像导航鼻内镜下左鼻窦骨化纤维瘤切除术，切除范围包括：中鼻甲、上鼻甲、纸板、颅底及蝶窦前和上壁。无术中、术后并发症，症状缓解，病理支持术前诊断。术后1年CT复查无复发（图3-12-11 ～ 3-12-13）。

3. 影像导航鼻内镜下后鼻孔闭锁开放术　患者，女，24岁。出生后即发现张口呼吸，检查发现后鼻孔闭锁。CT显示：鼻咽部发育不全，中隔与后筛、蝶窦结构紊乱，双侧后鼻孔骨性闭锁（图3-5-118、3-5-119）。2003年2月，接受影像导航鼻内镜下后鼻孔闭锁开放术，在导航下，顺利开放蝶筛窦，并以蝶筛窦骨壁作为内镜下解剖标志，打开骨性闭锁的后鼻孔，并在导航配合下，尽可能将其扩大。术后1年，后鼻孔上皮化，通气好（图3-12-14 ～ 3-12-16）。

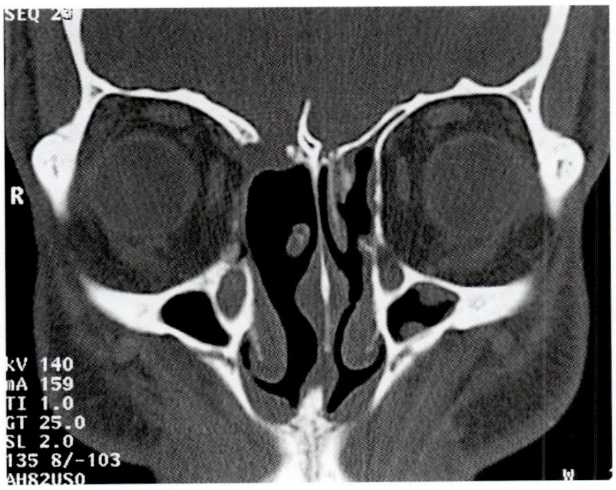

图3-12-10　复发骨化纤维瘤经鼻内镜手术后2年。冠状位CT，骨窗，肿瘤切除彻底，无复发

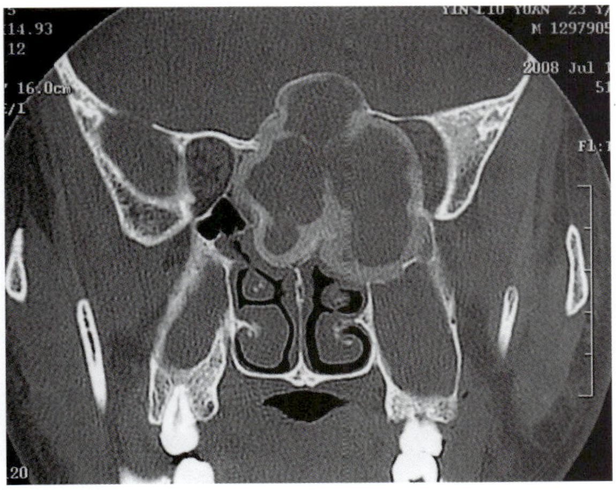
图3-12-11　骨化纤维瘤（左侧）。冠状位CT，骨窗。蝶筛区骨密度肿瘤，中间软组织密度影，周边完整骨壳，突入颅底，左侧眶尖受压

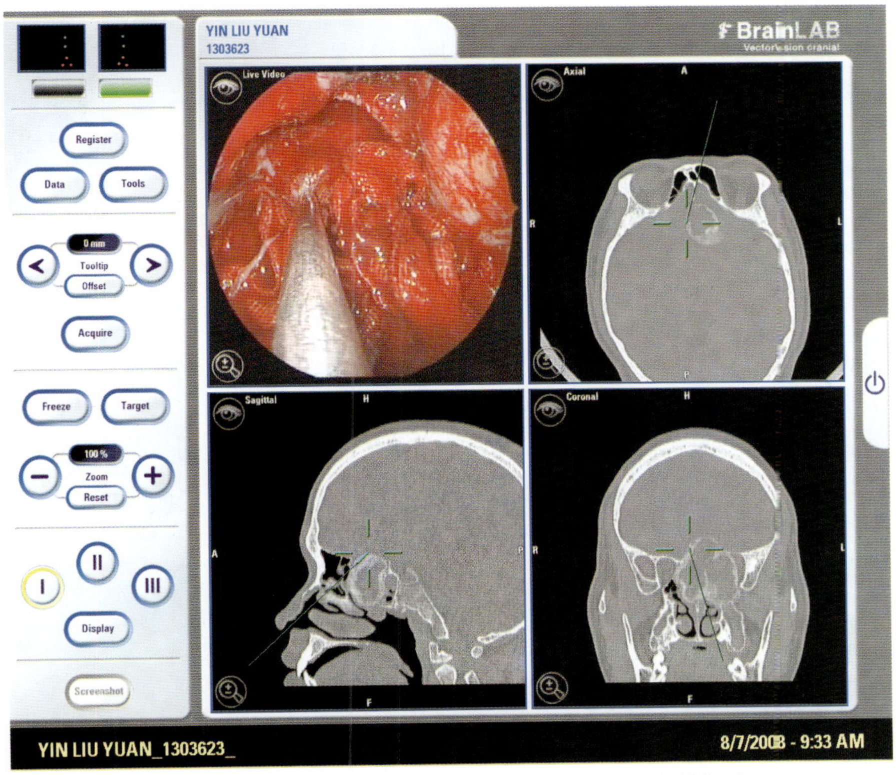

图3-12-12　骨化纤维瘤（左侧）。影像导航引导下切除肿瘤

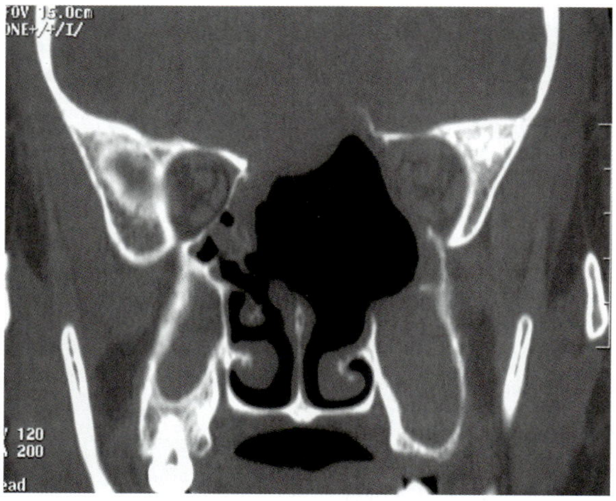

图3-12-13 骨化纤维瘤（左侧）术后冠状位CT，骨窗。肿瘤基本切除，残留部分骨壳

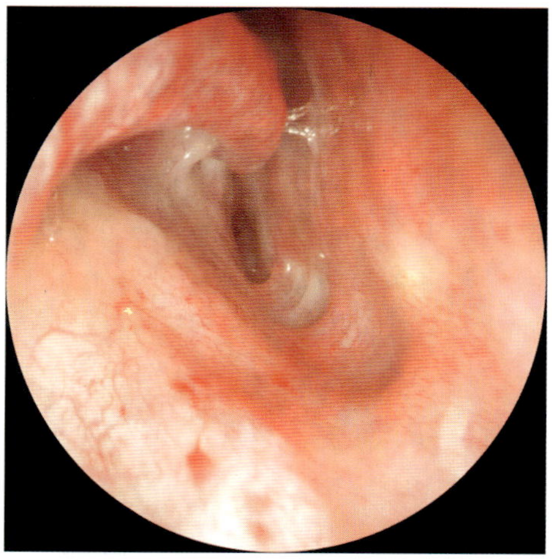

图3-12-14 先天性后鼻孔闭锁鼻内镜下所见。下鼻甲小，鼻腔后部狭窄，后鼻孔闭锁

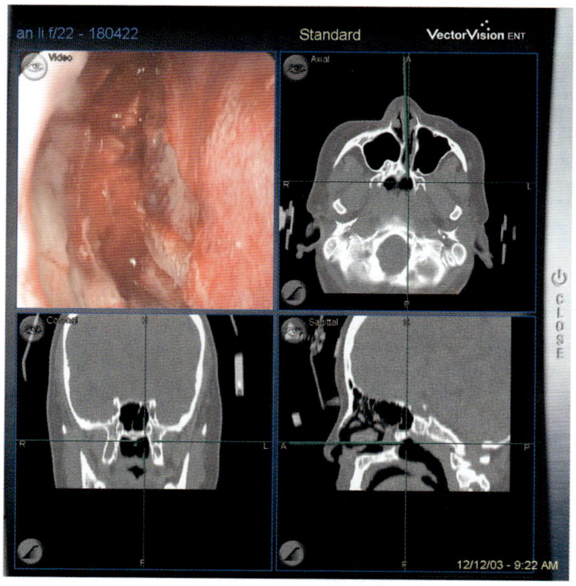

图3-12-15 导航引导下打开鼻咽部骨性闭锁板，行后鼻孔成形术

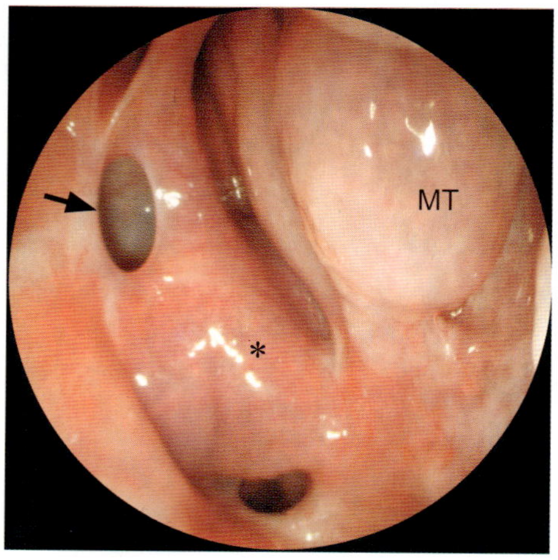

图3-12-16 鼻内镜手术后1年，黏膜光滑，后鼻孔较术后6个月（图3-5-123）略狭窄，上皮化良好。*：鼻中隔黏膜瓣；MT：左侧中鼻甲；→：蝶窦

（二）影像导航与医生培训

使用影像导航系统和鼻内镜相结合，可以增加术者的自信心，帮助术者正确判断，使解剖变异不再成为对患者的威胁。而且，使用影像导航系统和鼻内镜相结合，可以帮助年轻医生更好地熟悉鼻窦、颅底区域的解剖结构。例如，通过影像导航手术和三维CT研究，可以进一步明确鼻丘气房和钩突之间的关系（图3-12-17）。

利用影像导航的三维指示与镜下探针指引结合，对于术者认识解剖（包括纠正以往内镜下对解剖结构识别的错觉）以及对住院医师学习和充分理解鼻腔鼻窦及颅底的立体解剖概念十分有益，因此，导航系统是一个非常有益的教学工具。

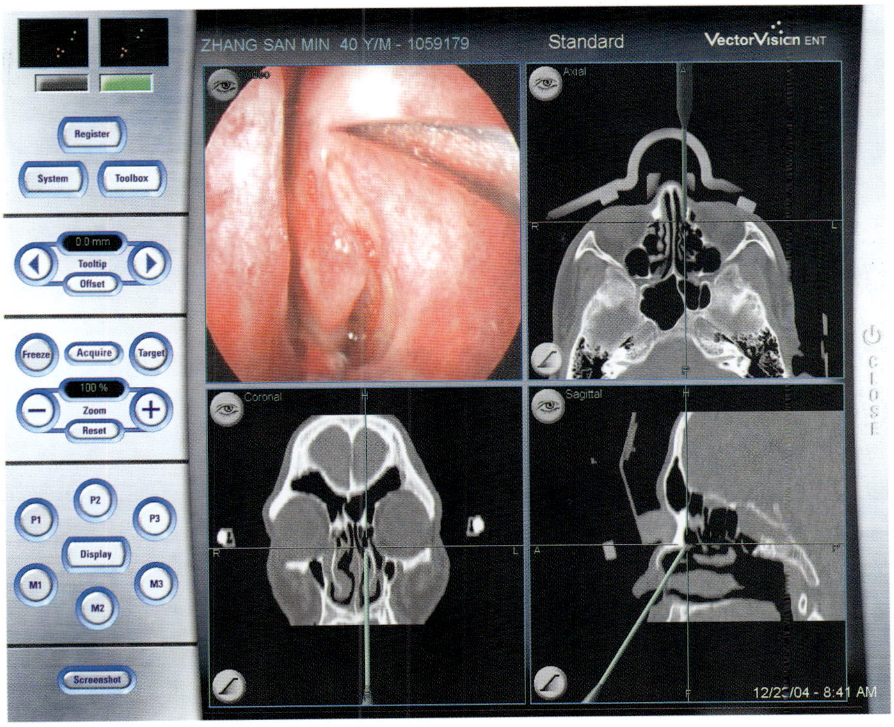

图3-12-17　影像导航下探针镜下指引并与CT三维解剖对应，观察鼻丘与钩突解剖结构关系

第六节　影像导航鼻内镜手术循证医学证据

从应用至今20年，耳鼻咽喉影像导航系统已经广泛普及，然而，由于缺乏大样本的对照研究，其应用还是有争议的。这些争议有：①影像导航系统设计发展，很少是由使用者决定，这些设计鼻内镜手术中到底需不需要？②鼻内镜手术中使用影像导航到底有没有效？③现在，影像导航鼻内镜手术到底能不能、要不要成为手术常规？④哪些鼻内镜手术需要影像导航？

Kingdom意识到影像导航鼻内镜手术没有基于临床或患者的对照研究，证据水平多为4 ～ 5级。同时指出：尽管IGSS随机试验不实际、不合伦理、不可行，临床经验、专家观点、病例报告都支持现在采用的IGSS适应证，但是仅凭现有的证据就下IGSS能够降低鼻窦手术主要并发症的结论还为时尚早。

Smith等从循证的角度对影像导航手术的适应证进行了回顾，临床证据水平分级依据循证医学的标准，在总共回顾的105篇文献中，大部分影像导航鼻内镜手术研究被排除在外，原因包括非英语、分析其他因素（花费、精确性、病例报告、新技术应用）等。有些文章从题目上感觉合适，但是没有回答设想的问题，也被排除在研究之外。只有5篇文献回答了：影像导航内镜鼻窦手术确实能降低并发症的发生吗？影像导航内镜鼻窦手术能增加手术效果吗？等设想的问题。

1. Tabaee等回顾分析了120例接受影像导航手术的病例。使用再手术率来评价影像导航内镜鼻窦手术结果，需要再次手术治疗的患者占16.5%。没有设计对照组，也没有其他细节，证据水平4级。

2. Reardon等前瞻分析了800位患者，其中接受影像导航手术的患者占92%，采用没有导航系统时手术的患者做对照组（历史回顾）。导航手术组较非导航手术组：设备调试时间明显延长，手术中额窦开放的比例更多，主要和次要并发症方面没有显著性差异。没有涉及QOL或是否需要再手术治疗等其他结果，证据水平4级。

3. Fried等回顾分析了使用和不使用导航系统的鼻内镜手术，证据水平4级。导航手术组较非导航手术组组间存在很大差异，导航手术组相对更复杂（息肉更多、手术开放鼻窦数目更多），作者发现在导航组主要并发症更少些，然而，非导航手术组中的一些主要并发症（如出血、高血压）与使用导航与否无关。

4. Metson等回顾分析了美国42位医生进行的前1000例影像导航内镜鼻窦手术，研究中没有结果评估，没有设立对照，证据水平4级。报告了3例脑脊液鼻漏并发症。根据经验归纳出影像导航内镜鼻窦手术的经验：从简单病例入手；准确率和可靠性是相对的；使用导航系统会增加手术时间和手术花费；使用导航系统增加术者自信心；并不是每位术者都需要影像导航系统；并不是每位患者都需要影像导航系统；导航系统的准确率是毫米级的；当导航数据和术中所见有矛盾时，以术中所见为准；影像导航内镜鼻窦手术的临床结果还不清楚；不能为了使用技术而使用技术。

5. Thomas等评估了使用和不使用导航系统的经鼻-蝶内镜下垂体瘤切除手术情况，11位患者，术后症状均改善，没有脑脊液鼻漏并发症，手术时间较不使用导航手术减少，而且使用导航时可以经两侧鼻孔同时操作，一侧导入内镜，另一侧导入手术器械。

葛文彤等回顾2000年1月～2003年5月，北京同仁医院耳鼻咽喉-头颈外科进行的76例影像导航鼻内镜下手术，研究发现，不同疾病间影像导航使用次数存在统计学差异，术者对影像导航的需求程度和满意程度也有差别，涉及重要部位和结构的手术才有使用的必要；病例越复杂，越证明影像导航系统作用强。进行鼻内镜下鼻腔鼻窦骨化纤维瘤切除术和垂体腺瘤切除术时，使用和不使用影像导航，所观察的客观数据（手术时间、麻醉时间、术中出血量、术中并发症情况）无显著性差异。从骨化纤维瘤切除情况看，还不能认为使用影像导航手术比不使用更能完全切除肿瘤。

Tabaee比较了使用（60例）和不使用（179例）导航系统的内镜鼻窦手术后患者的生活质量和并发症的发生率。术中并发症发生率：导航手术组为6.6%，非导航手术组为5.6%；而术中脑脊液鼻漏发生率：导航手术组为0%，非导航手术组为2.2%。术后并发症发生率：导航手术组为5%，非导航手术组为3.9%。使用20项鼻-鼻窦生活质量量表测定患者的术后生活质量，导航手术组和非导航手术组分别为23.6和23.4。作者认为：还不能说明使用和不使用影像导航在并发症的发生、需要再次手术、生活质量等方面有显著差别。目前，研究显示使用导航手术可以降低术中颅底损伤和脑脊液鼻漏的发生，但是要下结论还需要更大样本的前瞻性研究。

Hepworth等采用问卷的方式调查耳鼻咽喉科医生对影像导航手术的态度。在收回的672份问卷中，大约75%的受访者在大部分甚至全部手术中使用，其余的医生几乎不使用。不使用影像导航的主要原因是花费昂贵，占34%；然而，23%的受访者认为使用影像导航并不能提高手术的结果。调查显示，大多数受访者认为影像导航提供了额外的安全保证，但是只有31%的受访者认为影像导航手术应该成为常规。那些经常使用影像导航手术的受访者也坦言：系统准确率不佳会影响到他们对导航系统的信任程度。虽然调查发现对影像导航的态度存在截然不同的两种，但是84%的受访者认为特定类型的手术中影像导航手术有希望成为重要辅助手段。

最近一项针对美国鼻科学会会员的问卷调查显示：在340份回复的调查问卷（回复率32.4%）中，拥有导航系统的医生占86%，这其中：18%的医生从不使用；25%的医生很少使用（使用次数不超过总手术例数的10%）；只有8%的医生经常使用（使用次数达到总手术例数的90%）。所有回复的医生都认为导航系统应该主要用在修正性手术或疑难病例上，超过70%的受访者认为在初次筛窦手术时不需要使用影像导航系统，但90%的受访者认为在修正性筛窦手术时会考虑使用或必须使用影像导航系统。90%的受访者认为在修正性额窦手术、经鼻改良Lothrop手术、脑脊液鼻漏修补术时会考虑使用或必须使用影像导航系统。另外，54%的受访者认为在初次蝶窦手术时会考虑使用或必须使用影像导航系统，91%的受访者认为在修正性蝶窦手术时会考虑使用或必须使用影像导航系统。有趣的是，受访者对影像导航下内镜鼻窦手术的态度在做住院医生阶段和结束住院医生阶段时没有变化。

Strauss等采用问卷调查的形式，从自动化程度、符合人体工程学程度、术者信任程度、情境意识程度、任务分配和手术团队能力、技能需求程度、故障处理能力、工作负荷程度、技术依赖程度等几方面评价了耳鼻咽喉影像导航系统的手术、人体工程学、经济系统属性（表3-12-3）。在评估手术系统属性方面，平均质量水平（LOQ：0～100，平均50，测定影像导航系统对临床的影响）63.59，在年轻医生组和有经验医生组间差别有显著性，年轻医生组导航使用频率更高，评价也更高。使用导航系统术中改变手术策

表3-12-3 影像导航鼻内镜手术综合评价的分类、评价内容、评价说明

分类	内容	说明
技术属性	精确度（accuracy）	系统在手术区域的精确度
	精密度（precision）	系统精确度的可重复程度
手术属性	信息的质量	所提供信息占所需信息的容量
	手术策略的调整	改变传统手术策略，使之更安全、更省时
	适应证	拓宽手术适应范围
	术后结果	早期结果：是否全切、解剖结构辨别、功能损失程度
		晚期结果：术后复发、黏膜功能、嗅功能
人体工程学属性	整个系统可信程度	对系统综合评价：功能简便程度、操作灵活程度、故障处理能力、影像清晰程度、图标直观程度
	情境意识程度	术者受额外的声光电信号影响程度
	任务分配和团队合作	助手：记录、安置探头、手术配准、术中维护
	技能需求程度	助手：新建患者文件夹
		医生：了解导航系统的特性和可能出现的误差
	危机处理能力	错误能否被发现和纠正
	工作负荷程度	许多技术需要学习和理解，增加术者负担
	接受程度	明显关联程度
经济属性	术前准备时间投入	从影像获得、传输、配准到使用、指导手术
	消耗品	标记球等
	使用时间	与早期结果有关
	诊断花费	“二次影像”等可能的花费
	人员花费	助手等额外人员的花费
	额外花费	与预后有关的花费

略的平均47.9%，在不同医生组织间差别有显著性，年轻医生组更多。内镜手术适应证扩大的导航手术组6.8%（7/102），非导航对照组则没有。导航手术组全切率好于对照，年轻医生组和有经验医生组间也有差异，分别为74%和11%。总信任程度（LOR，包括术者信任程度、情境意识程度、任务分配和手术团队能力、技能需求程度、工作负荷程度）3.35。

从目前研究成果看，前述的种种争议还不能很快平息，还需要遵照循证医学的研究方法，进行更多的大样本的临床对照研究，研究中还要更多地考虑到不同的文化背景、经济条件、医学教育条件等等因素。

第七节 影像导航鼻内镜手术推荐应用范围

虽然关于影像导航在手术中的使用还有争议，但是不可否认，影像导航鼻内镜手术的应用发展非常迅速。大家认可的影像导航内镜鼻窦手术适应证还是很相似的。

莱比锡临床大学（University Clinic Leipzig）建议的影像导航内镜鼻窦手术适应证包括：①涉及后组筛窦的手术（不论是初次还是修正手术）；②蝶窦开放术；③ Draf Ⅱ或Ⅲ型额窦手术；④前颅底低位或边有其他解剖异常（Haller气房、Onodi气房、眶纸板部分缺失）；⑤儿童鼻窦炎（解剖异常）。

美国耳鼻咽喉-头颈外科学会（AAO-HNS）建议的影像导航内镜鼻窦手术和颅底手术可能的适应证包括：①修正性鼻窦手术；②发育、前期手术、外伤所致解剖结构异常；③范围广泛的鼻息肉病；④病变累及额窦、后组筛窦、蝶窦；⑤病变邻近颅底、眼眶、视神经或颈内动脉；⑥脑脊液鼻漏或一些颅底缺损；⑦良性、恶性鼻腔鼻窦肿瘤；⑧后鼻孔闭锁。

国内学者提出的影像导航内镜鼻窦手术适应证与AAO-HNS建议的一致。

影像导航内镜鼻窦手术也逐渐被医疗保险业界所接受，2006年12月15日重新修订的美国医疗保险集团对于《影像导航鼻窦手术》的研究报告中明确指出：医疗保险支付范围只针对美国耳鼻咽喉头颈外科学会建议的上述适应证，适应证以外的其他影像导航鼻内镜手术不予支付。

第八节 影像导航鼻内镜手术展望

随着技术的进步，三维CT血管造影（three-dimensional CTA）、CT-MR融合（图3-12-18、3-12-19）、基于轮廓的配准（contour-based registration，CBR）、虚拟现实技术等先进技术已经移植到现有的影像导航平台。另外，现有以术前CT、MR影像为基础的影像导航内镜鼻窦手术，不能发现术中解剖位置的改变或组织的偏移，探索性研究已证明术中实时影像系统对影像导航手术的作用，特别是在软组织较多的颅底区域。不久的将来，便携式CT和体积更小、磁场更强大的MR将会更好地解决目前术中实时影像系统面临的问题。

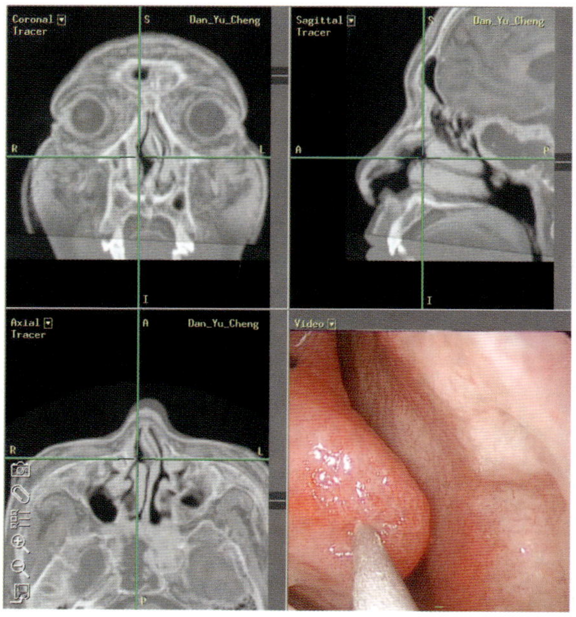

图3-12-18 影像导航CT与MRI融合引导切除蝶窦骨纤维异常增殖病灶

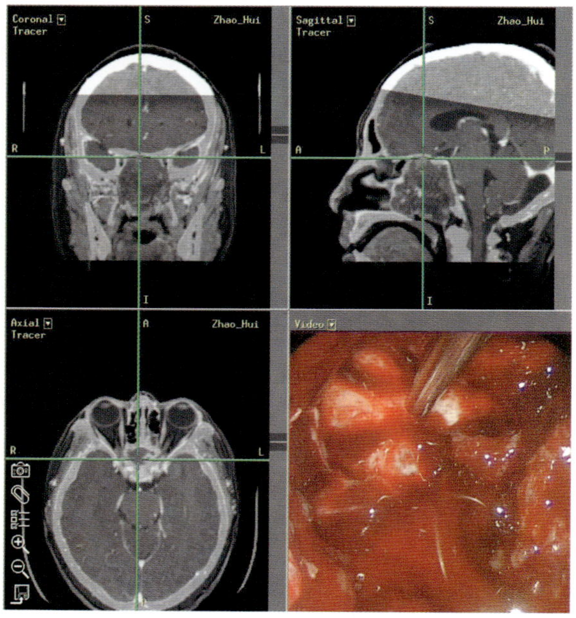

图3-12-19 影像导航CT与MRI融合引导切除蝶鞍脊索瘤

结束语
未来鼻内镜外科技术

在本学科临床工作的热点和难点问题方面，鼻内镜外科技术总是能派得上用场。今后，在可预见的未来，相信这种趋势还会继续下去。类同首版，在本书的最后，用结束语的方式对鼻内镜外科技术未来面临的问题和任务，试做简要阐述。

经过二十余年的风风雨雨，我国鼻内镜外科技术已趋向成熟，慢性鼻窦炎鼻息肉的临床治疗已接近或达到国际先进水平。临床技术的快速发展，促进了鼻腔鼻窦临床解剖学、病理生理学以及免疫学等方面的技术进步。变应性鼻炎、慢性鼻-鼻窦炎和鼻息肉等鼻科常见疾病的发病机制和诊治研究不断深入。对保留鼻腔、鼻窦基本结构，维系功能，达到消除临床症状为目的"结构-功能-症状"辩证理念的认识逐步趋于一致，鼻内镜手术已发展成为以功能性结构调整为代表的鼻内镜外科技术体系。

我国鼻内镜手术已有十数万例的临床经验，技术成熟度和高质量的技术普及并不成正相关关系，不该出现的合并症和并发症屡见不鲜。严格规范鼻内镜外科技术，加强技术培训仍是今后迫切的任务；鼻内镜手术在总体上取得满意临床疗效的同时，仍有部分患者术后主观或客观疗效不满意，对这一类"难治性鼻鼻窦炎"的研究与认识，是今后仍将重点面临的课题。组织较大规模的多中心前瞻性研究，将推动诊疗水平不断有新的提高。从发展角度看，鼻内镜外科技术还年轻，真正的成熟，诸如准确掌握手术适应证和恰当的手术方式，以及如何客观评价手术疗效等，还需要对鼻腔鼻窦生理学和鼻窦炎发病机制的深入研究。同样，调整鼻窦炎病理生理学改变，使之恢复正常功能状态，合理有效的药物治疗将会发挥主导作用。鼻腔鼻窦正常解剖结构是人类机体漫长进化的结晶，在病理条件下欲改变或调整解剖结构，均要认真考虑解剖结构与功能之间关系，即使短期观察不到结构与功能之间关系失调，长久观察或许会发现类似"柯-陆氏"手术后上颌窦骨壁向心性增生给患者以及医生带来的困惑。

鼻内镜外科技术的拓展、延伸到EEA，需要物质基础，其一，需要深入的相关病理生理以及应用解剖学研究；其二，需要相应的支撑条件。要有更多学科多领域的相互合作和配合。应用鼻内镜外科技术治疗鼻腔恶性肿瘤，是机遇，更是挑战。本着科学求实的虚心态度谨慎探索，强化与肿瘤科、放疗及化疗科等多学科合作，进行多中心前瞻性研究，强调综合治疗的重要性，将有可能获得具有循证医学证据的可信数据，对鼻内镜外科技术的健康发展，意义深远。

鼻内镜外科技术延伸，是技术进步的必然。要牢记的是：我们所承担的主要责任和学科分布的任务。多中心、多学科合作，开展临床技术应用和发病机制研究，需要符合循证医学要求的前瞻性研究标准。这是规范鼻内镜外科技术，促进发展的科学保障。相信鼻内镜外科学的未来之路将会更加蓬勃向上，我们需要做的，一定会更多，更富有挑战性和创造性。

参考文献

1. 韩德民. 鼻内镜外科技术及其延伸. 中华耳鼻咽喉科杂志，1999，34：271-273

2. Videler WJ，Wreesmann VB，van der Meulen FW，et al. Repetitive endoscopic sinus surgery failure：Arole for radical surgery? Otolaryngol Head Neck Surg，2006，134：586-591

3. Jankowski R，Bodino C. Olfaction in patients with nasal polyposis：effects of systemic steroids and radical ethmoidectomy with middle turbinate resection (nasalization). Rhinology，2003，41：220-230

4. Soler ZM，Hwang PH，Mace J，et al. Outcomes after middle turbinate resection：revisiting a controversial topic. Laryngoscope，2010，120：832-837

5. Han D，Zhang L. Nasal cavity ventilation expansion techniques. Acta Otolaryngol，2011，131：1244-1251

6. Wang T，Han D，Zhang L，et al. A modified septoplasty with three high tension lines resection. Acta Otolaryngol，2010，130：593-599